증례로 배우는

유전성 대사질환

Inherited Metabolic Diseases

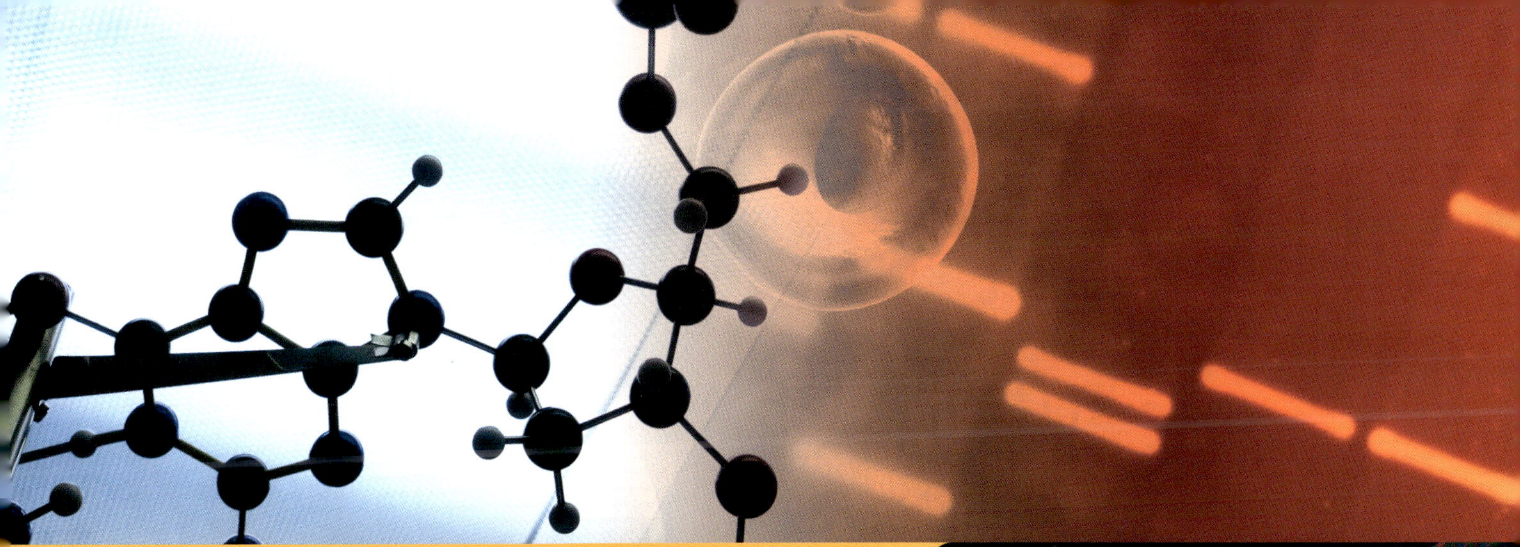

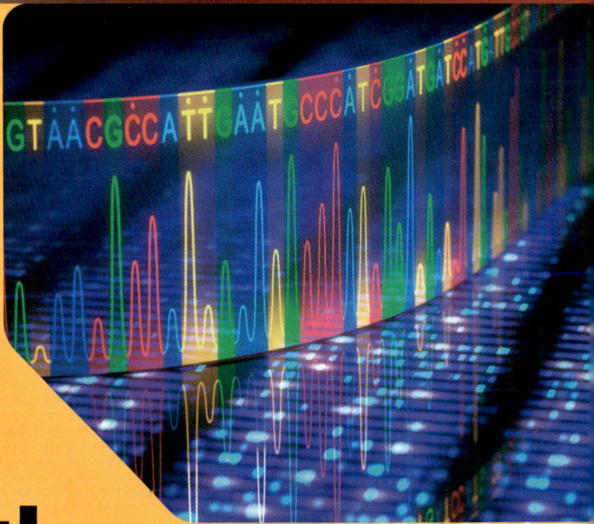

증례로 배우는

유전성 대사질환

Inherited Metabolic Diseases

유 한 욱 저

고려의학
KOMB Korea Medical Book Publishing Company

머 리 말

"증례로 배우는 유전성 대사질환"을 출간하며

유전성 대사질환의 개념은 1908년 영국의사인 Archibald Garrod가 "타고난 대사 장애"라는 뜻의 "Inborn Error of Metabolism"이라는 용어를 사용하면서 확립되기 시작하였습니다. 이후 생화학, 분자유전학의 발전으로 새로운 질환들이 지속적으로 발견되고 있습니다.

유전성 대사질환은 병의 종류가 매우 다양하며 희귀한 질환들입니다. 따라서 경험이 없는 임상의사가 이 질환들을 진단하고 치료, 관리하는 것은 매우 어려운 일입니다. 임상적인 경험을 후학들과 공유해야겠다는 생각에서 오래전부터 이러한 임상증례 중심의 책을 발간하리라 결심하고 준비해 왔지만 이제야 결실을 보게 되었습니다.

본 책자에서는 지난 30여 년간 경험한 유전성 대사질환들을 임상증례 중심으로 소개하고자 하였습니다.

약 150종의 유전성 대사질환에 대해서 원인, 유전적 이상, 발생빈도, 생화학적 병태생리, 임상증상, 진단, 치료 및 관리, 예후, 참고문헌의 순으로 설명하였고, 이들 중 약 120종의 질환에서 143개 증례들을 선택하였습니다. 모든 증례는 한국인을 대상으로 하였습니다. 이들은 생화학적 분석은 물론, 거의 모든 환자가 분자유전학적으로 확진된 생생한 임상증례들입니다. 여러 통계자료와 참고문헌은 가능하면 한국인을 대상으로 한 것을 위주로 소개하려고 노력하였습니다. 520여 개의 그림과 93개의 표 등을 이용하여 일목요연하게 정리하였고, 증례소개 후에는 각 질환에 대한 요약을 덧붙여서 더욱 쉽게 이해할 수 있도록 하였습니다. 이 책자는 의과대학생, 전공의, 전문의 등의 임상의사뿐 아니라 임상약사, 임상영양사, 임상병리사, 유전상담사, 사회사업사, 기초의학자 등, 이 질환의 관리 및 연구에 관심 있는 모든 분들이 궁금할 때 쉽게 옆에 두고 찾아볼 수 있도록 편집하였습니다.

환자의 사진을 게재한 증례는 의학사진 동의를 받으려 최선을 다했습니다만, 부족한 점이 있었음을 양해바랍니다. 임상자료를 익명화하기 위해 일부 자료의 변형이 불가피한 경우도 있었습니다. 무엇보다도 환자 여러분들은 저에게는 모두 귀중한 선생님들이었습니다. 진심으로 환자 및 보호자 분들께 깊은 감사를 드립니다.

이 책의 출간에는 많은 분들의 도움이 있었습니다. 자료조사와 증례정리를 도와주신 최진호, 고정민, 이정현, 조자향, 강은구 선생님과 분자유전학 분석 및 생화학 분석에 도움을 주신 서울아산병원 의학유전학센터 김구환, 녹십자의료재단 양송현, 박승만 선생님, 일부 증례의 기재를 허락해 주신 여러 선생님들께 감사드립니다. 어려운 여건 가운데에서도 출판을 흔쾌히 맡아주신 고려의학 관계자들께 감사드립니다. 또한 저자의 학문적 발전을 늘 지지하고 격려해 주는 소중한 제 아내에게도 고마움을 전달하고자 합니다.

향후 이 졸저가 근간이 되어 희귀하고 다양한 유전성 대사질환의 한국인 증례들이 체계적으로 기록되고, 축적되기를 희망합니다. 이를 이용한 폭넓은 임상경험의 공유는 어려움을 겪는 환자와 가족들에게 더 신속하고 정확한 진단, 효율적인 치료와 관리를 제공하는 데 도움이 될 것입니다.

2016년 10월

저자 유 한 욱

목 차

01 유전성 대사질환 개요 / 1

02 탄수화물대사장애 / 49

03 사립체 에너지 대사장애 / 131

04 아미노산대사장애 / 171

07 지방산산화대사장애 / 387

08 케톤대사장애 / 425

09 지질대사장애 / 433

10 퓨린, 피리미딘대사장애 / 459

11 Heme 대사장애 / 479

12 미네랄대사장애 / 489

13 뮤코다당체, 뮤코지질체, 소당류축적증 / 517

14 스핑고지질증 / 567

15 페록시좀 대사질환 / 655

16 기타 유전성 대사질환 / 687

찾아보기 / 709

CHAPTER 01

유전성 대사질환 개요

CONTENTS

1 유전성 대사질환의 역사

유전성 대사질환의 개념은 1908년 영국의사인 Archibald Garrod이 Royal College of Physicians of London에서 alkapton요증, 양성 오탄당요증(benign pentosuria), albinism, cystin요증 등의 질환을 설명하면서 "타고난 대사 장애"라는 뜻의 "inborn error of metabolism"이라는 용어를 사용함으로 확립되기 시작하였다. 그러나 그 당시에는 유전자와 효소 간의 연결성을 제시하지 못하고 다만 이들 질환은 평생 지속되며, 특별한 치료가 없으며, 양성의 자연경과를 취하고, 멘델유전법칙상 상염색체 열성 유전을 한다고 하였다. 그러나 특정 효소의 결핍으로 특정한 임상 증상이 나타난다고 하는 biochemical individuality 개념은 향후 1940년대 Beadle과 Tatum에 의해 특정 유전자의 이상이 특정 효소의 기능 이상을 초래하고 이는 임상적 증상을 보인다는 개념으로 확대되었다. 그러나 예리한 임상가로서의 Garrod의 천재적인 통찰력은 "인체 생화학유전학(human biochemical genetics)"이라는 학문 발전의 초석이 되었다. Garrod은 1909년 『Inborn Error of Metabolism』이라는 책을 출간하고 1923년에 2판을 출간하였으며 1931년에는 『Inborn Factors in Disease』라는 책에서 chemical individuality에 따라 질환이 초래됨을 강조하고 "molecular"라는 용어를 사용하게 된다. 염색체, 유전자 등의 개념이 전혀 없을 때 실험적 경험 없이 임상적 통찰력만으로 현대의학에도 그대로 적용될 수 있는 용어를 사용하였던 것이 놀라울 따름이다. 1935년 Folling은 페닐케톤뇨증을 보고하였으나 Garrod의 개념을 적용하여 설명하지는 않았다. 1937년 Jervis는 50예를 보고하며 이 질환이 "타고난 대사장애" 때문임을 기술하였다. 1948년 Pauling에 의해 sickle cell병이 헤모글로빈의 분자구조 이상에 의한 inborn error이며 molecular disease임을 갈파하였다. 1948년에 미국 인류유전학회가 창립되었고 1960년도에 『Metabolic and Molecular Bases of Inherited Disease (MMBI)』라는 책이 처음 출간되었고 이 당시에 이 책에 기술된 질환은 78종이었으며 가장 최근에 출간된 8판에는 약 700여 종의 질환이 기술되어 있다. 이는 전체 단일유전자 이상에 의한 유전질환의 약 10%를 차지한다.

대부분(60~70%) 상염색체 열성유전을 하여 부모 및 윗세대에는 환자 발생이 없고 형제자매에서 재발위험이 크며 90% 이상이 사춘기 이전에 발병하여 소아청소년과 의사의 진료를 필요로 하며 약 20%의 질환은 신생아 시기에 급격히 발생하여 응급상황을 초래한다.

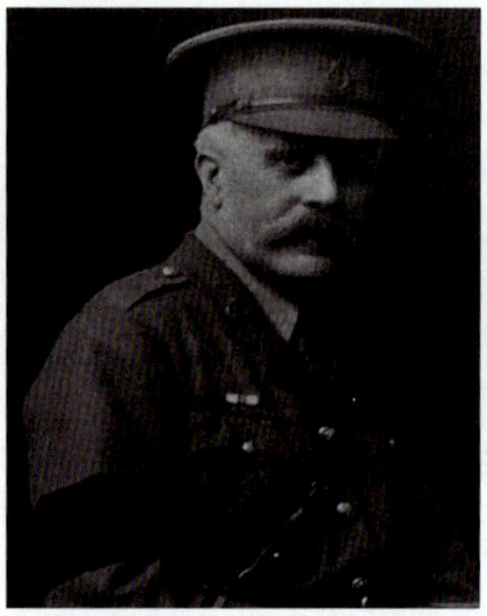

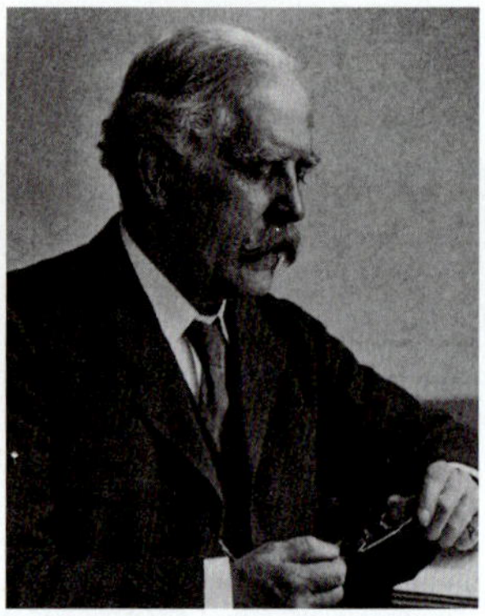

그림 1-1 1차 세계 대전에 참여한 영국인 의사 Archibald Garrod과 이후의 사진, "chemical individuality"와 "inborn errors of metabolism"의 용어를 처음으로 사용했다.

2 유전성 대사질환의 일반적인 병태 생리

대사란 체내에서 분해와 생성의 연속적인 과정의 한 부분으로 일어나는 화학반응들의 총합이다. 효소들은 하나의 중간 대사물을 다른 대사물로 전환시키는 촉매 역할을 하여 과정을 진행하는 데 필수적이며 종종 ATP와 같은 적당한 고에너지원에서 반응에 필요한 에너지를 얻는다. 모든 효소는 적어도 두 가지 종류의 물리화학적 영역을 갖는데, 하나 혹은 그 이상의 기질결합 영역(substrate binding domain)과 적어도 하나의 촉매영역(catalytic domain)으로 구성된다. 여러 종류의 변이들이 효소활성을 저하시키는데 이것에는 두 가지 종류가 있다. 그것은 (1) 효소 생성에 결함이 있거나 효소분해의 비정상적인 가속화로 반응에 필요한 효소가 양적으로 불충분한 경우, (2) 변이가 효소단백의 양에는 영향이 없이 효소활성에 기능적 영향을 미치는 경우가 있다.

중간대사물들의 세포막 혹은 세포 내 소기관막을 통한 수송은 많은 경우에서 효소와 같은 기능을 하는 특별한 수송단백에 의해 이루어진다.

유전자형과 표현형의 관계는 복합적이다. 심한 돌연변이(예 : 결실변이, frame shift mutation, nonsense mutaton 등)가 일반적으로 심한 질병과 연관되어 있고, 각기 다른 환경적 영향을 받은 환아에게서도 질병의 표현형이 비슷한 경향이 있다. 하나의 아미노산이 대치된 것과 같은 구조적으로 좀 더 가벼운 돌연변이(missense mutation 등)가 흔히 경한 질병 표현형과 연관된다. 그러나 질병의 표현형은 흔히 각기 다른 환경적 영향을 받은 환아에게서, 심지어 가족 내에서도 다양하게 나타나는데, 상기해야 할 것은 질병 발생 원인이 되는 돌연변이를 포함하는 어떤 유전자 정보의 표현도 다른 유전자에 의한 영향(유전자대 유전자 상호작용), 환경요소에 의한 영향(유전자대 환경 상호작용)을 받는다는 것이다.

1) 대사과정에 관계되는 효소 및 수송단백 유전자의 돌연변이에 의한 질병

유전성 대사질환을 앓고 있는 환아의 질병 증상과 증후는 어떤 촉매나 수송단백의 결핍으로 인한 대사교란의 결과이다. 그림 1-2는 여러 종류의 결손과 그들의 병태생리적, 진단적으로 중요한 결과 사이의 관계를 도식적으로 나타낸 것이다. 그림 1-2는 화합물A의 이동과 대사에 관여하는 여러 장애의 결과를 도식적으로 보여준다. ① A의 하나의 구획에서 다른 구획으로의 수송체 매개성 이동장애, ② B에서 C로의 전환과정의 장애(효소결핍), ③ B의 축적으로 인한 B에서 D로의 전환의 증가, ④ 아포효소와 필수 조효소 사이의 상호작용의 장애(조효소 합성장애), ⑤ C의 결핍으로 인한 세포 내로 통과된 A에서 B로의 전환에 대한 음성 되먹이기 기전의 감소, ⑥ D의 축적으로 인한 E에서 F로의 전환의 2차적 방해

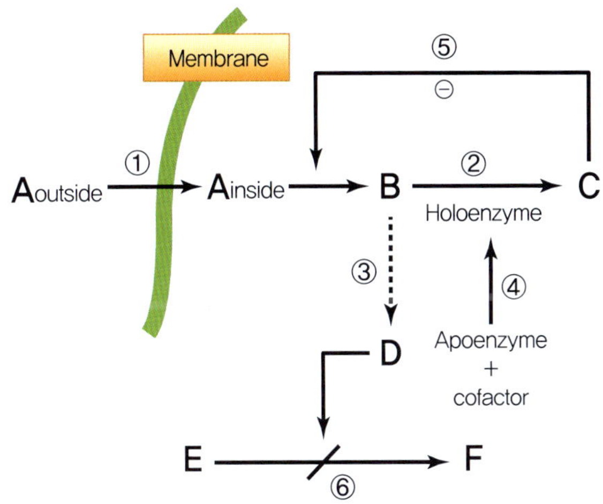

그림 1-2 유전성대사질환의 일차적 결과(Adapted from 참고문헌 2)

이 그림은 화합물A의 이동과 대사에 관여하는 여러 장애의 결과들을 도식적으로 보여 준다. ① A의 하나의 구획에서 다른 구획으로의 수송체 매개성 이동장애, ② B에서 C로의 전환과정의 장애(효소결핍), ③ B의 축적으로 인한 B에서 D로의 전환의 증가, ④ 아포효소와 필수 조효소 사이의 상호작용의 장애(조효소 합성장애), ⑤ C의 결핍으로 인한 세포내로 통과된 A 에서 B로의 전환에 대한 음성 되먹이기 기전의 감소, ⑥ D의 축적으로 인한 E에서 F로의 전환의 2차적 방해

2) 기질의 축적

특정 효소의 결핍은 전구물질, 기질의 축적을 초래한다. 유전성 대사질환에서, 특히 분해과정에 개입된 경우에 중요한 질병의 원인이 된다. 다음 몇 가지의 예를 표 1-1에서 보여준다. 기질의 축적은 진단적으로도 중요성을 가진다. 특정 질환에 대한 진단에서 결핍효소 직전의 중간대사물의 축적을 동정함으로서, 특히 수용성 기질의 유전성 대사질환의 경우 조기진단을 내릴 수 있게 된다. 이것의 예로 아미노산 대사장애나 유기산 대사장애 시에 기질의 축적이 신체 조직 전체에 발생하고 혈중 혹은 요중에 반영된다. 대사적 스트레스 상태에 있을 때 더욱 더 명확하게 대량으로 반영된다. 지질복합체같은 비수용성 기질에 관계되는 경우에도 기질축적이 질병의 병태생리에 중요하다. 그러나 복합체의 축적이 뇌와 같이 중추 신경계나 망상내피계 등의 특정한 기관에 한정되어 축적되기도 하는데, 이 경우는 상대적으로 진단이 어려

표 1-1. 기질축적의 결과로 증상이 발생하는 유전성 대사질환의 몇가지 예

유전성 대사질환	대사장애	축적되는 기질	주요 임상증상
Tay-Sachs 병	β-Hexosaminidase A 결핍	GM2 ganglioside	퇴행성 뇌신경장애
OTC 결핍증	OTC 결핍	Ammonium	급성뇌증
메칠말론산뇨증	Methylmalonyl-CoA mutase 결핍	Methylmalonic acid	대사성 산혈증
페닐케톤뇨증	Phenylalanine hydroxylase 결핍	Phenylalanine	진행성 정신지체
뮤코다당체축적증 I형	α-L-Iduronidase 결핍	Dermatan and heparan sulfates	거친 얼굴, 간비장 종대 및 골격계 변형, 진행성 인지기능장애
시스틴뇨증	Dibasic amino acid 수송장애	Cystine	신결석 및 요로기능장애
타이로신혈증 1형	Fumarylacetoacetase 결핍	Fumarylacetoacetate, maleylacetoacetate	간기능부전, 구루병

울 수도 있다. 더욱이 중간매개체의 화학적 동정이 어려운 경우가 많고, 때로는 보통의 검사시설로 불가능한 경우가 많다. 이러한 질환들에서 특정질환에 진단을 위해서는 특정 효소 결핍을 적절한 조직에서의 증명함이 필요한데, 말초혈액의 림프구나 피부 섬유모세포의 배양 등이 필요하다.

3) 정상적으로 소량으로 존재하는 중간 대사물의 축적

어떤 질환에서는 질병의 일차적인 원인이 정상적으로 소량 존재하는 대사물의 축적이 원인이 되기도 하는데 예를 들면 치료하지 않은 galactose혈증에서 발생하는 백내장은 galactose의 대사물인 sugar alcohol, galactitol 등이 축적되어 발생한다.

다른 예를 보면 Krabbe globoid cell leukodystrophy 환아의 뇌 조직에 복합지질 대사물인 psychosine의 축적은 아급성의 염증반응을 일으켜서 globoid 세포로 불리는 다핵성 거핵구가 뇌조직에 침착하게 한다. 이것은 급속하고 심한 탈수초화 현상을 보이고 결핍된 효소의 직전 전구체인 galactocerebroside의 비정상적인 축적이 일어난다.

4) 특정 대사산물의 결핍

많은 유전성 대사질환에서 특정 대사산물의 결핍 때문에 질병이 발생하게 된다. 질환의 발병에 기여하는 정도는 그 산물의 대사적 중요성에 좌우된다.

아미노산 대사장애의 임상 증상은 기질의 축적과 특정 대사산물의 결핍이 종합된 결과에 기인한다. 예를 들면 요소회로 이상인 argininosuccinic aciduria에서 argininosuccinic acid가 arginine으로 전환되는 단계에 결함이 있고 이것은 arginine의 결핍과 이에 따른 ornithine의 결핍이 일어난다. 사립체 내의 ornithine의 소모는 carbamylphosphate와 ammonia의 축적을 일으켜 심한 고암모니아혈증성 뇌증에 빠지게 한다. 뇌증의 병태생리에서 arginine의 중요성은 치료에서 한 번의 고용량의 arginine의 투여로도 극적으로 호전된 반응을 보이는 것으로 알 수 있다. 특정 대사산물의 결핍은 "metabolic steal"과 "metabolic sequestration"이라는 두 가지 현상으로 질환을 일으키게 된다. "Metabolic steal"의 예는 debrancher 효소의 장애로 발생하는 당원병에서 근육질환이 동반된다. 이는 당원 분해에 장애가 있는 상황에서 혈당의 유지를 위해 단백의 생합성보다 포도당을 신생하는 방향으로 metabolic steal 현상이 발생하게 되어 근육단백이 분해를 촉진시킴으로 아

미노산으로부터 포도당 신생을 증가시키기 때문이다. 또 다른 metabolic steal의 예는 지방산 산화장애 환아에서 저혈당이 발생한 경우이다. 포도당의 과이용과 그 결과로 발생한 저혈당은 지방산의 산화장애로 인해 에너지 요구량에 도달하지 못해서 발생한다. 특정 대사산물의 결핍으로 증상이 발현하는 다른 기전은 대사산물이 결핍되거나 이용 불가능한 경우이며 이것을 metabolic sequestration이라 한다. 수송체 단백의 변이로 수송 장애가 발생한 경우는 하나의 세포 내 구획에서 다른 구획으로 중간 대사물이 이동할 때에 장애가 생겨 질병이 발생한다. 그 예로서, 고암모니아혈증(hyperammonemia), 고ornithine혈증(hyperornithinemia), 그리고 homocitrulline혈증을 보이는 HHH 증후군은 아미노산과 ornithine의 사립체로의 수송 장애로 발생한다. 결과적으로 사립체 내에 ornithine 결핍이 생겨 carbamylphosphate와 암모니아가 축적되어 궁극적으로 위에서 언급한 argininosuccinic acid 요증에서와 같이 고암모니아혈증성 뇌증을 발생하게 한다.

표 1-2. 특정 대사산물의 결핍으로 증상이 발현되는 유전성대사질환의 몇 가지 예

유전성 대사질환	대사장애	결핍대사산물	주요 임상증상
Vitamin D 의존성구루병	25-Hydroxycholecalciferol-1α -hydroxylase deficiency	1,25-Dihydroxycholecalciferol	구루병
Hartnup병	Neutral amino acid 수송장애	Niacinamide	Pellagra-like condition
Lysinuric protein 불내증	Dibasic amino acid 수송장애	Ornithine	반복되는 고암모니아혈증, 성장장애
Hereditary thrombophilia	Protein C 결핍	Protein C	반복되는 혈전증
Transcobalamin II 결핍	Transcobalamin II 결핍	Vitamin B12	거대적혈구 빈혈
선천성갑상선 기능저하증	갑상선호르몬 합성 장애	갑상선호르몬	갑상선비대, 정신지체
X-linked hypophosphatemic rickers	Renal phosphate 수송장애	Phosphate	구루병

표 1-3. 질병의 증상 발현에 있어서 2차 대사반응이 결정적인 역할을 하는 유전성 대사질환의 예

유전성 대사질환	결핍효소	이차성 대사장애	주요 임상증상
선천성부신과형성	21-Hydroxylase 결핍	Mineral corticoid와 glucocorticoid 결핍, 성호르몬 증가	부신위기, 여아의 남성화된 외부 성기
당원병 I형	Glucose-6-phosphatase 결핍	젖산혈증, 고요산혈증, 중성지방혈증	심한 간비대, 성장장애, 저혈당
유전성 과당불내증	Fructose-1-phosphate aldolase 결핍	젖산혈증, 저혈당, 고요산혈증, 저인산혈증	대사성 산혈증, 성장장애
메칠말론산뇨증	Methylmalonyl-CoA mutase 결핍	고암모니아혈증, 고글리신혈증	급성뇌증, 대사성 산혈증
HHH 증후군	Ornithine 수송장애	Homocitrullinemia	고암모니아 뇌증
OTC 결핍증	Ornithine transcarbamylase 결핍	Orotic aciduria	고암모니아 뇌증
Abetalipoproteinemia	Apolipoprotein B 결핍	Vitamine E 흡수장애	Spinocerebellar degeneration

5) 2차 대사현상

여러 생화학적 대사 경로들은 마치 교통망처럼 그물처럼 서로 연결되어서 특정 효소 장애나 수송장애는 필연적으로 기질의 축적과 비정상적인 이차적 대사물의 생성 등을 초래하며 이러한 대사물들은 다른 대사경로를 억제하거나 교란시킨다. 이러한 2차 대사현상은 흔히 진단적 어려움을 초래한다. 한 예로 ketotic hyperglycinemia는 처음에는 glycine 대사의 일차적 이상으로 생각되었으나 뒤이은 연구에서 고glycine혈증은 실제로 프로피온산(propionic acid) 대사의 일차적 결함에 속발하는 2차 대사현상으로 밝혀졌다. 메칠말론산뇨증과 같은 다른 유기산 병증의 급성형은 유기산 또는 유기 acyl-CoA의 2차 대사현상의 결과로 glycine의 심한 축적, 심한 케토산혈증, 그리고 고암모니아혈증이 동반된다.

3 유전성 대사질환의 임상 증상과 진단

유전성 대사질환의 특징은 다음과 같다. (1) 연령별 발생하는 질환의 종류가 다르다. 그러나 85%의 경우 청소년기 이전의 영아 및 소아 연령층에 발병한다. 약 700여 종이 알려져 있다. (2) 65%의 경우 상염색체 열성 유전방식을 취함으로 부모는 정상이라 하더라도 형제자매 간에 발생한다. 그러나 20%에서는 상염색체 우성, 15% 미만의 경우 X-연관성 유전, 5% 미만의 경우 사립체 유전방식을 취한다. (3) 여러 장기 및 기관을 침범(multisystemic involvement)한다. 특히 신경증상이 흔하다. (4) 동일한 유전성 대사질환이라 하더라도 유전자형, 잔존효소 농도에 따라 임상 증상의 경중이 다양하다. 질병의 자연 경과도 다양한 형태를 보인다. (5) 장애가 있는 대사경로가 존재하는 위치와 대사 물질에 따라 organelle disease (lysosomal, peroxisomal, mitochondrial)와 non-organelle disease 또는 small molecule disease와 macromolecule disease 등으로 분류하기도 한다. (6) 임상 증상이 대부분의 경우 특징적이지 못해서 특정 질환을 의심할 단서(clue)를 이용하여 진단에 접근한다. (7) 유전성 대사질환은 대부분 기형을 동반하지 않는다. 그러나 점차 여러 기형증후군에서 이들의 생화학적 발병기전이 알려져 있다.(예 : Smith-Lemli-Opitz syndrome, Lowe syndrome). (8) 진단을 위해서는 어떤 시료(예 : 백혈구, 피부섬유모세포, 간조직 등)를 사용할 것인가?, 어떤 대사물질(metabolite)을 검사할 것인가?, 어떤 검사가 필요한가?(효소분석, 유전자검사, 대사물질검출, 부하검사), 어느 검사실에서 가능한가?를 고려해야 한다.

진단: Jigsaw puzzle game?

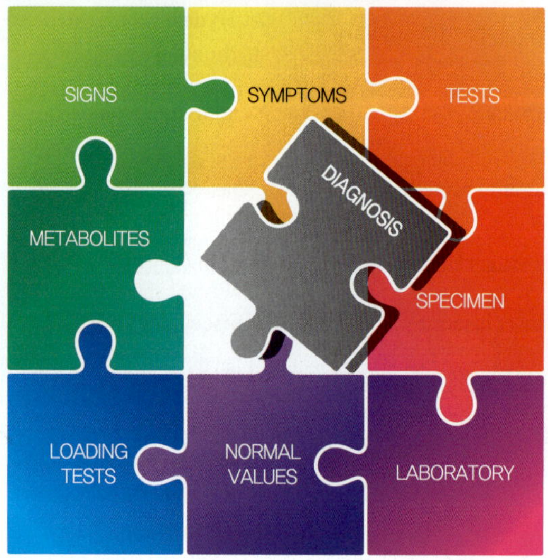

1) 유전성 대사질환의 임상 증상과 감별진단

(1) 신생아시기의 유전성 대사질환의 임상 증상

많은 유전성 대사질환이 신생아시기에 발현하는데, 그 증상이 신생아패혈증 증상과 동일하거나 실제로 함께 동반될 수도 있다. 출생 시에는 정상이나 수유 2~3일 후 원인 모르는 기면상태, 수유거부, 구토, 경련 등 비특이적인 증상이 나타난다. 그러나 다음과 같은 임상 양상을 보일 때 유전성 대사질환을 감별진단에 포함시켜야 한다.

- 유문협착을 의심할 정도의 심한 구토 : 고암모니아혈증이 동반된 요소회로 대사질환

- 음이온차가 증가한 심한 대사성 산혈증 : 유기산뇨증, 젖산혈증(호흡연쇄사슬복합체 장애)
- 심한 ketosis : 단풍당뇨증, 유기산뇨증
- 저혈당 : 유기산뇨증
- 혈액응고장애 : I형 타이로신혈증
- 원인 모르는 혼수 및 뇌증
- 경련성 질환, 특히 간대근육 경련성 간질(myoclonic epilepsy)
- 지속적인 딸꾹질(심한 경우 태아의 딸꾹질을 산모가 느낀다) : 비케톤성 고글리신혈증(non-ketotic hyperglycinemia)
- 특이한 냄새 및 기저귀 색깔의 변화
- 심한 피부질환(특히 moniliasis의 경우) : biotinidase 결핍증
- 황달, 간기능 부전 : 갈락토스혈증(E. coli 패혈증이 흔히 동반된다), 유전성 과당 불내증, I형 타이로신혈증 등이다. 대부분의 유전성 대사질환은 원칙적으로 출생 시에 기형을 동반하지 않으나 예외도 있다. 신생아시기에 증상을 나타내는 대표적인 유전성 대사질환들은 유기산뇨증(예 : Methylmalonic acidemia), 요소회로 대사질환(예 : OTC 결핍증), 아미노산 대사 장애(예 : 단풍당뇨증), 갈락토즈혈증, 비케톤성 고글리신혈증이며 표 1-4와 같이 5가지 형으로 분류하기도 한다.

(2) 신생아기 이후 아동기

신생아기의 급성증상에서 살아남거나 잔존효소의 농도가 있어서 증상이 늦게 발현하는 경우 다음과 같은 증상들이 급성 대사성 스트레스(감염, 발열, 금식 등)가 있을 때 반복적 또는 진행성으로 나타날 수 있다.

- 중추신경 및 말초 신경계 질환 : 신경학적 증상으로 원인 모르는 정신지체, 전반적 발달지연(global

표 1-4. 신생아시기에 발현하는 유전성 대사질환

임상형	임상증후	산혈증	케토시스	젖산혈증	고암모니아혈증	
I	Neurological distress	–	+	–	–	Maple syrup urine
II	Neurological distress	+	+	–	+	Organic acidurias
III	Neurological distress	+	+	+	–	Congenital lactic acidemias
IV A	Neurological distress	–	–	–	+	Urea cycle defects
IV B	Neurological distress	–	–	–	–	Non-Ketotic hyperglycinemia, sulphite oxidase deficiency, Peroxisomal disorders Respiratory chain defects
V	Hepatomeglay Liver dysfunction	+	+	+	–	Gluconeogenesis defects Galactosemia Tyrosinemia type I αl-Antitrypsin deficiency.

developmental delay), 경련, 운동실조

- 급성질환이 있을 때 특이한 냄새 및 소변의 색깔 변화
- 간헐적으로 반복되는 원인 모르는 구토, 산혈증, 의식의 변화, 진행성 지능저하
- 간, 비장 및 소화기 질환 : 간, 비종대, 췌장 기능 장애
- 심장 및 순환기 질환 : 심근병증 및 부정맥
- 근육 및 골격계 질환
- 신장 및 요로계 질환 : 신석 및 요로결석, 단백뇨, 신부전
- 안과 및 이비인후과적 질환 : 백내장, 망막의 색소변성, 청력장애
- 혈액 질환 : 빈혈, 범혈구감소증, 혈전증 및 출혈성 경향
- 모발 및 피부 질환
- 내분비 질환
- 기타 : 호흡기 질환 및 류마티스 질환 등

① 신경학적 증상

신경경증상은 유전성 대사질환과 연관되어 나타나는 가장 흔한 임상양상이다. 그렇지만 신경학적 증상은 정신운동 지체 등 일반적인 다른 질환에서도 흔하기에 누구를 또한 어떤 검사를 시행하여야 하는지를 결정하는 것은 어렵다. 매우 조심스럽고 광범위한 임상적 평가 외에 방사선학적 검사, 전기생리학적 검사, 조직생검을 통한 조직병리와 미세구조에 대한 정보는 신경계 내의 침범 범위와 이상의 종류를 결정하는 데 도움을 준다. 어떤 형태의 이상은 어떤 질환에 대해서 아주 전형적이어서 대사성 검사는 단지 확진이 필요할 때만 필요하다. 이와 마찬가지로 신경계 외의 다른 기관의 침범 여부와 형태는 대사질환에 매우 특이할 수 있다. 예를 들어 색소성망막염, 간기능이상, 신세뇨관이상, 근쇄약과 경련 등이 정신운동 지체가 있는 소아에게 있을 시 미토콘드리아이상을 시사하며 간기능의 큰 이상 없이 간비장비대가 있으면서 점차적으로 진행하는 정신운동지체와 운동실조가 있으면서 경련이 없는 경우 리소좀축적 질환의 가능성이 크다.

유전성 대사성 질환에서 다음 다섯 가지의 특히 흔한 신경학적 증상이 있다.

- 만성 뇌증(chronic encephalopathy)
- 급성 뇌증(acute encephalopathy)
- 운동 이상(movement disorder)
- 근병증(myopathy)
- 정신 혹은 행동학적 이상(psychiatric or behavioral abnormalities)

가) 선천적 대사이상에 의한 정신운동지체의 일반적인 특징

대사이상에 의한 인지능력의 장애에는 특징이 있으며 이것이 있을 때 대사성 질환의 가능성을 생각해 보아야 한다. ① 전반적으로 모든 방면의 발달 장애(global developmental delay)를 가져온다는 것이다. 약간의 언어발달 장애로 나타나는 경우라도 자세한 병력과 진찰 시 대부분의 경우 다른 발달영역에까지 이상을 나타낼 수 있다. 대사질환에 의해 정신발달 장애를 가지는 나이 든 소아는 WISC-R과 같은 일반지능 검사에서 흔히 수행능력의 불일치를 가져온다(흔히 운동기능보다 말하는 기능이 앞서 있다. 이와는 다르게 점차적으로 진행하는 근병증에 의한 장애는 주로 gross motor 장애에 국한된다.). ② 심한 보챔, 충동성, 공격성, 과다행동 등이 유전성 대사질환에 의한 정신 지체에 흔하다. Sanfilippo병(MPS III)이나 Hunter (MPS II)병의 경우 특히 파괴적인 행동을 보인다. Sanfilippo병의 경우 이러한 증상이 주된 증상이 된다. 강박적으로 손가락을 물어뜯는 것은 때로는 피부의 손상과 만성적인 조갑염을 일으킨다. Lesch-Nyhan 증후군 소년에서 자학적인 행동은 특히 특징적이며 때로는 손가락의 절단이나 입술의 손상을 가져온다. 밤에 자지 않고 안절부절하는 것이 대뇌에 영향을 미치는 대사성 질환의 특징이다. ③ 정신운동지체는 보통 진행성이다. 일반적으로 정상적인 발달의 시기가 있으나 곧 발달장애와 점차적인 수행능력의 저하가 온다. 처음에는 이와 같은 변화가 미세하나 점차적으로 뚜렷해지고 결국 이전의 습득했던 기술까지 소실되어

진행하는 양상이 뚜렷해진다. 한편으로 질환의 조기발현은 정신지체가 빨리 진행할 것임을 시사한다.(예를 들어 6세 소년이 약간의 정신지체가 영아기 때부터 있었다면 대사성 질환에 기인할 확률은 떨어진다.) 또 한편으로 늦게 발현하는 GM2 gangliosidosis의 지적능력 결핍의 진행은 매우 느려 때때로 운동장애나 정신과적 장애가 오히려 두드러진다. Metachromatic leukodystrophy와 같은 대사성 질환은 S자형을 보여 천천히 진행하는 시기 후에 급속히 진행하여 식물인간 상태에 이르는 시기가 뒤따라온다. 병 자체에 의한 일차적인 발달의 퇴화와 신경계에 대한 환경이나 다른 이차적인 효과에 의한 가성퇴화(pseudo-regression)를 구분하는 것은 어렵다. ④ 정신지체는 일반적으로 근긴장도 이상, 감각소실, 경련, 추체회로 기능 이상 등 다른 객관적인 신경기능 이상을 동반한다. 더구나 신경손상이 중추신경계와 말초신경계를 함께 침범하였을 경우 대사성 이상의 가능성은 커진다.

나) 만성뇌증(chronic encephalopathy)의 임상적 접근

(그림 1-3)

다) 급성뇌증(Acute encephalopathy)

급성뇌증은 원인을 막론하고 내과적 응급상황이다. 신생아의 경우 (1) 정상 분만 후 2~3일 간의 수유 후 근긴장 저하 또는 항진, 혼수상태로의 진행, 경련, 이상행동(혀 밀어냄, 입맛 다심, 자전거타기 행동, boxing하는듯한 행동), 주기적 무호흡 및 딸꾹질, 수유곤란, 처짐, 보챔 등의 비특이적 증상을 보여 패혈증, 저산소 허혈성 뇌증, 뇌실 내 출혈, 선천성 심장병 등의 임상적 진단이 먼저 고려된다. (2) 어린 영아나 소아에서는 이전에 건강하고 문제없던 영아나 소아에서 경고 증상없이 발생한다. 초기증상이 행동장애로 잘못 진단되어 간과하는 경우가 있다. 급속히 진행하거나, 크게 변화할 수 있다. 보통은 국소적 신경장애를 보이지 않고 미만성 뇌증을 보인다.

급성뇌증의 가장 초기의 증상은 지나친 졸림, 평상시 보이지 않던 이상한 행동장애, 보행의 장애들로 나타나기도 한다. 유전성 대사질환을 지닌 큰 아이들에서는 급성, 또는 간헐적인 운동실조(ataxia)가 흔한 증상이다. 반복적인 보행의 이상, 운동 실조 등이 특히 구토 또는

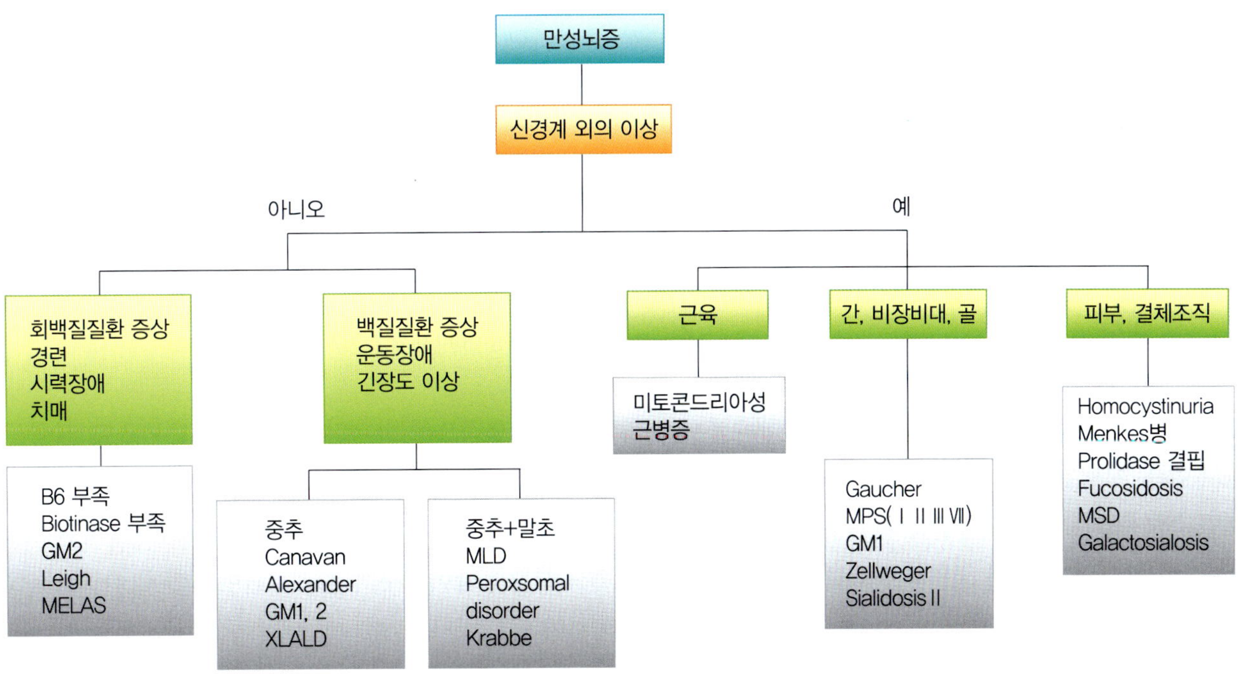

그림 1-3 만성뇌증(chronic encephalopathy)의 임상적 접근

표 1-5. 급성뇌증을 초래하는 유전성 대사질환의 감별진단

	요소회로대사이상	단풍당뇨증	유기산뇨증	지방산산화대사장애	호흡쇄복합체 장애
Metabolic acidosis	0	±	+++	±	++
Plasma glucose	N	N or ↓	↓↓	↓↓↓	N
Urinary ketones	N	↑↑	↑↑	0	0
Plasma ammonium	↑↑↑	N	↑↑	↑	N
Plasma lactate	N	N	↑	±	↑↑↑
Liver function	±N	N	N	↑↑	N
Plasma carnitine	N	N	↓↓↓	↓↓	N
Plasma amino acids	Abnormal	BCAA	glycine	±	↑alanine
Urinary organic acids	N	Abnormal	Abnormal	Abnormal	N

표 1-6. 발생연령에 근거한 급성뇌증을 초래하는 유전성대사질환의 감별진단

질환	발병 연령		
	Newborn	Early childhood	Later childhood
Urea cycle defects	++++	+ (girls with OTC)	(+)
NKHG	++++	0	0
Organic acidopathies	++++	+	(+)
MSUD	++++	++	++
FAOD	+	++++	?
Reye syndrome	0	++	+++
Drug ingestion	+ (maternal)	+++	+++

OTC: ornithine transcarbamylase deficiency
NKHG: non-ketotic hyperglycinemia
MSUD: maple syrup urine disease
FAOD: fatty acid oxidation disorder

의식의 변화와 동반될 때는 반드시 유전성 대사질환을 의심하여 검사를 시행하여야 한다. 의식의 변화가 혼수 상태에 이르기까지 심할 수 있다.

② 급성질환이 있을 때 특이한 냄새와 기저귀 색깔의 변화

표 1-7에 설명된 바와 같이 페밀케톤요증 환자에게서는 쥐오줌 냄새, 단풍당뇨증 환자에게서는 캐러멜 냄새, isovaleric 산혈증에서는 땀이 밴 발 냄새, 시스틴뇨증에서는 계란 썩는 냄새 등이 난다. 냄새를 맡을 때는 소변을 받아 뚜껑을 닫은 후 열면서 맡으면 더 정확하게 감별할 수 있으나 치료받지 않은 심한 환자의 경우 진료실에 환자가 들어서는 순간 진단을 내릴 수 있는 경우도 있다. 신생아 및 영아기에 소변에 젖은 기저귀 색깔이 이상하다고 하여 부모가 걱정하는 경우가 있다. 제일 흔한 것은 주황색(오렌지 색깔)의 경우 정상적인 신생아에서도 볼 수 있는 요산 때문인데, 고요산혈증이 동반되는 Lesch-Nyhan 증후군이나 드문 퓨린대사 장애에서 관찰된다. 진한 갈색이나 검정색의 경우는 alkaptonuria나 혈뇨, myoglobin요증을 감별해야 한다.

③ 간헐적으로 반복되는 원인 모르는 구토, 산혈증, 의식의 변화, 진행성 지능저하

저혈당증, 고암모니아혈증, anion-gap이 증가된 대사성 산혈증 등이 유전성 대사질환에서 흔히 관찰되는 소견이다.

가) 저혈당증

어느 연령에서라도 45 mg/dL 미만인 경우를 뜻한다.

표 1-7. 냄새에 근거한 유전성 대사질환들의 감별진단

냄새	원인 화학물질	질병
쥐오줌 냄새, 동물사육실 소변냄새	Phenylacetate	페닐케톤뇨증, 부페닐 복용하는 환자들
달콤한 카라멜냄새, 감초냄새	Sotolone	단풍당뇨증
발 냄새	Isovaleric acid	Isovaleric aciduria, glutaric aciduria II
고양이 소변 냄새	3-OH-isovaleric acid	3-Methylcrotonylglycinuria, multiple carboxylase deficiency
양배추 삶은 냄새	2-OH-butyric acid	타이로신혈증 1형
상한 버터냄새	2-Oxo-4-methiolbutyric acid	타이로신혈증 1형
썩은 달걀냄새	Hydrogen sulphide	시스틴뇨증
	Methionine	간경변이 동반된 타이로신혈증 1형
비린 냄새	Trimethylamine, dimethylglycine	Trimethylaminuria, dimethylglycinuria

표 1-8. 소변 색깔에 근거한 유전성대사질환들의 감별진단

색깔	원인 화학물질	질병	확인방법
갈색, 간장 및 콜라 색깔	Homogentisic acid (may be pink/red)	Alkaptonuria	수변 유기산 분석
	Met-hemoglobin	Myoglobinuria	Dipstick 일반 소변검사
	Hemoglobin	Hemoglobinuria	Dipstick, blood picture
	Melanin	Melanotic sarcoma	
선홍색, 와인 색깔	적혈구	Hematuria	소변 현미경 검사
	Porphyrins	Porphyrias (not acute intermittent porphyria)	형광 검사
	복용한 약물, 섭취한 음식	Food coloring, red beet, blackberries, drugs (예 : 하제)	병력 청취
	세균	Red diaper syndrome	
오렌지색 가루	요산	생리적인 고요산요증(신생아)	소변 요산정량검사
청 · 초록색	Indigotin	Tryptophan 흡수장애	소변 아미노산 검사 (Hartnup병)
	Biliverdin	폐쇄성 황달	혈장 bilirubin
	Methylene blue	Ingestion, treatment	병력

저혈당의 감별진단에 반드시 필요한 이차소견들은 표 1-9에 기술되듯이 케톤혈증이나 케톤요증이 있는지, 유리지방산의 상승 여부, 혈장 젖산의 상승 여부, 간기능 이상 여부 등이다.

나) 고암모니아혈증

혈장암모니아의 정상치는 정상 신생아의 경우 <110 μmol/L, 아픈 신생아, 조산아의 경우 <180 μmol/L, 그러나 >200 μmol/L의 경우는 유전성 대사질환을 의심해야 한다. 신생아시기 이후에는 대개 정상아는 50~80 μmol/L 미만이나 >100 μmol/L인 경우 유전성 대사질환을 의심해야 한다. 정확한 혈장 암모니아 결과를 얻기 위해서는 채혈 시에 cuff를 사용하지 않고 채혈 후 얼음으로 차게 하여 즉시 검사실로 보낸다. 조직액의 암모니아는 혈장보다 10배 정도 높아서 조직액이 되면 실제보다 높게 나올 수 있다. 암모니아 농도는 μmol/L=ug/dL×0.59로 환산한다. 혈장 시트룰린 및 acylcarnitine 양상, 소변 orotic acid 및 유기산분석 등이 감별진단에 필요하다.

대동맥관 개존증이나 호흡곤란이 있는 신생아에서 일시적인 고암모니아혈증이 동반될 수 있다. 그러나 혈장 글루타민/암모니아비가 <1.6 미만이다. 인공환기를 하거나 호흡곤란이 있는 경우, 경련으로 근육의 활동이 많은 경우 고암모니아혈증을 보일 수 있으나 180 μmol/L 이상 증가하는 경우는 드물다.

표 1-9. 저혈당의 감별진단

정상 및 감소된 케톤체		감소된 유리지방산 : 고인슐린혈증, 뇌하수체 기능저하, 내분비성
		증가된 유리 지방산 : 지방산산화 대사장애 및 케톤생성대사장애
상승된 케톤체		"Ketotic hypoglycemia", 유기산뇨증, ↓ counter-regulatory hormones (after the first year), 당원병 3형
상승된 젖산치 (>2 mmol/L)	간비대 없음	유기산뇨증, ketolysis defects, 호흡쇄복합체 장애, long-chain fatty acid oxidation disorders (LCHAD 결핍증)
	간비대	당원병, 당 신생장애
간 질환		과당불내증, 호흡쇄복합체 장애, long-chain fatty acid oxidation disorders, 타이로신혈증 1형

표 1-10. 고암모니아혈증의 감별진단

혈장 citrulline	다른 생화학적 이상	진단
Low (usually)	↑↑ Orotic acid	Ornithine transcarbamylase 결핍증
	특정 acylcarnitines 및 유기산	유기산뇨증
	↓정상 Orotic acid	Carbamylphosphate synthase 결핍증, N-acetylglutamate synthase 결핍증
> 30 μM	↑ Orotic acid	Lysinuric protein intolerance
> 50 μM	↓정상 Orotic acid, ↑ lactate	Pyruvate carboxylase 결핍증 (neonatal)
100~300 μM	↑ Argininosuccinate	Argininosuccinic acidemia
> 1,000 μM	↑ Orotic acid	Citrullinemia

다) 대사성 산혈증

표 1-11. 대사성 산혈증의 감별진단

대사성 산혈증	전형적 특징
Bicarbonate 신장에서의 소실	정상 음이온차, 염소이온 증가, 소변 pH > 5 (산혈증시); 신장 Fanconi 증후군; 다른 신세뇨관기능장애 (↑ urinary glucose, reducing substances, phosphate, amino acids)
Bicarbonate 장에서의 소실	설사, 정상 음이온차, 염소이온 증가; 소변 PH 증가
유기산, 젖산, 케톤의 축적	상승된 음이온차

④ 간, 비장 및 소화기 질환 : 간, 비종대, 담즙정체, 간경변, 췌장 기능 장애

여러 리소좀 축적 질환과 당원병, peroxisome 대사장애, 윌슨병, 선천성 당화장애(congenital defect of glycosylation, CDG), 등 여러 질환에서 관찰된다. 담즙정체는 사이트린 결핍증, Niemann-Pick type C, bile acid 대사장애, peroxisome 대사장애에서 관찰된다. 간경변 및 간기능부전은 유전성과당불내증, 갈락토스혈증, 타이로신혈증1형, 윌슨병, Wolman병, 당원병 III, IV형, hemochromatosis, LCHAD 결핍증 등 지방산산화대사장애 일부에서 관찰된다. 췌장기능장애는 사립체대사이상 질환이나 호흡연쇄사슬복합체질환에서 발견되고 유기산 대사이상, lysinuric protein intolerance, hyperlipoproteinemia type I과 IV에서 동반된다.

⑤ 심장 및 순환기 질환 : 심근병증 및 부정맥

심근육의 비대 및 심근병증은 당원병 및 리소좀축적질환, 호흡연쇄사슬복합체질환, 당원병 II형, 유기산혈증, CDG, 3-methylglutaconic aciduria 등에서 동반되며 부정맥은 지방산 대사장애에서 보이기도 한다.

⑥ 근육 및 골격계 질환

관절염, 관절의 구축은 고셔병, 뮤코당체및 지질체 축적증, Lesch-Nyhan 증후군, 가족성통풍, 호모시스틴뇨증 등에서 동반되며 조기 퇴행성 관절염 등은 alkaptonuria에서 보인다. Punctate epiphyseal calcification은 peroxisome 대사장애, 콜레스테롤대사장애 등에서 관찰된다.

⑦ 신장 및 요로계 질환 : 신석 및 요로결석, 단백뇨, Fanconi 증후군

신석은 시스틴뇨증, hyperoxaluria I, II형, Lesch-Nyhan증후군, 유전성 신성 저요산요증에서 동반되며, 신증후군은 호흡연쇄사슬대사질환에서 동반되며 Fanconi증후군은 갈락토스혈증, 타이로신혈증 1형, 호흡쇄 복합체대사질환, 일부 당원병에서 관찰된다.

⑧ 안과 및 이비인후과적 질환 : 백내장, 망막의 색소변성, 청력장애

각막 및 수정체의 혼탁여부, 수정체의 탈구여부, 홍반의 선홍색 반점(cherryred spot) 등이 보이는지 확인해야 한다. 망막의 색소변성 등이 있는지도 관찰한다. 각막의 혼탁은 뮤코다당체축적증 및 뮤코지질체축적증, 파브리병 등 리소좀축적 질환 등에서 관찰되며 수정체혼탁은 갈락토스혈증 및 리소좀축적질환에서 흔히 관찰되고, 망막의 색소성 변성은 호흡연쇄사슬대사질환, 지방대사장애, peroxisome 대사장애에서 관찰된다. 청력장애가 있는지 확인해야 한다. 감각신경성 난청은 사립체성 대사질환, peroxisome 대사질환 등에서 흔히 관찰된다.

⑨ 혈액 질환 : 빈혈, 범혈구감소증, 혈전증 및 출형성 경향

빈혈은 매우 다양한 유전성 대사질환에서 비특이적으로 관찰되는데, 특히 거대적혈구빈혈은 엽산과 비타민 B12대사, 비타민 B1 장애, 유전성 orotic aciduria, 사립체대사장애 일부에서 관찰된다.

범혈구감소증은 유기산혈증, Gaucher 병에서 특징적이며 백혈구감소는 당원병 Ib형에서 동반된다. 혈전증은 호모시스틴뇨증, MELAS, 요소회로대사이상증 등에서 동반되며 출형성 경향은 당원병 1a형에 특징적이다.

⑩ 모발 및 피부 질환

수포성 피부 발진은 biotinidase 결핍 등에서 관찰되고, 손바닥, 발바닥의 각질화는 타이로신혈증 II형에서 나타난다. Angiokeratoma는 파브리병, galactosialidosis 등에서 보이며 점상출혈, 출혈반점들은 ethylmalonic aciduria의 특징적 소견이다. 오렌지 껍질 같은 피부의 변화는 선천적 당화장애(congenital defect of glycosylation) 환자에서 피하지방의 이상 때문에 흔히 관찰되는 소견인데 엉덩이에서 잘 관찰된다. 머리카락의 변화도 중요한데 꼬불꼬불하고 자주 부러지는 모발은 Menke병, argininosuccinic aciduria에서 관찰된다.

⑪ 내분비 질환 : 당뇨병, 부갑선기능저하증, 성선기능저하증, 애매한 외부성기모양

당뇨병은 호흡연쇄사슬대사질환, Wolfram 증후군에서, 부갑상선기능저하는 LCHAD 지방산산화 대사장애 및 호흡쇄 복합체대사질환에서 관찰된다. 애매한 외부성기 모양은 부신스테로이드 대사장애, 콜레스테롤 대사장애인 Smith Lemli Opitz 증후군에서 관찰된다.

(3) 간기능 이상을 초래하는 유전성 대사질환

다양한 유전성 대사질환들이 간 기능장애를 초래한다. 간증상으로 나타나는 많은 대사질환은 감염, 중독, 발달장애, 신생물 등의 후천적 상황과 감별하기 어렵다.

유전성 대사질환에 동반되는 중요한 간 증상은 ① 황달 ② 간비대 ③ 저혈당증 ④ 간세포기능 이상을 열거할 수 있다. 각 증상들이 발현하는 연령과 동반되는 다른 장기의 증상들을 고려하여 정확한 임상적 진단에 이르고 확진을 위하여 적절한 검사를 시행할 수 있다.

① 황달

황달은 포합성(conjugated) 혹은 비포합성(unconjugated) 빌리루빈의 축적으로 일어난다. 그것은 생산의 증가, 대사 장애, 담도 폐쇄 등으로 나타난다. 빌리루빈은 헤모글로빈중의 heme의 대사 중 나타나는 포르피린 색소이다.

가) 비포합형 고빌리루빈혈증

성숙된 적혈구는 미토콘드리아가 없으며 그들은 이온차, 세포 내 뉴클레오타이드 농도, 세포막의 탄력성, 헤모글로빈 헴의 환원 상태로의 유지 등에 필요한 에너지를 당분해와 hexose monophosphate shunt의 활동에서 얻는다. 따라서 여기에 필요한 효소가 부족할 때 용혈성 빈혈이 나타나는 것은 놀라운 일은 아니다. 어떠한 경우는 정신운동 지체(예 : triphosphate isomerase 결핍)와 같은 신경학적 증세로 나타나고 어떠한 경우는 근질환의 형태로 나타난다(phosphofructokinase 결핍). 황달로 나타나는 가장 흔한 적혈구 대사 장애는 성염색체 열성 유전 glucose 6-phosphate dehydrogenase 결핍으로서 hexose monophosphate shunt의 첫 번째 반응의 장애이다. 비포합성 고빌리루빈혈증으로 나타나는 가장 흔한 선천적 glycolysis 장애는 pyruvate kinase 결핍으로서 G6PD 결핍과 마찬가지로 신생아시기에 비구상적혈구성 용혈성 빈혈로 나타난다.

비포합성 고빌리루빈혈증은 몇 가지 빌리루빈대사이상의 일차적인 이상으로 나타나기도 한다. 비교적 흔하고 양성의 질환인 Gilbert 증후군은 사춘기 이후에 주로 나타나는 지속적인 비포합성 고빌리루빈혈증으로 bilirubin-UDP glucuronyltransferase (BGT)의 부분적인 결핍으로 온다. 용혈이나 다른 간기능 장애의 증거가 없다는 것이 본 질환의 특징이다.

특이한 BGT 결핍에 의한 신생아시기의 심한 비포합성 고빌리루빈혈증은 Crigler-Najjar 증후군의 특징이다. 광선요법이나 교환수혈 등에 반응이 없으며 이환된 영아는 반드시 심한 핵황달이 초래된다. 그러나 Crigler-Najjar 증후군 2형으로 분류된(Arias 증후군) 몇몇의 환자들은 페노바비탈에 잘 반응한다.

전형적 gactosemia의 경우 영아에 있어서의 황달은 초기에는 비포합형이었다가 며칠 후에는 포합형으로 바뀌는 것이 특징이며 초기부터 심한 간기능 장애가 동반됨으로 Crigler-Najjar 증후군과는 쉽게 구별된다.

나) 포합형 고빌리루빈혈증

유전성대사이상으로 나타나는 포합형 고빌리루빈혈

표 1-12. 신생아시기의 심한 황달을 보이는 유전성대사질환

질환명	임상양상
α1-Antitrypsin deficiency	↓ α1-antitrypsin
Niemann Pick type C	Hypotonia, hepatosplenomegaly
Galactosemia	Onset after milk feeds; renal disease
Bile acid synthesis disorders	Cholestatic jaundice, malabsorption
Peroxisomal disorders (including Zellweger)	Severe hypotonia, areactivity, seizures, cataract, dysmorphic and skeletal abnormalities
Mevalonic aciduria	Hepatosplenomegaly, lymphadenopathy, anaemia
Tyrosinemia type I	Severe coagulopathy, renal disease, ↑ AFP
Crigler-Najjar	Severe neonatal jaundice, kernicterus
Rotor, Dubin-Johnson	Jaundice, normal liver function tests
Progressive, familial intrahepatic cholestasis (including Byler)	Cholestasis of hepatocellular origin; GGT may be normal
Alagille syndrome	Typical facies, other morphological anomalies

표 1-13. 영아기의 담즙정체성 황달을 보이는 유전성 대사질환

질환명	임상양상
Hereditary fructose intolerance	Symptoms after fructose intake; Hypoglycaemia, renal disease, failure to thrive, ↑ urate
Bile acid synthesis disorders	Cholestasis may be anicteric; malabsorption
Citrin deficiency	Cholestasis, liver dysfunction, galactosemia, citrullinemia, usually subsided by the age of 6-12 months
Mitochondrial hepatopathy	Myopathy, multi-system disease,
Progressive, familial intrahepatic cholestasis (including Byler)	Pruritus, hepato (spleno) megaly, progr, cirrhosis; ↑ transaminases, AP, GGT may be normal!
Alagille syndrome	Typical facies, eye anomalies, cardiac defect, vertebral anomalies; dominant inheritance

증은 간기능이상을 동반하는 galactosemia, hepatorenal tyrosinemia, hereditary fructose intolerance과 같은 질환을 포함함으로 비포합형 질환보다 흔하다고 할 수 있다. 소아후기에 나타나는 질환으로 간기능 장애나 용혈의 증거 없이 포합형과 비포합형의 고빌리루빈혈증이 함께 나타나는 질환으로는 Roter 증후군이나 Dubin-Johnson 증후군이 전형적이며 간 내에서 bilirubin glucuronide의 담도배설의 장애로 온다.

② 간비대

무증상성 간비대는 소아에서 흔하며 누구를 얼마나 자세히 검사할지 결정하는 것은 쉬운 일은 아니다. 일반적으로 유전성 대사질환과 동반된 간비대는 지속적이며 아프지 않다. 만일 간이 부드러워서 가장자리를 만지

기 어렵다면 간비대는 triglyceride 축적이나 GSD I형일 가능성이 크며 이와는 반대로 간이 딱딱하고 가장자리가 불규칙하다면 hepatorenal tyrosinemia의 특징인 간경화증일 기능성이 크다. 만일 리소좀 축적 질환으로 간이 커졌다면 보통 견고하기는 하나 딱딱하지는 않다. 비장이 함께 커져 있는가가 중요하다. 토혈, 복수, 복부 정맥 확장 등의 기왕력은 비장비대가 간경화에 의한 문맥고혈압에 기인했을 가능성이 크다. 그렇지만 비장은 간비대를 일으키는 똑같은 물질의 축척에 의해서도 일어날 수 있다. 예를 들면 이것이 리소좀축적질환의 특징이다. GSD III 형은 흔히 신체검사상 무증상의 간비대로 나타나며 비장비대는 있을 수 있으나 간비대의 그것보다는 경미하다. 이것은 가수분해를 위하여 glycogen에 있는 branch-points를 선상의 분자로 변환시키는 debrancher 효소의 결핍으로 일어난다. 간비대는 매우 심하고 촉지하기 쉬운 날카로우면서 부드러운 가장자리를 갖는다. 대부분의 환자에서 저혈당은 나타나지 않으며 단지 장기간의 금식 후에나 오지만 환자의 일부에서는 I형에서와 같은 저혈당이 올 수 있다. 조금 심한 GSD III형은 영아기에 성장장애와 고지혈증 등 I형에서 볼 수 있는 증상을 볼 수 있어 진단을 모호하게 하지만 고젖산혈증이나 고요산혈증은 거의 나타나지 않는다. 더구나 금식 시에 ketosis가 나타나고 약간의 GOT/GPT의 상승이 있는 점이 I형과는 다르다. 간조직검사상 다양한 정도의 interlobular fibrosis와 증가된 glycogen을 보이지만 간경화로는 잘 진행하지 않는다. 성인이 되면 많은 환자들이 심근증을 포함한 근육계 침범증상을 보인다. 이는 근위근육(proximal muscle)의 쇄약, 심부건 반사의 감소, 혈중 creatine phosphokinase의 증가로 나타난다.

Hepatic phosphorylase 결핍(GSD VI)은 흔히 임상적으로 GSD III 형과 구별하기 어렵지만 이것은 좀 더 흔한 것으로 근육과 심장의 침범은 일어나지 않는다. Phosohorylase b kinase 결핍은 GSD VI 형보다 흔하며 가장 흔한 변형 형은 X-linked 열성으로 나타난다. 이것은 GSD III 형과 임상적으로 구별하기 어렵지만, 금식 후에 글루카곤을 투여하여도 혈당 증가가 거의 없다는 점이 다르며 조직검사 상 glycogen이 좀 더 널리 퍼져 있고 때로는 interlobular fibrosis가 있으나 경화증은 드물다.

③ 저혈당증

배고픔, 불안함, 떨림, 발한 등은 흔한 저혈당 증세이며 이와 같은 증세를 인지해 치료하지 않으면 의식장애, 나아가서는 경련을 동반한 혼수상태로 이행하게 된다. 또한 저혈당증은 행동이상으로 나타나는 비특이적인 증후로 나타나기도 하며 매우 어린 영아에게서는 증상이 더욱 미묘하여 땀나고 보채고 자려 하는 것만으로도 나타날 수 있다. 초기에 경련이 나타날 수도 있으므로 영아의 경련 시 반드시 저혈당증을 감별하여야 하며 즉시 정맥내 포도당이 투여되어야 한다.

저혈당증의 감별진단은 금식 시 정상 혈당을 유지하는 정상기전을 이해하면 쉽게 할 수 있다. 식간 혈중 포도당 농도는 포도당을 생산하는 기전(glycogen의 분해와 포

표 1-14. 영아기 간, 비장 비대를 초래하는 유전성 대사질환

질환	임상양상
Lysosomal storage disease	Other symptoms and signs of generalized storage
Tangier disease	Polyneuropathy, orange tonsils, corneal clouding
Hepatic cirrhosis – α1-Antitrypsin deficiency – Glycogen storage dis. IV – Tyrosinemia type I	

도당신생)과 포도당 이외의 다른 에너지 기질을 제공함으로써 말초 포도당 이용을 감소시키는 기전(지방산과 케톤의 산화) 때문에 혈당이 유지된다. 따라서 저혈당증은 당생성의 일차적 혹은 이차적 결손으로 나타나거나(공급의 부족), 지방산이나 케톤산화의 결함(과이용)의 결과로 나타나게 된다.

가) 저혈당의 감별진단을 위한 접근

저혈당증은 병의 원인에 관계없이 심하게 아픈 신생아와 영아에게서 흔하게 볼 수 있는 비특이적 문제이다. 때때로는 저혈당이 일차적 문제인지 아니면 병에 의한 이차적 비특이적 현상인지 감별하기가 어려울 때도 있다. 원인에 관계없이 지체 없이 저혈당을 교정해 주는 일은 진단을 내리는 일 못지않게 중요한 일이 되는데 일반적으로 심한 전신성 질환과 동반된 저혈당증(예를 들어 패혈증)은 정상내지 정상이상의 기저 포도당 산화속도의 포도당의 주입으로 쉽게 교정된다(신생아에서 4~6 mg/kg/min, 큰 영아나 소아에서 3~5 mg/kg/min).

소변 내에 비포도당 환원물질이 있는 것은 치료되지 않은 전통적 galactosemia나 hereditary fructose intolerance의 특징이다. 이것은 간단히 시행할 수 있는 검사로서 Benedict 시약이나 Clinitest tablet에 몇 방울의 소변을 떨어뜨렸을 때, glucose, galactose, fructose 등이 있을 때 양성으로 나온다. 그렇지만 같은 소변으로 Clinistix 검사를 하였을 때는 보통 음성인데 이것은 환원 물질이 포도당이 아니라는 것을 의미한다. 일반적으로 galactosemia는 다른 간기능 장애를 동반하고 선천성 fructose intolerance는 심한 lactic acidosis를 동반하게 된다. 저혈당증은 다양한 선천성 아미노산대사나 유기산대사이상의 이차적인 결과이므로 저혈당증의 검사시 소변의 유기산과 혈장의 아미노산과 암모니아 검사를 포함시켜야 한다.

나) 포도당 생산의 일차적 결함

감소된 포도당 생산에 대한 정상적인 생리적 반응은 증가된 미토콘드리아의 지방산 베타산화반응과 케톤의 형성이다. 따라서 소변 내의 케톤을 측정하는 것은 또 다른 bed side 검사로서 저혈당이 포도당의 생산부족에서 기인한 것인지 혹은 과다한 이용에 의한 것인지를 감별할 수 있는 간접적인 지표가 될 수 있다. 인슐린에 의한 포도당 과다이용에 의한 저혈당은 특징적으로 소변과 혈장중의 케톤 농도가 매우 저하되어 있다(저케톤성 저혈당증). 그렇지만 포도당 생성장애에 문제가 있는 GSD 1이나 PEPCK 결핍의 경우 케톤형성은 종종 억제되나 소변과 혈장 내의 케톤은 저혈당의 정도에 비해서는 부적합하게 상승되어 있다. 금식 후 저혈당이 오는 시기가 중요한데, 저케톤성 저혈당증이 금식 후 1~2시간 이내에 유발되었다면 고인슐린혈증이 의심되고 글리

표 1-15. 금식 후 발생하는 저혈당 시기에 따른 저케톤성 저혈당증의 임상적 감별

금식시간(시간)	원인질환	검사소견
1시간 이내	Hyperinsulinism	Low plasma FFA levels with normal FFA/3-HOB ratio; high insulin/3-HOB ratio; high insulin/glucose ratio.
1~6시간	GSD type I: other defects in gluconeogenesis	High plasma FFA levels with increased FFA/3-HOB ratio; lactic acidosis.
8~24시간	Fatty acid oxidation defects; systemic carnitine deficiency	High plasma FFA levels with very high FFA/3-HOB ratio; organic aciduria; low plasma carnitine levels

FFA, free fatty acid; 3-HOB, 3-hydroxybutyrate; GSD, glycogen storage disease.

코겐의 분해나 포도당 신생이나 지방산 산화의 문제가 있는 경우는 짧은 금식에는 비교적 잘 견딘다(단 GSD I형과 일부 GSD III 형은 예외로서 저혈당은 금식 후 2~3시간 후에 발생하기도 한다.).

GSD1a 형은 신생아시기에 저혈당으로 나타나지만 정상적으로 3시간마다 수유를 할 때 저혈당증을 예방하기에 충분하며 특별히 간이 크게 만져지지 않는다. 이환된 영아들은 3~5개월경 식사 간격이 벌어지거나 질환이 있을 때 저혈당이 유발되어 종종 경련이나 혼수상태로 내원하게 된다. 성장부진 또는 진찰 상 우연히 간비대가 발견되어 이 질환을 의심하게 되며 어떤 영아들은 lactic acidosis에 의한 빈호흡으로 처음 진단된다. 영아들은 보통 창백하고 뺨이 포동포동해서 인형처럼 천진하게 보이고 truncal obesity와 복부팽만이 상대적으로 여윈 사지와 대조를 이룬다. 반복적인 비출혈은 이차적인 혈소판의 기능장애에 의한다(혈소판치는 보통 정상이다). 저혈당 외에도 검사 소견상 lactic acidosis, hyperuricemia, hypertriglyceridemia, hypophosphatemia가 특징적으로 나타난다. 저혈당증은 식후 3시간이면 오고 특징적으로 glucagon에 반응하지 않는다. 1형에서는 glucagon에 반응하여 특징적으로 혈중 lactate가 증가한다. 신장의 비대, 약간의 신세뇨관 기능이상이 흔하지만 임상적으로 크게 중요하지는 않으나 성인이 되면서 문제가 되기도 한다.

진단은 간조직 검사에 의한 특이효소 분석에 의해서 내릴 수 있으니 한국인 등 극동아시아의 환자들에서는 특징적이 유전자형을 확인함으로 쉽게 확진할 수 있다. 저혈당, 심한 간비대, lactic acidosis는 다른 포도당신생장애 질환에도 보일 수 있는데 유전성 fructose intolerance, fructose 1,6-biphosphatase 결핍, PEPCK 결핍, pyruvate carboxylase 결핍 등이다.

Hereditary fructose intolerance에서는 증상의 발현은 명백히 fructose나 sucrose의 섭취와 관여되고 자주 유문괄약근 폐쇄를 의심할 만한 끊이지 않는 심한 구토가 있는 것이 특징이다. Fructose의 섭취는 종종 증상을 동반하는 저혈당을 유발하기도 하고 노출이 오래될 경우 성장장애, 만성적인 보챔, 간비대, 복부팽만, 부종, 황달을 가져온다. 어떤 경우는 sugar intolerance만을 보일 수도 있다. 환자들은 저혈당, 심한 lactic acidosis, 고요산혈증, 저인산혈증 외에도 간기능 이상을 보이게 되며(상승된 aminotransferase, methionine, tyrosine, 저알부민혈증, 고빌리루빈혈증, PT/PTT 의 연장 등) 신세뇨관이상으로 아미뇨산뇨증, hyperchloremic metabolic acidosis가 동반된다.

진단의 확진은 간조직에서 aldolase B의 결핍을 증명하는 것이며 tolerance test는 매우 위험함으로 환자의 상태가 좋을 때 충분히 준비된 상황에서 시행하여야 한다. Fructose-1,6-biphosphatase 결핍은 GSD1a 형과 구별하기 어렵다. 모두 간이 매우 커지는 것이 특징이지만 후자에서는 glucagon에 대한 반응이 보존되어 있다(혈당 상승). 확진은 조직검사로 얻은 신선한 조직에서 효소분석을 하는 것이다. 미토콘드리아 PEPCK 결핍은 매우 드문 포도당신생장애 질환으로 저혈당, lactic acidosis, 간비대, 신세뇨관 기능이상, hypotonia, 간기능이상을 동반하고 간조직검사상 microvesicular steatosis와 염증성 변화를 보이고 확진은 섬유모세포 내의 효소결핍을 증명하는 것이다.

다) 포도당의 과도한 이용

포도당의 이용 비율은 isotope-labeled 포도당을 이용하면 직접 측정할 수 있으나 실제로 이용할 수 있는 여건이 되는 병원이 많지 않지만, 포도당 산화비율은 euglycemia를 유지하기 위한 포도당 주입 최소비율을 결정하여 평가할 수 있다. 이와 같은 방법은 종종 정맥으로 포도당을 주입받는 신생아에서 상대적으로 쉽다. 소아에서 저혈당시에 소변 내의 케톤이 없다는 것, 혈장 내의 3-hydroxybutyrate 농도가 감소되어 있다는 것이 포도당 이용이 증가되었다는 강력한 시사점이다. 포도당의 이용증가는 고인슐린혈증이나 일차적 혹은 이차적인 지방산 산화이상으로 올 수 있다.

혈장 내의 자유 지방산(free fatty acid)을 측정함으로 이러한 두 가지 상황을 감별할 수 있다. 이러한 것을 정량화하는 하나의 방법은 3-hydroxybutyrate에 대

표 1-16. 간비대와 저혈당을 동반하는 유전성 대사질환

질환명	임상양상
Glycogen storage disease I	Hepatocellular dysfunction, large kidneys, ↑↑↑ triglycerides, ↑ urate, ↑ lactate
Glycogen storage disease III	Short stature, skeletal myopathy
Fanconi-Bickel disease	Tubulopathy, glucose/galactose intolerance
Disorders of gluconeogenesis	↑ Lactate
Glycosylation disorders (CDG, e.g. type Ib)	Hepatmegaly, hepatocellular dysfunction, protein losing enteropathy, multi-system disease

한 자유지방산 비율을 측정하는 것이며 고인슐린혈증에 의한 저케톤성 저혈당증은 2.0 미만으로 정상이지만 지방산 산화대사이상에 의한 것은 특징적으로 3.0 이상으로 증가된다. GSD1a과 같은 포도당 신생의 장애에서도 이차적인 케톤형성의 부전으로 이 비율은 올라가지만, 저혈당 발생 시기와 다른 검사 소견으로 감별할 수 있다. 미토콘드리아 지방산 산화의 감소에도 불구하고 지방산은 비미토콘드리아성 산화과정을 통하여 medium chain(6~10 carbon) dicarboxylic acid를 생성하게 된다. 이와 같은 과정은 증가된 지방산이 미토콘드리아의 베타산화 능력을 초과하거나 정상적인 산화능력에 장애가 있을 때 발생하게 된다. 미토콘드리아의 베타산화의 장애를 갖는 환자들은 이와 같은 저케톤성 저혈당증 이외에도 증가된 비미토콘드리아성 지방산 산화에 의해 medium-chain dicarboxylic aciduria를 보이게 되지만 정상적인 생리적 상황과는 대조적으로 소변의 3-hydroxybutyrate와 acetoacetate치는 특징적으로 낮다. 전신성 carnitine 결핍이나 MCAD 결핍과 같은 지방산 산화이상은 종종 급성 혹은 반복성 Reye 유사증후군을 보여 구도, 기면, 혼수, 경련, 간비대, 저혈당, 고암모니아혈증을 보이게 된다. 이와 같은 환자들을 빨리 진단하는 것이 중요한데, 왜냐하면 치료가 단순하고 쉬우며 효과적이고 질환의 경과도 양호할 뿐 아니라 가족의 유전상담에도 중요하다. 지방산 산화대사이상의 확신은 급성기에 소변 내의 증가된 C6-C10 dicarboxylic acid (adipic, suberic, sebacic acid)를 증명하는 것과 acylcarnitine이나 acylglycine의 증가와 혈장이나 소변에서 감소된 carnitine의 치를 확인하는 것이다.

④ 간세포 기능 장애

급성 간기능 이상으로 나타나는 선천성대사이상 질환은 특히 진단하기에 어려우며 후천성 질환인 바이러스 감염이나 중독과 특히 유사하여 임상적 소견만으로는 감별하기 어렵다. 더구나 원인에 관계없이 간기능이상은 일차적인 대사성 질환에 의해서 일어나는 이차적인 대사성이상과 감별하기 어렵다. 예를 들어 심한 간질환시 혈장 내에 tyrosine이 증가하는 것은 흔한 비특이적인 양상이 되며 hypertyrosinemia는 hepatorenal tyrosinemia (tyrosinemia type I)의 특징적인 양상이 된다. 이와 같은 대사성질환의 간질환에 의한 증상표현에서 접근하는 하나의 방법은 병의 발병시기에 따라 나누어보는 것이다.

신생아시기나 영아초기에 급성 간세포 질환으로 나타나는 유전성 대사성 질환은 성장장애, 고빌리루빈혈증, 저혈당증, 고암모니아혈증, 증가된 transaminase, 출혈경향, 부종, 복수 등으로 특징지어진다. Galactose-1-phosphate uridyl transferase (GALT) 결핍에 의한 전형적인 갈락토스혈증(classical galactosemia)은 임상적으로 가장 심한 증상을 보이며, 출생 시 체중은 정상이나 유당이 포함된 수유를 시작한지 3~4일 경에 구토와 저혈당, 황달, 간비대, 백내장, 초자체 출혈, 경련, 늘어짐, 보챔, 수유 곤란, 설사 등이 증상이 생기며 정상아보다 심한 체중의 저하를 보인다. 잠시 수유를 중단

하고 경정맥 영양을 실시하면 증상이 경해지거나 진행이 느려지게 된다. 심한 경우는 생후 2주 이내에 간경변, 신부전, 그람 음성균 혹은 대장균에 의한 패혈증으로 진행하여 사망한다. 치료는 매우 간단하여 유당제거 식이 또는 갈락토스제거 식이를 시행하면 간기능은 정상화된다. α1-antitrypsin 결핍은 동양인에는 드문 병이나 백인의 경우는 중요한 질환이다. 증상으로 생후 수 주 내에 가장 먼저 나타나는 것은 포합성 고빌리루빈혈증, 증가된 간효소, 간비종대, 성장장애 등이다. 담즙 정체가 심하여 담도폐쇄에서 볼 수 있는 무담즙성 변을 보기도 하며 간경화와 문맥고혈압으로 수개월 내에 복부팽만이 나타나기도 한다. 간조직 검사상 특징적인 것은 간세포의 endoplasmic reticulum에 PAS 양성이며 diastase 저항성인 inclusion이 있다는 것이다. 혈장 단백의 상용적인 전기영동 결과 α-단백의 현저한 결핍을 볼 수 있고 확진은 혈장단백의 isoelectric focusing이나 agarose gel 전기영동에 의해 혈장 α1-antitrypsin의 PI typing에 대한 PI type ZZ phenotype을 확인하는 것이다. Hepatorenal tyrosinemia 영아는 생후 수주 내에 증상이 나타나서 급성 간부전으로 사망에 이르게 된다. 약간의 고빌리루빈혈증이 있고 간은 특별히 크지는 않지만 보통 딱딱하고 촉진상 불규칙하여 초기에 경화증이 오는 것을 시사한다. 근긴장 저하와 감소된 심부건반사는 말초신경증을 시사하기도 한다. 이환된 영아들은 보통 약간의 빈혈과 혈소판 감소증을 보이게 되며 저혈당이 흔하지만 혈장의 암모니아 수치는 심하게 올라가지는 않는다. Transaminase는 약간 상승하지만 응고장애가 심하여 특징적으로 dysfibrinogenemia와 연관되어 있다. 신세뇨관산혈증은 galactosemia에서 볼 수 있는 것보다 심하며 종종 구루병을 초래할 정도로 phosphate의 손실을 가져오기도 한다. 혈장아미노산 검사 상 특징적으로 tyrosine, methionine, phenylalanine의 증가가 있다. 혈장의 α-fetoprotein이 매우 높은데, 이것은 hepatoblastoma, neonatal hemochromatosis, 회복기의 바이러스 간염 등에서 볼 수 있는 것으로 특징적인 소견이 된다. 소변의 유기산 분석은 항상 그렇지는 않지만 succinylacetone이 나타나는 것을 볼 수 있으며 hepatorenal tyrosinemia가 의심 시 oxime derivative를 포함한 유기산 분석을 반드시 시행하여야 한다. 본 질환의 확진은 백혈구, 적혈구, 섬유모세포, 간세포 등에서 fumarylacetoacetase 활성도를 측정하나 유전자 분석으로 확진할 수 있다. 치료로서 식이 중의 tyrosine 제한은 신속한 임상적 대사성 호전을 보인다. 그러나 methionine은 때때로 치료의 급성기에 급격한 상승을 보이는데, 이런 상황은 p-hydroxyphenylpyruvic acid dioxygenase 억제제인 NTBC를 사용함으로 해결하고 간암으로의 진행을 예방한다. 국내에서도 구입가능하다. 조기발현 간경화는 GSD IV의 특징적인 소견이다. 다른 질환과는 다르게 특징적으로 hypotonia, weakness, muscle wasting, 심부건 반사의 저하 등 신경 근육 침범이 있으며 실제로 나중에 발현하는 경한 형은 점차적으로 진행하며 때로는 심근까지 포함하는 골격계 근증이 특징이다. 조기 발현형의 경과는 보통 매우 중하여서 생후 수개월 이상의 생존이 어려울 정도이다. 간조직 검사상 특징적으로 진행된 경화증과 비정상적인 glycogen의 inclusion이 간세포 내에 있는 것을 볼 수 있으며 확진은 백혈구, 섬유모세포 등에서 glycogen brancher enzyme 활성도를 측정하거나 유전자 분석으로 할 수 있다.

리소좀 축적 질환 중 간기능 장애를 초래하는 대표적인 질환은 Nieman-Pick병(NPD)이다.

Sphingomyelinase 결핍에 의한 A, B형 중 A형은 급성 영아형으로 간과 비장이 출생 시부터 비대되는 것으로 발현하며 신생아기에 부종과 태아수종을 보일 수도 있다. 복부는 돌출되어 있으며 고셔 병과는 반대로 간이 비장보다 커진다. Transaminases와 alkaline phosphatase가 증가하며 신생아 황달이 오래 지속된다. 콜레스테롤이 증가할 수도 있다. 생후 6개월이 되면 호흡 곤란이 반복되어 산소가 필요할 수 있으며 모세기관지염, 폐렴을 자주 앓고 X-선상 미만성 간질성 침윤을 보인다. 생후 8~9개월까지 성장 부전이 나타나고 구토, 설사, 변비가 동반된다. 정상 발달이 일어나지 않고 신경계 퇴행이 일어나서 눈을 맞추지 못하며 근긴장 저하,

강직성 마비를 보이며 심부건반사는 증가하나 경련은 발생하지 않는다. 황반의 cherry red spot이 관찰되고 피부색은 갈색−노란색으로 변색된다. 대부분 골다공증이 나타나고 빈혈, 혈소판감소증, 백혈구감소증이 진행하며 가사나 폐렴으로 사망한다. B형은 영아기에 간비대 또는 간비종대로 진단되기도 하며 성인기에 진단되기도 하는 등 다양한 스펙트럼을 보인다. 특히 조기에 증상이 심하게 발현되는 Saudi variant는 성장 지연, 복부 팽만의 증상을 보이며 간과 비장이 커지나 신경 퇴행은 일어나지 않는다. 대부분 생후 3세경 출혈, 빈혈, 혈소판감소증으로 수혈 받다가 간부전으로 사망한다. 폐 침윤이 폐렴과 함께 동반된다. 콜레스테롤과 중성지방이 상승한다. NPC1, 2 단백의 이상으로 발생하는 C형은 출생 시에는 정상으로 보이나 신생아기에 간비종대, 황달, 간기능 부전, 비장 비대가 신경학적 징후가 명확히 나타나기 전에 보인다. 신경학적 증상은 3~13세 사이에 발현한다. 진전, 진행성 운동실조가 나타나고 집중력이 떨어져 학교생활이 어려워진다.

특징적인 소견은 수직 핵상 안근 마비로 상측 주시의 마비가 첫 증상이며 이후 하부 주시 마비가 일어난다. 구음 장애, 근긴장 이상이 진행되고 경련이 일어나며 조절하기가 어렵다. 이상 행동은 치매와 정신증으로 진행하고 점차 침상 생활만 하게 된다. 연하곤란, 흡인성 폐렴 등이 발생하여 사망하게 된다. 증상이 다양하게 나타나 진단이 늦어질 수도 있으며 조기에 발현하고 심한 경우일수록 신경학적 증상이 나타나기 전에 간 부전으로 사망하게 될 수도 있다. 영아기부터 발달 지연을 보이다가 신경 퇴행이 약 3세부터 일어나는 경우도 있다. 가장 흔한 간 증상은 신생아기에 나타나는 담즙정체성 황달로 저절로 회복되기도 하지만 간 부전으로 진행되기도 한다. 후기 발현형 또는 성인기에 발현하는 경우도 보고되었다. 일부에서는 정신과적 증상을 보이는데 정신증, 인지력 상실, 치매를 보인다.

Wilson병에서 생후 5년 이내에 임상적으로 심한 간

표 1-17. 간 증상이 동반된 유전성 대사질환환자의 검사

담즙정체증의 검사	유전성 대사질환의 검사
Bilirubin, conjugated and unconjugated	Copper and ceruloplasmin
Alkaline phosphatase (ALP)	α-fetoprotein (AFP)
γ-Glutamyltranspeptidase (GGT)	α_1-Antitrypsin (PI phenotyping)
Bile acids	Plasma amino acids
	Urinary organic acids
간세포 손상의 검사	Red cell GALT activity
Aspartate aminotransferase (AST)	Various lysosomal enzyme assays
Alanine aminotransferase (ALT)	Urine succinylacetone
합성기능의 검사	
Albumin	
PT and PTT	
Coagulation factors VII, V	
Ammonium	

질환은 흔하지 않다. 본 질환은 간증후군, 신경학적 증후군, 심한 혈관 내 용혈로 나타나고 임상적 증상과 상용적인 검사상 급성 바이러스성 간염과 감별하기 어렵다. 바이러스 감염의 증거가 없고 용혈성 빈혈의 증거가 있을 때 본 질환을 항상 염두에 두어야 한다. 일단의 환자 특히 사춘기에는 급성 전격성 간염으로 수일 내지 수 주 내에 급성 간부전으로 진행하여 심한 황달, 간성혼수, 심한 응고장애, 복수, 신부전 그리고 사망에 이르기도 한다. Wilson병이 청소년시기에는 피로, 식욕부진, 고빌리루빈혈증을 동반한 만성활동성 간염의 형태로 나타나기도 한다. 어떤 환자들에게는 각막에 특징적인 Kayser-Fleischer ring이 보인다. 검사 소견상 증가된 amminotransferase, γ-globulin, 감소된 알부민, 증가된 prothrobin time을 보이고 간조직검사상 만성활동성 간염 소견 이외에도 steatosis와 periportal glycogenation이 보이는 것이 특징이며 전자현미경 검사상 미토콘드리아의 이상을 보인다. 신경정신학적 이상으로 나타나는 Wilson병의 양상은 청소년시기와 성인초기에 잘 나타나며 신경학적 증상을 나타내는 환자들 대부분은 어느 정도의 간기능 장애가 있다. 진단은 특징적으로 혈

표 1-18. 신생아시기에 간기능 부전을 보이는 유전성대사질환

질환명	임상양상
Mitochondrial hepatopathy, often mtDNA depletion	Muscular hypotonia, multi-system disease, encephalopathy, ↑ lactate
Neonatal hemochromatosis	Hepatocellular necrosis, cirrhosis; ↑↑ ferritin, ↑↑ α-FP; transaminases may be low
Galactosemia	Onset after milk feeds; jaundice, renal disease
Fatty acid oxidation disorders (LCHAD 결핍증)	(Cardio) myopathy, hypoglycaemia, ↑ lactate
Urea cycle disorders	↑↑ Ammonia
Citrin deficiency	↑Ammonia, PT, AST/ALT, Bil(T), galactose, citrulline: usually resolved in 6~12 months of age
Niemann Pick type C	Jaundice, hypotonia, hepatosplenomegaly
Glycosylation disorders (CDG, e.g, type b)	Hepatomegaly, hepatocellular dysfunction, protein losing enteropathy, multi-system disease

(드물게 α1-Antitrypsin 결핍, 담즙산 합성장애 질환도 신생아시기에 간기능부전을 보일 수 있다.)

표 1-19. 영아기에 급성 또는 만성 간기능 장애를 보이는 유전성대사질환

질환명	임상양상
Mitochondrial hepatopathy, Pearson syndrome	Myopathy, multi-system disease, ↑ lactate
Glycosylation disorders (CDG, e.g, type Ib)	Hepatomegaly, hepatocellular dysfunction, protein losing enteropathy, multi-system disease
Tyrosinemia type I	Jaundice, severe coagulopathy, renal disease, cirrhosis; ↑ α-FP
Galactosemia	Jaundice, failure to thrive, renal disease, cataract; later: cirrhosis
Fatty acid oxidation disorders including carnitine transporter deficiency	(Cardio) myopathy, hypoglycemia

표 1-20. 소아기에 만성 간염 또는 간경화증을 동반하는 유전성대사질환

질환명	임상양상
Wilson disease	Neurological and renal disease, corneal ring
Hemochromatosis	Hepatomegaly, cardiomyopathy, diabetes mellitus, diabetes insipidus, hypogonadism
α1-Antitrypsin deficiency	Failure to thrive; ↓ α1-antitrypsin
Tyrosinemia type I	Coagluopathy, renal disease, ↑ α-FP
Hereditary fructose intolerance	Symptoms after fructose intake; Hypoglycaemia, renal disease, failure to thrive, ↑ urate
Transaldolase deficiency	Hepatosplenomegaly, cirrhosis
Cystic fibrosis	Failure to thrive, recurrent airway infections
Celic disease	Failure to thrive, diarrhea, small stature

장 내의 copper와 ceruloplasmin이 낮지만 전격성 간부전 시 혈장 내 구리는 정상이거나 증가할 수 있고 ceruloplasimin 치는 다른 종류의 간질환을 가진 환자에서도 이와 같은 양상을 보일 수 있다. 소변의 구리 배설의 증가, 특히 penicillimine 투여 후 증가, 유전자 검사 등을 시행하는데, 이것은 다른 결과가 모호하게 나왔을 때 유용한 진단 방법이다.

매우 많은 유전성 대사질환이 단독으로 또는 타 장기의 증상과 더불어 간 담도계 증상을 동반한다. 본 책자에서는 주로 간의 기능장애를 초래하는 질환들을 위주로 간의 증상들과 발병연령에 따라 임상적으로 감별하는 데 주안점을 두어 기술하였다. 간을 침범하는 유전성 대사질환을 정확히 진단하기 위해서는 좀 더 흔한 후천적 요인들을 배제하고 간기능을 반영하는 여러 실험실적 검사들의 정확한 해석과 영상검사, 유전자검사, 침습적인 조직 병리검사, 생화학적 효소분석 등이 필요하다.

2) 유전성 대사질환이 의심되는 환자의 검사

(1) 유전성 대사질환의 기본적 응급검사

① 혈액 검사

- 전해질, 혈당, CRP, CK, ALT/AST, creatinine, uric acid, acid base status(동맥혈 가스분석), 혈액 응고검사
- 암모니아, 젖산/피루빈산
- 혈장을 분리하여 냉동 보관하는데, 이는 아미노산, 카르니틴분석에 사용한다.
- 여과지에 혈흔을 묻혀 보관한다. 이는 acylcarnitine 분석과 DNA 분석에 사용된다.
- Buffy coat를 분리하여 냉동 보관한다. 이는 향후 효소 및 DNA 분석에 사용될 수 있다.

② 소변 검사

- 소변의 색깔과 냄새를 기록한다. 소변을 밀폐 용기에 담아서 뚜껑을 열면서 냄새를 맡는다.
- 케톤체, 당, 단백 존재를 확인하며 다음에 설명될 sulfite test, DNPH test, nitroprusside test, reducing substance test 등을 시행한다.
- 소변을 냉동 보관하여 유기산 분석 등에 사용한다.

③ 뇌척수액

즉시 동결보존하여 필요시 신경전달 물질, 아미노산, 젖산/피루빈산 등을 측정한다.

(2) 유전성 대사질환의 일반적인 생화학적 검사

① 간단한 유전성 대사질환 소변 검사(일반적으로 병상 옆에서 간단히 시행할 수 있다)

가) Ferric chloride 반응검사

a. 적응 : 원인 모르는 뇌성마비, 정신지체, 경련, 언어, 발육지연, 신생아간염, 약물 중독 환자의 경우에 시행한다.

b. 방법 : 0.02 N HCl 100 mL, 1 g ferric chloride, 1 g ferrous ammonium sulfate로 만든 시약 1 mL에 신선한 소변 0.5 mL을 점적하여 즉시 색깔 변화를 관찰한다.

c. 판정 : 소변색 – 정상
녹색 – PKU, tyrosinemia, conjugated hyperbilirubinemia
청녹색 – histidinemia
녹회색 – 단풍당뇨증
자주색 – salicylates

나) DNPH 반응검사

a. 적응 : 원인 모르는 대사성 산혈증, ketosis, 경련, 정신지체, 성장부전, 간염환자의 경우 시행한다.

b. 방법 : 250 mL 1 N HCl, 0.7 g 2, 4-dinitrophenylhydrazine(DNPH)로 만든 시약 1 mL에 1 mL의 여과된 소변을 반응시켜서 5분 뒤에 색깔변화를 관찰한다.

c. 판정 : 5분 이내에 혼탁한 황색침전, 또는 turbidity 형성을 보이면 양성으로 판정한다. 단풍당뇨증, 유기산뇨증, PKU, GSD, tyrosinemia, diabetes, lactic acidosis에서 양성반응을 보인다.

다) Nitroprusside 반응검사

a. 적응 : SH기의 화합물의 검출, marfanoid feature, 수정체탈구, 정신지체, cystine 신석이 있는 환자에게 시행한다.

b. 방법 : 5 mL의 신선뇨에 5방울의 농축된 ammonium hydroxide를 첨가하고 신선한 2 mL의 5% NaCN을 가하여 잘 섞고 10분간 반응시킨 후 5방울의 신선한 5% sodium nitroprusside를 가하여 색깔의 변화 관찰

c. 판정 : 분홍색에서 보라색의 변화를 보이면 양성이며 homocystinuria, cystinuria에서 양성반응을 보인다.

라) Nitrosonaphthol 반응검사

a. 적응 : tyrosine metabolite의 검출, 원인불명의 신생아 간염, 간경변 환자에게 시행한다.

b. 방법 : 2.63 N nitric acid, 2.5% sodium nitrite, 0.1% 1-nitroso-2-naphthol을 시약으로 사용, 1 mL의 2.63 N nitric acid를 시험관에 넣고 1방울의 2.5% sodium nitrite와 0.1 mL의 0.1% nitrosonaphthol 시약을 혼합한 후 0.15 mL의 소변을 가하여 색깔의 변화 관찰

c. 판정 : 분홍색에서 보라색의 변화를 양성으로 판정하며 tyrosinemia, fructosemia, galactosemia, 심한 간기능부전에서 양성 반응을 보인다.

마) CTAB (Cetyl-Trimethyl-Ammonium-Bromide) turbidity 반응검사

a. 적응 : sulphated, non-sulphated acidic mucopolysaccharide 검출하는데 coarse facies, dysostosis multiplex가 있는 환자에서 시행한다.

b. 방법 : 5 mL의 신선뇨가 실온과 같게 되었을 때, 1 mL의 5% CTAB in 1M citrate buffer(pH 6.0) 시약을 첨가하여 30분 후 혼탁정도를 평가한다.

c. 판정 : 혼탁하면 양성으로 판정한다. 뮤코다당체축적증 환자에서 양성반응을 보인다.

바) Reducing substance 검사

a. 적응 : 원인 모르는 만성 신생아 간질환 및 발달지연, 성장부전 환자에게 시행한다.

b. 방법 : Benedict 시약 1 mL에 0.1 mL의 신선한 소변을 혼합하여 3분간 끓는 물에 가열한 후 색깔 변화를 관찰한다. 또는 상품화되어 있는 시약을 사용한다.

c. 판정 : 갈색변화를 양성으로 판정한다.
galactosemia, fructosuria, gycosuria에서 양성 반응을 보인다.

표 1-21. 침상에서 간단한 소변검사로 감별하는 유전성 대사질환

질환	FeCl3	DNPH	Nitroprusside	Nitrosonaphthol	CTAB	Reducing substance
PKU	+	+	-	-	-	-
MSUD	+	+	-	-	-	-
Organic acidemia	+	+	-	-	-	-
Galactosemia	-	-	-	+	-	+
Homocystinuria	-	-	+	-	-	-
Tyrosinemia	+	-	-	+	-	+
MPS	-	-	-	-	+	-

사) Sulfite 검사

a. 적응 : 신생아 및 영아기의 원인 모르는 뇌증(encephalopathy) 또는 경련이 있는 환자에게 시행한다.

b. 방법 : 상품화된 dipstick (Merckoquant 10013, Merck Darmstadt, Germany)을 신선한 소변에 담가서 색깔의 변화를 관찰한다.

c. 판정 : dipstick의 색깔 변화가 있으면 양성이다. sulfite oxidase 결핍이나 조효소로 작용하는 molybdenum 결핍에 의한 뇌증의 경우 양성반응을 보인다.

② 아미노산의 정성적 정량적 분석

가) 혈장 아미노산 분석

EDTA tube에 1~2 mL의 혈장을 분리하여 냉결 또는 찬 상태로 즉시 검사실로 보내야 한다. 기본적인 혈장의 아미노산 검사는 식후 4~6시간 후 공복상태에서 시행하는 것이 원칙이나 때로는 식후 혈장 아미노산 검사가 필요할 수도 있는데, 이런 경우에는 섭취한 식이를 기록하는 것이 중요하다.

식후검사에서는 일반적으로 필수아미노산의 농도가 높다. 특히 alanine의 농도가 높을 때는 피루빈산 대사장애나 사립체 대사장애 등을 감별해야 한다. 금식 시의 검사는 branched aminoacid의 농도가 높으며 다른 아미노산은 낮게 측정된다. 따라서 정상인의 연령별 식전 식후 혈장 아미노산의 검사치가 검사실마다 확립되어야 한다. 검체가 용혈되면 검사결과를 신뢰할 수 없게 됨으로 즉시 혈장을 분리 냉동 보관한다. Arginine 농도의 정확한 측정은 요소회로대사이상 진단에 중요하다. 검체를 실온상태로 검사실에 보내서 분석한다면 glutamate, aspartate는 실제보다 높게 측정되고, glutamine, asparagine, cysteine, homocysteine 등은 낮게 측정된다. 특히 homocysteine은 냉동된 혈장을 사용하여 검사를 시행 하는 게 좋은데 환원제를 첨가한 후 분석한다. 그러나 phenylalanine, tyrosine, branched aminoacids (valine, isoleucine, leucine) 등은 별로 영향을 안 받는다.

나) 소변 아미노산 분석

약 10 mL의 소변에 2방울의 chloroform을 방부제로 첨가하여 실온상태로 검사실로 보내거나 냉결보존된 상태로 보낸다. 소변 아미노산 분석은 아미노산이 신세요관에서 재흡수되기 때문에 체액에서의 아미노산 평형상태를 제대로 반영하지 못하며 정상인과 환자의 미묘한 차이는 감별하기 어려운 경우가 많아서 특수한 대사질환들, 예를 들면 argininosuccinic aciduria, 등의 요소회로대사이상이나 시스틴뇨증, lysinuric protein intolerance 등에서 제한적으로 진단에 도움이 된다.

다) 뇌척수액 아미노산분석

약 1 mL의 뇌척수액을 즉시 냉결시켜 검사실로 보낸다. 동시에 채혈하여 혈장을 분리하여 검사실로 함께 보

낸다. 뇌척수액/혈장 아미노산비가 중요한 질환은 비케톤성 고글리신혈증(non ketotic hyperglycinemia)과 세린합성장애(serine biosynthetic defect)로 전자에서는 글리신의 농도비가 0.06보다 크고 후자에서 세린농도의 비는 0.2 미만이다. 다양한 원인의 신생아 뇌증에서 뇌척수액의 아미노산 분석이 필요하다.

③ 유기산의 정량적 분석

유기산분석은 대개 소변에서 행해지며 아주 제한적으로만 혈장과 뇌척수액에서 시행할 수도 있다. 오전 소변 10 mL을 chloroform 2~3방울이 함유된 용기에 받아서 실온상태로 검사실로 보낸다. 그러나 뇌척수액과 혈장검사 시는 약 1 mL을 동결시켜 보낸다. 대개 gas chromatography-mass spectroscopy (GC-MS) 방법으로 측정한다. 전형적 유기산뇨증의 진단뿐 아니라 아미노산대사장애, 지방산산화 대사장애, 사립체 대사장애 등의 진단에 도움이 되며 원인을 알 수 없는 산혈증, 저혈당, 고암모니아혈증, 신생아 케톤요증 등에서 시행한다.

④ Acylcarnitine profile 분석

여과지(Guthrie filter paper)에 혈액을 묻혀 건조시켜서 3~6개의 spot을 실온으로 검사실로 보낸다. MS/MS 방법으로 분석하는데 total carnitine, free carnitine의 정확한 정량분석은 어려우나 유기산 대사장애, 지방산 산화 대사장애의 진단 및 스크리닝에 매우 도움이 된다.

(3) 유전성 대사질환의 특수한 생화학적 검사

① Carnitine 분석

정확한 carnitine의 정량 상태를 알기 위해서는 혈장 또는 혈청 1 mL와 약 5 mL의 소변을 실온상태로 검사실로 보낸다.

장쇄지방산은 carnitine ester 상태로 사립체 내로 들어오는데, 이를 위해서는 acyl-CoA compound의 transesterification이 필요하다. 마찬가지로 사립체 내에 축적된 acyl-CoA compound는 carnitine ester로 전환되어 사립체에서 제거되어 소변으로 배설된다. 이러한 detoxication과정에서 이차적인 carnitine 결핍이 초래된다. 사립체의 Co-A activated carboxylic acid 대사장애를 초래하는 지방산 산화대사장애, 유기산 대사장애, 호흡기연쇄 사슬 복합체 대사장애의 경우에는 이차성 carnitine 결핍증이 초래된다. 일차성 carnitine과의 감별진단이나 정확한 carnitine의 상태, 치료효과 등을 판정하기 위해서는 정확한 total, free, esterified carnitine의 정량분석이 혈장 또는 혈청에서 필요하다. Free carnitine은 대부분 신세뇨관에서 완전하게 재흡수된다. 그러나 여과된 aclycarnitine은 대부분 소변으로 배설된다. 혈장 carnitine이상이 있을 때나 치료에 대한 반응을 평가하기 위해 소변 acylcarnitine을 분석하는데 유기산 대사장애, 지방산산화 대사장애가 있는 경우에 증가한다. 소변의 free carnitine이 대량 증가했다면 전신적인 carnitine 결핍에 의해 신세뇨관의 재흡수 기능에 장애가 그 원인이다.

② Orotic acid

소변 10 mL를 2~3방울의 chloroform으로 처리하여 실온에서 검사실로 보낸다. 사립체 내의 carbamylphosphate가 축적될 수 있는 OTC 결핍증의 진단에 매우 중요하며 OTC 보인자의 경우 allopurinol 투여 후에 증가한다. 이외에도 사립체대사성 질환, Rett 증후군, Lesch-Nyhan 증후군에서 증가한다. HPLC나 MS/MS 방법으로 정량분석이 가능하다.

③ 갈락토스혈증 검사

신생아 대사질환 검사에서 의심되는 경우 수유 30분 후에 EDTA tube에 2 mL 정도 채혈하여 실온에서 검사실로 보낸다. 절대로 냉장하거나 냉결시키지 않는다. Galactose, galactose-1-phosphate, enzyme, mutation 분석 등을 할 수 있다.

④ Glycosaminoglycan (GAG)

소변 10 mL를 실온상태에서 검사실로 보낸다. 전기영동방법으로 여러 가지 다른 종류의 GAG를 분리함으로 뮤코다당체 축적증의 감별 진단한다. Dermatan sulfate는 뮤코다당체 축적증 I, II, VI, VII형에서 관찰되며 heparan sulfate는 I, II, III, VII에서 증가한다. Keratan sulfate는 특징적으로 IV형에서 증가한다. Chondroitin sulfate는 VII형에서 주로 상승하며 때로 IV형에서 관찰되기도 한다. III형과 IV형에서는 소변의 GAG가 소량만 증가하기 때문에 정량검사에서 위음성 소견을 보일 수 있다.

⑤ Oligosaccharides

소변 10 mL를 chloroform 2~3방울로 처리하여 실온상태로 검사실로 보낸다. Thin layer chromatography로 oligosaccharide를 분리한다. 정량분석은 sialic acid만 가능한데 이는 Salla disease에서 증가한다. 대부분의 리소좀 축적질환에서 소변의 oligosaccharide가 증가하는데 fucosidosis, α-mannosidoses, β-mannosidoses, GM1, GM2 gangliosidoses, galactosialidosis, Gaucher disease, Pompe disease 등이다. 정확한 감별진단을 위해서는 효소분석이 반드시 필요하다.

⑥ Peroxisome 기능검사

초장쇄지방산(very long chain fatty acid)의 측정을 위해서는 1 mL의 혈청 또는 혈장을 냉결시켜 검사실로 보낸다. 적혈구의 plasmalogen을 측정하기 위해서는 1 mL의 EDTA혈액을 실온에서 검사실로 보낸다.

⑦ 선천성 당화 장애(congenital defects of glycosylation) 질환 검사

혈청 1 mL를 실온상태에서 검사실로 보낸다. Ferritin과 transferrin의 isoelectric focusing (IEF)이 필요하다.

⑧ 스테롤의 측정

혈장 또는 혈청 1 mL를 냉결시켜 검사실로 보낸다. GC-MS 방법으로 측정하며 콜레스테롤 생합성 대사장애, Smith-Lemli-Opitz 증후군 진단에 중요하다.

(4) 유전성 대사질환의 기능적 검사(Function test)

① Metabolic profiling

가) 적응증

- 기질대사의 평가 : 사립체대사질환, 당원병, 지방산 산화대사장애
- 질소처리 능력의 평가 : 요소회로대사이상
- 원인불명의 저혈당증
- 치료효과의 감시

나) 방법

- 자정 이후 금식하고 오전 식전 소변과 혈액을 채취하여 혈액에서 포도당, 젖산, 아미노산, 암모니아, 유리지방산, acylcarnitine 등을 측정한다. 소변의 유기산 분석, orotic acid, 케톤 검사를 시행한다.
- 각 식전, 식후 1시간에 채혈하여 포도당, 젖산, 아미노산, 암모니아를 측정한다.
- 필요하면 자정에 채혈을 해서 상기한 항목을 검사하기도 한다.

다) 결과의 해석

- 혈당이 <45 mg/dL이면 저혈당이고 여러 질환들의 감별 검사를 시행해야 한다.
- 다음과 같은 경우 사립체 대사질환을 의심한다.
  a. 식후 혈청 젖산 >2.1 mmol/l 또는 20% 상승될 때
  b. 식후에 오히려 케토시스가 발생할 때
  c. 식후 알라닌이 >600~700 μmol/L이거나 20% 이상 상승할 때
- 상승된 젖산이 식전 또는 금식 시에 정상화될 때는 pyruvate dehydogenase complex 결핍을 시사한다.
- 식전 저혈당과 동반된 젖산의 상승은 당원병을 의심케 한다.
- 식후 암모니아, 글루타민, orotic acid의 상승은 요소회로대사이상을 시사한다.
- 젖산/피루빈산 비(lactate/pyruvate ratio ; L/P ratio)와 3-hydroxybutyric acid/acetoacetic acid (3OHB/AcAc) ratio 분석은 다음과 같은 질환들의 감별에 도움이 된다.

a. L/P 증가, 3OHB/AcAc 정상 또는 감소 : pyruvate carboxylase 결핍, 3-ketoglutarate dehydrogenase 결핍
b. L/P와 3OHB/AcAc 증가와 지속적인 젖산혈증; 호흡연쇄사슬 복합체 대사장애
c. L/P 감소 또는 정상, 3OHB/AcAc 정상, 젖산혈증 : pyruvte dehydrogenase (PDH) 결핍을 시사한다.

② 포도당 부하검사

가) 금기

이미 젖산혈증이 있거나 metabolic profiling에서 젖산이 식후에 상승된 경우는 사립체 대사질환에 관한 효소 및 유전자 분석을 시행한다. 포도당 부하검사로 젖산혈증이 악화될 수 있어서 포도당 부하검사는 금기이다.

나) 적응증

- 정상 젖산 농도를 보이나 사립체 대사질환이 의심될 때
- Glycogen synthase 결핍(GSD0)이 의심될 때
- 효소, 유전자검사는 정상이나 당원병이 의심될 때, 특히 식전 저혈당 및 젖산혈증이 반복될 때

다) 방법

- 영아의 경우 4~5시간의 금식, 이후의 소아는 밤사이 금식 후 젖산, 포도당, 산-염기평형상태를 검사한다.
- 체중 kg당 2 gm의 포도당(최대 50 gm)을 경구 투여한다.
- 그 후 30, 60, 90, 120, 180분 후에 각각 젖산, 포도당, 산염기 평형상태를 검사하며 2시간 동안 소변을 모아서 유기산 분석을 시행한다.

라) 결과의 해석

- 정상이라면 젖산은 <2.1 mmol/L이거나 20% 이상 상승하지 않는다. 산염기평형도 변화가 없으며 소변 유기산 분석도 정상소견을 보인다.
- 젖산이 증가한다면 사립체대사 장애를 시사하며 젖산과 혈당이 상승한다면 glycogen synthase 결핍(GSD 0)을 시사한다.
- 젖산은 감소하나 혈당은 상승한다면 당원병 Ia, Fanconi Bickel 증후군 등을 의심한다.

③ 금식검사(Fasting test)

가) 적응증

a. 원인불명의 저혈당증
b. 금식의 관용정도 평가

나) 방법

a. Metabolic profiling을 통하여 지방산 산화 대사장애 등을 배제한 후 적어도 지난 3개월간 정상적 식이와 영양상태를 유지하고 있어야 한다.
b. 6개월 미만 영아는 8시간, 6~8개월 영아는 12시간, 8~12개월 영아는 16시간 1~2세는 18시간, 2~7세는 20시간, 7세 이상은 24시간 금식이 가능하다.
c. 금식을 시작할 때 혈당, 소변 유기산 및 케톤 분석, 동맥혈가스 분석하고 혈장을 보관한다.
d. 오전 8시에 혈당과 젖산, 동맥혈 가스분석, 유리지방산, 3-hydroxybutyrate를 측정하고 혈장을 보관한다.
e. 금식 종료 시에 혈당, 젖산, 동맥혈가스분석, 3-hydroxybutyrate, 유리지방산, 인슐린, 코티솔, 성장 호르몬, 아미노산, acylcarnitine, carnitine을 측정한다. 소변의 유기산과 케톤을 분석한다.
f. 증상이 동반된 저혈당 발생 시에는 정맥으로 2 mL/kg의 10% 포도당 용액을 주입한다. 계속 증상 이 있으면 5~8 mg/kg/분으로 10% 포도당 용액을 지속적으로 주입한다. 무증상 저혈당의 경우는 경구로 탄수화물을 섭취하도록 한다.

다) 결과의 판정

a. 장시간 금식 시 발생한 저혈당시기에 측정한 유리지방산은 증가하고 3-hydroxybutyrate는 증가하지 않는다면 지방산 산화대사 장애와 케톤생성 장애 등을 의심한다.
b. 저혈당 발생 시에 젖산과 케톤이 증가하면 당원병, 당 신생장애, 사립체 대사장애 등을 의심한다.

c. Alloisoleucine이 증가하면 단풍당뇨증을 의심한다.

d. 단시간 금식 후 저혈당이 발생하고 케톤생성이 없으면 고인슐린혈증을 의심한다.

e. 금식 후의 소변 유기산 분석은 여러 유기산대사 장애들을 명확하게 진단하는 데 도움이 된다.

④ 글루카곤 자극검사

가) 적응증

a. 당원병이 의심되는 경우

b. 당신생장애가 의심되는 경우

c. 고인슐린혈증에 의한 신생아 저혈당 시에 당원비축 정도의 평가

나) 방법

a. 검사 시작 전 혈당이 <60 mg/dL이어야 한다. 0.5 mg의 글루카곤을 근주한다.

b. 주시 전, 주시 후 15, 30, 45, 60분에 혈당, 젖신을 측정한다.

다) 결과의 판정

a. 주사 후 45분 이내에 혈당이 25 mg/dL 상승한 경우 정상으로 판정한다. 선천성 고인슐린혈증에서도 이와 같은 반응을 보인다.

b. 혈당의 상승이 <25 mg/dL이면 당원병과 당신생장애를 의심하는데, 전자의 경우 젖산이 상승한다.

⑤ Tetrahydrobiopterin(BH4) 부하검사

가) 적응증

고페닐알라닌혈증을 보이는 경우

나) 방법

a. 검사 전 혈장 페닐알라닌이 >360 μmol/L(6 mg/dL)이어야 한다.

b. 검사 전 혈장에서 페닐알라닌/타이로신을 분석한다. 소변은 향후 pterin 분석을 위해 5 mL를 동결보존하는 데 MnO2를 넣고 차광하여 검사실로 보낸다.

c. 체중 kg당 20 mg의 BH4를 정상식이 30분 전에 물에 희석하여 경구 투여시킨다.

d. 혈장을 투약 후 1, 2, 4, 8, 24시간 채혈하여 페닐알라닌/타이로신 농도의 변화를 관찰하고 소변은 차광상태를 유지하며 4~8시간 모은다.

다) 결과의 판정

a. 대개 8~24시간 이내에 급격히 페닐알라닌/타이로신 농도가 정상화(페닐알라닌은 감소하고 타이로신은 증가함)되면 BH4 대사 장애를 의심한다. 소변의 pterin 분석과 유전자 분석, 효소 분석으로 BH4 생성에 관계하는 대사장애를 감별한다.

b. 약간의 페닐알라닌 감소를 보이며 BH4에 민감한 성형성 페닐케톤뇨증을 시사하나 대부분의 성형성 페닐케톤뇨증 환자에서는 페닐알라닌/타이로신 농도변화가 없다.

⑥ Allopurinol 부하검사

가) 적응증

Ornithine transcarbamylase 결핍의 보인자이거나 경한 환자가 의심되는 경우 시행한다.

a. 신경증상에 동반된 원인 불명의 일과성, 재발성 고암모니아혈증이 있는 경우

b. 원인 불명의 퇴행성 신경증상, 뇌증을 보이는 여자의 경우

c. 가계도상 보인자의 위험도가 높은 여자

나) 방법

a. 검사 24시간 이내에 카페인이 함유된 음료나 식이는 금해야 한다. 여자의 경우 월경 후 7~12일이 경과하여야 한다.

b. 검사 전 오전 소변을 모은다.

c. Allopurinol을 경구 투여하는 데 용량은 연령에 따라 6세 미만의 경우 100 mg, 6~10세 200 mg, 10세 이상 300 mg을 복용한다.

d. Allopurinol 복용 후 소변을 4분획으로 모으는데 0~6시간, 7~12시간, 13~18시간, 19~24시간으로 한다.

e. 모든 소변은 분획 당 10 mL를 chloroform 2~3 방울과 함께 동결시켜 검사실로 보내어 HPLC 방법으로 orotic acid와 orotidine을 측정한다.

다) 결과의 판정

Orotic acid와 orotidine이 정상이상으로 상승하면 ornithine transcarbamylase 결핍의 보인자이거나 경한 환자임을 시사한다. 그러나 이 검사의 민감도와 특이도는 아주 예민하지 않아서 위음성, 위양성을 항상 고려해야 한다. 확진은 유전자 분석으로 한다.

⑦ 지방부하검사

가) 적응증

Acylcarnitine profile이나 변 유기산 분석은 평상시에 정상이나 지방산 산화 대사장애가 의심되는 경우 시행한다.

나) 방법

a. 검사 전 3일간은 정상식이를 한다. 그 후 8~10시간 금식 후 해바라기 또는 옥수수기름을 체중 당 2 gm/kg 복용한다.

b. 검사 전, 검사 후 1, 2, 3, 4, 5, 6시간에 채혈하여 혈장의 중성지방, 3-hydroxybutyric acid, acetoacetic acid, 유리지방산, acylcarnitine, 동맥혈 가스분석 등을 시행한다. 저혈당이 발생하면 검사를 종료한다.

c. 소변은 검사 전 12시간과 검사 시작 후 12시간에 모아서 유기산 분석을 시행하여 dicarboxylic acid를 측정한다.

다) 결과의 판정

저혈당시에 유리지방산은 증가하는데 케톤 농도가 낮다면 지방산 산화대사 장애를 시사한다. 그러나 medium chain과 short chain acyl-CoA dehydrogenase 결핍의 진단에는 도움이 안 된다.

⑧ 과당부하검사

가) 적응증

과당 대사 장애인 유전성 과당 불내증(hereditary fructose intolerance : aldolase B결핍증), fructose-1, 6-biphosphatase 결핍이 의심되는 경우 시행한다.

나) 방법

a. 검사 전 2주 동안은 과당이나 설탕이 없는 식이를 한다.

b. 과당을 체중 당 0.2 gm/kg 10% 용액으로 하여 2분간에 걸쳐서 정맥 주사한다. 과당 부하 시작 전 2회, 부하 후 5, 10, 15, 30, 45, 60, 90분에 채혈하여 혈장의 혈당, 과당, 인산, 마그네슘, 요산 등을 측정한다.

다) 결과의 판정

a. 유전성 과당 불내증의 경우 과당 부하 후 10~20분에 혈당, 인산은 감소하나 요산이 증가한다.

b. 상기한 변화들이 미미한 경우에는 fructose-1, 6-biphosphatase 결핍을 시사한다.

c. 과당만이 급격히 상승할 때는 fructokinase 결핍을 시사한다.

3) 유전성 대사질환의 신생아 스크리닝

(1) 유전성 대사질환 신생아 스크리닝을 위한 기본요건(criteria for newborn screening)

Wilson and Jungner Criteria

(World Health Organization, 1968)

① Inborn errors of metabolism (IEM) have a significant incidence in the population screened,(발생빈도가 높고)

② are clinically well defined with the untreated natural history characterized,(임상표현형이 잘 이해되어야 하고)

③ have a well-defined biochemical phenotype,(생화학적 표현형이 잘 확립되어야 하고)

④ cause significant morbidity and/or mortality,(치료하지 않으면 비가역적 손상이 초래되고)

⑤ are treatable, where treatment improves outcome,(치료방법이 있으며)

⑥ testing is safe, simple and sufficiently sensitive.(스크리닝 방법은 단순, 안전, 정확해야 하고)

⑦ specific confirmatory testing is available(확진 방법이 있어야 하고)

⑧ testing, treatment and treatment outcome are cost effective with respect to non-treatment(검사, 치료의 결과가 비용–효과적이어야 한다.)

(2) 유전성 대사질환 신생아 스크리닝검사(선별검사)의 역사

1961년 소아과 의사이면서 미생물학자였던 Guthrie R. 박사에 의해 특정한 아미노산의 존재 하에 배양되는 고초균(Bacillus subtilis)을 개발하고 여과지에 묻힌 혈흔을 이용하여 bacterial inhibition assay (BIA)법을 확립하였다. 이 방법을 이용하여 1963~65년도에 미국 전역에서 페닐케톤뇨증을 시작으로 신생아 스크리닝검사가 시작되었다. 이후 단풍당뇨증, 호모시스틴뇨증들이 포함되고 1970년대 초부터는 여과지 혈흔에서 내분비대사물질도 안정적임이 알려지면서 선천성갑상선 기능저하증, 선천성 부신증식증도 포함되게 되었다. 1980년대 후반부터는 유전자진단에 의한 확진도 가능하게 되었다. 1992년에 Tandem mass spectrometry (MS/MS) 방법을 이용하여 약 40여 종의 유전성 대사질환을 스크리닝 할 수 있게 되었다. 특히 유기산 대사이상, 지방산산화대사이상 등을 선별할 수 있게 되었다. 1996년부터는 페닐케톤뇨증, 갈락토스혈증, 단풍당뇨증 등에 효소비색법이 개발되어 BIA법은 사용되지 않게 되었다.

일본에서는 1977년에 후생노동성의 결정으로 신생아 선천성대사질환 스크리닝 검사를 시작하였다. 한국에서는 1985년 처음으로 순천향대학병원 소아과에서 이동환 교수가 신생아 스크리닝 검사를 시작하였고 1990년도 경기도에서 시범사업을 시행한 후 1991년에 정부의 모자보건사업으로 전국의 보건소와 모자보건센터에 등록 중인 임산부 중 저소득층 신생아를 대상으로 시행되었다. 이 당시에는 페닐케톤뇨증, 호모시스틴뇨증, 단풍당뇨증, 히스티딘혈증, 선천성 갑상선 기능저하증, 갈락토스혈증 등 6종이었다.

1997년부터는 전국의 신생아에게 국비 50%, 지방비 50%로 무료로 2종(페닐케톤뇨증, 선천성 갑상선 기능저하증)을 스크리닝하기 시작했다. 2006년부터는 4항목(호모시스틴뇨증, 단풍당뇨증, 선천성 부신증식증, 갈락토스혈증)이 추가되어 6항목으로 확대 실시되고 있으나 2017년 이후에는 Tandem mass spectrometry (MS/MS) 방법을 이용하여 약 20여 종의 유전성 대사질환을 무료로 스크리닝하는 프로그램을 정부 주도로 시작할 예정이다. 2011년도 이후 pilot 연구로서 리소좀 축적질환의 스크리닝도 시행되었다.

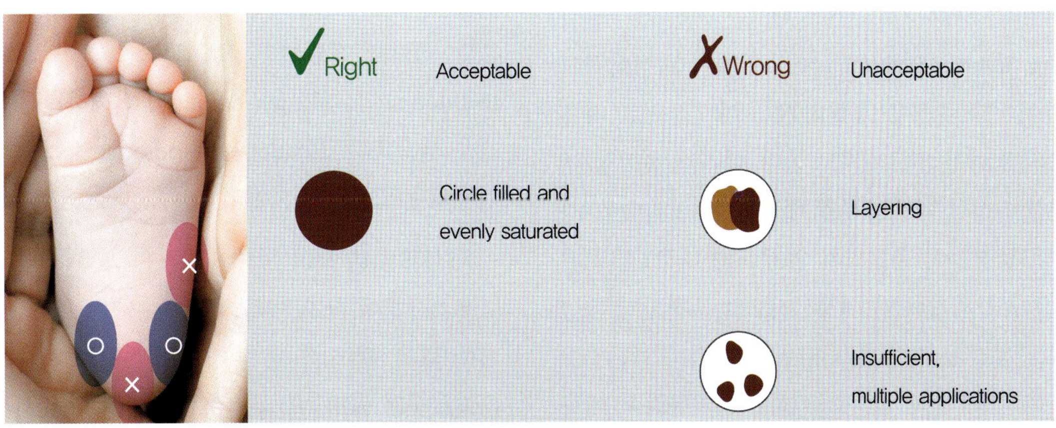

그림 1-4 채혈 시기는 출생 후 48-72시간 이후에 한다. 발뒤꿈치의 옆면에서 채혈하고 대개 채혈량은 1 mL 미만이다. 한 번에 혈액이 여과지 원 안을 채울 수 있도록 흠뻑 적시도록 한다.

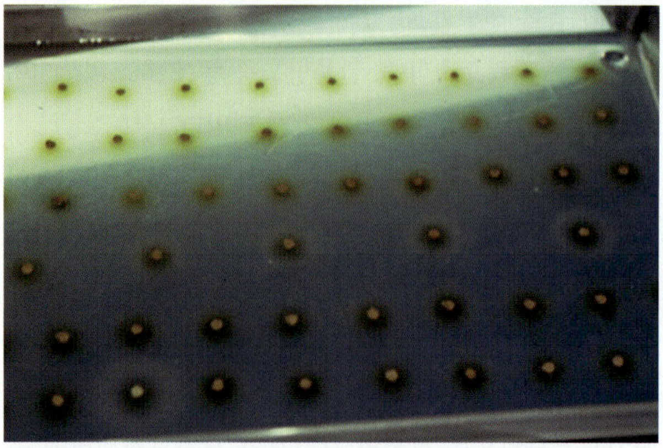

그림 1-5 Bacterial inhibition assay(Guthrie test)에 사용되는 배양 젤과 혈흔 여과지

4 유전성 대사질환의 치료원칙 및 응급처치

유전성 대사질환은 대부분(60~70%) 상염색체 열성 유전을 하여 부모 및 윗세대에는 환자 발생이 없고 형제자매에게서 재발위험이 크며 90% 이상이 사춘기 이전에 발병하여 소아청소년과 의사의 진료를 요하며 약 20%의 질환은 신생아시기에 급격히 발생하여 응급상황을 초래한다. 이들 질환의 병태생리를 이해함으로 치료원칙을 이해할 수 있다. 특정한 효소나 대사물질의 전달체 결핍으로 기질(substrate)이 축적되어 기질중독으로 임상 증상이 나타나기도 하고 최종산물(product)이 결핍되어 질병을 초래하기도 한다. 때로는 중간 전구물질(precursors, intermediate metabolites)들이 비정상적으로 증가하여 중독증상을 유발하거나 이차적으로 다른 대사 경로의 장애를 일으키기도 한다. 따라서 유전성 대사질환의 일반적인 치료원칙을 대별하면 1) 기질을 제한하여 전구물질들이 축적되지 않게 하거나 2) 결핍된 최종산물을 공급하거나 3) 비정상적으로 축적되어 독성을 나타내는 물질(toxic metabolites)을 제거하거나 농도를 감소시키며 4) 남아 있는 잔존효소를 자극하여 대사경로를 활성화시키거나 5) 결핍된 효소를 보충시키는 방법이다.

1) 유전성 대사질환의 일반적 치료원칙

한 가지 질환에서 여러 종류의 치료원칙이 동시에 적용되기도 한다.

(1) 장애가 있는 대사경로의 부하경감(reduction of the load on the affected pathway)

① 식이제한을 이용한 기질감소(substrate reduction by dietary restriction)

• 페닐케톤뇨증의 식이요법

페닐알라닌이 적게 함유된 식이요법이 정신 지체를 예방하는데 효과적이다. 페닐알라닌은 필수아미노산의 하나이므로 성장에 필요한 충분한 양이 공급되어야 하며 연령에 따라 혈중 농도 180~900 μmol/L를 유지해야 한다. 일부에서는 120~300 μmol/L 정도로 낮게 유지하는 것이 지능 발달에 더 도움이 된다고 한다. 페닐알라닌이 120 μmol/L 이하로 감소하면 오히려 지능지수가 감소한다. PKU 환자가 임신한 경우 식이요법을 하지 않으면 페닐알라닌이 기형유발물질(teratogen)로 작용하여 태아에서 소두증, 정신지체, 성장부전, 선천성 심장병이 발생하게 되는데 이를 모성 PKU (maternal PKU)라 한다.

• 호모시스틴뇨증의 식이요법

모든 환자에서 pyridoxine에 대한 반응을 평가하여 반응이 있을 경우 반드시 치료해야 한다. 이에 대한 반응은 예후를 결정하는 중요한 요소이다. Pyridoxine 반응군의 경우 혈전 색전에 의한 합병증을 감소시킬 수 있다. Folate 결핍될 수 있으므로 보충이 필요하다. 저 methionine 식이는 pyridoxine에 반응하지 않는 환자의 경우 필요하다. Betaine은 pyridoxine에 반응하지 않는 환자의 농도를 감소시킬 수 있다.

• 단풍당뇨증 식이요법

혼수상태에 빠진 영아의 경우 응급 치료로 교환수혈, 복막 투석, 혈액 투석, 혈액 여과를 시행한다. Leucine, isoleucine, valine을 포함하지 않은 아미노산을 공급하고 10% 포도당을 함께 투여한다. 장기 치료로 세 가지 아미노산을 제한한 식이(BCAA-free formula)를 진행하면서 아미노산 분석을 자주 시행한다. Thiamine 반응성 MSUD의 경우 10~300 mg/일 정도 투여한다.

• 요소회로대사이상증의 식이요법

장기적인 치료로 arginine 400~700 mg/kg, sodium benzoate 250~500 mg/kg/일(최대 1일 10gm), sodium phenylbutyrate 450~600 mg/kg(최대1일 20 gm)를 투여한다. OTC 결핍과 CPS 결핍에서는 citrulline 170~250 mg/kg를 투여한다. 대부분의 환자들은 저단백 식이를 해야 하며 성장이 빠른 초기 영아기에는 단백량을 >2 g/kg/일, 학동 전기에는 1.2~1.5 g/kg/일, 후기 소아기에는 0.8~1 g/kg/일, 사춘기 이후에는 0.5 g/kg/일 이하로 제한한다.

• 1형 타이로신혈증의 식이요법

Tyrosine과 phenylalanine의 제한 식이는 tyrosine 농도를 낮추며 신세뇨관기능과 출혈 경향이 호전되나 간질환은 식이요법에도 불구하고 진행한다.

• 윌슨병에서의 구리제한 식이 및 zinc acetate 복용

경구 아연제제는 위장관 세포의 metallothionein 발현을 증가시켜 음식에서 섭취된 장관 내의 구리와 결합되어 대변으로 배설시키는데 부작용이 거의 없는 안전한 약제이나 급성기의 치료에는 권장되지 않는다. 공복 시에 복용하여야 한다. 국내에는 윌리진(Willizin)의 약품명으로 공급되고 있다.

• 가족성 고지질혈증에서의 저지방식이와 ezetimibe 사용

② 축적되는 기질의 대사경로 상 상부에 위치하는 효소의 억제

• 1형 타이로신혈증에의 NTBC; 2-(2-nitro-4-fluoromethylbenzoyl)-1,3-cyclohexanedione (Nitisinone) 사용

이 화합물은 본 질환에 대해 미국 FDA의 공인을 받은 것으로 tyrosine의 대사과정에서fumarylacetoacetase 전 단계 효소인 4-hydroxylphenylpyruvate dioxygenase를 억제함으로 독성기질인 maleylacetoacetate, fumarylacetoacetate와 succinylacetone의 생성을 억제한다. 1 mg/kg/day의 용량으로 간기능과 신기능의 호전을 보이며 부작용은 현재까지 보고되지 않았다. succinylacetone과 α-fetoprotein의 농도가 감소하며 간 모양이 호전되고 δ-aminolevulinic acid의 배설이 감소하여 거의 정상에 이르고 erythrocyte porphobilinogen 합성이 증가한다. 적절하게 치료되면 신경학적 위기를 초래하지 않으며 신경학적 위기 동안에 사용하면 증상을 호전시킨다.

• 1형 고셔병에서의 small molecule therapy

1형 성인형 고셔병에서 ceramide glucosyltransferase, glucosylceramide synthetase 억제제가 경구약으로 사용되는데, 이는 축적되는 기질을 대사 경로 상부에서 억제하여 경감시키는 방법이다. Miglustat, Eliglustat 라는 경구용약제가 개발되어 있다.

(2) 최종산물 결핍의 교정(correction of product deficiency)

① 결핍된 최종산물의 보충

• 당원병 Ia형의 식이요법

치료의 목표는 과다한 당질의 섭취로 글루카곤의 축적되지 않도록 하면서도, 지속적으로 혈중에 흡수되게 하여 저혈당을 예방하는 데 있다. 비위관 등을 이용하여 소량의 당을 지속적으로 투여하는 방법과, 조리하지 않은 옥수수 전분(uncooked corn starch)을 자주 먹이는 방법이 있다. 생옥수수 전분의 투여는, 만 2세까지는 4시간 간격으로 체중 당 1.6 g을 먹이다가 그 이후에는 체중 당 1.75 g~2.5 g을 6시간 간격으로 먹이는 방법이 주로 사용된다. 성인은 1.5 g/kg으로 취침 선과 낮에 2번 정도 복용하는 것으로 충분하다. 설탕과 과당이 다량 함유된 야채와 과일은 포도당으로 전환되지 못하므로 제한하는 것이 좋으며, 우유보다는 두유에 칼슘과 비타민을 보충하여 공급하는 것이 좋다. 식이 치료의 적절도 평가는 아침 공복 시 혈당과 유산의 측정으로 짐작할 수 있으며, 공복 시 혈당은 65 mg/dL 이상, 젖산은 2.0~5.0 mM를 유지하면 적절하다고 볼 수 있다.

• 요소회로대사이상증에서의 시트룰린 또는 아르기닌 투여

요소회로대사이상 환자에게는 arginine이 필수 아미노산이 된다. Ornithine transcarbamylase, carbamylphosphate synthetase 효소결핍의 경우 arginine(50~150 mg/kg/일)의 보충이 필요하며 citrulline(170 mg/kg/일)을 대신 사용할 수도 있다. 시트룰린혈증의 경우 시트룰린이 아르기닌으로 변환되지 못하기 때문에 발생하는 아르기닌의 결핍을 치료하기 위하여 더 많은 양의 L-arginine(250~700 mg/kg/일)을 투여해야 한다. 혈장 아르기닌 농도를 50~200 μmol/L로 유지하도록 한다.

• BH4 조효소결핍에 의한 비정형 페닐케톤뇨증 환자에서의 신경전달물질 전구체 투여

L-DOPA, 5-hydroxytryptophan, carbidopa를 투여하여 신경전달물질의 결핍을 보충하여야 한다.

• 선천성 갑상선기능저하증 환자에서의 갑상선 호르몬 투여

신생아시기에는 L-thyroxine 10 ug/kg으로 다량 필요하다.

• 선천성 부신과형성 환자에서의 부신피질 호르몬 투여

하이드로코티손을 생리학적용량(10 mg/m^2)으로 투여하나 신생아시기에는 20 mg/m^2 체표면적, 다량 필요하다.

② 약물학적용량의 기질공급

• Carnitine 운반장애 대사질환에서의 L-carnitine 투여

carnitine 치료에 잘 반응한다. 심근병증의 경우 치료를 시작하면 수개월 내에 심장 크기가 감소하고 골격근 약화도 호전된다.

• Triple H (Hyperornithinemia, Hyperammonemia, Homocitrullinuria(HHH)) 증후군에서의 ornithine 투여

Ornithine의 미토콘드리아 내로 이동 장애로 ornithine transcarbamylase와 ornithine aminotransferase 활성도의 기능적인 결핍을 가져오는 것이 주된 결함이다. 미토콘드리아 내에서의 ornithine 결핍으로 carbamoyl phosphate, homocitrulline, orotic acid가 형성된다. 고암모니아혈증의 정도에 따라 임상 양상의 중증도가 다양하다. 영아기에는 단백질 섭취를 견디지 못하고 구토, 경련, 성장 부전과 발달 지연이 나타난다. 신생아기에 발현한 경우에는 기면, 근긴장저하, 경련이 나타나고 심한 경우 혼수, 사망으로 진행된다. 경직성 사지마비가 진행하는 것이 후기 합병증이다. 경미한 형태의 성인 환자에서 지능은 정상일 수도 있으나, 심한 경우 정신 지체를 보이는 수도 있다.

• Menkes병에서의 copper histidine 투여

Copper-L-histidine을 350~500 ug/day 매일 혹은 격일로 투여하는 방법이 대표적인데, 정맥주사하거나 피하로 주사하게 되면 투여 6주 이후에는 혈장 및 뇌척수액의 구리 농도가 정상화된다. 이 치료로 골증상 및 카테콜아민의 농도 비는 호전되지만, 결체 조직 증상은 치료에 반응이 없다. 신생아나 태아 시기부터 copper-histidine 치료를 시작하면 신경학적 증상의 발현을 막을 수 있으나, 이미 신경학적 증상이 생기게 된 후에는 치료에 잘 반응을 하지 않는다.

③ 대체기질 공급(supply of alternative substrate)

• GLUT1와 pyruvate dehydrogenasde (PDH) 결핍에서의 ketogenic diet

GLUT1 (glucose transporter1) 장애에서 glucose가 BBB를 통과하지 못해 뇌 저혈당이 문제가 되나 ketogenic diet를 하면 대체기질로 에너지원이 될 수 있다. PDH 결핍에서는 glucose의 효율적 사용이 어려워 lactic acidosis 등이 동반되는 energy 결핍상황이 초래되나 저탄수화물 고지질 식이의 ketogenic diet가 도움이 된다.

• Long chain fatty acid 대사장애에서의 MCT oil 사용

Medium chain triglyceride가 VLCAD 결핍이나 LCHAD 결핍 같은 long chain fatty acid oxidation 장

표 1-22. 식이요법이 도움이 되는 질환

질환명	식이요법의 원칙	식이요법의 효과
기질 섭취제한		
Fat oxidation disorders (long chain)	Long chain fat restriction	+++
Familial hypercholesterolemia	Low saturated fat	+++
Galactosemia	Galactose free	++++ (on liver, kidney, eyes) + (on brain ovarian functions)
Glutaric aciduria type 1	Lysin restriction	+++
Hereditary fructose intolerance	Fructose free	+++
Homocystinuria	Methionine restriction	++++
Lipoprotein lipase deficiency	Low saturated fat	+++
Maple syrup urine disease	Leucine, isoleucine and valine restriction	++++
Ornithine aminotransferase deficiency	Arginine restriction	+++
Organic acidemia	Protein restriction	+
Pyruvate dehydrogenase deficiency	Low CHO	+
Phenylketonuria	Phe restriction	+++++
Refsum's disease	Phytanic acid restriction	++
Tyrosinemia 1	Phe and tyr restriction	++
Urea cycle disorders	Protein restriction	+
결핍산물의 보충		
Glycogen storage disease	CHO enriched	+++
대체기질의 공급		
GLUT1 deficiency	Ketogenic diet	+++

+최소의 효과, +++++완전한 치료효과

애에서 도움이 된다.

• Cerebral folate 운반장애에서의 folinic acid 투여

Folic acid 대신 BBB 통과가 가능한 유사체인 folinic acid를 투여한다.

(3) 중독대사물질의 경감(reduction of metabolite toxicity)

① 중독대사물질의 제거 (removal of toxic metabolites)

• 요소회로대사이상증에서의 alternative pathway therapy

질소 노폐물의 배설을 위해(암모니아 생성에 관여하는 전구체인 glycine과 glutamine) sodium benzoate와 phenylbutyrate(과거에는 sodium phenylacetate)를 투

여한다. Benzoate는 glycine과 결합하여 hippurate를 형성하여 소변으로 배설되며, 보통 250 mg/kg/일의 용량으로 투여하나 급성 응급 상황에서는 500 mg/kg/일(최대 1일 20 gm)로 투여한다.

주된 부작용은 오심, 구토, 보챔 등이다. Phenylacetate는 glutamine과 결합하여 phenylacetylglutamine을 형성하여 소변으로 배설된다. 그러나 phenylacetate는 냄새가 고약하여 더 이상 사용되지 않고 phenylbutyrate(Buphenyl)로 대체되었는데, 이는 간에서 phenylacetate로 산화되어 glutamine과 conjugation되어 phenylacetylglutamine을 형성하여 소변으로 배설된다. 이들 약제는 정맥 주사 시 고삼투압성이므로 10% 포도당 30 mL/kg 정도에 희석해서 투여 한다. 장기적인 치료로 sodium benzoate 250~500 mg/kg/일, sodium phenylbutyrate 250~600 mg/kg/일(최대 1일 20 gm) 투여한다. Bupheny 부작용으로는 월경주기의 변화, 식욕부진, 구토, 전해질 불균형(저칼륨혈증, 고나트륨혈증, 고인산혈증), 점막염 및 드물게 위축성식도염을 일으키기도 한다.

• 윌슨병에서의 구리 배설 촉진 약제 사용

1956년에 D-penicillamine이 처음으로 치료에 도입되었고 소변으로 구리 배출이 현저히 증가하는 효과가 있으나 간에 침착된 구리의 제거가 용이하지 않고, 알러지 반응과 면역 저하 효과, 초기 신경증상의 악화, 만성 피부의 변화 등의 부작용이 약 30% 이상의 환자에서 발견되어 소아 및 증상이 없는 환자, 신경증상이 심한 환자의 치료법으로는 권장되지 않는다. 트리엔틴(Trientine, Triethylene tetraminehydrochloride) 또한 구리의 킬레이트 약제이나 부작용이 적어 일차약으로 추천되며 특히 신경증상으로 처음 발견된 환자에서는 반드시 일차약으로 사용하여야 한다.

• 여러 대사질환에서의 L-carnitine 치료

유기산 대사이상증이나 요소회로대사이상증, 일부 지방산산화대사이상증에 도움이 된다.

② 중독대사물질 효과 차단(blockage of the effects of toxic metabolites)

• Non-ketotic hyperglycinemia에서의 NMDA channel agonist 사용

글리신 분해 효소의 장애로 발생하며 이 효소는 글리신과 tetrahydofolate(FH_4)를 CO_2와 암모니아, 그리고 methylene tetrahydrofolate로 변환시킨다. 효소에 결함이 생기면 글리신이 serine hydroxyl methyl transferase의 작용에 의해 serine으로부터 글리신이 축적되게 된다. 글리신은 흥분성 신경전달물질(excitatory neurotransmitter)로 N-methyl-D-aspartate(NMDA) 수용체에 작용을 나타낸다. Dextromethorphan(5~22 mg/kg/day)은 NMDA 수용체에 대해 글리신의 비경쟁적 길항제(noncompetitive antagonist)이나 치료 효과는 확실하지 않다. Cimetidine은 P450 활성도의 저해제로 dextromethorphan의 농도를 상승시킨다.

(4) 잔존효소농도의 자극(stimulation of residual enzyme)

① 조효소 보충요법(coenzyme treatment)(표 1-23)

② 효소활성도 증강치료(enzyme enhancement therapy, EET)

일부 대사질환에서는 효소의 작용이 단백질 구조의 이상(예 : misfolding)이나 세포 내에서 이동(trafficking) 장애 때문에 문제가 된다. 이런 경우 경구투여가 가능하고 혈관뇌장벽을 투과할 수 있는 작은 분자량의 화학물질 등이 chaperone으로 작용하여 효소의 구조와 이동을 개선시켜 활성도를 증강 시킬 수 있다. 이런 경우는 대개 잔존효소농도가 존재하며 유전자이상이 경한 경우이다.

• 파브리병의 chemical chaperone 치료

파브리병은 ceramide trihexosidase (α-galactosidase A)의 결핍으로 ceramide trihexoside (globotriaosylceramide, Gb-3)에서 말단의 갈락토오스를 분해하지 못하여 혈관 내피세포, 평활근 세포, 심근 세포, 자율신경절, 사구체 내피, 신장 세뇨관에 축적되어 발생한다. 효소대치요법

표 1-23. 조효소 보충요법이 도움이 되는 질환

질환명	조효소	투여용량	치료에 반응하는 빈도
Methylmalonic acidaemia (CbIA, CbIB)	Hydroxycobalamin	1mg IM weekly	Some
Biotinidase deficiency	Biotin	5~10 mg/day	All cases
Holocarboxylase synthetase (Multiple carboxylase deficiency)	Biotin	10~40mg/day	Most
Glutaric aciduria type I	Riboflavin	20~40mg/day	Rare
Homocystinuria: Classical CBS deficiency CbIC MTHF deficiency	 Pyridoxine Hydroxycobalamin Folic acid	 50~500 mg/day 1 mg IM daily 20 mg/day	 Approx. 50% Frequent Rare
Maple syrup urine disease	Thiamine	10~50 mg/day	Rare
Respiratory chain disorders	Ubiquinone	100~300 mg/day	Anecdotal evidence
Propionic acidaemia	Biotin	5~10 mg/day	Possibly never
Hyperphenylalaninemia due to disorders of biopterin metabolism	Tetrahydrobiopterin	5~20 mg/day	All-but no improvement in CNS neurotransmitter levels
Hyperphenylalaninaemia due to PAH deficiency	Tetrahydrobiopterin	7~20 mg/day	Rare for classical PKU, more common for milder variants
Ornithine aminotransferase deficiency	Pyridoxine	300~600 mg/day	Rare
Pyridox(am)ine 5'-phosphate oxidase deficiency	Pyridoxal phosphate	10 mg/kg of pyridoxal-P6 hourly	All
B6-responsive seizures	Pyridoxine	5~10 mg/kg/day	All
Cerebral folate deficiency syndrome	Folinic acid	0.5~1 mg/kg/day	All
Thiamine responsive megaloblastic anemia	Thiamine	200 mg/day (?)	All

CbI, cobalamin; CBS, cystathionine-β synthase, PAH, phenylalanine hydroxylase; MTHF, methylene tetrahydrofolate reductase.

이 가능하나 잔존효소농도가 있는 경한 임상형(예 : 심장형)에서는 1-deoxygalactonojirimycin, 또는 galactose 등으로 자극하여 변형된 α-galactosidase 효소 분자의 이동과 성숙을 가속화하여 효소농도를 증강시킬 수 있다.

• 젖산혈증이 동반되는 사립체 질환과 PDH 결핍증에서의 dichloroacetate (DCA) 사용

Lactic acidosis의 치료를 위해 DCA를 사용하는데, 이는 PDH kinase에 억제효과를 보여 PDH 활성도를 증가시켜 Krebs cycle을 원활하도록 한다.

(5) 장기 및 세포이식

① 조혈모세포이식

조혈모세포이식의 효과에 대한 경험이 가장 많이 알려진 질환은 뮤코다당체 축적증 1형(Hurler 증후군)이다. 가능하면 생후 18개월 미만에 시행하여야 효과가 있다. 영아형 Krabbe병에서도 도움이 된다. 여러 질환에서의 효과는 논란이 많은데, 예를 들면 adrenoleukodystrophy, Hunter 증후군, 신경형 Gaucher 병, Lesch-Nyhan 증후군 등이다. 금기가 되는 질환은 뮤코다당체 축적증 III형이다.

② 기타 장기이식

• 요소회로대사이상증에서의 간이식

요소회로대사이상증의 효소들은 주로 간에서만 발현하기 때문에 식이로 조절이 어려운 환자들에서는 간이식이 도움이 된다.

• 당원병 1형에서의 간이식

간이식으로 대사의 결함을 극복할 수 있어, 악성 간종양이 발생했거나 식이 치료에도 반응하지 않는 Ia 형 환자의 경우에는 간이식을 마지막 치료법으로 고려할 수 있다. 혈소판 기능의 저하로 출혈 성향이 있으므로 수술 등의 침습적 처치 시에는 출혈 시간을 정상화시켜야 한다.

• 윌슨병에서의 간이식

만성 간질환으로 이미 진행된 경우나 급성 전격성 간염의 경우에는 간이식이 최후의 치료법이다. 신경학적 증상이 호전되었다는 일부 보고도 있으나 신경학적증상의 개선을 기대하기는 어려워서 신경학적 증상발현 전에 시행하여야 한다.

• 1형 타이로신혈증에서의 간이식

간세포암 치료. 최근 간세포암이 발생하기 전에 시도되기도 한다. 시술 후 3년 생존율이 87%라는 보고가 있다. 소변 내 tyrosine 화합물, succinylaccetone이 감소하며 δ-aminolevulinic acid의 배설 또한 감소한다. 인과 중탄산염의 신세뇨관 흡수능이 이식 후 5일 이내에 정상화되며 당뇨(glycosuria), 아미노산뇨도 2주 이내에 교정된다.

• 단풍당뇨증에서의 간이식

간이식을 받은 환자는 단백제한 식이가 필요 없으며 catabolic events시에 metabolic decompensation이 나타나지 않는다.

• 시스틴증(cystinosis)에서의 신장이식

신장 이식이 쉽지 않았던 시기에 영아형 시스틴증은 치명적 질환이었으나, 1980년대에 cysteamine의 도입으로 신기능 저하 속도가 둔화되고 성장 속도가 회복될 수 있었다. 그러나 cysteamine의 치료가 Fanconi 증후군의 발생을 예방할 수는 없음으로 신장이식이 효과적이다. 신장 이식 후에도 신장 이외의 장기에서의 리소좀 내 시스틴 축적은 계속 진행되므로 타 장기에 합병증은 발생할 수 있다.

• 신장과 간 동시 이식

Primary hyperoxaluria 1형과 methylmalonic acidemia의 경우 신장과 간의 동시 이식이 필요하다.

(6) 효소대치요법 (enzyme replacement therapy , ERT)

리소좀(lysosome)에는 약 50종 정도의 효소가 존재하는 것으로 알려져 있지만 실제 사람에서 발견된 lysosomal storage disease (LSD)는 약 40여 종에 이른다. 축적되는 물질과 세포가 각기 다른데 축적되는 기질의 종류에 따라 크게 mucopolysacchridoses (MPS), lipidoses, glycogenoses, oligosacchridoses 등으로 대별한다. 축적되는 세포와 장기로서는 Gaucher disease의 경우에는 활성화된 대식세포, Fabry disease 경우에는 혈관내피세포, Pompe disease의 경우에는 근육, MPS의 경우에는 결체조직이 된다. Fabry병과 Hunter syndrome (MPSII)를 제외하고는 상염색체 열성 유전을 한다. 최근 새로 발견되는 LSD의 종류도 증가하고 있는데, cathepsin K 결핍에 의한 pycnodysostosis와 과거 Batten병으로 알려진 질환이 palmitoyl protein

표 1-24. 리소좀대사질환의 효소대치요법제제(2016년 한국현황)

LSDs	Gaucher Disease	Fabry Disease	MPS I	MPS II	MPS IV A	MPS VI	Pompe Disease	CESD
Product	Cerezyme	Fabrazyme	Aldurazyme	Elaprase	Vimizim	Naglazyme	Myozyme Lumizyme	Sebelipasealfa (Kanuma)
Year of Initiation	1994	2003	2004	2008	2015	2008	2005	2016
Financial Coverage	1998	2004	2004	2009	2015	2010	2009 (infantile)	
							2011 (late onset)	
	Abcertin (Isu Abxis) 2012	Fabagal (Isu Abxis) 2014		Hunterase (Green Cross) 2012				

ERT : enzyme replacement therapy, LSD : lysosomal storage disease, MPS : mucopolysaccharidosis, CESD : cholestrylester storage disease

thioesterase 결핍에 의한 infantile neuronal ceroid lipofuscinosis (NCL), carboxypeptidase 결핍에 의한 clsssical late-onset NCL 등이 그 예이다. LSD의 발병률은 민족에 따라 차이가 있으나 대개 신생아 5천 명당 1명의 빈도로 발생하는 것으로 알려져 있다. LSD의 효소치료 개념은 1966년 Brady 등이 이미 효소대치요법의 가능성을 시사한 이래 1970년대부터 몇몇의 연구자들에 의해 구체화되었다. 1974년에는 태반에서 추출한 glucocerebrosidase가 혈액 내 glucocerebroside의 농도를 낮출 수 있음이 증명되었다. 그러나 대부분의 연구결과들은 만족할 만한 결과를 얻지 못하였다. 대부분의 효소들이 간세포에 흡수되어 실제적으로 효소가 필요한 대식세포에 흡수되지 못하였기 때문이다. 그러나 1981년 mannose로 말단을 처리한 glucocerebrosidase가 대식세포에 특별한 친화성을 가진다는(macrophage-targeted) 사실이 알려지고 protein engineering이 가능하게 되었다. 이후 실제적 임상적인 유용성과 안정성이 검증됨에 따라 현재는 효소대치요법이 Gaucher병의 가장 유용한 치료수단임이 인정되어 1991년에는 FDA의 공인을 받게 되었다. 고셔병(Gaucher disease)에서 처음 효소대치요법이 성공적으로 도입된 이래 이 질환들은 최근 질환의 근본적인 치료가 가능해지기 시작하여 리소좀 질환의 치료에 효소 대치요법(enzyme replacement therapy, ERT)이라는 새로운 치료법이 등장하게 되었고, 현재 스핑고지방증 중 고셔병 1형, 파브리병(Fabry disease)과 뮤코다당체축적증 I형(Hurler/Scheie disease), 뮤코다당체축적증 II형(Hunter disease), 뮤코다당체축적증 IV형(Morquio disease), 뮤코다당체축적증 VI형(Maroteaux-Lamy disease), 당원축적증인 폼페병(Pompe disease), cholesteryl ester storage disease (CESD)의 임상치료에 사용된다. 향후 머지않은 미래에 많은 리소좀 축적질환들이 효소대치요법으로 치료될 전망이다.

(7) 유전자 치료

현재 미국이나 유럽의 식약청의 인정을 받은 임상제제는 없으며 전 임상 및 임상 실험 중이다.

① 정상유전자 주입(gene transfer)

과거 1990년에 유전 질환으로는 최초로 4세 adenosine deaminase (ADA) 결핍증 여아에게 유전자 치료가 시도되었다. 그러나 림프구의 수명이 몇 개월 이내로 짧기 때문에 반복적으로 치료해야만 하는 단점이 있었으나 2016년 조혈모세포에서 CD34 세포를 분리하여 정상 ADA 유전자를 전달한 후 이를 다시 체내에 주입하는 ex vivo 유전자 치료제의 임상적 사용이 승인되었다.

② 약물학적유전자 치료(pharmacological gene therapy)

약물로서 유전자의 발현을 증강시킴으로 치료하는 전략인데, 예를 들면 hemoglobinopathies에서 hydroxyurea, 5-azacytidine, sodium phenylbutyrate는 fetal hemoglobin의 생성을 증가시킨다. Phenylbutyrate는 X-연관성 adrenoleukodystrophy 세포 및 동물실험에서 ABC transporter protein 유전자 발현을 증가시켜서 very long chin fatty acid (VLCFA) 농도를 낮춘다.

③ 유전자교정(genome editing)

금년 7월 factor IX 결핍에 의한 혈우병 동물 모델에서 genomic DNA에서 유전자 돌연변이를 교정하여 치료한 연구결과가 보고되었다.

④ 유도만능 줄기세포(induced pluripotent stem cell, iPS cell)

2006년 일본의 정형외과 의사인 야마나가 교수에 의해 분화된 체세포를 여러 유전자로 조작하면 여러 세포로 분화할 수 있는 만능줄기세포로 역분화시킬 수 있는 기법이 보고되었다. 유전병 환자의 유도만능줄기세포를 만들어 초기 단계에서 유전적 이상을 교정하여 정상화시킨 다음 여러 세포 및 조직으로 분화시켜 환자에게 이식한다는 개념의 실험이 진행되고 있다.

2) 유전성 대사질환의 응급치료

급성 대사성 장애의 일반적인 치료 원칙은 ① 원인이 밝혀질 때까지 수유를 금지하며 ② 특별한 경우(젖산혈증이 심한 경우)를 제외하고는 10% 포도당 용액 점적하여 충분한 열량을 공급한다. ③ Shot-gun therapy로서 multivitamin을 대량으로 투여한다. ④ 동반된 감염의 치료를 위해 항균제를 투여할 수 있다. ⑤ 고암모니아혈증이나 대사성산혈증이 있으면 적극적으로 치료해야 한다(혈액투석, ECMO). 일반적으로 대사질환에서 응급상황을 초래하는 경우는 신생아기에 나타나는 대사질환들에서 흔하다. 이들 질환은 주로 아미노산 대사이상, 유기산뇨증, 젖산혈증, 일부 지방산 대사이상 등에서 급성 증상을 초래하게 된다.

신생아의 경우 다음 4가지 주요 임상적 증상을 관찰할 수 있다. 첫째, 가장 흔한 경우는 신경학적 이상으로 주로 branched-chain organic acidurias (BCOAs)나 요소회로대사이상증(urea-cycle defects (UCDs))이 주로 관련된다. 둘째로, 간 기능 저하를 나타내는 경우에는 갈락토스혈증, hereditary fructose intolerance 및 tyrosinemia type-I 등의 질환이 고려되는데, 즉각적인 응급처치가 필요하다. 셋째, 저혈당을 보이는 경우에는 혈당치를 교정해야 한다. 포도당 공급에 따른 임상 경과를 관찰하면 hyperinsulism, glycogen-storage disease (GSD) 그리고 미토콘드리아의 β-oxidation defect와 같은 세 가지 장애를 발견하는 데 유용하다. 넷째, 심부전증을 보이는 신생아에게서 치료가 가능한 유일한 대사장애는 지방산의 β-oxidation defect인데, 이는 다량의 포도당 주입과 지방이 제거된 음식물 섭취가 필요하다. 또한 난치성 경련이나 비타민(biotin, pyridoxine, folate)에 대한 반응성을 보이는 환자는 체계적으로 접근하여야 한다. 이 모든 임상적 상황은 좀 더 나이가 많은 어린이에게도 나타날 수 있으며, 여러 종류의 혼수상태도 대사 장애의 신호가 될 수 있다. 또한 어린이들은 설명되지 않은 탈수현상이나 복부의 통증, 근육 통증 그리고 횡문근융해 같은 증상이 같이 일어날 수 있다. 이러한 상황에서는 잠재적으로 위험할 수 있는 진단이나 처치의 진행에 앞서 주의 깊고 신속한 생화학적 검사가 필요하다.

(1) 대증 치료

많은 환자들, 특히 신생아는 호흡기와 순환장치가 구

비된 장소가 필요하다. 환자 대부분은 수분을 공급하고 전해질, 칼슘 그리고 인산염 불균형을 바로잡아야 한다. 이러한 이상이 교정되지 않으면 특수한 치료법이 효과를 보지 못할 수 있다. 반대로, 이들 일반적인 대증 치료가 중요하지만 이런 치료로 인하여 질병마다의 특수 치료를 지연시켜서는 안 될 것이다. 대사장애가 있는 환자들은 종종 패혈증이 동반되는데, 이것은 이차적으로 지속적인 이화 작용(catabolism)을 일으켜 치료가 실패하게 되는 원인이 될 수 있다. 그러므로 감염 여부를 계속적으로 확인하고 예방이 필요하다. 경련이 동반된 증상이 있다면 적극적으로 치료해야 하나 sodium valproic acid는 많은 유전성 대사질환에서 금기임으로 사용하지 않는다.

부실한 영양공급, 빈호흡 및 신장 혈류의 감소 등으로 초래되는 hypovolemia와 prerenal failure가 대사 장애가 있는 경우 자주 관찰되므로 수분의 재공급이 필요한 경우가 있다. 유기산 축적에 의해 ketoacidosis가 초래된 많은 환자들은 세포 내 탈수현상을 보이는데, 이러한 상황에서 저장액(hypotonic solution)의 과도한 공급과 알카리화는 뇌부종을 유발하거나 악화시킬 수 있다. 그러므로 수분의 과잉공급은 피해야 하며, 수분공급은 48시간 이상에 걸쳐서 이뤄져야 하고, 수액공급은 3 L/m^2/day를 넘지 않도록 해야 한다. 공급되는 수액은 일반적으로 70~85 mmol/L의 Na^+(4~5 g/L의 NaCl), 30~40 mmol/L의 K^+, 그리고 5%의 포도당을 함유하여야 한다. 산혈증(acidosis)이 심할 경우(pH < 7.10, HCO_3^- < 10 mEq/L)에는 중탄산염(bicarbonate)의 정맥 투여로, 특히 축적되는 유해물질의 제거가 효과적이지 않을 때, 부분적인 교정이 가능하다. 그러나, 지속적인 중탄산염의 정맥투여는 뇌부종, 고나트륨혈증, 뇌출혈마저 유발할 수 있다. 중탄산염 소모를 보충하기 위해서는 최초의 수분공급 6~12시간 동안 나트륨 중탄산염의 나트륨 요구치가 1/4에서 1/2로 대체되어야 한다.

칼슘과의 침전을 막기 위해서는 중탄산염 용액이 Y-connector로 연결되어 주입하여야 한다. 요소회로대사이상 환자들은 가벼운 산혈증을 보일 수도 있는데, 산혈증 자체가 NH_4의 분해와 독성에 대한 방어작용을 하므로 교정하지 않아도 된다.

(2) 영양공급

어떠한 질병이든지 영양공급은 중요한 치료 항목 중 하나이며 영양의 구성과 공급방식은 신속히 결정하여야 한다. 질환에 ① 특이적인 식이요법, ② 저단백질 식이요법, ③ 탄수화물 제한 식이요법(ketogoenic diet)과 ④ 지질을 제한하거나 완전히 제거한 고포도당 식이요법 등이다. 영양공급 방식은 질환과 임상 상태에 따라 좌우된다. 영양분을 먹을 수 있는 임상 상태라면 이것이 최선의 선택이지만, 상태가 좋지 않은 초기 환자들에게는 튜브를 이용한 장관식으로 영양을 지속적으로 공급하는 방법도 일시적인 도움이 된다. 어떤 경우에는(장의 과민증, 고열량 혹은 고포도당 요구, 독소제거에서 침습성 기술) 장을 통한 영양공급이 배제되고, 완전한 총정맥 영양공급(TPN)이 가장 좋은 방법이 되기도 한다.

질병의 종류에 관계없이 간에서 일어나는 내인성 단백질 분해에 의한 독성 대사산물 형성의 억세는 필수이므로, 고에너지와 저단백질 식이요법으로 동화작용(anabolism)이 촉진되어야 한다. 그러나, 고칼로리 영양공급 자체로는 대사 불균형을 신속히 교정하는 데 충분하지 못한 경우가 많으며 이를 단독적인 치료 방법으로 사용한 경우, 신경학적 이상을 초래할 수 있다. 반면에, 부수적인 동화작용(anabolism) 없이는 어떤 방법이라도 축적되는 독성 물질의 제거는 불가능할 것이다.

① 장관 영양공급(Enteral Nutrition)

임상적으로 지속적인 장을 통한 영양공급이 가능한 상태라면 이것이 최선의 방법이다. 위장관 식이의 구성은 포도당과 지질의 혼합을 기본으로 하고 있다. 심각한 단백질 부족을 방지하기 위해서는 단백질 제거 식이가 2일 이상 지속되지 않도록 한다. 관련된 장애에 따라 단백질 요구치를 충족시키기 위해 적절한 아미노산 혼합물을 첨가할 수 있다. 위장의 내성을 조절하기 위해서는 낮은 정도로 영양을 공급해야 하는데, 예를 들어 10 mL/3h

로 시작하여 매 3~6시간마다 공급을 증가시켜 최고 수액 요구량에 도달되게 한다. 동시에 정맥영양 투여는 상대적으로 줄여나가서 최종적으로, 130~150 kcal/kg/day의 식이가 제공되어야 한다. 설사나 탈수증을 방지하기 위해서는 추천 식이 허용치(RDA)를 공급하고, 무기염류, 삼투압, 신장의 용질 하중(renal solute load)을 반드시 확인하여야 한다. 일단 독성 대사산물이 정상화되면 정량화된 양의 유아식을 이용한 천연 단백질을 섭취시킨다. 이 단계에서는 단백질과 필수 아미노산 요구량에 주의를 기울여야 한다.

② 정맥 영양공급

적당한 아미노산이 즉시 필요하지 않다면 포도당(15~20%)과 지질용액(2~3 g/kg/day)의 혼합물로 시작한다. 심각한 단백질 결손을 방지하기 위해서는 단백질이 포함되지 않은 수액을 48시간 이상 사용해서는 안된다. 그 다음에 입을 통하거나(적절한 양의 우유) 또는 소화 과민증의 경우에는 정맥(TPN에 함유된 구입 가능한 아미노산 용액)을 통하여 단백질을 공급한다. 먼저 아미노산은 일일 최소 요구량에 맞게 투여되며 그 다음에는 생화학적 검사 결과에 기준하여 조절한다. 아미노산 용액이 하루 종일 균일하게 분포되게 하면 이런 방법이 안전하다. 이 과정에서 신생아의 최소 isoleucin 요구량이 최소 valine 요구량과 동일해야 하며 많은 정맥용 아미노산 수액이 valine보다 isoleucine을 적게 함유하고 있다는 사실을 고려해야 한다. 따라서 음식물로 L-valine의 최소 요구량만을 공급할 때 추가적인 L-isoleucin(25~100 mg/day)의 경구 투여가 때때로 필요하다. 경구 식이가 가능해짐과 동시에 정맥영양에서 장관영양으로의 변환을 4~5일 예정으로 계획하여야 한다. 첫 단계에는 점진적으로 원하는 만큼의 단백질(혹은 통제된 아미노산)을 모유나 유아용 분유를 이용해 투여한다. 다음으로 포도당 중합체와 지질 등을 이용하여 칼로리를 서서히 증가시키고 무기질, 비타민 그리고 무기염류들 또한 첨가하여야 한다. 최종적으로, 필요한 경우에만 아미노산 혼합물을 첨가하는데, 이는 아미노산 혼합물이 용액의 삼투성을 증가시키고 설사를 일으킬 수도 있기 때문이다. 이 과정에 있어서 나이와 체중(500~600 mL/day)에 맞게 수분 공급량을 늘리고 칼로리는 130~150 kcal/kg/day에 도달하도록 조절한다.

(3) 독성 대사물 제거

체내의 독성 대사물 제거는 BCOA, UCD와 같은 중독 형태의 질환 환자들에게 적용된다. 이 과정은 특정한 영양과 관련된 대증적인 처치가 대사 불균형을 신속하게 교정하는 데 불충분한 경우에도 이용될 수 있다.

① 교환수혈

이론적으로 교환수혈(ET)은 몸 전체에 분포된 체액에서 대사산물을 제거하는 조치로는 부적합하다. 그러나 다량의 신선한 혈액을 이용한 교환수혈은 maple syrup urine disease (MSUD), methylmalonic, propionic, isovaleric acidemias (MMA, PA, IVA) 심지어는 UCD와 같은 선천성 대사질환에 효과적인 것으로 오랫동안 알려져 왔다. 그러나, 교환수혈의 일시적인 효과로 인해 그 용도가 제한적이므로 교환 수혈은 복막투석과 같은 다른 처치와 함께 부수적으로 시행하거나 반복적이고 지속적인 교환수혈 같은 장기적인 처치와 연관하여 적용하여야 한다. 반복적인 교환수혈은 24시간 동안 1.5~4배의 교환수혈 양을 4번에서 6번 정도 반복해서 시행하여야 한다. MSUD 환자의 경우, 체중 kg당 600 mL의 양을 15시간에 걸친 지속적인 교환수혈을 통해 성공적으로 치료한 보고가 있다.

② 복막투석

복막투석은 오래 전부터 다양한 대사 장애를 가진 신생아에 대한 응급 처치로서 효과적이라는 것이 입증되었으나 독성물질을 신속히 제거하지는 못한다. 따라서 심한 중독증상이 있는 경우에는 반드시 혈액투석을 시행하여야 한다. 수동적 복막투석은 최소한의 전문저 기술을 필요로 하며 어떤 소아 집중치료실(PICU)에서도 신속히 시행할 수 있다. 중탄산염으로 완충된 따뜻한

dialysate 용액(40~50 mL/kg)이 중력을 이용하여 복강내로 주입하고 1시간 주기(15분의 주입기, 30분의 유지기, 15분의 배액기)로 24~36시간 동안 반복되는데, 이때 대부분의 독소 제거가 이루어진다. 일반적으로 요소회로 이상(urea cycle defect)의 경우를 제외하고는 복막투석이 장기간 필요하지는 않다. 분리된 주입 및 배액 도뇨관을 이용한 지속적 복막투석(continuous-flow PD)은 취약한 배액 및 dialysate의 누출과 같은 심각한 기술적 문제를 예방할 수 있는 방법이다. 주입과 배액에 관해 환자의 체중을 자주 측정함으로서 정확한 수분 교환양을 확인해야 한다. 가능하다면 정맥 내 주입이나 TPN으로 탈수를 방지하여야 한다. 수분과다 현상이 일어나면 부가적인 포도당의 사용(3 g/100 ml=100 mOsm/L)으로 삼투압이 높은 투석액을 만들어야 한다. 투석액(200~300 mg/kg/h)의 포도당 흡수작용으로 고혈당증이 일어날 수 있으며 인슐린 요법이 필요할 수도 있다. 복막투석은 확실히 혈액투석이나 혈액여과(hemofiltration)보다는 효과적이지 않으나 간단하다는 장점이 있다. 실패의 주요 원인은 쇼크나 패혈증으로 인한 위장관 혈류양의 감소이다. 평균적인 해독효과는 6~12 mL/min/m^2의 암모니아, leucine, propionic acid, 그리고 methylmalonic acid이다. Methylmalonate만이 정상 상태에서의 신장여과율이 복막투석의 두 배에 달하므로 MMA 환자들에게는 복막투석이 필요하지 않다.

③ 지속적인 혈액여과법

혈액여과는 여러 가지 대사 장애에 의해 급성 불균형 증상을 보이는 신생아에게 효과적인 수단이다. 이 방법은 물이나 단백질 결합이 되지 않는 작은 염기류(solute)에 대해서는 투과성이 있는 작은 섬유질의 혈액여과기에 연결된 저항이 낮은 체외 순환 회로를 사용하게 된다. 저체중 소아를 위한 체외 순환장치도 이용 가능하므로 지속적인 정맥-정맥 혈액여과는 가장 적합한 시술이라 할 수 있다. 혈장의 미세여과는 전해질과 TPN 용액으로 한 번에 교환되는데, 이에 대한 장점으로는 관리가 간편하고, 불안정한 심장기능, 장기 쇠약, 그리고 hypercatabolic 상태에 있는 신생아나 소아에게 내성이 좋고, 수분 과다의 위험 없이도 다량의 TPN이 가능하다 점이다. 그럼에도 불구하고 그런 시술의 과정들은 체외 순환 기술면에서 신생아 중환자실 인력의 숙련도를 필요로 한다. 혈액 여과는 투석 용액이 초정밀 혈액 여과 필터를 투과하면서 생기는 부수적인 확산 작용(diffusion)에 의해 제거되는 용질의 양이 증가하게 된다. 혈액여과 도중에 형성되는 미세 여과액은 혈장액과 본질적으로 동일한 small-solute 구성을 가지고 있다. 그러므로 이들 용질의 제거는 미세여과 비율과 비슷하게 된다. Leucine과 암모니아의 제거율은 각각 8 mL/min/m^2에서 50 mL/min/m^2로 혹은 8 mL/min/m^2에서 21 mL/min/m^2로 다양하게 보고되고 있다. 시술 과정이 18~48시간 걸림에도 불구하고 독성물질의 제거는 혈액에서 독성 대사산물이 반사적으로 증가하는 것(rebound)보다 훨씬 민지(8~10시간) 이루어진다. 이것은 최종 결과의 필수 요건인, TPN을 통한 효과적인 동화작용의 회복을 가능케 한다.

④ 혈액투석

혈액투석은 작은 용질을 제거하는 데 가장 효과적이고 신속한 방법이다. 그러나 이 절차를 완벽하게 신생아에게 적용시키기는 어려우며 투석전문 의료진의 도움 없이는 불가능하다. 이 방법으로 propionic acid, branched-chain amino acid, keto acid를 제거하면 60 mL/min/m^2 정도의 효율에 이르고, 암모니아의 제거에서는 80~100 mL/min/m^2에 도달하게 되는데, 이는 확실히 다른 방법보다 나은 결과이다. 2~4시간 주기의 혈액투석은 MSUD와 PA 환자들의 상태를 호전시키기에 충분하다. 반대로 이 방법은 다량의 암모니아를 제거할 수 있음에도 불구하고 고암모니아 상태의 신생아에서는 사용되지 않아 왔다. 이러한 좋지 않은 결과는 심한 고암모니아 상태의 신생아에서는 적절한 동화작용을 일으키기는 어렵고, 이런 상태의 환아에서는 오히려 혈역학적 불안정성이나 복수 장기의 기능 부전을 유발할 수 있기 때문이다.

⑤ 생화학적 변화의 평가

독성물질 제거를 위한 처치의 효과를 검토하기 위해서는 대개 일정한 기간 내에 혈액, 소변, dialysate 또는 미세여과액 내의 특수한 또는 일반적인 생물학적 수치를 규칙적으로 측정하여야 한다. 혈당, 혈장 전해질, 칼슘 등에 주의를 기울여 이런 수치들이 적절하게 교정되도록 한다. 일정한 혈구의 수 또한 중요한데, 이는 organic aciduria에서 중성구 감소와 혈소판 감소를 동반하거나 또는 치료 시작 후에 나타나서 특수한 수혈이 요구될 수 있기 때문이다. 지속적인 패혈증에 대한 검사가 체계적으로 이루어져야 하며, 의심스런 경우에는 즉각 치료를 시작하여야 한다.

(4) 부가적인 치료들

관련된 질병에 따라 특정한 치료법이 사용될 수 있다. 다른 경로를 통한 배출을 유도하는 비타민 보충, carnitine, 그리고 특정 물질의 치료가 포함된다.

표 1-25. The vitamin cocktail

Biotin	10 mg/day
Thiamine	200 mg/day
Lipoic acid	100 mg/day
L-carnitine	25 mg/kg 6hourly
Coenzyme-Q10	5 mg/kg/day
Vitamin C	100 mg/kg/day
Riboflavin	100~300 mg/day
Pyridoxine	50~500 mg/day
Pyridoxal phosphate	20 mg/kg/day
Folinic acid	20 mg/day

(5) 급성대사성 장애(acute metabolic crash)로 내원하게 되는 질환들의 응급치료

① 요소회로대사이상증에 동반된 고암모니아혈증의 응급치료

효과적인 치료를 위해서는 정확한 진단이 필요하며 고암모니아혈증에 대해 즉시 적극적인 치료를 시행해야 한다. 영아기에 급성 고암모니아혈증이 발현하면 단백질의 섭취를 중지하고 수분과 전해질, 포도당을 보충한다. 약물 치료로 요소 회로에 충분한 ornithine을 공급하기 위해 arginine을 투여하고, 질소 노폐물의 배설을 위해 sodium benzoate와 sodium phenylbutyrate를 투여한다. arginine은 CPS를 활성화하며 혈장 arginine을 50~200 μmol/L로 유지시키는 것을 목표로 한다. Arginine은 arginase 결핍을 제외한 모든 요소 회로 대사 장애에 효과적이며 citrullinemia 또는 argininosuccinic aciduria 때, 특히 효과적이다. Benzoate는 glycine과 결합하여 hippurate를 형성하여 소변으로 배설되며, 보통 250 mg/kg/일의 용량으로 투여하나 급성 응급 상황에서는 500 mg/kg/일로 투여한다. 주된 부작용은 오심, 구토, 보챔 등이다. Sodium phenylbutyrate는 phenylacetate로 전환되어서 glutamine과 결합하여 phenylacetylglutamine을 형성하여 소변으로 배설된다. 이들 약제는 정맥 주사 시 고삼투압성이므로 10% 포도당 30 mL/kg 정도에 희석해서 투여한다. 뇌부종에 대해 mannitol을 투여하면 이뇨 효과로 질소 노폐물의 배설이 촉진된다. 그밖에 citrate는 Krebs 회로의 중간대사물을 공급하는 데 식후 암모니아 상승을 억제하여 argininosuccinic aciduria의 치료에 유용한 것으로 알려져 있다. N-carbamyl glutamate는 NAGS 결핍 때 유용하며 100~300 mg/kg/일의 용량으로 투여한다. 경련을 하는 환자에게 항경련제를 투여할 수 있는데 sodium valproate는 투여해서는 안 된다.

급성기에 가장 효과적인 방법은 혈액 투석이며 교환수혈은 효과적이지 않다. 복막 투석은 나이든 영아나 소아, 성인에게 효과적이며 신생아에서는 만족스럽지 못하다. 장기적인 치료로 arginine 400~700 mg/kg, sodium benzoate 250~500 mg/kg/일, sodium phenylbutyrate 450~600 mg/kg를 투여한다. OTC 결핍과 CPS 결핍에서는 citrulline 170~250 mg/kg를 투여한다. 대부분의 환자들은 저단백식이를 해야 하며 성장이 빠른 초기 영

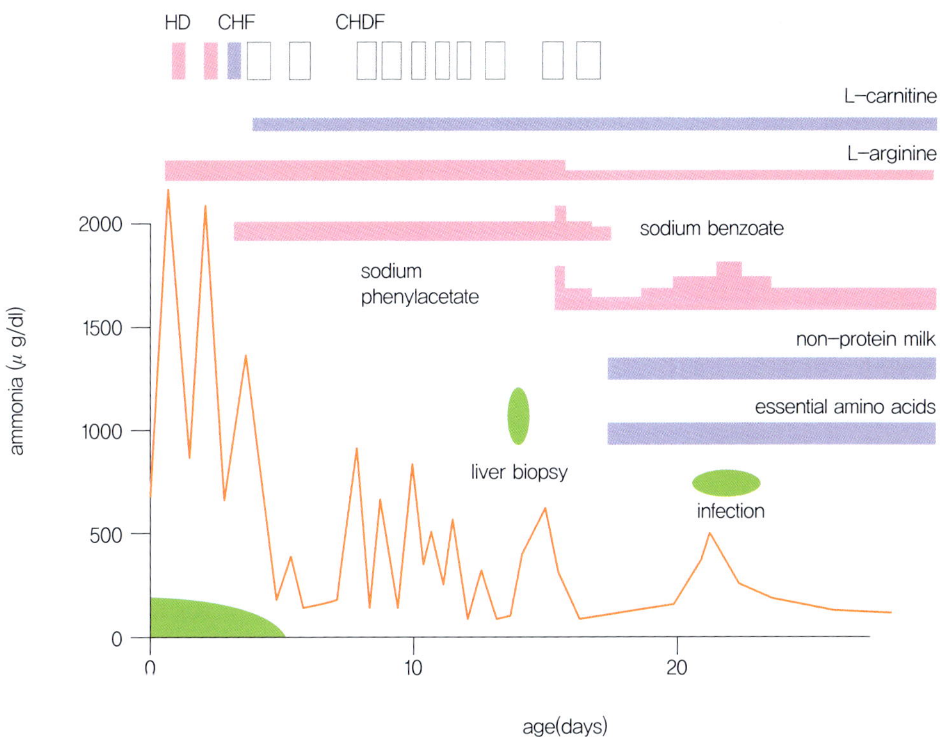

그림 1-6 요소회로대사이상증에 동반된 고암모니아혈증의 치료 경과

아기에는 단백량을 >2 g/kg/일, 학동 전기에는 1.2 g/kg/일, 후기 소아기에는 0.8~1 g/kg/일, 사춘기 이후에는 0.5 g/kg/일 이하로 제한한다.

② 젖산혈증의 응급치료

선천성 젖산혈증의 임상 양상은 원인 질환에 관계없이 비슷한 양상을 보인다. 급성 대사성 산증이 신생아기 또는 영아기에 나타나며 과호흡, 혼수, 사망에 이를 수 있다. 일부에서는 저혈당을 동반한 경련이 보인다. 스트레스로 인해 악화되는 운동실조증과 외안근 운동 장애, 뇌신경 이상, 불안정한 호흡, 무호흡이 발생할 수 있다. 근육 경직, Babinski 징후가 나타난다. 젖산혈증의 검사에서 첫 번째 필수적인 것은 검사가 정확하게 되었는지 확인하는 것이다. Tourniquette의 사용이나 혈액을 힘들게 뽑은 경우 젖산이 상승할 수 있다. 젖산혈증은 pyruvate 대사 장애이므로 pyruvate 농도와 젖산, alanine 농도를 함께 측정해야 한다.

젖산 농도를 2차적으로 올릴 수 있는 저산소증, 저환기, 쇼크, 순환 부전 등의 상황들을 감별해야 한다. 패혈증, 심장, 폐, 간 질환, 심한 빈혈 등이 원인이 될 수 있다. 선천성 젖산혈증이 있는 경우 tandem mass spectrometry에 의해 acylcarnitine profile을 검사하여 지방산 대사 장애의 유무를 확인한다. 미토콘드리아 DNA의 돌연변이를 검사하여 MELAS, MERRF, NARP, Kearns-Sayre 증후군, Pearson 증후군을 진단할 수 있다. 미토콘드리아 DNA의 이상이 발견되지 않은 선천성 젖산혈증 환자들은 포도당 합성의 결함과 pyruvate 산화의 이상으로 나뉠 수 있다. 간에서의 당원을 소진시키기 위해 glucagon을 투여하고 18~24시간 동안 금식시키면 체내에서는 당을 정상으로 유지하기 위해 당 신생의 과정이 일어난다. Glucagon을 다시 투여하면 당 신생이 일어나지 않는 경우 혈당은 오르지 않는다. 금식 전 혈당, 젖산, pyruvate, alanine을 측정하고 6시간 동안 금식 후 glucagon 0.5 mg을 근주하고 혈당은 15, 30, 45, 90분에 측정한다. 혈당이 정상이면 금식을 24시간 동안 지속하면서 혈당을 측정하고 금식이

끝나면 glucagon 투여 직전에 젖산, pyruvate, alanine을 다시 측정한다. 저혈당이 발생하면 insulin, 성장호르몬, glucagon을 측정한다. 포도당 합성장애 환자에서 금식 검사가 실패하면 biotinidase를 검사한다. 금식 검사에서 저혈당이 유발되지 않은 환자들은 대부분 pyruvate 산화 이상을 가지고 있으며 피부 조직에서 섬유모세포를 이용하여 효소 분석을 시행하며 치료로서 고지방, 저탄수화물 식이를 한다. 근육 조직 검사와 근전도, 신경전도 검사로 근병증 여부와 미토콘드리아 구조의 이상을 관찰할 수 있다. 미토콘드리아 DNA 질환에서는 ragged red fiber가 주로 관찰된다. 대사성 산증이 동반된 경우 sodium bicarbonate를 투여하며 산화 이상에서는 citric acid cycle의 기능이 감소하므로 sodium citrate를 투여하는 것이 도움이 된다. 포도당 합성 장애에서는 금식을 피하고 고탄수화물 식이를 하며 옥수수 전분가루가 유용하다. 산화 이상에서는 고지방 식이를 한다. 혈중 젖산 농도를 낮추기 위해 dichloroacetate를 투여하는데, 포도당 합성장애에서는 저혈당을 유발할 수 있어 추천되지 않는다. Pyruvate dehydrogenase complex (PDHC) 결핍환자는 탄수화물에 민감하여 고탄수화물 식이를 하면 심한 젖산혈증이 발생하고 저탄수화물, 고지방식이를 하면 젖산이 감소하고 지능 발달에 대한 예후나 생존율이 좋아진다. 고용량의 thiamine(100~600 mg/일)이 조효소인 thiamine pyrophosphate의 친화성을 높이는 데 도움이 될 수 있고 dichloroacetate(25~50 mg/kg/day)가 젖산혈증을 호전시키는 데 도움이 된다. Carnitine과 coenzyme Q가 PDH 결핍 환자에게 시도되고 있다. 심한 젖산혈증의 경우 복막투석이나 혈액투석, 지속적 혈액여과법으로 젖산을 제거하기도 한다.

③ 유기산혈증(유기산뇨증)의 응급치료

• 메틸말로닌산혈증의 치료

감염, 식이 등이 원인이 될 수 있고 발증 시 환자가 의식이 좋지 않고, 케톤산혈증, 저혈당, 고암모니아혈증 등을 보여 메틸말로닌산혈증의 가능성이 있다고 판단되면 진단이 내려지기 전에 우선 단백질의 섭취를 제한하고 cobalamine을 투여(cyanocobalamine 1~2 mg 경구투여 또는 hydroxycobalamine 1~2 mg 근육주사를 수일간 계속)하여야 한다. CblA는 90%가 CblB는 40%가 cobalamine 투여에 반응한다. Hydroxycobalamine이 cyanocobalamine보다 효과가 지속적이지만 두 가지 약제가 모두 독성을 나타낼 수 있으므로 combined therapy가 더 효과적이다. Mut_0는 전혀 반응하지 않으며, Mut-는 10% 미만에서 반응을 보인다. Cobalamin에 반응하지 않는 형일지라도 단백질의 섭취 제한만으로도 많은 호전을 보일 수 있다. L-carnitine은 이차적으로 결핍이 되므로 투여하는 것이 많은 도움이 된다. 장내 세균에 의하여 프로피온산이 만들어지고, 메틸말론산의 농도를 높이므로 경구용 항생제 특히 metronidazole이 도움이 된다. 응급상황에서 벗어나면 지속적 장기치료에 들어가는데, propiogenic amino acid를 제한한 특수 분유를 섭취해야 한다. Cobalamin에 반응하는 형도 메틸말로닌산이 완전히 제거되지는 않으므로 식이조절이 필요하다. 이러한 식이조절은 그 효과가 좋으나 갑작스런 케톤산혈증으로 사망할 수도 있다는 점을 알고 있어야 한다. 정상적인 혈중 아미노산 수준을 유지하며, 지속적인 치료를 통해 정상체중과 정상적인 성장을 도모하며, 이화작용과 케톤혈증을 예방하고 장기적인 금식을 피하고, 정상적인 혈중 암모니아수준을 유지함으로써 정상적인 영양상태를 유지해야 한다. 프로피온산은 장내 세균에 의해 합성되는데, 이들 환자에서의 propionate와 methylmalonate의 중요한 생성원인 중 하나이므로 neomycin이나 metronidazole 치료로 체액 내의 프로피온산이나 메틸말론산의 수치를 줄일 수 있다.

간헐적인 항균요법이 효과적이다. 한 달에 10일 동안 메트로니다졸은 10~20 mg/kg/day를 하루 3회로 나누어 투여하며 네오마이신은 50 mg/kg을 투여한다. 금식 동안 lipid stores로부터 odd-chain fatty acids가 대사되어 프로피온산 대사물이 증가하므로 환자는 금식을 피하고 경구 투여가 여의치 않을 때 정맥으로 충분한 칼로리를 공급해야 한다. 급성 케톤산혈증시 적극적인 수액요법과 전해질 치료가 필수이다. 신장에 의해 메틸말론산이 매우 효과적으로 제거될 수 있고(D10W 150~200 mL/kg, 처음에 isotonic $NaHCO_3$를 산증이 교정될 때까지) 복막투석보다 더 효과적이다.

급성기에 인슐린과 포도당이나 성장호르몬을 사용하여 동화를 증진할 수 있다. 구토는 ondansteron으로 완화될 수 있다(0.15 mg/kg over 15 min IV; up to 3 times qd). 카르니틴은 장기유지요법에 유용한 보조수단으로 propionyl group을 carnitine ester로써 제거하고 케톤증의 경향을 감소시킨다. 급성 발증 시 정맥 carnitine(300 mg/kg)이 도움이 된다. 영아기 메틸말론산혈증의 급성 발증 시에 carbamylphosphate synthetase의 activator인 carbamylglutamate(50~100 mg/kg/day)를 사용하여 고암모니아혈증을 성공적으로 역전시킨 예가 보고된다. Mut^0인 많은 환자들은 영아기에 사망하고 생존자는 종종 주요한 정신지체를 나타내어 간이식을 고려하게 된다. 그러나 간이식은 신부전으로 진행하는 것을 멈추거나 역전시킬 수 없다. 환자의 경우 간이식을 고려할 때 신장애가 동반되므로 간과 신장을 함께 이식한다. 또 간이식은 케톤산싱 대사부전의 재발을 줄일 수 있으나 후기에 발현하는 신경학적 증상을 예방할 수 없다.

• 프로피오닌산혈증의 치료

치료는 응급치료와 지속적 치료 두 가지로 나눈다. 급성기 응급 치료의 목적은 nitrogen 섭취를 피하고 충분한 칼로리를 공급하여 내인성 이화상태를 막는 것이다. 대사부전의 조기 징후인 음식 거부, 구토, 케톤뇨증은 사망의 잠재적 위험이 있고 신경학적 손상이 진행될 수 있으므로 즉시 발견하여 치료해야 한다. 에너지는 비경구적으로 포도당(80~120 kcal/kg/day)을 공급하고 가능하면 고열량 단백제한 유동식을 비위관(nasogastric tube)으로 준다. 산증은 보통 수액요법만으로 교정될 수 있으나 pH가 정상화되지 않을 때에는 bicarbonate로 교정이 필요하다. L-carnitine(100 mg/kg/24 hr)의 정맥 투여가 도움이 될 수 있는데, 그 기전은 propionyl-CoA를 propionyl carnitine 형태로 전환시켜 배설을 증가시킴으로써 지방산산화를 정상화하고 산증을 개선시키는 것이다. Biotin은 propionyl-CoA carboxylase의 조효소이므로 시도해 볼 수 있고(10~20 mg/day) 치료효과를 거둔 예가 보고되었다. 암모니아를 해독하기 위해 sodium benzoate(250 mg/kg)를 사용할 수 있고 carbamyl glutamate(50~100 mg/kg/day) 투여하여 고암모니아혈증의 호전을 기대할 수 있다. 첫 수 시간 이내에 내과적 치료에 반응하지 않는 환자는 혈액투석을 통해 독성 대사산물을 제거해야 한다. 지속적 치료 시 공복을 피하여 이화상태를 방지하는 것이 중요하다. 저단백고열량식이, propiogenic substrate가 없는 비타민과 미량 원소의 보충으로 하며 경구투여가 불가능한 경우 비위관과 위루를 통해 음식을 공급하여 식욕부진을 극복하고 영양 상태를 유지할 수 있다. Propionyl-CoA는 내인성 카르니틴과 결합하여 propionyl carnitine 형태로 전환되어 배설 카르니틴은 결핍이 올 수 있으므로 이를 예방하기 위해 L-carnitine(50~100 mg/kg/24 hr)을 보충한다. 예방적 치료로 급성염증에 대한 적극적 치료를 포함해서 장내 세균에 의한 propionic acid가 생성을 막기 위해서 neomycin(50 mg/kg)이나 metronidazole(10~20 mg/kg) 등을 투여할 수 있으며, 변비는 고암모니아혈증을 재촉하고 악화시키므로 치료해야 한다. 최근 보존적인 내과적 치료에 대체하여 기저대사 결함을 치료하기 위한 방법으로 간이식이 시도되고 있으나 독성 대사물의 배설이 감소하지만 대사이상이 완전히 교정되는 것은 아니며 신경학적 증상을 호전시킨 증거는 아직 불충분하다.

④ 지방산 산화 대사장애(fatty acid oxidation disorder)의 응급치료

급성기에는 10% 포도당과 수분으로 충분한 칼로리를 공급하여 저혈당을 치료, 예방한다. 이는 간과 근육에서의 지방산의 산화와 지방 분해를 억제하여 증상을 경감시키는데 도움이 된다. 100~300 mg/kg 정도의 carnitine을 투여한다. 단 LCHAD, VLCAD 결핍증에서는 carnitine은 금기이다. 장기적으로는 금식을 피하고 중쇄중성지방을 공급하는 것이 도움이 될 수 있다.

참고문헌

1. Scriver CR, Beaudet AL, Sly WS, Valle D, editors. The metabolic & molecular bases of inherited disease. 8th ed. New York : McGraw-Hill, 2001: 3~54.
2. Clarke JTR. A clinical guide to inherited metabolic diseases. 1st ed. Cambridge : Cambridge University press, 1996: 1~18.
3. Poggy F, Billette de Villeneuve T, Munnich A, et al. The newborn with suspected metabolic disease : an overview. In : Clayton RE, Round JM, editors. Clinical biochemistry and the sick child, 2nd ed., Oxford: Blackwell Scientific, 1994: 60~86.
4. Saudubray JM, Ogier de Baulny H, Charpentier C. Clinical approach to inherited metabolic diseases. In : Fernandes J, Saudubray JM, van den Berghe G. editors. Inborn Metabolic Diseases. Diagnosis and treatment. 5th ed. Berlin : Springer, 2012, 4~74.
5. Hoffmannn GF, Nyhan WL, Zschocke J, et al. Core Hand Books in Pediatrics. Inherited Metabolic Disease. 1st ed. Philadelphia : Lippincott Williams & Wilkins, 2002: 19~318.
6. Zschocke J, Hoffmann GF. Manual of Metabolic Pediatrics, 3rd ed. Heidelberg : Schattauer, 2011, 1~53.
7. Yoo HW. Diagnosis of inherited metabolic disorders based on their diverse clinical features and laboratory tests. J of Korean Soc of Inherit Metab Dis 2013; 13: 1~19.
8. Cederbaum S. Phenylketonuria : an update. Curr Opin Pediatr 2002; 14: 702~706.
9. Leonard JV, Morris AA. Urea cycle disorders. Semin Neonatol 2002; 7: 27~35.
10. Endo F, Matsuura T, Yanagita K, et al. Clinical manifestations of inborn errors of the urea cycle and related metabolic disorders during childhood. J Nutr 2004 Jun; 134(6 Suppl): 1605S~1609S.
11. Robinson BH. Lactic acidemia and mitochondrial disease. Mol Genet Metab 2006; 89: 3~13.
12. Deodato F, Boenzi S, Santorelli FM, et al. Methylmalonic and propionic aciduria. Am J Med Genet C Semin Med Genet 2006: 15; 142: 104~12.
13. 이진성. 응급처치. In 이동환 편저. 유전성 대사질환 고려의학 2008, 137~47.
14. 유한욱. 리소좀 축적 대사질환의 효소보충요법. 대한유전성대사질환학회지 2004; 4: 64~81.
15. 김경모, 유한욱. 대사성 간질환의 간이식에 의한 치료경험. 대한유전성대사질환학회지 2002; 2: 80~4.
16. 이봉미. 페닐케톤뇨증의 식사요법. 대한유전성대사질환학회지 2002; 2: 29~34.
17. 이연미. 메칠말로닌산혈증과 프로피온산혈증의 영양치료. 대한유전성대사질환학회지 2002; 2: 46~9.
18. 정성철. 유전성 대사질환의 유전자치료 전략 및 현황. 대한유전성대사질환학회지 2011; 11: 33~7.
19. 김숙자, 전영미. 유전성 대사질환의 응급치료. 대한유전성대사질환학회지 2011; 11: 17~26.
20. 진동규. 리소좀 축적질환에서의 효소치료. 대한유전성대사질환학회지 2011; 11: 27~32.

CHAPTER 02

탄수화물대사장애

CONTENTS

1 갈락토스혈증(Galactosemia)

1) 원인

갈락토스는 유당(lactose)의 구성 성분으로 glucose-1-phosphate로 전환되어 에너지 대사에 이용되거나, 세포막의 주요 구성 성분인 당지질, 당단백, glycosaminoglycan 등의 galactoside의 합성에 이용되는 중요한 물질이다.

갈락토스혈증은 혈중 갈락토스 농도가 상승되는 질환을 통틀어 일컫는 말로, 전형적이면서 가장 흔한 질환인 galactose-1-phosphate uridyl transferase (GALT) 결핍증과 galactokinase (GK) 결핍증, uridine diphosphate galactose-4-epimerase (GALE) 결핍증의 세 가지 아형이 있다. 간의 혈관기형으로 발생한 문맥-전신혈관 문합(porto-systemic shunt) 때문에 갈락토스혈증이 발생하기도 한다.

간 초음파 검사가 모든 갈락토스혈증 환자에게 필요하다. 한국인에서는 galactokinase 유전자(*GALK1*) promoter c.-22T>C변이에 의해 신생아시기에 일시적 galactokinase 과활성도에 의한 galactose-1-P와 galactose 증가를 보인다. Glucose transporter 2(GLUT2)의 장애에 의해 glucose와 galalctose 이동 이상이 발생하는 매우 드문 상염색체 열성유전방식으로 유전되는 Fanconi-Bickel 증후군이 있다. 심한 구루병, 당원병 유사증상을 보이며 국내 보고가 있다.

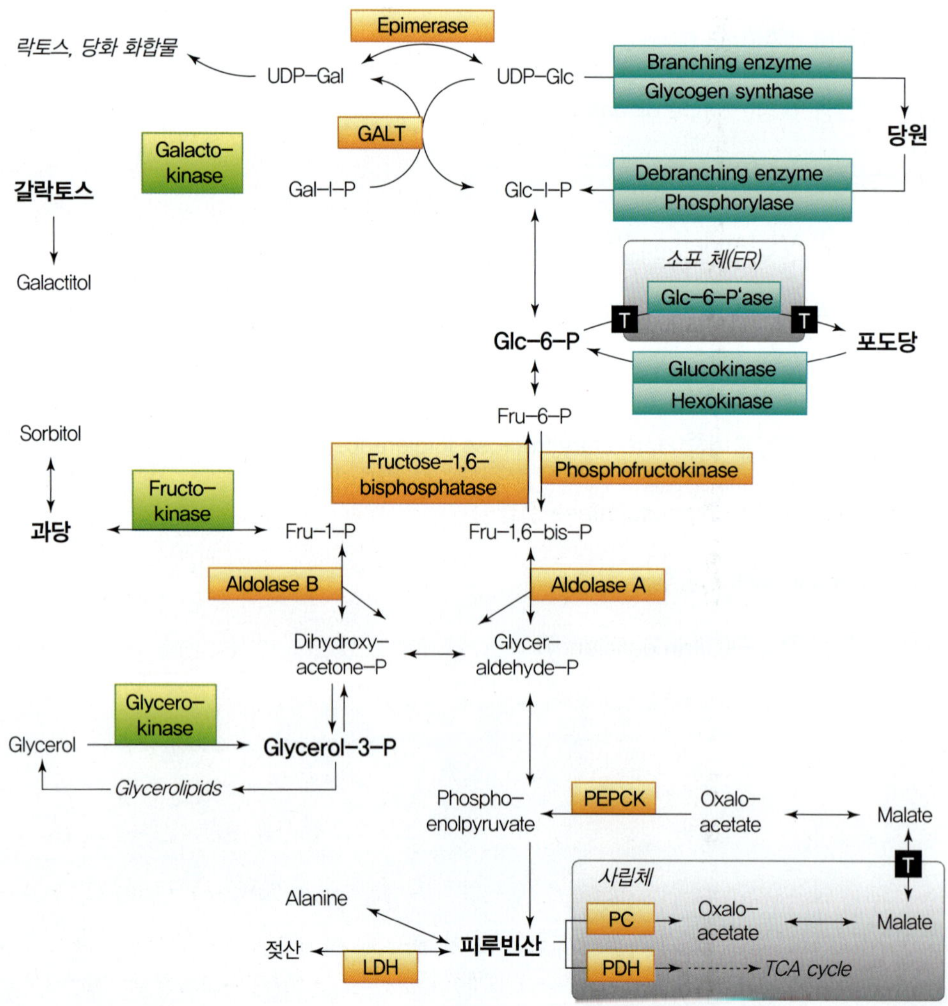

그림 2-1 탄수화물의 생화학적 대사경로 및 효소(T : transporter, PEPCK : phosphoenolpyruvate carboxykinase, PC : pyruvate carboxylase)

2) 유전적 이상

갈락토스혈증은 모두 상염색체 열성으로 유전되며, GALT 효소의 결핍으로 인한 전형적인 갈락토스혈증은 9번 염색체의 단완(9p13)에 위치하는 *GALT* 유전자의 돌연변이에 의해 초래된다. 현재까지 250가지 이상의 돌연변이가 발견되었으며, Q188R과 K285N의 아미노산 치환(missense) 돌연변이가 가장 흔한 것으로 알려져 있다. 일부에서 표현형과 유전자형 간의 상관관계가 밝혀졌는데, 서양인의 경우 특히 Q188R 돌연변이의 동형접합자인 경우에는 임상 양상이 심하고 예후도 나쁜 것으로 알려져 있다. Duarte 변종 D2(N314D+5'UTR 결실, 50% 효소활성도 보인다)라고 불리는 GALT의 부분 결핍증은 일종의 다형성(polymorphism)으로 생각되며 이를 포함한 갈락토스혈증 유발 대립유전자(G)와의 compound heterozygote인 경우에는 임상 양상이 경하다. 한국인에서는 약 2%에서 발견되는 변이이다. 한국인의 경우는 서양인과 전혀 다른 유전자형 양상을 보이고 유전자 돌연변이도 매우 다양하나 c.252+1G>A 변이에 의한 exon 2 skipping 변이가 흔하다.

Galactokinase (GK) 결핍증은 17번 염색체의 장완(17q24)에 위치하는 *GALK1* 유전자의 돌연변이에 의해 발생하며 임상 증상이 가장 경하다. Uridine diphosphate (UDP) galactose-4-epimerase (GALE) 결핍증은 1번 염색체 단완(1p35-36)에 위치하는 *GALE* 유전자의 돌연변이에 기인한다.

3) 발병 빈도

GALT 결핍증은 전형적인 갈락토스혈증을 초래한다.

미국에서는 1/23,000~60,000, 유럽에서는 1/18,000~180,000 빈도로 발생한다. 국내 신생아 스크리닝으로 추산한 갈락토스혈증은 신생아 40,000명당 1명의 빈도로 보고되었으나 전형적 갈락토스혈증은 한국을 포함한 동아시아에는 매우 드문 것으로(1/400,000~1,000,000) 여겨진다. GK 결핍증은 1/150,000~1,000,000 빈도로 발생하는 매우 드문 질환으로 발칸반도 즉 유고, 루마니아, 불가리아 등의 나라와 집시들에게서 발생 빈도가 높은 것으로 알려져 있다. GALE 결핍증도 매우 드므나 우리나라에서는 GALT 결핍보다 더 흔하게 관찰된다.

4) 생화학적 병태생리

음식물로 섭취된 유당은 가수분해되어 갈락토스와 포도당으로 전환된다. Galactokinase가 갈락토오스를 galactose-1-phosphate로 전환시키고, galactose-1-phosphate와 UDP glucose는 GALT에 의해 glucose-1-phosphate와 UDP galactose로 전환된다. 생산된 glucose-1-phosphate는 에너지 대사에 이용되며, UDP galactose는 UDP galactose-4-epimerase에 의하여 다시 UDP glucose로 재활용된다. 대사의 첫 단계에 작용하는 galactokinase가 결핍되면 인산화가 일어나지 못하여 섭취된 갈락토스의 거의 대부분이 그대로 혹은 환원된 산물인 galactitol의 형태로 배설된다. GALT의 결핍 시에는 galactokinase에 의해 생성된 galactose-1-phosphate와 갈락토스가 대사되지 못하고 축적되며 galactitol이 생성된다. UDP galactose-4-epimerase가 결핍되면 UDP galactose 및 전 단계의 산물인 galactose-1-phosphate (Gal-1-P)가 축적된다.

5) 임상 증상

① GALT 결핍증은 임상적으로 가장 심한 증상을 보이며, 출생 시 체중은 정상이나 유당이 포함된 수유를 시작한지 3~4일경에 구토와 저혈당, 황달, 간비대, 백내장, 초자체 출혈, 경련, 늘어짐, 보챔, 수유 곤란, 설사 등의 증상이 생기며 정상아보다 심한 체중의 저하를 보인다. 잠시 수유를 중단하고 경정맥 영양을 실시하면 증상이 경해지거나 진행이 느려지게 된다. 심한 경우는 생후 2주 이내에 간경변, 신부전, 그람 음성균 혹은 대장균에 의한 패혈증으로 진행하여 사망한다. Galactitol의 뇌조직 축적으로 삼투압이 상승하기 때문에 pseudo tumor cerebri 현상이 합병증으로 발생하기도 한다.

② GK 결핍증은 GALT 결핍증에 비하여 증상이 경하고 간, 신장 및 뇌손상의 증상은 거의 나타나지 않으며 양측성 백내장만이 문제가 된다.

③ GALE 결핍증은 효소 활성도의 차이에 따라 증상이 다양하다. 적혈구의 효소활성도만 감소한 말초성(pheripheral GALE 결핍)에서는 무증상이나, 전반적 결핍형은 증상이 심하다. 따라서 신생아 집단 검진에서 우연히 발견되는 경한 경우부터 GALT 결핍증의 증상과 감별이 어려운 심한 경우까지 존재한다. 근무력증과 신경성 청력 소실, 신경발달 지체가 동반될 수 있다.

6) 진단 및 검사 소견

현재 많은 나라에서 실시하고 있는 신생아 집단 검진으로 생후 3일에서 5일에 실시한 혈중 갈락토스와 GALT 효소의 활성도를 측정할 수 있다. 유당을 섭취하지 않은 환자에게서는 혈중 갈락토스가 상승되지 않아 신생아 집단 검진 및 혈중 갈락토스의 측정으로 발견할 수 없으나, 직접 적혈구에서 효소의 활성도를 측정하는 방법은 수유와 상관없이 진단이 가능하다. 효소 분석 전에 반드시 간 초음파를 시행하여 문맥-전신혈관 문합(porto-systemic shunt) 등의 혈관기형이 존재하는 확인해야 한다.

① GALT 결핍증

혈중 galactose, galactose-1-phosphate, 소변 galactitol이 증가한다. 신장 세뇨관 손상 시에는 소변 내 포도당(glucose), 아미노산, 알부민, 환원당이 증가한다. GALT 효소 활성도의 감소 혹은 유전자 분석으로 확진한다.

② Galactokinase 결핍증

혈중 galactose, 소변의 galactitol이 증가하나, 혈중 galactose-1-phosphate는 낮다. *GALK1* 유전자 분석으로 확진한다.

③ UDP galactose-4-epimerase 결핍증

혈중 galactose, galactose-1-phosphate, 소변 galactitol이 증가하여 GALT 결핍증과 비슷하나, GALT 효소 활성도는 정상이다.

7) 치료 및 관리

갈락토스혈증이 의심되면 확진이 되지 않은 상태에서도 일단 갈락토스를 제거한 분유로 수유를 시작해야 한다.

갈락토스를 제거한 분유나 콩을 원료로 한 대체 분유의 투여로 성장 장애, 간기능, 신기능 등의 증상은 빠르게 호전되며, 백내장, 정신 지체 등의 합병증을 최소화할 수 있다. 신생아기 이후에도 Gal-1-P 농도를 2~4 mg/dL(3.5 mg/dL 미만)을 목표로 평생 유당 제거 식이 혹은 갈락토스 제한 식이를 실시하여야 한다. 정기적인 간기능 검사, 안과적 검진이 필요하다. 사춘기 연령의 여아의 경우 성호르몬 평가가 필요하다. 적혈구에서만 결핍이 있는 말초성 GALE결핍은 치료가 필요하지 않다.

8) 예후

많은 수의 환자에서 중등도의 정신 지체, 보행 실조, 언어 표현 능력 지연, 언어 실행 장애(dyspraxia)를 보인다. 그러나 조기에 진단되어 식이 조절을 엄격히 실시한 경우에는 정상 지능을 유지할 수 있다. 여성의 경우, 고성선자극호르몬성 난소기능부전(hypergonadotrophic hypogonadism)으로 인하여 1차성 또는 2차성 무월경이 발생하며 2차 성징의 발달이 없고 임신이 어렵다. 이러한 난소기능부전은 30세까지 약 75~95%의 여성 환자에게서 발생하며 진단 시 연령 및 식이 조절의 정도와 무관하다고 알려져 있다. 그러나 남성의 경우 고환의 기능은 정상이다.

••• 참고문헌 •••

1. Schweitzer-Krantz S. Early diagnosis of inherited metabolic disorders towards improving outcome : the controversial issue of galactosaemia. Eur J Pediatr 2003; 162 Suppl 1: S50~3.
2. Park HD, Kim YK, Park KU, et al. A novel c.-22T>C mutation in GALK1 promoter is associated with elevated galactokinase phenotype. BMC Med Genet 2009; 10: 29~36.
3. Kim MJ, Ko JS, Seo JK, et. al. Clinical features of congenital portosystemic shuntin children. Eur J Pediatr 2012; 171: 395~400.
4. Lee BH, Cheon JK, Kim JM, et al. Low prevalence of classical galactosemia in Korean population. J Hum Genet 2011; 56: 94~6.
5. Choi R, Jo KI, Ko DH, et al. Novel GALT variations and mutation spectrum in the Korean population with decreased galactose-1-phosphate uridyltransferase activity. BMC Med Genet 2014; 15: 94~101.

증례 2-1

심한 황달과 출혈경향으로 내원한 galactose-1-phosphate uridyl transferase (GALT) 결핍증 신생아

1. 내원 동기가 된 주증상

생후 6일경 발션된 황달과 출혈경향

2. 병력 및 임상 증상

재태연령 39주 2일, 출생체중 3,300 g, 자연분만으로 출생한 여자 신생아로서 모유수유 중 생후 6일경 황달소견으로 빌리루빈치 22.6 mg/dL로 증가되어 모 대학병원으로 전원되었고, 당시 총빌리루빈/직접빌리루빈 27.3/2.2 mg/dL의 증가로 광선치료 시행하였으나 응고장애 및 출혈경향을 지속적으로 보이면서 패혈증의증으로 항생제 치료를 시작하였다. 생후 5일경 시행한 선천성 대사 검사상 갈락토스 50 mg/dL로 증가되었으나 일반분유 수유를 지속하며 재검사 시행 결과를 기다리던 중 환자 출혈경향을 보이고 황달이 진행되어 정밀검사 및 치료를 위해 전원되었다. 첫째 아기로 산전진찰 시 특이 소견이 없었다. 가족력도 특이 사항이 없었다.

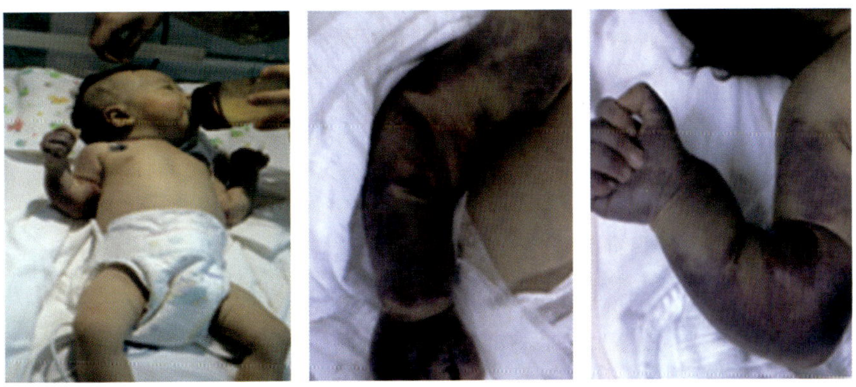

그림 2-2 간기능장애에 의한 심한 혈액응고장애로 출혈성 경향이 있다. 채혈부위의 지혈장애로 상지피부에 출혈성 자반이 심하다.

3. 진찰 소견

의식은 명료하였으나 급성 병색을 보였으며 양측 결막은 창백하였고, 각막혼탁은 없었으며 양측의 공막은 노란 색이었고 동공반사는 정상이었다. 흉곽은 함몰 없이 대칭적으로 팽창하였으나 빈호흡이, 호흡음은 심음 또한 잡음 없이 규칙적으로 청진되었다. 복부는 경하게 불러 있고 장음이 정상적으로 들렸으며 간은 1횡지 촉지되었고 전신의 피부는 황달로 인한 노란빛이었고 상지에 부종과 정맥염 소견 및 여러 개의 융합된 큰 출혈반점이 관찰되었다.

4. 검사 소견

(1) 혈색소 및 혈액응고 검사

Hb 7.0 g/dL(MCV 93.9 fL MCH 32.7 pg MCHC 34.8 g/dL), Reti 1.11%, Hct. 20.1%, Plt. 114 K/mm^3, PT 18.1(sec)/43.2(%), PT(INR) 1.64, aPTT 71.4 sec

(2) 일반화학 검사

AST/ALT 73/54 IU/L, Protein 4.4 g/dL, Albumin 2.5 g/dL, TB/DB 19.6/10.3 mg/dL, Glucose 74 mg/dL, ALP 494 IU/L, CRP 0.87 mg/dL, Ammonia 86 μmol/L

(3) 생화학적 효소분석결과

G-1-P-UT 14.9 μmol/hr/gHb(참고치; 20~35)

Galactokinase 1.9 μmol/hr/gHb(참고치; 1.2~1.8)

UDP-Gal-4-epimerase34.5 μmol/hr/gHb(참고치; 19.0~35.0)

Galactose-1-phosphate 10.40 mg/dL(참고치; 0~0.3)

Galactose 25 mg/dL(참고치; ~11)

(4) 분자유전학 검사 : *GALT* 유전자 분석결과

c.[252+1G > A]+[507G > A], (p.[splicing]+[Gln169His]) 돌연변이의 복합이형접합자인 환자로 확인되었다.

Partial seq. og *GALT* gene

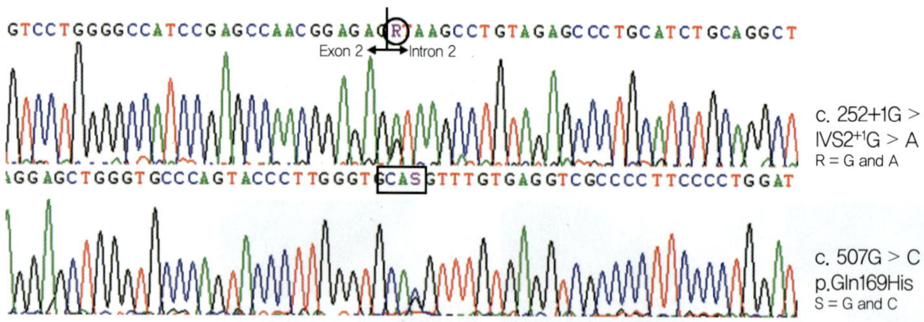

5. 치료 경과

① Lactose free milk(Soy milk)로 즉시 바꾸어서 치료하였다.

② Fat soluble vitamin(1,25(OH)2 D3 0.1 ug/kg/day, vitamin K 2.5 mg 2회/주, tocopherol 50 IU/kg/day, vitamin A 5,000 U/day)와 UDCA 10~20 mg/kg #2를 직접형 황달 및 PT 연장이 좋아질 때까지 사용하였다.

③ 치료시작 후 1달경 모든 검사 소견이 정상화되어 lactose fee 식이요법하면서 현재 7년간 외래 관찰하며 정상 성장 및 발달 소견을 보인다.

④ 만 9~10세경 성선자극 호르몬 검사 및 난소기능에 대한 평가시작 예정이다.

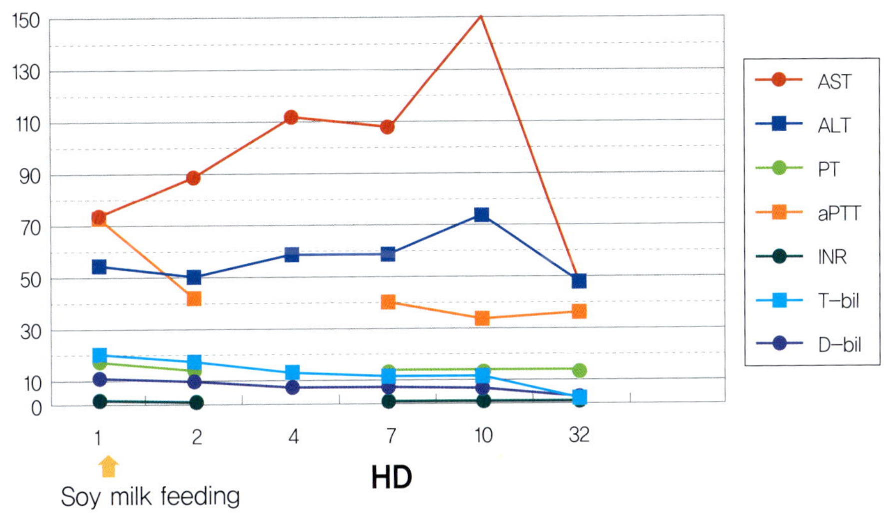

그림 2-3 Lactose free milik수유하면서 간기능, 혈액응고검사가 정상화되었다.

6. 요약

Galactose-1-phosphate uridyl transferase (GALT) 결핍에 의한 전형적 갈락토스혈증은 매우 드문 질환이나 진단이 늦어지면 신생아시기에는 간기능 부전, 혈액응고장애, 패혈증 등으로 사망할 수 있는 치명적 질환이다. 그러나 galactose/lactose free milk로 이러한 증상들이 급격히 개선됨으로 조기 진단이 중요하다.

증례 2-2

일차성 난소기능장애가 동반된 galactose-1-phosphate uridyl transferase (GALT) 결핍증 16세 여아

1. 내원 동기가 된 주증상

신생아 대사질환 선별검사에서 발견된 갈락토스혈증

2. 병력 및 임상 증상

재태연령 40주로 만삭 제왕절개로 미국에서 분만된 여자 신생아로 신생아 대사결과 생후 7일째 갈락토스혈증이 의심되었다. 이미 이 무렵 환자는 잘 안 먹고 쳐진 모습을 하였다. 시행한 검사에서 간기능장애와 직접형 황달이 있어서 전형적 갈락토스혈증이 의심되었다. 즉시 모유수유를 중지하고 이소밀로 전환하여 수유하며 검사를 진행하였다. 효소분석 검사 시 GALT 효소반응이 거의 없는 양상을 보였으나 미국에서 서양인에 흔한 유전자 패널검사는 음성이었다 한다. 이후 4세까지 정상 성장 발달을 보이며 미국에서 생활하다 귀국하여 12년간 추적 관찰되었다. 가족력은 특이 사항 없었다.

3. 진찰 소견

16세인 현재 백내장은 없으며, 황달 및 간비대도 없다. 정상지능으로 학업은 우수한 편이다. 11세경 진찰 소견 상 이차 성징 발현이 없는 유방 Tanner I이었다.

4. 검사 소견

(1) 일반화학 검사 소견(출생 시)

AST/ALT 38/42 IU/L, Protein 5.4 g/dL, Albumin 3.5 g/dL, TB/DB 2.5/0.5 mg/dL

(2) 생화학적 효소분석결과(출생 시 미국 모대학병원)

G-1-P-UT 0.1 μmol/hr/gHb(참고치; 17~37), 엄마 12, 아버지 13

Galactose-1-phosphate 62.8 mg/dL(참고치; 0~0.3)

Galactose 13.5 mg/dL(참고치; <11)

(3) 분자유전학 검사 : *GALT* 유전자 분석결과(국내)

c.[252+1G>A]+[507G>A], (p.[splicing]+[Gln169His])의 복합이형접합자인 환자로 확인되었다.

Partial seq. og *GALT* gene

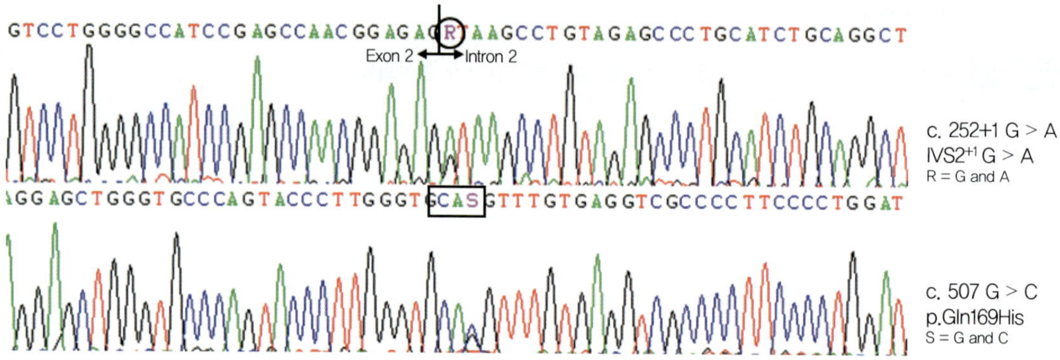

5. 내분비기능검사

10세경부터 FSH 상승하여 11세경의 검사는 FSH 85.3 mIU/mL, LH 11.5 mIU/mL, E2 10 pg/mL로 일차성 난소기능부전(ovarian failure)을 보였다.

6. 치료 경과

① Soy milk는 500 mL 정도 먹고 있으며, galactose-restricted 식사를 하며 galactose -1-phosphate를 2.5 mg/dL 내외로 목표치인 2~4 mg/dL을 유지하고 있다. vitamin D를 1일 400 IU 복용하도록 권장하였다.

② Estrogen priming을 11년 6개월 시작하다가 1년 6개월 후인 13세부터는 estrogen/progesterone cyclic therapy하며 정상 menstruation 양상 보이고 유방발달 Tanner IV, 음모Tanner III 보이고 골연령은 17세로 최종신장에 도달하였는데 이는 target height와 일치하였다.

③ 현재 매년 백내장 검사, 신경학적검사, 골다공증검사를 시행하고 있다.

7. 요약

신생아시기부터 철저한 식이요법을 하면 간기능, 지능을 정상으로 유지할 수 있다. 그러나 여성의 경우 hypergondotrophic hypogonadism 과 난소기능의 부전이 동반되는 경우가 흔하다. 식이요법이 완전한 치료가 아님을 시사한다.

증례 2-3

신생아 대사질환 선별검사에서 진단된 UDP galactose-4-epimerase 결핍증

1. 내원 동기가 된 주증상

신생아 대사질환 선별검사에서 발견된 갈락토스혈증

2. 병력 및 임상 증상

재태연령 40주로 만삭 분만된 남아 신생아로 신생아 선천성 대사질환 대사결과 생후 5일째 갈락토스혈증이 의심되었다. 이미 이 무렵 환자는 건강한 무증상 신생아였으나 갈락토스 농도가 50.1 mg/dL이어서 모유수유를 중지하고 소이분유로 전환하여 수유하며 검사를 진행하였다. 효소분석 검사 상 UDP-Gal-4-epimerase 4.4 μmol/hr/gHb(참고치; 19.0~35.0) 가족력은 없었다.

3. 진찰 소견

정상 신생아로 황달 및 간비대 없었다.

4. 검사 소견

(1) 일반혈액 검사 및 혈액응고검사

Hb 11.8 g/dL, PT & PTT : 정상

(2) 일반화학 검사 소견

Protein 6.0 g/dL, Albumin 4.0 g/dL, AST (SGOT) 38 IU/L, ALT (SGPT) 18 IU/L

Alkaline Phosphatase 399 IU/L, Bilirubin, total 0.2 mg/dL, 5-0H vitamin D3 33 ng/mL

(3) 생화학적 효소분석 결과

G-1-P-UT 32.3 μmol/hr/gHb(참고치; 20~35)

Galactokinase 1.8 μmol/hr/gHb(참고치; 1.2~1.8)

UDP-Gal-4-epimerase 4.4 μmol/hr/gHb(참고치; 19.0~35.0)

Galactose-1-phosphate 2.92 mg/dL(참고치; 0~0.3)

Galactose 50.1 mg/dL(참고치; <11)

(4) 분자유전학 검사 : *GALE* 유전자 분석결과

Partial seq. og *GALT* gene

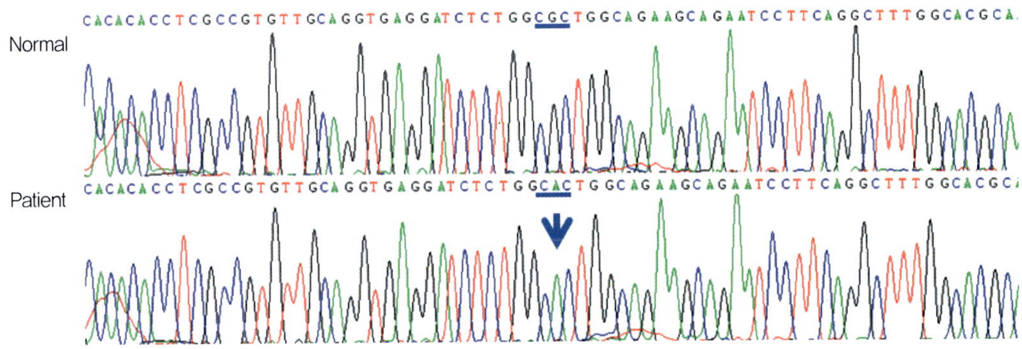

c. 1004G > A (p.Arg335His), homozygote

c.1004G > A(p.R335H)의 동형접합자이었다(이 유전자형은 이미 UDP galactose-4-epimerase 심한 전신성 결핍을 유발하는 병인 돌연변이로 보고된 바 있다).

(5) 간 초음파상 혈관기형이 없는 정상소견을 보였다.

5. 치료 경과

① Soy milk를 수유하며 정상 성장하고 있으며 생후 1년째 검사한 신경학적 발달검사, 간기능 검사 및 안과 검사에 이상 소견이 없었다.

② Galactose restricted diet와 비타민 D를 복용하며 galactose 2~3 mg/dL, galalctos-1 -phosphate 0.1~0.3 mg/dL을 유지하고 있다.

6. 요약

GALE 결핍증은 효소 활성도의 차이에 따라 증상이 다양하다. 적혈구의 효소활성도만 감소한 말초성(pheripheral) GALE 결핍에서는 무증상이나 전반적 결핍형은 증상이 심하다. 신생아 집단 검진에서 우연히 발견되는 경한 경우부터 GALT 결핍증의 증상과 감별이 어려운 심한 경우까지 존재한다. 따라서 적혈구 및 다른 조직에서의 효소 측정이 중요하다. 유전자형이 임상형을 어느 정도 반영할 수 있다. 전신형이나 중간형인 경우는 다른 갈락토스혈증과 동일하게 치료한다.

증례 2-4

일시적 Galactokinase의 과활성도에 의한 갈락토스혈증

1. 내원 동기가 된 주증상

신생아 대사질환 선별검사에서 발견된 갈락토스혈증

2. 병력 및 임상 증상

재태연령 39+2 wk 출생체중 2.76 kg으로 출생한 남아 신생아로 신생아 대사질환 선별검사에서 갈락토스혈증을 보여(24; 47 mg/dL) 모유수유하며 관찰하던 중 시행한 갈락토스 농도가 16.8 mg/dL로 저하되었다가 34.4 mg/dL 재상승되어 내원하였다.

3. 진찰 소견

정상 신생아로 황달 및 간비대 없었다.

4. 검사 소견

(1) 일반혈액 검사 및 혈액응고검사 및 간기능 검사 특이 소견 없음

(2) 생화학적 효소분석 결과

G-1-P uridyltransferase : 28.6 µmol/h/g Hb(참고치; 20~35)

Galactokinase 5 µmol/h/g Hb(참고치; 1.2~1.8)

UDP-Gal4-epimerase 15.6 umL/h/g Hb(참고치; 19~35)
Gal-1-P 1.1 mg/dL(참고치; 0~0.3)
Galactose 34.4 mg/dL(참고치; <11)

(3) 분자유전학 검사
GALE 유전자 : 정상

(4) 간 초음파상 혈관기형이 없는 정상소견을 보였다.

5. 치료 경과

Soy milk를 수유하며 효소활성도 및 갈락토스, galactose-1-phosphate를 관찰한 결과 약 생후 12개월경에 Galactokinase 활성도 1.6 μmol/h/g Hb, 갈락토스 3 mg/dL, galactose-1-phosphate 0.1 mg/dL되어 일반식이하며 1년간 관찰한 검사에서 정상 galactokinase 활성도, 갈락토스, galactose-1-phosphate 농도를 보여 더 이상 병원에 다니지 않고 있다.

6. 요약

이러한 형태의 갈락토스혈증이 신생아 대사질환 선별검사에서 흔히 관찰된다. 한국인에서는 galactokinase 유전자(*GALK1*) promoter c.-22T>C 변이에 의해 신생아시기에 일시적 galactokinase 과활성도에 의한 galactose-1-P와 galactose 증가를 보인다. 효소결핍은 없고 오히려 galactokinase 활성도가 높다. 갈락토스가 정상화될 때까지 galactose/lactose free milk 권장하나 대개 6개월 이내에 정상화되어 일반식이로 전환하게 된다.

증례 2-5

Porto-systemic shunt에 의한 갈락토스혈증

1. 내원 동기가 된 주증상

신생아 대사질환 선별검사에서 발견된 갈락토스혈증

2. 병력 및 임상 증상

재태연령 38+2 wk 출생체중 2.53 kg으로 출생한 이란성 쌍생아 중 첫 번째 여아 신생아로 신생아 대사질환 선별검사에서 갈락토스혈증(15.6 mg/dL)을 보여 생후 2주경 내원하였다.

3. 진찰 소견

부당 경량아로 출생한 신생아로 경미한 황달이 전신에 있었다. 진찰 소견 상 간이 늑골하연 우측으로 1횡지 만져졌다. 비장은 만져지지 않았다. 청진 상 심장의 잡음은 들리지 않았다.

4. 검사 소견

(1) 일반혈액 검사 및 혈액응고 검사
혈색소 12.3 g/dL, 백혈구 6,700/mm³, 혈소판 138,000/mm³, PT 15.1초, PT(INR) 1.4, aPTT 56.4초이었다. 혈액응고 시간의 연장이 관찰되었다.

(2) 일반화학적 검사 소견

AST/ALT 45/23 IU/L, Protein 5.7 g/dL, Albumin 3.5 g/dL, TB/DB 12.8/1.1 mg/dL, Glucose 74 mg/dL, ALP 372 IU/L, Ammonia 27 μmol/L

(3) 생화학적 효소분석 결과

G-1-P-UT 25 μmol/hr/gHb(참고치; 20~35)

Galactokinase 1.7 μmol/hr/gHb(참고치; 1.2~1.8)

UDP-Gal-4-epimerase 30.3 μmol/hr/gHb(참고치; 19.0~35.0)

Galactose-1-phosphate 1.6 mg/dL(참고치; 0~0.3)

Galactose 28 mg/dL(참고치; <11)

(4) 분자유전학 검사

시행하지 않았다.

(5) 간 초음파 검사 및 복부 CT 스캔 영상

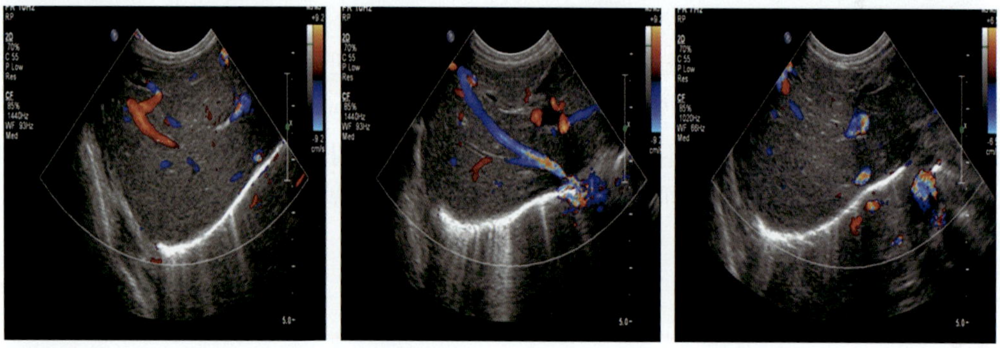

그림 2-4 간초음파 검사 소견 : 간 우엽에 다발성의 비정상적인 간정맥(hepatic vein)과 간문맥(portal vein)의 연결(communication)이 관찰되어 porto-systemic shunt를 시사한다.

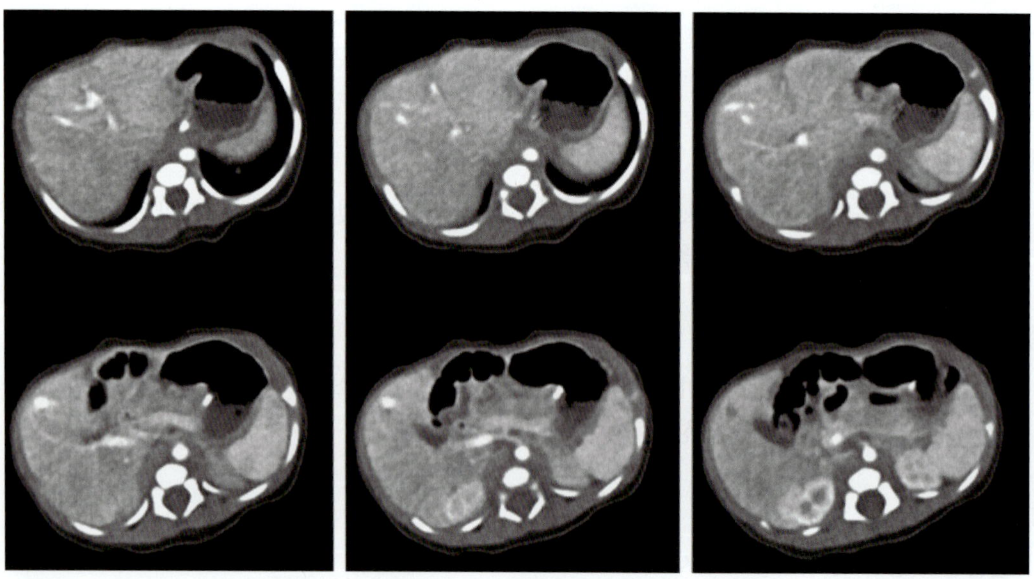

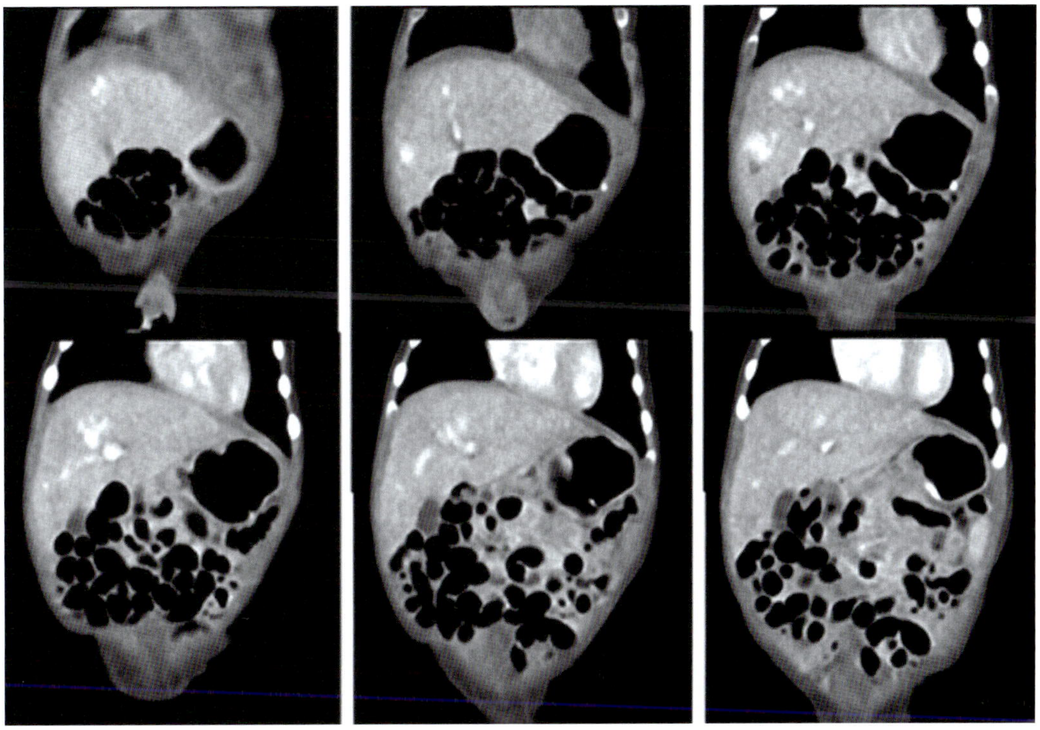

그림 2-5 간의 CT 영상 소견 : 간의 우엽과 중간엽 좌측에 있는 umbilical segment의 portal vein과 우측 anterior segment and middle hepatic vein 사이의 porto-systemic shunt가 존재한다. 그리고 몇 개의 부분적인 shunt vessel의 ectatic changes가 관찰된다.

5. 치료 경과

Soy milk를 수유 없이 관찰하던 중 갈락토스 농도는 생후 2개월경 정상화(6 mg/dL)되었다. 혈액응고 지연 때문에 vitamin K를 주1회 투여하면서 관찰하던 중 생후 2개월에 정상화되었다. 추후 시행한 간 초음파 영상에서는 우측 간문맥의 확장부위가 좁아지고 shunt 양도 감소한 소견을 보여 추적 관찰 중이다.

6. 요약

신생아 대사질환 선별검사에서 갈락토스혈증이 의심되는 모든 환자는 생화학적 효소분석 이전에 간의 혈관 기형이 존재하는지 확인해야만 한다. Porto-systemic shunt가 있는 경우 고암모니아혈증, 갈락토스혈증, 황달(직접형), 혈액응고장애 및 간기능 장애가 지속될 수 있다. 심한 경우 심부전증이 동반되기도 한다. 그러나 대부분의 경미한 shunt는 저절로 좋아진다. 심한 경우 외과적인 치료가 필요하기도 한다.

표 2-1. 갈락토스혈증의 식이요법

음식물 종류	허용	확인 후 섭취	금기
우유	콩으로 만든 유제품, 콩 분유(소이분유)		우유, 건조우유, 커피믹스, 프리마, 요거트, 아이스크림, 휘핑크림
치즈류	에멘탈치즈		그 외 치즈, 치즈 스프레드
지방 및 기름류	식물성 오일	마가린 또는 저지방 스프레드	버터
고기 및 생선류	신선한 고기, 닭고기, 칠면조, 신선한 생선과 조개, 참치	조리되어 포장된 고기와 생선, 소세지, 햄버거, 핫도그, 미트볼, 미트파이, 치킨 너겟, 햄이나 베이컨에 첨가된 소스	
계란류	계란		스크램블 에그, 우유와 버터를 사용한 오믈렛
야채류	신선한 야채, 건야채, 얼린 야채, 완두콩	인스턴트 포테이토, 조리된 콩, 감자 샐러드, 포테이토 크리스피, 코울슬로	매쉬 포테이토(우유와 버터를 이용하여 조리한 경우)
과일류 및 땅콩류	신선한 과일, 플레인 너트, 구운 땅콩	과일 파이, 과일바	
곡류	마카로니, 귀리, 쌀, 스파게티, 밀	카스타드, 피자류	마카로니 치즈
빵 및 시리얼류		크로아상, 머핀, 팬케이크, 시리얼바, 시리얼	우유식빵, 난, 초콜렛 시리얼
비스켓 및 케익류	우유 성분을 넣지 않은 집에서 만든 비스켓 및 케익	도넛, 시판 케익 및 비스켓	
푸딩 및 디저트류	젤리, 우유를 함유하지 않은 디저트류	샤베트, 인스턴트 디저트류	우유 푸딩, 요거트, 무스, 우유로 만든 카스타드, 아이스크림
소스, 스프류	우유 성분이 들어가지 않도록 집에서 조리한 소스 및 스프	시판 소스, 샌드위치 스프레드, 고기 패이스트, 땅콩 버터, 샐러드 크림, 마요네즈	화이트소스, 버터 소스, 치즈소스, 초콜렛 스프레드
설탕류	설탕, 당, 꿀, 잼, 마말레이드	팝콘	토피류
음료수	과일 주스, 생수, 우유를 넣지 않은 티, 커피	코코아	우유, 밀크쉐이크, 인스턴트 카푸치노 커피, 산양유
기타	베이킹소다, 허브, 겨자, 소금, 후추, 피클, 토마토, 케찹		

2 당원병 I 형(Von Gierke disease)

1) 원인

(1) Ia형

글리코겐 축적 질환 I형의 전형적인 형태로 1929년 Von Gierke에 의해 처음으로 기술되었다. Glucose-6-phosphatase (G6PC)의 결핍에 의하여 초래되는데, 이 효소는 간뿐만 아니라 신장, 췌장 도세포, 장 점막에도 발현되어 글리코겐은 이들 장기에 모두 침착된다.

(2) Ib형

1978년에 Narisawa 등에 의해 간에서의 glucose-6-phosphatase 활성도는 정상이나 glucose-6-phosphate 운송에 문제가 있음이 제기되었다. 1980년에는 Lange 등에 의해 운송 단백질인 translocase의 이상이 밝혀졌다. 이 운송 단백의 이상은 간뿐만 아니라 백혈구에의 포도당 섭취에도 문제가 생겨 백혈구 감소증과 백혈구 기능 부전을 초래한다. 최근에는 이를 G6P transporter (G6PT) 장애라고 재명명하고 *G6PT* 또는 *SLC37A4* 유전자 돌연변이에 의해 발생한다.(Ic형 : glucose-6-phosphatase의 활성은 정상이며, 간에서 발현되는 ER phosphate/pyrophosphate transporter의 결함으로 glucose-6-phosphate와 carbamylphosphate의 운송에 이상이 생긴다. Id형 : 이론적으로 간에서 발현되는 ER glucose transporter에 결함으로 발생한다고 여겨진다. 임상적으로 GSD Ic와 Id 환자로 여겨지는 환자에서 *SLC37A4* 유전자 이상이 발견되어 Ib형의 스펙트럼으로 여겨진다.)

2) 유전적 이상

(1) Ia형

염색체 17q21에 위치하는 *G6PC* 유전자의 돌연변이에 의하여 발생한다. 상염색체 열성으로 유전한다. 한국인에게 가장 흔한 돌연변이는 c.648G>T splicing mutation으로 전체 변이의 약 85%를 차지한다.

(2) Ib형

염색체 11q23에 위치하는 *SLC37A4* 유전자의 돌연변이에 의하여 발생한다. 상염색체 열성으로 유전한다. 한국인에 흔한 돌연변이는 p.W138R이다.

3) 발병 빈도

전체 글리코겐 침착 질환의 빈도는 미국에서 약 2만 명당 한 명의 빈도이며, 그중에서 가장 흔한 Ia형은 약 5~10만 명당 한 명의 빈도로 추산된다. 한국인의 정확한 빈도는 알려진 바 없다.

4) 생화학적 병태생리

Glucose-6-phosphate (G6P)는 glucose-6-phosphatase (G6Pase)의 기질로서 대사되기 위해서는 G6P transporter (G6PT) 또는 translocase에 의해 ER 안으로 운송되어야 한다. G6Pase는 당원분해(glycogenolysis)와 당신생성(gluconeogenesis)에 필수적이다. 금식으로 외부에서 포도당 공급이 중단되면 쉽게 저혈당이 초래된다. 사춘기 이후에는 G6Pase isoform 때문에 저혈당 위기가 덜 발생한다고 하나 금식이 오랜 기간 지속되면 여전히 저혈당의 위험이 있다. 포도당으로 분해되지 못한 G6P의 축적은 glycolytic pathway를 통해 대사되어 고젖산혈증을 유발한다. 이는 저혈당에 의해 분비되는 여러 내분비호르몬의 자극에 의해 더 증폭된다. 갈락토스, 과당, 글리세롤도 포도당으로 대사되기 위해서는 G6Pase를 필요로 하는데, 효소 결핍 시 이들에 의해서도 고젖산혈증을 유발한다. 또한 malonyl-coenzyme A (CoA)를 통한 acetyl-CoA의 축적과 혈장에서의 지질의 제거가 지연되어 고지질혈증이 유발된다.

초저밀도, 저밀도 지질단백의 증가로 중성지방과 콜레스테롤이 증가한다. 이들 지질단백의 흡수와 분해가 지연되어 그 농도가 혈장에서 증가한다. 금식 시 저혈당이 발생해도 케톤생성이 저하되는데, 이는 축적된 malonyl CoA가 사립체에서의 지방산 베타산화대사를 억제하기 때문이다. 고요산혈증이 동반되는데, 이는 생성증가, 소변으로의 배설감소로 설명된다. 간에서의 인산농도감소와 ATP 감소에 동반되어 adenine nucleotide가 요산으로 분해되어 생성이 증가하고 고젖산혈증에 의한 젖산은 신장에서 요산배설을 경쟁적으로 억제함으로 배설이 감소한다.

5) 임상 증상

저혈당 및 이로 인한 경련과 반복적인 고젖산혈증이 생긴다. 지방분포의 이상으로 인형과 같이 둥근 얼굴에 체간 비만을 보이며 체중과 키의 성장 부진을 동반한다. 신체 검진 상 간비대와 신비대, 근육의 위축 소견이 있을 수 있으며 혈소판 기능의 장애에 의한 출혈 성향을 보일 수 있다. 간은 부드럽게 만져지며 간경화로 진행하거나 간문맥압을 증가시키지 않는다. 사춘기 지연 및 저신장이 초래되며, 고요산혈증으로 인한 통풍과 고중성지방혈증으로 인한 췌장염이 10대 이후에 생길 수 있다. 20~30대 이후에는 약 70%의 환자에서 간에 선종(adenoma)이 생기며 대개 양성이나 드물게 악성이 될 수 있다. 20대 이상의 환자에서는 대부분 단백뇨를 보이며, 고혈압, 크레아티닌 청소율의 변화를 동반한다. 신장의 병변이 진행하면 국소성 분절성 사구체 경화증(focal segmental glomerular sclerosis)의 형태를 띠며, 섬유화가 명확해지고, 일부 환자에서는 만성 신부전으로 진행될 수 있다. 이외에도 신장 세뇨관의 손상으로 인해 고칼슘뇨증이 발생하고, 신결석 및 골다공증이 생길 수 있다. 고지혈증으로 인한 황색종(xanthoma)과 췌장염 발생이 있을 수 있고, 드물지만 다낭성 난소 증후군(polycystic ovary syndrome)과 폐고혈압 및 모야모야병의 발생도 보고되었다.

6) 진단 및 검사 소견

저혈당, 젖산혈증(lactic acidemia), 고중성지방혈증(hypertriglyceridemia), 고요산증(hyperuricemia)과 간효소(transaminases) 수치의 상승이 대표적인 소견이다. 소변 유기산 분석에서는 2-oxoglutaric acid의 상승이 있을 수 있다. 이때 글루카곤이나 에피네프린을 투여하면 혈당의 상승은 없으면서 젖산의 상승이 현저해진다. 간 생검 조직에서의 효소 활성도 검사 및 유전자 검사로 확진이 가능하다. 철결핍성 빈혈이나 헵시딘과 연관된 빈혈(특히 GSD Ib의 경우)이 자주 동반된다. Ib형에서는 호중구 감소증 및 호중구 기능의 저하로 잦은 세균성 감염이 생기며, 염증성 장질환과 구강 궤양이 발생할 수 있다. 간조직에서 효소농도를 측정함으로 진단할 수 있으나 *G6PC*, *SLC37A4* 유전자 검사로 쉽게 확진할 수 있다. 특히 한국인 GSDIa 환자의 85%에서 c.648G>T splicing 돌연변이가 관찰되어 진단적 가치가 있다.

7) 치료 및 관리

치료의 목표는 과다한 당질의 섭취로 당원이 축적되지 않도록 하면서도, 지속적으로 혈중에 흡수되게 하여 저혈당을 예방하는 데 있다. 비위관 등을 이용하여 소량의 당을 지속적으로 투여하는 방법과 조리하지 않은 옥수수 전분(uncooked corn starch)을 자주 먹이는 방법이 있다. 그러나 만 1세경까지는 아밀라아제가 충분치 않아 영아기에는 소화가 잘 되지 않는다. Glucose polymer인 Polycose 등을 권장한다. 생옥수수 전분의 투여는, 만 2세까지는 4시간 간격으로 체중 당 1.6 g을 먹이다가 그 이후에는 체중 당 1.75 g~2.5 g을 6시간 간격으로 먹이는 방법이 주로 사용된다. 성인에서는 1.5 g/kg으로 취침 전과 낮에 2번 정도 복용하는 것으로 충분하다. 설탕과 과당이 다량 함유된 야채와 과일은 포도당으로 전환되지 못하므로 제한하는 것이 좋으며, 우유보다는 두유에 칼슘과 비타민을 보충하여 공급하는 것이 좋다. 식이치료의 적절도 평가는 아침 공복 시 혈당과 유산의 측정으로 짐작할 수 있으며, 공복 시 혈당은 60 mg/dL 이상, 젖산은 2.0~5.0 mM로 유지하면 적절하다고 볼 수 있다. 요산이 높거나 증상이 있을 때에는 allopurinol의 투여가, 단백뇨가 있으면 안지오텐신 전환효소억제제

(ACE inhibitor)의 투여가 도움이 된다. 간이식으로 대사의 결함을 완전히 극복할 수 있으나, 혈소판 기능의 저하로 출혈 성향이 있으므로 수술 등의 침습적 처치 시에는 출혈 시간(bleeding time)을 정상화시켜야 한다. Ib형에서는 잦은 감염이 문제가 되므로, 과립구 집락 자극 인자(G-CSF, 3~10 ug/kg)의 간헐적 사용이 감염 및 염증성 장질환의 치료에 도움이 된다. 염증성 장질환의 경우 G-CSF 치료의 효과가 보고되었다. 경한 경우에는 5-amino-salicylic acid를 고려해 볼 수 있으나 신세뇨관 기능장애를 일으킬 수 있으므로 주의 깊은 관찰이 필요하다. 이차적인 고요산혈증과 고지질혈증을 호전시키고 신기능을 유지하는 것이 신질환으로 진행을 예방할 수 있다. 지질의 정상수치를 유지해야 췌장염을 막을 수 있다. 따라서 생후 1년이 지나고 나서는 매년 신장초음파가 필요하고, 16세까지 12~24개월마다 간 전산화단층촬영 또는 핵자기공명영상촬영을 통해 간선종의 확인이 필요하다. AST, ALT, PT 등 6~12개월마다 채혈이 필요하며, CBC는 3개월마다 확인해서 G-CSF 투여 결정이 필요하다. 전신 혈압 확인 및 초음파도 10세경에서는 폐고혈합증 여부를 확인하기 위해 3년마다 확인해야 한다. 증상이 있다면 더 이른 시기에 모니터링 해야 한다. 비타민 D 수치 또한 확인이 필요하다. 저신장 때문에 성장호르몬 치료를 하는 것은 금기이다. 오히려 생화학적 대사를 악화시킨다.

8) 예후

혈당조절의 방법이 개선됨에 따라 예후가 개선되고 있어서 성인환자가 점차 늘어나는 추세이다. 그러나 간 선종, 골다공증, 신장기능 악화 등과 여러 드문 성인기 합병증의 관리가 향후 예후를 개선시키기 위한 중요한 과제가 되고 있다. 간이식이 현재로선 완치시킬 수 있는 치료법이다.

참고문헌

1. Janecke AR, Mayatepek E, Utermann G. Molecular genetics of type 1 glycogen storage disease. Mol Genet Metab 2001; 73: 117~25.
2. Ko JS, Yang HR, Kim JW, Seo JK. Clinical phenotypes of genotypes in Korean patients with glycogen storage disease type Ia. Korean J Pediatr 2005; 48: 877~80.
3. Visser G, Rake JP, Labrune P, et al. Consensus guidelines for management of glycogen storagedisease type 1b-European Study on Glycogen Storage Disease Type 1. Eur J Pediatr 2002; 168Suppl 1: S120~3.
4. Donadieu J, Bader-Meunier B, Bertrand Y, et al. Recombinant human G-CSF(Lenograstim) for infectious complications in glycogen storage disease type Ib. Report of 7 cases. Nouv Rev Fr Hematol 1994; 35: 529~34.
5. Chou JY, Matern D, Mansfield BC, et al. Type I glycogen storage diseases : disorders of the glucose-6-phosphatase complex. Curr Mol Med 2002; 2: 121~43.
6. Chou JY, Jun HS, Mansfield BC. Glycogen storage disease type I and G6Pase-β deficiency : etiology and therapy. Nat Rev Endocrinol 2010; 6: 676~88.
7. Chou JY, Jun HS, Mansfield BC Neutropenia in type Ib glycogen storage disease Curr Opin Hematol 2010; 17: 36~42.
8. Gerin I, Veiga-da-Cunha M, Achouri Y, et al. Sequence of a putative glucose-6-phosphate translocase, mutated in glycogen storage disease type 1b. FEBS Lett 1997; 419: 235~8.

증례 2-6

간비대로 내원하여 당원병 Ia형으로 진단받은 4세 여아

1. 내원 동기가 된 주증상(주소)

간비대

2. 발병 시 연령/성별

4년 4개월/여자

3. 가족력

특이 소견 없었다.

4. 임상 증상

출생 시 체중 3.2 kg 자연분만으로 태어났으며, 생후 8개월경 상기도감염 증상과 함께 체중감소 소견으로 1차 진료에서 간비대 관찰되어 경과 관찰하던 중, 3세경 간조직 검사를 시행하여 지방간 및 당원병이 의심되었으나 당시 진단되지 않고, 점차 진행되는 황달 소견이 관찰되었으나 치료 없이 지내오다가, 내원 직전 코피 및 혈변 증상이 있고 악화되는 간비대로 본원에서 진단되었다.

5. 진찰 소견

만성적으로 아픈 소견으로, 의식은 명료하였다. 인형 같은 얼굴 모양이 관찰되었다. 복부는 부드러우나 팽만되어 있었고 장음은 정상적으로 청진되었다. 횡격막간아래 9 cm 정도로 간이 촉지되었고, 비장은 만져지지 않았다. 복부의 압통과 반발통은 없었다. 다른 신체검진에서 특이 소견 없었다.

6. 검사 소견

(1) 일반혈액 및 생화학적 검사

혈색소 5.2 g/dL, 적혈구용적률 19.4%, 평균적혈구용적 68 fl, 평균적혈구 혈색소량 18.4 pg, 철 53 ug/dL, 총철결합능(Total iron binding capacity, TIBC) 1203 ug/dL, Ferritin 3.8 ng/mL로 심한 철결핍 빈혈소견이 관찰되었다. 응고검사에서 정상이었다. 생화학 검사에서 AST/ALT174/85 IU/L, 포도당 78 mg/dL, 요산 8.8 mg/dL, 젖산 4.3 mg/dL, 총 콜레스테롤 226 mg/dL, 중성지방 875 mg/dL이었다.

(2) 분자유전학 검사

G6PC 유전자 분석에서 c.[648G > T]; [648G > T] [splicing]; [splicing] 동형 접합자 소견을 보였다.

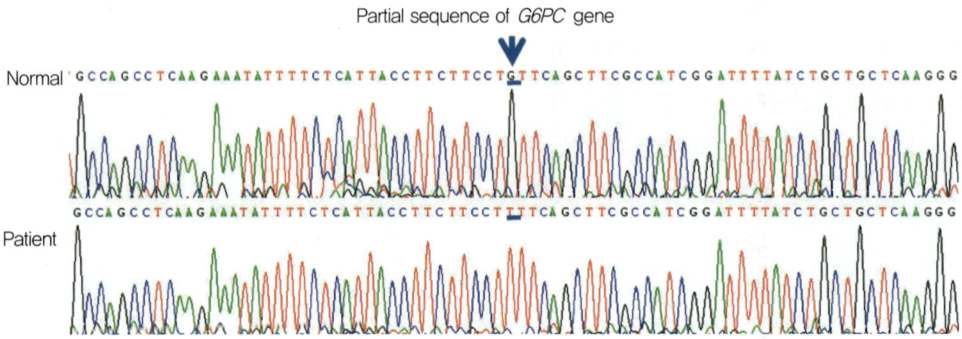

c. [648G > T]; [648G > T] (homozygote splicing mutation)

(3) 초음파 소견

복부초음파에서 광범위한 간비대 및 지방간 소견 관찰되나, 다른 국소 병변은 없었다.

7. 치료 경과

(1) 치료에 따른 검사 소견 변화 및 성장 발달 추이

생옥수수 전분 복용을 1일 최소 4회 이상 체중 kg당 2 gm 섭취하기를 권유하였으나 환자 순응도가 낮아서 하루 1차례 정도 복용하면서 지내 왔고, 결국 사춘기 지연 및 저신장이 초래되었다. 2차 성징이 나타나지 않고, 만 13세 6개월에 가슴 발육이 관찰되었고, 초경 15세경으로 늦은 편이었다.

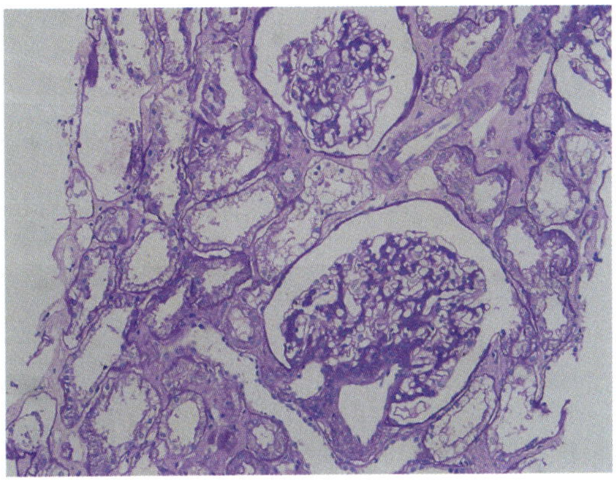

그림 2-6 신장조직 검사소견 상 국소성 분절성 사구체 경화증이 관찰되었다.

골연령도 역연령에 비해 2세 정도 느린 편이었다. 만 17세 3세경부터 콜라색 혈뇨가 3일 동안 육안적 혈뇨가 관찰되고 단백뇨가 동반되어 신장 조직 검사를 시행하였다. 병리학적 소견으로 사구체 비대 및 요세관 내 당원 물질 침착으로 인한 국소성 분절성 사구체 경화증(focal segmental glomerular sclerosis)이 관찰되어서, ACE inhibitor 투여를 시작하였다. 이후 혈뇨 및 단백뇨가 관찰되지 않았고, 혈중 크레아티닌(creatinine) 수치가 안정적이었다. 또한 이 당시 실시한 24시간 요 소변 칼슘 배설량이 355 mg/일로 7.7 mg/kg으로 증가되었다. 만 18세경 시행한 골밀도 검사에서 요추 부위 Z-score −3.0로 심한 골다공증을 보였다. 이후 식이요법을 적극적으로 시행하도록 하였고, 최근 확인한 골밀도 검사에서 요추 부위 Z-score −2.3으로 특별한 투약 없이 호전되는 추세이다.

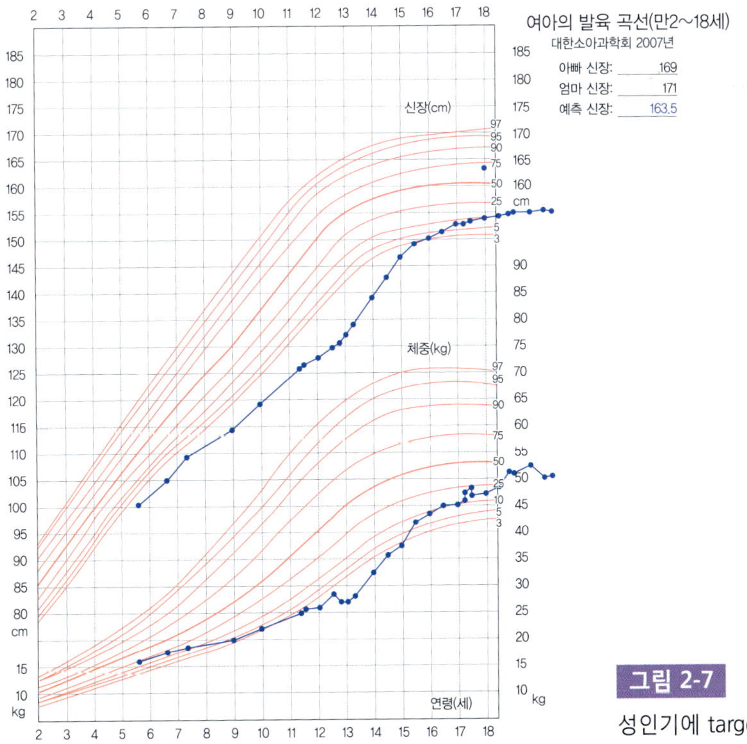

그림 2-7 성인기에 target 신장보다 작은 저신장을 보인다.

(2) 투여 약제/용량

환자는 철분제제 및 고요산혈증 강하제, 항지질혈증제 복용을 시작하였다. 이차적인 고요산혈증과 고지질혈증을 호전시키고 신기능을 유지하는 것이 신질환으로 진행을 예방할 수 있다. 지질의 정상수치를 유지해야 췌장염을 막을 수 있다. Angiotensin-converting enzyme 또한 미세알부민뇨증을 치료하며, 말기신부전까지 진행된 경우 간이식과 아울러 신이식을 고려해야 한다.

(3) 식이요법

잦은 식사, 생옥수수 전분의 복용과 같은 식이요법이 주된 치료이다. 생옥수수 전분(2 g/kg)을 두유에 혼합하여 매 3회 식사와 간식으로 복용 시작하였다. 또는 Polycose (glucose polymer)를 80 gm씩 3~4회 복용을 권장하였고 단백질은 1.3 gm/kg/일 먹도록 권장하였다. 지방은 주로 식용류를 사용하도록 권장하였다.

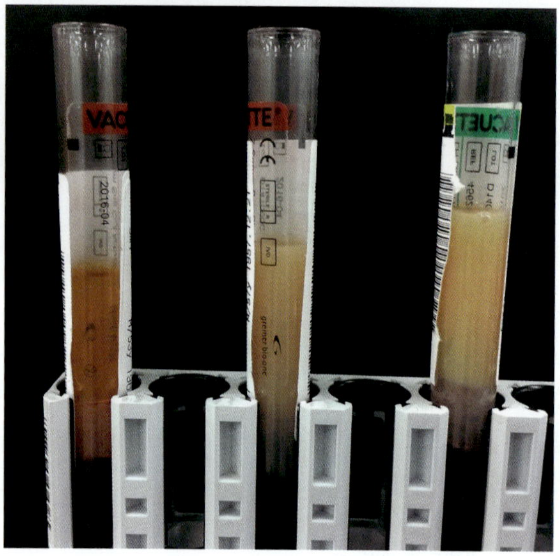

그림 2-8 고중성지방혈증에 의해 혈청이 우유빛을 띈다.

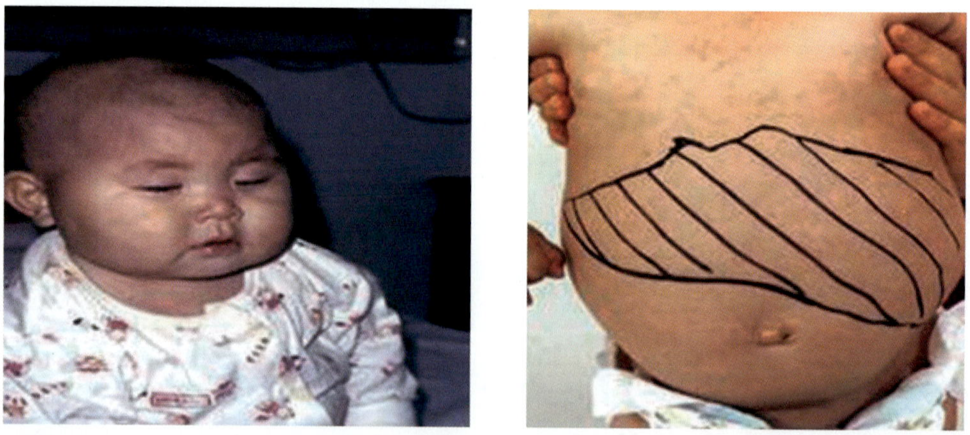

그림 2-9 양볼이 통통한 소위 "Chinese doll face"를 보인다. 심한 간비대를 보이나 비장 종대는 현저하지 않다. 간은 부드럽게 느껴진다.

증례 2-7

유전성 대사질환이 동반된 당원병 Ia형 성인 환자

1. 내원 동기가 된 주증상(주소)

간종양

2. 발병 시 연령/성별

28세/남자

3. 가족력

특이 소견 없었다.

4. 임상 증상

생후 8세 경 복통으로 타 병원 방문 시 당원병이라 듣고 이후 특별한 치료 없이 외래 추적 경과를 관찰하였으며 사춘기 지연과 전신 쇠약감이 잦은 편이었다. 일 년에 세 차례 정도의 잦은 코피가 있었고, 내원 2년 전부터 양측 엄지발가락의 발적, 부종, 통증으로 통풍 진단을 받고 allopurinol를 복용하기 시작하였으며, 내원 1년 전부터 간비대가 진행되고 당시 시행한 복부단층검사에서 커지는 양상을 보여서 추가적인 검사 및 치료를 위해 내원하였다.

5. 진찰 소견

만성적으로 아픈 소견으로, 의식은 명료하였다. 인형 같은 얼굴 모양이 관찰되었다. 피부의 황달, 발진, 점상 출혈은 보이지 않았다. 복부는 경도 팽만되어 있었고 장음은 정상적으로 청진되었다. 횡격막간아래 3횡지 정도로 간이 촉지되었고, 비장은 만져지지 않았다. 복부의 압통과 반발통은 없었다. 양 엄지발가락이 울퉁불퉁한 양상으로 지름 27 mm로 커져 있었으며 열감, 통증은 없었다. 다른 신체검진에서 특이 소견 없었다.

6. 검사 소견

(1) 일반혈액 및 생화학적 검사

혈색소 9.4 g/dL, 평균적혈구용적 68.5 fl, 평균적혈구 혈색소량 20.8 pg, 철 23 ug/dL, 총철결합능 428 ug/dL, Ferritin 37 ng/mL로 철결핍 빈혈소견이 관찰되었다. 생화학 검사에서 AST/ALT 48/40 IU/L, 포도당 134 mg/dL, 요산 6.9 mg/dL, 젖산 35.5 mg/dL, 총 콜레스테롤 207 mg/dL, 고밀도지단백 콜레스테롤 35 mg/dL, 중성지방 718 mg/dL이었다. 간암 표지자는 음성이었다.

(2) 분자유전학 검사

G6PC 유전자 분석에서 c.[365G>A]; [c.[648G>T], p.[Gly122Asp]; [splicing] 복합이형 접합자 소견을 보였다.

(3) 간 전산화단층영상소견

간 실질에 전반적인 음영이 감소되어 지방간이 의심되며, 다수의 경계가 명확한 음영이 간 혈관을 따라 분포하며, 일부 병변에서 늦게 조영제가 감소 소견이 관찰되므로 간선종이 의심된다.

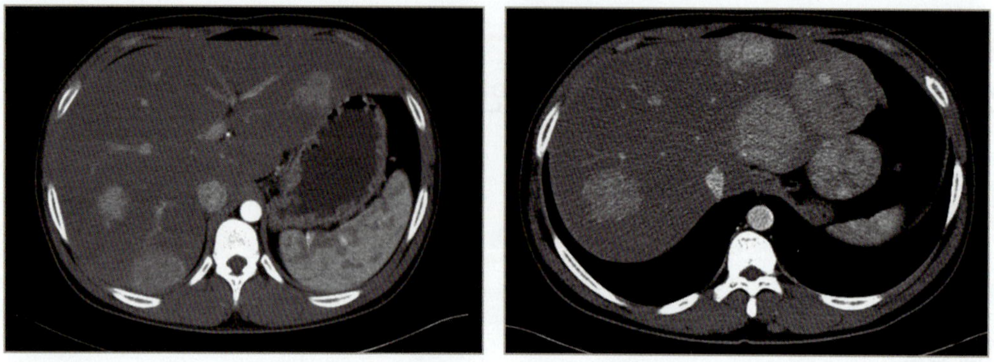

7. 치료 경과

(1) 환자 진단 후 정기적인 추적관찰이 이뤄지지 않았고, 본격적인 치료가 성인기에 이르러 이뤄지기 시작하였다. 이로 인해 성인 최종 신장 164.5 cm(10 백분위수), 체중 71.3 kg(75 백분위수)이다. 본원에서 시행한 골밀도 검사에서 요추 부위 Z-score −3.5로 심한 골다공증을 보여서 Pamidronate 치료를 시행하였다. 이후 식이요법을 적극적으로 시행하도록 하였고, 최근 확인한 골밀도 검사에서 요추 부위 Z-score −2.8로 호전되는 추세이다.

(2) 투여 약제/용량

환자는 철분제제 및 고요산혈증 강하제, 항지질혈증제 복용을 시작하였다. 식이 치료에도 반응하지 않는 Ia 형 환자의 경우에는 간이식을 마지막 치료법으로 고려할 수 있다. 간선종이 발생할 경우 경피적 에탄올 주입이나 고주파절제술(radiofrequency ablation)이 요구된다. 내과적 치료에도 반응을 하지 않는 경우나 간세포종인 경우 간이식을 고려해야 한다.

(3) 식이요법

잦은 식사와 생옥수수 전분(2 g/kg) 매3회 식사와 간식을 권장하였다. 또는 Polycose(glucose polymer)를 100 gm씩 3~4회 복용을 권장하였고 단백질은 1~1.3 gm/kg/일 먹도록 권장하였다. 지방은 주로 식용류를 사용하도록 권장하였다.

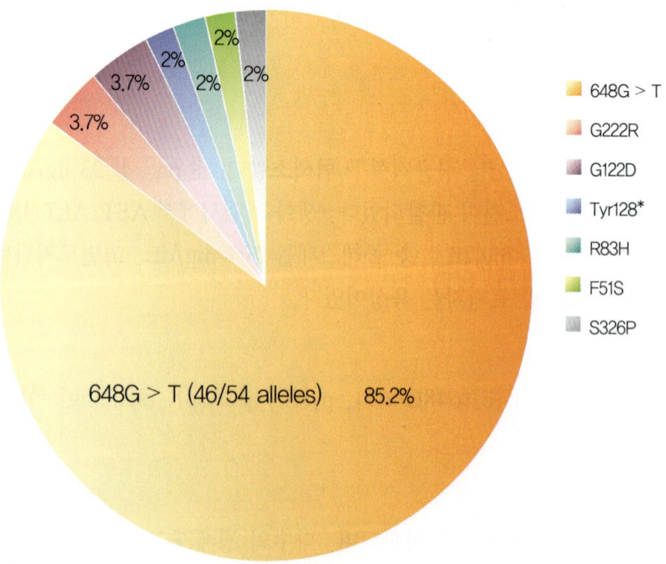

그림 2-10 한국인 *G6PC* 유전자 돌연변이 양상(서울아산병원 의학유전학센터 제공)

표 2-2. 당원병 Ia형 환자의 치료 전 후의 생화학적 변화

	진단 시 (n=31)(Mean ± SD)	치료 후 (n=27)(Mean ± SD)	*p*-value
Lactate(μmol/L)	24.6 ± 30.7	8.2 ± 13.5	0.01
Uric acid(mg/dL)	7.7 ± 2.8	6.3 ± 1.8	0.031
Choleststerol(mg/dL)	227.2 ± 81.9	223.2 ± 60.5	0.835
Triglyceride(mg/dL)	632.3 ± 522.3	445.5 ± 515.73	0.378
Hemoglobin(mg/dL)	10.4 ± 2.7	11.6 ± 1.3	0.036
Glucose(mg/dL)	56.9 ± 22.9	86.0 ± 20.4	<0.001

표 2-3. 성인 당원병 Ia형 환자의 합병증(서울아산병원 의학유전학센터 제공)

Total 16 patients(M 10, F 6)	Patients / Total(%)
Hepatomegaly 100%	16 / 16(100%)
Hyperlipidemia 100%	15 / 16(93.8%)
Hepatic adenoma	11 / 16(68.8%)
Osteopenia or fracture 27%	9 / 16(56.3%)
Renal complication	9 / 16(56.3%)
Short stature(<-2.0 SDS)	8 / 16(50%)
Anemia	8 / 16(50%)
Delayed puberty	5 / 16(31.3%)
Gout	4 / 16(25%)
Pulmonary hypertension	2 / 16(12.5%)

증례 2-8

호흡곤란, 설사 및 저혈당으로 내원하여 당원병 Ib형으로 진단된 환자

1. 내원 동기가 된 주증상

호흡곤란, 설사

2. 병력 및 임상 증상

출생 시 체중 3.615 kg 자연분만으로 태어났으며 이후 잦은 구토, 복부 비대, 설사가 있었으나 특별한 검사 없이 지내 왔다. 생후 8개월경 고열을 동반하여 호흡곤란, 설사 증상으로 저혈당, 고요산혈증, 젖산혈증으로 당원병이 의심되어 추가적인 진단 및 치료를 위해 전원되었다.

3. 진찰 소견

만성적으로 아픈 소견으로, 의식은 명료하였다. 인형 같은 얼굴 모양이 관찰되었다. 내원 당시 간은 횡격막간아래 4횡지 정도 크기로 크게 촉진되었으나 비장비대는 없었다. 구강 내에 궤양은 관찰되지 않았다. 기타 신체 검진에서도 다른 특이 소견은 없었다.

4. 검사 소견

(1) 생화학적 검사 소견

간기능 검사에서 AST/ALT 874/711 IU/L, 포도당 18 mg/dL, 요산 14.3 mg/dL, 젖산 9.6 mg/dL, 케톤 3+, 암모니아 64.3 mmol/L로 저혈당, 고요산혈증, 젖산혈증이 관찰되었다. 본원에서 실시한 검사에서 백혈구 5,200/mm^3, 절대호중구수 1,500 mm^3, 혈색소 7.8 g/dL, 혈소판 500,000 mm^3, AST/ALT 523/498 IU/L, 포도당 67 mg/dL, 총 콜레스테롤 114 mg/dL, 고밀도지단백 콜레스테롤 27 mg/dL, 중성지방 300 mg/dL, 요산 10.9 mg/dL, 젖산 13.9 mg/dL이었다.

(2) 분자유전학 검사

SLC37A4 유전자 분석에서 p.Trp138Arg 동형접합자 소견을 보였다.

Partial sequence of *C37A4* gene

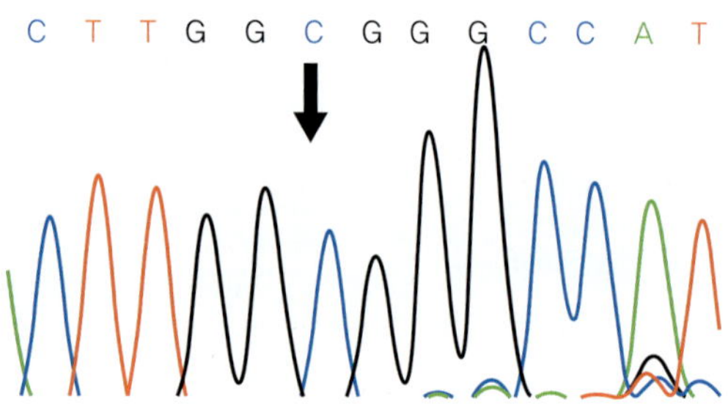

c. [412T>C]; [412T>C] (p.[Trp138Arg]; [Trp138Arg]), homozygote

(3) 간초음파 소견

전반적인 간 실질의 음영 증가소견이 관찰되었다.

5. 치료 경과

(1) 생후 14개월 경 현저한 중성구 감소가 관찰되었다(백혈구수 8300 mm^3, 호중구 5%, 절대 호중구수 415 mm^3). 이후 외래 관찰 기간 동안 환자의 절대 호중구수가 감소되어 G-CSF를 3~5 μg/kg/day 용량으로 매주 투여 받았으며, 이후 절대 호중구수가 회복되지 않아 주 6회까지 투여 횟수가 증가하였다.

간헐적인 구강 궤양 증상이 관찰되었으나, 항문 주변 궤양은 없었다. 반복적인 저혈당 증상이 있었고 18개월 경 포도당이 20 mg/dL까지 떨어지면서 5분간 근간대성경련을 증상으로 입원 치료가 필요하였고, 이후에도 조절되지 않는 저혈당이 반복되어 3차례 반복적으로 입원하였다.최근 간비대가 진행되어 횡격막아래 5횡지 크기로 촉진되었다. 비장 비대는 13세 10개월경 관찰되기 시작하였다. 환자는 비교적 정상적인 성장 속도를 유지하였던 반면, 체중 증가는 급속히 진행되어 4세 이후 체질량 지수가 95 백분위수 이상이었다. 12세 4개월경 사춘기 발현이 관찰되었고 14세 2개월경 초경이 시작되었다.

(2) 투여 약제/용량

요산의 수치를 정상화시키기 위해 allopurinol을 투여하였다. 고중성지방혈증을 조절하기 위해 항지질혈증제로서 fibric acid를 처방하였다.

지속적인 백혈구 감소증에 동반된 구강 내, 항문주위 피부감염 때문에 G-CSF를 3~5 ug/kg/day 용량으로 매주 2~3회 이상 투여하며 간이식을 고려하고 있다.

(3) 식이요법

적절한 혈당을 유지하여 저혈당을 예방하고 성장과 발달에 적절한 영양 제공이 요구된다. 저혈당으로 인한 이화작용을 줄이기 위해 장시간 당을 유지할 수 있도록 생옥수수 전분을 섭취하는 것이 중요하다. 잦은 식사, 야간에 위관을 통한 섭취, 그리고 생옥수수 전분의 복용과 같은 식이요법이 주된 치료이다. 이 환자 역시 생옥수수 전분(2 g/kg)을 1일 4회 섭취 시작하였으며 이후 생화학적 지표는 호전되었다.

6. 요약

성장장애, 잦은 저혈당, 고지질혈증, 고젖산혈증, 고요산혈증의 특징적인 생화학적 검사 소견과 간의 비대가 있는 경우 GSD Ia를 의심한다. 한국인은 GSDIa의 원인 유전자 *G6PC* 돌연변이의 조상효과(founder effect) 때문에 간조직 검사에 의한 효소분석보다는 유전자 분석이 진단에 더욱 유용하다. 백혈구 감소가 있으면 GSD Ib를 우선적으로 고려한다. 이 경우 식이요법과 G-CSF 투여가 필요하다. 간이식으로 치료할 수 있으나 우선 생옥수수 전분을 이용한 식이요법으로 관리함이 일반적이다. 성인기의 다양한 합병증(간의 선종, 신장기능의 변화, 골밀도 및 내분비 기능장애)에 유의하며 감시하여야 한다.

3 당원병 II형(Pompe disease)

1) 원인

폼페병은 acid α-glucosidase (GAA) 또는 acid maltase로 불리는 효소의 결핍에 발생하는 당원병 II형으로 상염색체 열성 유전방식으로 유전된다.

이 효소의 결핍은 정도에 따라 매우 다양한 임상양상을 초래하게 된다. 출생 후 신생아시기에 심한 비후성 심근병으로 2세 이진에 시망하는 경우부터 급격히 청소년기에, 또는 서서히 진행하는 성인기의 근육병과 호흡부전 등에 이르기까지 여러 임상상을 보여 진단이 늦어지는 경우가 흔하다. 네덜란드의 병리학자였던 Johannes Cassianus Pompe가 1932년 원인불명의 심근비대로 사망한 7개월 된 여사아이의 심장비후 근육과 다른 조직에서 당원의 침착을 처음 보고함으로 폼페병으로 불리게 된다. 그 이후 여러 보고들이 폼페병은 단지 심장비대만 동반되는 것이 아니고 근긴장도 저하, 근무력, 간과 혀의 비대 등도 동반됨과 대부분의 환자들이 1~2세 이내에 사망함을 보고하였다. 그 후 30년이 지난 1952년에 Cori & Cori가 당원의 생화학적 대사경로를 규명하고 당원병의 분류를 체계화했다. 동시에 Duve가 세포 내 소체인 리소좀의 구조와 기능을 규명하였다. 1963년에 Hers 등이 리소좀 효소인 acid α-glucosidase (GAA)의 결핍이 원인임을 보고하였다. 1979년 염색체 17q25에 위치한 *GAA* 유전자의 구조가 규명되고 유전자 분석 및 산전진단도 가능하게 되었다. 글리코겐 축석 질환 II형인 폼페병은 근육을 주로 침범하는 글리코겐 축적 질환으로 진행성으로 근력이 감소하고 근육이 위축되며, 심근병증이 나타날 수 있다.

세포 내 리소좀 안에서 글리코겐을 분해하는 데 작용하는 효소인 α-1, 4-glucosidase (acid maltase)의 결핍으로 인해 리소좀 내부에 글리코겐이 축적되어 발생하므로, 세포질 내에 글리코겐이 축적되는 다른 형의 글리코겐 축적 질환과는 구분된다.

2) 유전적 이상

상염색체 열성으로 유전하는데, α-1,4-glucosidase (*GAA*) 유전자는 염색체 17q25.2에 위치한다. 유전자는 28 Kb의 크기로 20개의 exon으로 구성된다. 첫 번째 exon은 전사되지 않고 2.7 Kb 크기의 첫 intron 다음의 두 번째 exon부터 전사된다. 250여 종의 변이가 보고되어 있으며 백인에서는 c.-32-13T > G splicing 변이, 흑인에서는 p.R854X가 흔하고 타이완의 영아형 폼페환자의 80%에서 p.D645E 변이가 발견되어 founder mutation으로 여겨진다.

3) 발병 빈도

미국, 유럽에서는 약 40,000명당 1명, 흑인에서는 14,000명당 1명 정도의 빈도로 발생하는 것으로 알려져 있다. 우리나라에서도 상당수의 환자가 보고되었다. 전형적인 영아형보다는 성인기에 진단되는 지발형이 더 흔하다. 타이완은 신생아대사질환 선별검사의 항목으로 폼페병을 스크리닝하고 있는데, 전반적인 빈도는 17,000명당 1명이고 영아형 폼페병의 빈도는 52,000명당 1명이었다.

4) 생화학적 병태생리

리소좀 축적 질환의 하나로 분류되며, 리소좀 내부의 α-1,4-glucosidase가 결핍되어 리소좀 내부에 글리코겐이 축적되어 발생한다. 폼페병의 임상양상은 질병의 발병연령과 증상의 위중성이 매우 다양하다. 이는 일반적으로 유전자형, 잔존효소 농도와의 연관성으로 설명하기도 하지만, 반드시 유전자형-표현형 연관성으로 질병의 예후 및 자연경과를 예측하는 것이 가능한 것이 아니다. 그러나 대개 영아형 폼페병(infantile onset Pompe disease, IOPD)의 경우 효소농도가 일반적으로 1% 미만이며 2% 이상인 경우는 거의 없다. 그러나 효소 농도가 2% 미만이라도 성인형, 지발형(late onset Pompe disease, LOPD)을 보일 수 있어 효소농도 유전자형에 근거하여 임상형을 분류하기는 어렵다. 1932년 폼페가 보고한 급성의 비후성 심근병으로 사망한 7개월 된 영아에서 추가적으로 동반된 증상은 근긴장도 저하, 근무력증, 거대설 및 중등도의 간비대였다. 즉 이러한 증상들이 전형적인 영아형 폼페병의 특징이다.

대부분의 환자들은 acid α-glucosidase의 완전 기능소실(complete loss of function)에 기인한다. 부분적 기능소실이 있는 환자도 영아기에 발병할 수 있으나 근육에 국한이 된다.

폼페병의 근육 조직에서 광학현미경으로 관찰되는 가장 기본적인 이상 소견은 근섬유 내에 공포(vacuole)가 발견되는 것인데, 이 공포는 흔히 글리코겐을 함유하므로 Periodic Acid-Schiff (PAS)에 강하게 염색되며, 리소좀의 활성도가 증가되어서 리소좀 특이효소인 acid phosphatase에 역시 강하게 염색된다. 물론 이러한 소견은 리소좀 장애가 유발되는 Danon병이나 XMEA (X-linked myopathy with excessive autophage) 등 다른 질환들에서도 관찰되지만, 이 질환들은 폼페병과는 임상 소견이 다르기 때문에 이를 감안하면 진단적인 가치가 매우 높다. 공포화의 정도는 특정 근육마다 그 침범 정도에 따라서 다르며, LOPD는 IOPD에 비해 덜 현저하고, 심지어는 공포가 관찰되지 않는 경우도 있으므로 근생검에서 전형적인 공포가 발견되지 않는다고 LOPD를 배제하여서는 안 된다. 폼페병의 근섬유를 전자현미경으로 관찰하면 글리코겐이 리소좀 내부 또는 섬유(myofibril) 사이에 축적되어 있으며 자가포식소체(autophagosome)가 흔히 관찰된다. 자가포식소체의 형성은 IOPD에 비해 LOPD 환자에서 훨씬 현저하며, 리소좀의 막융합 장애 및 불가역적인 근섬유 손상과 동반되므로 질병의 진행과 LOPD 환자들에서 효소대치요법의 효과를 떨어뜨리는 원인으로 지목된다. 또한 폼페병 환자들의 근생검에서는 acid phosphatase에 양성으로 염색되는 구형의 봉입체가 발견되는데, 전형적인 공포가 발견되지 않는 경우에도 보이는 경우가 있으며, 폼페병에 특이한 소견이라고 제시되었던 바 있다.

자가형광성(autofluorescence)을 띄는 이 구형의 봉입체는 리소좀 내의 소화되지 않은 잔여물인 리포푸신 과립(lipofuscin granule)임이 최근에 밝혀졌는데, 폼페병에 수반되는 자가탐식 기전의 장애로 인해 생성되는 것으로 추측된다. 일단 리소좀 내부에서 리포푸신 과립이 만들어지면 리소좀의 분해능과 근섬유의 자가탐식 기능을 더욱 저하시켜서 리포푸신의 합성이 더욱 촉진될 것으로 추측되며, 이러한 악성의 순환고리가 반복되면서 서서히 불가역적인 근육 파괴가 이루어지고 효소가 리소좀 내부로 진입하는 과정이 방해를 받아 폼페병, 특히 LOPD에서 질병을 진행시키고 효소대치요법의 효과를 저해하는 요인 중 하나로 작용할 것으로 추측된다.

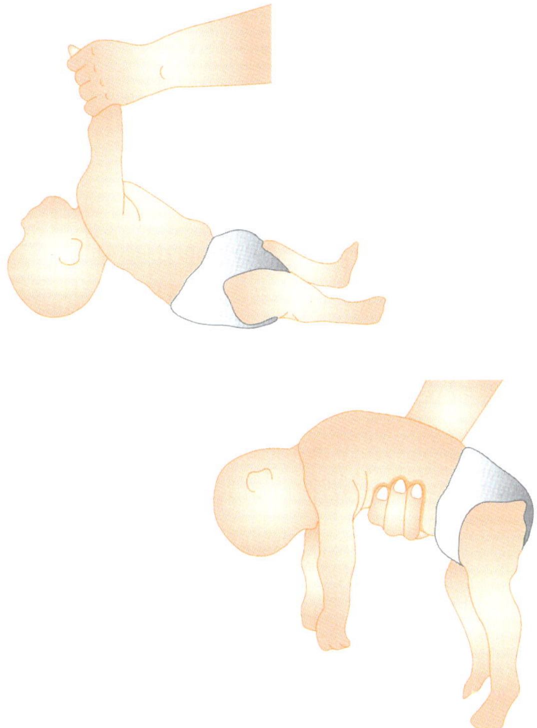

그림 2-11 영아형 폼페병의 근긴장도 저하 : 환자를 두 손으로 엎어진 상태로 들어 올렸을 때 중력 때문에 신체의 모든 부분이 축 늘어진 전형적인 "floppy infant" 보인다. 두 팔을 잡아들어 올렸을 때는 머리가 뒤로 젖혀지는 "head lag" 양싱을 보인다.

5) 임상 증상

(1) 영아형(infantile onset Pompe disease, IOPD)

① 근골격계증상

근긴장도 저하(muscular hypotonia)가 특징적인데 대부분의 영아형 폼페병 환자는 생후 첫 2개월 이내에 빠르게 진행하는 근무력증을 보인다. 환자를 두 손으로 엎어진 상태로 들어 올렸을 때 중력 때문에 신체의 모든 부분이 축 늘어진 전형적인 "floppy infant" 형태를 보인다. 눕혀진 상태에서는 근골격계의 움직임이 없는 "frog-leg posture"를 보이며 두 팔을 잡아들어 올렸을 때는 머리가 뒤로 젖혀지는 "head lag" 양상을 보인다. 따라서 발달평가에 운동발달의 심각한 지연 및 장애가 있다. 진찰 소견 상 무릎과 발목 건반사는 나타나지 않는다. 근육근위부의 무력이 현저하다. 근육은 촉진 시 근무력증에 비해 비교적 단단한 느낌을 준다. 안면근육의 근긴장도 저하가 현저하다. 혀 근육의 미세한 떨림(fibrillation)이 보이고 혀의 움직임이 없을 수 있다.

② 비후성 심근병(hypertrophic cardiomyopathy)

신생아시기 및 산전에도 이미 심한 심장비대를 보이기도 한다. 심장비대는 92%의 경우 대개 4개월 이전에 발병한다. 전형적 영아형 폼페병의 특징이기도 하다. 비대한 심장이 폐를 압박하여 무기폐를 유발하거나 기관지를 압박하여 심폐기능 부전을 가속화한다. 심장비대는 가속화하여 심장 좌심실 outflow tract를 폐쇄시켜 심장 기능부전을 초래한다. 땀을 많이 흘리고 울음소리는 약하며 호흡곤란과 수유장애가 동반되며 환자는 매우 지쳐 보인다. 청진소견 상 심 잡음과 gallop rhythm이 들릴 수 있다. 흉부 X-선 영상소견에서는 축구공처럼 매우 큰 심장음영을 보이고 심전도상 부정맥을 보이기도 하며 PR 간격은 감소하고 QRS complex의 크기가 상승한다. 심장초음파 소견 상 심장의 모든 부분이 두꺼워진 동심성비대(concentric hypertrophy)를 보인다. 근육효소 수치(CK, CK-MB, AST, AST)와 B type natriuretic peptide (BNP)의 현저한 상승을 보인다. 드물게 질환 말기에는 확장성 심근병을 보일 수도 있다.

③ 호흡기 증상

호흡근의 무력이 진행한다. 대부분 횡격막근육과 호흡 보조근들의 근무력이 중요한 호흡기 증상(낮은 호흡, 약한 목소리)의 원인이다. 수면 시 이산화탄소분압이 상승하는 "sleep disordered breathing (SDB)" 현상이 있다. 이는 다른 원인의 신경근육질환에서도 흔히 동반되는 증상이다. 앙아위(supine position) 상태에서 호흡근의 기능장애가 심해지고 수면 시 호흡조절기전에 변화가 발생한다. 수면 시 환기장애는 폐쇄성 호흡, 수면 무호흡, 지속되는 저환기(hypoventilation)이다. 이는 호흡부전의 전조증상일 수 있다. SDB의 임상 증상으로는 수면무호흡, 헐떡이는 호흡(gasping respiration), 수면장애(restless sleep) 등이다. 잦은 폐렴이 동반되는데, 이는 호흡근 무력증, 심장기능부전과 더불어 심장비대에 의한 무기폐, 기관지압박, 거대설 등에 기인하기도 한다. 호흡부전증이 대개 1세 이전에 진행하여 대부분의 환자들이 생후 6개월경에는 인공호흡기에 의존적이 된다. 전형적 영아형 폼페병 자연사 연구에 의하면 1세까지 인공호흡기 비의존적인 경우는 16.9%, 2세까지는 4.9%이다. 전형적 영아형 폼페병 환자의 평균수명은 생후 6~8개월이며 75~95%의 환자가 심폐기능부전이나 폐렴으로 1세 이전에 사망한다.

④ 소화기영양 증상

심한 성장 장애를 보이며 체중이 증가하지 않는다. 정상적인 경구 수유가 불가능한 경우가 대부분이어서 비위관, 위루관 영양을 필요로 한다. 안면근육의 긴장도가 떨어지고, 혀가 크며 구강 내 인두의 근육운동이 저하되어 삼킴 작용이 원활하지 않다. 비위관, 위루관 영양을 하여도 키 성장과 머리둘레는 커지나 체중증가가 불량하다. 위장관계 근육의 당원축적으로 일부 설명하기도 한다. 환자의 약 50%에서 수유 불량이 첫 증상 및 주소(chief complaint)로 의료진을 찾게 된다. 변비, 구토 및 위식도 역류가 동반되기도 한다. 중등도의 간장비대가 있어서 간이 촉진된다. 심부전 시에는 더욱 비대해진다.

⑤ 기타 증상

마취와 관련하여 위험도가 높아진다. 마취를 필요로 하는 불필요한 수술적 처치를 피하며 전신 마취보다는 부분 마취를 권장하고 전신마취 시는 케타민이 추천된다. 인지기능은 대개 정상이다.

최근 효소대치요법에 의한 영아형 폼페병 환아의 생존기간이 길어지면서 일부 환자에서 인지기능이 저하됨이 보고되고 있는데, 이는 뇌조직에도 당원이 축적되기 때문으로 여겨진다. 전도성 또는 감각신경성(주로 전도성) 청력장애가 있을 수 있어서 청력에 대한 평가가 필요하다. 골밀도도 저하된다. 드물게 뇌혈관(주로 기저동맥)에 혈관 확장(basilar artery fusiform aneurysm)이 발생하기도 한다. 매우 드물지만 뇌척수액의 흡수장애로 뇌수종이 동반된 보고와 해열제에 잘 반응하지 않는 발열(이는 뇌신경계의 당원침착으로 체온조절장애 초래로 설명)이 동반된 보고가 있다. 심내막근이 섬유증 및 다낭성신이형성증, 구개열/구개구순열이 동반된 보고도 있으나 이들은 폼페병과의 인과관계가 확실하지 않다. 보통 1년 이내에 급격히 진행하여 심폐부전 혹은 폐렴으로 사망한다.

(2) 후기발병형 폼페병 (Late-Onset Pompe disease, LOPD)

영아기 이후에 첫 증상이 나타나는 폼페병을 통칭한다. 과거에는 LOPD를 발병 시기에 따라 소아형(childhood type), 청소년형(juveniletype), 성인형(adult type)으로 구분하기도 하였지만 발병 시기를 제외하고는 골격근 침범에 의한 증상이 주로 나타난다는 점에서 차이가 없으므로 최근에는 굳이 구분하지 않는다. LOPD와 연관된 *GAA* 유전자 돌연변이는 acid α-glucosidase의 부분적인 효소 결핍을 유발하는데, 거의 완전 결핍(정상의 1% 이하)이 발생하는 IOPD와는 달리 정상의 1~40% 정도의 효소 활성도를 보이며, 효소활성도가 높을수록 발병 시기가 느려진다.

LOPD는 만 1세 이후부터 60대에 이르기까지 매우 광범위한 발병 연령을 보이며, 평균 발병 연령은 20대 후반이다. 발병 연령은 GAA 효소 활성도와 관련이 있다. 주증상은 점진적으로 진행되는 근육병의 형태로서 임상 양상이 지대형 근이영양증(limb-girdle muscular dystrophy)과 가장 유사하다. 대부분 골격근 약화, 특히 하지 근위부와 체간부 근력저하로 인한 달리기 및 보행 장애 증상이 가장 처음에 생기지만 근육통이 첫 증상으로 나타나는 경우도 있으며, 횡격막과 늑간근 약화로 인한 호흡장애 증상이 첫 증상으로 나타날 수도 있다. 증상이 진행되는 순서는 환자에 따라서 차이가 있지만 대개는 달리기 장애, 계단 오르기 장애, 누운 자세 혹은 의자에서 일어나기 장애, 보행 장애, 옷 입기 장애, 휠체어 및 인공호흡기 사용의 순서로 진행된다. 한 연구는 LOPD 환자의 첫 증상이 나타나서 진단이 되기까지 평균 7.3년이 지연되고, 휠체어 사용까지는 평균 10.7년, 인공호흡기를 사용하기까지는 평균 13.2년이 걸리는 것으로 보고한 바 있다. LOPD의 중요한 임상적인 특징 중 하나는 다른 근육병들에 비해 상대적으로 호흡근 침범이 심하고 이로 인해 호흡부전이 조기에 발생한다는 점이다. 즉, 환자의 30~40% 정도가 휠체어보다 인공호흡기를 먼저 사용하게 되는데, 이는 휠체어를 사용하기 시작하고 상당기간이 경과해야만 호흡부전이 발생하는 대부분의 근육병들과 명확히 구분되는 특징이다.

LOPD에서는 하지 근위부 근력저하에 의한 증상이 가장 초기에 나타나므로 환자들은 달리기, 계단 오르기, 걷기 등에 차례로 곤란을 겪게 되는데, 이로 인해 엉덩이를 좌우로 뒤뚱거리면서 걷게 되고(Trendelenburg 징후), 주저앉은 자세에서 일어설 때 손으로 바닥을 짚어서 엉덩이를 들어 올린 후에 다시 손으로 무릎을 짚어가면서 일어서게 된다(Gower 징후). 상지의 골격근 약화 증상은 하지에 비해 상대적으로 늦게 발생하며 진행도 느리다. 사지 골격근의 근력 저하가 심해지면 점차 보행이 불가능해면서 관절구축(contracture)이 나타나게 된다. 체간근육의 약화는 주로 자세 변화를 일으킨다. 복근이 약해지면서 누운 자리에서 곧바로 일어나지 못하며, 우선 몸을 한쪽으로 뒤집어 엎드린 자세에서 일어서게 되고, 척추주위근이 약화되면서 점차 배를 앞으로 내밀고 걷게 되는 요추전만증과 흉추측만증이 생겨 조금씩 악화된다.

호흡근 침범에 의한 증상은 폐활량이 감소되면서 점차 운동호흡곤란과 야간호흡곤란(nocturnal dyspnea)이 나타나게 된다. 일부 환자들은 안면근육이나 인두근육 등이 약해지기도 하는데, 이로 인해 연하장애나 구음장애가 발생하기도 하며 안검하수, 혀위축 등이 발생할 수 있다.

LOPD에서는 골격근 침범에 의한 증상만이 주로 나타나지만 개인차와 질병 경과에 따라서 다른 장기나 조직의 침범에 의한 증상이 함께 나타날 수 있다. LOPD 환자들에게서 심초음파 검사를 시행해 보면 약 10% 내외의 환자들에게서 좌심실비대, 심박출량감소 등의 비정상 소견이 관찰되지만 이와 연관된 증상이나 징후를 유발하는 경우는 거의 없다. 하지만 동기능부전증후군(sick sinus syndrome)이나 Wolf-Parkinson-White (WPW) 증후군과 같은 위험한 부정맥이 나타나는 경우가 보고되고 있다. 또한 뇌동맥류 등과 같은 뇌혈관 이상도 정상인에 비해 흔히 동반되므로 주의하여야 한다.

6) 진단 및 검사 소견

진단을 위해서는 피부의 섬유모세포나 근육 조직에서 α-1,4-glucosidase의 결핍을 확인하는 것이다. 확진은 유전자 분석으로 할 수 있다. 영아형은 효소의 완전한 결핍을 보이나 성인형에서는 잔존 효소 활성도를 확인할 수 있다.

근육조직검사 소견은 막에 둘러싸인 글리코겐을 다량 포함한 큰 공포(vacuole)와 리소좀 외부에 부유하는 PAS 염색 양성의 글리코겐 물질들을 확인할 수 있다. 태아 융모막 검사로 효소 활성도 측정 혹은 유전자 분석을 통하여 산전 진단이 가능하다. 근육 효소들(creatine kinase, lactate dehydrogenase)이 상승되었고, 혈장 acid phosphatase가 증가되었다. 혈중 크레아틴 키나아제(creatine kinase, CK)는 대부분의 근육병에서 상승 소견을 보이는데, LOPD 환자들 역시 대부분 CK 상승 소견을 보이므로 진단이나 경과 관찰에 도움이 될 수 있다. 대개는 정상치의 1.5배에서 15배 정도로 상승되지만 일부 환자들은 정상 소견을 보일 수 있다. CK 상승소견은 질병 초기에 심하며, 질병이 진행되어 근육의 손실이 심해질수록 낮아져 정상치까지 떨어질 수 있다. 전기진단 검사 중 신경전도검사는 정상 소견을 보이지만 침 근전도 검사에서는 일반적인 근육병에서 관찰되는 공통적인 소견인 섬유자발전위(fibrillation potential), 양성 예파(positive sharp wave) 등 비정상 자발전위와 지속기간이 짧고 크기가 작은 운동단위전위(small, short motor unit potential)가 관찰되는데, 폼페병에서는 이뿐만 아니라 대부분의 환자에서 근긴장성전위(myotonic discharge)나 복합반복방전(complex repetitive discharge)이 관찰된다. 특히 근긴장성전위는 근긴장증이 있는 근육병에서 특징적으로 나타나는 비정상 자발전위이지만 폼페병은 임상적으로 근긴장증 없이 침근전도 검사에서만 근긴장전위가 나타난다. 따라서 근긴장증이 없는 근육병 환자에서 근긴장전위가 나타난다면 폼페병의 가능성을 반드시 생각해 보아야 하겠다.

LOPD는 특정 근육군이 다른 근육군들에 비해 조기에 심하게 침범되는 경향이 있는데, 컴퓨터단층촬영(computed tomography, CT), 초음파검사(ultrasonography), 자기공명영상(magnetic resonance imaging, MRI) 등의 영상검사를 이용하면 각 근육들의 침범 정도를 비침습적인 방법으로 조사할 수 있다. 특히 MRI 검사는 검사 비용이 비싸다는 단점이 있지만 방사선 노출이 없고, 다양한 단면 관찰이 가능하며, 정밀한 영상에서 세부적인 정보를 얻을 수 있기 때문에 근육병 환자들에서 개별 근육들의 침범 정도를 알아보기 위한 목적으로 임상에서 사용되는 빈도가 점차로 늘어나고 있다.

전신 MRI 검사를 이용하여 LOPD 환자들을 대상으로 신체 부위별로 주로 침범되는 근육군에 관해 연구한 결과도 발표된 바 있다. 이 연구에 따르면 척추주위근(paraspinal muscle)과 복근(abdominal muscle) 등의 체간근, 고관절을 신전시키는 엉덩이근(gluteal muscles), 대퇴부의 큰모음근(adductor magnus) 등이 질병 초기부터 항상 침범된다. 또한 대부분의 얼굴 근육들은 거의 침범되지 않지만 혀 근육이 질병의 진행 정도에 상관없이 항상 심하게 침범된다는 사실은 주목할 만하다. 목 근육 중에는 목을 뒤로 젖히는 근육(neck extensor)이 항상 심하게 침범된다. 이와 반대로 잘 침범되지 않는 주요 근육들로는 등세모근(trapezius), 넓은등근(latissimus dorsi), 늑간근(intercostalis), 위팔 및 아래팔의 폄근(extensors), 넙다리곧은근(rectus femoris), 두덩정강근(gracilis), 넙다리빗금(sartorius) 등을 들 수 있다. 따라서 CT나 MRI 검사를 질병 경과에 따라 수년 간격으로 시행하여 관찰하면 침범된 근육의 부위와 침범 정도의 변화를 일목요연하게 판단할 수 있으므로 경과 관찰에 많은 도움이 될 것이다.

LOPD는 횡경막 약화로 인해 호흡부전이 조기에 발생할 뿐만 아니라 근력저하 증상이 뚜렷하지 않은 시점에도 호흡기능 저하가 진행될 수 있는 질환이므로 진단 시점뿐만 아니라 경과 관찰 중에도 반드시 폐기능 검사를 주기적으로 시행해 보아야 한다. 가능하면 앉은 자세와 누운 자세에서 각기 검사하여 평가하는 것이 좋은데, 누워서 측정한 강제폐활량(forced vital capacity, FVC)이 앉은 자세에서 측정한 수치보다 10% 이상 감소되었다면 횡경막 약화를 시사하며, 30% 이상 감소된다면 횡경막 침범이 매우 심하다는 것을 의미한다.

7) 치료 및 관리

(1) 효소대치요법(enzyme replacement therapy)

1973년에 효소대치요법이 처음으로 시도되기 전까지는 폼페병에 대한 근본적인 치료법은 없었다. 1990년대에 새로운 재조합 기술이 생기고, 이는 재조합사람 GAA (recombinant human α-glucosidase, rhGAA)

의 대량 생산을 가능하게 하였다. 2006년에 Chinese hamster ovary (CHO) 세포에서부터 유래된 rhGAA (Myozyme)가 FDA의 승인을 받아 사용되기 시작하였으며, 이는 최초의 폼페병 치료제이다.

Myozyme의 권장량은 체중 kg당 20 mg으로 2주에 1회씩 정맥 내 투여한다. 이 약을 주사용수로 용해한 다음, 0.9% 생리식염수로 희석하여 정맥 주입한다. 최종 권장 농도는 0.5~4 mg/mL이다.

주입시간은 대략 4시간 이상에 걸쳐 투여하여야 한다. 주입은 주입 펌프를 사용하여 점차 주입속도를 높이는 계단식 방식으로 투여되어야 한다.

초기 주입 속도는 최대 1 mg/kg/hr으로 하되, 주입속도에 대한 환자의 내약성을 고려하여 투여 후 매 30분마다 2 mg/kg/hr씩 증가시킬 수 있으며, 최대속도 7 mg/kg/hr에 도달하게 한다. 각 주입단계의 마지막 시점에 활력징후를 확인한다. 영아형 폼페병의 경우 효소대치요법 시작 전에 교차반응면역물질(cross reacting immunological material, CRIM)이 존재하는지 확인이 필요하다. 이는 투약과 연관된 부작용 및 치료효과와 관련이 있기 때문이다.

(2) 대증적 치료 및 관리

① 심장과 관련한 환자관리

구조 및 기능검사	초기검사 : 가슴 X-선, 심전도, 24시간 holter EKG monitoring, 심장초음파 상기 검사를 주기적으로 시행하여 변화를 관찰한다.
환자 관리	심근병증 단계에 따른 심장전문의의 관리가 필요하다. 체액 상태의 향상성을 유지토록 한다. 효소대치요법을 시행하는 동안에는 꼭 EKG monitoring을 할 필요가 있다.

② 호흡과 관련한 환자관리

③ 소화기 및 영양과 관련한 환자관리

기능평가	
환자상태평가	기침, 천명음, 단호흡, 운동적응여부, 필요에너지레벨, 피로도측정
신체검사	호흡수, 호흡시 부수근 사용여부, 가스전환적합여부, 호흡음확인, 기침가능여부, 기침의 질확인
호흡기능검사	강제호흡량, 1초강제호기량, 최대흡기량, 최대호기량
검사	흉부 X-선 사진, 산소포화도, 이산화탄소량, 수면다원검사
환자 관리	
기침기능강화	기관지 확장제나 assisted coughing manuever 등의 시행.
적절한 투약	천식이 의심될 경우 기관지 확장제, 스테로이드 사용 심비대가 동반되는 경우 선택적인 베타차단제 사용
감염예방	가능한 예방접종 시행 고려. 호흡기계 감염 발견시 바로 치료.
호흡기 사용	수면호흡장애의 경우 수면시 지속적 양압확기 혹은 bileve noninvasive ventilation(BiPAP)적용 동맥혈중산소가 45 mmHg 이하이고 누워있을 때 호흡량이 예상치의 50% 미만이거나, 수면시 산소가 5분 이상 88% 이하로 떨어지는 경우엔 지속적인 BiPAP을 고려해야 함.

기능검사	연하곤란평가검사를 통하여 삼킴기능장애평가 위내시경 등을 통하여 위식도역류평가 처음 확인 후 임상적으로 증상 나타날 경우 시행할 것.
환자 관리	삼킴기능장애가 있을 경우 그 단계에 따라 적절한 조치를 취해야 함. 성장기 환자의 경우 지속적으로 성장척도를 확인. 20~25% 이상의 고단백질과 비타민, 미네랄이 포함된 식사를 권장함.

④ 근골격계와 관련한 환자관리

검사 간격	5세 미만 : 3~6개월 간격 5세 이후 : 1년 간격 임상적으로 변화있으면 검사
검사 항목	관절의 수동적 움직임 가능 범위와 유연성 정도 모든 위치에서의 자세와 뼈, 근육의 배열상태 척추 : 유연성, 안정성, 위치, 배열/측만증, 전만증, 후만증의 평가 엉덩이 관절의 안정성 DEXA 엉덩이 관절과 척추상태를 지속적으로 확인하기 위한 X-선 사진

⑤ 신경계와 관련한 환자관리

검사	시기
운동기능 평가	처음, 3~6개월 주기로 지속적인 관찰
근전도검사 & 신경전도검사	처음
청력검사, 청신경유발자극전위검사	처음, 1년마다

8) 예후

조기 진단하여 효소대치요법을 하지 않으면 근력 저하의 정도와 진행 속도는 환자의 α-1, 4-glucosidase 효소의 잔존량에 따라 다르나, 점차 진행하여 보행 장애와 호흡 장애가 초래된다. 영아형의 경우는 심장 근육의 침범이 있어 비후성 심근병증에 의한 심부전으로 대부분이 영아기에 사망한다. 영아형의 경우 효소대치요법을 하면 생존율은 증가하나 늦게 시작하면 비가역적인 근육손상을 피할 수 없다. 출생 직후부터 치료한 경우에도 2세 이후에는 근육의 약화가 관찰되는데, 특히 골반근육 약화와 안검하수가 동반된다. 비음은 크게 개선되지 않는다. 효소대치효법의 한계이다.

참고문헌

1. Winkel LP, Hagemans ML, van Doorn PA, et al. The natural course of non-classic Pompe's disease; a review of 225 published cases. J Neurol 2005; 252: 875~84.
2. Kim DG, Jung K, Lee MK, et al. A case of juvenile form Pompe's disease manifested as chronic alveolar hypoventilation. J Korean Med Sc. 1993; 8: 221~4.
3. Kim EH, Ko JM, Lee BH, et al. Two patients with atypical infantile Pompe disease presenting with hypertrophic cardiomyopathy. J Genet Med 2009; 2: 161~5.
4. Kishnani PS, Corzo D, Nicolino M, et al. Recombinant human acid [alpha]-glucosidase : major clinical benefits in infantile-onset Pompe disease. Neurology 2007; 68: 99~109.
5. Kishnani PS, Corzo D, Leslie ND, et al. Early treatment with alglucosidase alpha prolongs long-term survival of infants with Pompe disease. Pediatr Res 2009; 66: 329~35.
6. Kishnani PS, Nicolino M, Voit T, et al. Chinese hamster ovary cell-derived recombinant human acid alpha-glucosidase in infantile-onset Pompe disease. J Pediatr 2006; 149: 89~97.
7. Klinge L, Straub V, Neudorf U, et al. Enzyme replacement therapy in classical infantile pompe disease : results of a ten-month follow-up study. Neuropediatrics 2005; 36: 6~11.
8. Chien YH, Lee NC, Chen CA, et al. Long-term prognosis of patients with infantile-onset Pompe disease diagnosed by newborn screening and treated since birth. J Pediatr 2015; 166: 985~9.
9. Case LE, Beckemeyer AA, Kishinani PS. Infantile Pompe disease on ERT; Update on clinical presentation, musculoskeletal management, and exercise considerations. Am J Med Genet Part C Semin Med Genet 2012; 160C: 69~79.

증례 2-9

호흡곤란을 주소로 내원하여 진단된 영아형 폼페병 환아

1. 내원 동기가 된 주증상(주소)

호흡곤란

2. 발병 시 연령/성별

생후 2개월/ 여아

3. 가족력

첫 아기로 특이 소견 없었다.

4. 임상 증상

재태 연령 36+1주, 출생체중 2.93 kg으로 제왕절개술로 분만되었다. Apgore score는 8 → 9점이었다. 출생 시 우측 입술의 부분적 구순열이 발견되었다. 출생 후 외래 관찰 중 수유가 잘 진행되지 않았고 체중증가가 되지 않았다. 생후 2개월경 호흡곤란으로 입원하였다.

5. 진찰 소견

체중 및 신장은 모두 3 백분위수 미만이었다. 우측 구순열이 있었다. 흉부 청진 상 천명이 들렸다. 심음청진 상 분마음(gallop sound)이 들렸다. 간이 횡경막간아래 2횡지 정도에서 만져졌고 근긴장도는 심하게 감소되어 있었다. 목을 가누지 못하고 두 팔을 잡아들어 올렸을 때는 머리가 뒤로 젖혀지는 "head lag" 양상을 보였다.

6. 검사 소견

(1) 일반혈액 및 생화학 검사

생화학적 검사에서 AST/ALT 365/175 IU/L, creatine kinase(CK) 1,751 IU/L(참고치; 50~250), CK-MB 43.8 ng/mL(참고치; <5), myoglobin 336 ng/mL(참고치; <110), BNP 915 pg/mL(참고치; < 100) 근육효소 수치가 상승되었다. Troponin-I 0.061 ng/mL(참고치; <1.5)로 정상이었다.

(2) 생화학적 효소분석 : GAA 효소분석 검사

말초 혈액백혈구에서 측정한 활성도는 GAA 0.00 nmol/min/mg protein(참고치; 0.5~0.7 nmol/min/mg protein)으로 측정되지 않았다. 그러나 GAA–교차반응면역물질(CRIM)은 양성이었다.

(3) 분자유전학 검사

GAA 유전자 검사에서 c.2570에 염시서열 4개가 삽입된 틀 이동(frame-shift) 돌연변이의 동형접합자이었다.

Partial sequence of *GAA* gene

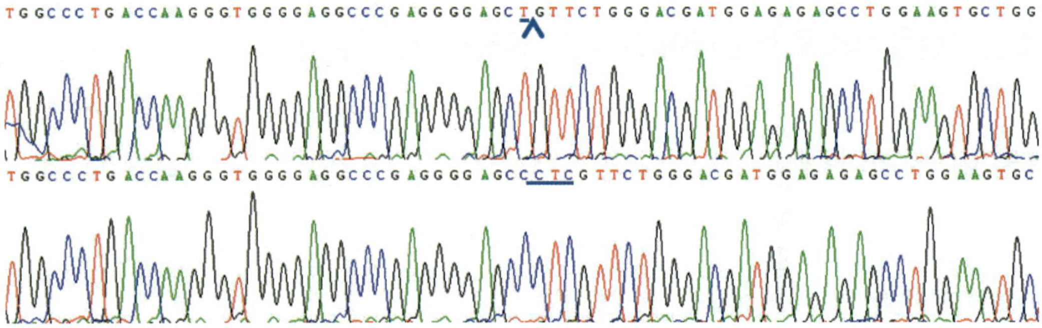

c.2570delinsCCTC (p.Gly856_Leu857insPro) (p.G856_L857insP), homozygote

(4) 영상 및 심전도 검사

흉부 방사선촬영에서 심장비대 소견을 보였고 심초음파검사에서 비후성 심근병증을 보였다.

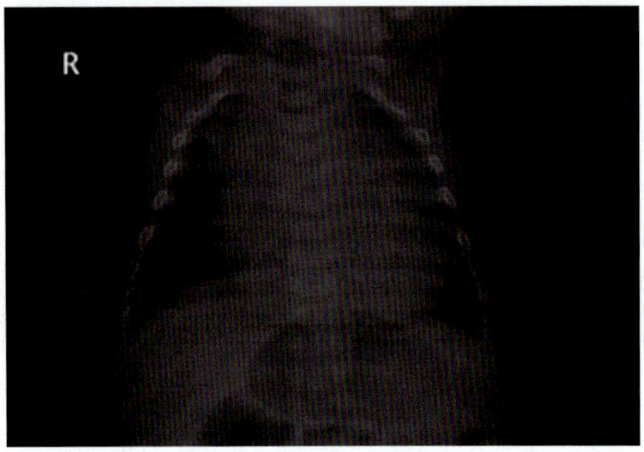

그림 2-12 흉부영상소견은 심비대와 비후성 심근병증을 시사하였다.

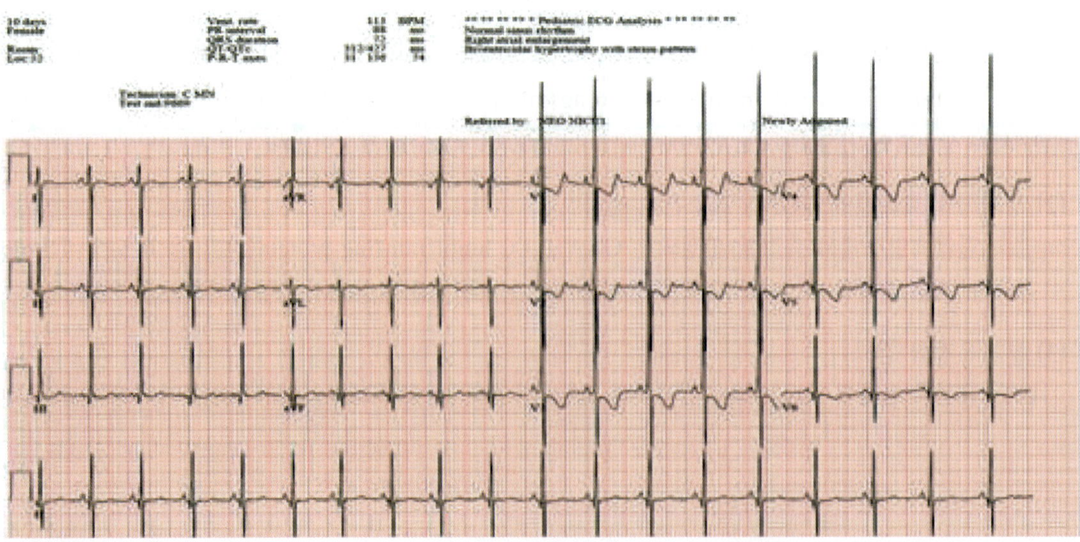

그림 2-13 심전도 소견은 우심방비대 및 양심실비대 및 strain pattern을 보인다.

7. 치료 경과

생후 3개월경부터 Myozyme(alglucosidase alfa)을 20 mg/kg/2weeks 투여를 시작하였다. 비후성 심근병증 때문에 captopril을 병용 투여하였다. 생후 9개월 키와 체중은 50th 백분위수로 정상이었고 붙잡고 서고, 무릎으로 길 수 있게 되었다. 아울러 구순열 수술도 성공적으로 시행되었다. 정기적 심초음파로 측정 좌심실 무게(LV mass)는 감소경향을 보였고, BNP 100 pg/mL 미만으로 정상화되었다.

증례 2-10 가족성 비후성 심근병으로 잘못 진단되었던 폼페병 남매

1. 내원 동기가 된 주증상(주소)

간효소 및 근육 수치 상승

2. 발병 시 연령/성별

8개월/남자

3. 가족력

특이 소견 없었다.

4. 임상 증상

재태 연령 40주, 출생체중 3.95 kg으로 특이 병력 없던 중, 급성 장염으로 다른 병원에서 실시한 생화학적 검사에서 간효소 및 근육효소 수치가 상승되어 본원으로 전원되어 생후 8개월부터 소아심장과에서 비후성 심근병으로 추적 관찰하던 환자로 여동생도 생후 3개월에 비후성 심근병으로 진단받아 가족성 비후성 심근병 가계로 추정하여 진료 받던 환자로 의학유전학 외래에서 5세경(동생은 3세경) 폼페병으로 확진된 환자이다.

5. 진찰 소견

간이 횡경막간아래 3횡지 정도에서 만져졌고 근긴장도는 감소되어 있었다. 환자는 비음이 현저하였고 요추의 만곡이 심했다. 양성 Gowers' sign과 하지근육의 가성비대가 관찰되었다.

6. 검사 소견

(1) 일반혈액 및 생화학 검사

생화학적 검사에서 AST/ALT 189/183 IU/L, creatine kinase (CK) 1,061 IU/L, lactate dehydrogenase (LDH) 531 IU/L으로 간효소 및 근육효소 수치가 상승되었다.

(2) 생화학적 효소분석 검사

말초 혈액백혈구에서 측정한 활성도는 GAA 0.21 nmol/min/mg protein(참고치: 0.5~0.7 nmol/min/mg protein)으로 감소되어 있었다.

(3) 분자유전학 검사

GAA 유전자 검사에서 c.[1669A > T]+[2132C > G](p.[I557F] + [.T711R]) 복합이형접합자 소견을 보였다.

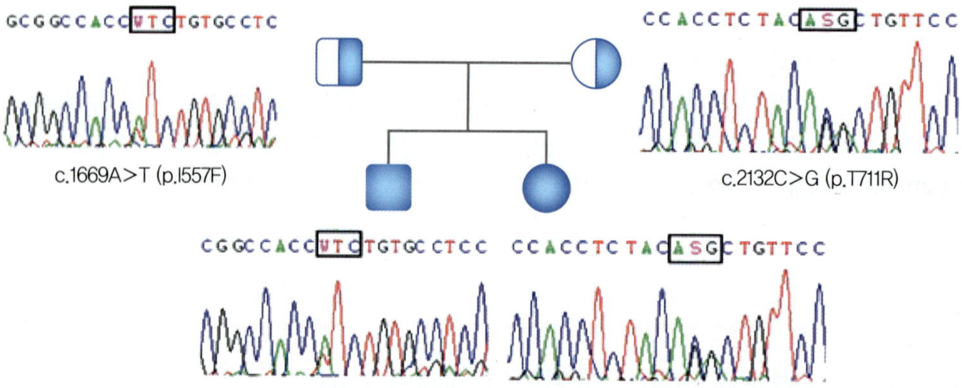

(4) 영상, 근전도, 근조직 병리검사소견

흉부 방사선촬영에서 심장비대 및 폐혈관음영의 증가를 보였고 심초음파검사에서 비후성 심근병증을 보였다. 당시 시행한 근전도 및 신경전도 속도검사는 정상이었다.

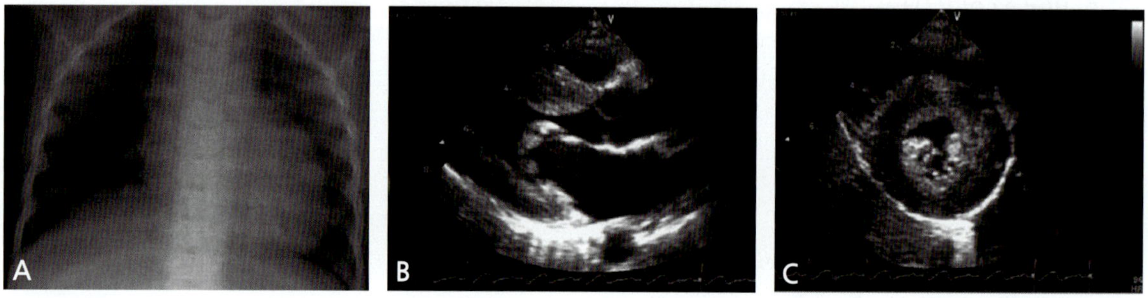

그림 2-14 흉부X-선 사진에서 심비대와 양측 폐실질의 증가된 폐혈관 음영을 관찰할 수 있다. 비후성 심근병증소견이 관찰된다.

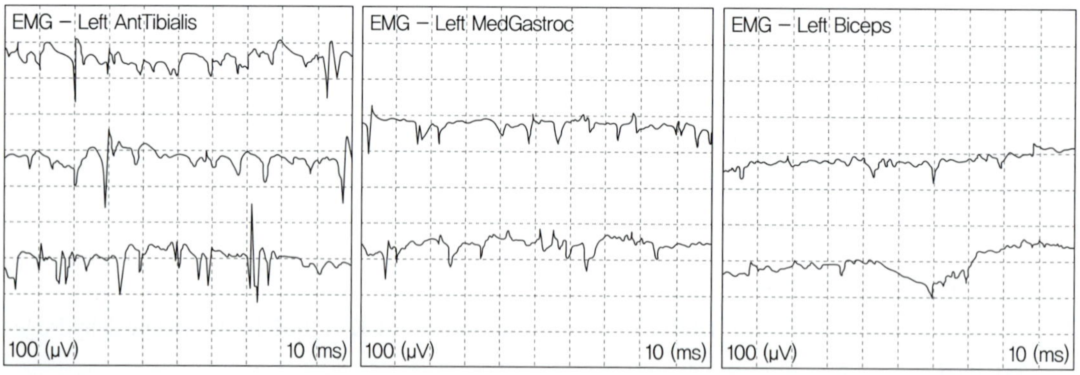

그림 2-15 근전도 소견에서 모든 근육에서 삽입전위(insertional activity)가 증가되었다. 비정상적인 자발전위(spontaneous activity)인 양성예파(positive sharp wave)와 섬유세동파(fibrillation potential)이 관찰되는 일반적인 근병증 소견이다.

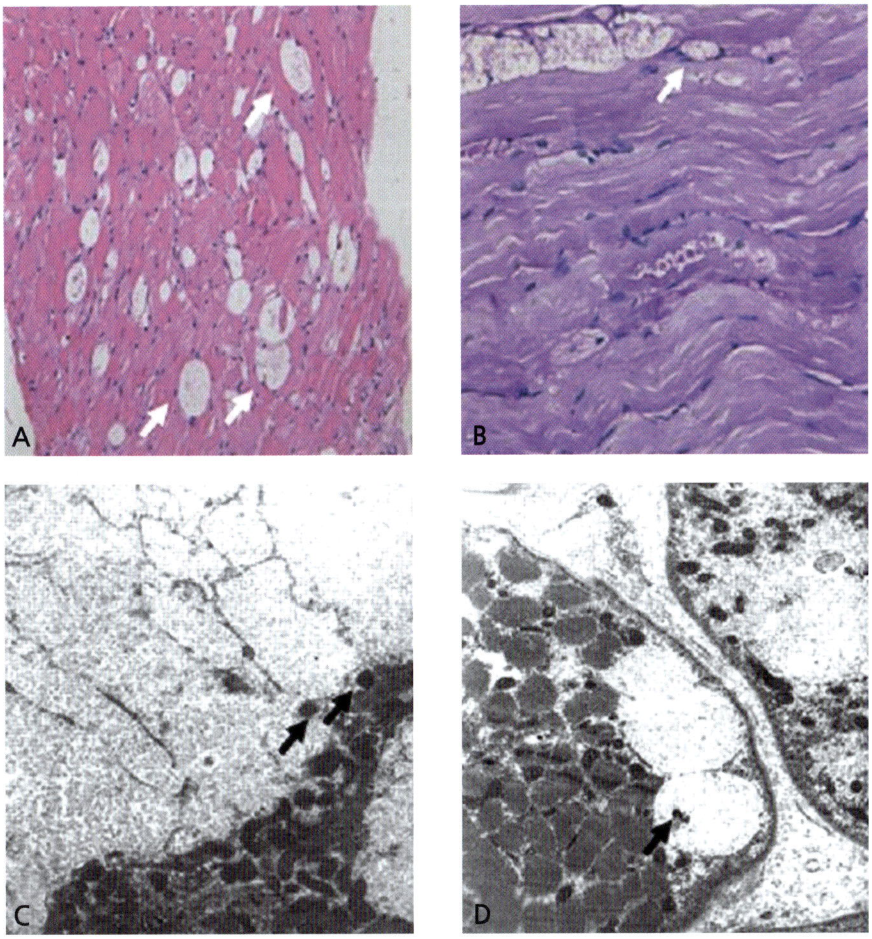

그림 2-16 Periodic-acid-Shiff(PAS)염색(A)과 hematoxylin and eosin(H&E)염색(B)소견이다. 전자현미경에서 당원 침착을 동반한 공포성근병변과 근형질과 횡문근형질막에 당원 축척과 근섬유의 두드러진 손실이 관찰된다(C, D).

7. 치료 경과

폼페병 진단 전에는 가족성 비후성 심근병증 의심하에 베타차단제를 복용하며 경과 관찰해오던 중, 5세경 목욕탕에서 미끄러져 양측 하지의 골절이 발생하였다. 이후 우측하지 근육의 가성비대가 발견되었으며 양측 하지의 근 위약감이 서서히 진행되었다. 신경학적 검사에서 Gowers 징후를 보이기 시작하였다. 5세경 폼페병으로 진단받았으나 7세경부터 Myozyme (alglucosidase alfa)을 20 mg/kg/2 weeks 투여를 시작하였다. 이후 심장의 크기가 감소하고 빠르게 걷고, 일어나는 것이 가능해졌다. 현재 12년 9개월로 5년간 효소대치요법 중 이며 신장 167.3 cm (>95 백분위), 체중 51 kg (50~75 백분위수)로 정상적인 발달소견이 관찰된다. 심초음파, 폐기능 검사, 6분 걷기 검사(6 minutes walk test)에서 호전양상이다. 그러나 아직도 비음은 지속되고 골반근육의 약화 때문에 걸음걸이가 이상하다.(참조 : 다음증례에서 결과를 함께 요약하였다.)

증례 2-11

가족력 때문에 진단된 폼페병 소아환자

1. 내원 동기가 된 주증상(주소)

심장 잡음

2. 발병 시 연령/성별

13개월/여자

3. 가족력

오빠가 폼페병으로 진단받았다.

4. 임상 증상

재태 연령 40주 1일, 출생체중 4.12 kg으로 특이 병력 없던 중, 생후 3개월에 심장 잡음으로 본원 방문하여 시행한 검사에서 비후성 심근병증으로 추적관찰 중이던 환아로 오빠가 폼페병으로 진단받아 내원하였다.

5. 진찰 소견

청진상 grade II 정도의 수축성 심잡음이 청진되었으나 간은 만져지지 않았다. 혼자 걷지는 못하였으나 잡아주면 설 수 있었다.

6. 검사 소견

(1) 일반혈액 및 생화학 검사

생화학적 검사에서 AST/ALT 152/88 IU/L, creatine kinase (CK) 232 IU/L, lactate dehydrogenase (LDH) 1067 IU/L으로 확인되었다.

(2) 생화학적 효소분석 : GAA 효소분석 검사

말초 혈액백혈구에서 측정한 활성도는 GAA 0.39 nmol/hr/mg protein(참고치; 0.5~0.7 nmol/min/mg protein)으로 감소되어 있었다.

(3) 분자유전학 검사

GAA 유전자 검사에서 c.[1669A > T] + [2132C > G](p.[I557F] + [.T711R]) 복합이형접합자

(4) 영상학적 검사

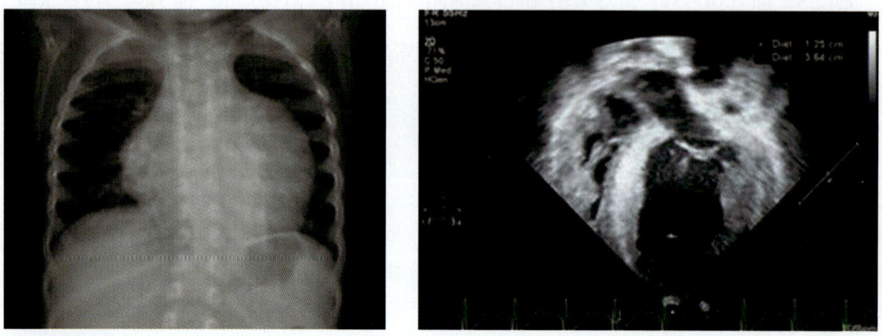

그림 2-17 흉부 방사선촬영에서 심장비대와 심장초음파에서 비후성 심근병증을 확인할 수 있었다.

7. 치료 경과

비후성 심근병증으로 propranolol 투여하며 경과를 관찰하였다. 생후 16개월부터 혼자 걷기 시작하였으나 평지를 조금만 걸어도 쉽게 피곤해 하였고 Gowers 징후를 보였으며 말을 시작할 때부터 콧소리를 내었다. 3세 3개월부터 효소대치요법을 시작하였고 효소대치요법 치료 이후 근력의 호전 및 심근의 비후가 호전되었고 폐기능 검사도 안정적으로 유지되었다.

1st Case (증례 2-10) 2nd Case (증례 2-11)

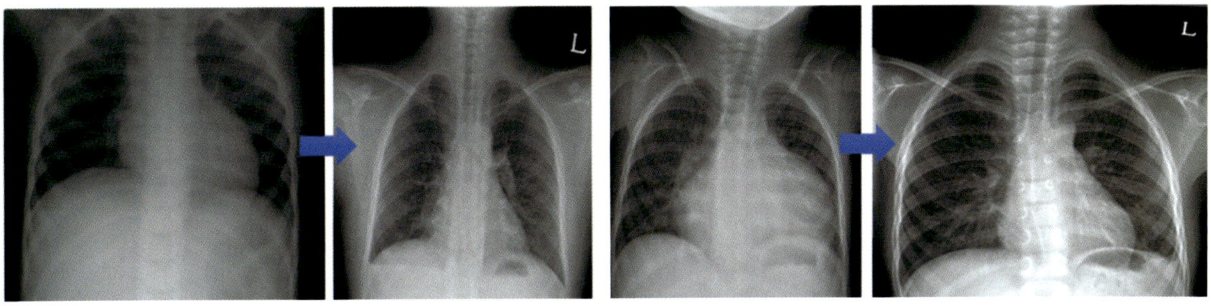

		pre ERT	13 mo	33 mo	47 mo	55 mo	62 mo
Hypernasal voice	1st case	(+)	(+)	(+)	(+)	(+)	(+)
	2nd case	(+)	(+)	(+)	(+)	(+)	(±)
Gowers sign	1st case	(+)	(+)	(+)	(+)	(+)	(+)
	2nd case	(+)	(±)	(-)	(-)	(-)	(-)
Muscle power	1st case	Grade III	Grade IV	Grade IV	Grade IV	Grade IV	Grade IV
	2nd case	Grade III	Grade IV	Grade V	Grade V	Grade V	Grade V
6MWT*(m)	1st case	230	250	220	190	240	205
	2nd case	279	310	330	385	410	390
LV mass(g/m2)	1st case	166	78.2	ND	56.1	ND	66.7
	2nd case	175	146	ND	107	ND	101
FVC(%)	1st case	66	64	58	60	48	47
	2nd case	ND	145	102	90	78	84
FEV1/FVC	1st case	100	100	91	97	102	98
	2nd case	ND	109	100	100	113	100

* 6-minutes walk test; ND, not done

그림 2-18 효소대치요법(Myozyme)을 시작한 이후에 오빠와 여동생의 임상경과

증례 2-12

사춘기에 발생한 지발형 폼페병

1. 내원 동기가 된 주증상

2~3년 전부터 발생한 점차 진행하는 근력약화

2. 발병 시 연령/성별

14세/남자

3. 가족력

다른 가족력은 없었다.

4. 임상 증상

재태 연령 40주, 출생체중 3.4 kg으로 특이 병력 없이 건강하게 지내던 환아로 내원 2~3년 전부터 계단을 오르거나 걸을 때 힘들어 타 병원에서 시행한 검사에서 폼페병 의심소견으로 추가적인 검사 및 치료 위해 내원하였다.

5. 진찰 소견

청진상 심잡음은 청진되지 않았고 간이 3횡지, 비장이 2횡지 촉진되었다. 상지의 근력 및 근긴장도는 정상이었다. 양측 종아리의 가성비대를 뚜렷하지 않았으나 양측 하지 근력이 Grade 4 정도로 감소되었고 Gowers 징후가 있었다. 걸음걸이는 조금 뒤뚱거리는 양상(waddling gait)을 보였다.

6. 검사 소견

(1) 일반혈액 및 생화학 검사

생화학적 검사에서 AST/ALT 199/130 IU/L, creatine kinase(CK) 1394 IU/L, myoglobin 240 ng/mL, LDH 399 IU/L으로 확인되었다.

(2) 생화학적 효소분석 : GAA 효소분석 검사

말초 혈액백혈구에서 측정한 활성도는 GAA 0.08 nmol/min/mg protein(참고치; 0.5~0.7 nmol/min/mg protein)으로 감소되어 있었다.

(3) 분자유전학 검사

GAA 유전자 검사에서 c.[1316A>T]+[1857C>G](p.[M439K]+[.S619R]) 복합이형접합자 소견을 보였다.

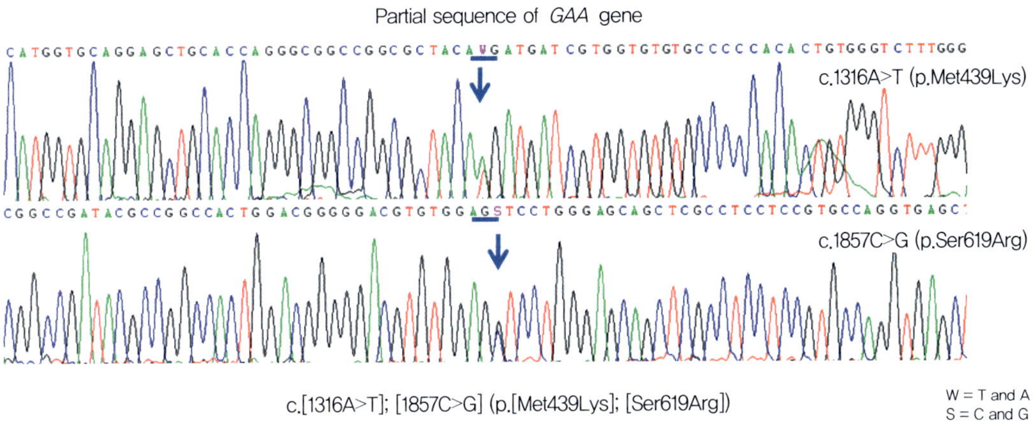

(4) 영상학적 검사

흉부 방사선촬영에서 심장비대는 없었고 심장초음파에서 비후성 심근병증은 보이지 않았다.

(5) 추가 검사

6분 보행 검사(6-minutes walk test)에서 쉬지 않고 522 m를 걸을 수 있었으나 3도 정도의 호흡곤란을 동반하였다. 폐기능 검사에서 FVC 43%, FEV1 46%, FEV1/FVC 114%로 중증 제한성 환기 장애를 보였다.

7. 치료 경과

환아는 진단 후 14세부터 alglucosidase-alfa(Myozyme)(20 mg/kg)를 2주마다 투여 중이다.

표 2-4. 효소대치요법 이후 임상경과. 근력과 호흡기능

	pre ERT	5 mo	12 mo	21 mo
Hypernasal voice	(+)	(+)	(+)	(+)
Gower's sign	(+)	(+)	(+)	(+)
Muscle power	Grade IV	Grade IV	Grade IV	Grade IV
6MWT(m)	522	480	510	457
	dyspnea 3+	dyspnea 3+	dyspnea 2+	dyspnea 2+
LV mass(g/m2)	72.3	75.2	56	80.3
FVC(%)	46	45	43	38
FEV1/FVC	114	112	116	113

8. 요약

폼페병은 치료가 가능한 대사성 근육병이다. 영아기에 심한 심장 비대를 보이는 경우와 소아기 및 성인기에 비음, 근무력(특히 사지 근위부)과 호흡근 약화로 수면 시 호흡곤란이 발생하는 경우 반드시 폼페병을 감별진단에 포함시켜야 한다. 진단은 효소분석과 유전자 분석으로 확진할 수 있으며 효소대치요법 치료가 가능하다. 특히 영아형 폼페병은 조기 진단과 조기 효소대치요법이 환아의 예후와 밀접한 관계가 있다.

4 당원병 III형

1) 원인

글리코겐 축적 질환 III형은 글리코겐의 합성 및 분해의 과정에 관여하는 효소의 결핍에 의한 질병 군에 속하며, 글리코겐 debranching 효소(glycogen debranching enzyme, AGL)의 유전적 결핍으로 글리코겐의 불완전한 분해가 초래된다. 이 효소는 간 및 근육 조직에 모두 필수적인데, 간 및 근육 모두에서 이 효소가 부족하면 IIIa 아형으로 골격근 및 심근을 모두 침범할 수 있다. 글리코겐 축적 질환 III형 중에 약 15%를 차지하는 IIIb 아형은 효소가 간에서만 부족할 뿐 근육은 침범하지 않는 아형이다.

2) 유전적 이상

상염색체 열성으로 유전되는데, 사람의 *AGL* 유전자는 염색체 1p21.2에 위치하며 35개의 엑손(exon)을 포함하고 있다. 현재까지 적어도 50가지 이상의 *AGL* 유전자 돌연변이가 보고되었으며, 특히 3번째 엑손의 돌연변이는 글리코겐 축적 질환 III형의 b아형과 관련이 있다고 알려져 있다. 발견되는 돌연변이의 종류는 인종에 따라 차이가 많으나, 점차 보고된 증례 수가 늘면서 인종에 관계없이 흔히 보고되는 돌연변이의 종류도 많아지고 있다.

3) 발병 빈도

북미의 경우에 약 10만 명당 한 명 정도의 발생률을 보이며, 일본의 경우 제3형 당원병 환자가 점차 증가되는 추세이다. 아시아 민족에 그 근원을 두고 있는 알래스카의 Inuit족의 경우에는 다른 북미의 나라들과 비교하여 높은 유병율을 보이고 있다.

4) 생화학적 병태생리

글리코겐 debrancing 효소는 165 kDa의 크기의 단량체(monomer) 단백으로 두 가지의 독립적인 촉매 효소의 기능을 가지는데, oligo-1,4-1,4-glucantransferase 및 amylo-1,6-glucosidase가 그것이다. 글리코겐의 이화 작용에서는 먼저 phosphorylase가 작용하여 글리코겐의 1,4결합이 분열되고 glucose-1-phosphate가 생성되며, 이 작용이 가지가 갈라지는 1,6결합 부분에 이르면, phosphorylase는 분해를 더 이상 진행하지 못한다. 이후 1,6결합 부분이 debranching 효소의 oligo-1,4-1,4-glucantransferase 역할에 의하여 다른 글리코겐 사슬에 옮겨지게 되면, 갈라지는 부분은 debranching 효소의 또 다른 기능인 amylo-1,6-glucantransferase에 의해 분해된다. phosphorylase와 debranching 효소의 복합적인 작용에 의해 글리코겐은 완전히 분해가 가능하다.

5) 임상 증상

이 질환은 생화학적 및 임상적으로 다양한 양상을 보이는데, 가장 심한 형태에서는 영아기 및 어린 소아기에 간비대, 저혈당 및 성장 지연을 보이게 된다. Ia형에 비해 요산이나 젖산 농도는 일반적으로 정상이나 고중성지방혈증, 저혈당 등이 동반되어 Ia형과 감별을 요한다. IIIa형에서는 간수치가 많이 상승하고 CPK 농도도 상승한다. 경한 형태에서는 단지 성인기에 무증상의 간비대와 근육병증으로 발현될 수 있다. 비록 금식 시 저혈당 및 간비대 소견은 나이가 들면서 점차 호전될 수 있다. 그러나 일부에서는 만성 섬유화 및 간경변으로 인한 말기 간질환으로 진행될 수 있고 간의 선종과 간암도 발생할 수 있다. 신장은 비대하지 않지만 비장은 커진다. 임상적으로 근육 침범이 명확해지는 시기는 보통 20대에서 30대이고, 소아기에는 근육병증의 증세가 거의 없다고 알려져 있다. 비후성 심근병이 동반된다. 또한 b 아형에서는 근육에서의 효소 활성도가 정상이고 간 침범의 증상만이 나타나기 때문에, 글리코겐 축적 질환 I형과 임상 증상만으로 감별하기는 쉽지 않다.

6) 진단 및 검사 소견

경구 포도당 부하 검사는 글리코겐 축적 질환 I형과의 감별을 위해 실시할 수 있는데, 글리코겐 축적 질환 III형에서는 경구 포도당 섭취 후 젖산 수치가 중등도의 증가를 보이지만, 글리코겐 축적 질환 I형에서는 젖산 수치의 갑작스런 감소를 경험할 수 있다. Ia형에 비해 요산이나 젖산 농도는 일반적으로 정상이나 고중성지방혈증, 저혈당 등이 동반되어 Ia형과 감별을 요한다. IIIa형에서는 간수치가 많이 상승하고 CPK 농도도 상승한다.

확진은 *AGL* 유전자의 돌연변이를 규명하는 것이다. b아형은 이미 알려진 2종류의 돌연변이가 약 90% 이상을 차지하고 있으나, a형 아형은 돌연변이의 종류가 매우 다양하여 검사를 정형화하기가 쉽지 않다. 따라서 임상적으로 글리코겐 축적 질환 III형이 의심될 때에는 간조직 생검 및 피부의 섬유모세포에서 글리코겐 debranching 효소 활성도를 측정하는 방법을 병행하는 것이 유용할 수 있다.

7) 치료 및 관리

글리코겐 축적 질환 III형의 치료는 I형과 마찬가지로 익히지 않은 옥수수 전분 및 고단백질(전체 열량의 20~30%)을 연속으로 공급하는 식이 요법이다. 이러한 방법은 혈당을 정상으로 지속시키고 성장 속도를 증가시키며 일부에서는 임상적인 근병증을 호전시킨다고 알려져 있다. 단백질은 당신생의 원료로 쓰일 수 있으며, 글리코겐 축적 질환 III형에서는 당신생 과정은 정상으로 이루어질 수 있어 단백질 및 과일은 제한을 둘 필요가 없다. 그러나 임상적인 근육 침범은 없고 creatine kinase와 amniotransferase의 상승만이 관찰되는 환자의 경우에는 식이 요법만으로는 효소 수치를 크게 감소시키지 못한다. 최근에는 당신생에 필요한 알라닌 아미노산의 공급을 위해 근육이 분해되는 것을 막기 위하여 알라닌을 치료적 목적으로 공급하는 방법이 시도된다. 그러나 아직까지도 진행성근병증에 대한 정립된 치료법은 없는 실정이다. 정기적인 심초음파가 필요하다. 심근병이 동반된 경우 적절한 약물치료를 요하기도 한다. 간이식을 시도하기도 하지만 근육증상과 심근병의 진행을 예방하기는 어렵다.

8) 예후

글리코겐 축적 질환 III형은 임상 증상 및 중증도가 다양한 질환이다. 일반적으로 심근병이 없다면 예후가 그리 나쁘지 않다. 성장하고 사춘기가 지나면서 간 크기도 정상화되고 간기능수치도 정상화되는 경우가 있으나 때로는 반복적인 저혈당으로 인한 신경 발달의 장애, 간경변, 간암, 심근병증 및 근육 쇠약 등의 심각한 합병증이 동반될 수도 있다.

••• 참고문헌 •••

1. Kishnani PS, Austin SL, Arn P, et al. Glycogen storage disease type III diagnosis and management guidelines. Genet Med 2010; 12: 446~63.
2. Dagli A, Sentner CP, Weinstein DA. Glycogen Storage Disease Type III. In : Pagon RA, Adam MP, Ardinger HH, et al., editors. GeneReviews®[Internet] University of Washington, Seattle.
3. Oh SH, Park HD, Ki CS, et al. Biochemical and molecular investigation of two Korean patients with glycogen storage disease type III. Clin Chem Lab Med. 2008; 46(9): 1245~9.
4. Ko JS, Moon JS, Seo JK, et al., A mutation analysis of the AGL gene in Korean patients with glycogen storage disease type III. J Hum Genet 2014; 59: 42~5.
5. Kim KO, Lee HJ, Choi JW, et al. An adult case of glycogen storage disease type IIIa. Korean J Hepatol. 2008; 14: 219~25.

증례 2-13 지속적인 근육수치와 간비대로 당원병 III형으로 진단된 16개월 남아

1. 내원 동기가 된 주증상(주소)

간비대

2. 발병 시 연령/성별

16개월/남자

3. 가족력

특이 소견 없었다.

4. 임상 증상

출생 시 체중 3.6 kg 자연분만으로 태어났으며, 수두를 앓은 후 1차 진료에서 간비대 관찰되고 저혈당 및 간수치 상승으로 당원병이 의심되어 본원으로 전원되었다.

5. 진찰 소견

급성 아픈 소견으로, 의식은 명료하였다. 복부는 부드러우나 팽만해 있었고 장음은 정상적으로 청진되었다. 횡격막 간아래 5 cm 정도로 간이 촉지되었고, 비장은 만져지지 않았다. 복부의 압통과 반발통은 없었다. 다른 신체검진에서 특이 소견 없었다.

6. 검사 소견

(1) 일반혈액 및 생화학 검사

혈색소 10.7 g/dL, 적혈구용적률 33.2%, 평균적혈구용적 80.8 fl, 평균적혈구 혈색소량 26 pg, 빈혈소견이 관찰되었다. 혈액 응고검사는 정상이었다. 생화학 검사에서 AST/ALT 279/357 IU/L, 포도당 85 mg/dL, 요산 4.3 mg/dL, 젖산 130 mg/dL, 암모니아 47 μmol/L, 총 콜레스테롤 130 mg/dL이었다. Creatine kinase (CK) 623 IU/L로 상승되었다.

(2) 분자유전학 검사

Partial sequence of *AGL* gene

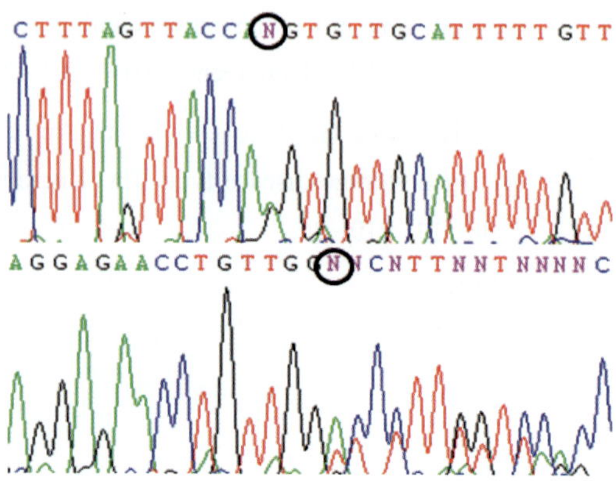

c.1282G>A (p.R428K)

c.1306del (p.Ser603Profs*6)

c. [1282G> A]; [1306del]
(p.[Arg428Lys]; [Ser603Profs*6])

AGL 유전자 검사에서 c.[1282G > A] + [1306del](p.[Arg428Lys]; [Ser603Profs*6) 복합이형접합자 소견을 보였다.

(3) 영상학적 검사

복부초음파에서 광범위한 간비대 및 지방간 소견 관찰되나, 다른 국소 병변은 없었다.

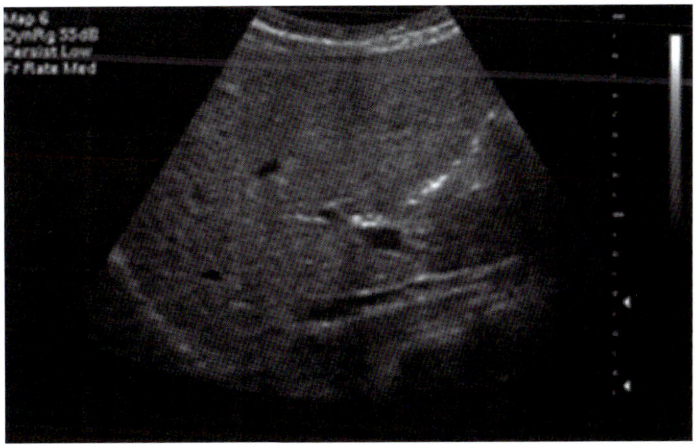

그림 2-19 간초음파 검사 미반성 지빙침윤괴 및 간비대를 시사하는 소견을 보인다.

7. 치료 경과

(1) 초기에 당원병 Ia 의심되어 생옥수수 전분 복용을 시작하였고 이후 외래 추적 관찰 중 AST/ALT 1277/984 U/L로 간수치 상승과 함께 creatine kinase (CK) 408 IU/L 현저한 상승이 관찰되었다. 이후 외래에서 지속적인

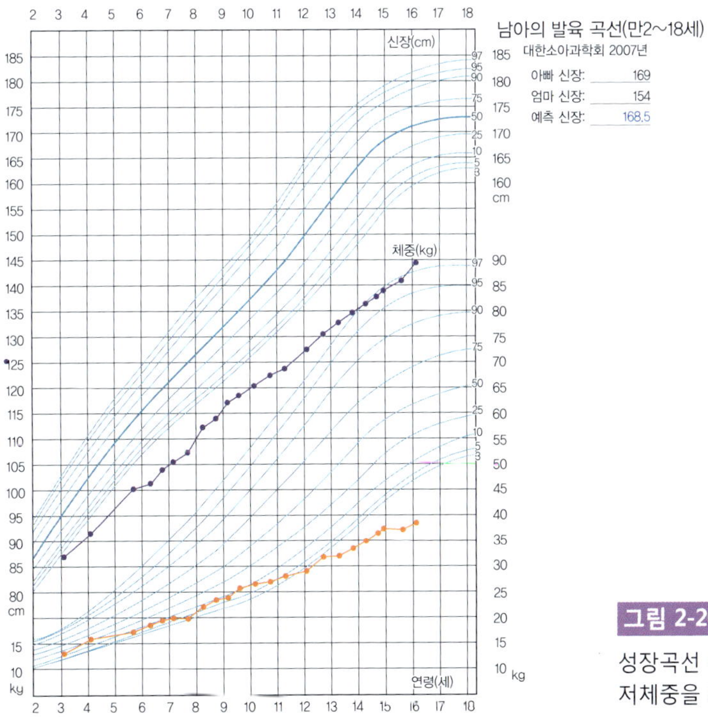

그림 2-20

성장곡선 추이 상 성장 속도 저하 및 심한 저신장과 저체중을 보인다.

CK과 간수치 상승을 보이며 횡격막간 아래 8~9 cm로 촉지되는 간비대 소견으로 GSD III형을 재의심하여 유전학적으로 진단하였다. 근육의 가성비대나 양측 하지의 근 위약감은 관찰되지 않았다. 만 12세경 실시한 심전도 검사에서 양측심실비대 소견이 관찰되었으나 심초음파에서 비대칭성 중격비후는 없었고, 좌심실 벽두께는 LV mass index 136 g/m2로 약간 증가되었다.

심실중격의 에코 증가 및 중격 비후로 인해 좌심실 유출로가 좁아지거나 승모판막 구조물의 수축기 전방운동은 아직까지 관찰되지 않았다. 환자의 순응도가 낮아서 장기간 금식에 저혈당이 반복되며, 만 16세 2개월에 신장 144.4 cm(3백분위 미만), 체중 38.5 kg(3백분위 미만)으로 사춘기 지연 및 저신장이 초래되었다. 2차 성징이 나타나지 않고, 양측 고환이 2 mL로 실시한 성호르몬 수치는 각각 황체호르몬 2.8 mIU/mL, 여포자극호르몬 3.5 mIU/mL, 남성호르몬 0.13 ng/mL(참고치; 2~6.2)로 저하되었다.

(2) 투여 약제/용량

최근에는 당신생에 필요한 알라닌 아미노산의 공급을 위해 근육이 분해되는 것을 막기 위하여 알라닌을 치료 목적으로 공급하는 방법이 시도된다. 그러나 아직까지도 진행성근병증에 대한 정립된 치료법은 없다. 고지질혈증 치료를 위해 statin 제제를 사용해서는 안 된다. 비후성 심근병의 완화를 위해 베타차단제를 사용하는 것도 부작용을 주의해야 한다.

(3) 식이 요법

당원병 I형과 마찬가지로 생옥수수 전분 및 고단백질 연속적으로 공급하는 식이 요법이다. 생옥수수 전분(2 g/kg)을 매3회 식사와 간식으로 복용을 시작하였다. 이러한 방법은 혈당을 정상으로 지속시키며 성장 속도를 증가시키며 일부에서는 임상적인 근병증을 호전시킨다고 알려졌다. 임상적인 근육 침범은 없고 creatine kinase와 amniotransferase의 상승만이 관찰되는 환자의 경우에는 식이 요법만으로는 본 환자의 경우처럼 효소 수치를 크게 감소시키지 못한다.

증례 2-14 지속적인 근육수치와 간비대로 당원병 III형으로 진단된 15개월 여아

1. 내원 동기가 된 주증상(주소)

간비대

2. 발병 시 연령/성별

15개월/여아

3. 가족력

특이 소견 없었다.

4. 임상 증상

재태연령 39주 체중 2.8 kg 자연분만으로 태어났으며 특이 병력이 없던 자로, 생후 12개월경 복부 팽만 증상으로 실시한 검사에서 간효소 수치가 증가되었고 이후 지속적으로 상승 소견이 관찰되어 본원으로 전원되었다.

5. 진찰 소견

복부는 부드러우나 팽만해 있고 장음은 정상적으로 청진되었다. 횡격막간아래 3 cm 정도로 간이 촉지되었고, 비장은 만져지지 않았다. 복부의 압통과 반발통은 없었다. 다른 신체검진에서 특이 소견은 없었다.

6. 검사 소견

(1) 일반혈액 및 생화학 검사

생화학 검사에서 AST/ALT 509/426 IU/L, 포도당 106 mg/dL, 요산 3.0 mg/dL, 젖산 27.2 mg/dL, 암모니아 57 μmol/L, 총 콜레스테롤 59 mg/dL, creatine kinase (CK) 295 IU/L이었다.

(2) 분자유전학 검사

AGL 유전자 검사에서 c.3133_3137del(p.[Val1045_Glu1046delinsThrfsX23]) 동형접합자 소견을 보였다.

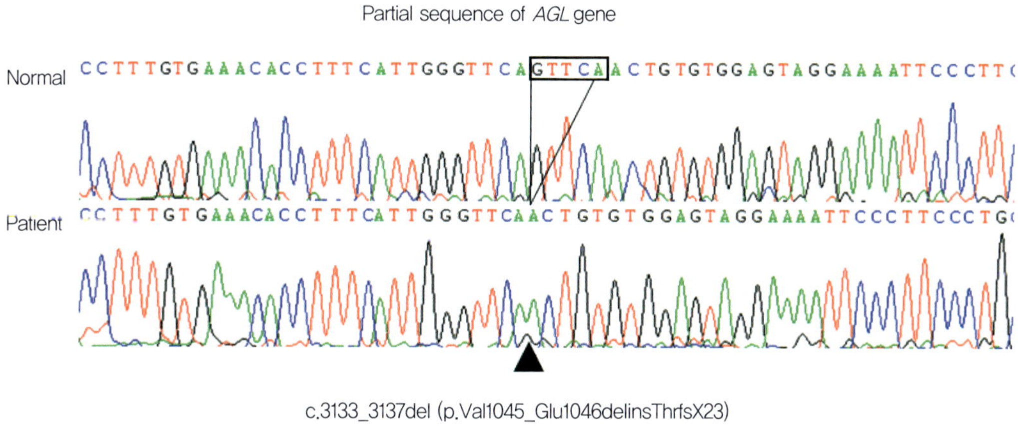

(3) 영상학적 검사 및 간조직 검사

복부초음파에서 광범위한 간비대 및 지방간 소견 관찰되나, 다른 국소 병변은 없었다. 조직 병리학적 소견으로 간세포의 전반적인 공포 변성이 관찰되며, 간문맥과 정맥 주위의 섬유화과 문맥과 소엽을 연결하는 섬유화가 진행되었다.

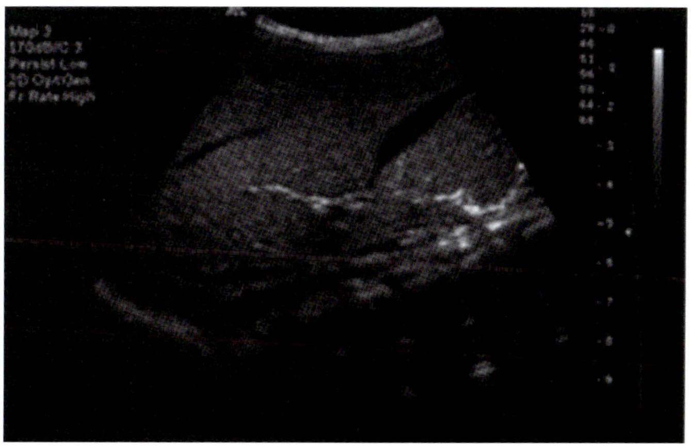

그림 2-21 간 초음파 소견은 광범위한 간비대 및 지방간 소견을 시사하였다.

7. 치료 경과

(1) 초기에 당원병 I형이 의심되어 생옥수수 전분 복용을 시작하였고 이후 외래 추적 관찰 중 간수치 상승과 함께 creatine kinase (CK) IU/L 현저한 상승이 관찰되었다. 이후 외래에서 지속적인 CK와 간수치 상승을 보이며 지속적으로 촉지되는 간비대 소견으로 GSD III형을 재의심하여 유전학적으로 진단하였다. 양측 하지의 근 위약감은 관찰되지 않았다.
만 4세경 실시한 심전도 검사에서 양측심실비대 소견이 관찰되나, 특이 소견 없이 경과를 관찰하였고 만 13세에 실시한 심초음파에서 비대칭성 중격비후는 없었고, 좌심실 벽두께는 LV mass index 96.2 g/m2로 정상이었다. 당시 신장 161.3 cm(90백분위), 체중 57 kg(90백분위)으로 2차 성징이 정상적으로 관찰되었다.

(2) 투여 약제/용량
간수치 및 빌리루빈 상승 시 Ursodesoxycholic acid 일시적인 투여하였다.

(3) 식이 요법
8시간 금식 시 45 mg/dL 정도까지 혈당이 감소하여, 생옥수수 전분 및 고단백질을 연속으로 공급하는 식이 요법을 초기에 시행하였다. 이후, 생옥수수 전분(2 g/kg)을 3~4회/일 추천하였고 특히 취침 전에는 반드시 복용하도록 하였다.

증례 2-15 간기능부전, 식도정맥류 때문에 간이식을 시행한 당원병 III형

1. 내원 동기가 된 주증상(주소)

토혈

2. 발병 시 연령/성별

12세/남자

3. 가족력

여동생이 간비대 소견을 보였고, 이후 당원병 III형 진단받았다.

4. 임상 증상

출생 당시 특이 병력이 없었으나, 조대 발달 지연으로 2세경까지 걷지 못하였고, 3세경 경청색증 동반한 경련 증상으로 항경련제 복용을 시작하였다. 6세경 간비대와 복부 비대로 타 병원에서 실시한 조직 검사에서 당원병 III형으로 의심 후 식이 요법을 시행하지 않고 지내오던 환자로, 내원 6개월과 1개월 전 토혈로 간경화 및 식도 정맥류 진단 후 지내오던 중 지속적인 범혈구감소증 소견이 관찰되어 전원되었다.

5. 진찰 소견

활력징후는 혈압 109/53 mmHg, 맥박 106회/분, 호흡수 28회/분, 체온 37.4도이었다. 급성 아픈 소견으로, 의식은 명료하였다. 복부는 부드러웠고 장음은 정상적으로 청진되었다. 횡격막간아래 5횡지 정도로 간이 촉지되었고, 비장 또한 3횡지 크기로 촉지되었다. 복부의 압통은 있었으나, 반발통은 없었다. 황달도 없었다.

6. 검사 소견

(1) 일반혈액 및 생화학 검사

백혈구 1800/mm^3, 혈색소 9.3 g/dL, 혈소판 75,000/mm^3로 범혈구감소증 소견이 관찰되었다. 응고검사에서 프로트롬빈시간 60%(1.51INR), 활성화부분트롬보플라스틴시간 53.7sec이었다. 생화학 검사에서 AST/ALT 190/44I U/L, 혈당 111 mg/dL, 요산 3.6 mg/dL, 총빌리루빈 1.9 mg/dL, 간접빌리루빈 0.7 mg/dL, 총 콜레스테롤 150 mg/dL이었다.

(2) 분자유전학 검사

AGL 유전자 검사에서 c.[1160G > A]; [1510_1511insT](p.[Arg387Gln] + [Tyr504Leus*10] 복합이형접합자로 확인되었다.

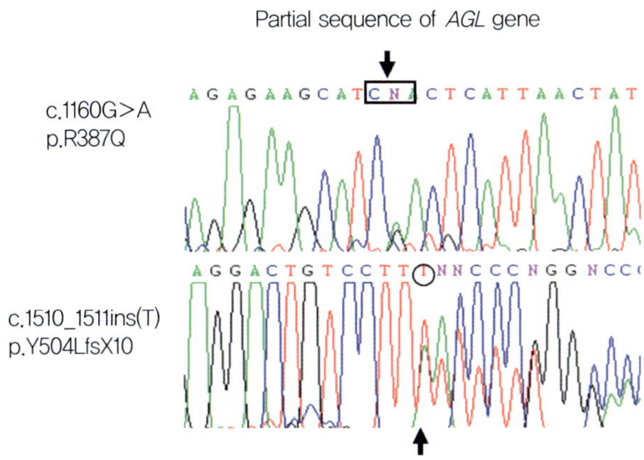

(3) 영상학적 검사 및 간조직 검사

당원병 III형으로 인해 간경화 소견과 이와 동반된 비장 비대(17 cm) 소견이 복부 초음파와 단층 복부 촬영에서 확인되었다. 간조직 검사에서도 간경화 소견을 보였다.

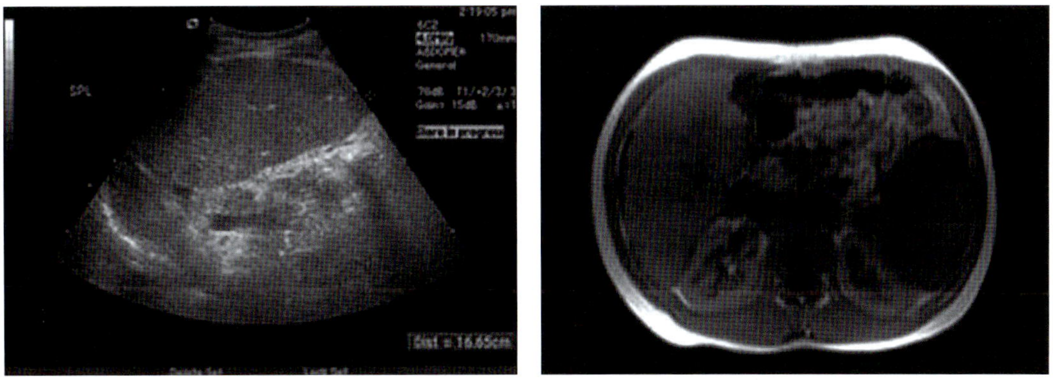

그림 2-22 복부 초음파 및 CT 소견 상 간경화와 비장 비대 소견을 보였다.

7. 치료 경과

(1) 초기에 당원병 III형이 의심되었으나 생옥수수 전분 복용을 적극적으로 하지 않고, 이후 외래 추적 관찰 중 반복적인 토혈로 타병원에서 밴드 결찰술(band ligation)을 한 차례 실시한 후 전원되었다. 이후 만 14세경 2차례 토혈이 반복적으로 발생하여 내시경적 밴드 결찰술(band ligation)을 시행하였다.

환자는 심한 간경화의 합병증으로 인한 문맥압 항진 소견 때문에 식도 정맥류 출혈이 반복 관찰되어 만 16세경 간이식을 시행하였다. 환자는 만 27세경 내원 당시까지 근육의 가성비대나 양측 하지의 근 위약감은 관찰되지 않았다. 그러나 creatine kinase (CK) 수치가 간 이식 전 266 IU/L 정상이었던 반면, 최근 실시한 검사에서 2161 IU/L, 마이오글로빈 499 ng/mL로 근병증 소견이 관찰되어 경과를 관찰 중이다. 정기적으로 추적 관찰한 심초음파 소견에서는 현재까지 정상이었다.

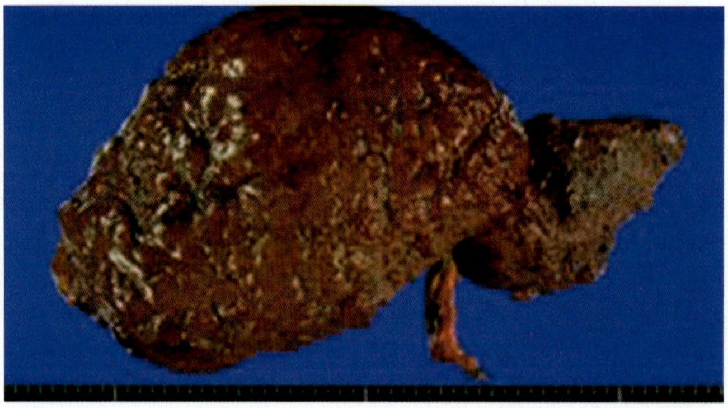

그림 2-23 간이식을 위해 제거된 간의 육안적 소견 상 위축과 간경화 소견을 보였다.

(2) 투여 약제/용량

간경화로 인한 황달 소견으로 UDCA (ursodeoxycholic acid)를 투여하였으며, 혈액학적 합병증으로 인한 빈혈로 아연제제 투여 중이었다. 급성 출혈로 인해 증상 악화 시 비타민K 투여로 혈액 응고 장애를 교정하며, 출혈 예방을 위해 프로톤 펌프 억제제를 투여하고, 치료 내시경 및 베타차단제(propranolol)를 투여하였다. 간이식 후 면역 억제제로 Steroid, FK506으로 조절 중이다. 간이식 자체가 심장과 근육병증에 호전이 없고, 오히려 면역억제제 특히 cyclosporine 등의 경우 근병증을 악화시킬 수 있어 치료 시 주의가 필요하다.

(3) 식이 요법

당원병 I형과 마찬가지로 생옥수수 전분 연속적으로 공급하는 식이 요법이다. 생옥수수 전분(2 g/kg)의 복용을 시작하였다. 이러한 방법은 혈당을 정상으로 지속시키며 성장 속도를 증가시키며 일부에서는 임상적인 근병증을 호전시킨다고 알려져 있다.

8. 요약

당원병 III형의 경우 당원병 Ia형과 임상양상(간비대), 생화학적 프로필(젖산혈증, 고중성지질혈증, 고요산혈증)이 유사하다. 그러나 근육계 침범이 특이적이며 creatine kinase의 증가가 있으나 임상적인 근무력증은 초기에는 심하지 않다. 정기적인 심장초음파를 시행하여 비후성 심근병이 동반되는지 감시해야 한다.

연령이 증가함에 따라 간경변이 동반되어 간기능부전에 이르게 되면 간이식이 필요하다. 간이식 후에도 심장기능을 정기적으로 평가해야 한다.

5 당원병 IV 형(Anderson병)

1) 원인

당원의 가지치기 효소(glycogene branching enzyme, GBE)인 1,4-alpha-glucan-branching enzyme 1)의 결핍에 의한다.

2) 유전적 이상

GBE 유전자인 *GBE1* 돌연변이에 의해 발생하는 상염색체 열성 유전질환이다. 염색체 3p14에 위치한다. 16개의 엑손으로 구성된다. 전형적인 진행성 만성간경변과 연관된 유전자형으로는 p.R515C, p.F257L, p.R524*의 세 유전자형이 중요한다.

3) 발병 빈도

매우 드문 질환으로 전체 당원병의 3%를 차지하며 발병빈도는 1/600,000~800,000으로 여겨진다.

4) 생화학적 병태생리

당원의 가지치기 효소(glycogene branching enzyme, GBE)의 결핍은 branching point가 적어서 더 긴 바깥쪽 당원 사슬을 지니게 되어 마치 amylopectin과 유사한 밀집된 당원 분자를 형성하여 축적된다.

5) 임상 증상

(1) 간 증상

저혈당은 흔하지 않다. 진행형인 심한 경우에는 어린 소아기에 간비대로 발현하고 잘 자라지 않는다. 결국에는 간경화에 이르게 된다.

간문맥압 항진, 복수 및 식도정맥류 등이 동반된다. 간이식을 하지 않으면 간기능 부전으로 4~5세경에 사망할 수 있다. 다른 형태는 비진행성인 간기능장애로 간의 섬유화는 발생하지만 간경화에 이르지는 않는다. 심근 및 다른 근육은 침범되지 않는다.

(2) 신경근육증상

신생아형의 경우 태내에서부터 진행되어 fetal akinesia deformation syndrome (FADS)이 발생하여 관절구축, 태아수종, 및 주산기에 사망하게 된다. 영아기형은 근기장도 저하, 심근병으로 영아기에 사망한다. 소아기형은 근육병, 심근병증으로 소아기에 발현하며 성인형은 근육병 및 adult polyglucosan body disease (APBD)로 여러 장기의 증상을 동반한다. 신경근육증상을 보이는 환자들의 근육, 심장근육에는 전형적으로 polyglucosan이 축적되어 PAS 양성, diastase 음성으로 염색된다. 척수성 근위축증 증상과 유사한 임상상을 보이는 영아의 운동뉴론에도 축적된다.

6) 진단 및 검사 소견

간조직이나 근육조직에서 PAS 양성, diastase 음성인 당원의 축적과 전자현미경 소견 상 amylopectin을 시사하는 섬유형태의 침착을 보이면 이 질환을 의심한다. 생화학적 진단은 간, 근육, 섬유모세포, 백혈구 등에서 GBE의 활성도를 분석한다. *GBE1* 유전자 분석으로 확진 및 산전 진단에 이용할 수 있다.

7) 치료 및 관리

진행성인 경우 간이식이 필요하다. 저혈당이 동반되는 경우 자기 전에 생옥수수 전분을 투여한다.

8) 예후

진행성인 경우 간이식을 하지 않으면 소아기에 간기능 부전으로 사망한다. 비진행형인 경우 40대 중반까지도 생존이 가능하다. 신생아 및 영아기에 신경근육증상이 동반된 경우 예후가 불량하다.

참고문헌

1. Ban HR, Kim KM, Jang JY, et al. Living donor liver transplantation in a Korean child with glycogen storage disease type IV and a GBE1 mutation. Gut and Liver 2009; 3: 60~3.
2. Magoulas PL, El-Hattab AW, Roy A, et al. Diffuse reticuloendothelial system involvement in type IV glycogen storage disease with a novel GBE1 mutation : a case report and review; Hum Pathol 2012; 43: 943~51.
3. Shin YS. Glycogen storage disease : clinical, biochemical, and molecular heterogeneity. Semin Pediatr Neurol 2006; 13: 115~20.

증례 2-16

간비대로 발견된 당원병 IV 형

1. 내원 동기가 된 주증상(주소)

간비대

2. 발병 시 연령/성별

21개월/여아

3. 가족력

특이 소견 없었다.

4. 임상 증상

제태연령 37주 체중 2.47 kg으로 태어났으며, 심잡음에 대한 평가 중 신체검진에서 우연히 간비대가 의심되어 실시한 초음파에서 간과 비장의 비대 소견으로 간 생검 조직 검사를 시행하였다. 그 결과 간경화와 함께 호산구 침착이 되어 당원병 의심되어 본원으로 전원되었다.

5. 진찰 소견

활력징후는 혈압 77/53 mmHg, 맥박 122회/분, 호흡수 28회/분, 체온 36.5도이었다. 만성 아픈 소견으로, 의식은 명료하였다. 공막은 황달소견이며, 횡격막간아래 2횡지 정도로 간이 촉지되었고, 비장은 만져지지 않았다. 복부의 압통과 반발통은 없었다. 신경, 근육학적 신체검진에서 특이 소견 없었다.

6. 검사 소견

(1) 일반혈액 및 생화학적 검사

백혈구 9,000/mm^3 혈색소 10 g/dL로 빈혈소견이 관찰되었다. 생화학 검사에서 총단백질 6.8 g/dL, 알부민 3.2 g/dL, AST 542 IU/L, ALT 229 IU/L, 총 빌리루빈 5 mg/dL, 직접빌리루빈 2.9 mg/dL, 알칼리성 인산분해효소 299 IU/L, r-GTP 94 IU/L, 포도당 99 mg/dL 젖산 2.2 mmol/L이었다. 응고 검사에서 프로트롬빈시간 47.3%(1.52 INR), 활성화부분트롬보플라스틴시간 34.3 sec 연장되었다. A, B, C형 간염, Epstein-Barr virus 및 cytomegalovirus에 대한 혈청학적 이상은 없었다.

(2) 분자유전학 검사

GBE1 유전자 검사에서 c.[791G > A] + [1571G > A](p.Gly264Glu] + [Arg524Gln]) 복합이형접합자이었다.

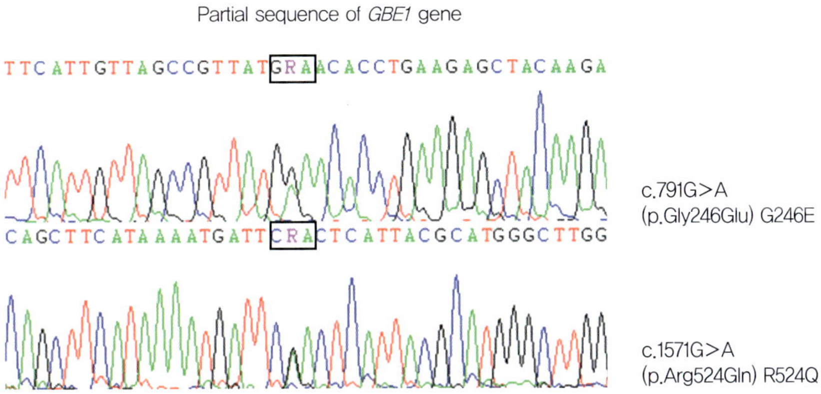

(3) 영상학적 검사 및 병리학적 검사

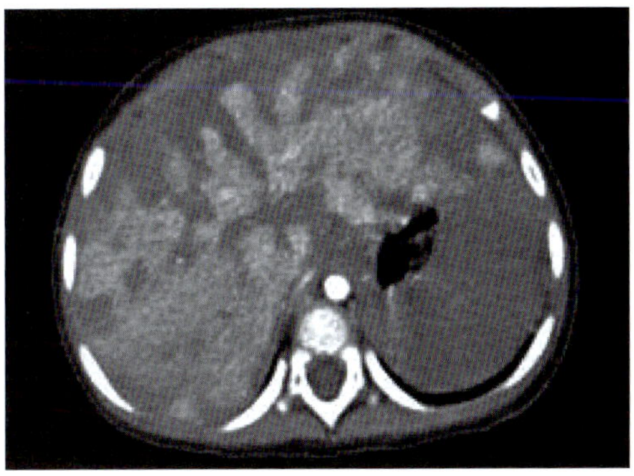

그림 2-24

복부 전산단층화검사 및 자기공명검사에서 T2 영상에서 다발성 저음영소견이 간 말초부위에서 관찰된다.

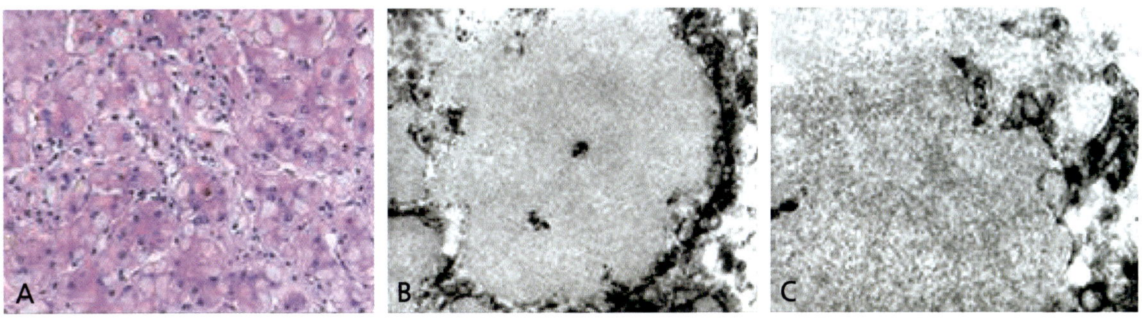

그림 2-25 A. Hematoxylin-eosin (H&E) 염색에서 미소결절형 간경화(micronodular cirrhosis)와 함께 희미한 호산구성 세포질성 소체(cytoplasmic inclusions)가 간세포 내 관찰되었다. 이는 당원병 IV형 합당하다. B, C. 전자현미경 소견상 간세포 내에 fibrillar amorphous electron-dense inclusion이 보였다.

7. 치료 경과

(1) 27개월경 환아의 아버지로부터 간을 공여 받아 생체장기간이식을 시행하였다. 이식된 간은 19×12×5.5 cm, 593 gm 정도로 전반적인 갈색의 결절성 소견을 보였다. 현미경학적 검사에서 다양한 크기의 재생성 결절(regenerating nodules)이 관찰되어 간경화 소견을 보였다. 간세포의 형태학적인 양상은 Periodic Acid-Schiff

(PAS) 염색에서 intracytoplasmic inclusions가 관찰되었다. 전자현미경 사진에서는 세포질 소체가 불규칙적 방향성으로 가느다란 섬유형태를 띠고 있어서 당원병 IV형을 진단할 수 있었다. 이식 후 환자는 면역억제제 치료를 시행하였고 이후 정상적인 간기능과 성장 및 발달을 보이고 있다. 하지만 경도의 좌심실 비대는 여전히 변함없이 지속되었다.

(2) 투여 약제

최근에는 성장부진, 간비장비대, 진행성 간경화를 보이는 경우 이른 나이에 사망가능성이 높으므로, 간이식 치료가 적극적으로 이뤄지고 있다. 본 환자의 경우에서도 간이식 이후 심장질환이나 근육질환은 아직까지 없으며, 이후 임상경과는 좋은 편이다.

(3) 식이 요법

당원병 I형과 마찬가지로 생옥수수 전분 및 고단백질 연속적으로 공급하는 식이 요법이다. 생옥수수 전분(2 g/kg)을 매 식사와 간식으로 복용 시작하였다.

8. 요약

당원병 IV형의 경우 다양한 임상 양상이 관찰된다. 태아일 때부터 과다 양수와 태아 수종과 같이 신경근육의 침범이 나타나면서 급격히 신생아기에 사망하는 경우와 드물지만 비진행성 간, 근육, 신경의 침범을 보이는 경우도 보고된다.

6 당원병 V 형(McArdle병)

1) 원인

세 가지 isoform이 있는 glycogen phosphorylase 중 근육에 발현하는 myophophorylase 결핍에 의한다.

2) 유전적 이상

Myophophorylase의 유전정보를 지닌 *PYGM* 유전자 이상에 의한 상염색체 열성 유전을 한다. 유전자는 염색체 11q13에 위치하며 20개의 exon으로 구성된다. 710번째 아미노산 페닐알라닌이 결실된 돌연변이(p.F710 del)가 일본환자의 3/4을 차지하며 한국인 환자에서도 흔하다.

3) 발병빈도

가장 흔한 형태의 근육 당원병 중의 하나로 발병빈도는 100,000~150,000명당 1명 빈도로 드문 편이다. 대사성근육병 중에서는 carnitine palmitoyl transferase II (CPT II) 다음으로 흔하다.

4) 생화학적 병태생리

근육에서 glycogen을 인산화하여 glucose-1-phosphate로 촉매하는 myophosphorylase 결핍에 의한다. Glycogen 의존적인 ATP 공급의 저하는 근세포막의 Na^+/K^+ pump를 down regulation 시켜 분극성을 감소시킨다. 이는 운동에 취약한 근육의 피로를 쉽게 초래한다.

5) 임상 증상

증상은 소아기에는 저명하지 않지만 치명적인 영아형도 보고되었다. 그러나 대부분 나이가 들면서 증상이 나타난다. 대개 청소년기 이후에 갑자기 근육을 짧은 시기에 많이 사용하는 경우(무거운 물건 들기, 쪼그려 뛰기 등)나 장시간에 걸쳐 지속적으로 근육을 사용할 때(장시간의 주행, 수영, 등산 등) 갑자기 횡문근 융해증이 발생한다. 우리나라에서는 남자의 경우 군에 입대하여 훈련을 받으면서 발생하는 경우가 흔하다.

Myoglobin요증, creatine kinase (CK) 상승과 근육통이 심하나 조금 쉬면 통증과 근육피로가 완화되어 지속적으로 운동이 가능하게 된다. 이를 소위 "second wind"라 한다. 이는 쉬면서 포도당과 지방산의 공급으로 대사경로가 내재적인 glycogenolysis를 이용하기보다는 혈장의 지방산을 이용한 산화인산화(oxidative phosphorylation) 과정으로 변환하여 에너지를 공급하게 되기 때문이다. 그러나 장시간 운동을 계속하면 결국 심한 횡문근 융해증의 악화와 근육통이 초래된다. 신경증상은 없다. 40대가 지나면 근육위축이 환자의 35%에서 나타난다. 근위부 근육위축이 대칭적으로 발생하거나 견갑상완근(scapulohumeral muscle)이 비대칭적으로 위축된다. 거의 모든 환자에 CK는 평상시에도 200 IU/L 이상으로 증가되었다. 급성 위기 시에는 100,000 IU/L 이상으로도 증가할 수 있다.

6) 진단 및 검사 소견

근육조직에서 myophophorylase 활성도를 측정하거나 *PYGM* 유전자 분석으로 확진한다. 과거에는 "ischemic forearm exercise test (IFET)"를 많이 사용하였으나 통증과 횡문근 융해증으로 인한 근육 손상 때문에 non-ischemic FET를 주로 사용한다. 혈중 젖산은 정상이고 암모니아는 상승한다. CK는 평상시에도 상승되어 있으며 약 반수의 환자에게서 myoglobin요증을 경험한다. 근전도에서는 비특이적인 "myopathic form"을 보인다.

7) 치료 및 관리

근육을 많이 사용하는 운동을 피한다. 유산소운동, creatine, ramipril, sucrose 등의 복용, 탄수화물이 풍부한 음식을 섭취하는 것이 도움이 된다는 보고가 있으나, 그 효과가 과학적으로 완전히 입증된 것은 아니다. 아직 근본적인 치료약제는 없다.

8) 예후

횡문근 융해의 재발없이 생활할 수 있다면, 예후는 양호하다.

••• 참고문헌 •••

1. Park HJ, Shin HY, Cho YN, et al. The significance of clinical and laboratory features in the diagnosis of glycogen storage disease type V : A case report. J Korean Med Sci 2014; 29: 1021~4.
2. Angelini C, Semplicini C. Metabolic myopathies : The challenge of new treatments. Curr Opin Pharmacol 2010; 10: 338~45.
3. Sohn EH, Kim HS, Lee AY, et al. A novel PYGM mutation in a Korean patient with McArdle disease : the role of nonsense-mediated mRNA decay. Neuromuscul Disord 2008; 18: 886~9.
4. Vieitez I, Teijeira S, Fernandez JM, et al. Molecular and clinical study of McArdle's disease in a cohort of 123 European patients : identification of 20 novel mutations. Neuromuscul Disord 2011; 21: 817~23.

증례 2-17

잦은 횡문근 융해증(rhabdomyolysis)을 동반한 당원병 V형

1. 내원 동기가 된 주증상(주소)

근육 통증

2. 발병 시 연령/성별

19세/남자

3. 가족력

특이 소견 없었다.

4. 임상 증상

만 14세경부터 운동회 후 전신이 근육 통증과 갈색소변이 관찰되는 횡문근융해증이 반복적으로 있었던 환자로, 군입대 후 훈련 중 발생한 상기 증상에 대해 군병원 입원 치료를 받던 중 경미한 활동에도 지속적으로 근육효소 상승 소견을 보여 추가적인 진단 및 검사를 위해 입원하였다.

5. 진찰 소견

신체검진에서는 지속적인 근위약감이나 근위축이 관찰되지 않았다. 모든 반사와 감각신경 검사는 정상이었다. 다른 신체검진에서 특이 소견 없었다.

6. 검사 소견

(1) 일반혈액 및 생화학 검사

Creatine kinase (CK) 1086 IU/L, myoglobin 155 ng/mL 수치 상승 이외 일반 혈액 및 생화학 검사에서 특이 소견은 없었다.

(2) 영상학적 검사 및 기타 검사

외부에서 실시한 복부 초음파 검사에서 특이 소견 없었다.

신경전도검사(nerve conduction study, NCS)와 근전도검사(electromyography study, EMG)에서는 특이 소견이 관찰되지 않았다. 허벅지 자기 공명검사에서 정상이었다. 특히 당원병 V형와 VI형 감별하기 위하여, 저혈하 전완 운동시험(ischemic exercise test)을 시행하였다. 젖산은 기저치 3.3 mmol/L(0분)에서 최고 3.5 mmol/L(5분)으로 현저한 상승소견이 없었고, 암모니아 수치는 32 μmol/L(0분)에서 최고 125 μmol/L(10분)으로 증가하였으며, CK 727 IU/L(0분)에서 최고 1824 IU/L(5분)로 높았다. 이러한 임상 증상과 검사를 통해 GSD V형이 강력히 의심되었다.

(3) 분자유전학 검사

PYGM 유전자의 c.[1530del]+[2128_2130del](p.[D510TfsX28]+[Phe709del]) 복합이형 접합자로 확인되었다.

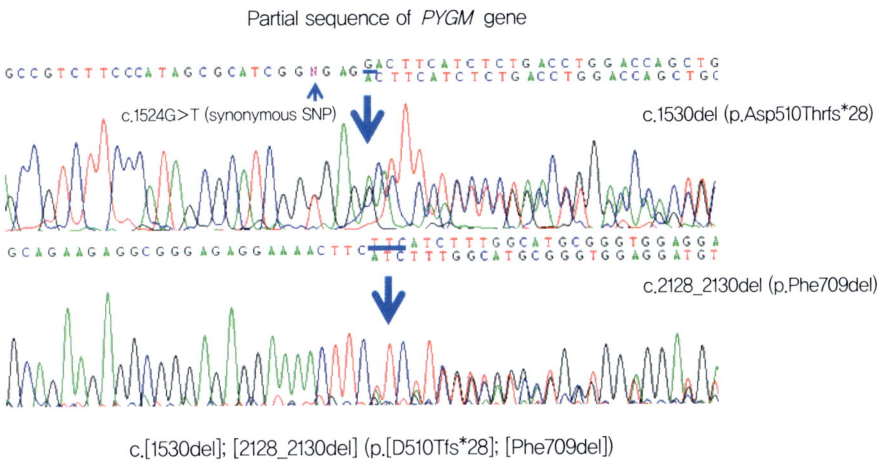

7. 치료 경과

(1) 치료에 따른 검사 소견 변화

한자의 증상이 근위약감보다는 심한 운동이나 설거지와 같은 일상생활 수준 정도의 움직임에도 증상이 악화(exercise intolerance)되어 다발성 근염(polymyositis)보다는 대사성 근염(metabolic myopathy) 가능성이 높을 것으로 보였다. 이를 확진하기 위해 저혈하 전완 운동시험(ischemic exercise test)을 시행하였으며, 젖산은 정상이나 암모니아 수치가 증가하고 CK 수치는 1,000 IU/L 이상으로 증가하였으며 평상시에도 CK가 항상 증가된 것을 확인할 수 있었다.

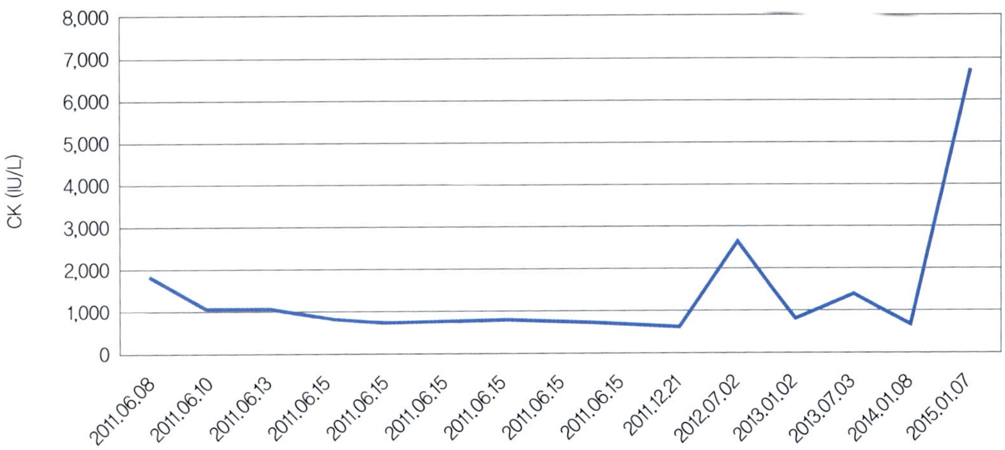

(2) 투여 약제 및 식이 요법

다양한 연구가 진행 중이나, 현재까지 확립된 치료법은 없다. 운동 직전 sucrose 투여, 고단백질-고탄수화물 식이, 저용량 경구 creatine 보충 및 비타민 B6 투여는 일부 임상에서 호전되었다는 보고가 있다. 본 환자의 경우 특별히 복용 중인 약제나 시행중인 식이요법은 없는 상태로 증상 악화 시 대증적인 치료를 시행하였다.

8. 요약

당원병 V형은 가장 흔한 근육 글리코겐증의 질환으로 운동에 취약하고 간헐석인 myoglobin요증이 관찰된다면 의심해 볼 수 있다. 확진은 유전자 검사나 근육의 효소검사로 가능하다. 처음 증상이 나타났을 때 운동의 강도를 줄이거나 잠깐 쉬었다가 다시 하면 훨씬 쉬워지는 2차 바람 현상(second wind phenomenon) 증상이 특징적이다.

7 당원병 IX형

1) 원인

당원병 IX형은 가장 흔한 당원병 원인 중의 하나이다. Phosphorylase kinase (PHK) 결핍에 의한다.

6가지 아형이 알려져 있다. (1) X-연관성 당원병(GSD IXa) : 75%에 해당한다. (2) 간과 근육의 혼합성 PHK 결핍(GSD Xb) (3) 상염색체열성 유전의 PHK 결핍(GSD IXc) (4) X-연관성 근육 PHK 결핍(GSD IXd) (5) 상염색체 열성 유전의 근육 PHK 결핍(GSD IXe) (6) 상염색체 열성유전의 심장근육의 PHK 결핍(GSD IXf)으로 나뉜다.

2) 유전적 이상

PHK는 10개의 단백subunit로 구성된 decahexameric protein으로α, β, γ, δ subunit이다.

α-subunit는 αL(간에 주로 발현)과 αM(근육에 주로 발현)의 isoform이 있고 X염색체에 유전자가 존재하는데, 각각 *PHKA2*와 *PHKA1*이다. 가장 흔한 형태는 *PHKA2* 유전자의 돌연변이에 의한 것으로 75% 정도를 차지한다. 이들은 X-염색체 단완(Xp22.2-p22.1)에 유전자좌가 위치한다. 이들은 성염색체 열성 유전방식으로 유전된다. 그 밖에 β-subunit는 PHKB 유전자에, γ-subunit는 PHKG2(고환/간에 주로 발현), PHKG1(근육에 주로 발현), calmodulin인 δ-subunit는 *CALM1*, *CALM2*, *CALM3* 유전자에 유전정보가 존재한다. 이들은 모두 상염색체에 유전자좌가 위치함으로 상염색체열성 유전방식으로 유전된다.

3) 발병 빈도

X-연관 간(liver) PHK 결핍에 의한 당원병은 가장 흔한 형태의 간을 침범하는 당원병으로 알려져 있다. 10만 명당 1명의 빈도로 발생한다. 그러나 국내의 보고는 최근 유전자분석이 시행되면서 증가하고 있다. GSD Ia, GSD III형보다는 증상이 경미하여 진단이 적게 되리라 여겨진다.

4) 생화학적 병태생리

당원의 분해에는 phosphoryalse의 연쇄적인 활성이 필요하다. 특히 간과 근육에서 활성화되는데, 간은 glucagon 같은 내분비신호에 의해, 근육에서는 adrenalin에 의해 ATP를 cyclic AMP로 전환시켜서 cAMP 의존적인 kinase를 활성화시키고, 이는 PHK를 인산화시킨다. 인산화에 장애가 발생하면 당원의 분해가 저해되어 근육, 간에 당원이 축적된다.

5) 임상 증상

X-연관 간 PHK 결핍에 의한 당원병은 GSD Ia, GSD III형과 임상상이 유사하다. 간이 커지며 소아기에는 성장이 더디나 나이가 들면서 간의 크기도 정상화된다. 드물게 발달지연이 보고된 바도 있다. 저혈당도 경미하고 젖산, 요산은 대개 정상이나 간기능이상, 고중성지질혈증이 경미하게 있고 금식 시에 케톤요기 있을 수 있다. 출혈 경향이나 설사 등은 없다. 나이가 들면서 대개 정상화된다. 드물게 간경화가 발생하기도 한다. 여자에서는 성인기에 다낭성 난소 증후군이 자주 발생한다. 심장근육 침범은 없다.

6) 진단 및 검사 소견

적혈구, 백혈구, 간조직 등에서 PHK 효소 활성도를 측정하나 활성도가 거의 정상일 수도 있어서 결정적인 진단기준이 되지는 못한다. 최종적으로는 유전자분석으로 확진한다.

7) 치료 및 관리

글리코겐 축적 질환 IX형의 치료는 I형과 마찬가지

로 익히지 않은 옥수수 전분 및 고단백질(전체 열량의 20~30%)을 연속 공급하는 식이 요법이다. 이러한 방법은 혈당을 정상으로 지속시키며, 케토시스를 예방하며, 성장 속도를 증가시킨다. 그러나 증상이 경하면 특별히 치료가 필요하지 않은 경우도 있다.

8) 예후

X-연관 간 PHK 결핍에 의한 당원병은 예후가 양호하다. 간기능이 정상이 되고, 간 선종발생이 없으며 정상 신장에 도달한다. 여자에서는 자주 다낭성난소가 발생할 위험이 있으며 아주 드문 경우 간경화, 발달장애가 있다. 근육 PHK 결핍의 예후는 불확실하다.

••• 참고문헌 •••

1. Achouitar S, Goldstein JL, Mohamed M, et el. Common mutation in the PHKA2 gene with variable phenotype in patients with liver phosphorylase b kinase deficiency. Mol Genet Metab 2011; 104: 691~4.
2. Beauchamp NJ, Dalton A, Ramaswami U, et al. Glycogen storage disease type IX : High variability in clinical phenotype. Mol Genet Metab 2007; 92: 88~99.
3. Brown LM, Corrado MM, van der Ende RM, et al. Evaluation of glycogen storage disease as a cause of ketotic hypoglycemia in children. J Inherit Metab Dis 2015; 38: 489~93.

증례 2-18

우연히 발견된 간비대 때문에 진단된 당원병 IX형

1. 내원 동기가 된 주증상(주소)

간비대

2. 발병 시 연령/성별

22개월/ 남아

3. 가족력

환아의 엄마와 이모가 보인자로, 이종사촌 형제 2명이 환자로 확인되었다.

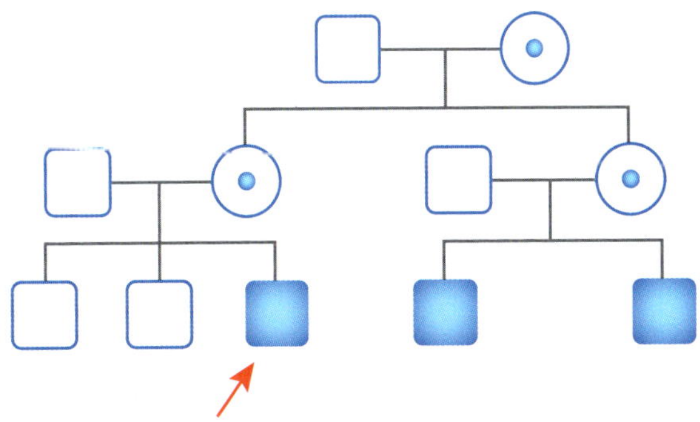

4. 임상 증상

제태연령 40주 출생체중 4.02 kg으로 태어나서 특이 병력이 없던 환자로 12개월경 경한 복부비대를 보였다. 17개월경 구토, 설사, 경구 섭취 감소로 내원하였다.

5. 진찰 소견

복부는 부드러웠고 장음은 정상적으로 청진되었다. 복부 비대와 함께 우측 늑골 하연 3횡지 정도로 촉지되었다. 신체검진에서 다른 특이 소견은 없었다.

6. 검사 소견

(1) 일반혈액 및 생화학 검사

외부에서 실시한 혈액 검사 결과, 백혈구 14,650/μL, 적혈구 12.8 g/dL, 혈소판 572,000 /μL이었다. 생화학 검사에서 AST 53 IU/L, ALT56 IU/L로 경미한 증가가 있었다. 총 빌리루빈 0.5 mg/dL, creatine kinase (CK) 116 IU/L, 젖산 1.1 mmol/L, 요산 2.8 mg/dL, 중성지방 74 mg/dL, 콜레스테롤 132 mg/dL로서 정상소견을 보였다. Ceruloplasmin 36.1 mg/dL, ferritin 38.5 ng/mL로 정상이었다. A, B, C형 감염, Epstein-Barr virus 및 cytomegalovirus에 대한 혈청학적인 이상은 없었다.

(2) 효소 검사 및 유전자 검사

적혈구의 PHK 활성도를 확인한 결과 15 μmol/min/gHb(참고치; 100~300 μmol/min/g Hb)로 감소해 있었다. *PHKA2* 유전자 검사에서 c.3210_3212del(p.Arg1070del) 반접합자 환자이었다. 환자의 어머니 검사에서 보인자를 확인하였다. 초기에 당원병 III형과 VI형을 확인하기 배제하기 위해 시행한 유전자 검사는 정상이었다.

Partial seq. of *PHKA2* gene

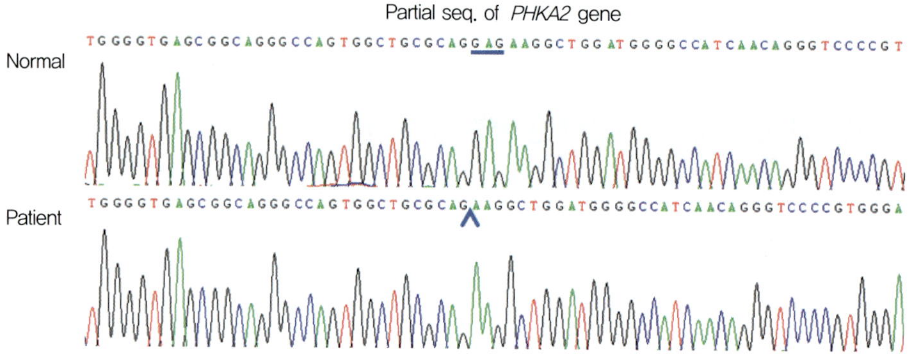

c.3210_3212del (p.Arg1070del), hemizygote

(3) 영상학적 검사 및 간조직 검사

복부 초음파에서 경도의 간 실질의 음영 증가를 보였으나, 간내외 담도의 확장은 없었으며, 담낭과 비장은 정상이었다. 간조직 검사에서 당원입자가 세포질 내 존재하는 것을 확인할 수 있었다.

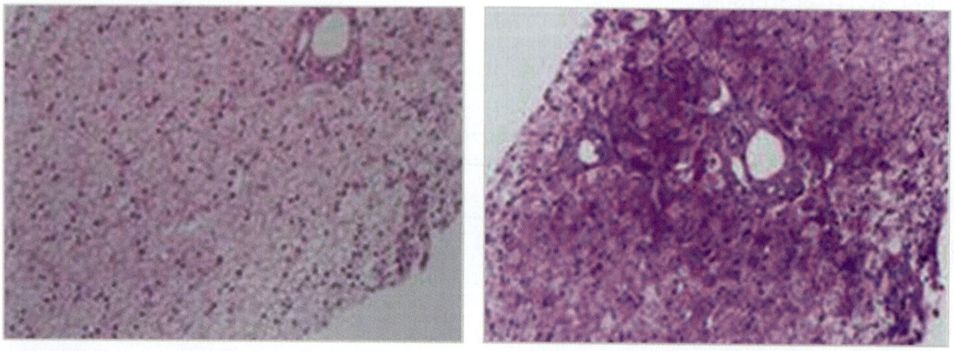

그림 2-26 간생검 조직 검사 소견(H&E 및 PAS염색) 상 염증소견이나 섬유화는 없으나 당원입자가 세포질 내 존재하는 것이 관찰되었다.

7. 치료 경과

(1) 식이 요법을 시작하여 저혈당을 예방하였고, 현재까지 저혈당 없이 외래에서 추적 관찰 중이다. 만 4세 6개월 현재 신장 103 cm(25~50백분위), 체중 20.6 kg(75~90백분위)으로 정상 발달을 보이고 있다.

(2) 식이 요법
저혈당을 예방하기 위해 잦은 식이 섭취와 함께 복합 탄수화물, 단백질 섭취를 하도록 하였으며, 취침 전에만 생옥수수 전분(2 g/kg) 섭취를 교육하였다.

8. 요약

당원병 IX형은 Phosphorylase kinase (PHK) 결핍으로 발생한다. 주로 간비대, 저혈당, 성장지연이 나타나는 간형의 경우 X-linked으로 *PHKA1*, *PHKA2*가 관련된다. 반면, 경련 및 마이오글로빈뇨증 증상을 보이는 근육형의 경우 상염색체 열성의 유전양식을 띠며, *PHKB*, *PHKG2*이 관련되지만, 전자에 비해 드문 편이다. PHK 결핍에 의한 간형의 당원병 IX형은 대체적으로 증상과 생화학적 지표가 상대적으로 경하며 나이가 증가됨에 따라 점차 호전되는 경향성을 보인다. 따라서 예후가 좋다.

8 유전성 과당 불내증 (Hereditary fructose intolerance)

1) 원인(결핍효소)

Aldolase B (fructose-1,6-biphosphate aldolase) 결핍으로 발생한다. 이 효소는 과당 대사의 두 번째 단계에 관여하며 fructose-1,6-biphosphate를 dihydroxyacetone phosphate와 glyceraldehyde로 분해시킨다.

2) 유전적 이상

상염색체 열성으로 유전되며 aldolase B 유전자(*ALDOB*)는 상염색체 9q22.3에 위치한다. 50여 종의 돌연변이가 보고되었으나 유럽이나 미국에서는 몇 가지 돌연 변이가 환자들의 50~90%를 차지한다. 흔한 돌연변이는 p.A150P, p.A175D, p.N355K이나 한국인의 경우는 보고가 드물어서 흔한 유전자형을 알기 어려우나 최근 frame shift 변이가 보고된 바 있다.

3) 발병빈도

한국에서의 발생빈도는 정확히 모르나 유럽에서 신생아에서 분자유전학적으로 조사한 바에 의하면 18,000~30,000명 당 1명의 빈도로 비교적 흔한 질환으로 알려져 있다.

4) 생화학적 병태생리

Aldolase B (fructose-1,6-diphosphate aldolase) 결핍은 fructose-1,6-diphosphate를 dihydroxyacetone phosphate와 glyceraldehyde로 분해를 저해하는데, 이들 농도의 감소는 fructokinase의 활성도를 높인다. 이런 상황에서 fructose의 섭취가 증가하면 fructose-1 phosphate의 농도가 증가하고 인산의 소모가 발생하며 isoenzyme인 aldolase A를 억제한다. 이 결과로 당신생과 당원분해가 되지 않아 저혈당이 초래되고 ATP의 과사용과 결핍에 의해 간기능 장애, 신기능 장애, 고요산혈증 등이 동반된다. 증가된 fructose-1-phosphate는 phosphomannose isomerase를 억제하여 여러 단백의 당화장애(glycosylation defect)를 초래한다. 정상적인 식

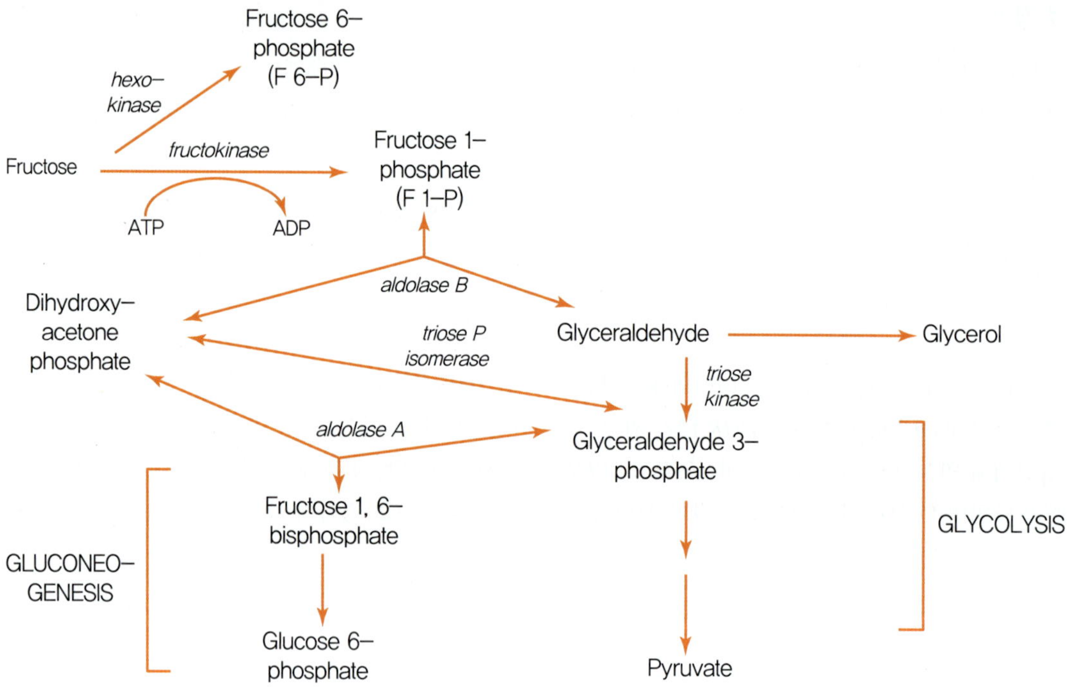

그림 2-27 과당(fructose)의 생화학적 대사 경로

이에서는 isoenzyme인 aldolase A에 의해 증상이 없을 수 있다.

5) 임상 증상

어느 연령층에서도 과당이나 설탕 또는 sorbitol을 먹지 않는 한 증상이 발현하지 않는다. 특히 모유를 수유하는 영아기에는 증상이 없다. 과당이 부하되는 양과 연령이 어릴수록 증상이 심하다. 과일이나 주스 등의 이유식이 시작되면서 증상이 나타난다.

증상은 일반적인 소화기 증상인 구토, 메스꺼움 등과 더불어 저혈당 때문에 보채고, 안색이 창백해지며, 땀을 흘리고, 손발을 떨며, 기면과 혼수상태, 경련을 동반하기도 한다. 나이가 들면서 fructose가 포함된 특정한 음식을 싫어하게 된다. 간이 커지기도 하고 성장장애가 동반된다. 단것을 싫어하여 충치가 덜 발생한다. 무증상으로 평생을 보내는 환자도 있어서 실제보다 적게 진단된다고 한다.

6) 진단 및 검사 소견

간기능장애 및 저단백, 응고장애, 직접성 고빌리루빈혈증, 근위신세뇨관 기능이상(단백뇨, 아미노산뇨, 당뇨, 고인산요증 및 저인산혈증, 산혈증)이 동반된다. 과당제거식이를 하면 증상과 검사 소견이 정상화된다. 따라서 자세한 식이병력을 청취함이 매우 중요하다. 경구과당부하검사는 시행하지 않는 것이 좋고 경정맥 과당부하검사도 저혈당을 매우 주의하여야 한다. 확진은 유전자 분석으로 가능하다. 간 조직에서의 aldolase 활성도를 측정할 수 있으나 isoenzyme 활성도 때문에 잔존효소농도가 비교적 높게 측정된다.

7) 치료 및 관리

포도당과 중탄산염을 포함한 수액 요법과 fresh-frozen plasma 주입 등으로 급성기 증상은 호전된다. Fructose와 sucrose를 식이에서 제한한다. 과당의 1일 섭취가능한 양은 개인마다 다르나 대개 40~250 mg/kg/일로서 정상인의 1/10 정도이다.

8) 예후

식이조절만 잘 하면 성장, 지능 수명에 지장이 없다.

••• 참고문헌 •••

1. Van den Berghe G. Inborn errors of fructose metabolism. Annu Rev Nutr 1994; 14: 41~58.
2. Hommes FA. Inborn errors of fructose metabolism. Am J Clin Nutr 1993; 58(5 Suppl): 788S~795S.
3. Choi HW, Lee YJ, Oh SH, et al. A novel frameshift mutation of the ALDOB gene in a Korean girl presenting with recurrent hepatitis diagnosed as hereditary fructose intolerance. Gut Liver 2012; 6: 126~8.
4. Kang EK, Yang HR, Seo JK, et al. A case of hereditary fructose intolerance. J Korean Pediatr Soc 2002; 45: 120~4.
5. Malay AD, Allen KN, Tolan DR. Structure of the thermolabile mutant aldolase B, A149P : molecular basis of hereditary fructose intolerance. J Mol Biol 2005; 347: 135~44.
6. Bouteldja NI, Timson DJ The biochemical basis of hereditary fructose intolerance. J Inherit Metab Dis. 2010; 33: 105~12.

증례 2-19

단 것을 싫어하며 반복적인 간수치 상승으로 내원하여 진단된 유전성 과당불내증

1. 내원 동기가 된 주증상(주소)

반복적인 간수치 상승

2. 발병 시 연령/성별

24개월/여아

3. 가족력

특이 소견 없었다.

4. 임상 증상

제태연령 34주 체중 4.2 kg 태어났으며, 생후 6개월경 발열, 구토, 설사 증상으로 간염으로 진단 받은 병력이 있으며, 횡격막간아래로 4횡지 정도로 간이 촉진되었고 당시 AST 2,017 IU/ALT 1,242 IU/L로 상승되었으나, 대증적 치료로 호전이 되었다. 이후 15개월, 23개월 경 상기 증상이 반복되어 추가 검사를 위해 본원으로 내원하였다. '당근주스, 과일즙을 먹으면 토하고 늘어져요.''빵, 과자를 안 좋아해요.'라고 호소하며, 평소 환아는 단 성분이 들어간 음식이나, 과일을 꺼리는 식습관을 가지고 있었다.

5. 진찰 소견

신체 검진에서 신장 115.7 cm(25~50 백분위수), 체중 12.9 kg(25~50 백분위수)이었으며, 활력징후는 혈압 116/77 mmHg, 맥박 136회/분, 호흡수 32회/분, 체온 36도이었다. 입원 당시 신체검진에서 특이 소견 없었다. 간은 2횡지 정도 만져졌다. 치아소견 진찰 소견 상 충치는 없었다.

6. 검사 소견

(1) 일반혈액 및 생화학 검사

백혈구 62,000/mm^3(호중구 28%, 림프구 54%, 단핵구 14%, 호산구 2%), 혈소판 397,000/mm^3, 혈색소 11.8 g/dL이었다. 생화학 검사에서 총단백질 7.0 g/dL, 알부민 4.0 g/dL, AST 68 IU/, ALT 68 IU/L, 총 빌리루빈 0.4 mg/dL, 직접빌리루빈 0.1 mg/dL, 알칼리성 인산분해효소 299 IU/L, rGTP 23 IU/L, 포도당 91 mg/dL이었다. 응고 검사에서 프로트롬빈시간 141%(0.87 INR), 활성화부분트롬보플라스틴시간 27.2 sec이었다. A, B, C형 간염, Epstein-Barr virus 및 cytomegalovirus에 대한 혈청학적 이상은 없었다.

(2) 분자유전학 검사

ALDOB 유전자 검사에서 c.[758_759insT]+[758_759insT](p.[val253fsX24]+[val253fsX24] 동형접합자 소견을 보였다.

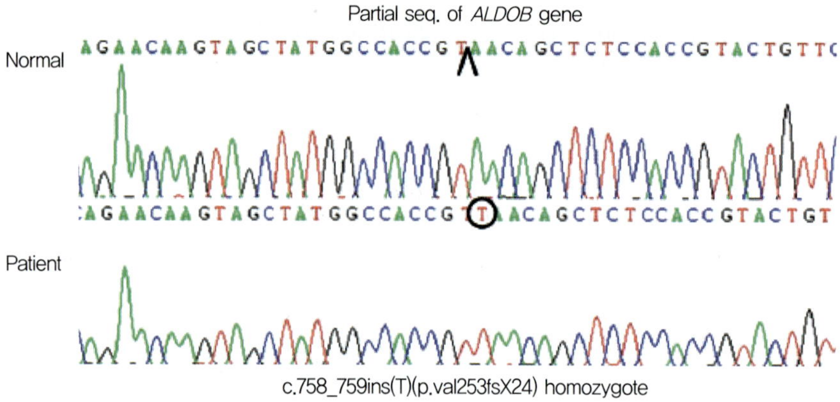

(3) 영상학적 검사 및 병리학적 검사

복부 초음파에서 간실질의 전반적인 음영 증가 소견으로 간 조직 검사를 시행하였다. 간 조직 검사에서 중등도의 지방 변성과 문맥의 섬유화가 관찰된다.

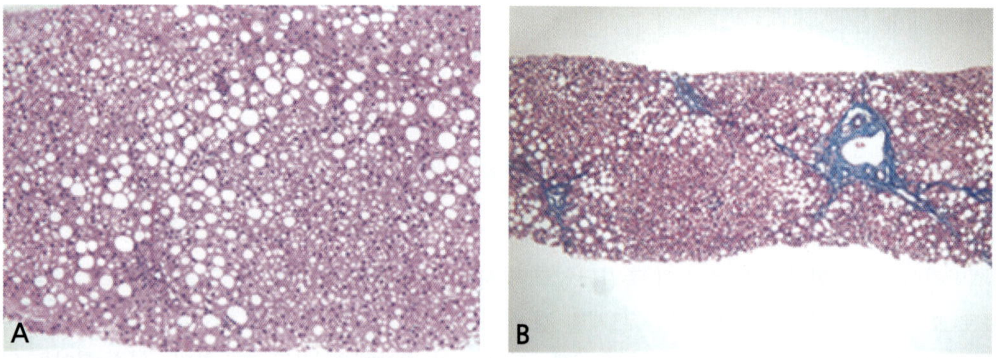

그림 2-28 간 조직 생검 소견 상 중등도의 지방 변성과 문맥주위의 섬유화 및 염증소견이 관찰되었다.

7. 치료 경과

(1) 치료에 따른 검사 소견 변화 및 성장 발달

저혈당이 관찰되지 않았지만 반복적인 구토, 간효소 수치 상승과 함께 간비대를 보이며, 병력을 재확인한 결과

평소 환아는 단 성분이 들어간 음식이나 과일을 꺼리는 식습관을 가지고 있던 점으로 유전성 과당 불내증을 의심할 수 있었다. 환아는 이후 진단부터 과당을 제한하는 식이를 시행하였으며, 만 5세 현재 발달 상태는 신장 99.4 cm(3백분위), 체중 15 kg(25백분위)으로 성장 지연을 보였다. 지능도 정상이다.

(2) 식이 요법

과당 제한 식이(fructose restricted diet)를 시행하였다.

8. 요약

과당을 섭취하고 난 후 저혈당, 황달, 간수치 상승과 함께 간비대가 악화되는 증상이 나타나므로 병력 청취가 중요하다. 진단이 늦어지는 경우 간부전 및 신부전이 동반될 수 있으며 반복되는 간염 증상이 발생하는 경우, 이에 대한 확인이 필요하다.

9 Fructose-1,6-biphosphatase 결핍증

1) 원인

Fructose-1,6-biphosphatase (FBP)의 결핍으로 발생한다.

2) 유전적 이상

상염색체 열성으로 유전되며 *FBP1* 유전자는 9번 염색체(9q22)에 위치하며 7개의 exon으로 구성된다.

3) 발병빈도

드문 질환으로 여겨지나 일본 등 아시아 지역에서도 보고되있다. 이탈리아의 보고에 의하면 1/147,575의 빈도를 보인다. 국내 보고도 있다.

4) 생화학적 병태생리

FDP는 fructose 1,6-biphosphate를 fructose-6-phosphate로 전환시키며 phosphofructokinase와 adenosine triphosphate (ATP)가 이 반응을 역전시키는 데 필요하다. FDP의 결핍은 포도당 합성을 방해하여 외부의 공급에 의존하게 된다. 글루카곤에 대한 반응은 정상이다. fructose 부하 검사를 시행하면 fructose intolerance가 발생하여 혈당이 감소하고 젖산혈증이 동반되며 alanine, 요산이 증가된다.

5) 임상 증상

신생아기에 첫 증상은 과호흡으로 나타나며 혼수, 무호흡, 심정지, 치명적인 대사성 산증으로 진행한다. 빈맥과 간비대가 관찰되며 교환 수혈을 요할 정도로 심한 신생아 황달을 보이기도 한다. 저혈당으로 인한 경련, 창백, 식은땀이 나타나며, 토혈을 동반한 구토, 근긴장 저하가 나타난다. 지능 발달은 대개 정상이다.

6) 진단 및 검사 소견

저혈당, 젖산혈증, 심한 대사성 산증이 나타난다. 금식, 동반된 감염에 의해 증상이 악화되며 구토, 식욕 부진으로 시작된다. 소변에서 케톤이 양성으로 나올 수 있지만 대사성 산증과 혼수를 야기하는 저 케톤성 질환으로 분류되었다. 혈중 alanine, 요산이 증가하고, 소변에서 glycerol, glycerol-3-phosphate가 관찰된다. 간 조직에서 효소의 활성도를 측정할 수 있다.

7) 치료 및 관리

포도당과 중탄산염을 포함한 수액 요법으로 급성기 증상은 호전된다. 금식을 피하고 구토나 동반된 감염으로 식이가 곤란하면 정맥으로 포도당을 공급하는 것이 필수적이다. Fructose와 sucrose를 식이에서 제한한다.

8) 예후

저혈당 발작으로 사망할 수 있으나 나이가 들수록 금식에 오래 견딜 수 있다.

참고문헌

1. Van den Berghe G. Inborn errors of fructose metabolism. Annu Rev Nutr 1994; 14: 41~58.
2. Hommes FA. Inborn errors of fructose metabolism. Am J Clin Nutr 1993; 58(Suppl): 788S~95S.
3. Moon S, Kim JH, Han JH, et al. Novel compound heterozygous mutations in the fructose-1, 6-bisphosphatase gene cause hypoglycemia and lactic acidosis. Metab Clin Experiment 2011; 60: 107~13.

증례 2-20

잦은 저혈당으로 내원하여 진단된 Fructose-1,6-biphosphatase 결핍증 환자

(카톨릭의대 성모병원 내과학교실 송기호 교수팀 제공, Moon S, Kim JH, Han JH, et al., Novel compound heterozygous mutations in the fructose-1, 6-bisphosphatase gene cause hypoglycemia and lactic acidosis. Metab Clin Experiment 2011; 60: 107-113.)

1. 내원 동기가 된 주증상(주소)

반복적인 저혈당 및 산혈증

2. 발병 시 연령/성별

19세/남아

3. 가족력

환자는 남매 중 동생으로 누나는 외견상 정상이었다.

4. 임상 증상

환자는 영아기와 소아기에는 감기의 감염에 자주 저혈당 및 산혈증 때문에 종종 병원에 방문한 병력이 있다. 그 후에는 별 문제 없이 잘 지내 오던 중 술을 먹은 후 의식이 혼탁해져서 입원하게 되었다.

5. 진찰 소견

입원 당시 신장 181 cm, 체중 75 kg이었다. 활력징후는 혈압 116/77 mmHg, 맥박 136회/분, 호흡수 32회/분, 체온 36도이었다. 입원 당시 의식이 혼탁한 것 이외에는 신체검진에서 특이 소견 없었다. 간이나 비장은 비대하지 않았다.

6. 검사 소견

(1) 생화학적 검사

혈장 포도당 30 mg/dL, 인슐린 2 μIU/mL, c-peptide 0.5 ng/mL이었다. 혈장 pH 6.925, HCO3 3.2 mmol/L,

젖산 67.5 mg/dL으로 심한 젖산혈증을 시사하였다. 간생검 조직에서의 glycogen content는 정상이었다.(6.5%, wet weight basis; 정상치 1~6%); glucose-6-phosphatase 효소농도는 정상이었다.

(2) 효소분석 검사

Fructose-1,6-biphosphatase (FBPase) 활성도는 말초혈액에서는 0.18 nmol/min/mg protein(참고치; 0.5~3.0) 간조직에서는 1.13 nmol/min/mg protein(참고치; 25~70)으로 모두 감소되었다.

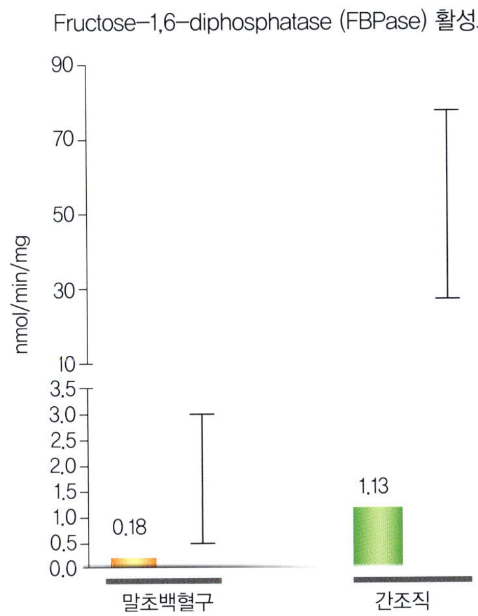

(3) 분자유전학 검사

FBP1 유전자 분석 소견상 환자는 p.G164S와 c.838 delT의 복합이형접합자인 환자로 확인되었으며 각각의 부모로부터 유전되었다.

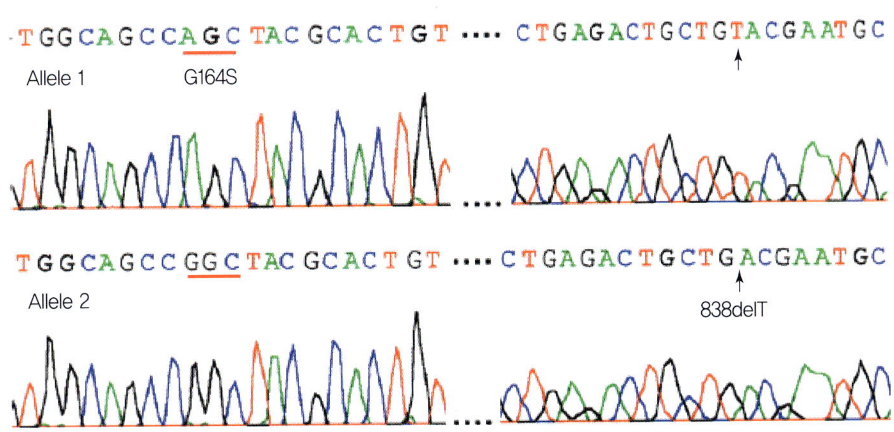

7. 요약

Fructose-1,6-biphosphatase (FBP)의 결핍은 영아기, 소아기에는 잦은 저혈당 및 젖산혈증을 동반한다. 케톤은 잘 검출되지 않는다. 저케톤성 저혈당 및 대사성 산혈증에서 이 질환을 반드시 의심하여야 한다. 금식을 피하고, 과당 제한 식이가 필요하다.

10 Fanconi- Bickel 증후군

1) 원인

단당류(포도당, 갈락토스)의 수송체인 GLUT2 단백의 기능장애에 의하여 발생한다.

2) 유전적 이상

매우 드문 상염색체 열성 유전질환이다. 단당류(포도당, 갈락토스)의 수송체인 GLUT2 단백의 유전정보를 지닌 유전자 *GLUT2* (*SLC2A2*)의 돌연변이에 의한다. 유전자좌는 염색체 3q26위치에 있으며 11개의 exon으로 구성된다. 100여 종의 돌연변이가 보고되었다.

3) 발병빈도

매우 드문 질환으로 70%가 근친혼 부부사이에 발생하면 국내에는 2명 정도의 환자가 보고되었다.

4) 생화학적 병태생리

GLUT2 단백은 간세포, 근위신세뇨관 기저측부막, 소화기 내피세포, 적혈구, 췌장 베타세포에 존재한다. 그러나 포도당, 갈락토스의 장내 흡수는 크게 영향을 받지 않는다. 이는 포도당의 또 다른 수송체인 SGLT1 발현은 정상이기 때문이다. 식후의 고혈당, 갈락토스혈증은 간세포로의 수송장애에 의해 초래된다.

고혈당은 또한 췌장베타세포에서의 혈당농도 감지장애로 인슐린이 고혈당임에도 불구하고 정상적으로 분비가 증가하지 않기 때문이기도 하다.

금식 시의 저혈당은 간세포의 혈당농도의 감지장애로 혈당이 낮은 데도 불구하고 간세포 내 포도당과 glucose-6-phosphate이 상대적으로 상승되어서 지속적으로 당원합성을 촉진한다.

신세뇨관에서의 포도당 수송장애는 신세뇨관 세포의 당원축적을 초래하고 이는 이차적인 근위세뇨관 재흡수장애를 초래하여 심한 당뇨, 전반적 아미노산혈증, 저인산혈증 구루병 등을 초래한다.

5) 임상 증상

심한 성장장애가 있으며, 이는 이미 영아기에 뚜렷해지며 간도 크게 비대해진다. 공복 시 저혈당과 식후 고혈당 및 갈락토스혈증이 반복된다. 신생아 대사질환 선별검사에서 고갈락토스혈증이 있어서 진단되기도 한다. 간장과 신장이 비대해진다. 저인산혈증과 alkaline

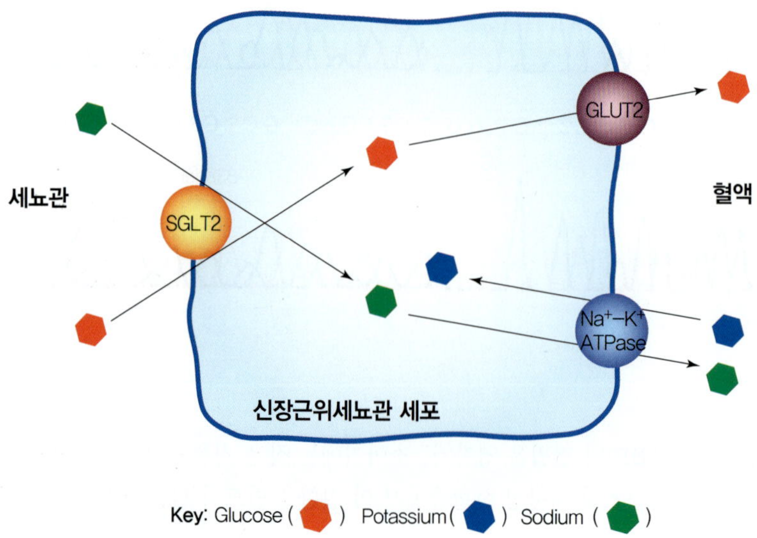

그림 2-29 신장 근위신세뇨관에서의 GLUT2 단백의 작용

phosphatase가 증가하며 구루병이 완연해져서 다리가 휘거나 골절이 발생하기도 한다. 얼굴의 볼은 매우 통통하고 복부는 더욱 팽만된다. 잦은 설사와 감염, 성장장애가 더욱 악화한다. 정신지체는 없고 발달은 정상인 경우가 흔하다.

6) 진단 및 검사 소견

간의 당원축적과 금식 시 저혈당과 식후 고혈당 및 갈락토스혈증, 근위신세뇨관 장애에 의한 저인산혈증 구루병, 심한 요당의 배설, 신세뇨관성 산혈증, 고칼슘요증, 고인산요증, 전반적 아미노산요증 등 Fanconi 증후군이 있으면 의심한다. *GLUT2* (*SLC2A2*) 유전자를 분석함으로 확진할 수 있다.

7) 치료 및 관리

단지 대증적 치료만 있을 뿐이다. 장내 흡수 속도가 느린 복합 탄수화물을 자주 경구 섭취하도록 하나 잦은 설사가 문제이다. 수면 시와 같이 장시간의 금식이 예상될 때는 비위관으로 oligosaccharide를 지속적으로 투여할 수 있다. 근위신세뇨관 장애는 비타민 D, 인산용액(Joulie solution), sodium citrate 용액(Shohl's soultion) 등을 투여한다.

8) 예후

심한 저신장, 영양장애 및 감염에 취약하다. 대개 일반적 예후는 양호하나 구루병에 의한 저신장, 정형외과적 문제, 간의 선종이 발생한다. 감염이나 매우 드물게 심한 대사성 산혈증, 신기능부전으로 소아기에 사망하기도 한다.

••• 참고문헌 •••

1. Yoo HW, Sin YL, Seo EJ, et al. Identification of a novel mutation in the GLUT2 gene in a patient with Fanconi-Bickel syndrome presenting with neonatal diabetes mellitus and galactosaemia. Eur J Pediatr 2002; 161: 351~3.
2. Kim SM, Yoo HW, Kim HW. A Case of Fanconi-Bickel syndrome with mild clinical signs. Korean J Med 2013; 85: 210~3.
3. Santer R, Steinmann B, Schaub J. Fanconi-Bickel syndrome-a congenital defect of facilitative glucose transport. Curr Mol Med 2002; 2: 213~27.

증례 2-21

당뇨병과 갈락토스혈증이 의심되었던 Fanconi- Bickel 증후군 영아

1. 내원 동기가 된 주증상

고혈당

2. 발병 시 연령/성별

6일/ 여아

3. 가족력

특이 소견 없었다. 비근친혼이었다.

4. 임상 증상

제태연령 36주에 출생체중 2 kg으로 출생했다. 출생 전 역위로 위치하고 양수 과소증으로 제왕 절개로 태어났다. 생후 6일째 일반 분유 투여 중에 혈당 312 mg/dL 고혈당 증상이 발생하여 인슐린 투여를 시작하였으나 증상 호전이 없어 당뇨병의 진단 하에 전원되었다.

5. 진찰 소견

신체검진에서 신장 47.2 cm(3백분위 미만), 체중 2.65 kg(3백분위 미만), 머리 둘레 34.5 cm(3백분위 미만)로 자궁 내 성장지연 소견이 관찰되었으며, 내원 당시 의식은 명료하고 다른 특이 소견은 없었다. 볼이 매우 통통하였으며 복부는 팽만되어 있었다. 간이 우측 늑골하연 4 cm 정도 촉지되었으나 비장은 만져지지 않았다.

6. 검사 소견

(1) 일반혈액 및 생화학 검사

초기 혈액 검사에서 혈청 C-peptide 0.3 ng/mL(참고치; 0.5~2.0 ng/mL), 24h시간 C-peptide 2.8 g/day(참고치; 44~116 g/day)이었다. 또한 생후 3일째 시행한 선천성 대사이상 검사에서 혈중 갈락토스가 135 mg/dL로 상승되었다. 효소분석에서 Galactose-1-phosphate uridyltransferase, galactokinase, UDP-galactose epimerase 모두 정상 수치 범위이었다. 생후 3개월 경 실시한 다시 시행한 혈청 C-peptide 검사에서도 <0.1 ng/mL(참고치; 0.5~2.0 ng/mL), 24 h시간 C-peptide 2.4 g/day(참고치; 44~116 g/day)로 여전히 감소 추세였다. 당시의 생화학 검사에서 칼슘 9.9 mg/dL, 인 2.4 mg/dL, 나트륨 137 mEq/L, 포타슘 3.0 mEq/L, 염화칼륨 114 mEq/L, 중탄산나트륨 13.5 mEq/L로 지속적으로 저중탄산혈, 저인산, 저칼륨, 고염화칼륨 소견이 관찰되어 신세뇨관 산증이 의심되었다. 신세뇨관 인산 재흡수율(The renal tubular reabsorption rate of phosphate) 28%(참고치; 85~90%)로 감소되었다. Alkaline phosphatase 4075 IU/L(참고치; 66~220 IU/L)로 현저하게 증가되어 시행한 isoenzyme isoelectrofocusing 결과 골격계 원인으로 확인되었다. 25-(OH)-Vitamin D3 37.2 ng/mL(참고치; 20~45 ng/mL), 1,25-(OH)2-Vitamin D3 5.07 pg/mL(참고치; 19.9~67 pg/mL), PTH 68.7 pg/mL(참고치; 10~65 pg/mL)이었다. 소변 검사에서는 당뇨가 관찰되었으나, 케톤뇨증은 없었다. 소변 아미노산 분석에서 다량의 아미노산이 검출되었다. 이후에 측정한 혈중 갈락토스는 68.6 mg/dL로 여전히 지속되어 Fanconi-Bickel 증후군이 의심되었다. 확진을 위하여 *GLUT2* (*SLC2A2*) 유전자 검사를 시행하였다.

(2) 분자유전학 검사

GLUT2 (*SLC2A2*) 유전자 검사에서 환아는 c.322A > T [p.Lys5*] 동형 접합자인 환자임이 확인되었다. 첫 exon부터 단백합성이 되지 않는 심한 유전자형을 보였다. 부모는 이 유전자형의 보인자였다. 부모는 임신 10주에 융모막을 이용하여 시행한 유전자 검사로 정상인 둘째 아이를 출산하였다.

(3) 영상학적 검사

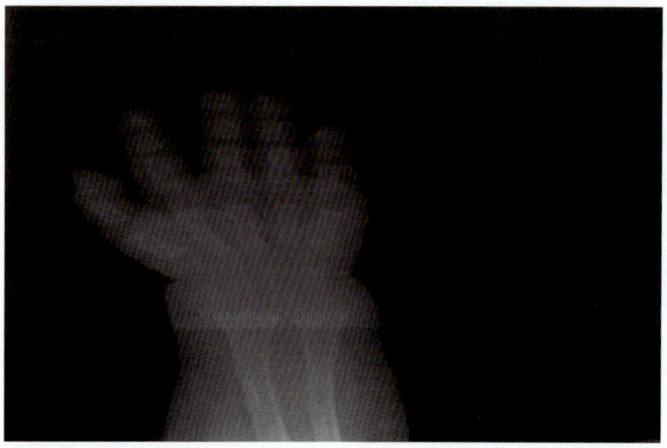

그림 2-30 손목 X-선 소견 상 구루병 소견을 보인다.

복부 초음파에서 지방간과 경미한 간경화 소견이 의심되었다. 손목을 비롯한 골격 X-ray 영상에서 구루병 소견이 관찰되었다. 생후 3개월 재실시한 검사에서도 특별히 신장의 석회화 및 간음영 변화 소견은 관찰되지 않았다.

(4) 간 생검 조직 검사

생후 10개월 경 폐렴과 동반하여 간부전으로 한 간 조직 검사를 시행하였다. 중등도의 지방간 소견과 간문맥 부위의 염증 및 섬유화, 미세결절 간경화증 소견을 보였다.

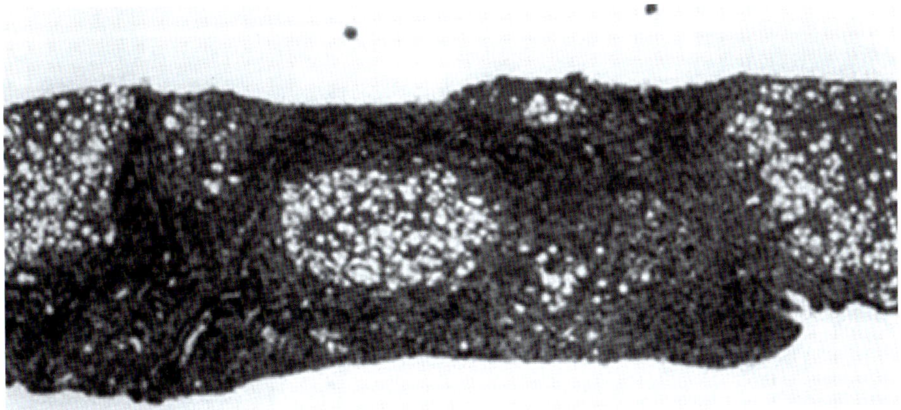

그림 2-31 간 생검 조직 소견(H&E x100) 상 중등도의 지방간 소견과 간문맥부위의 염증 및 섬유화, 미세결절 간경화증 소견을 보였다.

7. 치료 경과

유당을 제외한 soy based milk 섭취와 함께 신생이 당뇨를 의심하여 인슐린 투여를 시작하였다. 이후 지속적으로 혈당은 비교적 잘 조절되었으나, 생후 3개월경 성장 지연과 함께 심한간과 비장의 비대가 진행되었다. 구루병도 악화하여 두개연화증이 양측 두정엽에서 관찰되었다.

근위 세뇨관 산증과 구루병의 치료를 위해 Joulie 용액, Shohl 용액, 1,25(OH)2 vitamin D3 제제 등이 처방되었다. 생후 10개월경에는 간기능이 급격히 악화되어 혈액 응고검사에서 프로트롬빈시간 50%(1.78 INR), 활성화 부분 트롬보플라스틴시간 39.8 sec이었다. AST/ALT 146/57 IU/L, TORCH 및 B형 간염 혈청 검사는 정상이었다. 당시 실시한 간조직 검사에서 심한 지방 변성이 동반된 미세결절성 간경화(micronodular cirrhosis)가 진행되었음을 확인하였다. 결국 환아는 생후 11개월에 폐렴과 간부전으로 사망하였다. 환자의 부모는 이후 산전 진단으로 건강한 자녀를 출산하였다.

8. 요약

드문 당원 축적 질환으로, 식후 고혈당과 함께 고갈락토스혈증이 동반되면서, 생후 수개월 내 성장지연과 다뇨, 신세관 산증으로 인한 구루병이 관찰되는 경우 의심해볼 수 있다. 저신장, 사춘기 지연, 골연화증이 사춘기에 나타나며 임상 및 영상학적 소견으로 의심 후 유전자 검사로 진단할 수 있다. 반드시 근위 신세뇨관 산혈증의 교정치료가 필요하며, 유당 제한 식이를 시행해야 한다.

11 시트린 결핍증(Citrin deficiency)

1) 원인

사립체내막에 존재하는 aspartate-glutamate 수송체(carrier)(AGC)로서 사립체 matrix의 aspartate를 세포질 내의 glutamate와 수소이온으로 교환하는 기능을 한다. 이 수송체의 장애에 의해 발생한다.

2) 유전적 이상

Citrin을 전사하는 *SLC25A13* 유전자돌연변이에 의한다. c.851_854del (p.R284fs286X), c.1638_1660dup (p.A554fs570X), 1177+1G > A, c.615+5G > A (p.A206fs212X), IVS16ins3kb (p.A584fs585X), c.1399C > T (p.R467X)가 대표적인 동아시아 환자들에서 발견되는 대표적 돌연변이들이다.

3) 발병빈도

임상형은 신생아시기 발현하는 neonatal intrahepatic cholestasis caused by citrin deficiency (NICCD)와 1~2세 이후 독특한 식사습관을 보이고, 체중이 잘 안 늘고 고지질혈증이 동반되는 failure to thrive and dyslipidemia caused by citrin deficiency (FTTDCD), 성인형 II형 시트룰린혈증(CTLN2)으로 구분하는데, NICCD의 빈도는 민족마다 다르나 동남아시아, 중국남부, 일본 남부에 비교적 흔하다. 보인자 빈도로 계산한 환자발생 빈도는 신생아 17,000명 당 1명으로 여겨지나 한국인은 이보다 낮은 듯하다. adult CTLN2는 10만~23만 명당 1명의 빈도로 발생한다.

4) 생화학적 병태생리

간, 신장, 심장 및 장관에 발현하는 citrin과 골격계, 뇌, 신장, 심장에 발현하는 사립체 aspartate (Asp)-glutamate (Glu) carrier (AGC)인 arlar는 관계가 밀접한 isoform이다. Aralar는 유전자 *SLC25A12*에 citrin은 유전자 *SLC25A13*에 유전정보가 존재한다. 이들은 사립체 내막에 위치하여 사립체 matrix의 aspartate와 세포질의 glutamate와 H^+를 교환하는 역할을 한다. Citrin은 liver tyep의 AGC로 aralar는 brain, muscle type의 AGC로 생각된다. AGC의 기능은 젖산으로부터 당신생을 촉진하는 데 관여하고 세포질의 NADH 환원당량을 사립체 내로 이동시키는 역할을 하는데, 이는 malate-aspartate shuttle의 일부분이다. 호기적 glycolysis에서 발생한 세포질의 NADH를 처리하는 역할을 담당한다. 따라서 citrin 결핍은 이 shuttle의 장애를 초래하여 세포질의 NADH를 발생시키는 당대사가 원활이 진행되지

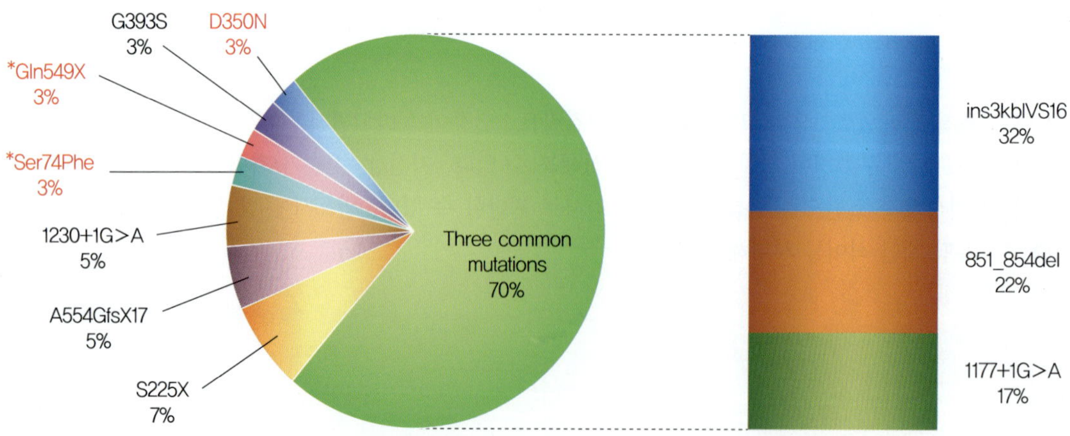

그림 2-32 한국인 Citrin결핍증환자의 *SLC25A13* 유전자형

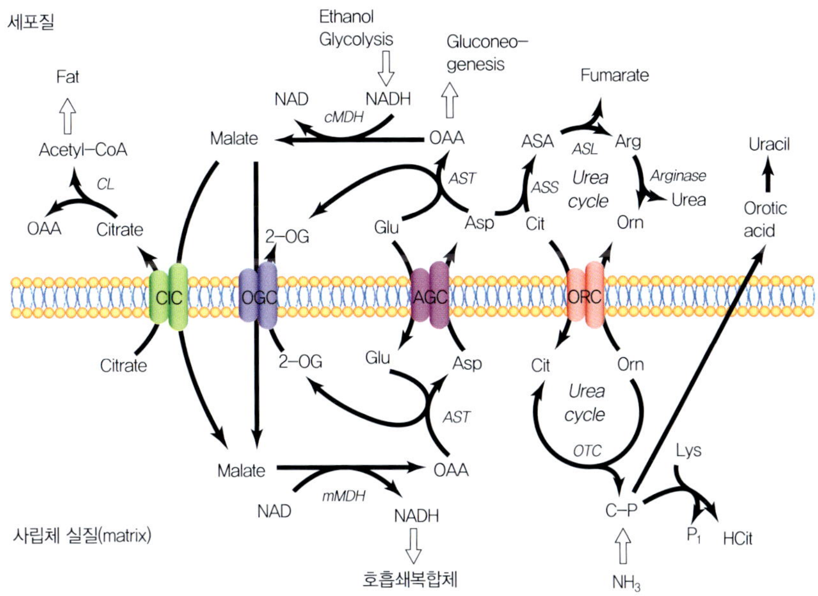

그림 2-33 간세포 사립체 막의 수송체 중 aspartat-glutamate carrier (AGC)와 관련 대사경로(Adapted from 참고문헌 6, 7)

못한다. 세포질 내 NADH의 증가는 aspartate 합성을 저해한다. Citrin의 또 다른 기능은 사립체로부터 세포질에 aspartate를 공급함으로 단백, 핵산, 요소생성에 관여한다. Aspartate 합성저하와 이동장애는 요소회로계의 장애를 일으켜 고암모니아혈증을 유발한다.

전형적 citrullinemia는 요소회로 효소중의 하나인 argininosuccinate synthetase (ASS) 결핍에 의하며 이는 citrulline과 aspartate를 ligation하여 argininosuccinic acid를 합성하는 데 장애를 초래하여 고암모니혈증과 citrullinemia를 보인다. Citrin 결핍증 환자에서는 이차적으로 간의 ASS 단백량이 감소해 있으나 유전자 이상이나 mRNA 농도는 정상이다. 아직 정확한 이유가 규명되지는 않았다.

5) 임상 증상

임상 증상 및 발현 연령에 따라 신생아시기에 발병하는 NICCD와 1~2세 이후 10세경에 독특한 식사습관을 보이고, 체중이 잘 안 늘고 고지질혈증이 동반되는 failure to thrive and dyslipidemia caused by citrin deficiency (FTTDCD), 11~70세 사이에 발병하는 CTLN2로 나눈다. 매우 특징적인 식이습관이 두형 모두에서 진단에 도움이 된다. 탄수화물, 단 음식을 싫어하고 기름지고 단백질이 풍부한 음식(고기, 유제품, 두부, 콩, 달걀, 생선 등)을 매우 선호한다.

(1) NICCD

약 50%의 환자가 신생아 집단 선별검사에서 citrulline, methionine, phenylalanine, galactose 등이 증가되어 발견되며, 나머지 50%는 신생아시기에 지속되는 담즙정체성 황달 때문에 진단되게 된다. 공통적으로 관찰되는 소견은 citrulline이 증가되는 것이다. 담즙정체, prothromin 시간 증가, 저알부민혈증은 대개 생후 6개월에서 1년 이내에 호전된다. 드물게 타이로신혈증으로 오진되기도 하며 심한 중증 간부전으로 간이식을 요하는 경우도 보고되었다.

(2) FTTDCD, 잠복기의 증상

무증상 건강한 시기처럼 보일 때도 혈장 citrulline, lactate/pyruvate비가 증가하고 산화스트레스 생물학적 지표들이 상승하는 이상소견을 보인다. 학동기에는 체질량지수가 작고 말라서 쉽게 피로해 하며, 성장장애가 있고, 고지질혈증과 매우 독특한 식사습관을 보인다. 저혈당의 증상을 보이는 증례도 있다. 고당질 식이는 앞서 기술한 증상을 더욱 악화시킨다.

(3) CTLN2

10세 이후 70세 사이에 간헐적인 의식변화 행동이상이 발생하는 경우가 흔하다. 우울증, 전간증, 통합실조증으로 오진되기도 한다. 고암모니아혈증과 citrullinemia가 특징이나 저단백식이, 고탄수화물을 이용한 고열량 치료, 뇌부종치료를 위한 glycerol 투여는 증상을 악화시키고 사망에 이르게 할 수 있어서 치료 시에 주의를 요한다. 합병증으로 간암, 췌장염, 지방간, 지질대사이상(hypertriglyceridemia : 간혹 1000 mg/dL 이상) 등이 10~20%에서 관찰된다.

6) 진단 및 검사 소견

(1) 일반적 검사

MS/MS를 이용한 신생아 유전성 대사질환 집단선별 검사가 중요하다. 시트룰린, methionine, phenylalanine, tyrosine, galactose 등이 증가할 수 있다. 지연성, 담즙정체성 황달(직접형 빌리루빈 증가), prothrombine 시간 증가, 저알부민혈증, 간기능 이상, hypertriglyceridemia가 관찰될 수 있다. CTLN2의 경우는 고암모니아혈증과 citrullinemia가 주된 소견이다. 혈장 암모니아는 오전에 측정하면 정상소견을 보일 수 있어 주의를 요한다.

(2) 생화학적 특수검사

혈장 아미노산 측정에서 여러 아미노산이 증가하나 대개 정상으로 회복되는 일과성이다. 측정시기가 중요하다. Alpha-fetroprotein의 증가를 보이는 CTLN2의 경우 citrulline이 중등도로 상승하고(50~1000 nmol/L), arginine이 증가한다. Threonine/serine비(2.29~2.32)가 증가한다. 분지쇄 아미노산(branched aminoacid), alanine, glycine이 감소한다. 간에서의 발현항진으로 혈청 췌장분비성 트립신 억제인자(pancreatic secretory trypsin inhibitor, PSTI)가 증가하는데, 진단 및 증상 발현을 예측하는 인자로도 도움이 된다.

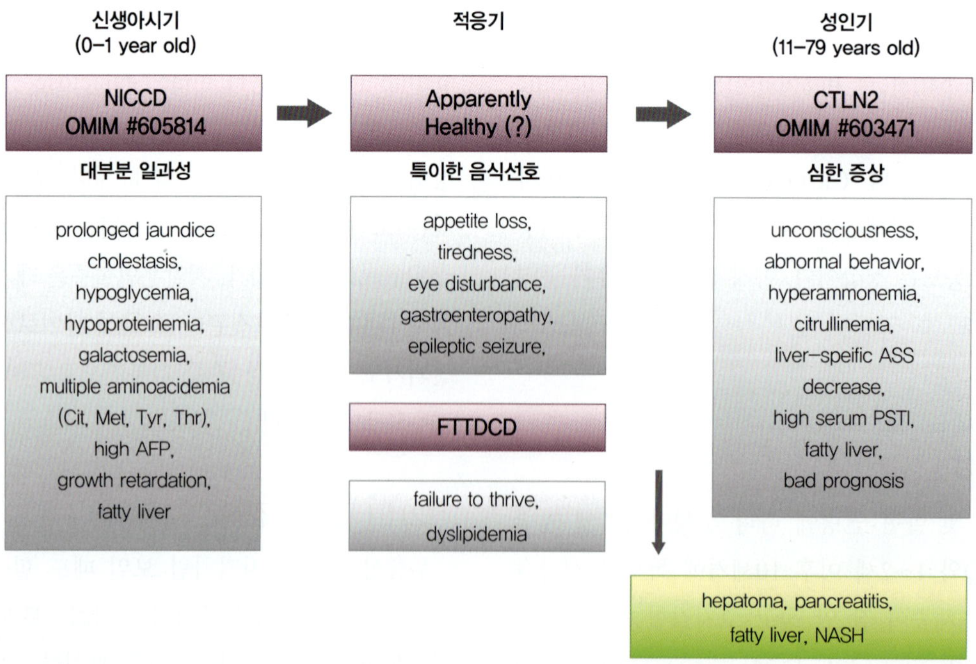

그림 2-34 시트린 결핍증(citrin deficiency)의 임상경과 및 증상(Adapted from 참고문헌 4, 6, 7)

(3) 분자유전학 검사

SLC25A13 유전자 돌연변이를 발견함으로 확진할 수 있다. 우선 3개의 대표적 돌연변이, IVS16ins3kb, c.851_854del (p.R284fs286X), 1177+1G>A를 먼저 확인하면 약 70% 정도로 진단할 수 있다. 그 후 음성이면 전체 유전자를 분석한다.

7) 치료 및 관리

(1) NICCD

갈락토스혈증은 soy-milk로 식이요법을 하고, 담즙정체성 황달의 경우 MCT 식이와 undecylic acid, 지방용해성 비타민(D, K, E, A), 아연을 보충한다. 저단백혈증, 혈액응고이상을 보이는 경우 저당질, 고단백식이에 의해 체중이 증가한다.

(2) FTTCD

식사요법과 더불어 sodium pyruvate를 시도해 볼 수 있다.

(3) CTLN2 급성기

고암모니아혈증이 있는 경우 일반적인 고암모니아혈증의 치료에 준하나(저단백식이, alternative pathway 치료 : buphenyl과 sodium benzoate), 고농도의 당질이나 뇌압을 낮추기 위해 glycerol을 사용하면 절대 안된다. 가능하면 혈액투석에 의존해야 한다.

(4) 식이요법

환자가 좋아하는 저당질, 고단백질, 고지방질 식사가 기본적인 식이요법이 된다. Arginine 투여가 고암모니아혈증 예방에 도움이 될 수 있다. 그러나 고단백식이가 간의 argininosuccinic acid synthetase 활성도를 저하시켜 고암모니아혈증을 일으키기도 함으로 주의를 요한다. 지방은 MCT 형태가 좋다.

(5) 간이식

간이식은 이 질환을 완치시킬 수 있다.

8) 예후

Citrin 결핍증의 대부분은 NICCD로 발현하며 이들 중 대부분은 평생 별 증상 없이 지내나 10~20%가 10~70세 사이에 CTLN2 형태로 재발하는 것으로 여겨진다. CTLN2는 고암모니아혈증의 급성기에 치료를 잘하면 예후가 나쁜 질환이라 할 수 없으나 원발성 간암의 빈도가 높음으로 정기적인 모니터링이 필요하다.

••• 참고문헌 •••

1. Ko JS, Song JH, Park SS, et al. Neonatal intrahepatic cholestasis caused by citrin deficiency in Korean infants. J Korean Med Sci 2007 ; 22 : 952~6.
2. Ohura T, Kobayashi K, Tazawa Y, et al. Clinical pictures of 75 patients with neonatal intrahepatic cholestasis caused by citrin deficiency(NICCD). J Inherit Metab Dis 2007 ; 30 : 139~44.
3. Ko KM, Kim GH, Kim JH, et al. Six cases of citrin deficiency in Korea. Int J Mol Med 2007 ; 20 : 809~15.
4. Kobayashi K, et al., Citrin deficiency. In : Pagon RA et al, editors. GeneReviews [Internet]. Seattle(WA) : University of Washington, Seattle ; 2005 [updated Jul 31, 2014].
5. Lee BH, Jin HY, Kim GH, et al. Nonalcoholic fatty liver disease in 2 siblings with adult-onset type II citrullinemia. J Pediatr Gastroenterol Nutr 2010 ; 50 : 682~5.
6. Saheki T, Kobayashi K, Iijima M, et al. Pathogenesis and pathophysiology of citrin(a mitochondrial aspartate glutamate carrier) deficiency. Metab Brain Dis 2002 ; 17 : 335~46.
7. Saheki T, Kobayashi K, Iijima M, et al. Adult-onset type II citrullinemia and idiopathic neonatal hepatitis caused by citrin deficiency : involvement of the aspartate glutamate carrier for urea synthesis and maintenance of the urea cycle. Mol Genet Metab 2004 ; 81(Suppl 1) : S20~6.

8. Kobayashi K, Sinasac DS, Iijima M, et al. The gene mutated in adult onset type II citrullinaemia encodes a putative mitochondrial carrier protein. Nat Genet 1999; 22: 159~63.

9. Komatsu M, Yazaki M, Tanaka N, et al. Citrin deficiency as a cause of chronic liver disorder mimicking non-alcoholic fatty liver disease. J Hepatol 2008; 49: 810~20.

증례 2-22

신생아 시트린 결핍증 : Neonatal Intrahepatic Cholestasis caused by Citrin Deficiency (NICCD)

1. 내원 동기가 된 주증상(주소)

대사이상선별검사 이상소견

2. 발병 시 연령/성별

5개월/ 남아

3. 가족력

특이 소견 없었다.

4. 임상 증상

제태연령 40주 2일 출생체중 2.645 kg으로 태어났으며, 생후 실시한 선천성 대사이상선별검사에서 정상 소견이었다. 생후 8일경 총빌리루빈 13.8 mg/dL이었고, 생후 70일경까지 고빌리루빈혈증 10.3 mg/dL이 지속되어 타 병원에서 실시한 검사에서 거대세포바이러스(cytomegalovirus, CMV) 항체반응 양성으로 CMV 간염진단 후 외래 경과 관찰 중 지속적인 간수치 상승과 황달, 성장 부진으로 재실시한 대사이상선별검사에서 고시트룰린혈증 233.4 uM(참고치; 2.8~65.6 uM) 소견으로 이에 대한 감별진단 위해 내원하였다.

5. 진찰 소견

신체검진에서 신장 61.2 cm(3~10백분위 미만), 체중 5.7 kg(3백분위 미만)으로 내원 당시 의식은 명료하고 공막은 황달 소견이었다. 복부 부드러웠고 장음은 정상적으로 청진되었다. 횡격막간아래 2횡지 정도로 간이 촉진되었다. 복부의 압통은 있었으나, 반발통은 없었다. 얼굴은 볼이 통통하여 "chinese doll face" 모양을 보였다.

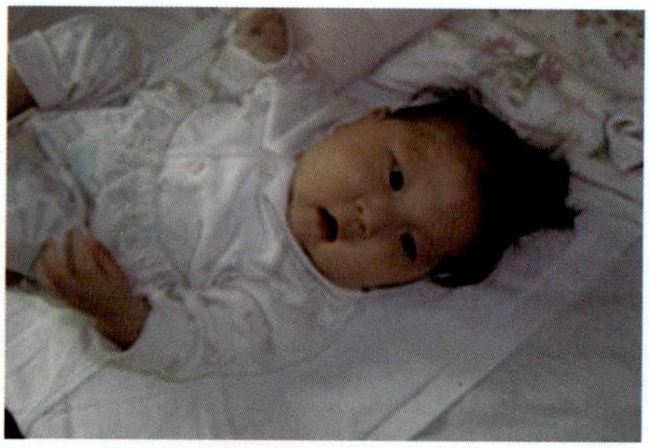

6. 검사 소견

(1) 일반혈액 및 생화학 검사

혈액응고검사에서 prothombin 시긴 52.9%(1.40INR), aPTT(activated partial thromboplastin time) 33.3sec이었다. 생화학 검사에서 AST/ALT 212/89 IU/L, 총빌리루빈 7.2 mg/dL, 간접빌리루빈 3.0 mg/dL, 총 콜레스

테롤 126 mg/dL, gamma GT 143 IU/L, 암모니아 92 μmol/L, 갈락토스 2.1 mg/dL이었다. 혈청 아미노산 분석에서 citrulline 528.2(참고치; 3~35 μmol/L) methionine 410.8 μmol/L(참고치; 9~42 μmol/L), threonine 474.6 μmol/L(참고치; 24~174 μmol/L), arginine 225.5 μmol/L(참고치; 12~133 μmol/L), serine 139.9 μmol/L(참고치; 71~186 μmol/L)이었다. Citrulline과 threonine/serine 비가 3.4 정도로 증가되었다. 소변 유기산 분석에서는 orotic acid는 관찰되지 않았다.

(2) 분자유전학 검사

SLC25A13 유전자 검사에서 c.[851_854del]+[IVS16ins3kb](p.[Met285delfsX3]+p.[A584fs585X]) 복합이형접합자 돌연변이가 확인되었다.

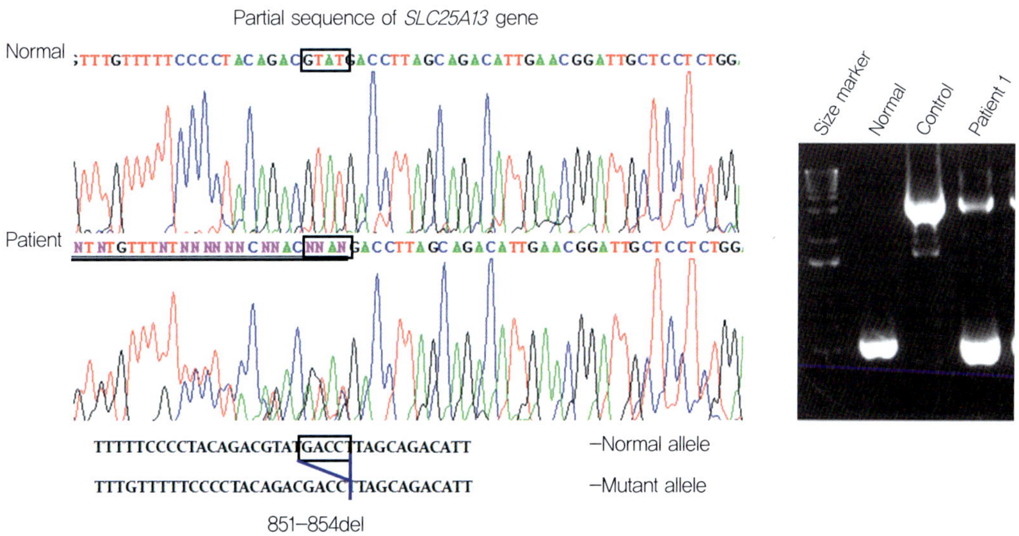

(3) 영상학적 검사

전반적인 간음영의 증가로 지방간이 의심되는 소견이 관찰된다.

7. 치료 경과

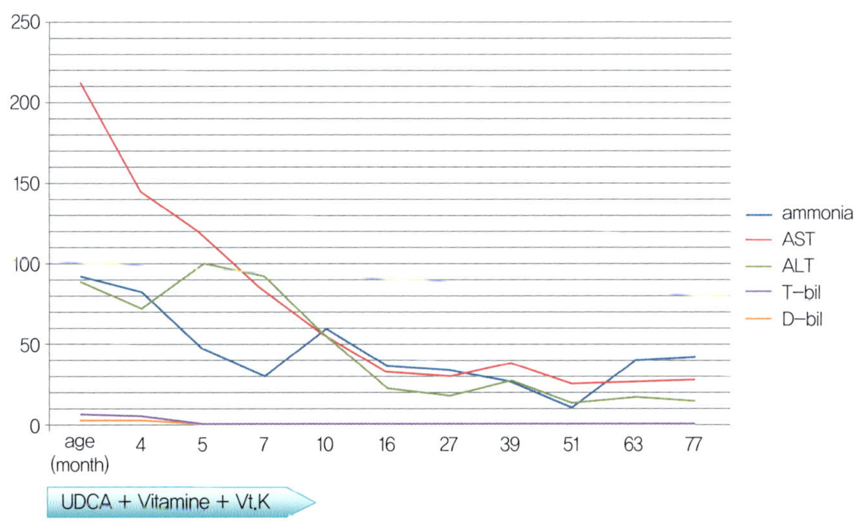

그림 2-35 간기능 검사 및 혈장 암모니아의 변화

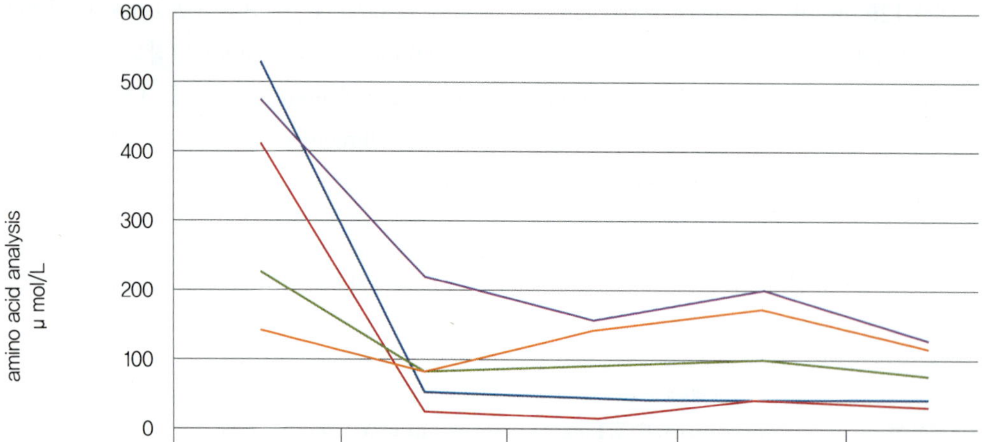

	4개월	10개월	63개월	77개월	91개월
Citrulline (3–35)	528.2	50.4	43	46	41
Methionin (9–42)	410.8	23.6	19	42	32
Arginine (12–133)	225.5	81.7	88	102	79
Threonine (24–174)	474.6	216.8	158	197	126
Serine (71–186)	139.9	86.1	137	170	120

그림 2-36 혈장아미노산의 변화

(1) 치료에 따른 검사 소견 변화

생후 7개월경까지 황달로 인한 UDCA, 지용성 비타민 투여와 PT 증가로 인한 Vitamin K 투여를 하였으나, 생후 12~18개월경부터는 정상적인 간 수치와 암모니아 수치를 보이며 외래에서 경과 관찰 중이다. 7년 7개월 현재 신장 91 cm(75백분위) 체중 27 kg(50~75백분위)으로 정상적인 발달을 보이고 있다.

(2) 투여 약제/용량

황달과 갈락토스혈증이 동반되는 여부에 따라 차이가 있다. 장기간 황달을 예방하기 위해 MCT 보충체, 지용성 비타민 섭취를 고려할 수 있다. 갈락토스혈증이 관찰되는 경우 유당 제한 분유를 고려하며, arginine, sodium pyruvate는 고암모니아혈증이 동반되는 경우 투여할 수 있으나, 상기 환자는 UDCA, 지용성 비타민제 투여로 호전되었다. 일시적인 응고 장애가 발생시 vitamin K 투여를 해야 한다. 예후는 비교적 양호하여 12개월 이전에 정상화되고 정상적인 발달을 보이지만, 간혹 감염이나 간경화가 동반되는 경우 간부전으로 진행될 수 있다.

(3) 식이 요법

환아가 주로 단백질 선호하고 탄수화물을 먹지 않으려는 특징적인 식이 습관을 보인다. 주로 이른 시기에 두부나 달걀과 같은 이유식을 일찍 진행하도록 교육한다.

8. 요약

신생아시기 지속되는 담즙정체성 황달이 동반되는 경우 감별진단으로는 갈락토스혈증, 타이로신혈증, Niemann-Pick C병, PFIC, Alagille syndrome, ARC syndrome, Dubin-Johnson syndrome 등이 있다. 신생아 대사이상 검사에서 고시트룰린혈증이 관찰되면 NICCID를 우선적으로 의심해 볼 수 있다. 대개 생후 6~12개월 이내에 저절로 증상이 호전된다.

증례 2-23

성인형 II형 시트룰린혈증(CTLN2)

1. 내원 동기가 된 주증상(주소)

의식 저하

2. 발병 시 연령/성별

18세/ 남자

3. 가족력

비알코올성 지방간으로 동생도 진단되었다.

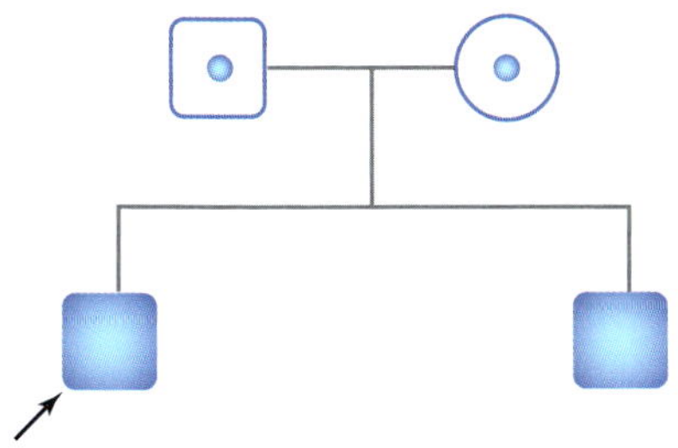

4. 임상 증상

제태연령 41주 출생체중 2.5 kg으로 태어나 생후 간헐적인 저혈당 병력 있던 환자로, 만 12세경 건강검진상 우연히 AST/ALT 70/54 IU/L, 총 콜레스테롤 222 mg/dL, 중성 지방 279 mg/dL, 암모니아 127 μmol/L 간비대 관찰되어 실시한 혈청 아미노산 검사에서 특이 소견 없었고, 간생검 조직검사에서 만성 간염 소견 관찰되었다. 만 15세경 타 병원에서 재실시한 대사이상선별검사와 혈청 아미노산 검사에서 citrulline 110 μmol/L, 만 16세경 citrulline191 μmol/L로 지속적인 상승 소견 관찰되어 citrullinemia 의심하여 sodium benzonate, arginine 복용 및 저단백 식이 하였다. 경과 관찰 중 반복적인 고암모니아혈증 지속되었고, 만 18세경 복통, 구토 및 의식 저하로 실시한 검사에서 암모니아 462 μmol/L로 상승되어 전원되었다.

5. 진찰 소견

신장 167.8 cm(10백분위 미만), 체중 49.5 kg(10백분위 미만)으로 내원 당시 의식은 명료하고 공막은 정상 소견이었다. 복부 부드러웠고 장음은 정상적으로 청진되었다. 간과 비장 비대는 없었으며, 복부의 압통, 반발 통증은 없었다. 다른 신체검진에서 특이 소견 없었다.

6. 검사 소견

(1) 일반혈액 및 생화학 검사

백혈구 3,800/mm^3(중성구 20.3%), 혈색소 15.4 g/dL, 적혈구용적률 46.6%, 평균적혈구용적 Mean corpuscular volume(MCV) 85.7fl, 평균적혈구 혈색소량(MCH) 28.3pg, 혈소판 107,000/mm^{3}로 혈소판 감소증 소견이 관찰되었다. 프로트롬빈시간 14.7초(1.35INR), 활성화부분트롬보플라스틴시간 32.9sec로 응고장애

소견이 관찰되고 있었다. 생화학 검사에서 AST/ALT 57/49 IU/L, 총빌리루빈 1.4 mg/dL, 간접빌리루빈 0.4 mg/dL, 총 콜레스테롤 114 mg/dL, 중성지방 186 mg/dL, 암모니아 90 μmol/L, 젖산 2.0 mmol/L이었다. 혈청 아미노산 분석에서 citrulline 564(참고치; 1~46 μmol/L) methionine 31 μmol/L(참고치; 7~47 μmol/L), threonine 253 μmol/L(참고치; 35~226 μmol/L), serine 102 μmol/L(참고치; 71~186 μmol/L), arginine 262 μmol/L(참고치; 10~140 μmol/L)으로 citrulline이 현저히 증가되어 있었다.

(2) 분자유전학 검사

SLC25A13 유전자 검사에서 c.[1177+1G>A]+[ins3kbIVS16]의 복합 이형접합자로 확인되었다. 동생도 동일한 돌연변이로 진단되었고, 각각 부모가 보인자임을 확인하였다.

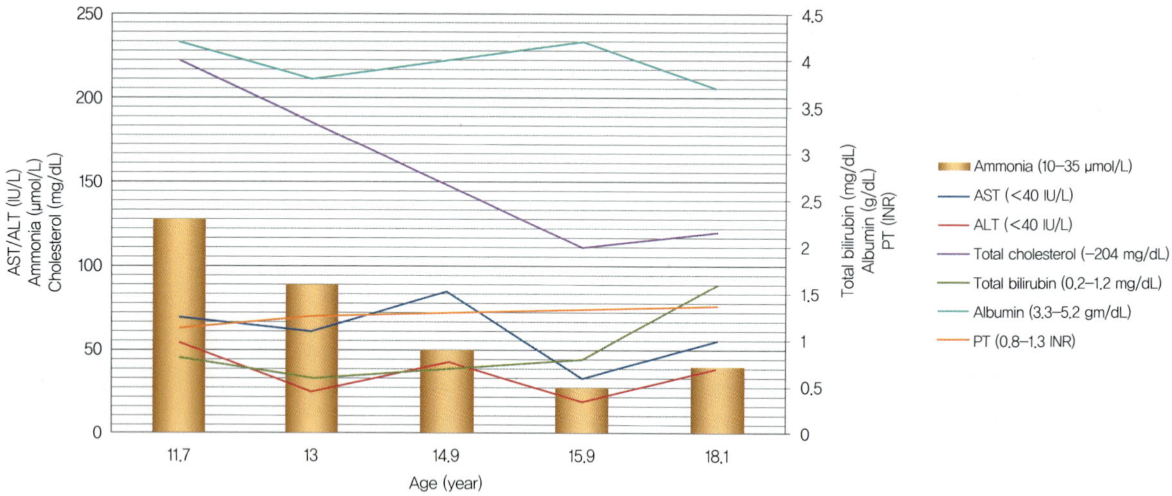

그림 2-37 간기능 검사 및 혈장 암모니아의 변화

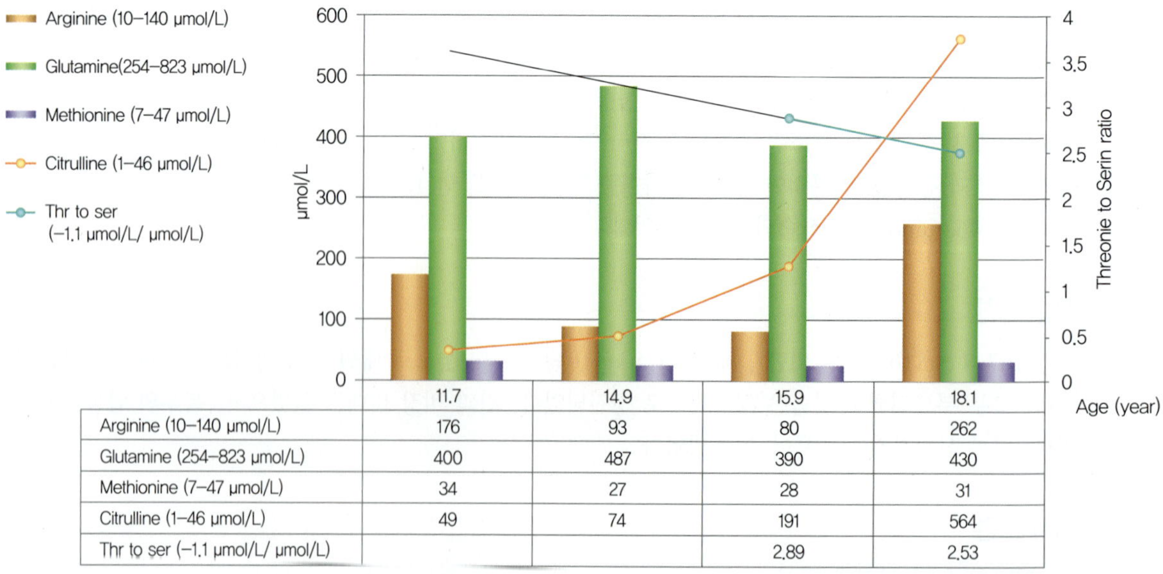

	11.7	14.9	15.9	18.1
Arginine (10–140 μmol/L)	176	93	80	262
Glutamine (254–823 μmol/L)	400	487	390	430
Methionine (7–47 μmol/L)	34	27	28	31
Citrulline (1–46 μmol/L)	49	74	191	564
Thr to ser (–1.1 μmol/L/ μmol/L)			2.89	2.53

그림 2-38 혈장아미노산의 변화

(3) 영상학적 검사

전반적인 간음영의 증가로 지방간이 의심되는 소견이 관찰된다.

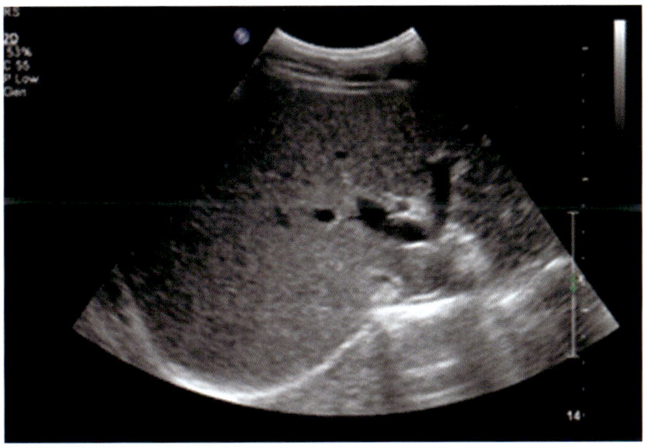

그림 2-39 간 초음파 소견 상 미만성 지방침윤을 보였다.

7. 치료 경과

(1) 치료에 따른 검사 소견 변화

이후 반복적인 고암모니아혈증이 반복되고 만성 간질환으로 진행되었다. 만 19년 2개월경 실시한 뇌 자기공명검사에서 급성기 또는 아급성기에 나타나는 양측 대뇌반구의 부종과 양측 두정엽의 다발성 고음영 소견이 FLAIR 이미지에서 관찰되었다. 자기공명분광법(magnetic resonance spectroscopy, MRS)에서 기저핵 부위에서 glutamate 상승이 관찰되어 고암모니아로 인한 뇌증이 의심되는 소견이었다.

만 19년 4개월경 생체장기제공자 간이식을 시행하였으며, tacrolimus, mycophenolate mofetil, steroid 면역억제제를 복용 중이며, 이후 암모니아 수치는 안정적으로 유지되고 있다.

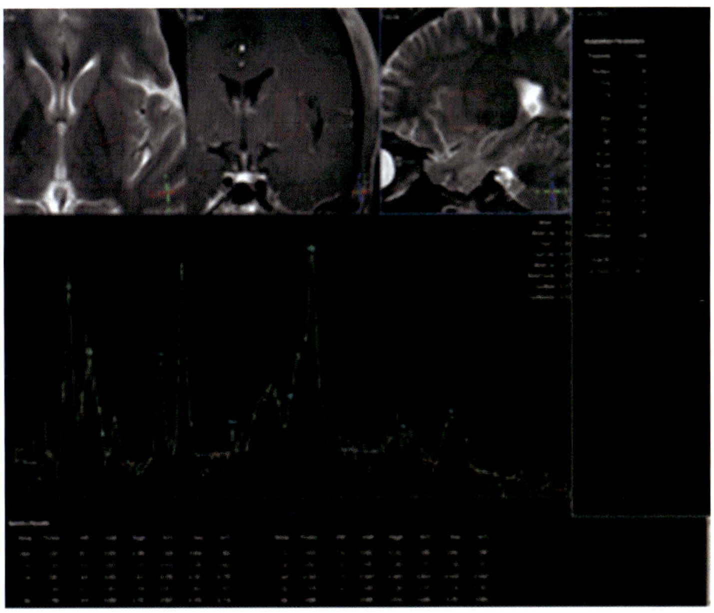

그림 2-40 뇌 자기공명검사에서 양측 대뇌반구의 부종과 양측 두정엽의 다발성 고음영 소견이 관찰되었다. 자기공명분광법에서 기저핵 부위에서 glutamate 상승이 관찰되어 고암모니아로 인한 뇌증이 의심되는 소견을 보였다.

(2) 투여 약제/용량

Arginine 투여 및 고암모니아혈증 수치를 낮추는 제제로 sodium benzoate, phenyl butyrate 투여를 시작하였다. 의식변화가 동반된 고암모니아혈증의 경우 lactulose 투여 및 sodium benzoate 정맥제제를 투여하였다.

(3) 식이 요법

환자가 주로 단백질 선호하고 탄수화물을 먹지 않으려는 특징적인 식이 습관을 보인다.

8. 요약

20~50대 환자 중에 갑작스럽거나 반복적인 의식 변화 동반하는 고암모니아혈증 경우, 대사이상선별검사에서 고시트룰린혈증 확인이 필요하다. 이러한 환자는 고단백 위주(햄, 장어, 고기)의 식이를 좋아하는 특징적인 식습관을 가진다. 빠른 병의 경과를 보이므로 적극적인 치료가 필요하다.

CHAPTER 03

사립체 에너지 대사장애

CONTENTS

1 사립체의 구조, 기능, 생물학적 성상

1) 구조

적혈구를 제외한 각 세포는 사립체를 갖고 있다. 전형적인 세포의 경우 1,700개의 사립체를 가지고 있으나 많은 에너지를 요구하는 조직에서는 숫자가 많다. 이중막으로 구성되며 안쪽막은 주름져 있다(cristae). 사이를 막간 공간, 안쪽 막의 안을 사립체실질(matrix, stroma)이라 한다. 이와 같이 4개의 분획으로 나뉜다. 에너지 대사와 관계되는 중요한 효소들이 존재한다. 핵 DNA와는 독립적인 자체의 고유한 이중나선의 DNA가 있다.

2) 기능

(1) 피루빈산대사 및 Krebs cycle : ATP를 생성한다.

(2) 사립체 내막에 존재하는 호흡쇄복합체(respiratory chain complex)에 의해 oxidative phosphorylation (OXPHOS) 대사가 진행된다. 호흡쇄복합체는 포도

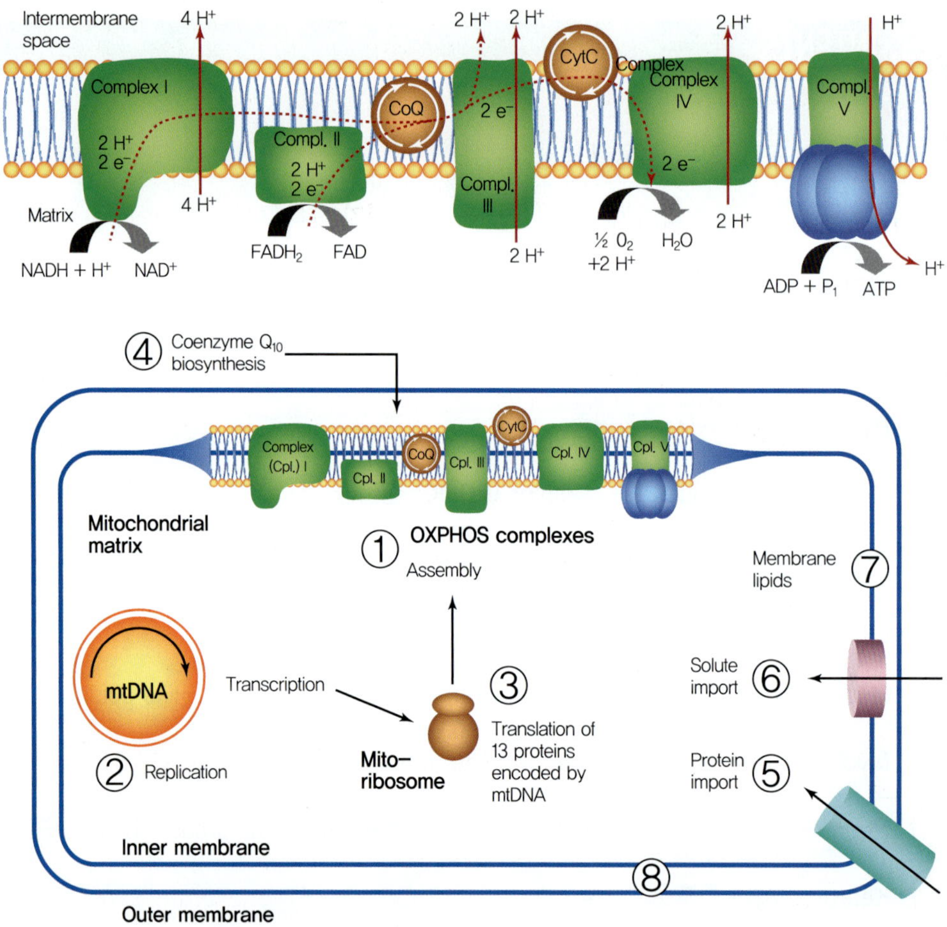

1. Disorders of OXPHOS complexes or their assembly
2. Disorders of mitochondrial DNA (mtDNA) maintenance
3. Disorders of mitochondrial translation
4. Disorders of Coenzyme Q_{10} biosynthesis
5. Disorders of mitochondrial protein import, e.g. deafness-dystonia syndrome
6. Disorders of mitochondrial solute import, e.g. phosphate carrier deficiency
7. Disorders of mitochondrial membrane lipids, e.g. Barth syndrome
8. Disorders of motility of mitochondrial membranes

그림 3-1 사립체 호흡쇄 복합체 구조 및 사립체 호흡쇄 복합체 질환군의 분자유전학적 발병기전

당 대사에서 유래한 직접적인 연료(fuel) (NADH, FADH2)의 산화를 촉매하고 동시에 전자전달에 의해 에너지를 ATP로 transduction한다. 전자의 전달은 H^+ 이온의 사립체 막 사이로의 이동과 coupling된다. 이는 complex I, III, IV에서 발생한다. 이에 의하여 막 사이에 gradient가 발생한다. Complex V는 다시 H^+ 이온을 사립체 실질로 끌어드리면서 ATP를 합성하게 된다. 한 분자의 NADH가 산화되면 3분자의 ATP가 생성된다. 그러나 FADH2 1분자는 2분자의 ATP를 생성하게 된다. 결국 한 분자의 포도당은 OXPHOS에 의해 32분자의 ATP를 생성한다. 이는 포도당대사 전반에서(glycolysis, citric acid cycle 포함) 생성된 36분자의 ATP 생성 대부분이 사립체 내막에 존재하는 호흡쇄복합체에 의해서 형성됨을 알 수 있다. 따라서 사립체를 "power plant"라고 부른다. Coenzyme Q와 cytochrome c는 호흡쇄 복합체 사이의 shuttle 역할을 한다.

① Complex I(CI) : NADH CoQ reductase, 약 46개의 polypeptide로 구성, 7개는 사립체DNA에 유전정보가 존재한다. 환원화된 NADH를 coenzyme Q에게 전달하는 역할을 한다.

② Complex II(CII) : succinate CoQ reductase, 5개의 polypeptide로 FAD 의존적인 succinate dehydrogenase와 소수의 FeS 중심을 포함하고 있다.

③ Complex III(CIII) : reduced coenzyme Q (CoQH2) cytochrome c reductase, 11개의 polypeptide로 구성되며 coenzyme Q에서 전자를 cytochrome c로 전달하는 기능을 한다.

④ Complex IV(CIV) : cytochrome c oxidase, cytochrome c에서 산소분자에 전자를 전달하는 역할을 한다. 두 개의 cytochrome a와 a3, 2개의 구리이온, 13개의 polypeptide로 구성된다.

⑤ Complex V(CV) : ATP synthase, 16개의 subunit로 구성된다.

(3) 지방산산화대사

(4) 케톤대사

3) 생물학적 성상

(1) 사립체 information flow : 사립체 고유의 DNA, DNA 복제와 단백의 발현에 필요한 효소, 사립체 특유의 리보솜 단백유전자가 있다.

(2) 사립체 DNA 구조 : 16,569 bp, double stranded closed circular, 1개의 large & small rRNA 유전자, 22 tRNA 유전자, 13 open reading frames (ORF)(12개는 H-strand, 1개는 L-strand로서 7개는 complex I, 1개는 complex II, 3개는 complex IV, 2개는 complex V의 유전정보를 지닌다.) Genetic code가 핵 DNA와는 다르다.(예; TGA (stop) → TRY, ATA, ATT (ILE) → MET, AGA, AGG (ARG) → stop)

(3) 핵(nuclear) DNA도 OXPHOS의 subunit를 encode하고 있다. OXPHOS는 대개 70종류의 단백으로 이루어지는데 13개가 사립체 DNA에서 유래하고 나머지는 핵 DNA에서 유래한다.

2 사립체 유전학의 일반적 원칙

(1) 사립체 DNA는 유전적으로 autonomous하다.

(2) 사립체 DNA는 모계 유전한다.('Mitochondrial Eve')

(3) 사립체 DNA는 핵 유전자와 무관하게 segregate한다.

(4) 사립체 DNA의 돌연변이에 의한 표현형의 발현은 일정한 threshold가 넘으면 발현한다.

(5) 사립체 DNA의 염기서열은 개인 또는 민족에 따라 매우 다양하다.

(6) 사립체 DNA의 돌연변이율은 핵 DNA보다 5~10배 빠르다.

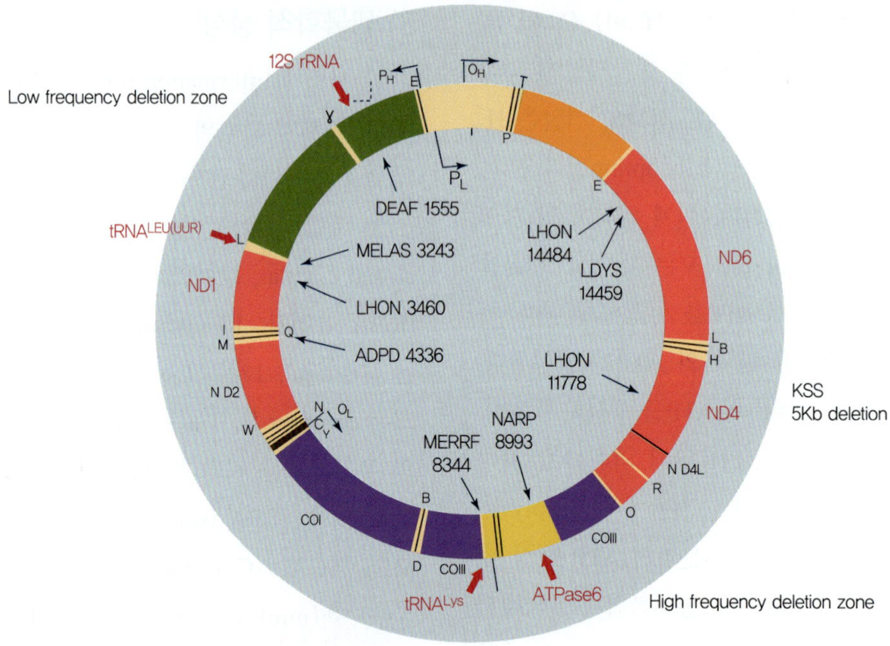

그림 3-2 사립체 DNA 구조와 질환

3 사립체 장애에 의한 선천성 대사질환의 개요

1) 정의

엄밀한 의미로 피루빈산대사, 산화인산화(oxidative phosphorylation)대사, 지방산산화대사, 요소회로대사 및 일부 대사 등의 장애의 결과는 ATP 생성의 장애로, energy 결핍양상을 보인다. 그러나 일반적으로 많은 유전정보가 사립체 또는 핵 DNA에 존재하는 oxidative phosphorylation의 장애로 초래되는 질환군을 일컫는다.

2) 발병빈도

1/5,000명의 발병 빈도를 보인다. 무증상의 병인성 사립체 돌연변이 빈도가 발견되는 빈도 1/250이다. Pyruvate dehydrogenase complex (PDHC) 결핍이 15%, CI 단독 결핍이 25~30%, CIV 단독 결핍이 25%, 복합성 호흡쇄복합체 결핍이 25~30% 정도 차지한다.

3) 일반적 임상 증상

(1) 임상 증상의 다양성을 결정짓는 요인

① Heteroplasmy : 모체 난자세포 사립체의 정상 유전자와 변이 유전자의 상대적 비율

② Cellular mosaicism : 분열하는 태아세포에서의 변이 DNA의 random segregation

③ 어떤 장기에서 에너지를 필요로 하는 정도(뇌조직, 근육, 심근 조직)

(2) 임상양상

① 신경, 근육계 증상 : 발달지연, dementia, 경련, ataxia, apnea, central hypoventilation, myoclonus, spasticity, exercise intolerance, 근긴장도저하, 재발성 횡문근융해증

② 안과, 이비인후과 증상 : opthalmoplegia, ptosis, 시신경 위축, retinal pigmentation, 청력장애

③ 심혈관계 증상 : 심근증(비후성 또는 확장성), 전도장애

④ 신장계 증상 : 신세뇨관 기능장애, 신증후군, 만성 신부전

⑤ 간기능 및 소화기 장애 : 만성 구토 및 설사, 간부전, 가성 장폐쇄, 췌장기능장애

⑥ 젖산혈증 : 간헐적 또는 지속적, 2 mM(18 mg/dL) 이상이면 비정상이나 대개는 5 mM 이상이 된다. 반드시 피루빈산 농도를 측정하여야 한다. Anaerobic metabolism, PDHC 결핍의 경우는 정상 젖산/피루빈산(lactate/pyruvate)비(정상< 28)를 보이나 저산소혈증, PC 결핍 등의 Krebs cycle 장애, OXPHOS 장애의 경우는 그 비가 증가한다.

⑦ 내분비기능 장애 : 당뇨병, 부갑상선 및 갑상선 기능저하, 부신피질호르몬 결핍, 불임, 성장장애가 동반된다.

⑧ 혈액학적 장애 : sideroblastic anemia, 백혈구 및 혈소판 감소증, 골수이형성증

4) 진단적 접근

(1) 혈청 및 뇌척수액의 lactate, pyruvate

(2) 뇌 imaging (MRI)

(3) 에너지요구량이 많은 기관의 생화학적·생리적 검사

① 중추신경계 : EEG, MR-spectroscopy

② 안과 : 안저검사, electroretinogram

③ 근육계 : creatine kinase, aldolase

④ 간 및 소화기계 : 간기능검사, 간 조직검사, 장점막 생검

⑤ 신장 : urinalysis, 요 아미노산, 인산, GFR

⑥ 심장 : EKG, Echo CG, chest X-ray

⑦ 이비인후과 : 청력검사

⑧ 내분비기능검사 : 당화혈색소, 혈당, c-peptide, 갑상선기능검사

⑨ 췌장외분비기능 : 아밀라아제, 리파아제, 대변지방

(4) 생화학적 검사

① 선별검사(공복 외 식후 1시간 검사)

- 혈장 : 젖산, 피루빈산, 케톤, 포도당, 유리 지방산
- 소변 : 유기산, 케톤(β-hydroxybutyrate/acetoacetate molar ratio)
- 호흡쇄복합체 대사장애의 경우는 젖산/피루빈산 비(lactate/pyruvate (L/P) ratio)가 증가하고(>30), 3-hydroxybutyrate (3OHB)/acetoacetic acid (AA) 비가 증가한다.(> 2)

② 자극검사

- 당부하검사 : 경구 포도당(2 gm/kg) 투여 전후 매 30분마다 3~4시간 동안 혈당, 젖산, 피루빈산, 케톤체 측정과 그 비를 측정한다.

③ 기타

- 암모니아, acylcarnitine profile, 척수액의 젖산, 피루빈산 농도

④ 효소 분석

(5) 조직검사

① 근육

- LM : 'Ragged red fibers'(RRF) Gomori trichrome 염색, 비특이적소견. EM : 사립체구조의 변화, 모양, 숫자의 변화, inclusion bodies, immunoblotting for detection of enzyme, cytochrome subunits

② 피부섬유모세포 : 효소측정

(6) 유전자검사

① 점돌연변이 : MEERF (myoclonic epilepsy and ragged red fibers): 8344 A → G, $tRNA^{lys}$ 8356 T → C, $tRNA^{lys}$ MELAS (mitochondrial myopathy, encephalopathy, lactic acidosis and stroke-like episode) : 3243, 3271, 3252, Leber's hereditary optic neuropathy (LHON), pigmentary retinal degeneration, ATP synthase 결핍, maternally inherited Leigh syndrome (MILS)

② 결실 또는 중복변이 : Kearns-Sayre syndrome (KSS), Chronic progressive external opthalmoplegia (CPEO) syndrome, Pearson syndrome (PS)

5) 치료

사립체의 ATP 생성을 증가시킴이 목표이다.

(1) 치료 가능한 사립체에너지 대사장애 질환

- Conzyme Q 합성장애 : 고용량의 coenzyme Q(소아 30 mg/kg/일, 성인 1~4 gm/일)
- Riboflavin 반응 CI 결핍증(*ACAD9* 유전자 돌연변이) : ribofalvin 100~400 mg/일
- PDHC : ketogenic diet(3:1~5:1)와 thiamine 150~300 mg/일

(2) 금식을 피하고 열량을 충분히 공급한다.

유산소 운동을 권장한다. 발열 및 경련은 적극적으로 치료한다.

(3) 호흡쇄복합체대사를 억제하는 특정 약물은 사용을 금지한다

예시약물 : barbiturate, tetracycline, chloramphenicol, valproate

(4) 산혈증의 치료

Sodium bicarbonate, THAM buffer, dichloroacetic acid(젖산혈증치료에 사용된다. PDH 효소의 인산화를 억제하여 활성화 상태를 유지하나 말초신경병증이 부작용이다.)

(5) 비타민과 cofactor 치료

Coenzyme Q : 5~15 mg/kg/일, biotin : 10~20 mg/일(biotinidase 결핍증), thiamine : 150~300 mg/일(PDH 결핍증), riboflavin 100~400 mg/일(CI 결핍증)

(6) 임상시험적인 치료

- KSS : folinic acid(중추신경계 엽산 결핍증을 예방하기 위하여 사용한다.)
- LHON : idebenone(시력 보호를 위하여 사용한다.)
- MELAS : arginine, citrulline(뇌졸중의 빈도를 줄이기 위하여 사용한다.)
- MNGIE : stem cell transplantation
- DGUOK : 간이식(간기능만 문제가 될 경우)

6) 유전상담 및 산전진단

사립체 유전자 돌연변이에 의한 질병의 경우 원칙적으로 heteroplasmy ratio에 바탕을 둔 표현형 예측이 어렵다. 그러나 핵 DNA 변화의 경우는 산전진단이 가능하다.

4 사립체 장애에 의한 선천성 대사질환들

1) 질병명칭 및 분류의 혼돈

(1) 임상 양상, 검사 소견(병리학적)의 기술 : 매우 기술적(descriptive)이다. (예) MEERF, MELAS, CPEO, LHON, MILS; 한 질환의 여러 spectrum일 수도 있다.(증상의 중복, 여러 표현형). 또한 여러 다른 질환이 동일한 증상을 보일 수도 있다.

(2) 생화학적, 분자유전학적 분류 : 병인과 증상을 이해하는 데 도움이 된다. (예) PC, PDHC 결핍, Complex I, II, III, IV, V 장애

2) 질환군들

(1) 피루빈산대사장애

① Pyruvate dehydrogenase complex 결핍
② Pyruvate carboxylase 결핍
③ Phosphoenolpyruvate carboxykinase 결핍

(2) Krebs cycle 대사장애

① Dihydrolipoamide dehydrogenase 결핍
② 2-ketoglutarate dehydrogenase complex 결핍
③ Fumarase 결핍
④ Succinate dehydrogenase 결핍

(3) 지방산 산화 대사장애

'지방산 산화 대사장애' 장에서 다룬다.

(4) Ketogenesis와 ketolysis의 장애

'케톤대사' 장에서 다룬다.

(5) 호흡쇄 복합체(respiratory chain complex)에 의한 산화인산화(oxidative phosphorylation : OXPHOS) 대사장애

① 사립체 DNA 돌연변이에 의한 OXPHOS subunit 장애 : CI 결핍의 20%, C II는 없다.

② 핵 DNA 돌연변이에 의한 OXPHOS catalytic subunit 장애 : CI 결핍의 40% 이하 모두 핵 DNA의 돌연변이에 의한다.

- CI 결핍 : *NDUFS1, 2, 3, 4, 5, 6, 7, 8, NDUFV1, 2, NDUFA1, 2, 9, 10, 11, 12, NDUFB 3, 9*
- CII 결핍 : *SDH A, B, C, D*
- CIII 결핍 : *UQCRB, UQCRQ*
- CIV 결핍 : *COX412, COX6B1, COX7B*
- CV 결핍 : *ATP5E*

③ OXPHOS assembly factor장애 :

- CI 결핍 : *NDUFAF1, 2, 3, 4, 5, 6, NUBPL, ACAD9, FOXRED1*
- CII 결핍 : *SDHAF1, 2*
- CIII 결핍 : *BCS1L, HCCS, TTC18*
- CIV 결핍 : *SURF1, SCO1, 2, COX10, 14, 15, 20, COA5, FASTKD2*
- CV 결핍 : *ATPAF2, TMEM70*

④ 사립체 DNA 유지에 필요한 인자 장애

- 사립체상실 증후군을 유발한다.
- *POLG, MPV17, DGUOK, TK2, TYMP, PEO1, RRM2B, SUCLG1*

⑤ 사립체 tRNA 전사 후 해독의 장애

- *PUS1, DARS2, RATS2, TSFM, GFM1, MRPS16, TRMU, LRPPRC, TACO1*

⑥ Coenzyme Q 합성장애

- *CABC1/ADCK3, ETFDH, PDSS1, PDSS2, COQ2, COQ9*

⑦ 사립체 막 phospholipid 합성과 사립체막의 remodelling 장애(사립체의 융합-분열장애)

- *SERAC1, OPA1, MFN2, TAZ*

⑧ 황화철(FeS)과 lipoic acid 합성 장애

- *ISCU, FXN, NFU1, BOLA3, ABCB7, LIAS, GLRX5*

⑨ 사립체로의 solute 이동 장애

- *SLC25A3, TIMM8A, DNAJC19, GFER, PNPT1*

(6) 사립체 DNA 자체에 의한 장애

결실(KSS, PEO, PS), rRNA (aminoglycoside-induced deafness), mRNA 돌연변이(NARP, MILS, LHON)

① 사립체 단백합성 장애 돌연변이(mitochondrial protein synthesis mutation) : MELAS ($tRNA^{Leu}$ 유전자 A3243G 돌연변이) MERRF (tRNALys 유전자 A8344G 돌연변이)

② 단백유전정보를 지닌 유전자의 돌연변이(mutations in protein-coding genes) : LHON (CI subunit mtDNA : G11778A, T14484C, G15257A), NARP (CV subunit of mtDNA, ATPase6 T8993G)

••• 참고문헌 •••

1. Robinson BH. Lactic acidemia and mitochondrial disease. Mol Genet Metab 2006; 89: 3~13.
2. Parra D, Gonzalez A, Mugueta C, et al., Laboratory approach to mitochondrial diseases. J Physiol Biochem 2001; 57: 267~84.
3. Rahman S. Gastrointestinal and hepatic manifestations of mitochondrial disorders. J Inherit Metab Dis 2013; 36: 659~73.
4. DiMauro S, Schon EA. Mitochondrial respiratory chain diseases. N Engl J Med 2003; 348: 2656~68.

5. Santorelli FM, Tessa A. Mitochondrial disease of nuclear origin. www.orphanet.net/data/patho/uk-OXPHOS.pdf

5 Pyruvate carboxylase 결핍증

1) 원인

Pyruvate carboxylase의 결핍으로 발생한다.

2) 유전적 이상

상염색체 열성으로 유전되며 유전자는 염색체 11q13.4-13.5에 위치하며 19개의 exon으로 구성된다. 130 kD의 분자량을 가지고 있으며 4개의 아단위로 구성된 tetramer이다. 복합형에서는 효소 활성도가 거의 없으며 복합형과 양성형에서는 cross-reacting material을 보인다.

3) 발병빈도

매우 드물게 보고되며 국내 보고는 없으나 미진단 사례가 있을 것으로 여겨진다.

4) 생화학적 병태생리

Pyruvate carboxylase는 biotin을 함유한 미토콘드리아 효소로 pyruvate를 이산화탄소와 oxaloacetate로 전환시키는 과정을 촉매한다. 다른 carboxylases와 마찬가지로 biotin이 carboxylation되고 carboxyl group이 pyruvate로 전달되는 2단계를 거친다. pyruvate carboxylase는 간과 신장에서 pyruvate를 phosphoenolpyruvate carboxykinase (PEPCK)에 의해 phosphoenolpyruvate로 전환하여 포도당과 글루코겐을 합성함으로써 포도당 합성의 첫 단계를 촉매하며 이는 acetylCoA에 의해 조절된다.

젖산혈증은 pyruvate 대사장애에 의해여 발생된다. 세포 내 oxaloacetate와 aspartate가 감소하면서 요소 회로 대사장애와 비슷한 양상의 생화학적 검사 소견을 보인다. Aspartate는 요소의 질소원으로서 결핍되면 시트룰린혈증과 고암모니아혈증이 발생한다. 혈장과 뇌척수액에서 glutamine의 농도도 감소된다.

5) 임상 증상

젖산과 alanine이 상승하고 pyruvate carboxylase가 결핍되는 질환의 임상형에는 세 가지가 있다.

(1) A형 : 아메리카 인디언에게 흔한 단순형(Simple or American Indian form)

생후 2～5개월 사이에 근긴장저하가 나타나며 감염 등의 스트레스에 의해 구토, 탈수, 빈호흡, 창백, 사지의 청색증, 대사성 산증과 젖산혈증이 나타난다. 추체로 징후, 운동실조, 안구진탕이 관찰된다. 발달지연, 대두증, 저혈당, 케톤혈증, 경련이 나타난다. 모든 환자에서 심한 정신 지체와 경련이 나타난다. 뇌영상 소견상 경막하 삼출, 허혈성 병변, 뇌실 주변의 출혈성 낭종이 관찰되며 진행성 대뇌 위축, 수초화의 지연이 나타난다. 신세뇨관성 산증이 동반되기도 하며 뇌파검사상 서파와 비정상적 서파가 보인다. 뇌 병리 소견상 신경원의 결손과 불완전한 수초 형성, 뇌실 크기 증가를 보인다. 점점 진행하여 영아기에 사망한다.

(2) B형 : 프랑스에서 처음 기술된 복합형(Complex, French or European form)

출생 후 3～48시간 내에 저체온, 근긴장저하, 기면, 구토가 시작되어 조기에 치명적인 심한 젖산혈증이 발생하여 대부분 3개월경에 사망한다. 대부분 간비대를 보이며 대사성 산증, 탈수, 혼수, 쇼크, 무호흡이 발생한다. 고암모니아혈증과 시트룰린혈증이 특징적이어서 복합형으로 불리며 고라이신혈증이 동반된다. 저혈당이 발생하나 주 증상은 아니며 간 효소치가 상승된다. Alanine

과 proline의 농도가 증가하고 소변으로 2-oxoglutarate의 배설이 증가된다. 젖산과 pyruvate가 증가되고 acetacetate/3-hydroxybutyrate비가 증가되며 케톤뇨증, 케톤산혈증이 심해진다.

(3) C형 : 양성형

영아기에 간헐적인 젖산혈증, 저혈당증, 케톤산혈증을 보이며 10% 포도당, 수액 요법, 중탄산염 치료에 잘 반응한다. 성장 부전을 보이지 않으며 양성 경과를 보인다.

6) 진단 및 검사 소견

젖산혈증과 저혈당, 고암모니아혈증, 케톤증과 신경학적 이상을 보이는 환자들에서 pyruvate carboxylase 결핍을 의심해야 한다. 신생아에서 lactate/pyruvate 비의 증가, 3-OH-butyrate/acetoacetate 비의 감소, hypercitrullinemia는 진단에 특징적이다. 복합형에서 혈중 젖산은 10~20 mM(정상 <2.2 mM), lactate/pyruvate비는 50~100(정상 <28)에 이른다. 단순형에서는 젖산 2~10 mM, lactate/pyruvate 비는 정상이거나 약간 증가되고, 단순형에서는 정상 젖산 농도를 보인다.

고암모니아혈증, citrulline, lysine, proline의 증가와 glutamine의 감소, 정상 alanine 농도를 보이는 것은 복합형의 특징이다. 단순형에서 혈장 alanine 농도는 증가된다. 뇌척수액의 젖산, lactate/pyruvate비는 증가되고 glutamine은 감소된다. 소변 유기산 분석에서 젖산, pyruvate, 3-OH-butyrate, α-ketoglutarate가 증가된다. 최근 fibroblast growth factor 21(FGF-21)이 사립체질환의 생물학적 표시자(biomarker)로 대두되었다.

림프구와 섬유모세포에서 효소 활성도의 측정이 가능하며, 양수세포나 융모막 세포에서의 효소 분석 또는 유전자 분석으로 산전 진단에 응용한다.

7) 치료 및 관리

정맥 내 10% 포도당을 주입하고 금식을 피하며 젖산혈증이 심한 경우 중탄산염을 투여한다. 복합형에서는 citrate와 aspartate로 치료한 보고도 있다. 10% 포도당의 정맥 내 주입으로 케톤산혈증은 호전되지만 경구로 투여하면 젖산혈증이 악화될 수 있다. 간 이식으로 케톤산혈증과 대사성 산증이 호전될 수 있으나 뇌척수액내 젖산 농도는 변하지 않고 중추신경계 증상은 호전되지 않는다. 간이식을 하면 케톤산혈증과 신세뇨관 이상을 되돌리고 젖산혈증을 호전시킬 수 있으나 뇌척수액 내 glutamine 농도는 낮은 채로 유지된다.

8) 예후

Pyruvate carboxylase 결핍의 예후는 이 질환의 중증도와 관련되어 있어 효소 활성도가 매우 낮은 경우 신생아기 이후까지 생존하기가 어렵다. 경미한 임상형인 경우 장기 생존하면서 다양한 정도의 신경학적 이상을 보이고 있다.

••• 참고문헌 •••

1. Pithukpakorn M. Disorders of pyruvate metabolism and the tricarboxylic acid cycle. Mol Genet Metab 2005; 85: 243~6.
2. De Meirleir L. Defects of pyruvate metabolism and the Krebs cycle. J Child Neurol 2002; 17 Suppl 3: 3S26~33.
3. García-Cazorla A, Rabier D, Touati G, et al. Pyruvate carboxylase deficiency : metabolic characteristics and new neurological aspects. Ann Neurol. 2006; 59: 121~7.

6 Pyruvate dehydrogenase complex (PDHC) 결핍증

1) 원인

Pyruvate dehydrogenase complex (PDHC)의 결핍으로 발생한다. PDHC는 E1 (α- or 2-ketoacid dehydrogenase), E2 (dihydrolipoamide acyltransferase), E3 (dihydrolipoamide dehydrogenase)의 세 가지 구성요소로 이루어져 있다.

2) 유전적 이상

E1 효소는 α-아단위와 β-아단위로 구성되며 X-염색체에 위치한 E1α 유전자의 돌연변이가 가장 흔하게 PDHC 결핍을 야기하여 X-연관성 우성으로 유전된다. E1α 유전자는 염색체 Xp22.1에 위치하며 11개의 exon으로 구성된다. 현재까지 80여 개의 돌연변이가 알려져 있다. E1β 유전자는 염색체 3p13-q23에 위치한다. E2, protein X (E3BP : E3 binding protein), E3, PDH phosphatase의 결함은 드물다.

3) 발병빈도

약 370예 이상의 PDHC 결핍이 보고되었으며 젖산혈증을 야기하는 산화 이상 질환 중 PDHC의 결핍은 가장 흔하다고 알려져 있다. 대부분 E1α의 돌연변이이다. 국내 보고는 없으나 미진단 증례가 있으리라 여겨진다.

4) 생화학적 병태생리

PDHC는 미토콘드리아 효소 체계의 하나로 pyruvate를 이산화탄소, acetyl CoA로 산화시켜 nicotinamide adenine dinucleotide (NADH)를 형성한다. 조효소로 thiaminepyrophosphate (TPP), lipoic acid, coenzyme A (CoA), flavine adenine dinucleotide (FAD), nicotinamide adenine dinucleotide (NAD^+), Mg_2^+를 필요로 한다. 여섯 가지의 단백질로 구성되고, 이 중 다섯 가지의 결핍이 인간에게 질환을 일으키는 것으로 알려져 있다.

세 가지 기본 효소(E1, E2, E3)가 모든 oxoacid dehydronases에 의해 공유되는 기능적 효소들이다. E1은 PDHC의 첫 번째 효소로서 pyruvate decarboxylase (PDC)와 pyruvate dehydrogenase (PDH)로 불린다. 이는 pyruvate를 이산화탄소로 oxidative decarboxylation 시키고 나머지 2탄소 단위를 TPP와 연결하여 hydroxyethylthiamine pyrophosphate를 E1에 결합시킨다(TTP-E1). E2는 dihydrolipoyl transacetylase로 불리고 acyl transferase로서 hydroxyethyl group의 전달과 acetyl CoA로의 산화에 관여한다. E2에 결합된 lipoic acid는 SH form으로 환원되고, dihydrolipoic acid는 E3 효소(dihydrolipoyl dehydrogenase 또는 lipoamide dehydrogenase)에 의해 재산화된다.

PDHC에서 lipoyl-containing catalytic protein은 과거에 protein X로 불렸던 E3 결합 단백(E3BP)이며 acyl transfer 기능을 한다. PDHC는 활성화된 형태에서 PDH phosphatase에 의한 반응을 촉매하며, phosphorylation은 PDH kinase에 의하여 촉매된다.

PDHC의 결함은 pyruvate를 acetyl CoA보다는 젖산으로 전환시키게 되어 탄수화물 산화에 의한 에너지 생성을 방해하고 젖산혈증이 악화된다. PDHC 결핍은 NADH의 생산을 감소시키나 NADH의 산화를 방해하지는 않아 세포질 내 $NADH/NAD^+$ 비는 변화하지 않는다.

5) 임상 증상

PDHE1α의 가장 흔한 증상은 발달지연, 근긴장저하, 경련, 운동실조증이다. 신생아기 또는 영아기에 가장 심한 양상은 젖산혈증을 동반한 대사성 산증으로 고암모니아혈증과 동반되며 대부분 생후 6개월 이내에 사망한다. 소뇌증과 뇌량 형성 부전 등의 뇌기형이 동반된다. 만성형에서는 정신운동 발달의 지연과 성장 부전으로 나타나 경직성 사지마비로 진행되고 무호흡, 폐렴으로 사망한다. 정신운동 발달지연을 보이는 일부의 환자에서는 운동실조증이 나타나며 고탄수화물 식이에 의해 유발되었다가 고지방식이에 의해 호전된다. 양안 격리, 내안각췌피, 낮은 콧잔등, 작은 코, 긴 인중 등의 이상 형태증이 보이기도 한다.

PDHE1α 결핍을 가진 여자 환자는 남자보다 더 심한 임상형을 보인다. 이상형태증, 소두증, 정신지체, 경직성 사지마비, 경련을 보인다. 남자에서는 신생아 젖산혈증, Leigh 뇌증, 간헐적인 운동실조를 보인다. PDHE1β 결핍은 드물게 발견되고 조기 발현하는 젖산혈증, 발달지연, 근긴장저하, 수유 곤란, 정신운동발달 장애로 나타난다.

E3 결핍은 생후 1개월부터 시작되는 심한 근긴장저하, 성장 부전, 정신운동 발달지연, 소두증이 나타나며 감염 등의 스트레스에 의해 악화된다.

6) 진단 및 검사 소견

혈액, 소변, 뇌척수액에서 젖산, pyruvic acid, alanine이 증가된다. 일부 환자에서는 뇌척수액 내 젖산이 상승되나 혈중 젖산은 거의 상승되지 않는다. 뇌 영상 소견상 기저핵의 신호 감소와 전반적인 대뇌 위축, 뇌량무형성증을 보인다. 확진은 섬유모세포에서 PDHC의 결핍을 증명할 수 있다. 신생아기에 이상형태증을 보이면서 심한 증상을 보이는 경우는 효소 활성도가 거의 측정되지 않으며 만성형의 경우는 잔존 효소 농도가 어느 정도 측정된다. PDHE1α 유전자의 경우 효소 분석보다 유전자 분석이 더 효과적이다.

7) 치료 및 관리

탄수화물에 민감하여 고탄수화물 식이를 하면 심한 산증이 발생하고 저탄수화물, 고지방식이를 하면 젖산이 감소하고 지능 발달에 대한 예후나 생존율이 좋아진다. 급성기에 산증은 완화되지만 신경 증상은 호전되지 않는다. 고용량의 thiamine(100~600 mg/일)이 조효소인 thiamine pyrophosphate의 친화성을 높여주는데 도움이 될 수 있고 dichloroacetate가 젖산혈증을 호전시키는데 도움이 된다. Carnitine과 coenzyme Q가 PDHC 결핍 환자에게 시도되고 있으며 젖산혈증이 심한 경우 중탄산염을 투여한다.

8) 예후

전반적으로 예후는 좋지 않으며 효과적인 치료는 없다.

••• 참고문헌 •••

1. Weber TA, Antognetti MR, Stacpoole PW. Caveats when considering ketogenic diets for the treatment of pyruvate dehydrogenase complex deficiency. J Pediatr 2001; 138: 390~5.
2. Kitano A, Endo F, Matsuda I. Immunochemical analysis of pyruvate dehydrogenase complex in 2 boys with primary lactic acidemia. Neurology 1990; 40: 1312~4.
3. Brown RM1, Head RA, Brown GK. Pyruvate dehydrogenase E3 binding protein deficiency. Hum Genet 2002; 110: 187~91.
4. Patel KP, O'Brien TW, Subramony SH, et al. The spectrum of pyruvate dehydrogenase complex deficiency : Clinical, biochemical and genetic features in 371 patients. Mol Genet Metab 2012; 105: 34~43.

7 Dihydrolipoamide dehydrogenase 결핍증

1) 원인

Dihydrolipoamide dehydrogenase (E3) 결핍에 의한다.

2) 유전적 이상

염색체 7q31-q32에 위치하는 E3유전자 돌연변이에 의해 상염색체 열성 유전한다.

3) 발병빈도

매우 드물며 유태인에게는 founder mutation에 의해 종종 보고된다.

4) 생화학적 병태생리

Citric acid cycle의 대사산물이 다량 배설되고 pyruvate dehydrogenase complex (PDHC)의 결핍과 oxidative decarboxylation에 관련된 다른 탈수소 효소들의 결핍이 동반된다. 2-Oxocapproate dehydrogenase, 2-oxo-3-methylvalerate dehydrogenase, 2-oxoisovalerate dehydrogenase의 결핍도 보고되었으며 이 효소들은 oxidative decarboxylation과 연관되어 있다. Oxidative decarboxylation은 pyruvate dehydrogenase complex에 의해 일어나지만, 2-oxoglutarate dehydrogenase와 branched-chain amino acid dehydrogenase에 의해서도 이루어진다. 세 가지 효소 복합체에 의해 공유되는 유일한 효소는 lipoamide dehydrogenase(dihydrolipoyl dehydrogenase)(E3)이다.

5) 임상 증상

생후 최대 5개월까지는 정상으로 보일 수 있으며 이후 창백, 호흡곤란, 기면, 근긴장저하, 성장 부전을 보인다. 양측 시신경 위축으로 빛을 따라 볼 수 없으며 정신 지체, 경련 등 신경학적 증상이 진행된다.

6) 진단 및 검사 소견

케톤뇨증을 보이는 것이 젖산혈증을 보이는 다른 질환과 구분되는 점이나. 일부 환자는 저혈당, 젖산혈증, pyruvate의 증가를 보인다. 소변 아미노산 분석에서는 전반적인 아미노산뇨증이 발견되고, 소변 유기산 분석에서 젖산, pyruvate, 2-oxoglutarate가 증가된다. Citric acid cycle의 대사 중간체인 citrate, fumarate, malate의 소변으로의 배설이 증가된다. 3-Hydroxybutyrate의 배설이 현저하고 케톤이 증가된 환자에서 2차적으로 2-hydroxyisovalerate가 증가된다. 소변 내 2-hydroxyglutarate와 2-oxoisocaproate도 증가된다. Branched chain amino acid인 leucine, isoleucine, valine도 증가될 수 있다. 근위부 신세뇨관성 산증의 소견으로 소변 pH 8.5, 당뇨가 나타나고 단백뇨가 동반되는 경우도 있다. 섬유모세포, 간 조직에서 효소 활성도가 감소된다.

7) 치료 및 관리

치료는 대부분의 환자에서 만족스럽지 못하다. 단백질 섭취 제한으로 2-oxoglutarate의 배설을 감소시킬 수 있다. Lipoic acid 25～50 mg/kg/일의 용량으로 투여하면 유기산뇨증을 호전시키고 혈중 pyruvate, 젖산의 농도를 감소시키며, 성장과 발달에도 도움이 된다. Glutamine, biotine, thiamine은 도움이 되지 않는다. 신세뇨관산증이 동반된 경우 중탄산염을 투여한다.

8) 예후

대부분 영아기에 사망한다.

••• 참고문헌 •••

1. Elpeleg ON, Shaag A, Glustein JZ, et al., Lipoamide dehydrogenase deficiency in Ashkenazi Jews : an insertion mutation in the mitochondrial leader sequence. Hum Mutat 1997; 10: 256～7.
2. Shaag A, Saada A, Berger I, et al., Molecular basis of lipoamide dehydrogenase deficiency in Ashkenazi

Jews. Am J Med Genet 1999; 82: 177~82.

3. Ambrus A, Adam-Vizi V. Molecular dynamics study of the structural basis of dysfunction and the modulation of reactive oxygen species generation by pathogenic mutants of human dihydrolipoamide dehydrogenase. Arch Biochem Biophys 2013; 538: 145~55.

8 Fumarase (Fumarase hydratase) 결핍증 (Fumaric 산요증)

1) 원인

Tricarboxylic acid (TCA) cycle에서 fumarate를 malate로 가역적으로 촉매시키는 데 필요한 효소인 fumarase (fumarate hydratase) 결핍에 의한다.

2) 유전적 이상

Fumarate hydratase 결핍은 상염색체 열성 유전하며 유전자는 염색체 1q42.1에 위치한다. 보인자인 경우에도 신경학적 증상은 없으나 피부, 자궁, 신장의 종양발생에 취약하다.

3) 발생빈도

국내에서 의심 환자가 보고된 바 있으나 유전적으로 확진된 증례는 없으며 50예 미만이 보고되었다.

4) 생화학적 병태생리

Fumarase 결핍은 다른 TCA cycle 대사질환과 마찬가지로 1) 에너지 결핍 2) 전구물질들(fumarate, succinate, 2-ketoglutaric acid (2-KGA)), citrate들이 축적되어 임상 증상을 유발하게 된다.

5) 임상 증상

중추신경계의 해부학적 변화가 뚜렷하며 이에 의한 신경 발달장애가 초래된다. 뇌량형성부전, 대뇌 및 소뇌의 heterotopia, polymicorgyria, colpocephaly, 대뇌백질위축, 뇌실확장, 뇌간 저형성 등의 소견을 보인다. 소뇌와 뇌증, 경련, 정신지체, 심한 발달지연을 보인다. 얼굴모양도 약간 dysmorphic하여 이마는 튀어나오고 양안격리, 낮은 비개를 보인다.

6) 진단 및 검사 소견

주된 생화학적 소견은 소변의 fumaric acid, succinic acid, 2-KGA의 배설증가이다. 영아에서는 경미한 혈장 젖산의 상승, 암모니아의 상승을 보인다. 척수액의 젖산은 상승한다. 백혈구의 감소를 보이기도 한다. 진단은 faumarase의 활성도를 백혈구, 피부아세포, 간 및 근육조직에서 측정함으로 할 수 있으나 전문검사실이 제한되어 있다. Fumarase 유전자(*FH*) 분석으로 확진할 수 있다.

7) 치료 및 관리

특별한 치료가 없다.

8) 예후

예후가 매우 불량하다.

••• 참고문헌 •••

1. Kerrigan JF, ALeck KA, Tarby TJ, et al. Fumaric aciduria: clinical and imaging features. Ann Neurol 2000; 47: 583~8.

9 Mitochondrial encephalomyelopathy, lactic acidosis and stroke-like episodes (MELAS) 증후군

1) 원인

사립체 유전자의 염기서열 돌연변이에 의해 발생한다. 80%는 mA3243G 점돌연변이에 의한 tRNA Leu의 변화로 단백합성장애가 원인이다.

2) 유전적 이상

모계 유전을 하며 유전자는 사립체 내에 존재한다. 미토콘드리아 게놈은 원형의 DNA로 구성되었으며 몇 가지 특정 사립체 유전자 염기서열의 돌연변이에 의하여 질환이 발생한다. 대부분의 환자가 leucine tRNA에 대한 사립체 유전자의 점 돌연변이에 의해여 발생하는데, tRNA leucine의 여러 가지 돌연변이에 의해 단백질 합성에 중요한 영향을 끼쳐 미토콘드리아 질환이 발생된다. MELAS에서는 80% 정도에서 MT-TL 유전자의 mA3243G 돌연변이가 발생하고 8.5% 정도에서 T3271C 돌연변이가 나타나 이 두 가지가 가장 흔하다. mG3252A는 미토콘드리아 뇌증을 야기하는 것으로 알려졌으며 이 외에도 mT3250C, mA3256C가 알려져 있다.

3) 발병빈도

사립체 근병증 중 가장 흔하다. 대개 5~15세 사이에 질병이 발병한다. 일본에서의 유병률은 1/500,000으로 보고된바 있으나 이보다는 더 흔하리라 여겨진다.

4) 생화학적 병태생리

호흡쇄복합체 기능저하를 초래하여 에너지 결핍을 초래한다. 따라서 이는 에너지를 많이 필요로 하는 조직 및 장기의 변화가 발생한다. 사립체의 수는 증가하여 혈관내피세포가 커져서 혈관 폐쇄와 citrulline 합성장애는

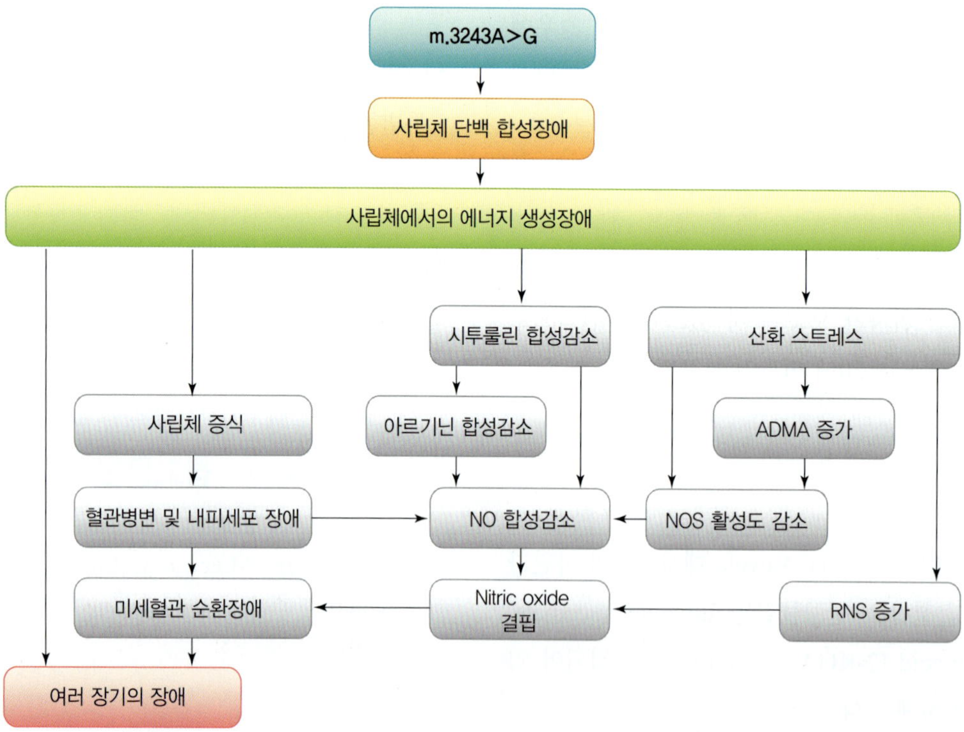

그림 3-3 MELAS 질환의 생화학적 병태생리(NO : nitric oxide, NOS : nitric oxide synthase, ADMA : asymmetric dimethylarginine, RNS : reactive nitrogen species) (Adapted from 참고문헌 3)

nitric oxide (NO) synthetase를 억제하여 NO 결핍을 초래하여 혈관을 수축시킨다. 이런 기전으로 뇌경색이 발생한다. 또한 산화스트레스로 활성 산소가 세포기능장애를 초래한다.

5) 임상 증상

운동 시 근력이 약해지는 근병증이나 저신장으로 발현하기도 하며 뇌졸중 양상의 증상, 경련, 뇌증이 4~15세 경부터 시작된다. 근병증은 뇌졸중 이전부터 발생하고 운동 시 쉽게 피로해지고 계단을 오르기 힘들며 근위부 근육이 주로 침범된다. Creatine kinase가 상승하고 근전도상 근병증의 양상을 보인다. 뇌졸중의 증상은 이 질환의 특징으로 구토, 두통, 경련, 시력 이상으로 나타나 반신마비로 진행된다. 편두통, 학습 장애, 주의력 결핍 행동과다 장애가 선행하기도 한다. 다른 신경 증상에는 운동 실조증, 진전, 근육긴장이상(dystonia), 시력 장애, 근간대성 경련을 보이기도 한다. 일부 환자에서는 외안근 운동 장애나 안검하수가 나타난다. 당뇨병, 감각신경성 청력 상실이 동반되어 귀머거리가 될 수도 있으며 드물게 심근병증, 신세뇨관성 산증, 말초 신경병증이 발생한다.

6) 진단 및 검사 소견

젖산혈증이 중요한 소견이며 뇌척수액에서 젖산 농도가 상승할 수도 있다.

근육 조직검사상 ragged red fibers가 나타난다. 뇌 CT나 MRI상 뇌경색을 시사하는 소견이 관찰된다. 이는 수시간에서 수일 후 호전되지만 대뇌 위축, 기저핵의 석회화로 진행된다. 뇌경색이 가장 흔한 부위는 측두엽 후부, 두정엽, 후두엽이며 조직학적으로 대뇌, 소뇌, 기저핵에 넓게 산재된 경색의 소견을 보이며 염증이나 죽상동맥경화증은 보이지 않는다. 비슷한 양상이 propionic acidemia나 methylmalonic acidemia에서도 관찰된다. 사립체 염기서열 분석으로 유전자의 돌연변이를 검사할 수 있다. 혈액의 돌연변이 heteroplasmy ratio가 반드시 각 장기 및 조직의 heteroplasmy ratio를 반영하지는 않는다.

7) 치료 및 관리

동반된 합병증의 평가 중요하다. 중추신경 및 유전성 대사질환, 안과, 이비인후과, 심장과, 내분비계의 합병증 평가를 포함해야 한다. Riboflavin 치료가 complex I 결핍과 mT3250C 돌연변이를 가진 환자에게 도움이 되며 coenzyme Q10(소아는 5~10 mg/kg/일, 성인은 200~400 mg의 고용량을 필요로 한다)이 혈중 젖산 농도를 감소시킬 수 있는 것으로 알려져 있으며 뇌척수액에는 호전이 없다. 뇌-혈관 barrier를 통과하지 못한다. Dichloroacetic acid (DCA)는 혈중 및 뇌척수액 내 젖산 농도를 모두 감소시키는 것으로 알려져 있으나 말초신경병증의 합병증을 촉발, 악화시켜서 MELAS 환자에세는 현재 금기 시 되었나. 뇌졸중 예방을 위해 arginine 또는 citrulline을 복용하도록 한다. 급성기에 arginine을 500 mg/kg으로 정주하거나 급성기가 지나면 500 mg/kg/일의 용량을 3회 분복한다. 성인의 경우 10gm/M2의 용량으로 3회 분복한다. 근육의 강도를 증강시키기 위해 creatine monohydrate를 보충요법으로 사용하기도 하는데, 소아는 5~10 mg/kg/일, 성인은 2~5 gm/일을 복용한다. 당뇨병의 관리로는 인슐린주사요법을 사용해야 하며 metformin은 금기이다. 그 외에도 sodium valproate, 이미노글리코사이드, 알코올, 흡연은 금기이다. 적절한 운동과 영양이 중요하다.

8) 예후

발병연령이 어릴수록 예후가 나쁘다. 나이가 들면서 증상이 더욱 심해지는 경우가 흔하다. 증상의 표현형이 매우 다양하며 합병증이 동반된 장기에 따라 예후가 결정된다. 진행성 인지기능 장애는 삶의 질을 감소시킨다.

참고문헌

1. Scaglia F, Northrop JL. The mitochondrial myopathy encephalopathy, lactic acidosis with stroke-like episodes (MELAS) syndrome : a review of treatment options. CNS Drugs 2006; 20: 443~64.
2. Iizuka T, Sakai F. Pathogenesis of stroke-like episodes in MELAS : analysis of neurovascular cellular mechanisms. Curr Neurovasc Res 2005; 2: 29~45.
3. EL-Hattab AQ, Adesina AM, Jones J, et al. MELAS syndrome : Clinical manifestations, pathogenesis, and treatment options. Mol Genet Metab 2015; 116: 4~12.
4. Rah YG, Chae SA, Lim IS, et al. MELAS Syndrome Confirmed by Mitochondrial DNA Analysis in Siblings. J Korean Pediatr Soc 1999; 42: 412~8.
5. Yoo HW, Kim GH, Ko TS. Mutation analyses in Korean patients with MELAS (mitochondrial encephalomyopathy, lactic acidosis, and stroke like episodes). J Genet Med 1997; 1: 39~44.

증례 3-1

잦은 경련으로 발병한 MELAS 증후군

1. 주소

경련

2. 발병 시 연령/성별

6세/남

3. 가족력

여동생이 4년 전 MELAS로 진단되었다. 어머니는 무증상이었다.

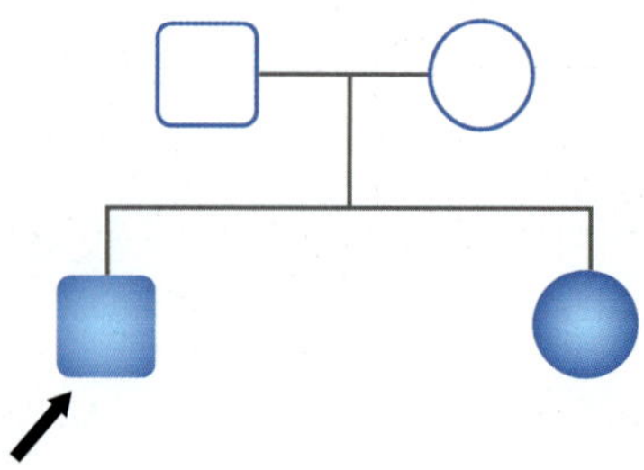

4. 임상 증상

내원 1주 전 경련(눈에 초점이 없이 전신을 뒤트는 양상. 5~10초 정도 지속)이 하루 3~4회 반복되었으며 두통과 구토가 동반되었다. 응급실에서 시행한 혈액검사에서 젖산혈증 발견되었다.

5. 진찰 소견

의식은 불분명하였고 동공반사는 정상이었다. 심부건사는 항진되어 있었으며 우측 편마비가 의심되었다. 작은 신장과 저체중을 보였다.

6. 검사 소견

(1) 생화학적 검사

- Lactic acid 172.4 mg/dL
- Pyruvic acid: 2.8 mg/dL
- Creatine kinase 296 IU/L
- Serum glucose 107 mg/dL

(2) 분자유전학 검사: 사립체유전자 분석

MT-TL1 유전자 분석: m 3243A>G

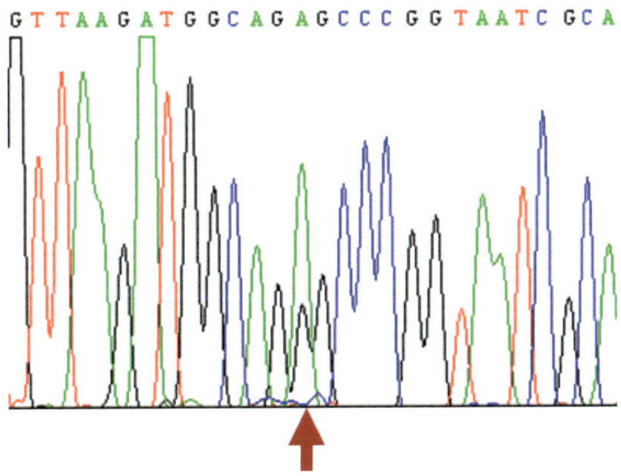

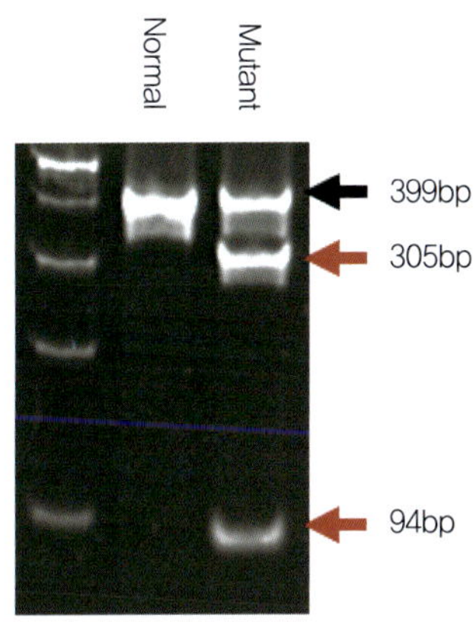

(3) 영상소견

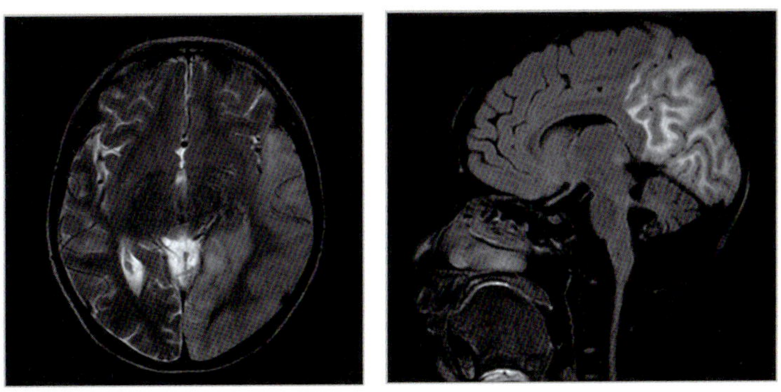

그림 3-4 T2 weighted 뇌 MRI 소견
대뇌피질의 부종과 subcortical white matter와 cortex of left parietooccipital and temporal area에 신호증강을 보인다.

7. 치료 경과

(1) 임상 경과

MELAS(Mitochondrial Encephalopathy, Lactic Acidosis, Stroke-like syndrome)로 진단받고 3년 후(만 9세경) 시력 손실이 발생하였으며 이후 수차례 구토, 경련 등으로 입원 치료를 반복하였다. 식이가 진행 되지 않아 만 10세경 위루술을 시행하였다. 만 12세경 소변량이 감소하고 고칼슘혈증 발생하였으며, 이후 만성 신부전 동반되어 복막 투석 진행 중이다. 만 13세경 사립체성 당뇨병 동반되어 determir 하루 2회(아침 22단위, 저녁 10단위) 투여중이다.

(2) 투여 약제/용량

- L-carnitine 100 mg/kg/일
- Arginine 180 mg/kg/일
- Coenzyme Q 100 mg bid

(3) 식이요법

경구 섭취가 불량하여 위루술을 시행하여 식이 진행한다.

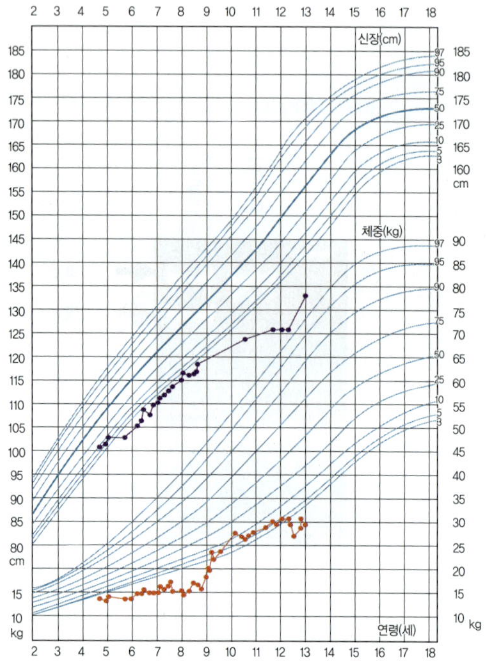

그림 3-5 MELAS 환자의 성장곡선

10 Myoclonic epilepsy and ragged red fiber (MERRF) 증후군

1) 원인

사립체 DNA의 $tRNA^{Lys}$를 coding하고 있는 유전자 *MT-TK*의 돌연변이가 가장 흔한 원인이다. *MT-TF*, *MT-TL1*, *MT-TI*, *MT-TP* 유전자 돌연변이에 의한다.

2) 유전적 이상

사립체 DNA의 $tRNA^{Lys}$를 coding하고 있는 유전자 *MT-TK*의 mA8344G 돌연변이가 가장 흔하여 80~90% 정도를 차지한다. *MT-TF*, *MT-TL1*, *MT-TI*, *MT-TP* 유전자 돌연변이도 보고되었다.

3) 발병빈도

보고에 따라 10만 명당 0.25~1.5명 정도의 발병빈도를 보인다.

4) 생화학적 병태생리

사립체의 DNA는 난자의 세포질 내에만 존재하여 모계 유전된다. 한 개의 세포는 수백 개의 미토콘드리아를 포함한다. 난자의 형성 시에 사립체 수는 증가하지만, 사립체 당 DNA의 copy 수는 1~2개 정도로 감소한다. 성장 발달이 진행되면서 조직 간의 사립체의 수와 DNA의 양(copy 수)에 차이가 발생한다. 뇌, 근육 등 에너지를 많이 필요로 하는 조직은 세포 당 사립체의 수가 많다. 사립체 DNA 중 돌연변이가 발생한 사립체 양이 많아져서 oxidative phosphorylation 결함에 의한 손상을 받기 쉽다. tRNA의 이상은 미토콘드리아의 번역(translation)과 단백질 합성에 장애를 일으켜 oxidative phosphorylation의 활성도가 감소하고 호흡사슬복합체(respiratory chain complex) I과 IV의 활성도가 감소한다. MERRF 환자에서 복합체 II와 III의 결함도 보고되었다. 발병은 돌연변이가 있는 사립체 DNA의 양적 변화에 비례하는데 일정한 역치(threshold)가 존재한다.

5) 임상 증상

전형적인 증상은 근간대성경련, ragged red fiber를 보이는 미토콘드리아 근병증, 천천히 진행하는 치매 증상이 특징적이다. 대개 후기 소아기나 성인기에 발현된다. 근 조직검사상 ragged red fiber를 보이지 않으면서 운동실조만 보이는 경우도 있어 표현형이 매우 다양하다. 한 가족 내에서도 근간대성경련, 운동실조, 청력 손실, 근경직, 치매를 보이는 경우부터 무증상을 보이는 경우까지 다양하다. 시신경 위축이 흔하며 안구 운동은 보기에는 정상이지만 눈의 운동상실증(apraxia)이 있으며 외안근에 비정상 미토콘드리아가 관찰된다. 청력 손실이 특징이지만 일부 환자에서는 정상 청력을 보일 수도 있다. 말초 신경병증이 동반되어 신경전도 속도는 감소된다. 경직성 사지 마비와 다리에서 심부건반사가 증가된다. 뇌졸중이 없는 것이 MELAS와 감별점이다. 드물게 목과 몸통에 여러 개의 지방종이 생길 수도 있다.

6) 진단 및 검사 소견

임상적 진단은 1) myoclonus 2) 전신적 경련(generalized epilepsy) 3) 실조증(ataxia) 4) 근육 조직검사상 'ragged red fiber'에 근거한다. 젖산혈증이 특징적이며 뇌척수액 내 젖산 농도도 증가된다. 뇌파 소견상 양측의 고전압 delta파가 조기에 나타나고, 이후에 양측의 synchronous bursts of slow spike and wave complex가 나타난다. 병리 조직 검사상 사립체 근병증에서 특징적인 ragged red fiber를 보인다. COX(cytochrome c oxidase) 면역염색은 음성이나 SDH(succinate dehydrogenase)에는 강한 양성을 보인다. 대뇌, 소뇌, 뇌교, 척수의 신경계 퇴행이 관찰된다. *MT-TK* 대한 유전자의 돌연변이 mA8344G를 확인함으로 확진할 수 있다.

7) 치료 및 관리

대증 요법으로 경련을 하는 경우 항경련제를 투여한다. 근간대성 경련의 항경련제로 levetiracetam, clonazepam, zonisamide를 사용하나 valproic acid는 금기이다. MERRF를 포함하여 oxidative phosphorylation의 장애가 있는 경우 전자전달계에 대한 영향 때문에 고용량 coenzyme Q(성인 : 50~100 mg씩 1일 3회 투여), L-carnitine(성인 : 1 gm씩 1일 3회) riboflavin을 투여하며, 젖산을 낮추기 위해 dichloroacetate를 투여하나 말초 정맥병증을 주의해야 한다. 현재는 금기시 되는 경향이다. 이러한 치료에 대해 효과가 있는지는 확실하지 않다.

8) 예후

발병연령이 어릴수록 돌연변이 사립체의 homoplasmy 정도가 심할수록 예후가 좋지 않다. 지속적으로 인지기능이 퇴행하며 간대성경련의 조절이 쉽지 않다. 심한 환자의 경우는 말기에는 vegetative state로 지내다가 폐렴 등으로 사망하게 된다. 그러나 임상형이 경한 경우도 있어서 표현형이 매우 다양하다.

참고문헌

1. DiMauro S. Mitochondrial diseases. Biochim Biophys Acta 2004; 1658: 80~8.
2. Schmiedel J, Jackson S, Schafer J, et al. Mitochondrial cytopathies. J Neurol 2003; 250: 267~77.
3. DiMauro S, Hirano M, Kaufmann P, et al. Clinical features and genetics of myoclonic epilepsy with ragged red fibers. Adv Neurol 2002; 89: 217~29.

증례 3-2

Myoclonic Epilepsy and Ragged Red Fiber (MERRF) 증후군

1. 내원 동기가 된 주 증상(주소)

보행 장애 및 경련

2. 발병 시 연령/성별

13세/남

3. 가족력

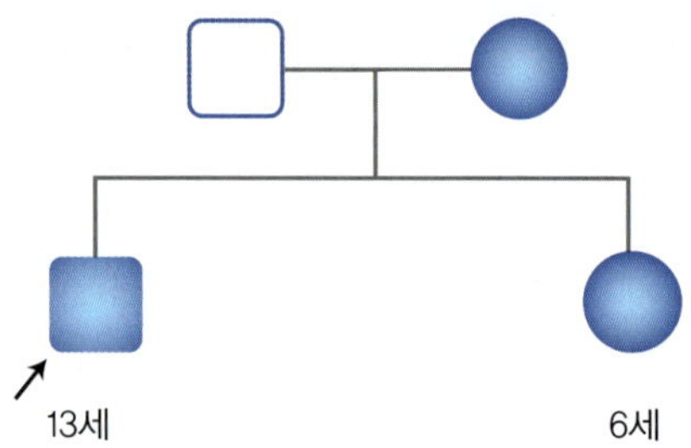

여동생은 9세경 근간대성 경련(myoclonic epilepsy) 증상을 보이고 엄마와 오빠가 동일한 증상으로 MERRF disease로 진단 받은 상태로 유전자검사로 진단되었다. 13세부터 경련이 급격하게 심해져 항경련제를 투여하였으나 잘 조절되지 않고 점차 보행 장애 및 거동이 불편해져 사지 마비 상태로 진행되었다.

4. 병력 및 임상 증상

13세경 보행 장애(운동실조) 및 간대성경련(사지의 경직을 동반하면서 자주 넘어지는 양상, 10초 이내, 하루 2~3 차례)이 있어 내원하였으며 광선공포증(photophobia)이 동반되었다. 19세경 연하 장애가 동반되었으며 항경련제로 경련이 잘 조절되지 않아 수차례 입원 치료하였다.

5. 진찰 소견

신경학적 진찰 소견상 심부건사는 항진되었고, 운동실조, 간대성근경련(myoclonus)과 근강직(hypertonicity)을 보이고 있었다. 빛에 민감하여 경련이 유발되었으며 실내에서도 sun-glass를 필요로 했다. 어깨의 피부에는 'buffalo hump' 모양의 지방종이 관찰되었다. 청력은 소실되었다. 안저 소견상 'pigmentary retinopathy'가 관찰되었다.

6. 검사 소견

(1) 일반혈액 및 생화학적 검사

혈색소 13.1 g/dL. 적혈구 용적률 37.3%, 혈소판 202,000/mm^3, AST/ALT 21/14 IU/L, 포도당 94 mg/dL, 칼슘/인 9.8/3.8 mg/dL, 암모니아 72 μmol/L, 젖산 3.1 mmol/L(0.9~1.7)이었다. 당화혈색소는 5.2%로 당뇨병은 없었다.

(2) 분자유전학 검사

MT-TK: m8344A>G

모친과 여동생에게도 동일한 돌연변이가 발견되었으며 엄마의 경우 낮은 비율의 heteroplasmy를 보이고 있었다.

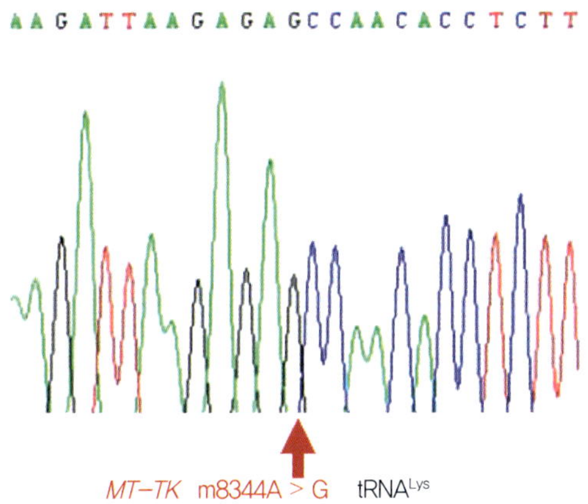

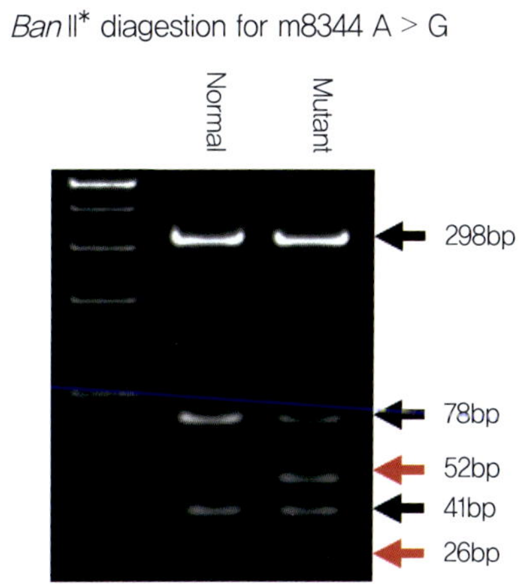

(3) 영상 소견 및 기타 검사

① 뇌핵자기공명영상 소견은 정상이었으나 청력 검사상 신경성 난청소견을 보였다.
심전도상 좌심실 비대소견을 보였다.

② 뇌파검사 소견
: frequent spike and wave discharges from both posterior head regions
diffuse spike and wave discharges during jerk movement
photoparoxysmal response: diffuse polyspike discharge during photic stimulation

(4) 근육조직검사 Gomori 염색 소견상 'ragged red fiber'를 보였다.

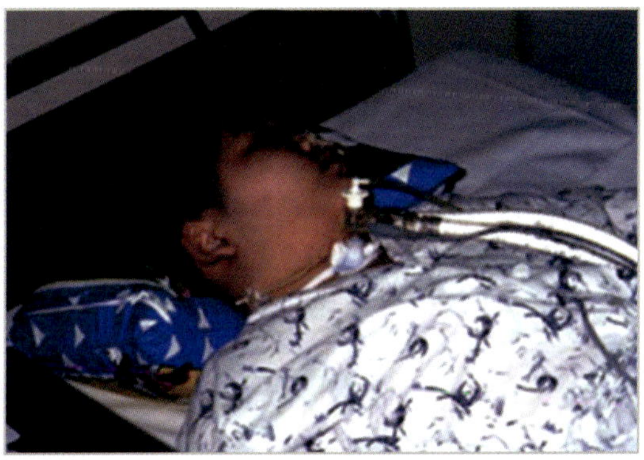

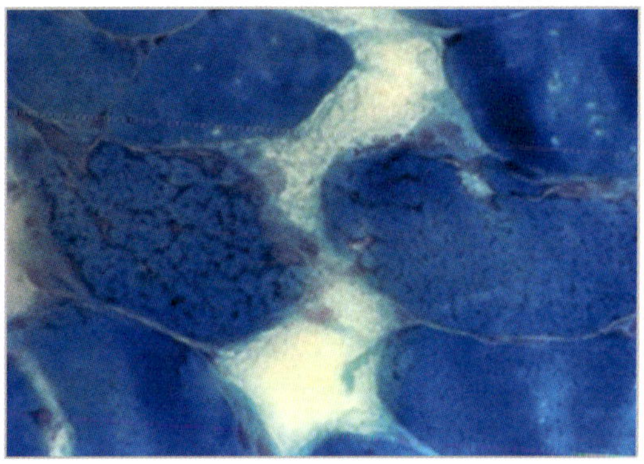

7. 치료 경과

(1) 점차 잡고 걷는 등 보행이 힘들어지고 경련이 잘 조절되지 않았으며 인지기능은 진행성으로 급격히 퇴행하였다. 20세 이후에는 거의 누워서만 지내는 정도였으며 호흡부전으로 인공호흡기를 부착하였다. 21세경 수면 도중 사망하였다.

(2) 투여 약제/용량
Zonisamide 150 mg bid, Clonazepam 1 mg bid, L-carnitine 1000 mg bid, Coenzyme Q 50 mg tid를 매일 복용하였다.

11 Neurodegeneration (Neuropathy), Ataxia and Retinitis pigmemosa (NARP) 증후군

1) 원인

ATP synthtase 효소를 구성하는 아단위 MT-ATP6 사립체 단백질의 이상에 의한다.

2) 유전적 이상

모계 유전을 보이며 다양한 정도의 heteroplasmy를 보인다. ATP synthase의 아단위 MT-ATP6를 coding하고 있는 사립체 유전자(*MT-ATP6*)의 점 돌연변이에 의해 발생하며 m8993 T>G, m8993T>C 돌연변이가 가장 흔하다. 약 50%의 환자에서 발견된다.

돌연변이된 사립체 DNA의 증식이 심할수록 임상 양상도 심해진다. 영아기 뇌증과 Leigh 증후군을 보이는 환자에서는 95% 이상의 돌연변이된 사립체 DNA의 homoplasmy를 갖고 있으며, 무증상 환자의 경우 3~6%만을 보인다.

난자에서 돌연변이 NARP 사립체의 비무작위 분리(nonrandom segregation)에 의해 모친에서는 10%의 돌연변이 DNA를 갖지만 자손에서는 90% 이상의 돌연변이 DNA를 보일 수 있다.

3) 발병빈도

정확한 빈도는 보고된 바 없지만 Leigh 증후군의 발병빈도인 1/40,000보다는 훨씬 드물다. 사립체 DNA 돌연변이 연관 Leigh 증후군의 10%에서도 m8993 T>G, m8993T>C 돌연변이가 발견된다.

4) 생화학적 병태생리

호흡쇄복합체에 의한 oxidative phophorylation의 마지막 단계인 ATP 생성 장애를 초래하여 에너지를 많이 필요로 하는 조직 및 장기의 에너지 결핍을 유발한다. Complex V의 결핍이 관찰된다.

5) 임상 증상

야맹증이 첫 증상으로 나타나 말초 부위, 중심부 시야 장애가 뒤따르고 망막 검사상 색소성 망막병증이 관찰된다. 망막은 salt-and pepper 모양을 보이고 망막전위검사와 시야 검사상 이상 소견이 나타난다. 시신경 위축과 안구진탕, 사시가 동반되는 경우도 있다. 신경계 퇴행, 말초 신경병증, 발달지연 등의 신경 증상이 동반된다. 운동실조증이 현저하게 나타나 외상으로 이어질 수도 있다. 근긴장저하와 근위부 근력 약화가 나타나는데, 근조직검사에서 ragged red fiber나 비정상 사립체는 관찰되지 않는다. 전신성 경련이 나타나며 뇌파 검사상 spike and wave bursts가 관찰된다. 영아연축이 나타나는 경우도 있으며 근간대성 경련도 보고되었다. 출생 후 일시적으로 정상 발달과 근긴장저하만을 보이다가 정신운동 발달의 퇴행, 운동실조, 근긴장이상을 보이고 경직성 사지마비가 발생할 수도 있다. 뇌간의 기능 이상으로 안구운동 장애, 무호흡으로 인공호흡기에 의지하거나 사망할 수도 있다.

6) 진단 및 검사 소견

혈액 및 뇌척수액 내 젖산이 증가되어 젖산혈증, 케톤산혈증이 나타난다. 뇌영상 소견상 소뇌 위축, 기저핵과 뇌실 주변의 음영 감소가 관찰되며 신경전도 속도가 감소되나 근전도는 정상이다. 병리 조직검사상 뇌백질부의 탈수초화가 관찰된다. 산전 진단은 융모막으로 돌연변이 DNA를 검사할 수 있으나 예후를 예측하기가 어렵다.

7) 치료 및 관리

경련에 대한 적절한 치료를 한다. 젖산혈증에 대해 과거 dichloroacetate 투여를 권장했으나 말초성 신경염의 악화 때문에 금기이다. Coenzyme Q와 L-carnitine을 투여한다. 감염이 동반될 경우 즉시 치료한다.

8) 예후

젖산혈증을 동반한 급성 증상으로 많은 환자들이 영아기에 사망한다. 신경학적 양상에 대한 예후는 아직 평가가 필요하다.

••• 참고문헌 •••

1. Lenaz G, Baracca A, Carelli V, D'Aurelio M, Sgarbi G, Solaini G. Bioenergetics of mitochondrial diseases associated with mtDNA mutations. Biochim Biophys Acta 2004; 1658: 89~94.
2. Thorburn DR, Dahl HH. Mitochondrial disorders : genetics, counseling, prenatal diagnosis and reproductive options. Am J Med Genet 2001; 106: 102~14.

12 Kearns-Sayre 증후군

1) 원인

사립체 DNA의 결실/중복변이에 의해 발생한다.

2) 유전적 이상

사립체 DNA의 가장 흔한 결실은 4,997개의 염기 결실이며 12개의 사립체 유전자가 포함되어 함께 결실된다. 일반적으로는 환자의 90%에서 1.1~10 kb에 이르는 사립체 DNA의 거대 결실이 관찰된다. 이 결실은 백혈구, 섬유모세포와 같은 빠르게 분화하는 조직에서는 발견되지 않을 수 있으나 근육조직에서는 항상 관찰된다. 일부 환자에서는 사립체 DNA의 중복(duplication)을 동시에 보이기도 한다. 임상 양상은 결실의 경우와 차이가 없다.

3) 발병빈도

사립체 DNA 거대결실은 1.2/100,000명의 빈도로 발생한다.

4) 생화학적 병태생리

사립체 DNA의 결실은 사립체 단백 합성과 oxidative phosphorylation에 중요한 유전자들의 결실을 초래한다. 특히 에너지를 많이 필요로 하는 근육, 중추신경계 등의 조직에 사립체 DNA 결실돌연변이의 homoplasmy가

심할수록 세포 내 에너지 대사장애와 결핍을 초래하게 된다.

5) 임상 증상

Kearns-Sayre 증후군은 초기 소아기에는 정상으로 보이나 후기 소아기나 청소년기에 증상이 나타난다. 초기 증상은 외안근 운동 장애 또는 안검하수로 시작되어 만성적으로 외안근 마비로 진행한다. 색소성 망막증이 동반되고 시신경 위축이 발생하기도 한다. 근병증으로 인한 근력 약화와 신부건 반사의 저하가 나타나고 일부 환자에서는 척추측만증이 동반된다. 소뇌 이상으로 인한 운동실조증이 발생한다. 감각신경성 청력 상실이 흔한 신경계 증상이며 점점 치매가 진행된다. 심장의 전도 이상으로 완전 방실 차단 또는 우각 차단, QT 간격 증가가 나타난다. 심근병증으로 빈맥, 심부전이 동반될 수도 있다. 저신장과 당뇨병, 성선저하증으로 인한 무월경과 사춘기 지연 등의 여러 가지 내분비 기능의 이상이 발생하고 드물게 부갑상선기능저하증, 갑상선 기능 이상, 고알도스테론혈증이 동반된다.

6) 진단 및 검사 소견

뇌척수액 내 단백이 100 mg/dL 이상으로 증가되며 신세뇨관성 산증이 동반된다. 젖산혈증은 뚜렷하게 나타나지 않고 뇌척수액 내 젖산 농도만 상승한다. 근 조직검사상 ragged red fiber가 관찰된다. 뇌 영상 소견상 소뇌 또는 뇌간의 위축과 기저핵의 석회화가 관찰된다. 미토콘드리아 DNA의 결실을 증명함으로써 확진할 수 있다.

7) 치료 및 관리

Coenzyme Q(50~200 mg 3x/일)가 젖산과 pyruvate 농도를 감소시키고 심전도상 전도장애를 호전시킬 수 있다. 혈장과 근육 내 folic acid와 carnitine이 감소하므로 이들을 투여하는 것이 유용하며 vitamin B complex를 투여한다. Dichloroacetic acid는 금기이다.

8) 예후

예후는 발병연령 및 사립체 DNA 거대 결실 hompoplasmy 정도, 침범 장기의 종류에 따라 결정된다.

참고문헌

1. Lerman-Sagie T, Leshinsky-Silver E, Watemberg N, et al., White matter involvement in mitochondrial diseases. Mol Genet Metab 2005; 84: 127~36.
2. Kim SH, Hwang JH, Chung KW, et al. Kearns-Sayre syndrome with a large deletion in mitochondrial DNA. J Korean Neurol Assoc 2006; 24: 260~4.

증례 3-3

Kearns-Sayre 증후군

1. 내원 동기가 된 주 증상(주소)

체중 증가 불량, 저칼슘혈증

2. 발병 시 연령/성별

3세 10개월/남자

3. 가족력

가족력 없음.

4. 병력 및 임상 증상

3세 10개월에 체중이 증가되지 않고 양 하지의 근력이 약화 보여 내원하였으며 당시 젖산혈증, 저칼슘혈증, 저인산혈증 발견되어 Shohl solution, Joulie solution, dichloric acetate 복용하면서 경과 관찰 중 식이량 감소하고 전해질 이상, 저칼슘혈증 반복되었으며 혈액검사에서 만성신부전으로 진행하는 소견 보였다.

5. 진찰 소견

3세 10개월에 키 93.4 cm(5~10백분위수), 체중 13.4 kg(5~10백분위수)이었으며 근긴장도는 정상이나 근력은 약간 감소되어 있었고 심부건반사는 정상이었다. 안검하수와 외안근 마비가 있었다. 빛에 의해 경련이 유발되었다.

6. 검사 소견

(1) 생화학적 검사

혈색소 9.3 g/dL, 칼슘/인 6.8/1.0 mg/dL, Na 137 mmo/L, K 3.7 mmol/L, total CO2 11.6 mmol/L, 젖산 4.1 mmol/L(0.9~1.7), BUN/Cr; 24/2.5 mg/dL, 피루빈산 1.7 mg/dL(0.3~0.7)이었다.

(2) 분자유전학 검사

사립체 유전자의 전체 염기서열 분석 결과 m.8283_13792del의 5510 bp의 거대결실돌연변이를 보였다. 엄마도 유전자 분석을 시행하였으나 정상 소견이었다.

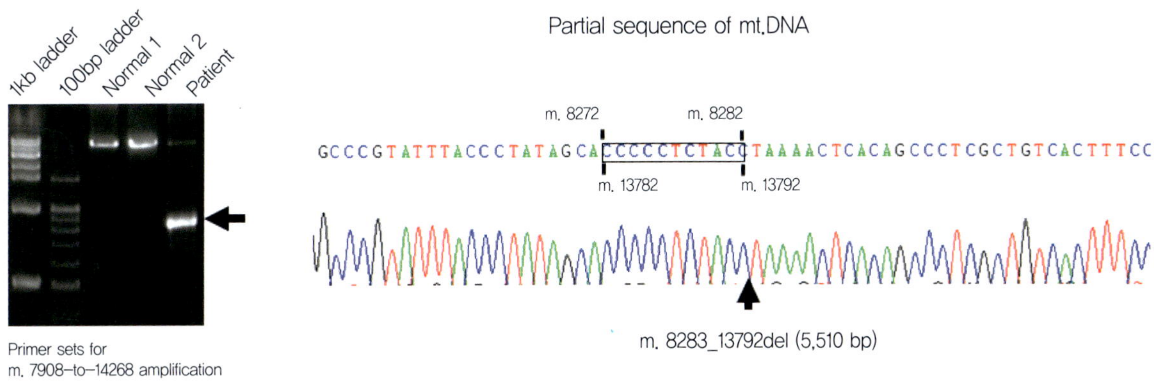

(3) 뇌파검사

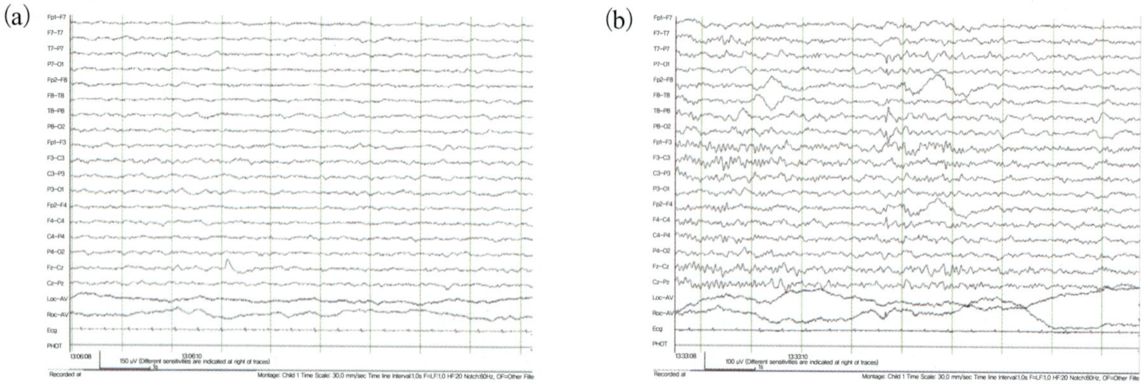

그림 3-6 뇌파 소견. (a) Diffusely suppressed background activity for age. (b) Several sharp wave discharge from left temporal or right temporoparietal areal during sleep

7. 치료 경과

발병 초기에는 근위신세뇨관장애로 Shohl과 Joulie 용액, 비타민 D을 복용하기 시작하였다, 아울러 Coenzyme Q(50 mg×3/일)와 L-carnitine(100 mg/kg/일)을 투여하였다. 그러나 성장이 지연되고 인지기능도 점차 쇠퇴하게 되었다. 5년6개월부터 혈장 creatinine이 지속적으로 상승하며 만성신부전 증상 지속적으로 진행되었다. 7세경 전신 근간대성 경련(5~10분 정도 지속, 의식소실 동반) 발생하였다. 항경련제 투여 이후 경련은 더 이상 보이지 않았다. 경과 관찰 중 10세경 의식소실, 경련 보여 응급실에 방문하여 심박수 30회/분으로 감소되어 있었으며 심전도에서 완전 방실 차단(complete atriventricular block)을 보여 인공 제세동기 시술하였다. 이후 동반된 만성신부전에 대해 복막 투석하면서 경과 관찰 중이다.

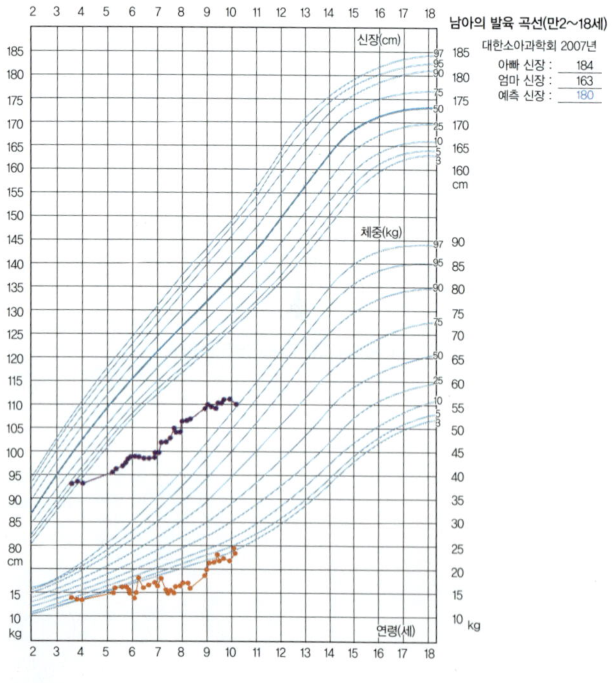

그림 3-7 Kearns-Sayre 증후군 환자의 성장 곡선

8. 요약

출생 시에는 정상이나 소아기 또는 청소년기에 발병하며 진행성 외안근 마비(progressive external ophthalmoplegia), 안검하수, 색소성 망막병증, 심전도 이상, 운동실조증이 나타난다. 뇌척수액의 단백이 100 mg/dL 이상으로 증가된다. 성장부진, 사춘기 지연, 부갑상선기능저하증, 갑상선 기능 이상 등의 내분비 기능 이상이 동반될 수 있으며 신세뇨관성 산증, 젖산혈증이 동반된다.

13 Pearson 증후군

1) 원인

사립체 DNA의 거대 결실에 의한다. 대개는 1.1~10 Kb 정도의 결실을 보인다.

2) 유전적 이상

사립체 게놈의 변화에 의해 야기된다. Heteroplasmy가 이화된 환자들에서 나타나며 결실의 크기는 다양하고 백혈구, 골수, 섬유모세포 등 모든 조직에서 발견된다. 산발적으로 발생하고 대부분 모친에서는 질환이 발견되지 않지만 진행성 외안근 마비를 보이는 모친이 출생한 아들에게 Pearson 증후군이 보고된 경우도 있었다. 이러한 다양성은 난자에서 heteroplasmic DNA의 확률적인 분리에 의한 사립체 돌연변이의 모계 유전 양상과 일치한다. 뉴클레오티드 8432-13460까지 4977 bp의 결실이 가장 흔한 돌연변이로 약 20%의 환자에서 관찰된다. 이는 Kearns-Sayre 증후군에서보다는 빈도가 낮다.

3) 발병빈도

매우 드물어서 백 만 명당 1명의 빈도로 보고된다.

4) 생화학적 병태생리

뉴클레오티드 8432-13460까지 4977 bp의 결실은 ND5 (NADH-CoQ reductase subunit 5) 유전자부터 ATPase (ATPsynthase) subunit 8 유전자까지의 결실을 야기한다. 결실은 NADH dehydrogenase, cytochrome oxidase, cytochrome b에 대한 부분을 포함하여 이는 oxidative phosphorylation의 결함과 젖산혈증을 야기한다.

5) 임상 증상

신생아기부터 빈혈이 발생하며 수혈에 의존하게 된다. 중성구 감소증으로 *E.coli* 패혈증과 같은 감염이 호발하여 영아기에 사망하는 경우도 있다. 췌장 기능 부전으로 지방변과 흡수 장애가 췌장 효소가 감소하고 부검 소견에서 췌장의 섬유화가 나타난다. 당뇨와 신세뇨관성 산증이 나타나기도 하며 신 조직검사상 신세뇨관의 확장, 신세뇨관 내피세포의 변성, 근위세뇨관의 큰 미토콘드리아가 관찰된다. 간기능 부전이 발생하는데 간경변은 드물고 지방 침착과 간 효소치의 상승이 나타난다. 그밖에 백내장, 성장 부전, 미토콘드리아 근병증, 신경계 퇴행이 동반된다.

6) 진단 및 검사 소견

대구성 빈혈과 망상적혈구수는 감소된다. 범혈구감소증, 젖산혈증, 신세뇨관성 산증, 저칼륨혈증과 고칼슘뇨증이 동반된다.

골수 검사상 세포충실도가 증가하고 공포화(vacuolization)가 관찰되며, hemosiderin, ringed sideroblasts가 증가된다. 사립체에 철분이 축적된다. 췌장 외분비기능장애로 지방변, 영양장애로 이차적인 지방간, 성장장애가 동반된다.

내분비기능 장애로는 드물게 부신피질 기능저하와 당뇨병 등이 동반된다. 연령이 증가하면서 뇌 영상 소견상 대뇌 위축이 나타나면서 인지기능이 저하되는 경우도 있다. 사립체 DNA의 결실을 발견하는 것으로 확진할 수 있다. 일반적으로 말초혈액에서 검출된다.

7) 치료 및 관리

불응성 빈혈(refractory anemia)로 반복적인 적혈구 수혈이 필요하며 erythropoietin은 효과가 없다. 혈소판 감소증으로 혈소판 수혈이 필요하다. 췌장 외분기 기능부전의 치료에는 Norzyme, fat-soluble 비타민 등을 투여한다. 적절한 내분비 장애에 대한 치료가 필요하다.

8) 예후

예후는 대체적으로 불량하다.

참고문헌

1. Santorelli FM, Barmada MA, Pons R, Z et al. Leigh-type neuropathology in Pearson syndrome associated with impaired ATP production and a novel mtDNA deletion. Neurology 1996; 47: 1320~3.
2. Tumino M, Meli C, Farruggia P, et al. Clinical manifestations and management of four children with Pearson syndrome. Am J Med Genet A. 2011; 155A: 3063~6.
3. Crippa BL, Leon E, Calhoun A, et al. Biochemical abnormalities in Pearson syndrome. Am J Med Genet A. 2015; 167: 621~8.

증례 3-4 부신피질 기능저하로 진단된 Pearson 증후군 여아

1. 내원 동기가 된 주 증상(주소)

저혈당

2. 발병 시 연령/성별

3세 10개월/여자

3. 가족력

없음.

4. 병력 및 임상 증상

재태연령 39주, 2,790 g으로 제왕절개로 출생하였으며 출생 직후 경련이 있어 타 병원 신생아 중환자실에서 4일간 입원 치료를 받은 병력이 있다. 3세 9개월경 상기도 감염을 앓은 후 처지는 증상을 보여 응급실을 방문하여 시행한 혈액검사에서 혈당 16 mg/dL로 감소되어 수액 치료 후 퇴원하였으며 이후 3차례 저혈당 증상이 반복되었다. 5세 10개월경 입원하여 fasting test를 시행하였다. 부신피질자극호르몬(ACTH)이 상승되어 일차성 부신기능저하증으로 진단하고 생리적 용량의 하이드로코티손 복용하면서 경과를 관찰하였다. 이후 성장 속도는 감소하고 저신장을 보여 성장호르몬 자극검사를 시행하였으니 정상 소견을 보였다.

5. 진찰 소견

키 94 cm(10~25백분위수), 체중 14 kg(50백분위수)이었으며 피부색은 검은 편이었다. 결막은 약간 창백하였다. 간과 비장은 만져지지 않았다. 신경학적 진찰에서는 특이 소견 없었다. 지방변이 관찰되었다.

6. 검사 소견

(1) 혈액 및 생화학적 검사

진단 당시(3세 10개월)의 소견은 혈색소 9.7 g/dL, 평균적혈구용적은 102(정상 : 75~95) fL, 백혈구 4,500/mm^3, 혈소판 85,000/mm^3, AST/ALT 138/66 IU/L, 칼슘/인 9.1/5.1 mg/dL, 암모니아 65 μmol/L, 젖산 3.6 mmol/L(0.9~1.7)이었다. 12시간 금식 후 시행한 검사에서 포도당 62 mg/dL, 혈청 케톤 음성, ACTH 157 pg/mL, cortisol 8.0 μg/dL, renin 4.8 ng/mL(참고치; 0.68~1.36), aldosterone 18 ng/dL(참고치; 3.57~24.0), insulin 0.56 μIU/mL이었다. 골수검사에서 적혈구 전구세포에 공포(vaculole)이 관찰되었다. 성장속도가 저하되어 6세 5개월경 성장호르몬 자극검사는 정상 소견을 보였다.

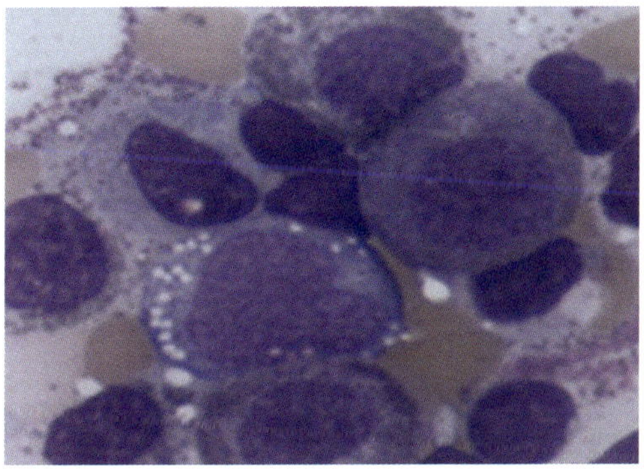

그림 3-8 골수검사 소견상 적혈구전구세포에 공포가 관찰된다.

(2) 분자유전학 검사

Mitochondrial DNA의 거대 결실 돌연변이를 확인하기 위해 long PCR 및 염기서열 분석을 시행한 결과 m.12113_14421del의 2309 bp에서 결실된 돌연변이가 발견되었다.

Partial sequence of Mt.DNA

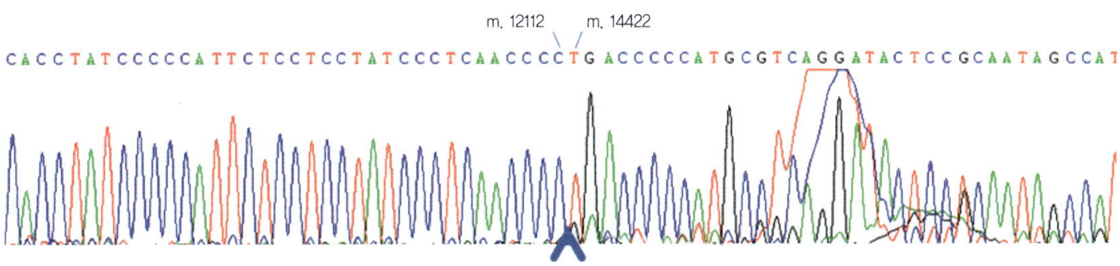

m. 12113_14421del (2,308bp deletion)

(3) 영상 소견

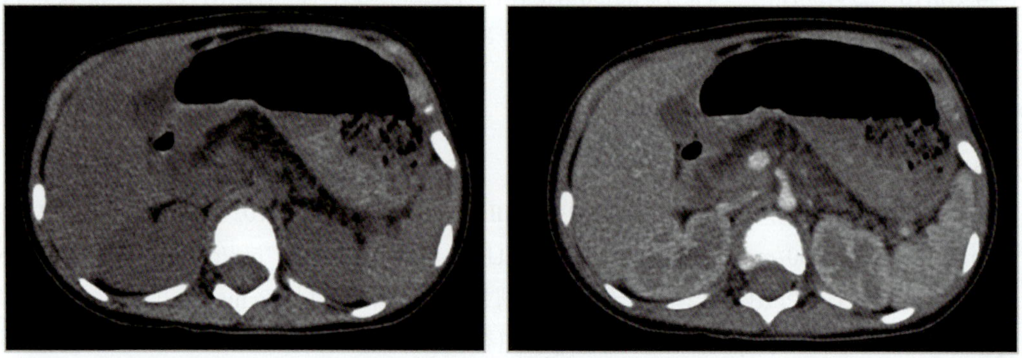

그림 3-9 복부 컴퓨터 단층촬영에서 간과 비장의 크기는 정상이었으며 췌장에는 전반적으로 실질의 방사선 투과도(parenchymal attenuation)가 떨어져 있으며 지방 침착에 의한 췌장 지방침착증(pancreatic lipomatosis)으로 보인다.

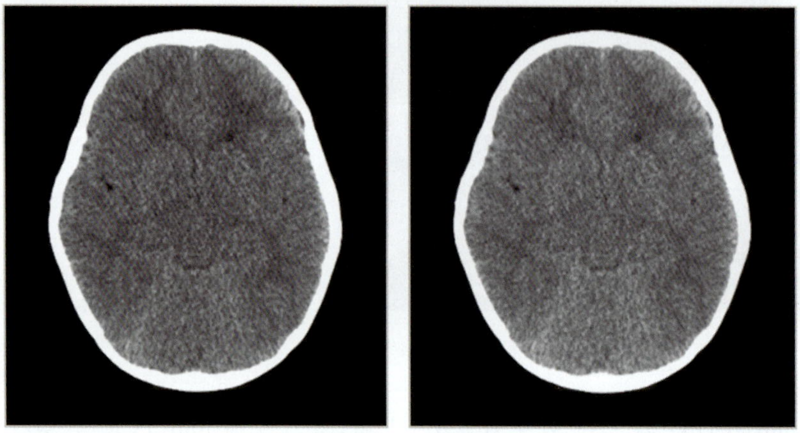

그림 3-10 3세 6개월경 외부 병원에서 시행한 뇌컴퓨터 단층촬영에서 양측 hemisphere의 sulcal space가 모두 obliteration 되어 있고 sylvian cistern이 좁아진 양상으로 diffuse brain swelling 가능성을 시사하였다. 뇌핵자기공명영상에서 양측 lateral ventricle과 posterior horn portion이 disproportional dilatation을 보이며 frontoparietal lobe에 ill-defined high signal intensity area들이 관찰되었고 이는 저혈당과 연관된 hypoxic brain damage를 시사하였다.

7. 치료 경과

(1) 투여 약제/용량

하이드로코티손 2.5 mg tid과 coenzyme Q, carnitine, riboflavin, pancreatic enzymes, ADEK multivitamin과 고열량 식이를 권장하였다.

8. 요약

수혈을 필요로 하는 빈혈을 보이며 범혈구감소증이 동반되기도 한다. 췌장 기능 저하로 소화 불량, 지방변이 나타나며 지방 침착으로 인한 간기능부전이 보이기도 한다. 성장부전, 사립체성 근병증, 젖산혈증이 영아기에 나타나는 경우도 있다.

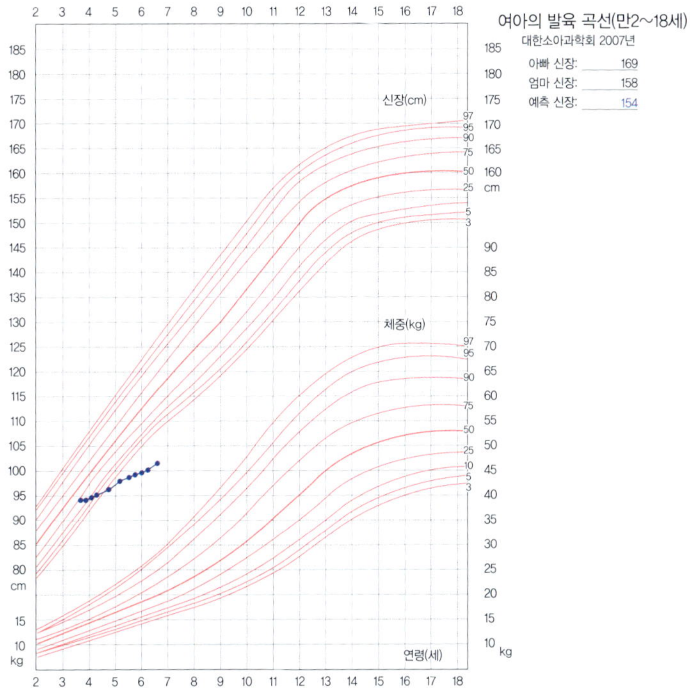

그림 3-11 Pearson 증후군 환자의 성장 곡선

14 사립체 DNA 상실 증후군 (Mitochondrial DNA depletion syndrome)

1) 원인

다양한 유전적 원인에 의해 사립체 DNA가 유지되지 못함을 의미하는데, 이는 사립체 DNA를 합성하거나 복제하는 데 필요한 효소나 단백과 기능이 불분명한 사립체 내막의 단백의 기능 장애에 의한다. 이들의 원인 유전자들은 대부분 핵(nuclear) 유전자이다.

2) 유전적 이상

모든 형태의 사립체 DNA 상실 증후군은 상염색체 열성으로 유전된다. 분자유전학적 결함은 사립체 DNA 합성에 관여된 효소의 유전정보를 지닌 핵유전자(nuclear gene)인 thymidine kinase gene (*TK2*), adenosine diphosphate-forming succinyl CoA ligase beta subunit (*SUCLA2*), guanosine diphosphate-forming succinyl CoA ligase alpha subunit (*SUCLG1*), ribonucleotide reductase M2 B subunit (*RRM2B*), deoxyguanosine kinase (*DGUOK*), thymidine phosphorylase (*TYMP*) 유전자 등의 유전적 장애로서 사립체 DNA를 유지하는 데 필요한 'deoxynucleotide triphosphate (dNTP) pool' 유지에 어려움이 있다. 그 외에도 사립체 DNA의 복제에 중요한 DNA polymerase gamma (*POLG*), Twinkle 단백(*C10orf2*) 유전자의 장애도 원인이다. 사립체 내막에 존재하는 MPV17 단백 유전자(*MPV*)는 아직 그 기능이 불분명하지만 또한 사립체 DNA 상실 증후군의 중요한 원인이다.

3) 발병빈도

매우 드문 질환임에 틀림없으나 현재까지 100여 명의 환자가 보고되었으며 국내에서도 4명의 환자가 분자유전학적, 생화학적으로 진단되었다.

4) 생화학적 병태생리

(1) 사립체 DNA의 합성에 필요한 'dNTP pool'의 소진 : thymidine kinase gene (*TK2*), adenosine diphosphate-forming succinyl CoA ligase beta subunit (*SUCLA2*), guanosine diphosphate-forming succinyl CoA ligase alpha subunit (*SUCLG1*), ribonucleotide reductase M2 B subunit (*RRM2B*), deoxyguanosine kinase (*DGUOK*), thymidine phosphorylase (*TYMP*) 유전자 등의 유전적 장애에 의한다.

(2) 사립체 DNA의 복제 장애 : DNA polymerase gamma (*POLG*), Twinkle 단백(*C10orf2*) 유전적 장애에 의한다.

(3) 사립체 내막의 MPV17 단백 기능장애에 의한다.

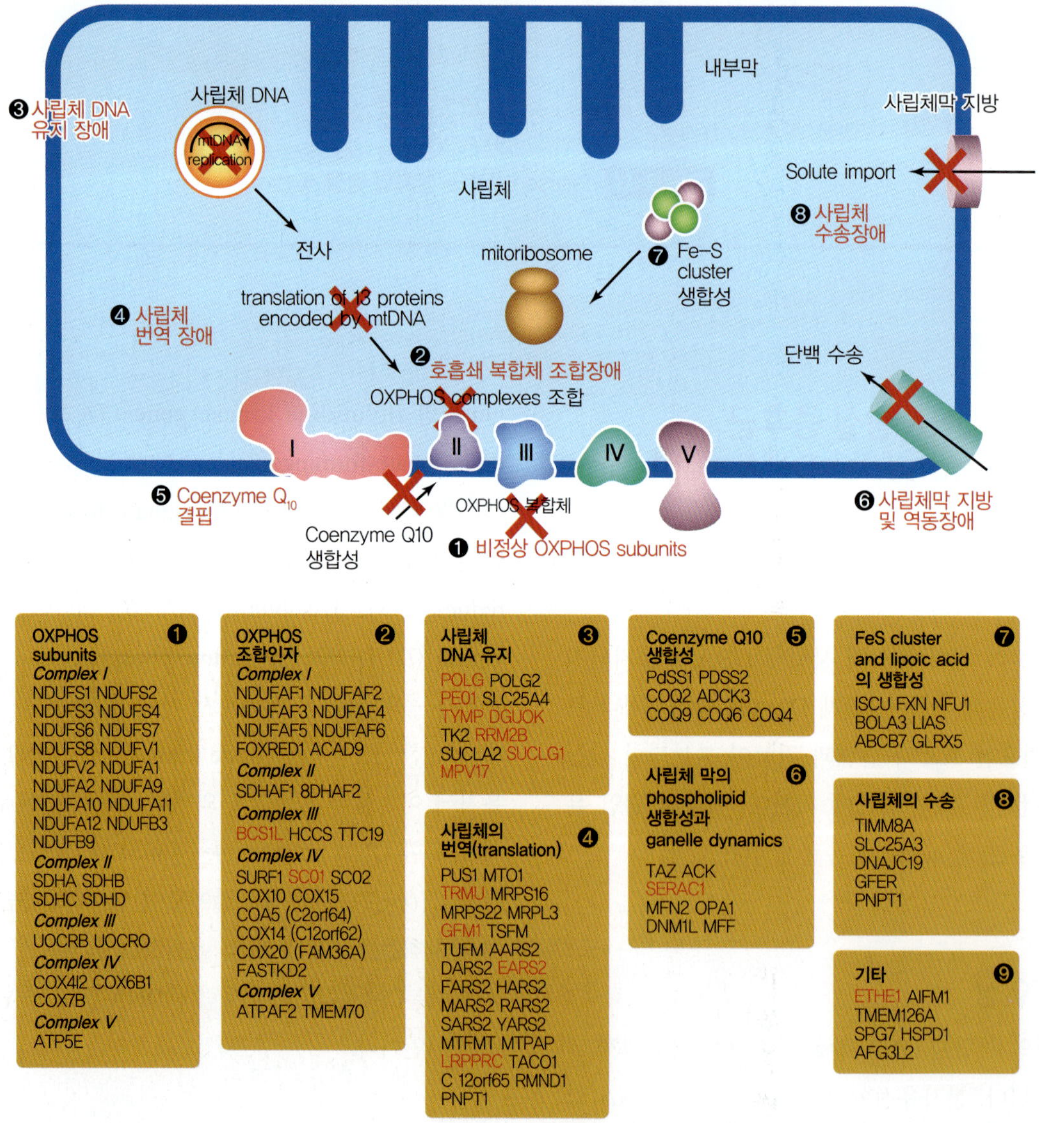

그림 3-12 간과 소화기관을 침범하는 사립체 질환의 병태생리 및 유전학적 분류(Adapted from 참고문헌 5)

5) 임상 증상

간뇌형(hepatocerebral form)(신생아형, 영아형, 유아형), 뇌근육형(encephalomyopathic form), 근육형(myopahtic)(영아형, 유아형)으로 분류된다. 간뇌형은 급성 간부전, 금식 시 저혈당, 사립체 DNA의 상실이 특징이고, 뇌근육형 및 근육형은 근병증, ragged red fibers, creatine kinase 증가, 사립체 DNA의 상실이 특징이다. 영아기에 발현하는 간뇌형은 저출생 체중, 심한 저혈당, 간부전이 생후 첫날부터 나타난다. 간이 커지고 젖산혈증, 대사성 산증, 황달이 나타나며 생후 1~3개월경 진행성 간부전으로 사망한다.

(1) 가장 전형적인 간뇌형 유아형은 Alpers syndrome으로 *POLG* 유전자 이상으로 intramitochondrial DNA polymerase γ활성도의 저하로 인해 발생하며 생후 2세부터 시작되는 신경계 퇴행, 운동실조, 뇌증, 성장 부전, 근간대성 간질, 뇌졸중의 양상, 급성 전격성 간부전, 담즙정체성 황달, 호흡부전, 혼수가 특징이다. 부검 소견상 micronodular cirrhosis와 regenerative nodules이 관찰되며 뇌 조직 소견상 현저한 신경원의 손실이 관찰된다. 그 외에도 *DGUOK*, *MPV17*, *C10orf2*-related 유전자 돌연변이에 의해 발생한다. Mitochondrial neurogastrointestinal encephalopathy

표 3-1. 사립체 DNA 상실증후군의 임상적 특징

임상상 및 유전적 이상	Hepatic(*DGUOK*, *MPV17*, *POLG1*, *C10orf2*-related)			Nonhepatic(*TK2*, *SUCLA2*, *SUCLG1*, *RRM2B*, *TYMP*)	
	신생아[a]	영아[b]	유아[c]	영아[d]	유아[e]
저혈당	+	+	+	-	-
간기능부전	+	Late	Late	-	-
위식도역류	+	+	Late	Late	-
식욕저하 및 성장부전	+	+	Late	+	+
감염위기	+/-	+/-	+++	-	-
소뇌성 운동실조증	?	?	+	-	-
뇌증	-	+	+	Late	Late
Dicarboxylic aciduria	+	+	+	-	-
젖산혈증	Variable	+	Late	Variable	Variable
심근병	-	-	-	?	-
근육병	-	+	+	+	+
혈장 CK증가	-	-	-	+	+
Ragged red fibers	-	-	-	+	+
근전도 소견 상 Fibrillations	-	-	-	+	+
근긴장도증가/저하	+	+	+	+	+
Stroke-like episodes	-	-	Late	-	-
신세뇨관장애	-	-	Late	-	-
말초신경염	-	-	-	-	-
언어장애	?	?	+	-	-
간대성근경련	+	+	+	+/-	-
호흡쇄효소 복합체	결핍	결핍	결핍	결핍	결핍
citrate synthase 증가	-	-	-	+	+
뇌 MRI 이상 소견	?	?	Late	+/-	-
사립체 DNA 상실	+	+	+	+	+
사립체 DNA 중합효소결핍	?	?	+	?	?

발현연령 : [a] 출생 시, [b] 1~3 months, [c] 15~24 months, [d] 12~18 months

(MNGIE)는 thymidine phosphorylase 유전자(*TYMP*) 이상에 의해 발병한다. 주 증상은 안구운동장애, 안검하수 및 신경학적퇴행에 동반해서 식욕부진, 장운동저하 및 가성 장폐쇄, 성장장애, 말초신경염, 대뇌백질뇌증(leukoencepahlopathy)가 특징이다.

(2) 뇌근육형은 *SUCLA2*, *SUCLG1*, *RRM2B*, *TYMP* 등의 유전자 이상에 의해 발병한다. 영아형은 정상적인 자궁 내 성장과 출생 및 분만을 보이나 생후 1개월경부터 근긴장저하, 식이 곤란, 성장 부전이 나타나고, 생후 2~4개월경 구토, 탈수, 호흡부전으로 입원하게 되며 이때 creatine kinase가 1000 IU/L 이상 상승한다. 소변 유기산 분석 결과는 정상이고 젖산혈증이 동반된다. 근 조직검사상 ragged red fiber가 관찰된다. 뇌근육형 유아형은 출생 시는 정상이나 생후 1년 후부터 신경학적 결손은 동반하지 않고 폐렴이 자주 반복된다. 생후 12~16개월부터 운동 발달의 퇴행이 일어나고 creatine kinase가 500~2,000 IU/L 정도로 상승된다. 생후 2세 이후부터는 걷기 힘들어지며 혼자 앉기도 어려워진다.

(3) 근육형은 2세 이내에 나타나는 근기장도저하, 근력감소가 주 증상이다. 삼킴장애, 안면근육약화 등이 나타나나 인지력은 잘 유지된다. *TK2* 유전자 이상에 의해 발병한다. Creatine kinase가 상승한다. 젖산혈증이 동반된다. 근 조직검사상 ragged red fiber가 관찰된다.

6) 진단 및 검사 소견

진단은 금식 시 저혈당, dicarboxylic aciduria, 젖산혈증, 간기능 부전, CK 증가, 상염색체 열성 유전방식과 전형적인 임상 상으로 의심해야 한다. 분자유전학적인 진단은 특정 reference 핵유전자 DNA (nDNA)양에 대비한 사립체 DNA (mtDNA)양을 정량적으로 측정하는 것이다. Southern blot이나 real time PCR을 이용하여 정량한다. 진단적인 mtDNA/nDNA의 비는 35~40% 미만으로 여겨지나 환자의 나이와 검사한 조직에 따라 다르다. 생화학적으로는 호흡쇄효소복합체 I, III, IV (cytochrome oxidase)와 ATP synthase의 혼합 결핍 양상을 보인다. 병리학적으로는 면역조직학적으로 COX-음성인 섬유화된 근육조직과 간 조직의 지방증(steatosis)을 보인다. 전자현미경 상에서도 기형적인 사립체의 구조변화와 지방의 축적을 보인다.

7) 치료 및 관리

금식을 피하며 저혈당을 예방하기 위해 MCT oil, 옥수수 전분 가루를 투여한다. Carnitine(60~100 mg/kg/일), coenzyme Q10(5 mg/kg/일), riboflavin(50~100 mg bid), niacin(10~25 mg bid), lipoic acid, vitamin E, C 등의 항산화제제를 투여해 볼 수 있다. 근간대성 경련이 동반된 경우 clonazepam이나 amantadine을 시도해 볼 수 있으나 잘 조절되지는 않는다. valproic acid는 금기이며 젖산혈증이 있는 경우 dichloroacetate(50 mg/kg/일)가 도움이 된다. 그러나 말초신경염의 부작용에 유의해야 한다. 유전자형 및 임상 증상에 따라 치료 방침과 그 효과가 다르다. *MPV-17* 유전자 이상의 경우 간이식의 보고가 있으나 그 결과 좋지 않다. *DGUOK* 유전자 이상의 경우는 특히 효과가 없다. *POLG* 유전자 이상에 의한 환자의 경우 간이식의 생존예가 보고되었다. 예후는 간이상만 주로 있는 환자에서 좋다. Thymidine phosphorylase 유전자(*TYMP*) 이상에 의한 MNGIE의 경우는 혈장 내 증가된 thymidine을 감소시킴으로 증상의 호전을 기대할 수 있다는 보고가 있다. 복막투석이나 혈소판수혈로 효소를 공급함으로서 가능하다. 또한 조혈모세포 이식으로 소화기증상은 개선되나 신경증상은 진행한다.

8) 예후

예후는 일반적으로 불량하다. 특히 신생아기에 발현한 경우 예후가 나쁘다.

••• 참고문헌 •••

1. Elpeleg O. Inherited mitochondrial DNA depletion. Pediatr Res 2003; 54: 153~9.
2. Salviati L, Sacconi S, Mancuso M, et al. Mitochondrial DNA depletion and dGK gene mutations. Ann Neurol 2002; 52: 311~7.
3. El-Hattab AW, Scaglia F. Mitochondrial depletion syndromes : Review and updates of genetic basis, manifestations, and therapeutic options. Neurotherapeutics 2013; 10: 186~98.
4. Suomalainen A, Isohanni P. Mitochondrial DNA depletion syndromes-Many genes, common mechanisms Neuromuscular Disorders 2010; 20: 429~7.
5. Rahman S. Gastrointestinal and hepatic manifestations of mitochondrial disorders. J Inherit Metab Dis 2013; 36: 659~673.

증례 3-5

형제 간에 발생한 MPV17 유전자 돌연변이에 의한 사립체 DNA 상실증후군 (mitochondrial DNA depletion syndrome)

1. 내원 동기가 된 주 증상

회백색변(acholic stool)

2. 발병 시 연령/성별

생후 3개월/남자

3. 가족력

형이 사립체성 간병증(mitochondrial hepatopathy)으로 생후 5개월경 사망하였으며 엄마는 4~5세경 감기 증상 후 청력이 소실되었다.

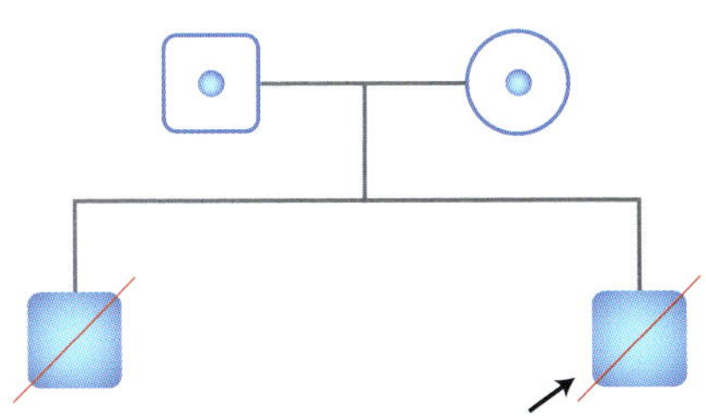

4. 병력 및 임상 증상

재태연령 38주, 3.4 kg, 정상 질식 분만으로 출생하였으며 출생 후 시행한 청력 선별검사에서 이상 소견을 보여 이비인후과에서 경과를 관찰하고 있었다. 생후 3개월경 변 색깔이 점점 연해지기 시작하여 무담즙변(acholic stool)을 보여 내원하였으며 간비대, 담즙 정체, 혈액 응고 장애 소견을 보였고 경구 식이 불량하여 비위관 삽입하여 수유 진행하였다. 이후 비타민 K, 멀티비타민, coenzyme Q, dichloroacetic acid 투여하면서 혈액 응고 장애는 호전되고 수유도 잘 진행되어 1개월 후 퇴원하였다.

5. 진찰 소견

황달 및 간비대 소견을 보였다. 근긴장도가 저하되고 목 가누기가 되지 않는 등 발달지연을 보였다.

6. 검사 소견

(1) 생화학적 검사

혈색소 12.3 g/dL, 적혈구 용적률 35.9%, 혈소판 353,000/mm^3, AST/ALT 113/57 IU/L, 포도당 104 mg/dL, 칼슘/인 9.0/6.0 mg/dL, 총/직접빌리루빈 2.9/2.0 mg/dL, alkaline phosphatase 918 IU/L, r-GT 268 IU/L(8~61), 암모니아 103 μmol/L, 젖산 5.3 mmol/L(0.9~1.7)이었다. 혈액응고검사에서 PT/aPTT 20.4(1.80 INR)/70.8 sec였다.

(2) 분자유전학 검사

MPV17 유전자의 exon 7에서 c.451dupC(p.Leu1519Profs*39) 돌연변이를 동형접합자로 보였다.

Partial sequence of *MPV17* gene

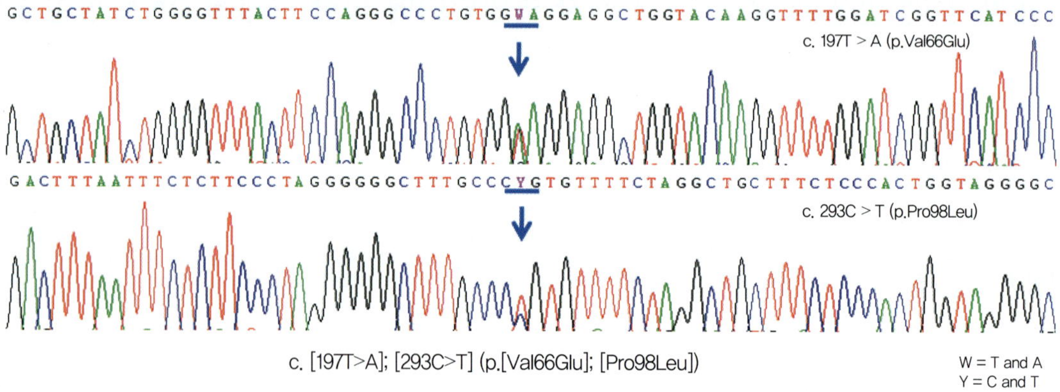

(3) 영상 소견

간 초음파에서 간의 echogenicity가 증가되어 있었으며 간비대 소견을 보였다.
뇌 MRI 소견상 대뇌백질 기저핵의 음영증가를 보였다.

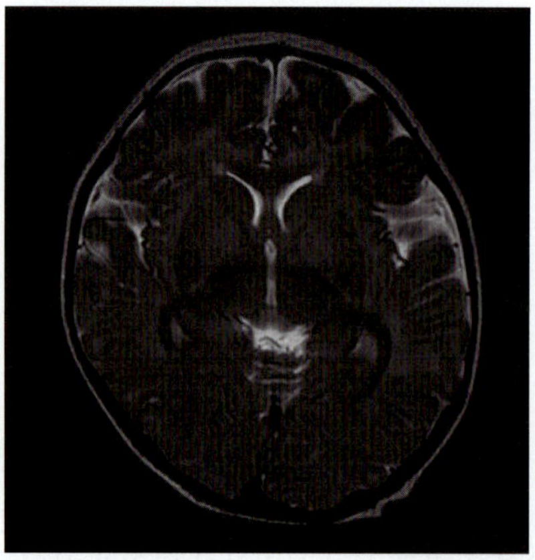

그림 3-13 뇌 MRI T2 영상 검사상 양측 기저핵 globus pallidus에 신호증강 소견을 보인다.

(4) 간 조직검사

전자현미경 소견상 미만성 지방변화, 중격성유화와 사립체의 팽창, 사립체의 변형이 관찰되었다.

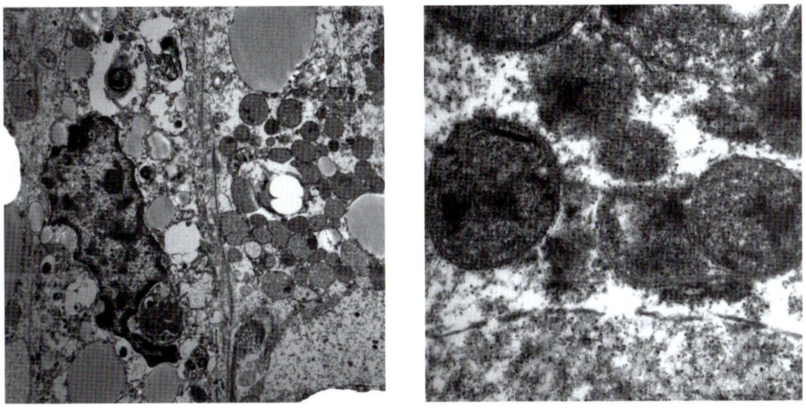

그림 3-14 간조직의 전자현미경 검사 소견상 산재한 지방변성, septal 섬유화, 간세포의 사립체 swelling 및 cisternae 소실 양상을 보인다.

(5) 기타 검사 소견

Brainstem auditory evoked potential 검사는 정상이었다.

7. 치료 경과

Ursodeoxycholic acid 25 mg tid, tochopherol acetate 50 IU qd, polyvitamin 3 mL qd, coenzyme Q 10 mg tid를 복용하며 외래 관찰 중 생후 5개월경 구토, 발열, 양측 다리의 부종으로 다시 입원하였으며 소변량 감소되고 혈액 검사에서 젖산혈증, 대사성 산증, 혈액 응고 장애, 간기능부전이 급격하게 집행되어 입원 2일째 사망하였다.

8. 요약

MPV17 유전자는 핵 유전자(nuclear gene)에 부호화(encode)된 사립체 유전자로 mitochondrial DNA depletion syndrome을 야기하며 상염색체 열성으로 유전된다. 영아기에 간 부전으로 황달, 담즙 정체 등을 보이며 신경 증상은 잘 동반되지 않는다. 감염에 의해 더욱 간 부전이 악화되는 증례가 보고되었으며 간 이식의 효과도 확실치 않다.

증례 3-6 신경학적 장애와 간기능 이상으로 진단된 *DGUOK* 유전자 돌연변이에 의한 사립체 DNA 상실증후군(mitochondrial depletion syndrome)

1. 내원 동기가 된 주 증상

황달과 발달지연

2. 발병 시 연령/성별

3개월/여자

3. 가족력

부모는 사촌인 Dubaian으로 근친간 결혼으로 출생한 첫 번째 아이였다.

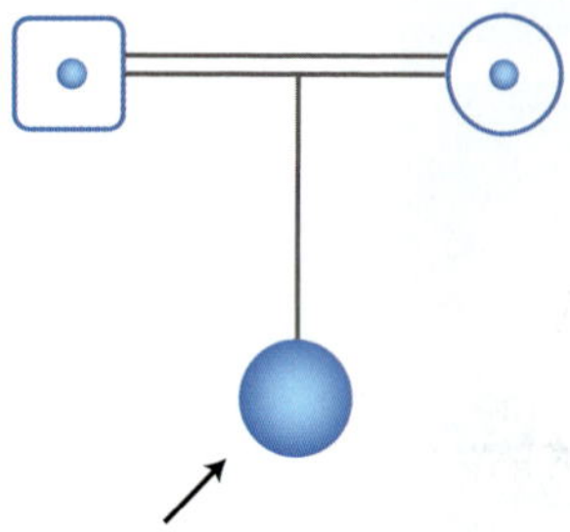

4. 병력 및 임상 증상

재태연령 40주, 출생 체중 2.2 kg으로 출생하였으며 생후 3일경 호흡곤란, 간수치 상승, 고암모니아혈증, 젖산혈증, 고빌리루빈혈증이 발생하였다. 생후 2개월경 지속되는 황달과 혈액응고장애, 고암모니아혈증으로 생후 4개월경 본원에 전원되었다.

5. 진찰 소견

체중 2.8 kg(<3백분위수), 키 53.6 cm(<3백분위수), 두위 35 cm(<10백분위수)이었으며 안구진탕, 황달이 있었으나 간과 비장은 만져지지 않았다.

6. 검사 소견

(1) 생화학적 검사

혈색소 10.3 g/dL, 백혈구 8,800/mm^3, 혈소판 33,900/mm^3, PT/aPTT 15.4(1.35 INR)/36.6 sec, AST/ALT 125/62 IU/L, alkaline phosphatase 787 IU/L, 총/직접빌리루빈 3.8/3.5 mg/dL, 총 단백/알부민 4.7/2.6 gm/dL, 암모니아 120 μmol/L, 젖산 4.5 mmol/L(0.9~1.7)이었다.

표 3-2. 간조직의 respiratory chain complexes I-IV과 citrate synthase의 활성도분석

%	Co I	Co II	Co III	Co IV	CS
Control % of normal	108.2	99.1	81.1	58.5	88.2
CS ratio	121.2	111.7	90.6	65.0	
Co II ratio	108.1		81.3	58.2	
Patient % of protein	18.1	143.7	11.4	24.4	277.7
CS ratio(%)	6.4	51.4	4.0	8.6	
Co II ratio(%)	12.5		7.8	16.7	

Co I: complex I, Co II: complex II, Co III: complex III, Co IV: complex IV, CS: citrate synthase

표 3-3. 간조직의 사립체 정량분석 mDNA/nDNAqPCR

Run 1	6.4
2	7.5
3	6.0
Mean*100	6.6%(<35%)
SD	0.8

(표 3-2, 표 3-3의 분석 결과는 Dr.Murayama in Chiba Children's Hospital Japan에 의해 이루어짐)

(2) 분자유전학 검사

DGUOK 유전자의 exon 3에서 c.427T>C(p.Ser143Pro) 돌연변이가 동형접합자로 발견되었으며 부모는 모두 이형접합자로 보인자였다.

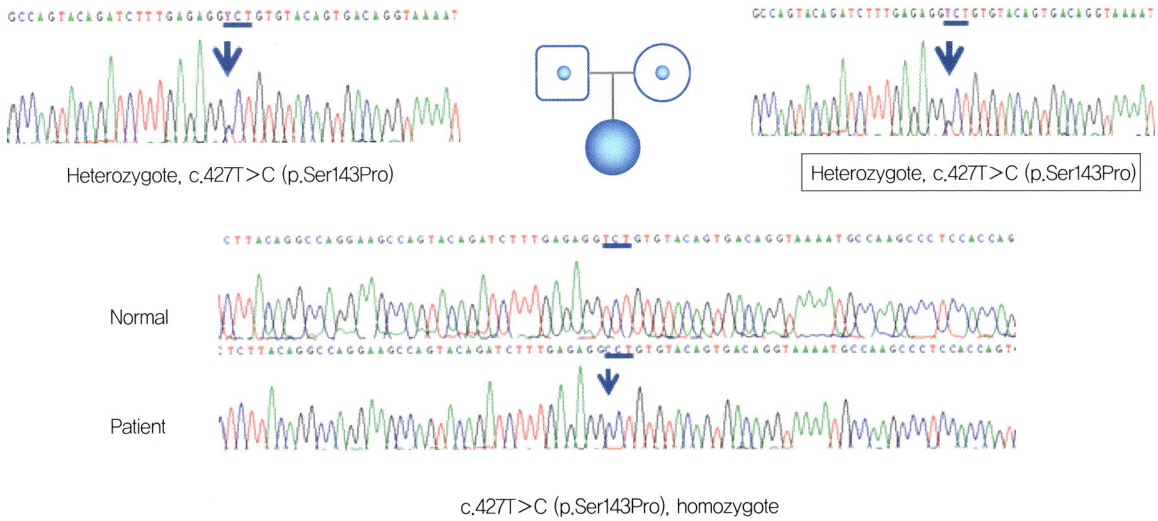

(3) 병리학적 검사

간 조직의 전자현미경 소견상 사립체의 모양이 dysmorphic하고 microvesicular fat globule이 산재해 있다. 리소좀이 증가하고 담즙이 축적되어 있다.

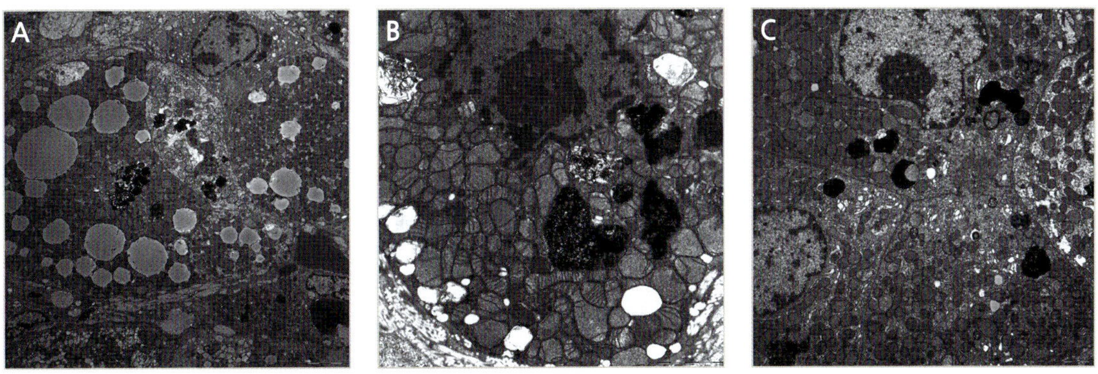

그림 3-15 간 생검조직의 전자현미경 소견 (A) 국소적 microvesicular fat globules (B) bile pigments의 증가 (C) 기형적 모양의 사립체 증가

(4) 기타 검사

간 조직으로 측정한 respiratory chain complex I, III, IV 효소 분석에서는 모든 효소의 활성도가 현저하게 감소되어 있었다.

7. 치료 경과

(1) 아랍 국가에 거주 중으로 본원에서 검사 후 생후 5개월경 퇴원하여 본국으로 귀국하여 이후 외래에는 방문하지 않았다.

(2) 투여 약제/용량

- Coenzyme Q 50 mg tid
- Dichloroacetic acid 50 mg bid
- Cholecalciferol 400 units qd
- Tocopherol acetate 25 IU qd

8. 요약

사립체 유전자 결실 증후군(mitochondrial DNA deletion syndrome)은 매우 드문 질환으로 자궁 내 성장지연으로 출생하며 영아기에 간 질환과 신경 증상이 발생하는 질환이다. 저혈당과 젖산혈증, 황달, 혈액응고장애를 보이며 respiratory chain complex I, II/III, IV 효소의 활성도가 전반적으로 감소된다. 간 조직검사에서는 간 경변, 담즙 정체, glycogen-laden hepatocytes, microvesicular steatosis가 나타난다.

CHAPTER 04

아미노산대사장애

CONTENTS

1 페닐케톤뇨증 (Phenylketonuria, PKU)

1) 원인

간에 존재하는 phenylalanine hydroxylase의 결핍으로 인해 발생된다.

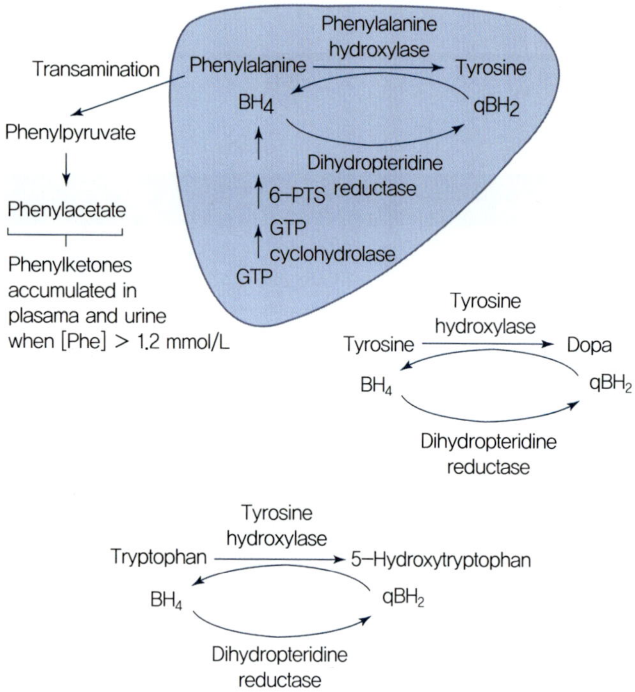

그림 4-1 페닐알라닌, 타이로신 및 BH4의 생화학적 대사 경로

2) 유전적 이상

상염색체 열성으로 유전되며 원인 유전자(phenylalanine hydroxylase gene, *PAH*)는 염색체 12q23.2에 위치하며 13개의 엑손으로 구성된다.

3) 발병빈도

미국 백인에서의 발병빈도는 1/15,000이며 50명당 1명의 보인자를 보인다. 한국인 신생아 유전성 대사질환 스크리닝 결과로 본 발병빈도는 1/55,000으로 일본과 비슷하나 중국의 경우 1/15,000이다. 터키의 경우 매우 흔하여 1/4,200이다.

4) 생화학적 병태생리

아미노산 대사장애의 하나로서 페닐알라닌이 티로신으로 전환되지 못하여 발생한다. 티로신 저하는 melanin, dopamine, norepinephrine 등의 생물학적 amine 농도의 감소를 초래한다. 또한 혈중 페닐알라닌의 증가는 뇌 내의 분자량 큰 중성아미노산(large neutral aminoacid)의 불균형으로 뇌 내의 티로신과 serotonin 감소를 초래한다. 고농도 phenylalanine에 의해 5-hydroxytryptophan decarboxylase가 억제되어 5-hydroxytryptamine (serotonine)이 감소된다. 또한 dopamine decarboxylase도 억제되어 epinephrine, norepinephrine, dopamine이 감소한다. 뇌에서 glutamic

표 4-1. 페닐케톤뇨증 환자의 *PAH* 유전자형의 민족간 차이

Korea(%)	Japan(%)	China(%)	Taiwan(%)	Europe(%)
R243Q (12.0)	R413P (31.0)	R243Q (18.3)	R241C (32.0)	IVS12-1G>A (38.0)
IVS4-1G>A (10.0)	R243Q (7.0)	E6-96A>G (11.5)	R408Q (14.0)	A408T (20.0)
E6-96A>G (10.0)	IVS4-1G>A (7.0)	RmX (10.7)	R243Q (6.0)	A261G (18.0)
Y204C (9.4)	T2781 (7.3)	RmX (9.0)	E6-96A>G (4.0)	A158G (14.0)

Adapted from Int Clin Exp Med 2014; 7(11): 4406~12

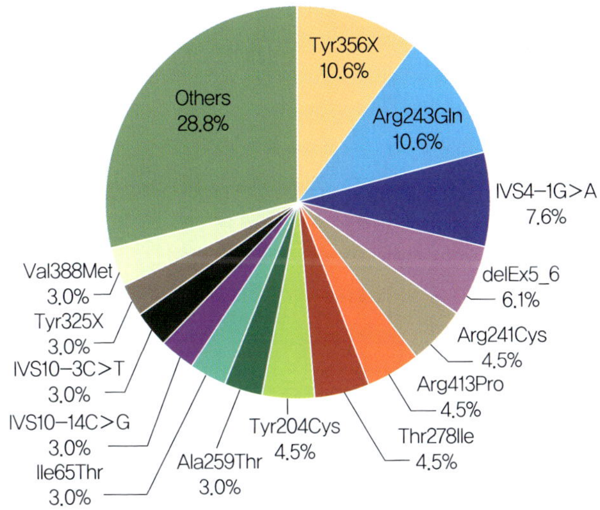

그림 4-2 한국인 전형적 페닐케톤뇨증 환자의 유전자형 분석(Adapted from Exp. Mol. Med. Vol. 2008; 40: 533~540)

acid decarboxylase를 억제하여 4-aminobutyric acid (GABA)가 감소된다. 그러나 아직 왜 뇌기능장애를 초래하는지 정확한 병태생리는 규명되지 않았다. 뇌조직병리 소견은 수상세포의 가지의 수와 수초화현상이 감소한다. Phenylpyruvic acid, phenylketone이 형성되며 이는 phenyllactic acid, phenylacetic acid, phenylacetylglutamine으로 전환되어 소변으로 배설되며 쥐오줌 냄새가 나게 하다.

5) 임상 증상

정신 지체가 가장 중요한 임상 양상이다. 출생 시에는 정상으로 보이며 수개월이 지날 때까지 뚜렷하지 않다가 구토가 조기에 나타나며 유문협착증으로 오인되어 수술하는 경우도 있다.

보침, 습진성 피부염, 특유의 쥐오줌 냄새를 보이며 피부, 머리카락, 홍채에 색소 침착이 감소한다. 피부염은 대개 심하지 않다. 신경학적 양상은 대개 두드러지게 나타나지는 않는데 뇌성 마비의 징후, 경직, 근긴장증, 심부건반사의 증가를 보인나. 과다행동이 흔하고 80% 정도에서 뇌파이상을 보이며 1/4 정도에서 경련이 나타난다. 진전, 무도증이 나타나기도 하며 일부에서는 소두증이 동반된다. 소수에서는 경미한 기형이 동반되기도 하는데 넓게 벌어진 앞니, 편평족(pes planus), 부분적 합지증, 내안각췌피가 나타나며 선천성 심장병의 빈도가 일반인보다 높다.

6) 진단 및 검사 소견

여과지에 발뒤꿈치에서 몇 방울의 혈액을 채취하는 신생아 선별 검사로 혈중 phenylalanine이 증가된 것으로 조기 진단할 수 있다. 소변에 ferric chloride를 첨가하면 phenylpyruvic acid로 인해 짙은 초록색으로 변색되는 것도 진단에 도움이 된다. 현재는 탠덤매스로 선별 검사를 시행하여 이상이 나온 경우 혈중 phenylalanine과 tyrosine을 정량 분석한다. 단백질을 포함한 정상 식이를 진행하면 혈중 phenylalanine은 전형적 페닐케톤뇨증의 경우 1,200 μmol/L 이상 상승된다.

(1) 전형적 페닐케톤뇨증 > 1,200 μmol/L : BH4에 반응하지 않는다.

(2) 중등도 페닐케톤뇨증 900~1,200 μmol/L : BH4에 반응할 확률이 낮다.

(3) 경도 페닐케톤뇨증 600~900 μmol/L : BH4에 반응할 확률이 있다.

표 4-2. 한국인 전형적 페닐케톤뇨증의 임상적, 분자유전학적 양상(Adapted from Exp. Mol. Med. Vol. 2008; 40: 533~540)

Pa-tient	Phenyl-alarine (M5/M5)[a]	Phe/Tyr ratio[b]	Plasma phenyl-alarinec	Urine Phenyl-alarined	BH4 respon-siveness	Class	PAH allele 1			PAH allele 2		
							Nucleotide	Codon	Location	Nucleotide	Codon	Location
1	671	14.6	1019	2.58	No	Variant	c.728G>A	p.Arg243Gln	Exon 7	c.1068C>A	p.Tyr356X	Exon 11
2	395	6.7	1158	0.82	No	Variant	IVS10-14C>G		Intron 10	c.1068C>A	p.Tyr356X	Intron 11
3	NI	NI	3735	5.87	No	Classical	c.728G>A	p.Arg243Gln	Exon 7		delEx5_6	
4	1560	35.3	1440	3.87	No	Classical	c.775G>A	p.Ala259Thr	Exon 7		delEx5_6	
5	NI	NI	NI	NI	No	Classical	c.611A>G	p.Tyr204Cys	Exon 6	c.728G>A	p.Arg243Gln	Exon 7
6	NI	NI	1481	2.31	Yes	Classical	c.604G>A	p.Ala202Thr	Exon 6	c.728G>A	p.Arg243Gln	Exon 7
7	369	NI	530	NI	No	MHP	IVS4-1G>A		Intron 4	c.782G>A	p.Arg261Gln	Intron 7
8	NI	NI	1995	8.32	No	Classical	IVS4-1G>A		Intron 4	c.728G>A	p.Arg243Gln	Intron 7
9	1180	22.2	2325	3.81	No	Classical	c.611A>G	p.Tyr204Cys	Exon 6	c.975C>G	p.Tyr325X	Exon 10
10	1040	33.4	609	1.49	No	Variant	c.1238G>C	p.Arg413Pro	Exon 12		Not detected	
11	2170	25.5	3035	7.44	No	Classical	c.611A>G	p.Tyr204Cys	Exon 6	IVS10-3C>T		Intron 10
12	1400	24.4	1975	4.13	No	Classical	c.728G>A	p.Arg243Gln	Exon 7	c.975C>G	p.Tyr325X	Exon 10
13	NI	NI	1449	2.86	No	Classical	IVS4-1G>A		Intron 4	IVS4-1G>A		Intron 4
14	1910	30.5	1167	3.52	No	Variant	c.526C>T	p.Arg176X	Exon 6	c.1068C>A	p.Tyr356X	Exon 11
15	1250	36.7	1902	3.03	No	Classical	IVS4-1G>A		Intron 4	IVS10-3C>T		Intron 10
16	1630	30	1123	NI	No	Variant	c.833C>T	p.Thr278Ile	Exon 7		delEx5_6	
17	NI	NI	2002	3.01	No	Classical	c.995G>A	p.Gly332Glu	Exon 10		delEx4_7	
18	486	8.2	450	NI	Yes	MHP		Not detected			Not detected	
19	1010	10.1	1422	1.55	No	Classical	c.208_210delTCT	P.Ser70del	Exon 3	c.1238G>C	p.Arg413Pro	Exon 13
20	NI	NI	2699	6.71	No	Classical	c.1068C>A	p.Tyr356X	Exon 11		delEx5_6	
21	NI	NI	1834	3.23	No	Classical	c.842C>T	p.Pro281Leu	Exon 7	c.1283G>C	p.Arg413Pro	Exon 13
22	NI	NI	3411	13.07	No	Classical	c.833C>T	p.Thr278Ile	Exon 7	c.833C>T	p.Thr278Ile	Exon 7
23	1356	27.1	1664	5.34	No	Classical	c.1068C>A	p.Tyr356X	Exon 11		dupEx4	
24	858	22.6	1618	4.59	No	Classical	c.728G>A	p.Arg243Gln	Exon 7	IVS10-14C>G		Intron 10
25	1091	25.1	2622	4.66	No	Classical	c.331C>T	p.Arg111X	Exon 3	c.775G>A	p.Ala259Thr	Exon 7
26	1272	40.8	1945	1.68	No	Classical	c.143T>C	p.Leu48Ser	Exon 2	c.916delA	p.Ile306LeufsX35	Exon 9
27	701	15.0	294	0.54	Yes	MHP	c.194T>C	p.Ile65Thr	Exon 3	c.194T>C	p.Ile65Thr	Exon 3
28	NI	NI	177	NI	No	MHP	c.560G>A	p.Trp187X	Exon 6	c.1068C>A	p.Tyr356X	Exon 11
29	909	16	965	2.53	Yes	Variant	c.739G>C	p.Gly247Arg	Exon 7	c.1162G>A	p.Val388Met	Exon 11
30	1440	21.4	1338	1.69	Yes	Classical	c.721C>T	p.Arg241Cys	Exon 7	c.1031G>A	p.Gly344Asp	Exon 10
31	357	4.0	484	1.28	Yes	MHP	c.721C>T	p.Arg241Cys	Exon 7	c.1162G>A	p.Val388Met	Exon 11
32	969	19.0	2088	5.72	No	Classical	c.284_286delTCA	p.Ile95del	Exon 3	c.1339G>C	p.Ala447Pro	Exon 13
33	NI	NI	355	0.85	Yes	MHP	c.721C>T	p.Arg241Cys	Exon 7	c.1068C>A	p.Tyr356X	Exon 11

(4) 경도 고페닐알라닌혈증 360~600 μmol/L : BH4에 반응할 확률이 높다.

(5) 경도 고페닐알라닌혈증 120~360 μmol/L : 치료를 필요로 하지 않는다.

고페닐알라닌혈증이 발견되면 BH4 부하 검사가 필요하다. 검사 전 2~3일간은 일반 식이를 하도록 하며 부하 전의 혈중 페닐알라닌치가 최소 400 μmol/L가 되어야 한다. 10 mg/체중 kg의 BH4를 경구복용하기 전 복용 후 4, 8, 24시간 혈중 페닐알라닌, 티로신농도를 측정한다. 부하 후 페닐알라닌 농도가 30% 정도 저하하면 BH4 반응형으로 정의한다.

7) 치료 및 관리

페닐알라닌이 적게 함유된 식이요법이 정신 지체를 예방하는 데 효과적이다. 페닐알라닌은 필수 아미노산의 하나이므로 성장에 필요한 충분한 양이 공급되어야 하며 혈중 농도 180~900 μmol/L를 유지해야 한다. 일부에서는 120~300 μmol/L 정도로 낮게 유지하는 것이 지능 발달에 더 도움이 된다고 한다. 페닐알라닌이 120 μmol/L 이하로 감소하면 오히려 지능지수가 감소한다. 표 4-3과 같이 연령에 따라 국가마다 기준이 다르나 영유아기와 소아기에는 비교적 엄격하게 조절해야 한다. (표 4-4) 3세 이전에는 매주, 4~9세까지는 매 2주마다, 10~15세는 매달, 청소년기 및 성인기에는 매 3개월마다 페닐알라닌 혈중농도를 모니터해야 한다. PKU 환자가 임신한 경우 식이요법을 하지 않으면 페닐알라닌이 기형유발물질(teratogen)로 작용하여 태아에서 소두증, 정신지체, 성장부전, 선천성 심장병이 발생하게 되는데, 이를 모성 PKU (maternal PKU)라 한다. 태아의 기형을 예방하기 위해서는 페닐알라닌 농도를 360 μmol/L 미만으로 유지해야 한다.

국내에서는 매일유업에서 페닐알라닌이 없고 티로신이 보강된 PKU-I, II 특수 분유가 시판되고 있다. 이상적으로는 100~250 μmol/L로 유지한다. BH4 반응형의 경우 5~10 mg/체중 kg/일을 1회 복용함으로 완화된 식이요법으로 삶의 질을 높일 수 있다. 그러나 가임 여성환자의 경우 BH4 안정성 문제로 사용할 수 없음으로 식이요법을 철저히 해야 한다. 식이요법의 순응도 때문에 새로운 치료법들이 임상 및 동물시험에서 모색되고 있는데, 유전자치료, 세포치료, 간이식과 더불어 효소치료법(phenylalanine ammonia lyase 피하주사), LNAAs (large neutral aminoacids) formula 등이다.

표 4-3. 페닐케톤뇨증 환자의 1일 추천 페닐알라닌, 티로신, 단백량

Age	PHE (mg/day)	TYR (mg/day)	Protein[2] (g/kg)
Infants to <4year			
0 to <3 months	130~430	1,100~1,300	3~3.5
3 to <6 months	135~400	1,400~2,100	3~3.5
6 to <9 months	145~370	2,500~3,000	2.5~3
9 to <12 months	135~330	2,500~3,000	2.5v3
1 to <4years	200~320	2,800~3,500	≥30
4 years to adult 4 years to adult	200~1,100	4,000~6,000	120~140% RDA for age
Pregnancy/lactation			
Trimester 1	265~770	6,000~7,600	≥70
Trimester 2	400~1,650	6,000~7,600	≥70
Trimester 3	700~2,275	6,000~7,600	≥70
Lactation	700~2,275	6,000~7,600	≥70

표 4-4. 페닐케톤뇨증 환자의 연령에 따른 국가별 혈중 페닐알라닌 목표농도(umol/L)

<table>
<tr><th>환자의 연령</th><th>독일</th><th>영국</th><th>미국/한국</th><th>프랑스</th></tr>
<tr><td>0~2세</td><td rowspan="3">40~240</td><td rowspan="2">120~360</td><td rowspan="4">120~360</td><td>120~300</td></tr>
<tr><td>3~6세</td><td rowspan="2"></td></tr>
<tr><td>7~9세</td><td rowspan="2">120~480</td></tr>
<tr><td>10~12세</td><td rowspan="2">40~900</td><td><900</td></tr>
<tr><td>13~15세</td><td>120~700</td><td>120~600</td><td></td></tr>
<tr><td>청소년/성인(가임기여자)</td><td>40~1,200</td><td>(100~250)</td><td>120~900(<360)</td><td><1,500</td></tr>
</table>

8) 예후

치료하지 않은 경우 평균 지능지수가 50 정도이다. 신생아기에 치료를 시작한 환자들은 정상 지능과 성장을 보인다.

●●● 참고문헌 ●●●

1. Erlandsen H, Patch MG, Gamez A, et al. Structural studies on phenylalanine hydroxylase and implications toward understanding and treating phenylketonuria. Pediatr 2003; 112: 1557~65.
2. Cederbaum S. Phenylketonuria : an update. Curr Opin Pediatr 2002; 14: 702~6.
3. Vockley J, Andersson HC, Antshel KM, et al. Phenylalanine hydroxylase deficiency : diagnosis and management guideline. Genet in Med 2014; 16: 188~200.
4. Camp KM, Parisi MA, Acosta PB, et al. Phenylketonuria Scientific Review Conference : State of the science and future research needs. Mol Genet and Metab 2014; 112: 87~122.
5. Strisciuglio P, Concolino D. New Strategies for the Treatment of Phenylketonuria(PKU) Metabolites 2014; 4: 1007~17.
6. Lee YW, Lee DH, Kim ND, et al. Mutation analysis of PAH gene and characterization of a recurrent deletion mutation in Korean patients with phenylketonuria. Exp Mol Med 2008; 40: 533~40.

증례 4-1 신생아 선천성 대사질환 스크리닝으로 발견된 BH4에 반응하지 않는 전형적 페닐케톤뇨증

1. 내원 동기가 된 주 증상

신생아 대사질환 선별검사의 이상소견

2. 병력 및 임상 증상

11일된 남아로 가족력은 없었다. 재태연령 40주 5일, 체중 3.55 kg으로 출생하였고 생후 48시간에 시행한 신생아 대사질환 선별 검사에서 페닐알라닌이 23.2 mg/dL(참고치; 4 mg/dL 이하)로 상승되었다.

3. 진찰 소견

두위 36 cm(50~70백분위수), 키 53.9 cm(50~90백분위수), 체중 3.6 kg(50~90백분위수)으로 측정되었고 검정색 모발을 가지고 있었다. 다른 신체 검진에서 특이소견 없었고 소변에 특이한 냄새도 보이지 않았다.

4. 검사 소견

(1) 생화학적 검사 소견

혈중 페닐알라닌은 3,153 μmol/L(참고치; 38~137), 타이로신은 82 μmol/L(참고치; 55~147)로 측정되었다. BH4 부하 후 4시간, 8시간, 24시간 후 혈중 페닐알라닌은 각각 3,001 μmol/L, 3,363 μmol/L, 3,192 μmol/L로 측정되어서 BH4 non-responsive 전형적 페닐케톤뇨증으로 여겨졌다. 혈중 타이로신은 각각 62 μmol/L, 68 μmol/L, 73 μmol/L으로 측정되었다. 소변 네오프테린(Neopterin)과 비오프테린(biopterin)은 BH4 부하 전 212.08 mmol/mol Cr(참고치; 1.1~4.4 mmol/mol Cr), 17.69 mmol/mol Cr(참고치; 0.5~3.0 mmol/mol Cr)에서 4시간 후 133.58 mmol/mol Cr, 91.31 mmol/mol Cr로 측정되었다.

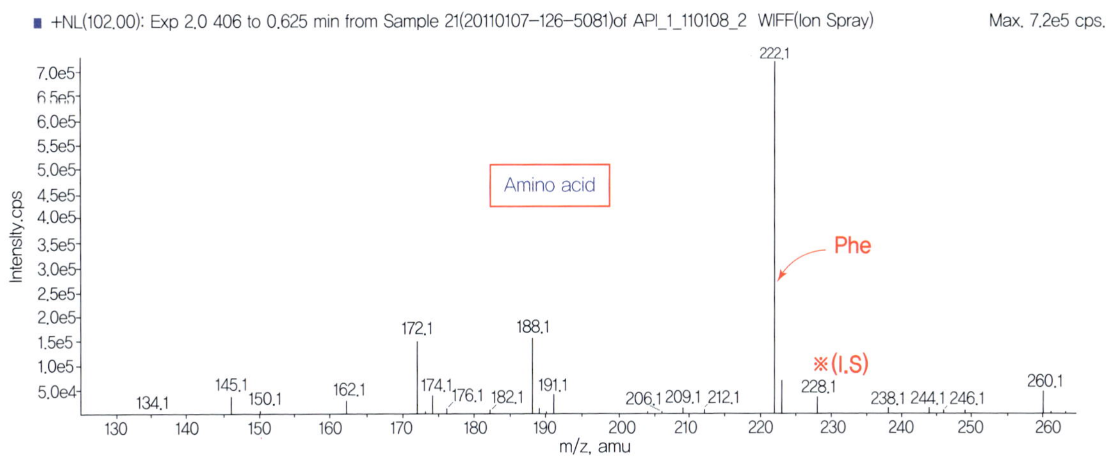

그림 4-3 여과지 혈흔을 이용한 탠덤매스 분석상 페닐알라닌 상승 소견을 보인다.

(2) 분자유전학 검사

PAH 유전자의 c.775G>A(p.Ala259Thr)의 동형접합자 및 MPLA 분석결과 exon 4-7의 결실이 확인되었다.

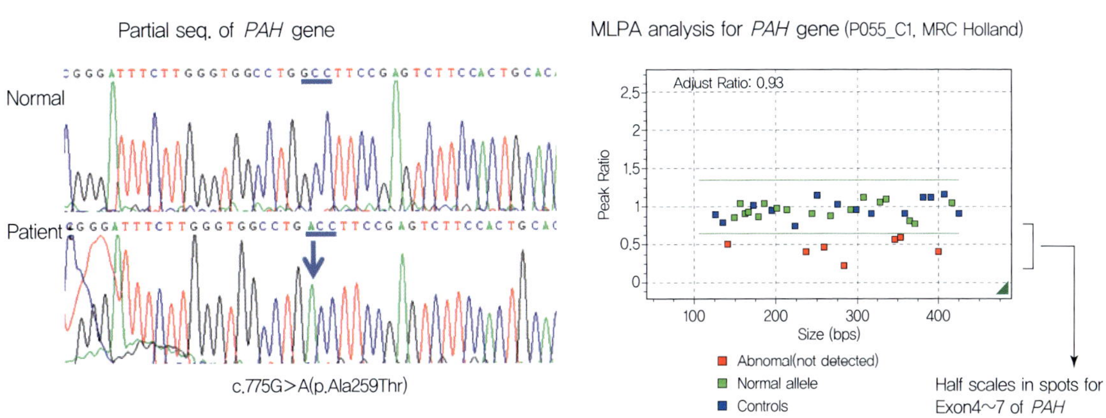

c.[775G>A]; [353-?_912+?del] (p.[Ala259Thr]; [exon4-7del])

5. 치료 경과

생후 11일부터 혈중 페닐알라닌 농도를 측정하며 저페닐알라닌 식이 지속 중으로 현재 정상 성장 및 발달을 보이고 있다. 식이처방은 신생아 및 영아기에는 PKU-1, 프로틴프리, 일반분유 조제를 통하여 페닐알라닌 식이량을 조절하였고, 이유식을 시작한 이후에는 식품성분표에 페닐알라닌 함량을 확인하며 섭취할 수 있도록 지속적인 영양상담을 하였다.

〈식이처방〉

- 생후 11일 3.72 kg - PKU-1 70 g+일반분유 24 g+프로틴프리 10g
- 생후 1개월 4.3 kg - PKU-1 77 g+일반분유 27 g+프로틴프리 13 g(페닐알라닌 30 mg/kg)
- 생후 2개월 5.3 kg - PKU-1 81 g+일반분유 55.5 g+프로틴프리 17 g(페닐알라닌 50 mg/kg)
- 생후 8개월 9.7 kg - PKU-1 120 g+일반 1단계 25 g의 복용을 지속하며 이유식으로 저단백밥, 야채, 곡류, 과일, 기름을 추가하였다. 식품성분표에 페닐알라닌 포함량을 확인하며 이유식을 시행하도록 하였다. 만 10세까지는 혈중 페닐알라닌 농도 목표치를 40~240 μmol/L(0.7~4 mg/dL)로 하고 관리 중이다.

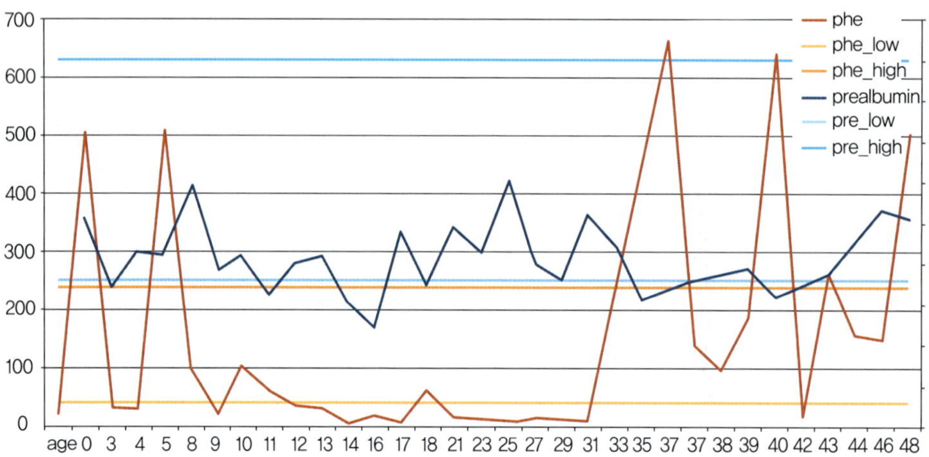

그림 4-4 혈중 페닐알라닌 수치와 prealbumin 수치이다. 단백질을 많이 섭취하고 식이 조절을 잘 하지 못하였을 때 660 μmol/L까지 상승하였다. 페닐알라닌제한 식이 중에도 영양상태를 반영하는 prealbumin 수치는 비교적 안정적으로 유지되었다.

증례 4-2 정신지체를 주소로 내원하여 늦게 전형적 페닐케톤뇨증으로 진단된 자매

1. 내원 동기가 된 주 증상

자매 간에 발생한 정신지체

2. 병력 및 임상 증상

환자들은 14세와 17세의 자매 환자로 언어가 지연되고 학습이 되지 않아 지적장애로 진단되어 타 병원에서 진료하던 환자들로서 영유아기에는 자주 토하는 증상이 있었다. 소변과 땀 냄새가 "지독하다"라는 이야기를 부모가 하였으며 겨드랑이에 습진이 잘 생긴다고 하였다.

3. 진찰 소견

진찰 소견상 두위, 신장, 체중은 50~75백분위수로 양호하였다. 피부는 하얀 편이고 모발은 밝은 황갈색이었다. 언어는 간단한 문장정도 가능했고 숫자는 읽으나 더하기가 되지 않았다. 겨드랑이 피부에 습진이 있었다.

4. 검사 소견

(1) 생화학적 검사 소견

소변의 ferric chloride test에서 녹색변화를 보였다. 혈중 페닐알라닌은 2,850~3,760 μmol/L(참고치; 38~137), 타이로신은 22~40 μmol/L(참고치; 55~147)로 측정되었다. BH4 부하에 반응하지 않는 BH4 non-responsive 전형적 페닐케톤뇨증으로 여겨졌다. 소변검사상 phenylacetate, phenylpyruvate, phenyllactate가 배설되었다.

(2) 지능검사

지능은 동생은 IQ 45, 인니는 IQ 56으로 중등도의 정신지체를 보였다

(3) 분자유전학 검사

PAH 유전자상 splicing 변이와 과오 점돌연변이인 c.[442-1G>A]; [728G>A]([p.[/splicing]; [Arg243Gln])의 복합이형접합체 환자임이 확인되었다.

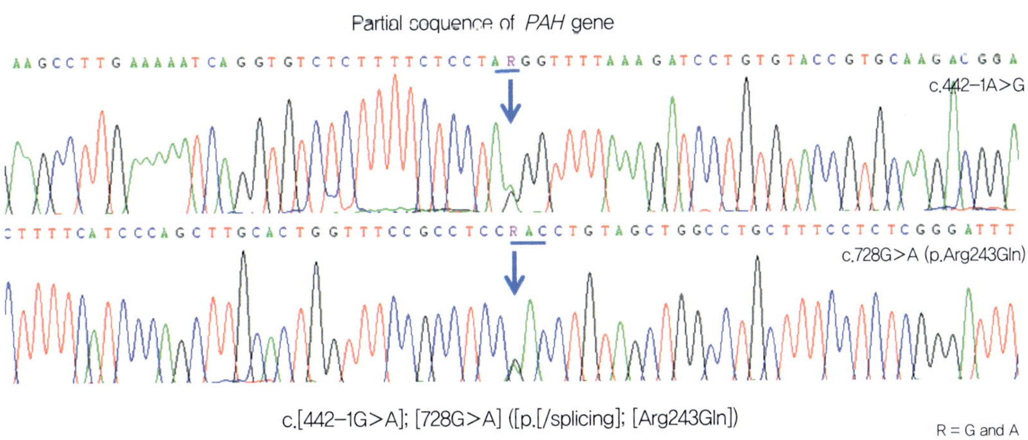

5. 치료 경과

페닐알라닌 농도를 측정하며 저페닐알라닌 식이를 시도하였으나 순응도가 매우 불량하였으며 외래 추적이 불가능하게 되었다.

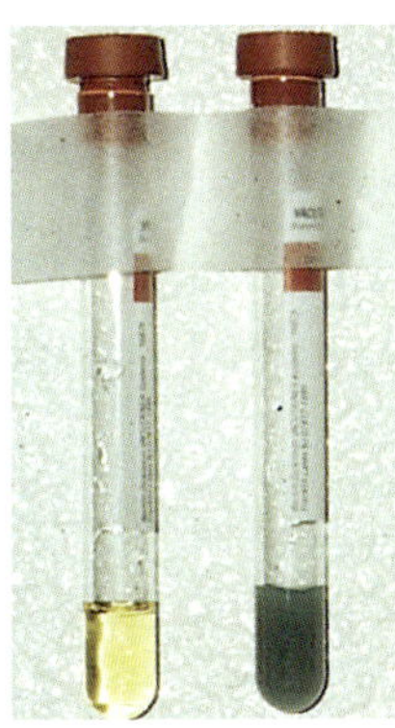

그림 4-5 염화제이철 반응에 녹색변화를 보인다.

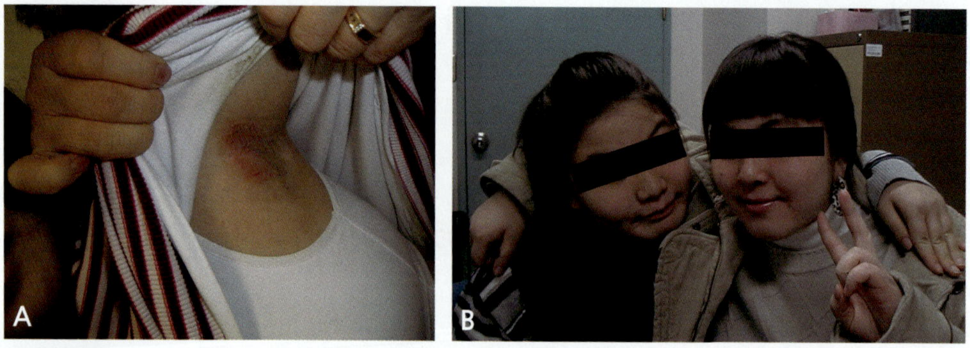

그림 4-6 A. 겨드랑이 피부에 eczema를 보인다.
B. 중등도의 정신지체 및 모발이 밝은 황갈색이고 피부가 하얗다.

증례 4-3

BH4 반응형 전형적 페닐케톤뇨증

1. 내원 동기가 된 주 증상

신생아 대사질환 선별 검사에서 페닐알라닌 상승 소견

2. 병력 및 임상 증상

2개월 된 여아로 재태연령 40주, 체중 2.94 kg으로 출생하여 신생아 대사질환 선별 검사에서 페닐알라닌 상승을 보여 타 병원에서 시행한 혈중 아미노산 분석에서 페닐알라닌 1,368 μmol/L(참고치; 31~75), 타이로신 106 μmol/L(참고치; 22~108)로 측정되어 페닐케톤뇨증으로 생후 21일경부터 저페닐알라닌 식이 진행 중으로 추적 관찰을 원해 내원하였다.

3. 진찰 소견

진찰 소견에서 두위 36.5 cm, 키 59 cm, 몸무게 4.7 kg으로 측정되어 50~79백분위수로 양호하였고 담갈색 모발은 보이지 않았다. 다른 신체 검진에서 특이 소견은 없었고 소변에 특이한 냄새도 보이지 않았다. 정상 성장 및 발달소견을 보였다.

4. 검사 소견

(1) 생화학적 검사 소견

검사 전 3일간 일반식이 후 혈중 페닐알라닌은 739 μmol/L(참고치; 31~75), 타이로신은 62 μmol/L(참고치; 22~108)로 측정되었다. BH4 부하 후 4시간, 8시간, 24시간 후 혈중 페닐알라닌은 각각 653 μmol/L, 379 μmol/L, 159 μmol/L로 측정되어서 기저치보다 30% 이상 감소하여 정의상 BH4 responsive 전형적 페닐케톤뇨증으로 여겨졌다.

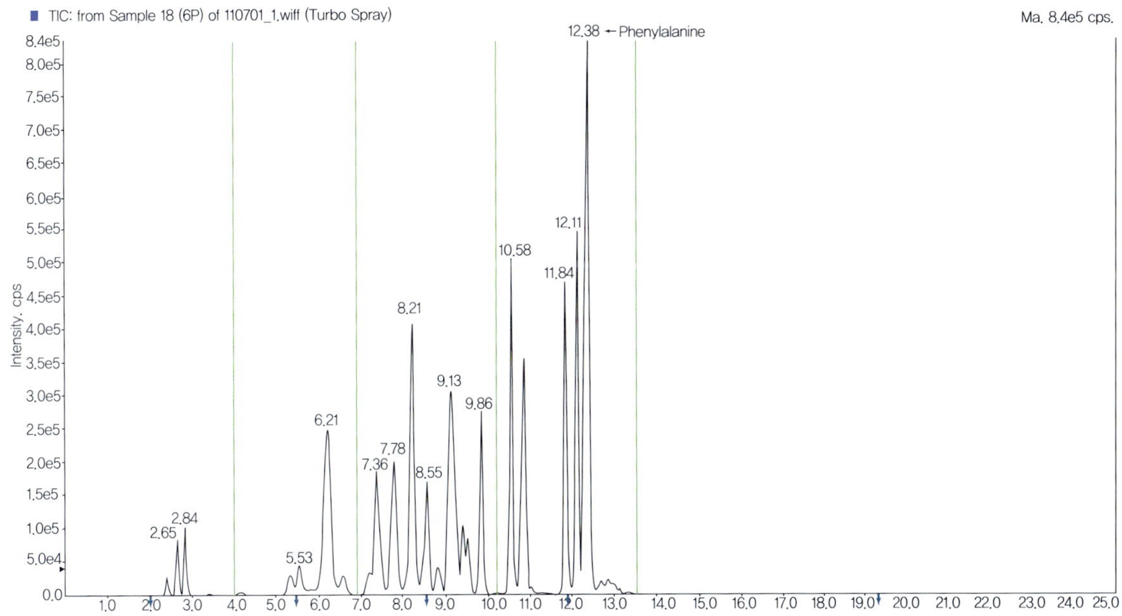

그림 4 7 HPLC를 이용한 혈장 아미노산 분석에서 phenylalanine이 고도로 증가된 소견을 보인다.

(2) 분자유전학 검사

PAH 유전자의 c.491T>C 및 c.833C>T(p.[I164T]+[T278I])의 복합이형접합자로 확인되었다.

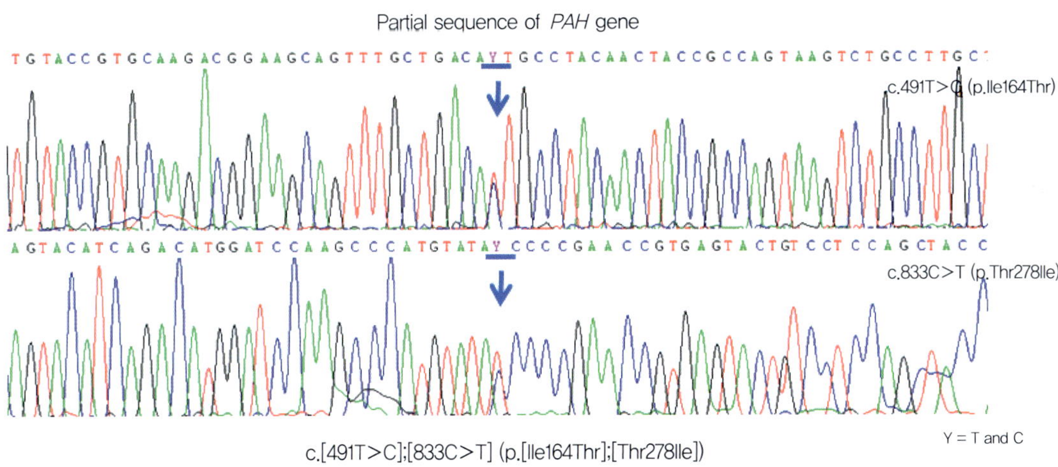

5. 치료 경과

생후 2개월부터 저페닐알라닌 식이와 함께 tetrahydrobiopterin (Kuvan) 10 mg/kg/일 투여하며 정상 성장 및 발달을 보이고 있다.

〈식이처방〉

- 생후 2개월 4.8 kg
  PKU-1 72 g+일반분유 32 g+프로틴프리 40g
- 생후 5개월 9 kg
  PKU-1 50 g+일반분유 76 g, 일반 쌀을 이용한 이유식 시작

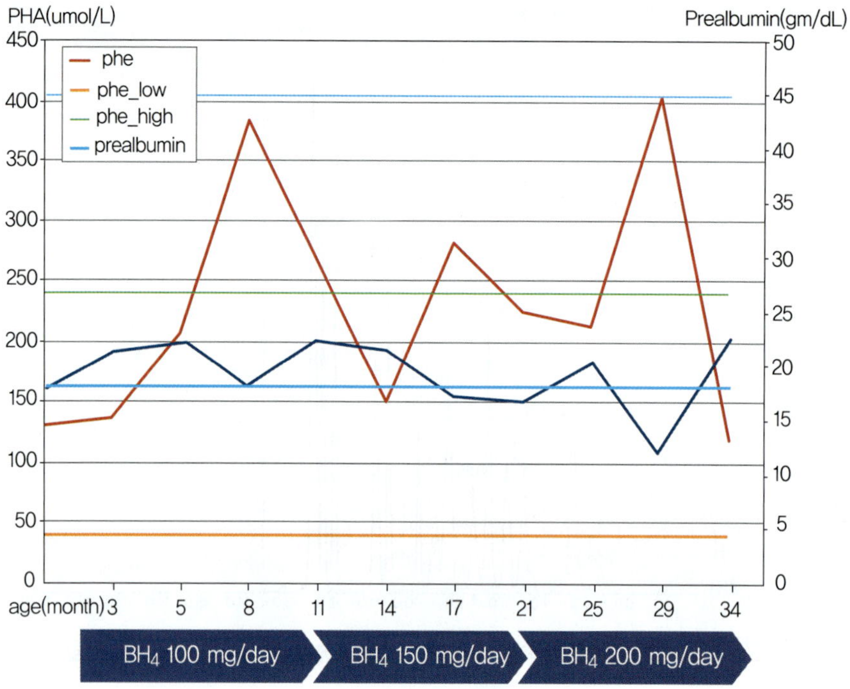

그림 4-8 저페닐알라닌식이와 BH4 병합 요법에 따른 혈장 페닐알라닌과 prealbumin 농도의 변화, 목표범위(target range) 이내로 안정적으로 유지되고 있다.

6. 요약

정형성 페닐케톤뇨증은 한국인에는 1/55,000의 빈도로 발생한다. 신생아시기에는 자주 토하며 소변 냄새가 진한 것 외에 별증상이 없어서 신생아 대사질환 스크리닝 검사로 선별한다. 의심되는 경우 혈장아미노산검사, 소변 유기산 분석, 유전자 분석으로 확진하며 BH4의 반응여부를 반드시 확인해야 한다. 진단과 치료시기가 늦어질수록 정신지체는 심해진다. 저페닐알라닌식이가 평생 필요하며 BH4 반응형의 경우, BH4 투여도 병행한다. 나이, 성별에 따른 혈장 PHA 목표치를 항상 만족시키도록 관리함이 중요하다.

2 고페닐알라닌혈증과 BH4 대사 장애(Hyperphenylalaninemia and defective metabolism of tetrahydrobiopterin : BH4)

1) 원인

Tetrahydrobiopterin (BH4) 결핍에 의한 고페닐알라닌혈증의 원인에는 6-pyruvoyl-tetrahydropterin synthase (PTPS) 결핍, guanosine triphosphate (GTP) cyclohydrolase I (GTPCH) 결핍, dihydropteridine reductase (DHPR) 결핍, pterin-4α-carbinolamine dehydratase (PCD) 결핍의 네 가지가 있다. 그러나 상염색체 우성유전하는 GTPCH 이형접합체의 환자는 고페닐알라닌혈증을 보이지는 않으나 dopa에 반응하는 신경전달물질 장애로 근긴장이상을 보인다. BH4 대사의 최종단계에 작용하는 sepiaterin reductase 결핍은 상염색체 열성 유전하고 심한 뇌증, 근긴장이상 등이 동반되는 신경전달물질장애로 고페닐알라닌혈증은 부하 검사를 하지 않는 한 나타나지 않는다.

2) 유전적 이상

DHPR에 대한 유전자는 염색체 4번에 위치하고 있고 GTPCH에 대한 유전자는 염색체 14q22.1-22.2에 위치한다. PTPS에 대한 유전자는 염색체 11q22.3에 위치하고 PCD에 대한 유전자는 염색체 10q22에 위치한다. 네 가지 효소에 대한 돌연변이로 biopterin 대사에 이상이 올 수 있으며 상염색체 열성으로 유전된다.

(1) 6-Pyruvoyl-tetrahydropterin synthase (6-PTPS) 결핍

Biopterin 대사이상 중 60% 정도로 가장 흔하다. 소변과 뇌척수액에서 neopterin은 증가되고 biopterin은 감소된다. 임상 양상은 경미하고 치료에 대한 반응도 만족스럽다. BH4 20 mg/kg를 투여하면 혈중 페닐알라닌은 급격히 감소한다. 6-PTPS는 dihydroneopterin triphosphate로부터 inorganic triphosphate를 제거함으로 인산 제거 효소로 불리었다. 이 효소는 적혈구 내에 존재하며 잔존 효소의 활성도가 질환의 경중을 좌우하지는 않는다. 한국인 비정형 페닐케톤뇨증의 경우는 PTPS 결핍이 원인인 경우가 제일 흔하다.

(2) Guanosine triphosphate (GTP) cyclohydrolase 결핍

GTPCH의 결함은 biopterin 대사장애의 4% 정도를 차지하며 neopterin과 biopterin이 모두 감소된다. 신경전달물질과 5-hydroxyindole acetic acid, homovanillic acid의 농도가 감소한다. BH4 loading을 하면 페닐알라닌은 감소된다. 효소 활성도는 간, 림프구, 섬유모세포에서 측정할 수 있다.

(3) Dihydropteridine reductase (DHPR) 결핍

Biopterin 대사장애의 1/3 정도를 차지하며 뇌척수액과 소변에서 신경전달물질(homovanillic acid, vanillylmandelic acid, 3-methoxyhydroxyphenylglycol, 5-hydroxyindolacetic acid) 농도는 감소한다. 효소 활성도는 간, 뇌, 섬유모세포에서 감소되어 있으며 적혈구에서 측정 가능하다.

(4) Pterin-4α-carbinolamine dehydratase (PCD) 결핍

BH4 대사장애의 4% 정도를 차지한다. 페닐알라닌 수산화 과정에서 carbinolamine 매개체는 PCD에 의해 dihydropterin으로 전환된다. PCD 결핍에서는 7-biopterin (primapterin)이 증가되어 배설되는 것이 특징이다.

3) 발병빈도

고페닐알라닌혈증 원인의 1~3%가 BH4 대사장애 때문으로 여겨지나 대만의 경우 약 20% 정도를 차지하여 비교적 흔한 원인이다. 한국인의 경우는 고페닐알라닌혈증의 약 5% 미만으로 여겨진다.

4) 생화학적 병태생리

Phenylalanine hydroxylase는 페닐알라닌에서 티로신으로 전환시키는 수산화 과정에서 BH4를 필요로 한다. BH4는 4α-carbinolamine으로 전환되고 4α-carbinolamine dehydratase (PCD)에 의해 quinonoid dihydropterin을 형성하고 dihydropteridine reductase(DHPR)에 의해 BH4로 환원된다. BH4 조효소의 합성은 guanosine triphosphate (GTP)로부터 기원하여 GTP cyclohydrolase Ⅰ reaction (GTPCH)을 거쳐 6-pyruvoyl-tetrahydropterin synthase (PTPS)의 작용으로 6PT를 형성하고 이는 BH4로 전환된다.(그림 4-9)

5) 임상 증상

신생아기에 조기 발견되어 적정한 혈중 페닐알라닌 농도를 유지하면서 식이요법을 진행하는 데도 신경계 퇴행이 진행된다.

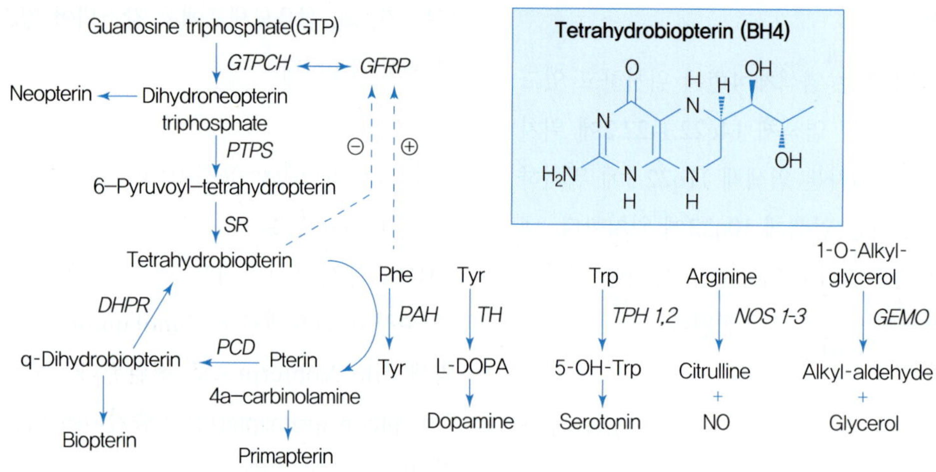

그림 4-9 Tetrahydrobiopterin (BH4)의 생화학적 대사 경로

경미한 임상 양상을 보이는 PCD 결핍을 제외하고 다른 형에서는 비슷한 증상을 보인다. 전형적인 양상은 출생 시에는 정상으로 보이나 신생아 선별 검사에서 페닐알라닌이 증가된 것이 발견된다. PTPS 결핍에서는 저출생체중아의 경향을 보인다. 성장 부전, 근긴장저하를 보이며 생후 2~3개월까지는 정상 발달을 보이다가 활동성이 떨어지고 목가누기가 되지 않는 것이 진행성 신생퇴행의 첫 발현이다.

운동완만(bradykinesia)과 'lead pipe' 또는 'cog wheel' 경직이 나타난다. 후궁반장(opisthotonus), 사경, 손의 회내전(pronation)이 나타나고 심부건반사는 증가된다. 발목 클로누스와 바빈스키 반응을 보이고 음식을 삼키기 곤란해진다. 근육긴장이상(dystonia)과 안구운동 연축(oculogyric spasm), 손떨림이 나타나고 근간대성 경련이 동반되기도 한다. 뇌파의 이상 소견과 심한 지능저하, 소두증, 대뇌 위축, 기저핵의 이상과 뇌내 석회화가 관찰된다.

6) 진단 및 검사 소견

고페닐알라닌혈증을 보이는 환자의 약 2~5%에서 BH4 대사장애가 동반되지만, 치료가 다른 질환과 전혀 다르기 때문에, 또한 전형적 페닐케톤뇨증의 약 20%에서 BH4 반응을 하기 때문에 모든 환자에서 BH4 대사장애에 대한 검사가 필요하다.

① BH4 부하검사 : 검사 전 2~3일간은 일반식이를 하도록 하며 부하 전의 혈중 페닐알라닌치가 최소 400 μmol/L가 되어야 한다. 20 mg/체중 kg의 BH4를 경구 복용하기 전 복용 후 4, 8, 24시간 혈중 페닐알라닌, 티로신농도를 측정한다. BH4 대사장애의 경우 BH4 경구 투여 후 혈중 페닐알라닌 농도가 급격히 감소되어 대개 8시간 이내에 정상화된다. 티로신은 동시에 증가한다.

② 소변(차광, 냉장된 소변)과 혈액의 pterin 분석 : PTPS 결핍의 경우는 bipterin은 감소하고 neopterin은 증가한다. DHRR, PCD 결핍 시에도 동일한 양상을 보일 수 있으나 경미한 변화만 있을 수 있다. GTPCH 결핍에서는 biopterin과 neopterin이 모두 중등도로 감소한다. 전형적 페닐케톤뇨증의 경우에는 경미한 정도로 모두 증가한다.

③ 뇌척수액 신경전달물질 측정 : 5-hydroxyindole acetic acid (5-HIAA), homovanillic acid (HVA)가 GTPCH, PTPS, DHPR 결핍 시에 감소한다. ④ 소수의 DHPR 결핍 환자에서는 BH4 부하 검사로 진단을 놓칠 수 있어 확진은 효소 분석을 시행하는 것이다. ⑤ 효소 분석 및 유전자 분석으로 확진할 수 있다.

표 4-5. Biopterin 대사장애 질환의 생화학적 검사소견 해석

결핍효소	혈중 페닐알라닌 농도(umol/L)	혈액 및 소변 biopterin	혈액과 소변 neopterin	뇌척수액 5 HIAA와 HVA	혈액 DHPR 활성도
PAH	>120	경도 증가	경도 증가	정상	정상
GTPCH	90~1,200	중등도 감소	중등도 감소	경도 감소	정상
PTPS	240~2,500	중등도 감소	중등도 증가	경도 감소	정상
DHPR	180~2,500	중등도 감소	정상 또는 경도 증가	경도 감소	감소
PCD	180~1,200	경도 감소	경도 증가		정상

표 4-6. BH4 결핍환자의 치료

Mutation	Standard interventions	Inhibitors and agonists*
GTPCH	• L-dopa(1~15 mg/kg/day[a]) • Carbidopa • 5-hydroxytryptophan(1~9 mg/kg/day[b]) • BH4(5-10 mg/kg/day)	• Seligiline(0.1~0.3 mg/kg/day) • Pergolide(0.006~0.75 mg/kg/day) • Bromocriptine(0.25~0.5 mg/kg/day) • Entacapone(30 mg/kg/day)
DRD/autosomal dominant GTPCH deficiency	• L-dopa(1~12 mg/kg/day[c]) • Carbidopa	-
PTPS(mild)	• BH4(5-10 mg/kg/day)	-
PTPS(severe)	• L-dopa(1~15 mg/kg/day[a]) • Carbidopa • 5-hydroxytryptophan(1~9 mg/kg/day[b]) • BH4(5~10 mg/kg/day)	• Seligiline(0.1~0.3 mg/kg/day[a]) • Pergolide(0.006~0.75 mg/kg/day) • Bromocriptine(0.25~0.5 mg/kg/day) • Entacapone(30 mg/kg/day)
DHPR	• L-dopa(1~15 mg/kg/day[a]) • Carbidopa • 5-hydroxytryptophan(1~9 mg/kg/day[b]) • Folinic acid(15~20 mg/kg/day) • Phe-restricted diet	• Seligiline(0.1~0.3 mg/kg/day[a]) • Pergolide(0.006~0.75 mg/kg/day) • Bromocriptine(0.25~0.5 mg/kg/day) • Entacapone(30 mg/kg/day)
SR	• L-dopa(1~10 mg/kg/day[c]) • Carbidopa • 5-hydroxytryptophan(1~9 mg/kg/day[c])	-
PCBD	• BH4(5~10 mg/kg/day)[d]	-

Dosages of some neurotransmitter precursors varies with age as follows

[a]L-dopa(to supprot synthesis of dopareine and noradrenaine[norepinephrine]) :
- 1~3 mg/kg/day in newborns
- 4~7 mg/kg/day for age <1~2 γ
- 8~15 mg/kg/day for age >1~2 γ

[b]5-hydroxytryptophan(to support synthesis of serotonin) :
- 1~2 mg/kg/day in newborns
- 3~5 mg/kg/day for age <1~2 γ
- 6~9 mg/kg/day for age >1~2 γ

[c]L-dopa : 1~3 mg/kg/day in newborns
- 4~10 mg/kg/day for age >1 γ

[d]Newborns only, no treatment for age >1 γ

7) 치료 및 관리

Kuvan (sapropterin dihydochloride)은 경구 투여 가능한 합성 BH4 제제로서 환자에 따라 2~20 mg/kg/일의 용량으로 매우 다양하다. 1알이 100 mg이다. DHPR 결핍에서는 20 mg/kg/일이 필요하다. 일부 DHPR 결핍에서는 저페닐알라닌 식이가 필요하다. L-DOPA, 5-hydroxytryptophan, carbidopa를 투여하여 신경전달물질의 결핍을 보충하여야 한다. 용량은 1~2 mg/kg/일로 시작하여 8~12 mg/kg/일로 증가하여 유지시킨다. 신경증상은 신경전달물질 보충으로 빠른 호전을 기대할 수 있다. BH4는 혈액-뇌 장벽을 통과하기 어렵다. 질병의 경과는 이론적으로는 뇌척수액의 신경전달물질(HVA, 5-HIAA)과 엽산을 주기적으로 측정함(1세 전 3개월마다, 소아기까지 매 6개월, 그 후 매 1년)이 권장되나 현실적으로는 어렵다. 따라서 임상 증상(특히 신경학적 증상)을 면밀히 분석하는 것이 중요하고 혈중 프로락틴 농도를 측정하여 약 용량을 조절한다.

혈중 페닐알라닌 농도의 측정과 감시가 식이요법이 필요한 일부 DHPR 결핍에서는 필요하다. 엽산복용은 DHPR 결핍에서는 필요하고 GTPCH, PTPS 결핍의 경우 L-dopa 치료로 인해 뇌척수액의 2차적 엽산 결핍이 초래될 수 있어서 보충이 필요한 경우도 있다.

8) 예후

치료하지 않으면 신경학적인 예후가 매우 불량하다. 조기에 발견하여 치료하여야 한다. GTPCH 결핍의 경우 치료해도 학습장애가 남는다는 보고도 있다.

••• 참고문헌 •••

1. Blau N, Erlandsen H. The metabolic and molecular bases of tetrahydrobiopterin-responsive phenylalanine hydroxylase deficiency. Mol Genet Metab 2004; 82: 101~11.
2. Spaapen LJ, Rubio-Gozalbo ME. Tetrahydrobiopterin-responsive phenylalanine hydroxylase deficiency, state of the art. Mol Genet Metab 2003; 78: 93~9.
3. Balu N. Phenylketonuria and BH4 deficiencies. 1st ed. London, Uni-Med Verlag, 2010: 1~79.

증례 4-4

근긴장도 저하로 내원하여 생후 8개월에 PTPS 결핍증에 의한 고페닐알라닌혈증으로 진단된 BH4 결핍증

1. 내원동기가 된 주 증상

발달지연

2. 병력 및 임상 증상

생후 8개월 된 여자환자로 만삭 3.2 kg 출생하여 산전산후 특이소견 없었던 환아로 발달이 늦어 타 병원에 뇌 MRI 및 뇌파 시행하였으나 특이소견 없어 추가 검사 위해 내원하였다.

3. 진찰 소견

두위, 체중, 키 모두 75~90백분위수로 측정되었고 머리카락은 밝은 갈색이었다. 환아는 저긴장 상태였고 눈 맞추기는 가능하고 목가누기는 불완전하게 가능하였으나 뒤집기는 할 수 없었다.

4. 검사 소견

(1) 생화학적 검사 소견

소변 ferric chloride test에서 녹색변화를 보였고 혈중 페닐알라닌은 691.3 μmol/L(참고치; 26~86), 타이로신 54.9 μmol/L(참고치; 26~110)로 측정되었다. BH4 부하 후 4시간, 6시간, 24시간 후 혈중 페닐알라닌은 각각 37.3 μmol/L, 38.2 μmol/L, 52.6 μmol/L으로 혈중 타이로신은 112.7 μmol/L, 89.3 μmol/L, 58.9 μmol/L로 투여 후 4시간만에 정상화되었다. 소변 네오프테린은 상승하고[15,770.5 μmol/mol creatinine(참고치; 589.7)], 비오프테린은 감소하였다.[133.0 μmol/mol creatinine(참고치; 1135.9)]. 따라서 네오프테린/비오프테린 비(N/B ratio)가 118.57(참고치; 1.23)로 상승되었다. 뇌척수액 네오프테린 82.8(참고치; 10~30), 비오프테린 9.36(참고치; 12~40) 호모바닐릭 산(Homovanilic acid) 156.1 ng/mL(참고치; 1~73)로 측정되어 6-pyruvoyl-tetrahydropterin synthase (PTPS) 결핍으로 진단하였다.

(2) 분자유전학 검사

PTPS 유전자인 *PTS*의 c.269C>T 및 c.286G>A, p.[Pro87Ser]+[Asp96Asn]의 복합이형접합자로 확인되었다.

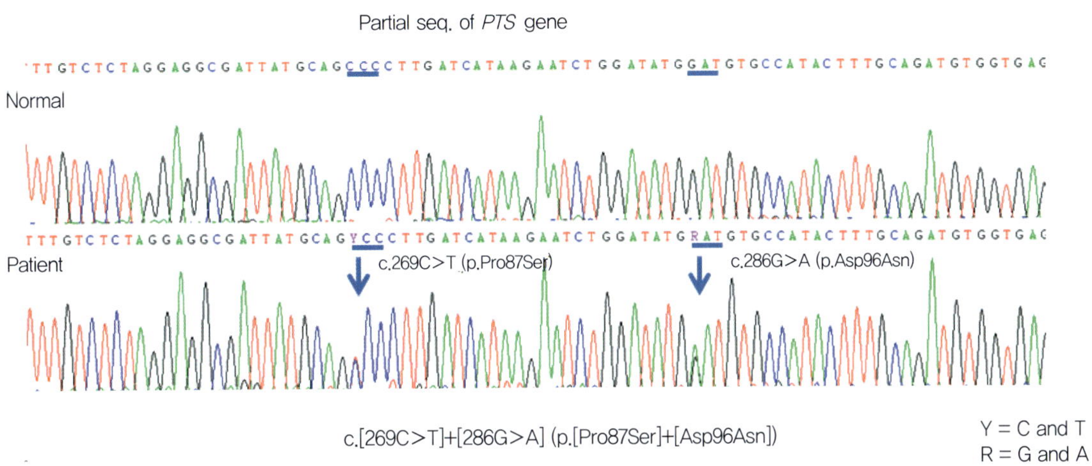

5. 치료 경과

생후 8개월부터 BH4, levodopa, carbidopa, 5-hydroxytryptophan 투여하며 정상 성장 및 발달을 보였다. 비교적 정상적인 혈중 페닐알라닌 수치가 유지되고 있으나 약물 복용의 순응도에 따라 혈중 페닐알라닌 농도와 프로락틴의 수치는 경도의 상승과 호전을 반복하고 있다. 그러나 현재 대학교 1학년으로 정상지능을 보이며 컴퓨터 정보학을 전공하고 있다. 현재 투여 약물은 Kuvan 4.3 mg/kg/일 L-dopa+carbidopa 14.5 mg/kg/일 5-hydroxytryptophan 14.5 mg/kg/일 복용하고 있다.

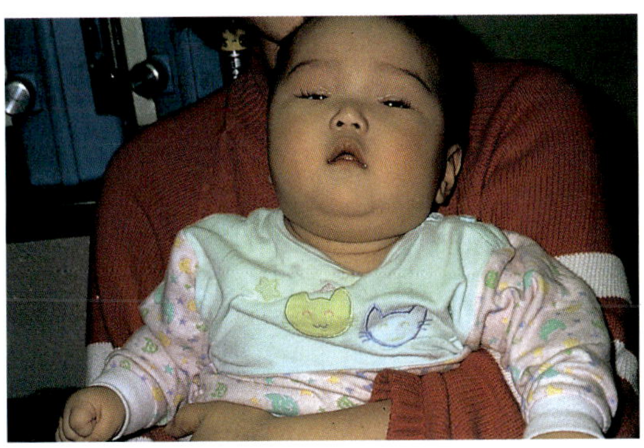

그림 4-10 18개월된 비정형성 페닐케톤뇨증

심한운동 발달지연(근긴장도가 감소하여 환자사진은 목을 가누지 못하고 입을 벌리고 있음), 경련을 보이며 혈장페닐알라닌이 증가해 있으나 조효소인 tetrahydrobiopterin (BH4)을 투여하면 정상화한다. BH4와 신경전달물질인 5-OH tryptophan, L-dopa+carbidopa 등을 투여하면 운동 발달지연이 극적으로 호전된다.

증례 4-5 경련 및 발달지연으로 내원하여 진단된 PTPS 결핍증에 의한 BH4 결핍증

1. 내원동기가 된 주 증상

경련 및 발달지연

2. 병력 및 임상 증상

16개월 된 여자환자로 재태연령 40주 체중 1.59 kg으로 자궁 내 성장지연이 있었다. 신생아 황달 이외에 특별한 이상은 없었고 발달력상 머리 가누기와 뒤집기를 하지 못하며 자는 듯이 누워 있다고 하였다. 가벼운 자극에도 놀라는 행동을 자주 보였다. 특별한 감염의 징후 없이 발열이 반복되었다고 하며 생후 1세경부터 경련이 있어서 타 병원에서 뇌파 검사 후 항경련제 복용 중이었다. 환자가 6세경에 태어난 남자 동생도 동일한 증상을 보였다.

3. 진찰 소견

두위 41.1 cm, 체중 5.5 kg, 키 66.5 cm로 모두 3백분위수 미만으로 측정되었고, 머리카락은 연갈색으로 부드러웠다. 전체적인 근육량이 적었고 상기는 경직되어 있었고 하지의 근력은 떨어져 있었다. 심부건반사는 항진되어 있었다. 발달검사에서 조대운동, 미세운동, 언어, 사회성 모두 1개월 미만으로 확인되었다.

4. 검사 소견

(1) 생화학적 검사 소견

소변 ferric chloride test에서 녹색변화를 보였고 혈중 페닐알라닌은 1,283 μmol/L, 타이로신 73 μmol/L으로 측정되었다. BH4 부하 후 4시간, 6시간, 24시간 후 혈중 페닐알라닌은 각각 103.1 μmol/L, 60.2 μmol/L, 370.2 μmol/L으로 혈중 타이로신은 145.3 μmol/L, 120.5 μmol/L, 78.4 μmol/L로 부하 후 6시간 만에 정상화되었다. 소변 네오프테린의 증가[22,259.8 μmol/mol creatinine(참고치; 1,439.9)], 비오프테린 419 μmol/mol creatinine(정상인; 2,540.3)의 감소로 네오프테린/비오프테린 비(N/B ratio)가 증가하였다.[52.9(참고치; 0.57)]. 뇌척수액 네오프테린 63.3 nmol/L(참고치; 10~30), 비오프테린 9.2 nmol/L(참고치; 12~40) 호모바닐릭 산(Homovanilic acid) 95.8 ng/mL(참고치; 1~73)으로 측정되었다. 적혈구에서 PTPS 효소 활성도가 2.35 μU/g Hb으로 정상인의 10% 이하로 측정되었다.

(2) 분자유전학 검사

PTS 유전자 염기서열 분석상 c.[155A>G]; [317C>T] (p.[Asn52Ser]; [Thr106Met])]의 복합이형접합자로 확인되었다.

Partial sequence of *PTS* gene

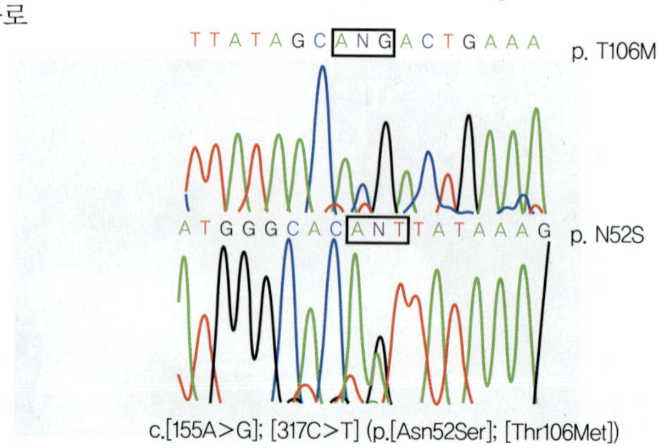

c.[155A>G]; [317C>T] (p.[Asn52Ser]; [Thr106Met])

5. 치료 경과

생후 16개월부터 BH4 (10 mg/kg/day), levodopa+carbidopa (10 mg/kg/day), 5-hydroxytryptophan (10 mg/kg/day) 투여를 시작하였고 투여 후 몸무게 증가 및 근긴장도는 호전을 보이고 4세 이후에는 경련은 더 이상 없는 상태이나 6세경이나 되어서 걸을 수 있었고 간단한 문장을 이야기했다. 소뇌증이 있었다. 11세에 시행한 지능 검사에서 IQ 25로 중등 정신지체를 보이고 있다. 투약하면서 측정한 혈중 프로락틴 농도는 2.5~55.1 ng/mL(참고치; 2.7~19.7)로 정상과 상승을 간헐적으로 나타냈다. 혈중 페닐알라닌 농도와 프로락틴 농도를 측정하며 경과 관찰 중이나 신경학적 소견은 안정적이며 개선되어 현재 20세 성인으로 의사소통도 가능하다. 소뇌증 및 저신장이 있다.

6. 요약

비정형페닐케톤뇨증은 고페닐알라닌혈증의 일부분을 차지하며(5%) 식이요법 없이 BH4 경구 투여로 관리될 수 있는 질환이다. 진단이 늦어지면 신경증상 및 정신지체가 매우 심하다. 신경전달 물질을 함께 투여함이 매우 중요하다. BH4는 blood brain barrier를 통과하지 못하기 때문이다. 한국인 비정형페닐케톤뇨증은 PTPS 결핍증이 가장 흔하다.

3 1형 타이로신혈증(Hepatorenal tyrosinemia/Fumarylacetoacetate hydrolase deficiency; Tyrosinemia type I)

1) 원인

Tyrosinosis, hereditary tyrosinemia라고도 하며 hepatic fumarylacetoacetate hydrolase의 결핍에 의한다.

2) 발병빈도

French-Canadian Quebec과 핀란드, 스칸디나비아에서 호발한다. French-Canadian Quebec에서 출생아 1000명당 1.46명의 빈도이며 보인자율은 1/20이다. 스칸디나비아 신생아 스크리닝 프로그램에서 발병률은 약 10만 명당 1명이다. French-Canadian에서 founder effect를 보이나 어느 지역, 어느 민족에서 나타날 수 있다. 국내에는 확진된 증례가 매우 드문 형편이다.

3) 유전적 이상

상염색체 열성으로 유전한다. Fumarylacetoacetate hydrolase의 유전자(*FAH*)는 염색체 15q25.1에 있으며 30~34 kb의 14개의 exon으로 되어 있다. Quebec에서는 splice mutation IVS 12 + 5G → A 돌연변이가 흔하고 핀란드에서는 W262X가 흔하다.

4) 생화학적 병태생리

Hepatic fumarylacetoacetate hydrolase는 fumarylacetoacetate를 fumaryl acid와 acetoacetic acid로 분해한다. Fumarylacetoacetate hydrolase의 결핍으로 fumarylacetoacetate가 축적되고 이는 succinylacetoacetate, succinylacetone로 전환된다. Fumarylacetoacetate는 methionine adenosyl transferase의 강력한 저해제로 고methionine 혈증을 일으킨다. Succinylacetone은 면역억제 역할을 하며 δ-aminolevulinic acid dehydratase (ALA dehydratase)의 강력한 저해제로 δ-aminolevulinic acid의 소변

내 배설을 증가시키고 δ-aminolevulinic acid로부터 porphobilinogen의 합성을 저해한다.

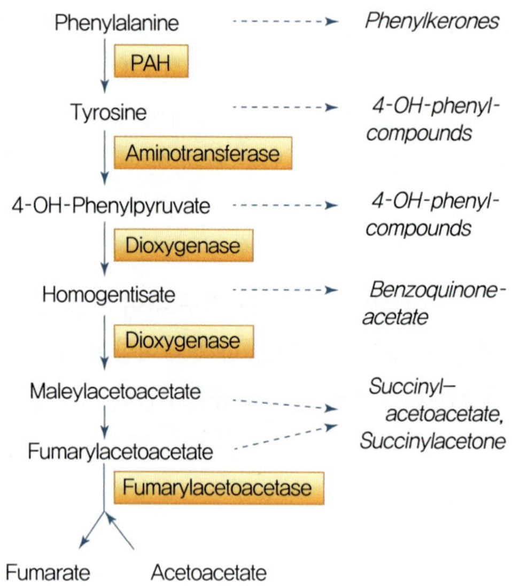

그림 4-11 타이로신의 생화학적 대사 경로

5) 임상 증상

(1) 급성형과 만성형으로 구분할 수 있으며 전자는 French-Canadian형 후자는 Scandinavian형이라고 하나 임상 증상은 많이 겹쳐져 있다. 급성으로 발병한 일부에서는 생존하여 만성형의 경과를 보인다. 감별해야 할 질환으로는 간부전을 보일 수 있는 질환들이다.

(2) 급성형의 초기 증상은 복부팽만과 성장부전이고 구토나 설사가 동반될 수 있다. 급성 간 이상이 초기 발현 증상이고 간비대, 황달, 복수, 위장관출혈, 저혈당을 보일 수 있고 감염에 의해 더 악화된다. 미세한 단(sweet)냄새가 나기도 하고 일부 환자에서는 삶은 양배추 냄새가 나기도 하는데, 이는 methionine의 대사산물에 의한 것이다. 혈액 내 transaminase에 농도는 정상이거나 약간 상승되어 있고 의미 있는 간세포 손상을 의미하는 1,000 IU/L 이상은 드물다. α-fetoprotein이 10만~40만 ng/mL까지 과다하게 상승할 수 있다. 응고인자가 비정상이고 출혈경향이 있으며 vitamin K에 반응하지 않는다. Prothrombin time, partial thromboplastin time이 증가되어 있는데, 이는 신생아 스크리닝에서 발견된 무증상 환아에서도 보인다. 간질환, 저혈당의 증상으로 라이 증후군으로 간주되기도 한다.

(3) 만성형의 특징은 간경화를 보이는데, 영아기의 간경화를 보일 수 있는 질환들과 감별해야 한다. 병리 소견은 macronodular cirrhosis이고 비비대가 생기며 간세포 손상이 증가되면 급성 간부전이 생길 수 있고 감염에 의해 더 악화되며 간부전을 초래한다. 식도정맥류가 생기며 합병증으로 출혈이 생길 수 있다. 더 흔한 합병증으로 간세포암이 생길 수 있는데, 복부 CT나 초음파에서 결절을 관찰하는 것이 유용하다.

(4) 신질환은 이 질환의 또 다른 특징 중 하나이다. 신비대(nephromegaly), 신의 echogenecity 증가, 신석회증(nephrocalcinosis), Fanconi 증후군의 전형적인 신세뇨관질환이 관찰되고 전신성 대사성 산증을 보일 수 있다. 단백뇨도 관찰되며 인 소실로 인해 저인산혈증, 리케츠가 관찰된다. 사구체 여과율은 정상 이하로 감소되었다.

(5) 말초신경병증으로 인하여 동통, 이상감각 등의 신경학적 위기를 나타낸다. 이 증상은 porphyria로 오진되기도 하며 보통 신근의 근저하가 관찰되나 근긴장을 보일 수도 있다. 자율신경계 증상으로 고혈압, 심계항진, 장마지가 관찰된다. 동통은 보통 다리에서 시작한다. 환자는 머리와 체간을 과다하게 신전시켜서 후궁반장(opisthotonus), 수막자극증상(meningismus)으로 생각될 수 있다. 근육은 약화되고 진행되어 마비되어 인공호흡이 필요할 수도 있다. 자해증상이 관찰될 수도 있다. 저나트륨혈증에 의한 경련을 보일 수 있으며 신경학적 위기동안에 사망할 수 있다. 의식은 보통 정상이며 회복은 1~7일 동안 서서히 일어나며 근력약화가 남을 수 있으나 지능은 정상이다.

(6) 그 외에 obstructive hypertrophic cardiomyopathy, macroglossia, macrosomia가 관찰될 수 있으며 pancreatic islet hypertrophy가 흔하나 보통 증상은 없다.

6) 진단 및 검사 소견

진단적인 검사 소견은 저혈당, 응고병증, tyrosinemia, succinylacetone, α-fetoprotein의 과다한 상승이다.

(1) Tandem mass 분석 결과 혈액 내 tyrosine 농도가 170~660 μmol/L(3~12 mg/dL)로 증가되어 있다. 그 양이 증가되면 소변 내에도 증가하며 급성기 이후나 치료 이후에는 tyrosine 농도는 정상화된다.

(2) 소변 유기산 분석 결과 tyrosine 화합물인 p-hydroxyphenylpyruvic acid, p-hydroxyphenyllactic acid, p-hydroxypheny lacetic aicd이 증가한다. 소변 내 succinylacetone이 증가하는데, 이는 진단을 위해 가장 좋은 방법이다.

(3) Tyrosine 농도가 높은 것을 측정하는 것을 이용하여 tandem mass 검사로 신생아를 스크리닝 하는데 일시적인 tyrosinemia를 배제할 수 없고 일부에서는 환자임에도 정상일 수 있어서 tandem mass 검사로 succinylacetone에 대한 스크리닝을 하는 것이 Quebec에서 시도되고 있다.

(4) 혈액 내 methionine도 간혹 증가되어 있고 급성기에는 저혈당도 흔하다.

(5) 급성기 동안에는 다른 아미노산인 cystathione, proline, hydroxyproline 등도 혈액 내에 증가한다.

(6) 신세뇨관 질환에 의해 전반적인 아미노산뇨가 관찰되고 저인산혈증, 인산뇨증을 보인다.

(7) 말초신경병증 시 δ-aminolevulinic acid의 소변 내 배설이 증가하는데, succinylacetone에 의해 δ-aminolevulinic acid dehydratase가 저해된 결과이고 급성 포르피린증의 증상을 보인다.

(8) 산전진단 배양한 양수세포와 융모막 세포에서 효소 분성을 통해서 하거나 양수 내의 succinylaccetone을 측정하는 것이 좋고 돌연변이를 아는 가족의 경우 유전자 검사가 도움이 된다.

(9) 보인자의 검출은 섬유모세포와 림프구에서 fumarylacetoacetate hydrolase의 활성도를 측정하는 것이다.

(10) *FAH* 유전자 분석으로 확진한다.

7) 치료 및 관리

(1) Tyrosine과 phenylalanine의 제한 식이

Tyrosine 농도를 낮추며 신세뇨관 기능과 출혈 경향이 호전되나 간질환은 식이요법에도 불구하고 진행한다.

(2) 급성 간기능 이상

적극적으로 치료해야 하며 수분과 전해질, 열량과 영양을 비경구로 공급해야 한다. Tyrosine과 phenylalanine식이는 일시적으로 중단해야 한다. 간부전 시 간이식만이 치료법이다.

(3) 간이식-간세포암 치료

최근 간세포암이 발생하기 전에 시도되기도 한다. 시술 후 3년 생존율이 87%라는 보고가 있다. 소변 내 tyrosine 화합물, succinylaccetone이 감소하며 δ-aminolevulinic acid의 배설 또한 감소한다. 인과 중탄산염의 신세뇨관 흡수능이 이식 후 5일 이내에 정상화되며 당뇨(glycosuria), 아미노산뇨도 2주 이내에 교정된다.

(4) 2-(2-nitro-4-fluoromethylbenzoyl)-1,3-cyclohexanedione(NTBC〈nitisinone〉)

이 화합물은 본 질환에 대해 미국 Food and Drug Administration (FDA)의 공인을 받은 것으로 tyrosine의 대사과정에서 homogentistic acid를 생성하는 p-hydroxyphenylpyruvate dioxygenase의 작용을 직접 저해하는 작용을 하여 succinylacetone 생성을 막는다. 1 mg/kg/day의 용량으로 간기능과 신기능의 호전을 보이며 부작용은 현재까지 보고되지 않았다. succinylacetone과 α-fetoprotein의 농도가 감소하며 간 모양이 호전되고 δ-aminolevulinic acid의 배설이 감소하여 거의 정상에 이르고 erythrocyte porphobilinogen 합성이 증가한다. 적절하게 치료되면 신경학적 위기를 초래하지 않으며 신경학적 위기 동안에 사용하면 증상을 호전시킨다.

8) 예후

보통 생후 2개월에 60% 정도가 발병하고, 생후 2~6개월에는 20%, 6개월 이후에는 4%가 발병한다. 대부분 영아기 초기에 급성 간부전으로 발현하며 대부분 10세 이내에 사망한다. 치료법의 발전으로 예후에 많은 호전을 보이고 있다.

참고문헌

1. Scott CR. The genetic tyrosinemias. Am J Med Genet C Semin Med Genet 2006; 142: 121~6.
2. Cho JH, Shim KJ, Kim SK, et al. A case of tyrosinemia type 1 with cytomegalovirus infection. Korean J Pediatr 2004; 47: 111~4.
3. Kim KT, Kim YM, Park SE, et al. Two cases of acute form of tyrosinemia type I. J Korean Pediatr Soc 2002; 45: 131~6.
4. Hahn SH, Pai KS, Lee KB, et al. Acute tyrosinemia type 1 in a 5 month old Korean boy. J Korean Pediatr Soc 1996; 39: 866~72.

증례 4-6 간 기능 부전이 동반된 타이로신혈증 1형 영아

(아주의대(현 시애틀 와싱톤의대) 소아청소년과 한시훈 교수 제공 : Hahn SH, Pai KS, Lee KB, et al. Acute tyrosinemia type 1 in a 5 month old Korean boy. J Korean Pediatr Soc 1996; 39: 866~72.)

1. 내원동기가 된 주 증상

간기능 이상과 간 비대

2. 진단 시 연령/성별

5개월/남아

3. 가족력

임신 34주에 제왕절개술로 분만된 일란성 쌍생여아 2명이 생후 1개월경 감기증세로 시작하여 혈소판감소와 복부팽만 등 패혈증증세를 보이다 일주일 만에 모두 사망하였다.

4. 병력 및 임상증상

환아는 출생 후 모유를 먹다가 생후 45일경 우유로 바꾼 후 자주 보채고 변을 자주 보다가 일주일 후 발열, 복부팽만 및 식욕부진을 보여 생후 2개월경 인근병원에 입원하였다. 당시 패혈증 및 범발성 혈관내 응고증 의심하에 치료하여 호전을 보였으나 생후 4개월경 다시 반복되는 증상으로 치료를 받았으며 이후계속 간비종대 및 간기능검사 이상 소견을 보여 대사이상질환 의심하에 모 대학 병원으로 전원되었다.

5. 진찰소견

내원당시에 환아는 신장 63 cm(10백분위 이하), 체중 8.0 kg(50 백분위), 두위 41 cm(10백분위)이었으며, 공막에 황달증세가 있었다. 좌이에 두 개의 피부편이 있는 것 이외에 외관상 특이한 이상은 발견되지 않았다. 흉부청진상 특이한 점은 없었으며 복부에는 우측 늑골연하로 3횡지 정도의 간종대를 보이고 있었다. 제대탈장과 좌측 서혜부 탈장이 있었고, 그외의 신경학적 이상이나 사지의 기형은 없었다.

6. 검사소견

(1) 일반 혈액 및 생화학검사

백혈구 6,100/mm^3, 혈색소 9.8 g/dL, 혈소판 119,000/mm^3, 칼슘 8.2 mg/dL, 인 1.4 mg/dL, alkaline phosphatase 2,058 U/L, l actic acid 1.5 mmol/L의 소견을 보였다. 혈중 구리 및 ceruloplasmin은 정상이었으며 혈중 총단백질은 4.2 g/dL, 알부민 3.0 g/dL, AST 132U/L, ALT 34U/L이었으며 암모니아 99 μmol/l, alpha-fetoprotein (AFP)은 1,090,650 ng/dL로 매우 증가되어 있었다. 갑상선기능은 정상이었으며 delta aminolevulinic acid (d-ALA)는 8.0 mg/dL로 증가되었다. PT, PTT는 각각 32.7 sec, 74.1 sec로 모두 증가되었다. 혈장아미노산 분석결과 특히 methionine, tyrosine, phenylalanine이 매우 증가되었으며 뇨아미노산 분석상 전반적인 아미노산의 증가상태인 Fanconi 증후군 소견을 보였다. 소변에서의 metabolic spot test 결과 DNPH, ferric chloride 등에 양성반응을 보였다. 소변내 유기산 분석을 통해 succinylacetone, p-OH-phenylpyruvate, p-OH-phenyllactate, acetyltyrosine의 증가를 확인하였다.

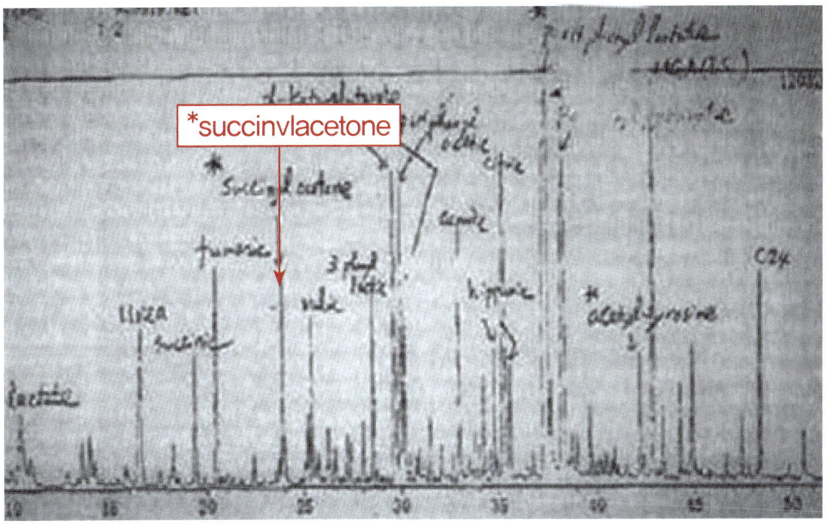

그림 4-12 소변 유기산 분석 상 succinylacetone이 검출된다.

표 4-7. 혈장 및 소변 아미노산 검사 상 methionine, tyrosine, phenylalanine이 상승한다.

Plasma amino acid (nmol/ml)		Urine amino acid (umol/l)	
		Methionine(26.4~36)	959.4
		Throsine(59~220)	1507
		Phenylalanine(27~110)	242.2
Methionine(8~34)	492.2	Hydorxyproline(ND)	205.7
Tyrosine(54.6~75.2)	921.3	Threonine(49~360)	1031
Phenylalanine(57.1~68.7)	183.4	Proline(<22)	101.1
		Alanine(56~530)	1159
		Asparagine(46~210)	485
		Citrulline(<15)	33.6

(2) 영상검사

단순 복부 X-선 및 복부 MRI 검사상 우측대퇴골의 골간단 마모(fraying)와 성장판의 확대소견을 보였고 골단의 경계가 불분명하였으며 솔모양의 잠정석회화 영역과 골막박리를 보여 구루병에 부합하는 소견을 보였다. 복부초음파상 다수의 결절을 동반하는 간경화증의 소견이 보였고, 신피질의 에코도 증가 및 신종대, 다수의 담석을 보였다. 복부 CT및 MRI에서도 간비장 비대 및 신장비대와 함께 많은 결절이 관찰되었다.

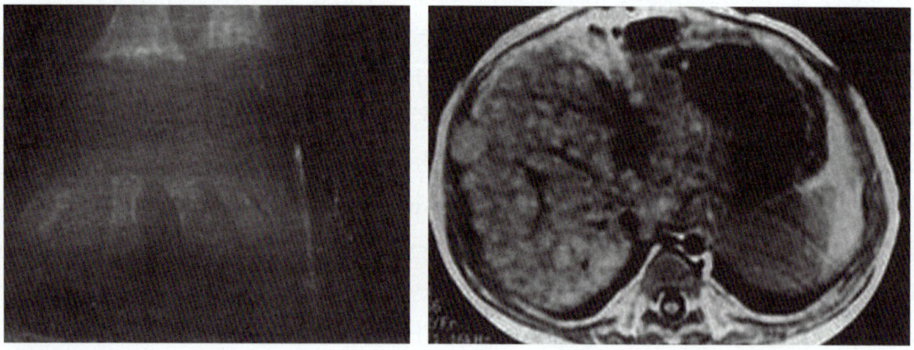

그림 4-13 손목 X-선 소견 상 구루병의 양상을 보이고(좌) 간 MRI 소견 상 간경화증을 보였다.(우)

7. 치료 및 임상경과

진단 후 곧 sodium bicarbonate, phosphate, calcitriol, carnitine 등의 투여가 시작되었고 phenylalanine, tyrosine 제한식이요법(TYR1, Milupa, Germany)을 시행한 후 간기능의 특별한 호전은 없었으나 구루병은 호전되는 양상을 보였다. AFP 수치는 300 ng/dL 정도로 유지되었으나 비교적 변화가 심하였고 alkaline phosphatase는 정상수준으로 유지되었다. 이후 rotavius에 의한 장관염으로 입원한 적이 있으며 점차 간기능이 나빠져 간이식을 위해 장기기증자를 기다리던 중 폐염, 폐출혈 및 상부 위장관 출혈 등으로 집중치료를 받았으며 보호자의 간 일부를 이식하고자 하였으나 보호자의 거부로 생후 8개월에 사망하였다. 부검결과 간 및 신장비대가 있었으며 특히 간의 경우 표면에 다양한 크기의 수많은 결절이 관찰되었다. 조직 소견상 암으로의 진행은 없었다.

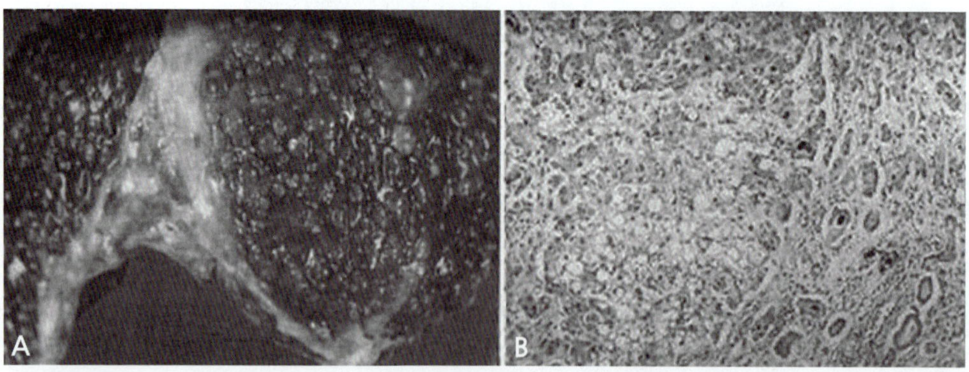

그림 4-14 부검소견으로 육안적 간 소견은 간경화증을 보였다 (A). 조직학적으로 간경화 및 섬유화를 보였지만 간암으로의 이행 소견은 관찰되지 않았다.(B)

8. 요약

1형 타이로신혈증은 급성과 만성의 두 가지 임상양상을 보이는 데 급성, 만성의 임상적 분류는 간혹 급성의 경우에 위기를 넘기고 만성적인 병경과를 보일 수도 있고, 만성의 경우도 역시 심각한 간, 신장장애 등이 갑자기 올 수 있어 정확한 분류로 보기는 힘들고 주병변이 나타나는 간, 신장, 신경 장애의 정도로 임상양상을 평가해야 한다. 일반적으로 급성형의 경우 발육부전, 구토, 설사, 간기능 부전, 간경화 등으로 대개 생후 1개월경에 진단되며, 치료하지 않으면 1년 이내에 사망하게 된다.

만성형의 경우 신세뇨관기능부전, vitaminD 저항성 저인산혈증성 구루병, 진행성 간기능 부전 및 10대에 간암의 발생 등이 특징이며, 종종 porphyria와 같은 신경학적인 위기가 나타날 수 있다. 사망원인의 2/3가 간부전 및 출혈이며 16%가 간암에 의한 것으로 관찰되었다. 일부 환자에서는 응고인자의 심한 감소로 인한 출혈현상이 다른 심각한 간기능 장애 없이도 우선적으로 관찰되기도 한다.

만성경과를 보이는 환자들의 약 20~30% 정도에서 간암이 발생하는 것으로 추정된다. 대부분의 환자들은 정도의 차이는 있어도 신장, 특히 신세뇨관 이상을 동반하여 저인산혈증성 구루병을 흔히 보이게 되며 많은 수에서 전반적인 아미노산뇨증이 관찰된다. 80% 이상에서 신장비대가 있고 일부 신석회증을 보이기도 한다. 병리학적 검사상 간에서의 macro, micronodular cirrhosis가 특징적이며 신장에서 사구체와 proximal tubule의 변화를 볼 수 있는데 특발성 Fanconi증후군에서 보이는 소견과 매우 유사하다. 치료로는 식이요법과 NTBC 복용, 간이식 등이다.

4 호모시스틴뇨증(Cystathionine β-synthetase 결핍)

1) 원인

Homocysteine이 cystathionine으로 전환되는 과정을 촉매하는 cystathionine β-synthetase (CBS)의 결핍에 의한다.

2) 발병빈도

아일랜드와 영국에서는 50,000명당 1명의 빈도로 발생하며 일본에서는 100,000명당 1명의 빈도로 발생한다. 한국인의 경우, 신생아 스크리닝 검사 결과에 의하면 약 330,000명 신생아당 1명의 빈도로 발생한다. 세계적인 일반적 발생빈도는 200,000에서 335,000명당 1명이다.

3) 유전적 이상

상염색체 열성으로 유전하며 cystathionine β-synthetase의 유전자(*CBS*)는 염색체 21q22.3에 위치한다. cDNA는 28kb 이상의 23개의 exon으로 구성된다. 150개 이상의 돌연변이가 알려져 있다. 처음 밝혀진 돌연변이는 exon 8번의 919번째 염기 G가 T로 치환되어 307번째 아미노산인 glycine이 serine으로 바뀐 것(p.Gly307Ser)으로 아일랜드에서 흔한 돌연변이이며 pyridoxine-nonresponsive 표현형과 관련 있다. 또 다른 점돌연변이로 833번째 염기 T가 C로 치환되어 278번째 아미노산 isoleucine이 threonine (p.Ile278Thr)으로 바뀐 것으로 네덜란드와 이탈리아에 흔한 돌연변이이고 pyridoxine-responsive 표현형과 관련 있다.

세 번째로 흔한 돌연변이는 intron 11의 splice 돌연변이(IVS 11-2 A>C)이다. 한국인의 유전자형 돌연변이는 대부분 점돌연변이로 매우 다양하고 compound heterozygote의 형태를 보인다.

4) 생화학적 병태생리

Cystathionine β-synthetase는 methionine의 대사에 관여하는 효소로 63kD의 tetramer로 구성되고 posttranslational proteolysis에 의해 그 크기가 48kD으로 감소하면서 그 활성도가 커진다. 이 효소는 homocysteine과 serine과 pyridoxal phosphate가 결합하는 부위를 가지고 있고 S-adenosylmethionine과 heme이 activator의 역할을 한다. 이 효소가 결핍되면

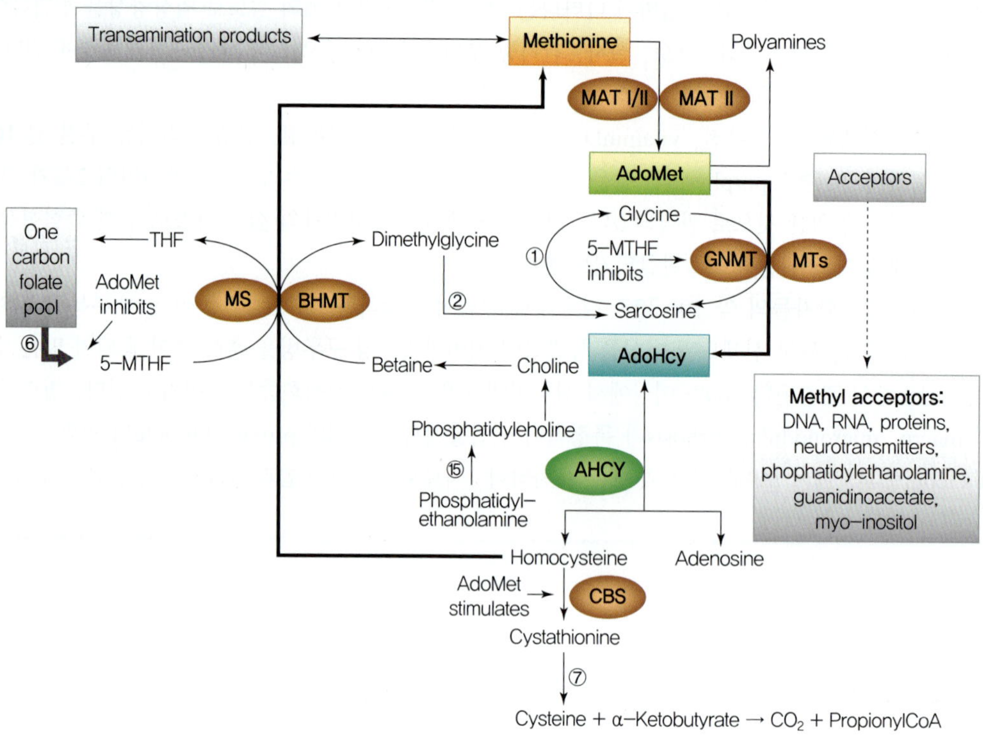

그림 4-15 메티오닌의 생화학적 대사 경로(adapted from 참고문헌 7)
AdoMet, S-adenosylmethionine; AdoHcy, S-adenosylhomocysteine; THF, tetrahydrofolate; 5-MTHF, 5-methyltetrahydrofolate; MAT, methionine adenosyltransferase; GNMT, glycine N-methyltransferase; MT's, a wide variety of AdoMet-dependent methyltransferases; AHCY, AdoHcy hydrolase; CBS, cystathionine β-synthase; BHMT, betaine-homocysteine methyltransferase; MS, methionine synthase. Numbers represent the following enzymes : 1, sarcosine dehydrogenase; 2, N, N dimethylglycine dehydrogenase; 7, cystathionine gamma-lyase; 15, phosphatidylethanolamine methyltransferas.

혈중에 methionine이 증가하게 되고 homocystine도 증가하게 된다.

5) 임상 증상

Pyridoxine에 대한 반응여부에 따라 반응(responsive)형과 비반응(non-responsive)형이 있다. 약 10%의 환자에서 pyridoxine에 반응한다. 부분적으로 반응하는 경우를 포함하면 모두 약 50%의 환자가 피리독신을 필요로 한다.

(1) 눈의 증상

Homocysteine이 fibrillin을 파괴시켜 수정체 탈구와 근시를 일으킨다. 수정체 탈구(ectopia lentis)는 특징적인 소견으로 homocystinuria를 쉽게 진단할 수 있는 특징적인 소견으로 유일한 임상 징후일 수 있다. 한국인 소아 및 성인의 경우 안과적 문제로 진단되는 경우가 흔하나 최근에는 신생아 대사질환 선별검사에서 조기에 진단되는 경향이다. 수정체 탈구는 보통 10세쯤 발생하고 반드시 생기는 것은 아니다. 전하방으로 탈구되며 이는 말판 증후군과 반대이다. 기타 안 증상으로는 근시, 시신경 위축), 백내장, 망막 박리를 보일 수 있다.

(2) 골격계 이상

특징적 증상으로 특히 외번슬(genu valgum)이 흔하며 요족(pes cavus)이 동반될 수 있다. 일부 환자는 키가 크고 마른 체형의 말판 증상과 유사한 모습을 보이나 거미손가락증(arachnodactyly)은 드물고 일부 환자는 성장

장애와 저신장을 보인다. 누두흉(pectus carinatum)이나 함몰흉(pectus excavatum)을 보일 수 있다. 전반적인 골다공증을 보이는데, 이는 환자의 50%에서 10대 말에 보이는 가장 흔한 근골격 장애이다. 방사선 소견에서 편평척추(platyspondyly)가 특징적이다. 압박골절이나 척추측후만증을 보일 수 있다.

(3) 정신신경증상

정신지체가 흔하며 그 정도가 다양하다. 정확한 원인은 알려져 있지 않다. 경련은 20%의 환자에서 보이며 뇌파 상에 이상 소견이 흔하다. Homocysteine이 혈액의 혈소판의 접착 능력을 증가시켜 혈액이 응고되어 혈전 형성을 일으켜 많은 환자에게서 일시적이거나 영구적인 편마비를 보이는 전형적인 뇌졸중(stroke)이 특징적으로 나타난다. 신경방사선학적 소견으로 뇌졸중이 생기기 전에는 정상이나 그 이후 cerebral venous thrombosis와 dural sinus thrombosis를 CT상에서 증명할 수 있으며 digital subtraction angiography에서 확진할 수 있다. 그 외 혈전 형성에 의해 심근경색, 폐색전, 동맥류 확장 등을 보일 수 있다.

6) 진단 및 검사 소견

(1) 혈중 homocystine의 축적으로 소변 내 배설량이 증가한다.

(2) 혈액 내에 methionine이 증가되어 있다. 신생아 스크리닝은 이 혈중 methionine 농도에 의존한 것이다. 과거에는 nitroprusside test에 의해 소변내 homocystine를 측정하여 스크리닝에 이용하였다.

(3) 확진은 소변 내 아미노산을 정량화하여 homocystine과 cysteine과 homocystine의 mixed disulfide를 측정하는 것이다. 그러나 homocysteine의 많은 부분이 혈장 내 단백질에 결합되어 있기 때문에 환원 물질을 추가하여 결합된 homocysteine을 유리되도록 하여 총 혈장 homocysteine 농도를 측정하는 것이 더 선호되는 방법이다.

(4) 보인자의 검출은 림프구, 섬유모세포, 간에서의 cystathionine β-synthetase를 분석하는 것이다. 배양한 섬유모세포에서 효소 분석을 통해서 검출할 수 있으나 보인자와 정상군 사이에 겹칠 수 있다. 보인자는 methionine의 부하 후에 homocystine의 혈장 내 최고 농도를 측정하여 추정할 수도 있다.

(5) 확진은 cystathionine β-synthetase 유전자(CBS)를 분석하는 것이다. 산전진단도 가능하다.

(6) 신생아 스크리닝은 혈중 methionine 농도에 의존하는데 어떤 환자의 경우 pyridoxine에 반응하므로 조기 진단이 힘들 수도 있다.

표 4-8. 호모시스틴뇨증 환자의 생화학적 검사소견(adapted from 참고문헌 3)

	신생아	소아 및 성인	정상치
혈장 호모시스틴	10~45	> 100	음성(umol/L)
혈장 총호모시스테인	50~100	> 100	<15 umol/L
혈장 메티오닌	200~1,500	> 50	10~40 umol/L
소변 호모시스틴	양성	양성	음성

7) 치료 및 관리

호모시스틴뇨증 환자의 치료목표는 총호모시스테인 농도를 가능하면 정상으로 유지하며 혈장 시스틴 농도를 정상범위(50~90 μmol/L)로 유지하는 것이다. 임상적으로는 정상 성장 및 발달을 목표로 한다.

(1) 피리독신

모든 환자에서 pyridoxine에 대한 반응을 평가하여 반응이 있을 경우 반드시 치료해야 한다. 이에 대한 반응은 예후를 결정하는 중요한 요소이다.

Pyridoxine 반응군의 경우 혈전색전에 의한 합병증을 감소시킬 수 있다. 용량은 하루에 100 mg으로 시작하여

표 4-9. 고메티오닌혈증(hypermethioninemia)을 보이는 유전적, 환경적 원인(adapted from 참고문헌 6)

원인	
유전적 효소결핍	Cystathionine β-synthase (CBS) 결핍 : 호모시스틴뇨증
	Methionine adenosyltransferases I and III(MAT I/III) 결핍
	Glycine N-methyltrasferase (GNMT) 결핍
	S-adenosylhomocysteine (AdoHcy) hydrolase (AHCY) 결핍
	Citrin 결핍
	Fumarylacetoacetate hydrolase (FAH) 결핍 : tyrosinemia I 형
	사립체 대사질환
환경적 요인	간 기능 장애
	조산아 및 저체중 출생 신생아 : 일시적 고메티오닌혈증
	섭취식이

표 4-10. 유전성 메티오닌 대사질환의 생화학적 감별 진단 및 의의

		메티오닌	호모시스틴	총호모시스테인	치료필요
메틸기전달장애	MAT I/III 결핍	고도 증가	음성	정상 또는 경도 증가	관찰
	GNMT 결핍				관찰
	ACHY 결핍				필요
황화기 전달장애	CBS 결핍	고도 증가	고도 증가	고도 증가	필요
재메틸화 장애	MTHFR 결핍	고도 저하	고도 증가	고도 증가	필요
	Cobalarnin 장애				

점차 500~1,000 mg까지 사용할 수 있으나 개별적으로 적용해야 하며 과량 사용 시 말초성 신경병증(peripheral neuropathy)가 생길 수 있기 때문에 신경속도 검사를 통해 감시가 필요하다. 신생아와 영아에서는 250 mg/일 미만으로 사용한다. 성인에서는 500 mg까지는 안전하게 사용할 수 있다.

(2) 엽산과 비타민 B12

결핍이 있는 경우 보충이 필요하다. 엽산은 5~10 mg/일, hydroxycobalamine은 매월 1 mg을 투여하다.

(3) 식이요법

Pyridoxine에 반응하는 환자는 단백제한만이 필요하고, 반응하지 않는 환자는 철저한 메티오닌제한 식이와 시스틴의 보충(200 mg/일)이 필요하다.

(4) Betaine

Pyridoxine에 반응하지 않는 환자에서 150 mg/kg/일의 용량으로 homocysteine의 농도를 감소시킬 수 있다. 대개 1일 6~9 gm을 3회에 나누어 분복한다.

(5) 보존적 요법

① 정형외과적 치료 : 편평외번족과 외번슬

② Bisphosphonate : 골밀도를 증가시킴

③ 수정체 탈구 : 무수정체 콘택트 렌즈나 안경, 인공 수정체

8) 예후

치료의 성공은 조기진단과 치료에 달려 있다.

••• 참고문헌 •••

1. Lawson-Yuen A, Levy HL. The use of betaine in the treatment of elevated homocysteine. Mol Genet Metab 2006; 88: 201~7.
2. Park KS, Choi KS, Jang YT, et al. A case of homocystinuria. J Korean Pediatr Soc 1991; 34: 566~572.
3. Picker JD, Levy HL., Homocystinuria caused by cystathionine beta-synthase deficiency. Editors In : Pagon RA, Adam MP, Ardinger HH, Wallace SE, Amemiya A, Bean LJH, Bird TD, Dolan CR, Fong CT, Smith RJH, Stephens K, editors.

   SourceGeneReviews® [Internet]. Seattle(WA) : University of Washington, Seattle; 1993~2015. 2004 Jan 15 [updated 2014 Nov 13].
4. Lee SJ, Lee DH, Yoo HW, et al. Identification and functional analysis of cystathionine β-synthase gene mutations in patients with homocystinuria. J Hum Genet 2005; 50: 648~54.
5. Kang JH, Koo NH, Kim SH, et al. A case of homocystinuria complicated with systemic deep vein thrombosis and venous infarction of thalamus. J Korean Child Neurol Soc 2002; 10: 344~350.
6. Mudd SH. Hypermethioninemias of genetic and non-genetic Origin : A review. Am J Med Genet 2011; 157: 3~32.
7. Baric I. Inherited disorders in the conversion of methionine to homocysteine. J Inherit Metab Dis 2009; 32: 459~71.

증례 4-7 편측마비와 경련으로 내원한 cystathione β-synthetase (CBS) 결핍에 의한 호모시스틴뇨증 환자

1. 내원의 동기가 된 주 증상

편측마비 및 경련

2. 진단 시 연령/성별

19세 여자

3. 가족력

1남 3녀의 막내로 특별한 가족력은 없었다.

4. 임상 증상

출생 후 공부는 잘 하지는 못하고 성적이 떨어지기는 하였으나 일상생활에 지장은 없었고 8세경 수정체 탈구(하방, 얼굴 중앙 방향으로) 및 고도근시로 수술하였다. 내원 2일 전부터 구토, 두통, 어지럼증 발생하였고 내원당일 전신 강직성-간대성 발작 발생하였고 실어증 동반되어 시행한 뇌 CT 및 MRI에서 왼쪽 중대뇌동맥의 급성 경색 및 이에 동반된 출혈 의심 소견 보여 추가 검사위해 내원하였다.

5. 진찰 소견

키 166.6 cm(75~90백분위수), 몸무게 55.6 kg(50~75백분위수)으로 측정되었다. 신체 검진에서 안면 발적이 있었고, 가늘고 숱이 적을 모발을 보였다. 신경적학 검사에서 운동 및 감각의 이상은 뚜렷하지 않았고 실어증이 있었다. 안과검진에서는 수술로 인한 무수정체 상태로 망막에 이상은 없었다. 지능 검사에서 IQ는 64로 경도의 정신지체를 보였다.

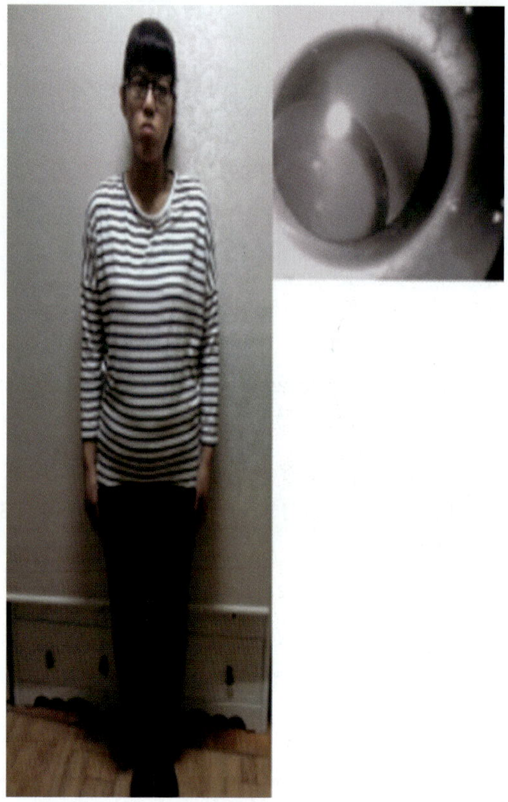

그림 4-16 큰 키와 마른 체형을 보이고 아래 방향으로 탈구된 수정체에 의한 시력 저하로 안경을 쓰고 있다.

6. 검사 소견

(1) 생화학적 검사 소견

혈중 호모시스테인이 270.7 μmol/L(참고치; 5~15 μmol/L)로 측정되었고 호모시스틴뇨증은 보이지 않았다. 혈중 아미노산 분석에서 메티오닌 90.7 nmol/mL(참고치; 10.0~42.0), 시스틴 1.6 nmol/mL(참고치; 5.0~82.0), 타우린 41.4 nmol/mL(참고치; 54.0~210.0)로 측정되었고 소변 유기산 분석에서는 특이소견은 보이지 않았으며 소변 아미노산 분석에서 호모시스틴은 413.4 nmol/ml(참고치; <31)로 측정되었다. 엽산은 6.6 ng/mL(참고치; 3.0~17.0), MTHFR PCR에서는 193bp band 돌연변이와 정상형의 이형접합자로 확인되었다.

(2) 분자유전학 검사

CBS 유전자 분석상 c.[526G>A]; [694C>G](p.[Glu176Lys]; [His232Asp]) 유전자 돌연변이를 보였다.

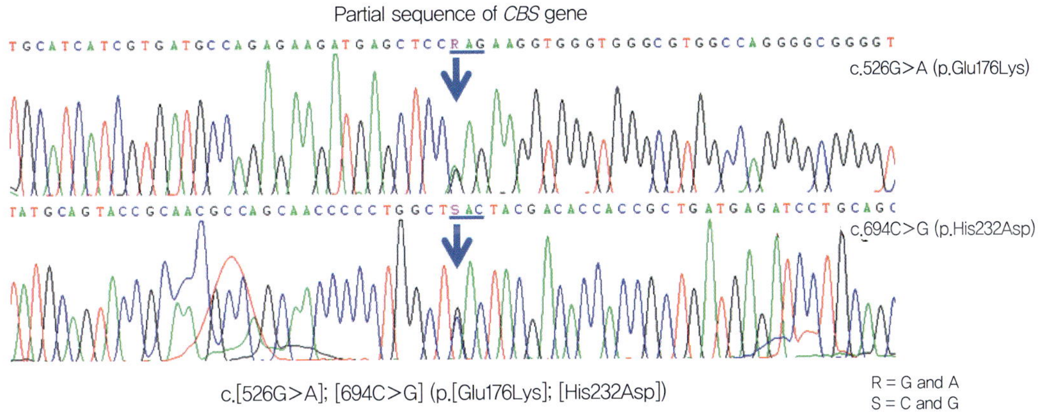

(3) 영상 검사

① 뇌 자기공명영상 및 뇌정맥, 뇌혈관 조영술

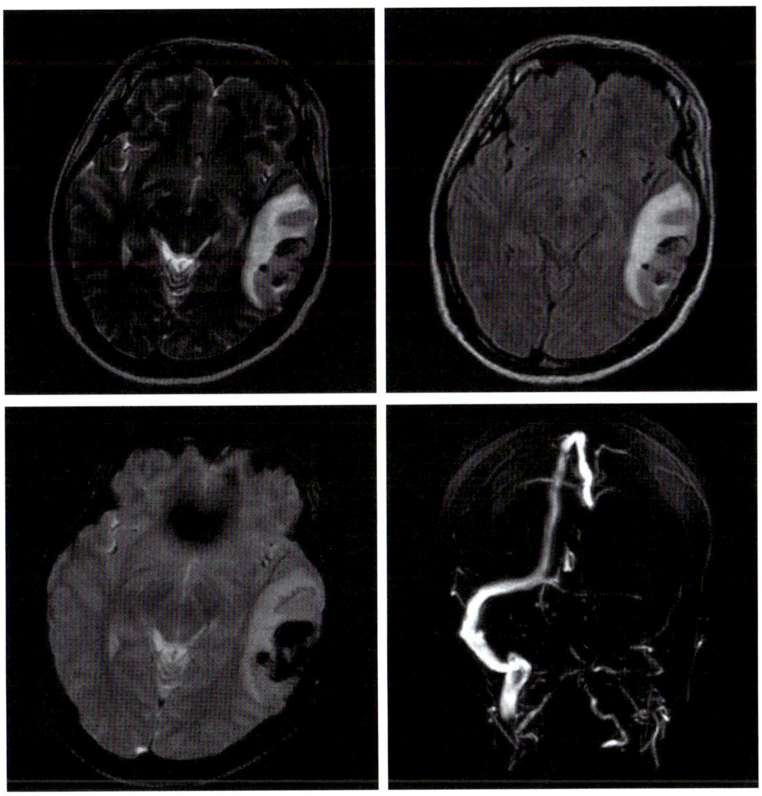

그림 4-17 T2 강조 영상 및 FLAIR 영상에서 왼쪽 측두엽의 피질 및 피질하 부분의 신호증강을 보이고 Gradient echo image에서 ICH 소견을 보였다. 뇌정맥조영술에서 왼쪽 횡정맥동(transverse sinus) 및 S상정맥동(sigmoid sinus)가 가늘게 보여 혈류가 없는 것으로 관찰되었다.

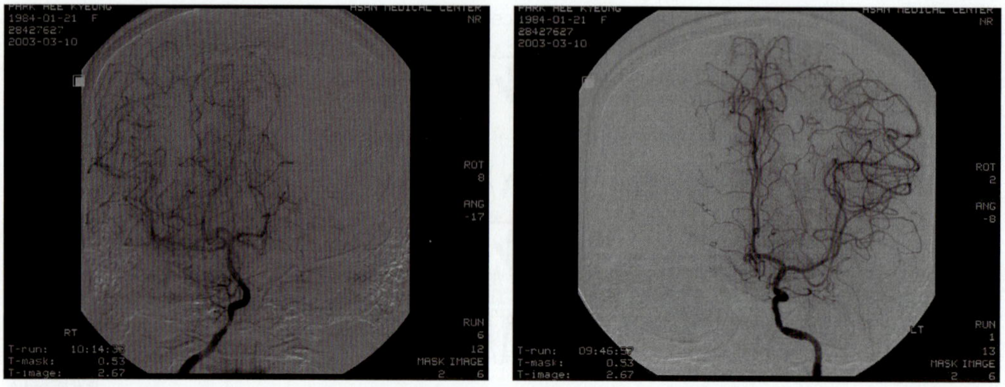

그림 4-18 뇌 혈관 조영술에서 오른쪽 내경동맥의 광범위한 협착이 관찰되었고 왼쪽 측두엽 피질정맥에 조영증강이 되지 않는 부분이 있어 혈전증이 의심되는 것 이외에는 특이소견이 없었다.

골밀도는 요추 Z-score -0.4, 대 퇴골 Z-score +2.7로 측정되어 골다공증은 보이지 않았다.

7. 치료 경과

(1) 진단 이후 베타인 5~10 gm/일, 피리독신 100 mg/일, 티아민 50 mg/일, 비타민 B12 500㎍/일, 엽산 1 mg/일, 영양 상담을 통하여 메티오닌 제한 식이(10 mg/kg) 및 시스틴(100 mg/kg/일) 보충을 시작하였다. 약물 및 식이요법 이후 호모시스테인이 50~100 μmol/L 사이에서 유지되고 있다. 혈전증에 대하여 약 6개월간 와파린 복용하다 이후에는 항혈소판제제 투여 중으로 현재까지 11년째 경과 관찰 중으로 경련 및 뇌졸중(stroke), 다른 혈전증의 발생은 없는 상태이다. 경도의 정신지체가 있으나 어느 정도 독립생활이 가능하다. 식이요법 및 약물 요법의 순응도가 낮은 것이 문제이다.

(2) 구체적인 영양처방의 예 : MET free 100 g+곡류군 20단위+지방군 4단위+과일군 3단위+야채군 6단위+자유식품 1단위+우유 100 ml+시스틴 5 gm(100 mg/kg)

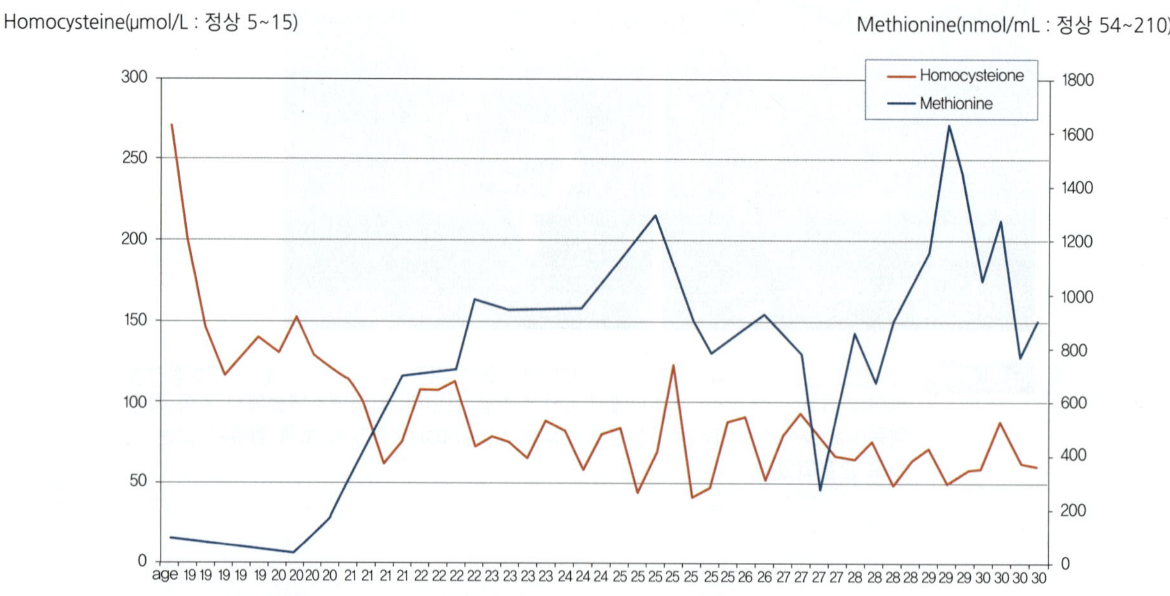

그림 4-19 치료에 따른 혈장 homocysteine 및 methionine 농도의 변화

증례 4-8

시력저하로 내원하여 진단된 CBS 결핍에 의한 호모시스틴뇨증

1. 내원의 동기가 된 주 증상

시력저하

2. 발병 시 연령/성별

7세 남아

3. 가족력

다른 가족력은 없었다.

4. 임상 증상

4세부터 시력저하로 안경을 착용 중이었고 최근에 시력 저하가 악화되어 안과를 방문하여 시행한 검사에서 수정체 전위가 확인되어 추가적인 검사를 위해 내원하였다. 6세에 일본뇌염 예방접종 후 뇌경색 유사 증상이 있던 과거력이 있었다.

5. 진찰 소견

키가 97백분위수 이상이었다. 목젖이 갈라져 있었고 고궁구개(high arched palate)를 보였으며 광대뼈의 형성이 저하되어 보였다. 안과 검진에서 수정체가 10도 정도 전위되어 있었다. 심잡음은 청진되지 않았으며 오목 가슴 등도 보이지 않았고 관절의 과신전 등도 보이지 않았다. 정상 지능을 보였다.

6. 검사 소견

(1) 생화학적 검사

혈중 호모시스테인이 131.3 μmol/L(참고치; 5~15 μmol/L)로 측정되었다. 혈중 아미노산 분석에서 메티오닌 292 μmol/L(참고치; 7~47), 시스틴 4 μmol/L(참고치; 5~45), 호모시스틴 56 μmol/L(참고치; 0~5)로 측정되었고, 소변 유기산 분석에서는 특이소견은 보이지 않았다. 비타민 B6 부하 검사에서 100 mg 투여 후 호모시스테인 124 μmol/L, 메티오닌 256 μmol/L, 비타민 B6 200 mg 투여 후 호모시스테인 142 μmol/L, 메티오닌 225 μmol/L, 비타민 B6 500 mg 투여 후 호모시스테인 136 μmol/L, 메티오닌 221 μmol/L로 측정되어 비타민 B6 무반응형으로 확인되었다.

(2) 분자유전학 검사

CBS 유전자 검사 c.[323del]; [407C>T](p.[Lys108SerFS*11]; [Leu136Pro])의 복합이형접합자로 확인되었다.

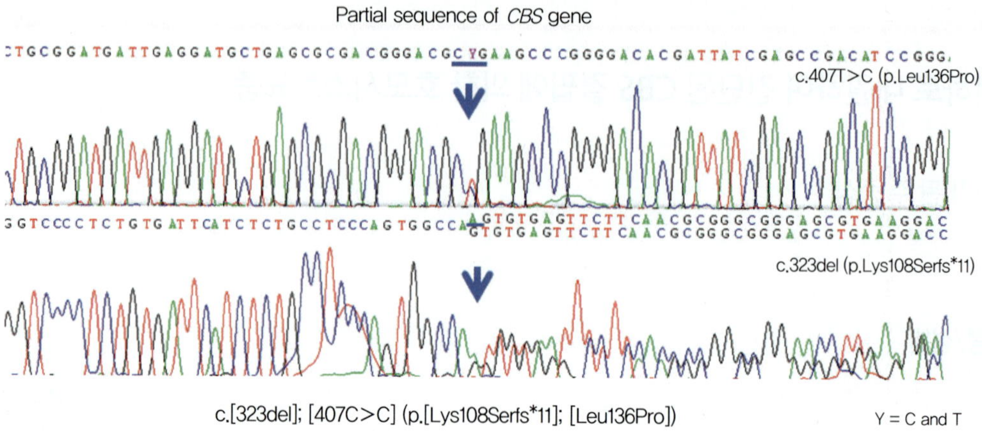

(3) 영상 검사

시행한 뇌 자기공명영상 및 뇌혈관 영상에서 특이소견 보이지 않았다.

7. 치료 경과

베타인(Betaine) 6 g/일(100 mg/kg/일), 피리독신 50 mg/일, 엽산 3 mg/일 투여 및 저메티오닌 식이를 시작하였다. 하지만 환아가 저메티오닌 분유를 잘 먹지 않으면서 식이 조절이 잘 되지 않아 혈중 호모시스테인 및 메티오닌이 정상보다 높게 유지되고 있다.

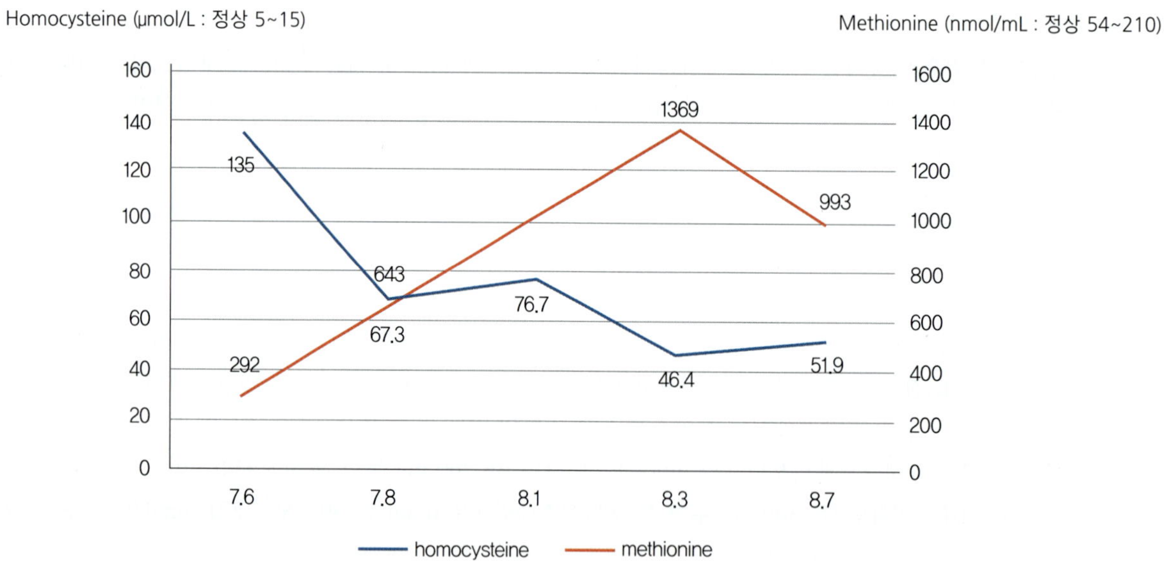

그림 4-20 치료에 따른 혈장 homocysteine 및 methionine 농도의 변화

(1) 구체적인 영양처방의 예

① 7세 7개월, 28 kg

저단백밥 하루 4팩+감자나 고구마을 하루 2~3개, 두부 80g, 매끼 야채 100g, 과일 하루 1~2개 섭취, Hominex~2,100 g 섭취

→ 위 식사량 준수 시 열량 2,100kcal, 단백질 50~55 g, 메티오닌 170 mg/day(6 mg/kg/day)로 공급 가능

표 4-11. 한국인 호모시스틴뇨증 환자의 임상 및 생화학적 검사 소견.

Patient ID	Sex	Age at diagnosis	Basis for diagnosis	Lens dislocation	Mental retardation	Marfan syndrome	Vascular occlusion	Pre Met (μM)	Pre Hcy (μM)	Pre tHcy (μM)	Post Met (μM)	Post Hcy (μM)	Post tHcy (μM)
1	F	1 month	Neonatal screening	-	-	-	-	1,239	28	ND	123	0	144
2	M	8 years	Lens dislocation	++	+	-	-	609	78	ND	352	5.9	136
3	M	1 month	Family screening	-	-	-	-	141	16	ND	152	4	119
4	F	7 years	Lens dislocation	++	++	++	++	24	34	ND	575	0	194
5	F	6 years	Lens dislocation	++	-	-	-	697	3	ND	648	ND	121
6	F	19 years	Lens dislocation	++	+	-	-	90	3	181	ND	ND	115

(Lee SJ, Lee DH, Yoo HW, et al., J Hum Genet 2005; 50: 648~54.)
참고치: plasma methionine, 7~47 uM
plasma homocysteine, 0~5 uM
plasma total homocysteine, 5~15 uM

② 9세, 34 kg
1,900~2,100kcal/day, 단백질 40~50g/day, 메티오닌 200~250 mg/day
저단백밥을 하루 3~4팩 섭취하며, 감자, 고구마, 일반밥, 국수 등을 하루 3단위 정도는 섭취한다.
- 어육류, 두부, 유제품 등 고단백질 식품 섭취제한
- 야채, 과일 골고루 섭취
- 메티오닌 프리 분유 100 g을 매일 섭취(밥 섭취량이 적을 시 120 g으로 증량 권장)

8. 요약

신생아 스크리닝상 선별된 고메티오닌혈증의 감별진단이 중요하다. CBS 결핍에 의한 호모시스틴뇨증은 homocysteine의 상승을 동반한다. 진단 후에는 피리독신 반응 여부를 확인하고 적절한 식이요법(메티오닌제한 식이, 시스틴 보충)과 약물투여(베타인, 엽산, 비타민 B12, 피리독신)를 시행함으로 동반되는 합병증을 예방할 수 있다. 신생아시기에 진단되지 않는 환자의 경우는 특징적 수정체 탈구, 원인 불명의 정맥혈전, 뇌경색 등이 있을 때 CBS 결핍에 의한 호모시스틴뇨증을 의심한다.

5 MTHFR의 결핍에 의한 호모시틴뇨증[Homocystinuria due to n(5, 10)-methylenetetrahydrofolate reductase(MTHFR) 결핍]

1) 원인

N(5, 10)-methylenetetrahydrofolate (methyl-FT4) reductase의 결핍에 의한다.

2) 유전적 이상

상염색체 열성으로 유전되며 N(5,10)-methylenetetrahydrofolate (methyl-FT4) reductase (MTHFR) 유전자는 염색체 1번의 p36.3에 위치하고 cDNA는 11개의 exon을 가진다. 많은 돌연변이가 밝혀져 있으며 대부분 한 개의 염기가 치환된 missence mutation이다.

3) 생화학적 병태생리

Methylenetetrahydrofolate (methyl-FT4) reductase (MTHFR)의 결핍은 선천적인 엽산대사장애이다. 탄소 한 개의 단위(one-carbon unit)는 글리신과 세린에서 엽산 중간 산물을 통해 이송되어 purine, thymidylate와 methionine의 합성에 중요한 역할을 한다. 5,10-Methylene FT4는 thymidylate 합성에 직접 관여하며 formyl-FT4로 산화되어 purine 합성에 쓰인다. Metionine의 생합성에서 5,10-methylene FT4는 N(5,10)-methylenetetrahydrofolate (methyl-FT4) reductase에 의하여 5,10-methyl-FT4로 환원되고 nicotinamide-adenine dinucleotode (NADPH)는 NADP로 전환되며 이 과정의 산물은 homocysteine에 methyl기를 공급하여 methionine을 형성하게 한다. N(5,10)-Methylenetetrahydrofolate (methyl-FT4) reductase의 결함이 생기면 homocysteine이 축적되게 된다.

4) 임상 증상

임상 증상은 중증도와 출생에서부터 성인까지 발현 연령 등에서 매우 다르다. 가장 흔한 증상은 발달지연이며 환자의 대부분은 소두증을 보이고 많은 경우 경련을 나타내고 뇌파 이상을 보인다. 또 정신 질환을 보인다. 전형적인 homocystinuria와 같은 수정체 탈구나 골격계 이상은 보이지 않으나 혈전 형성 경향이 강하다. 신경학적 영상 검사에서 뇌위축이나 탈수초화를 볼 수 있다.

5) 진단 및 검사 소견

혈장 내 methionine의 상승 없이 소변 내 homocystine이 증가하는 것이 특징이다. 신선뇨로 cyanide-nitroprusside 반응을 시켰을 때 강양성을 보인다. 신선뇨의 아미노산 정량 검사에서 homocystine 농도는 48~190 mmol/mol creatinine(15~667 μmol/day)로 다양하게 검출되며 cystathione β-synthetase 결핍에서 보다 낮은 농도이다.

혈장 총 homocysteine 농도는 60~320 μmol/L(참고치; 4~14) 정도로 매우 상승한다. 혈장 내 methionine 농도는 낮은 것이 cystathionine β-synthetase 결핍과의 차이이다. 그 범위는 0~300 μmol/L로 보고되었으나 일반적으로 18 μmol/L 이하이며 평균 12 μmol/L 이다. 혈장과 척수액 내의 엽산의 수치가 낮다. 혈액 내 homocysteine 농도가 상승하는 질환으로 cystathione β synthetase 결핍, methylenetetrahydrofolate(methyl-FT4) reductase의 결핍뿐 아니라 cbl C, D, G를 감별해야 한다.

6) 치료 및 관리

Betaine은 methionine의 합성에서 메틸기 공급자(methyl-donor)로서 dimethylglycine으로 대사되면서 homocyteine이 메티오닌으로 전환된다. 따라서 혈장 메티오닌은 상승하고 homocysteine은 감소한다. 신생아 및 영아는 2~3 gm/일(2회 분복), 소아 및 성인은 5~10

gm/일(3회 분복) 용량을 사용한다. 엽산은 5~10 mg/일, 비타민 B2는 5~10 mg/일, hydroxycobalamin을 0.5~1 mg/일 경구투여하던지 매월 1 mg을 근주한다.

••• 참고문헌 •••

1. Schwahn B, Rozen R. Polymorphisms in the methylenetetrahydrofolate reductase gene : clinical consequences. Am J Pharmacogenomics 2001; 1: 189~201.
2. Kim SJ, Lee BH, Kim YM, et al. Congenital MTHFR deficiency causing early-onset cerebral stroke in a case homozygous for MTHFR thermolabile variant. Metab Brain Dis 2013; 28: 519~522
3. Blom HJ, Smulders Y. Overview of homocysteine and folate metabolism. With special references to cardiovascular disease and neural tube defects. J Inherit Metab Dis 2011; 341: 75~81.

증례 4-9

뇌정맥혈전증을 동반한 methylenetetrahydrofolate reductase(MTHFR) 결핍 환자

1. 내원 동기가 된 주 증상

갑작스럽게 발생한 왼쪽 팔다리의 근력저하

2. 병력 및 임상 증상

20세 남자로 내원 약 1주일 전부터 두통과 구토가 발생하여 타 병원에서 검사를 시행하였으나 뚜렷한 이상 보이지 않아 경과 관찰하던 중 경련 및 왼쪽 팔다리의 근력 저하가 발생하여 내원하였다.

이전 당뇨, 고혈압, 심장병, 경련, 두부 외상 등의 과거력은 없었으며 정상 성장과 발달을 보였고 정상 지능을 가지고 있었다. 심장병이나 뇌경색의 가족력은 없었다.

3. 진찰 소견

내원 당시 혈압 144/87 mmHg, 맥박 72회/분, 호흡수 18회/분으로 측정되었다. 심혈관 및 호흡기계를 비롯한 다른 진찰에서 특이한 소견은 보이지 않았다. 의식은 명료하였으나 몸의 왼쪽 편에 통증, 위치, 진동에 대한 감각이 감소되어 있었고 왼쪽 상지 근력이 grade I, 하지의 근력이 grade III로 떨어져 있었다. 뇌 CT에서 오른쪽 두정엽 부분의 음영감소와 출혈을 보였고 뇌혈관 CT와 뇌 MRI에서 상시상정맥동(superior sagittal sinus)와 오른쪽 횡정맥동(right transverse sinus)에 광범위한 정맥혈전과 함께 오른쪽 두정엽의 정맥 경색이 확인되었다.

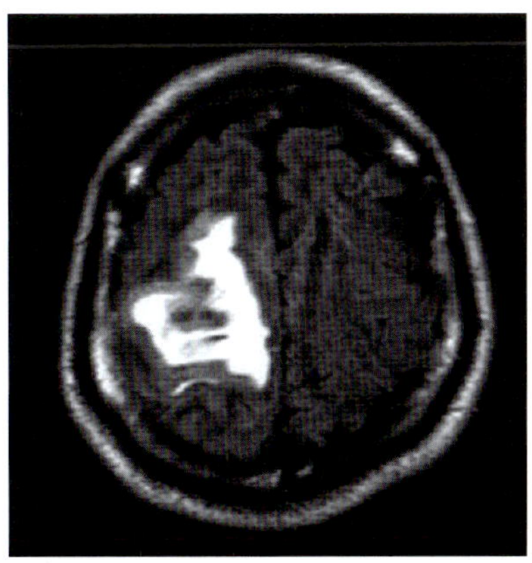

그림 4-21 뇌 MRI : 오른쪽 두정엽의 정맥 경색으로 신호강도 증강을 보인다.

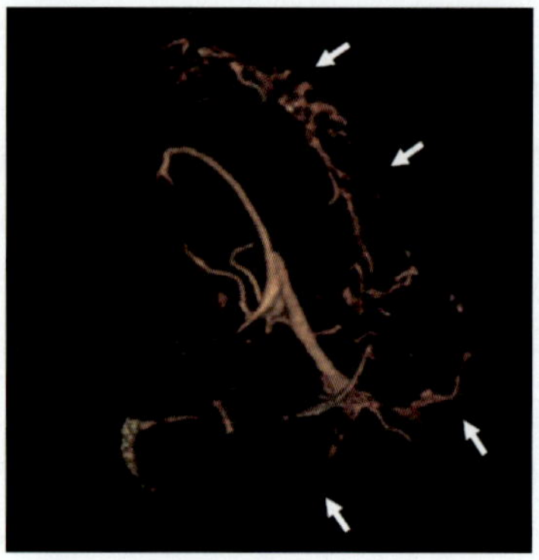

그림 4-22 뇌혈관 CT : 상시상정맥동(superior sagittal sinus)과 오른쪽 횡정맥동(right transverse sinus)이 보이지 않는다.

4. 검사 소견

(1) 생화학적 검사 소견

혈액 검사에서 백혈구수 7,600/mm^3, 혈색소 14.2 g/dL, 혈소판 277,000/mm^{3}으로 측정되었다. 응고 검사에서 프로트롬빈 시간(PT) 77.3%(참고치; 70~140%, INR 1.13), 활성 트롬포플라스틴 시간(aPTT) 34.9초(참고치; 30.5~45초), antithrombin III 92%(80~120%), protein C 72%(참고치; 70~140%), total protein S 150%(참고치; 70~140%), free protein S 134%(참고치; 70~140%)로 모두 정상 범위 내로 측정되었다. Lupus anticoagulant, anti-cardiolipin antibody, 항핵항체(antinuclear antibody), anti-neutrophil cytoplasmic antibody, anti-ds-DNA는 모두 음성이었고, C3, C4도 모두 정상 범위 내에 있었다.

비타민 B_{12} 171 pg/mL(참고치; 200~950 pg/mL), 엽산 2.7 ng/mL(참고치; 3~17 ng/mL)로 약간 감소되었다. 혈중 호모시스테인은 115.2 μmol/L(참고치; 5~15 μmol/L)로 상승되었고 소변 호모시스틴은 1429 μmol/g Creatinine(참고치; 3~14.8 μmol/g Creatinine)로 측정되었다. 엽산 1 mg/일, 티아민 75 mg/일, 피리독신 75 mg/일, 비타민 B_{12} 750 μg/일 투여를 약 5년간 지속하였으나 환자의 혈중 호모시스테인은 96.8~130.0 μmol/L로 지속적으로 상승되었다. 다른 원인에 대한 감별을 위하여 본과로 의뢰되었고 시행한 혈중 호모시스테인 96.8 μmol/L로 측정되었다. 혈중 아미노산 검사에서 메티오닌 11 μmol/L(참고치; 10~42 μmol/L), 시스틴 35 μmol/L(참고치; 5~82 μmol/L), 시스타치온 2 μmol/L(참고치; 0~3 μmol/L) 호모시스틴 0 μmol/L(참고치; 0 μmol/L)로 확인되었다.

(2) 분자유전학 검사

MTHFR 유전자의 c.677C에 대한 PCR 후 melting curve analysis를 시행하였고 55 ℃ 이열성(thermolabile) 변이를 확인하였다. MTHFR 유전자의 염기서열 분석에서 c.[1070G>A]+[1168G>A](p.[Arg357His]+[Gly390Asp]를 확인하였다.

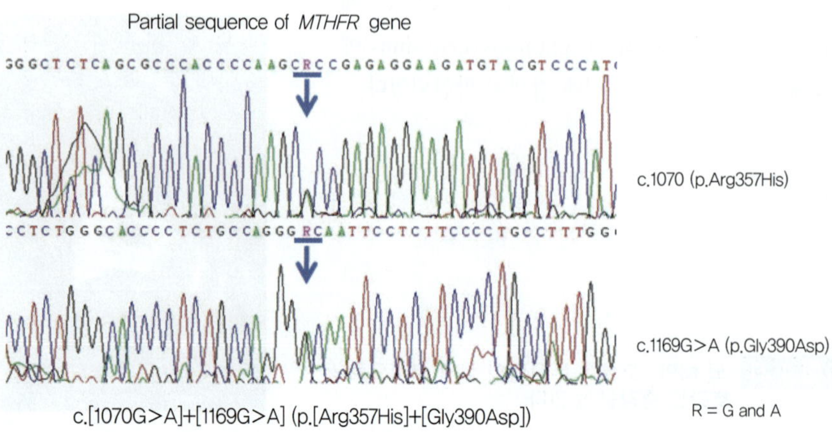

5. 치료 경과

MTHFR 결핍증으로 진단하여 betain(6 g/일), 엽산(5 mg/일)과 함께 hydroxy-cobalamin(1 mg)을 매달 근육 주사로 투여하며 경과 관찰 중으로 호모시스테인은 50~60 μmol/L로 유지되고 있다. 경과 관찰 7년간 반복적 뇌경색은 보이지 않았다.

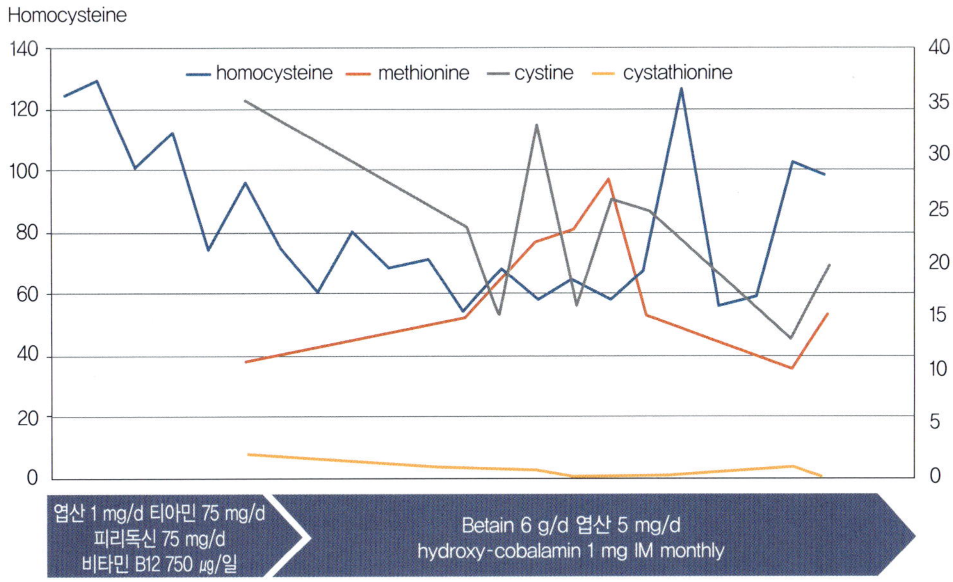

그림 4-23 치료에 따른 혈장 homocysteine, methionine, cystine, cystathionine 농도의 변화

6. 요약

혈전증이 생긴 환자에서 호모시스테인 수치가 100 μmol/L 이상 증가할 경우 혈중 아미노산 분석을 통해서 메티오닌을 측정해 보아야 한다. 메티오닌이 상승되어 있는 경우 cystathionine β-synthase 결핍증을, 낮거나 정상인 경우에는 remethylation 장애를 의심할 수 있다.

6 Methionine S-adenosyltransferase (MAT I/MAT III) 결핍증

1) 원인

간에서 발현하는 methionine S-adenosyltransferase (MAT I/III) 결핍에 의해 발생한다.

2) 유전적 이상

세 가지 형태의 methionine S-adenosyltransferase (MAT)가 존재하는데 MAT I, II, III로 MAT II는 간이외의 조직에서 발현한다.

MAT I/III는 간에서 발현하며 동일한 유전자인 *MAT1A*에 유전정보가 존재한다. *MAT1A* 유전자의 양 대립유전자의 돌연변이에 의해 발생하며 상염색체 열성 유전을 한다. 이형접합자 돌연변이의 경우 상염색체 우성유전을 하는 고메티오닌혈증을 초래한다.

3) 발생빈도

신생아 약 28,000~100,000명당 1명의 발생빈도를 보인다.

4) 생화학적 병태생리

MAT I/III 효소의 잔존 활성도에 따라 고메티오닌혈증의 정도가 다르다. S-adenosyl methionine의 결핍은 드물다. 그러나 S-adenosyl methionine (AdoMet)의 결핍이 뇌조직의 탈수초화와 연관된 것으로 알려져 있다. SAM의 결핍은 cystathinine β-synthetase (CBS)의 작용을 방해하여 homocysteine이 경미하게 증가하기도 한다. 300 μmol/L 이상의 고메티오닌혈증이 동반될 때 transamination에 의해 4-methylthio-3-oxobutyrate, dimethyl sulfide를 생성한다. 이는 독특한 호기의 냄새를 초래한다.

5) 임상 증상

신생아 대사질환 선별검사상 고메티오닌혈증을 보여 우연히 발견되는 경우가 대부분이다. 대부분 무증상으로 정상적인 성장과 발달을 보이나 아주 드문 경우 MAT1A 활성도가 매우 낮아 AdoMet의 결핍이 발생한다. 이런 환자에서는 뇌조직의 탈수초화와 발달지연, 정신지체, 근긴장도저하 등 신경학적 증상 등이 동반된다고 보고되었다. 또한 유전자형-표현형과의 연관성이 있다. 즉 효소 활성도가 낮을수록 신경학적 증상의 발현 위험성이 높아진다.

6) 진단 및 검사 소견

신생아 대사질환 선별검사에서 고메티오닌혈증을 보이는 경우 의심한다. 대개 메티오닌은 고도로 증가하며 소변의 호모시스틴은 음성이다. 혈장의 총 homocysteine은 대개 정상이거나 경미하게 증가하나 드물게 중등도로 증가하여 CBS 결핍과의 감별진단을 필요로 한다. *MAT1A* 유전자 분석으로 확진할 수 있다.

7) 치료 및 관리

저메티오닌식이 등의 식이요법이나 특별한 치료는 일반적으로 필요하지 않다. 그러나 총 homocysteine가 높고 AdoMet가 결핍된 경우 저메티오닌식이 및 AdoMet 보충요법이 신경증상의 예방과 정상 발달에 도움이 된다는 보고가 있다.

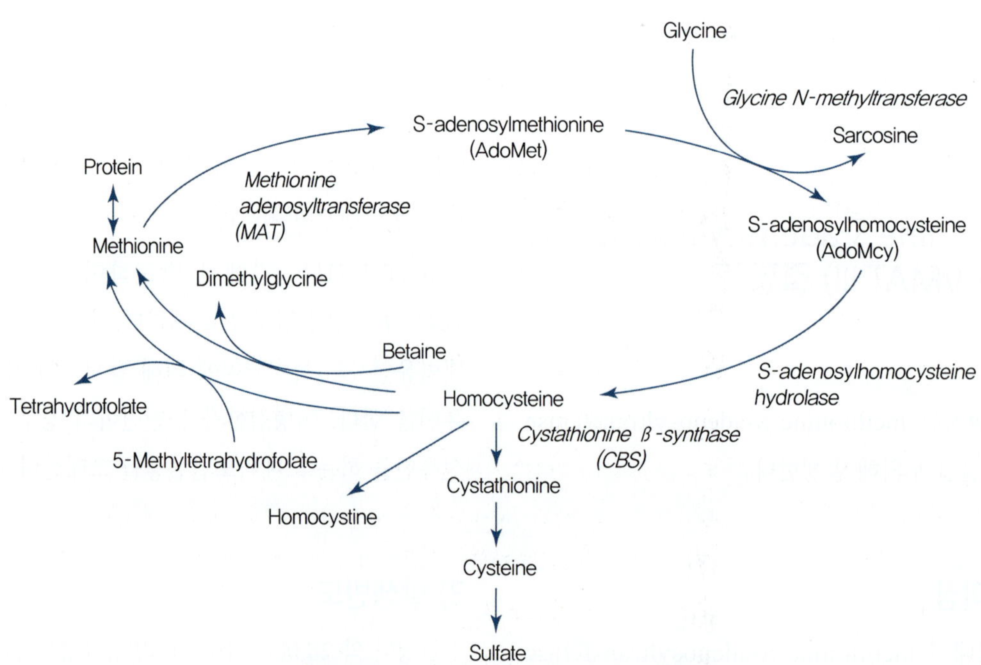

그림 4-24 메티오닌의 생화학적 대사 경로

8) 예후

일반적으로 매우 양호하며 무증상이나 homocysteine이 높고 AdoMet 농도가 낮은 환자는 신경증상이 발현할 수 있어서 주의를 요한다. 유전자 분석이 예후를 예측하고 치료여부를 결정하는데 도움이 될 수 있다. 양대립유전자의 돌연변이가 있고 non-sense, frame shift 돌연변이인 경우에는 효소 활성도가 매우 낮아서 임상적 신경증상 발현여부를 주의 깊게 관찰하거나 일부 치료가 할 수 있다.

••• 참고문헌 •••

1. Hirabayashi K, Shiohara M, Yamada K, et al. Neurologically normal development of a patient with severe methionine adenosyltransferase I/III deficiency after continuing dietary methionine restriction. Gene 2013; 530: 104~8.
2. Couce ML, Boveda MD, Garcia-Jimemez C, et al. Clinical and metabolic findings in patients with methionine adenosyltransferase I/III deficiency detected by newborn screening. Mol Genet Metab 2013; 110: 218~21.
3. Nagao M, Tanaka T, Furujo M. Spectrum of mutations associated with methionine adenosyltransferase I/III deficiency among individuals identified during newborn screening in Japan. Mol Genet Metab 2013; 110: 460~4.
4. Couce ML, Boveda MD, Castineiras DE, et al. Hypermethioninaemia due to methionine adenosyltransferase I/III(MAT I/III) deficiency : diagnosis in an expanded neonatal screening programme. J Inherit Metab Dis 2008; Suppl 2: S233~9.
5. Kim SZ, Santamaria E, Jeong TE, et al. Methionine adenosyltransferase I/III deficiency : two Korean compound heterozygous siblings with a novel mutation, J Inherit Metab Dis. 2002; 25: 661~71.
6. Kim YM, Jim JH, Choi JH, et al. Determination of autosomal dominant or autosomal recessive methionine adenosyltransferase I/III deficiencies based on clinical and molecular studies. Mol Med 2016; 22: 147~55.

증례 4-10

신생아 대사질환 선별검사에서 고메티오닌혈증을 보인 methionine S-adenosyltransferase 결핍증 환자

1. 내원의 동기가 된 주 증상

신생아 대사질환 선별검사의 이상소견

2. 발병 시 연령/성별

1개월 남아

3. 가족력

특별한 가족력 없음

4. 임상 증상

재태연령 38주 4일, 체중 3.23 kg으로 출생하였고 출생 4일경 시행한 선천성 대사질환 선별 검사에서 메티오닌 69 μmol/L(참고치; <60 μmol/L)로 측정되어 생후 15일경 재검사하였으나 173 μmol/L로 상승을 보여 추가 검사를 위해 내원하였다.

5. 진찰 소견

키 58.2 cm(50~75백분위수), 몸무게 5.7 kg(3~5백분위수), 머리둘레 39 cm(50~97백분위수)로 측정되었다. 다른 신체 검진에서 특이소견은 없었다.

6. 검사 소견

(1) 생화학적 검사 소견

혈중 호모시스테인 8.5 μmol/L(참고치; 5~15 μmol/L)으로 측정되었고 혈장 아미노산 검사에서 시스틴 37 nmol/mL(참고치; 16~84), 메티오닌 138 nmol/mL(참고치; 9~42)으로 측정되었고 소변 유기산 분석에서는 특이소견 보이지 않았다.

(2) 분자유전학 검사

MAT1A 유전자의 c.746G>A(p.Arg249Gln) 변이의 이형접합자로 보인자로 확인되었다. 이 유전자는 이전 보고되지 않은 유전자로 환아의 아버지에서도 변이가 확인되었고, 환아 아버지 역시 메티오닌의 단독 상승을 보여 상염색체 우성으로 유전된 MAT1A 결핍으로 추정하였다.

Partial sequence of *MAT1A* gene

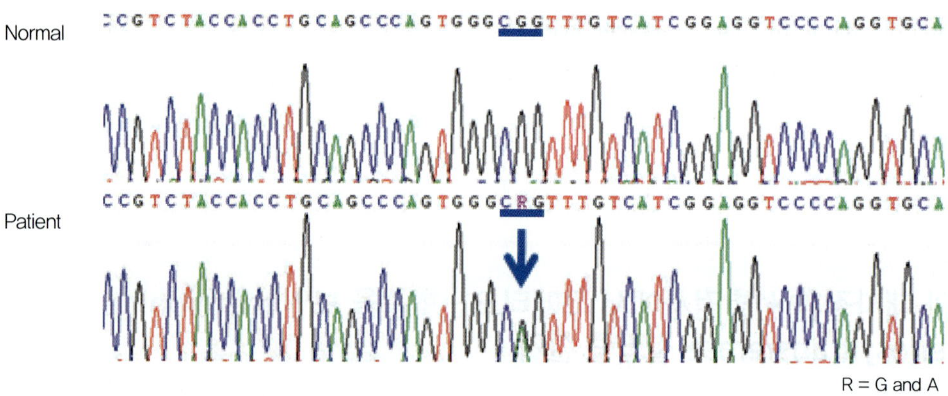

c.746G>A (p.Arg249Gln), heterozygote

7. 치료 경과

환아는 특별한 치료 없이 정상 발달을 보이고 있다.

증례 4-11

신생아 대사질환 선별검사에서 고메티오닌혈증을 보인 methionine S-adenosyltransferase 결핍증 환자

1. 내원의 동기가 된 주 증상

신생아 대사질환 선별검사의 이상소견

2. 발병 시 연령/성별

2개월 여아

3. 가족력

특별한 가족력 없음

4. 임상 증상

재태연령 39주 2일, 체중 3.2 kg으로 출생하였고 출생 후 시행한 선천성 대사질환 선별 검사에서 메티오닌 상승 소견으로 추가 검사를 위해 내원하였다.

5. 진찰 소견

키 56.4 cm(50~75백분위수), 몸무게 4.9 kg(50백분위수)로 측정되었다. 다른 신체 검진에서 특이소견은 없었다.

6. 검사 소견

(1) 생화학적 검사 소견

혈중 AST와 ALT가 각각 87IU/L, 83IU/L로 상승되었다. 혈중 호모시스테인 22.4 μmol/L(참고치; 5~15 μmol/L)로 측정되었고 혈장 아미노산 검사에서 시스틴 5.6 nmol/mL(참고치; 16~84), 메티오닌 959 nmol/mL(참고치; 9~42)로 측정되었고 소변 유기산 분석에서는 특이소견을 보이지 않았다. 비타민 B 부하 후 호모시스테인 23.6 μmol/L, 메티오닌 930 nmol/mL로 변화가 없었다.

(2) 분자유전학 검사

MAT1A 유전자의 c.[274T>C]+[895C>T](p.[Tyr92His]+[Arg299Cys]의 복합이형접합자로 확인되었다.

Partial sequence of *MAT1A* gene

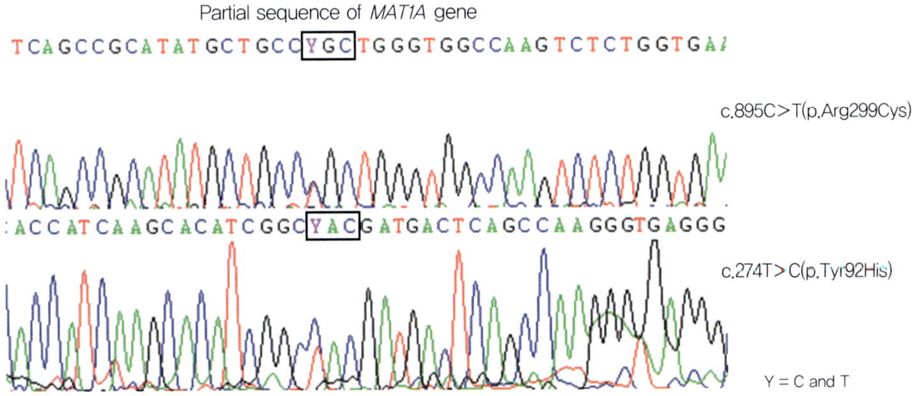

7. 치료 경과

특별한 식이요법 및 치료 없이 정상 성장 발달을 보이며 외래 추적관찰 중이다.

8. 요약

고메티오닌혈증의 감별진단에 MAT1/III 결핍증이 반드시 포함되어야 한다. 혈장 메티오닌이 중등도 이상으로 상승하고 총호모시스테인이 정상이거나 경미하게 증가한 경우에 의심한다. 일반적으로 치료는 필요가 없으며 예후는 양호하다.

7 비케톤성 고글리신혈증 (Nonketotic hyperglycinemia)

1) 원인

글리신 분해 효소(glycine cleavage enzyme)의 결함에 의한다.

2) 발병빈도

미국에서는 약 1/200,000명 정도라 하며 북부 핀란드에는 비교적 흔하여 약 1/12,000이라 하나 국내의 빈도는 불확실하며 증례정도로 보고되고 있다.

3) 생화학적 병태생리

글리신 분해 효소는 간, 신장, 뇌에 존재하는 효소로 4개의 단백질(P단백, H단백, T단백, L단백)로 구성된다. 이 효소는 글리신과 tetrahydofolate (FH4)를 탄산가스(CO_2)와 암모니아, 그리고 methylene tetrahydrofolate로 변환시킨다. 효소에 결함이 생기면 글리신이 serine hydroxyl methyl transferase의 작용에 의해 serine으로부터 글리신이 축적되게 된다. 대부분 P단백의 결함에 의해 발생한다. P단백은 pyridoxal phosphate-dependent glycine decarboxylase, H단백은 lipoic acid를 함유하는 단백이다. T단백은 tetrahydrofolate가 필요한 효소이며 L단백은 lipoamide dehydrogenase 효소와 관련된 단백이다. 글리신은 흥분성 신경전달물질(excitatory neurotransmitter)로 N-methyl-D-aspartate (NMDA) 수용체(receptor)에 작용을 나타낸다. NMDA 수용체는 정상적인 상태에서는 glutamate가 작용을 나타낸다.

4) 유전적 이상

상염색체 열성으로 유전하며 P, T, H단백의 유전적 이상이 밝혀졌다. P단백의 유전자(*GLDC*)는 염색체 9p22에 위치하며 T단백의 유전자(*AMT*)는 염색체 3p21.31에 위치한다. H단백의 유전자(*GCSH*)는 16q23.2에 위치한다. P, T단백 유전자(*GLDC*, *AMT*) 이상이 75% 이상을 차지한다. 특히 *GLDC* 유전자의 결실변이도 흔하다. L 단백 유전자(*GCSL*) 이상은 보고된 바 없다.

5) 임상 증상

(1) 전형적 표현형(신생아형)

① 출생 전 산모가 태아의 작은 딸꾹질을 감지할 수 있다. 출생 시는 정상이나 출생 후 단백질 섭취 후 식욕부진과 기면이 나타나고 잘 먹지 못한다. 비위관(nasogastric tube)이 필요할 수 있다.

② 구토는 전형적인 증상은 아니며 기면 이후 혼수에 이르고 첫 증상 이후 24~48시간 이내에 처지고 자극에 반응을 전혀 보이지 않으며 무호흡 상태에 이르게 되고 사망한다.

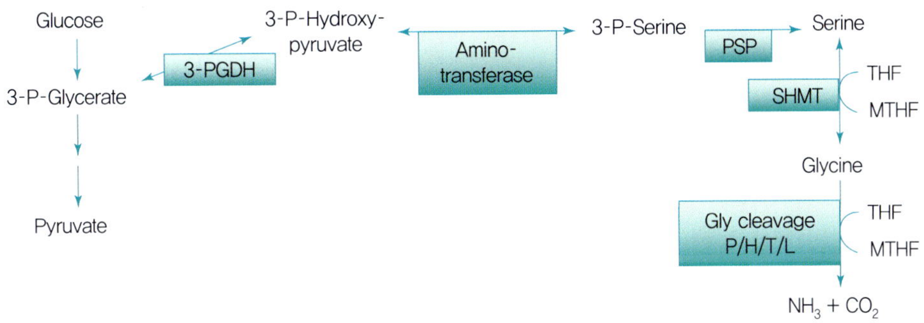

그림 4-25 글리신의 생화학적 대사경로

③ 급성기에서 생존하여도 뇌 발달을 전혀 보이지 않으며 생후 첫 1년 이내에 사망한다.

④ 고음(highed)의 울음소리, sucking, grasp, moro 반사가 잘 나타나지 않으며 드물게 부종을 보인다.

⑤ 경련은 myoclonic 또는 grand mal 경련을 보인다.

⑥ 간헐적인 ophthalmoplegia나 wandering eye movement

⑦ 뇌파는 대개 비정상이며 초기에는 burst suppression을 보이나 후기에는 hypsarrhythmia로 바뀐다.

⑧ Brainstem evoked potential도 비정상이다.

⑨ 영아기 동안 저긴장을 보이나 신생아시기에는 대부분 hypertonic spastic cerebral palsy의 양상을 보인다. 심부건반사가 항진되어 있고 ankle clonus가 관찰된다. 환아는 주위 환경을 인식하지 못하며 자발적인 움직임이 거의 없다. 목을 가누지 못하며 앉거나 뒤집는 정신운동발달이 없다. 후궁반장형태를 취하기도 한다.

(2) 비전형적 표현형(지발형)

소수에는 경한 증상으로 발현하는 것으로 후기 영아기나 조기 아동기, 성인기에 나타난다. 경한 정신지체와 경한 발달지연으로 나타나나 급성 열성 질환 시 불수의적 운동, 섬망 등을 보일 수 있으며 심한 정신 지체와 경련을 보일 수 있다. 공격적 성향이나 주의 결핍 과행동증, 자폐증적인 증상을 보이기도 한다. 이는 글리신분해효소의 잔존농도가 존재하기 때문으로 여겨진다.

6) 진단 및 검사 소견

(1) 체액 내 글리신 농도 증가

① 혈액과 소변과 뇌척수액 내에 글리신 농도가 증가되어 있다.

② 소변보다 혈액 내의 글리신 농도(일반적으로 >320 μmol/L)가 더 유용하다.

③ 뇌척수액 내 글리신 농도와 혈장 내 글리신 농도의 비가 유기산혈증 환자에서 보다 증가되어 있다. (>0.04, 정상 <0.02) 단 혈액 내의 글리신이 정상보다 높을 때 유용하다.

글리신뇌증의 임상표현형			
	신생아형	비정형형	정상치
뇌척수액 글리신 농도	> 80 μmol/L	> 30 μmol/L	< 20 μmol/L
혈장 글리신농도	다양하다	다양하다	125~450
뇌척수액/혈장 글리신농도비	> 0.08	0.04~0.2	< 0.02

(2) 소변 유기산 분석

유기산혈증에 동반되는 케토성 고글리신혈증을 감별하는 데 유용하다.

(3) 효소 분석

동위원소를 이용한 비침습적인 호기 분석으로 효소의 활성도를 측정하는 방법이 일본에서 개발되어 사용되나 보편화되지는 않았다.

(4) 산전 진단

글리신 분해 효소가 섬유모세포와 양수세포에 발현하지 않으므로 융모막 세포로 검사한다. 효소 분석과 돌연변이를 검사할 수 있다.

(5) 신경방사선학적 검사

뇌 MRI와 CT에서 진행의 뇌위축, 수초화(demyelination) 지연이 나타나며 모든 환자에서 corpus callosum이 비정상적으로 얇다. 천막상부(supratentorial)와 천막하부(infratentorial)의 부피가 감소되어 있고 뇌 MRI의 T2 조영증강 영상에서 천막상부의 수초화가 감소되거나 소실된 소견이 나타난다.

(6) 유전자 진단

GLDC 유전자 이상이 70～75%, *AMT* 유전자 이상이 20%, *GCSH* 유전자 이상이 1% 미만이다.

7) 치료 및 관리

(1) 급성 이환기에는 교환수혈, 투석, 인공호흡기 등이 필요하다.

(2) Sodium benzoate(250～750 mg/kg/day) : 글리신과 cojugation하여 히퓨린산(hippurate)을 형성하여 소변으로 배설되어 뇌척수액 내 글리신 농도를 감소시킨다.

(3) Dextromethorphan(5～22 mg/kg/day) : NMDA 수용체에 대해 글리신의 비경쟁적 길항제(noncompetitive antagonist)이나 치료 효과는 확실하지 않다. 기타 케타민, 트립토판 등도 NMDA 수용체를 억제하여 사용하기도 하나 치료효과 불분명하다.

(4) Cimetidine : P450 활성도의 저해제로 dextromethorphan의 농도를 상승시킨다.

(5) 카르니틴 : benzoate 치료는 카르니틴 결핍을 초래하므로 보충이 필요하다.

(6) Valproate : 경련 조절 시 이 약제는 글리신 농도를 높이며 글리신 분해 효소의 활성도를 저해하므로 금기이다.

그러나 아직 확립된 치료방법은 없고 상기한 치료방법의 효과가 확실하지 않다.

8) 예후

생후 첫 수일 내에 기계적 환기 요법을 하지 않으며 사망하며 생존하여도 인지발달을 보이지 않으며 지속적으로 경련을 보인다.

참고문헌

1. Park KY, Kim AR, Kim KS, et al. A case of Korean patient with noketotic hyperglycinemia : diagnosed based on CSF amino acid analysis and magnetic resonance spectroscopy, J Korean Pediatr Soc 2000; 43: 993～9.
2. Shin JH, Ahn SY, Shin JH, et al. Sequential magnetic resonance spectroscopic changes in a patient with nonketotic hyperglycinemia, Korean J Pediatr 2012; 55: 301～5.
3. Applegarth DA, Toone JR. Glycine encephalopathy (nonketotic hyperglyceinemia) : review and update. J Inherit Metab Dis 2004; 7: 417～22.
4. Van Hove J, Coughlin C II, Scharer G. Glycine encepahlopathy. In : Pagon RA, Adam MP, Ardinger HH, et al. editors. GeneReviews® [Internet]. Seattle(WA) : University of Washington, Seattle; 1993～2015, 2002 Nov 14 [updated 2013 Jul 11].
5. Dinopoulos A, Matsubara Y, Kure S. Atypical variants of nonketotic hyperglycinemia. Mol Genet Metab 2005; 86: 61～9.
6. Boneh A, Allan S, Mendelson D, et al. Clinical, ethical and legal considerations in the treatment of newbornswith non-ketotic hyperglycinaemia. Mol Genet Metab 2008; 94: 143～7.

증례 4-12

조절 되지 않는 경련과 딸꾹질로 내원한 비케톤성 고글리신혈증 환아 (Nonketotic hyperglycinemia : NKH)

1. 내원 동기가 된 주 증상

조절되지 않는 경련

2. 병력 및 증상

생후 2세 11개월 된 남아로 다른 가족력은 없었다. 재태연령 41주 5일, 체중 3.4 kg으로 출생하였고 엄마가 산전에도 태아의 딸꾹질을 인지할 정도로 자주 딸꾹질을 하였다고 한다. 출생 후 수시간 이내에 간헐적인 무호흡과 근육의 저긴장증을 보였으며 출생 당일부터 딸꾹질을 많이 하였다고 하며 생후 22시간부터 경련이 발생하여 타 병원에서 입원 중 경련 조절이 되지 않아 3개월에 본원으로 전원되었다. 이후 항경련제 투여하였으나 조절되지 않아 케톤식이 진행하였으나 심한 산증 발생하여 중지하였다. 이후에도 경련 지속적으로 조절되지 않아 재내원하였다. 경련은 수초 간 지속되어 전신 강직형 혹은 연축 양상으로 연달아 5~10분 가량하였고, 하루 수회 이상 발생하였다.

3. 진찰 소견

키 90 cm(25백분위수), 몸무게 12.2 kg(10백분위수)으로 확인되었다. 사지의 자발적인 움직임은 거의 없는 상태였고 전체적으로 근긴장도는 항진되어 있었다.

4. 검사 소견

(1) 생화학적 검사 소견

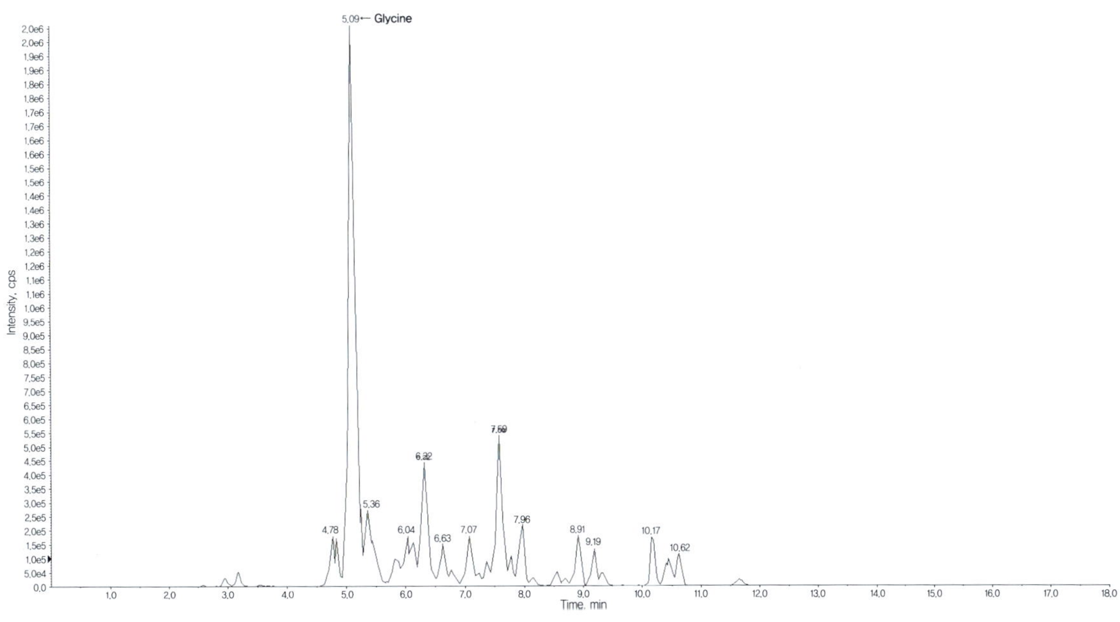

그림 4-26 HPLC를 이용한 혈장 아미노산 분석에서 글리신의 고도 상승을 보였다.

생후 13개월 혈장 아미노산 분석에서 글리신 909 μmol/L(참고치; 81~436 μmol/L)로 확인되었으나 케톤식이로 인한 케톤산혈증과 연관되어 있을 것으로 추가적인 검사는 하지 않았다. 생후 2세 11개월 산혈증이 없을 때 재시행한 혈장 아미노산 검사에서 글리신 1,157 μmol/L, 뇌척수액 글리신 178 μmol/L로 확인되어 뇌척수액-혈장 글리신 비가 0.15로 증가되었다. 소변의 유기산 분석결과는 특이 소견이 없었다.

(2) 분자유전학 검사

GLDC 유전자 분석 소견상 c.[1970G>A]; [471-?_2919+?del](p.[Ser657Asn]; [e4-24del]) 돌연변이의 복합이형접합지 환자임이 확인되었다.

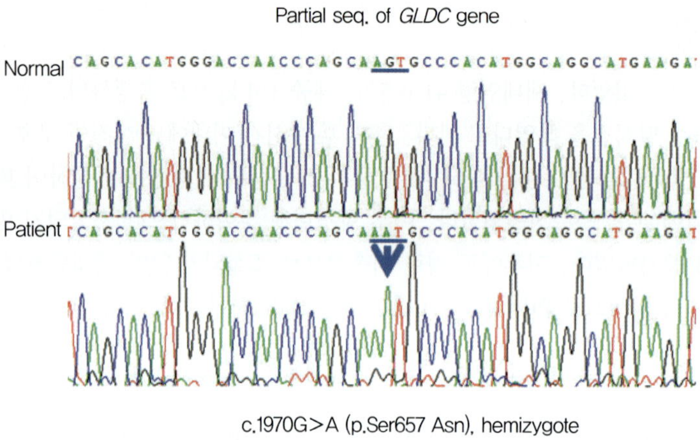

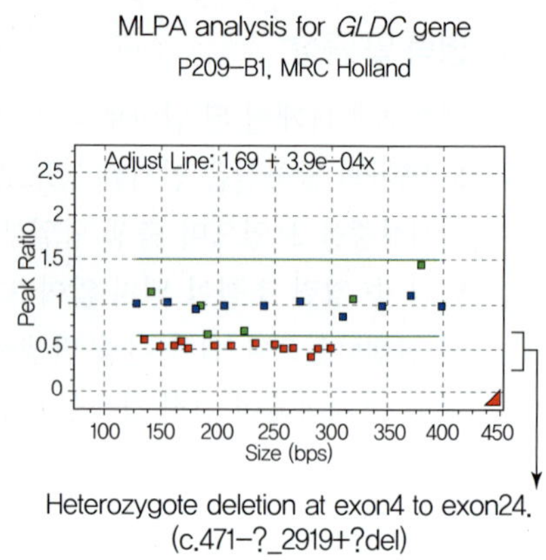

(3) 뇌파 및 영상검사 소견

뇌파 검사에서 고진폭 부정뇌파가 지속적으로 확인되고 있다. 뇌 자기공명영상에서 뇌량의 두께가 감소되어 있었고 수소 자기 공명분광법에서 글리신 peak의 증가를 관찰할 수 있었다.

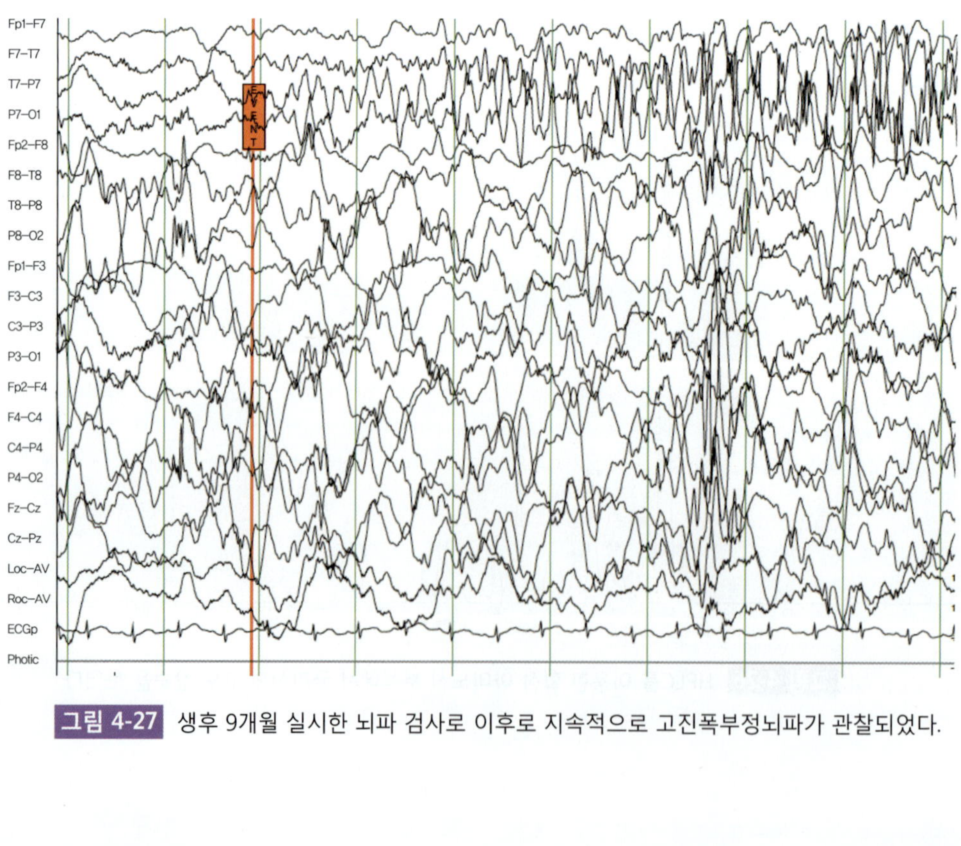

그림 4-27 생후 9개월 실시한 뇌파 검사로 이후로 지속적으로 고진폭부정뇌파가 관찰되었다.

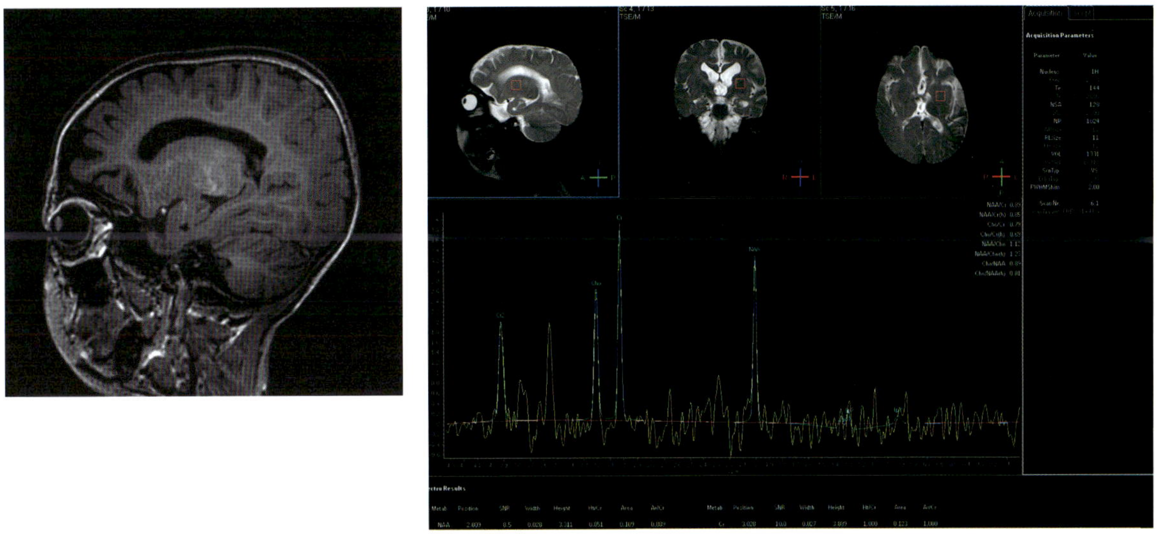

그림 4-28 뇌 자기공명영상에서 뇌량의 두께가 감소되어 있었고 수소 자기 공명분광법에서 글리신 peak의 증가를 보인다.

5. 치료 경과

환아는 염화벤조산 7.5 g/일(570 mg/kg/일) 투여 및 여러 항경련제로 경련 조절 중이나 잘 조절되지 않아 하루 1~2차례의 경련은 지속되고 있다. 위루관 및 기관절개술 후 보존적 치료를 하며 경과 관찰 중이다.

증례 4-13 신생아 경련과 무호흡으로 발병한 비케톤성 고글리신혈증

1. 내원 동기가 된 주 증상

생후 2주경부터 발생한 신생아 경련

2. 병력 및 증상

65일된 남아로 누나가 뇌실확장, 뇌량 무형성증이 있었으며 흡인성 폐렴으로 생후 11개월 사망하였다. 재태연령 39주 1일, 체중 3.07 kg으로 출생하였고 산전 검사에서 뇌실 확장 및 뇌량 무형성증으로 타 병원 신생아 중환자실 입원치료를 하던 중 생후 1주경부터 무호흡증, 저긴장증과 근간대성 발작을 보여 타 병원에서 시행한 검사에서 비케톤성 고글리신혈증으로 약물 복용 중으로 본원에서 추가적인 검사 및 치료 위해 내원하였다.

3. 진찰 소견

머리둘레 38 cm(3~50백분위수), 체중 5.9 kg(10~25백분위수), 키 62.3 cm(25~50백분위수)로 확인되었다. 환아는 전체적으로 근긴장도는 약간 항진되어 있었고 가끔 후궁반장을 보였으며 하루 3~4회 정도의 딸꾹질을 하였다. 다른 신체 검진에서 특이소견은 없었다.

4. 검사 소견

(1) 생화학적 검사

생후 한 달 경 타 병원에서 재시행한 혈장 아미노산 분석에서 글리신은 484 μmol/L, 뇌척수액 글리신 120 μmol/L(참고치; 3.7~7.6 μmol/L) 측정되어 뇌척수액-혈장 글리신 비가 0.25로 확인되었다.

(2) 분자유전학 검사

GLDC 유전자의 c.[437C>A; 1121G>C]+[exon9-14del] 복합 이형 접합체로 확인되었다.

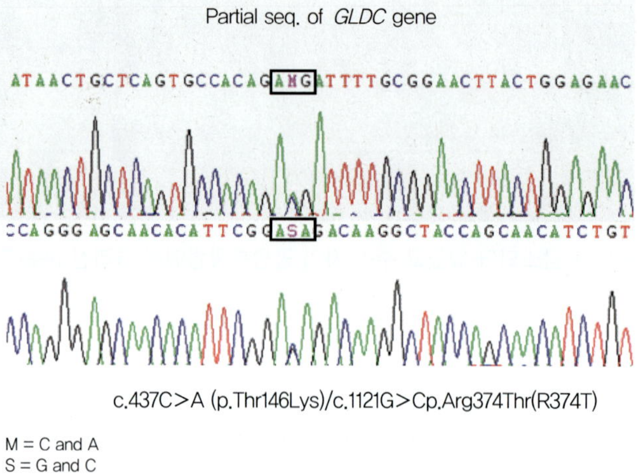

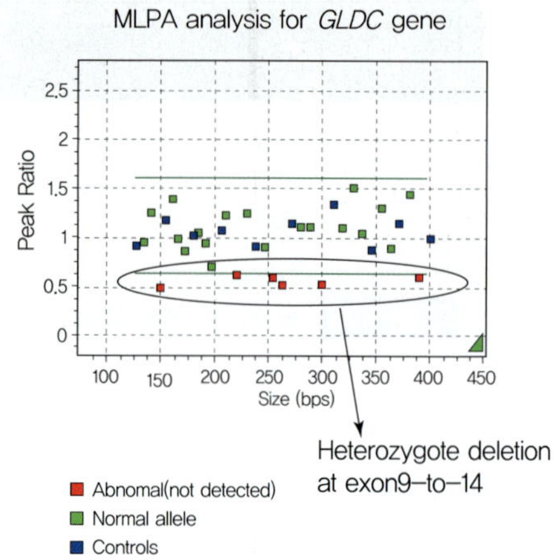

(3) 뇌파 및 영상 검사

생후 1주에 시행한 뇌파 검사에서 돌발파 억제 양상(burst-suppression pattern)을 보였으나 생후 3개월에 시행한 뇌파 검사에서는 고진폭부정뇌파가 확인되었다. 뇌 자기공명영상 촬영에서 뇌량의 무형성이 의심되었고 수소 자기 공명분광법에서 글리신 peak를 보였다.

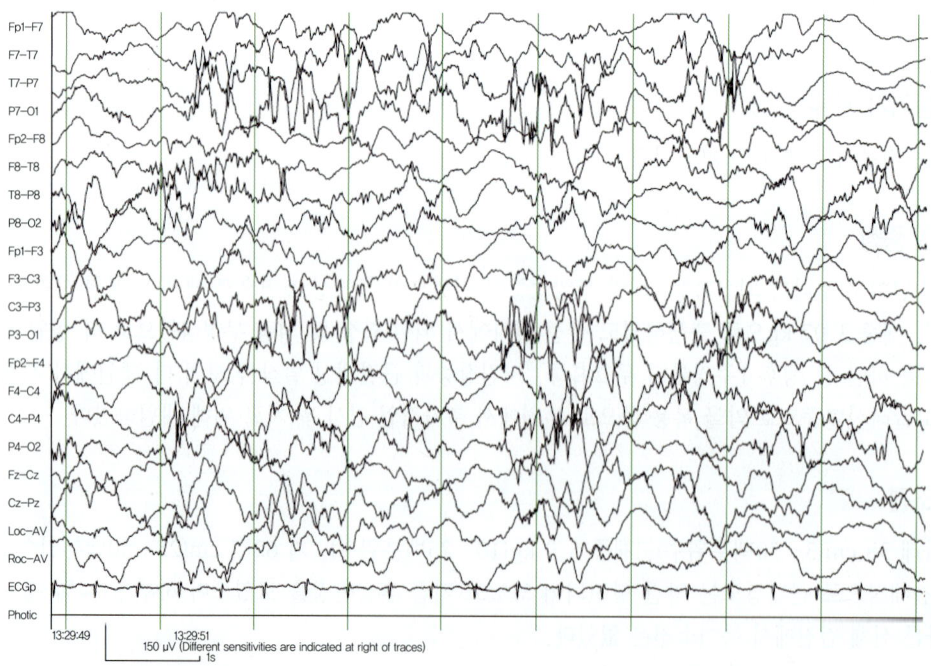

그림 4-29 생후 3개월에 시행한 뇌파 검사로 고진폭부정뇌파가 확인되었다.

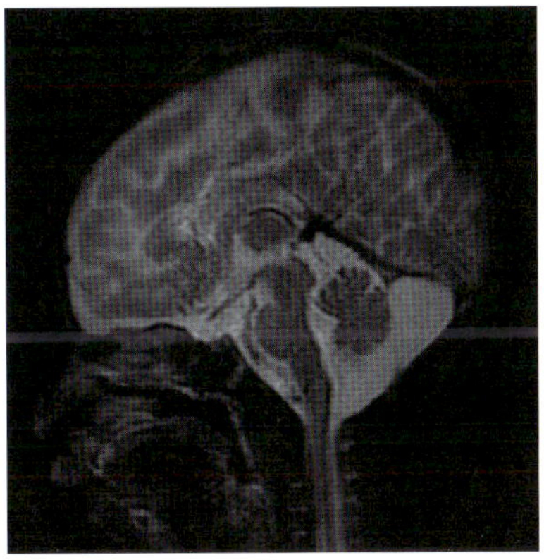

그림 4-30 뇌 자기공명영상 촬영에서 뇌량의 무형성이 의심되었다.

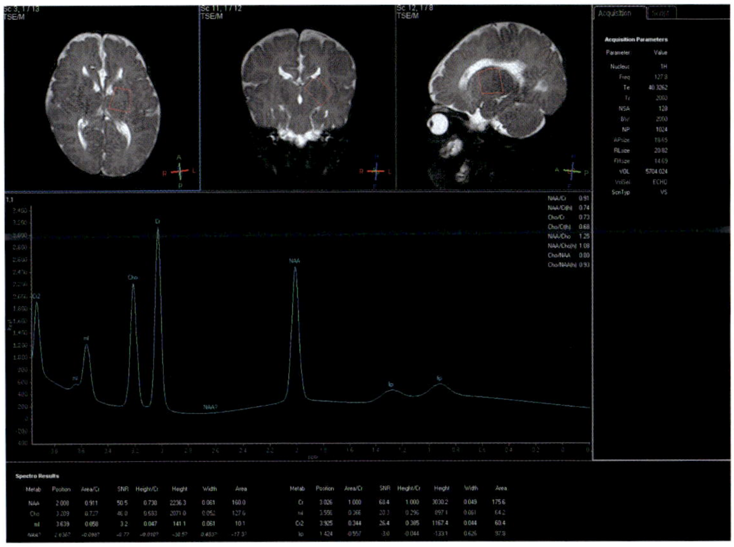

그림 4-31 수소 자기 공명분광법에서 특징적인 글리신 peak을 보였다.

5. 치료 경과

염화벤조산 2.5 g/일, 피리독신 50 mg/일, L-carnitine 200 mg/일, 루코보린 15 mg/일 및 항경련제로 diazepam, topiramate를 투여하였다. 딸꾹질 횟수는 감소하였고 경련도 비교적 조절되었으나 심한 발달지연을 보여 생후 9개월까지 눈 맞춤, 목 가누기 등은 되지 않았다. 생후 11개월 호흡 정지로 내원하여 심폐소생술 시행하였으나 회복되지 않고 사망하였다.

6. 요약

환아는 딸꾹질을 많이 하며, 생후 수일 내에 발생한 경련이 발생하고 뇌파에서 특징적으로 돌발파 억제양상을 보이고 시간이 경과하면 고진폭부정뇌파를 보인다. 뇌척수액-혈장 글리신 비가 증가된 것으로 진단할 수 있다. 예후가 매우 불량하다.

8 알캅톤뇨증(Alkaptonuria)

1) 원인

간과 신장에서 발현하는 homogentisic acid oxidase의 결핍에 의한다.

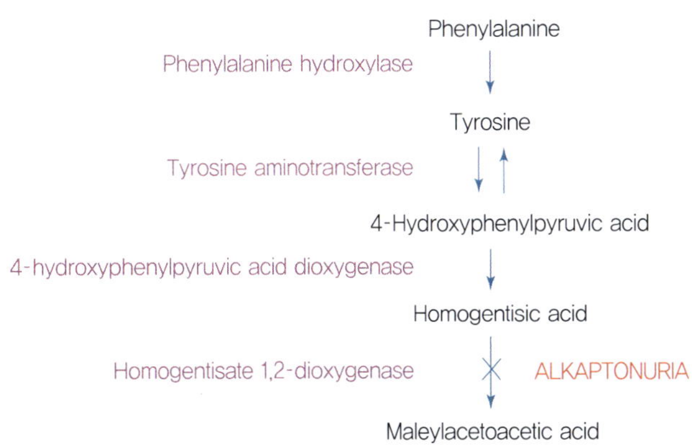

그림 4-32 알캅톤요뇨의 생화학적 병태생리

2) 발병빈도

추정되는 발생률은 1:250,000이며 출생아 1000,000

명당 한 명으로 추정된다. 슬로바키아에 흔하다고 하는데, 발생빈도는 19,000명당 1명이다.

3) 유전적 이상

상염색체 열성으로 유전되며 homogentisic acid oxidase의 유전자(*HGD*)는 염색체 3q13.33에 위치하며 60 kb 이상인 14개의 exon으로 구성된다. 40개 이상의 돌연변이가 밝혀져 있다. 대부분의 돌연변이는 두 개의 다른 돌연변이가 복합된 형태이나 nonsense mutation과 frame shift를 초래하는 intronic mutation도 보고되었다. 대부분의 돌연변이는 exon 14번에서 관찰되나 exon 7에서 10 사이에서도 보고되어 있다. 유전형과 표현형 사이에 연관성은 명확하지 않다.

4) 생화학적 병태생리

Homogentistic acid는 aromatic amino acid인 phenylalanine과 tyrosine의 대사 과정에서 정상적인 대사산물로 homogentisic acid oxidase에 의해 maleilacetoacetic acid로 전환되며 이것은 최종적으로 fumaric aicd와 acetoacetic acid로 전환된다. 효소 결핍에 의해 축적된 homogentistic acid는 polyphenol oxidase에 의해 benzoquinone-acetic acid로 산화되고 결국은 polymeric ochronotic pigment가 되는데, 이는 흑색의 멜라닌 모양의 물질로 결체 조직에 침착함으로써 조직갈변증(ochronosis)이 나타난다.

5) 임상 증상

(1) 소변 색깔의 이상 : 환자의 소변은 배뇨 당시에는 정상 소견이나 방치하면 흑색으로 변하는데, 알칼리를 첨가하면 더 빠르게 흑색으로 변한다. 천 기저귀가 소변에 젖으면 갈색으로 변하거나 알칼리성 비누나 세제로 세탁하면 흑색으로 변한다. 일회용 기저귀의 경우 붉은 색을 띈다. 대부분의 환자의 경우 소변 색이 변하는 것을 관찰하지 못하므로 수년간 그리고 성인이 되기까지 이환상태를 알지 못하고 지내는 경우가 많다.

(2) 조직 갈변증 : 20세 이후가 되어서 각막과 귓바퀴에 최초로 나타난다. 성인에서는 외이의 연골이 청회색이며, 약간 비후되어 있다. 코, 뺨 등의 피부가 검게 착색될 수 있으며 이마, 겨드랑이, 회음부 등에도 나타날 수 있다. 손의 힘줄을 따라 회색의 색소 침착을 볼 수 있다. 색소 침착과 전신 증상과의 관련성은 아직 밝혀져 있지 않다.

(3) 골관절염 : 성인에서 볼 수 있으며 homogentistic acid가 연골, 관절에 침착되어 류마티스양 관절염, 퇴행성 관절염과 비슷한 증상이 나타난다. 주된 침범 관절 부위는 고관절과 슬관절 같은 큰 관절이나 요통이 첫 증상으로 나타날 수도 있다. 손이나 발의 작은 관절은 침범되지 않는다. 운동제한이 초기에 보이며 나이가 들수록 심해져서 결국 강직(ankylosis)으로 나타나게 되어 침상 생활이나 휠체어에 의존하게 된다. 남자에서 여자보다 골관절염의 출현 시기가 빠르고 증상도 더 심한 것으로 알려져 있다.

(4) 순환기 증상 : 판막 장애, 동맥류를 합병하는 경우가 많다. 또, 동맥 경화증, 판막의 석회 침착을 초래하며, 심근 경색에 의하여 사망하는 경우가 많다.

(5) 근육이나 건의 파열은 결체 조직 질환을 시사하며 아킬레스건의 비후가 특징적이다.

(6) 그 외에 요석과 전립선석이 60대 이후에 흔하게 나타난다.

6) 진단 및 검사 소견

특유의 소변 색깔 변화 소견으로 진단한다. 혈청 아미노산은 정상이다.

(1) Homogentistic acid는 환원성이 있어서 환원 반응으로 요당을 검사하면 양성을 나타내어 당뇨와 혼동된다. 그러나 알칼리를 첨가하면 흑색으로 변하는 특징이 있다.

(2) Homogentistic acid는 paper chromatography

에 의해 알 수 있고 HPLC (high performance liquid chromatography)와 특정 효소 분석을 통해 정량화가 가능하다.

(3) 소변 유기산 검사로 homogentistic acid의 배설량을 측정할 수 있다. 성인 환자는 homogentistic acid를 하루에 4~8 g 정도 배설한다.

(4) 영상의학적 소견 : 매우 특징적인 소견으로 intervertebral disc의 퇴행성 변화가 심하다.

Intervertebral disc가 파열될 수 있으며 disc space는 좁아지고 칼슘이 침착된다. 추체(vertebral bodies)가 다양한 정도로 융합되어 대나무 모양(bamboo-like)을 보일 수 있는데, ochronotic arthritis의 진단적인 소견이다. 류마티스 관절염과의 차이점은 osteophyte나 intervertebral ligament에 calcification을 형성하지 않는 것이다. 퇴행성 관절염과의 차이점은 고관절과 슬관절이 가장 흔히 침범되는 부위이나 천장골 관절(sacroiliac joint)은 침범되지 않는다는 것이다. 귀연골의 석회화 현상이 또 다른 특징적인 방사선학적 소견이다.

(5) 염증 매개 물질 증가 : ESR (erythrocyte sedimentation rate)이 55~110 mm/hr까지 증가되고 일부 환자에게서 새로운 골형성을 나타내는 osteocalcin의 증가를 보이며 골흡수를 나타내는 urinary collagen N-telopeptide의 증가가 관찰된다.

7) 치료 및 예후

효과적인 치료는 아직 발견되지 않았고 임신과의 관계에 대해서 아직 연구되지 않았다.

(1) 식이제한

Phenylalanine과 tyrosine의 식이제한이 도움이 될 수 있으나 성인기에 주로 진단되기 때문에 순응도에 문제가 있을 수 있다.

(2) Ascorbic acid(Vitamin C)

한 연구에서 homogentistic acid가 benzoquinone-acetic acid로 산화되는 것을 막기 위하여 항산화제인 ascorbic acid를 시도하였으나 실제 환자의 요중에서 homogentistic acid의 감소를 관찰할 수는 없었으며 기립상태에서 소변이 흑색으로 변하는 경향은 유의하게 감소된다고 보고하였다.

Homogentistic acid는 배양된 human articular chondrocytes의 성장을 방해하는데, ascorbic acid는 이것을 방지한다. 최근 연구에서 환자를 ascorbic acid로 치료하였을 때 benzoquinone-acetic acid가 소변 내에서 완전히 소실된 것이 보고되었다.

Ascorbic acid의 장기간 치료는 아직 충분히 연구되어 있지 않다.

(3) 2-(2-nitro-4-fluoromethylbenzoyl)-1,3-cyclohexanedione(NTBC〈nitisinone〉)

이 화합물은 tyrosine의 대사과정에서 homogentistic acid를 생성하는 4-hydroxyphenylpyruvate dioxygenase의 작용을 직접 저해하므로 alkaptonuria에서 효과적으로 사용할 수 있으나 장기간의 효과는 아직 충분하지 못하다.

••• 참고문헌 •••

1. Korman SH. Inborn errors of isoleucine degradation : a review. Mol Genet Metab 2006; 89: 289~99.
2. Nam JH, Lee JH, Park KB, et al. A case of alkaptonuria : the first case in Korea. Korean J Pediatr 2006; 49: 329~31.
3. Sakthivel S, Zatkova A, Nemethova M, et al. Mutation screening of the HGD gene identifies a novel alkaptonuria mutation with significant founder effect and high prevalence. Ann Hum Genet 2014; 78: 155~64.

증례 4-14

소변의 흑갈색 변화로 진단된 알캅톤뇨증 환자

(순천향대학교 의과대학 이동환 교수 제공 : Nam JH, Lee JH, Park KB, Lee DH, A case of alkaptonuria : the first case in Korea, Korean J Pediatr 2006; 49: 329~331)

1. 내원의 동기가 된 주 증상

소변색의 이상(분홍빛 소변에서 시간이 지나면서 흑갈색으로 변함)

2. 임상 증상

13개월 된 여아로 다른 가족력은 없었다. 재태연령 39주, 체중 3.26 kg으로 출생하였고 다른 특이 질환은 없었다. 생후 9개월에 처음으로 기저귀에 분홍색 소변을 보았고 일반 소변 검사 및 배양 검사에서 다른 특이소견은 보이지 않아 수분 섭취를 증량하며 경과 관찰을 하던 중 다시 분홍색 소변을 보았고 시간이 지나면서 흑갈색으로 색깔 변화를 보여 추가적인 검사를 위해 내원하였다.

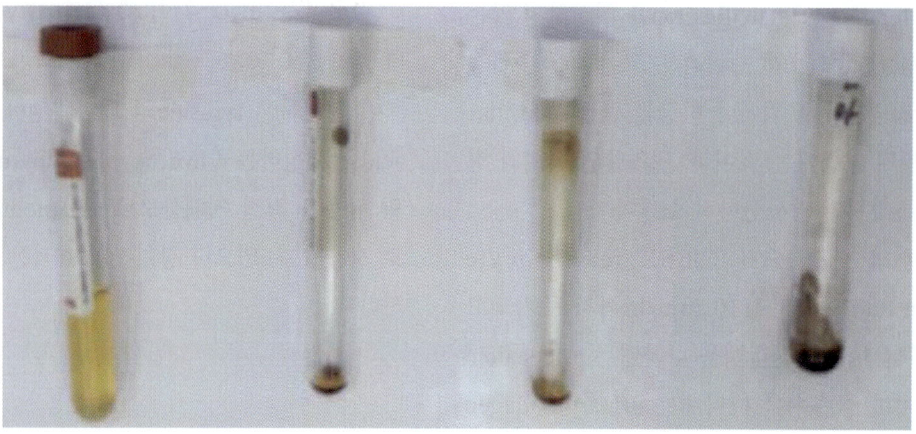

Normal Father Mother Patient

그림 4-33 정상인의 소변과 환자, 부모의 소변색. 소변을 오래두면 흑갈색으로 변하는 것이 특징이다.

3. 진찰 소견

활력징후는 안정적이었고 키, 몸무게, 두위 모두 정상 범위였다. 피부, 모발을 포함한 다른 신체검진에서 이상 소견은 보이지 않았고 신경학적 검진도 정상이었다.

4. 검사 소견

(1) 생화학적 검사

일반혈액 검사에서 WBC 13,600/mm^3, 혈색소 10.5 g/dL, 혈소판 236,000/mm^3, AST/ALT 47/23 IU/L, BUN 14.6 mg/dL, creatinine 0.4 mg/dL로 확인되었다. 일반 소변검사에서 특이소견은 보이지 않았다. 혈장 아미노산 분석에서 특이소견은 보이지 않았고, 소변 유기산 분석에서 homogentisic acid가 1,158.3 mmol/mol creatinine(참고치; < 2 mmol/mol Cr)으로 증가되어 있었다.

Organic acid (Urine)

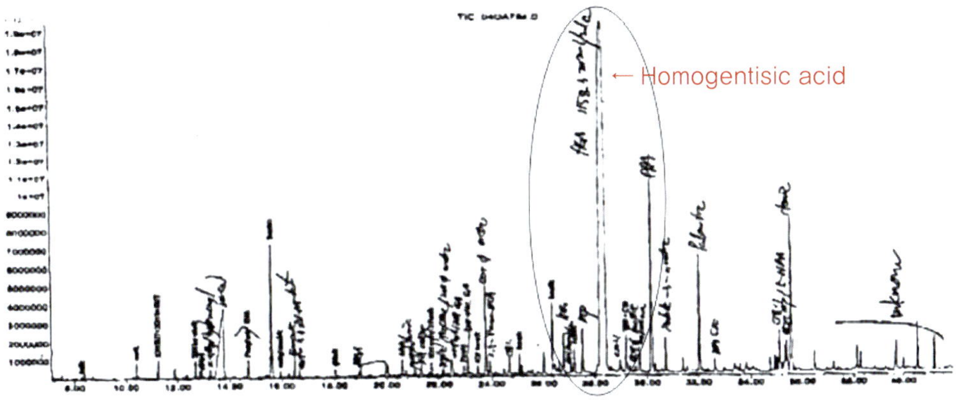


```
[ Interpretation ]
      HGA : 1158 mmol/ mol Cr : Alkaptonuria
      (normal range :  < 2 mmol/ mol Cr)
```

(2) 분자유전학 검사는 시행하지 않았다.

5. 치료 경과

환아는 특별한 치료 없이 경과 관찰 중으로 소변색깔이 흑갈색인 것 이외에는 특이소견은 보이지 않는다.

6. 요약

알칼톤뇨증은 homogentisic acid의 축적 및 소변으로의 배설로 인하여 소변색의 검어지는 특징을 보이며 나이가 들면 연골, 결체조직의 착색 및 관절염, 심장질환, 신장질환 등을 보일 수 있다. 소변 유기산 분석에서 homogentisic acid의 상승으로 진단할 수 있다.

---

9 고프롤린혈증(Hyperprolinemia)

1) 원인

고프롤린혈증 I형은 proline oxidase 결핍에 의해서 II형은 Δ1-pyrroline 5-carboxylate(P5C) dehydrogenase 결핍에 의한다.

2) 발병빈도

정확한 발병빈도는 알려져 있지 않으나 신생아 대사질환 스크리닝 검사상 우연히 발견된다. 비교적 드문 질환으로 알려져 있다.

3) 유전적 이상

고프롤린혈증 I형은 proline oxidase 유전자(*PRODH*) 돌연변이에 의해 상염색체 열성 유전방식으로 유전되며 유전자좌는 22번 염색체 장완 22q11로 DiGeorge 증후군의 부위에 존재하며 15개 이상의 돌연변이가 보고되었다. II형은 *ALDH4A1* 유전자 돌연변이에 의해 상염색체열성으로 유전되며 소수의 유전자 돌연변이만 보고되어 있다.

4) 생화학적 병태생리

고프롤린혈증 I형은 사립체 내막에 존재하는 proline

oxidase 결핍에 의해 proline이 P5C로 전환되지 못하여 혈장, 소변, 뇌척수액의 proline이 중등도로 증가한다. 보인자의 경우에도 고프롤린혈증을 보인다. II형은 P5C가 glutamate로 전환하는 데 필요한 P5C dehydrogenase 결핍에 의해 혈장, 소변, 뇌척수액의 proline, P5C가 고도로 증가하나 보인자의 경우는 정상농도를 보인다. 축적된 P5C는 비타민 B6를 불활성화시켜 비타민 B6의 결핍을 초래한다.

5) 임상 증상

고프롤린혈증 I형은 대개 무증상이고 우연히 발견되어 비교적 양호한 것으로 알려져 있다. 조현증 등 정신과적 문제와의 연관성이 보고되고 있다. II형은 무증상인 경우가 많아서 비교적 예후가 양호하나 경련, 지능저하 등도 보고되었다.

6) 진단 및 검사 소견

혈장의 아미노산 분석이 진단에 필수이다. 고프롤린혈증 I형의 경우 proline 농도가 대개 2,000 μmol/L 미만이나 II형은 proline 농도가 2,000 μmol/L 이상인 경우가 흔하다. 고프롤린혈증 II형은 P5C가 증가한다. *PRODH*, *ALDH4A1* 유전자 분석으로 확진할 수 있다.

7) 치료 및 예후

대개 proline 제한 식이는 필요하지 않다. 고프롤린혈증 II형에서 경련 발생 시에는 비타민 B6를 투여하며 이에 잘 반응한다. 그러나 동물모델에서는 고프롤린혈증이 뇌의 발달에 영향을 미치는 것으로 알려져 있어서 조심스러운 추적관찰이 필요하다.

참고문헌

1. Jang MA, Kim BC, Ki CS, et al. Identification of PRODH mutations in Korean neonates with type I hyperprolinemia, Ann Clin Lab Sci 2013; 43: 31~6.
2. Wyse ATS, Netto CA. Behavioral and neurochemical effects of proline. Metab Brain Dis 2011; 26: 159~72.

증례 4-15

신생아 대사질환 선별검사에서 우연히 발견된 고프롤린혈증 I형

1. 내원 동기가 된 주 증상

신생아 대사이상 검사에서 이상소견

2. 병력 및 임상 증상

생후 1개월 된 남아로 재태 연령 38주 5일, 체중 3.025 kg으로 출생하여 산전 검사에서 특이소견 없었다. 생후 3일에 시행한 대사이상 검사에서 프롤린 증가를 보여 추가적인 검사 위해 본원에 내원하였다.

3. 진찰 소견

신체 검진에서 특별한 이상 소견은 보이지 않았다.

4. 검사 소견

(1) 생화학적 검사

혈장 아미노산 검사에서 프로린이 919 μmol/L(참고치; 52~298 μmol/L)로 상승되어 있었다.

(2) 분자유전학 검사

PRODH 유전자 분석 소견상 [c.865T>A; c.1397C>T]+[1397C>T](p.[L289M; T466M]+[T466M]) 돌연변이의 복합 이형접합자임이 확인되었다.

Partial sequence of *PRODH* gene

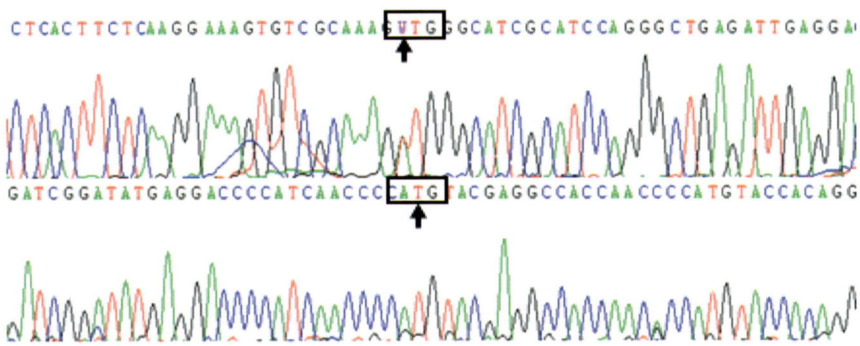

5. 치료 경과

환아는 특별한 치료 없이 정상 성장 발달을 보이고 있다.

6. 요약

혈장 아미노산 검사에서 중등도의 프롤린 단독 상승을 보일 때 의심할 수 있다. 대개 특별한 식이요법이나 치료가 필요 없는 정상 성장발달 경과를 보인다.

10 하아트넙병(Hartnup disease)

1) 원인

하아트넙병은 소장과 신장에서 중성 아미노산의 이송에 문제가 생겨 발생하는 질환이다. 하아트넙병 환자는 펠라그라에서와 비슷한 피부 발진, 소뇌 실조, 심한 아미노산뇨증을 보인다. 1956년 Barton 등에 의해 8명의 가족 구성원 중 4명이 환자였던 가계가 처음으로 기술되었다. 하아트넙병은 상염색체 열성으로 유전되어 보인자에서는 증상이 없다. 이 질환은 *SLC6A19* 유전자의 돌연변이에 의해 발생하는데, *SLC6A19* 유전자는 염색체 5p15.33에 위치하며 나트륨 의존성, 염소 비의존성 중성 아미노산 운송 단백에 관계하고 특히 신장과 소장에 주로 분포한다.

2) 유전적 이상

사람의 *SLC6A19* 유전자는 2004년에 밝혀졌다. 이 유전자에 의해 부호화되는 단백은 B^0AT1 중성 아미노산의 이송 단백이다. 현재까지 약 10종의 돌연변이가 보고되었으며 주로 염기치환 돌연변이이고 결실 및 스플라이싱 돌연변이도 알려져 있다.

3) 발병 빈도

Levy 등이 보고한 바에 따르면 미국에서의 빈도는 약 1/14,000의 빈도로 페닐케톤뇨증의 빈도와 비슷하다고 하였으며, 다른 보고에서는 1/18,000~1/42,000의 빈도로 발견되어 사람에게 발생하는 가장 흔한 아미노산 대사이상으로 생각된다.

4) 생화학적 병태생리

하아트넙병에서 보이는 신장 이외의 증상은 트립토판이 가장 중요한 원인 물질로 생각된다. B^0AT1 이송 단백에 의해 전달된 트립토판은 간에서 니아신으로 전환되며 사람은 NADPH의 절반 정도가 트립토판을 통해서 생성된다. 이것이 하아트넙병과 트립토판 및 니아신 결핍의 증상이 비슷하고, 니코틴산의 공급으로 빠르게 임상적 호전을 보이는 이유로 생각된다. 흡수되지 못하고 장관 내에 남아 있는 트립토판을 비롯한 아미노산은 박테리아에 의해 indolic 산으로 전환되어 흡수되고 간에서 3-hydroxyindole으로 바뀌며 황산칼륨 혹은 글루쿠론산에 의해 포함되어 소변으로 배설된다. 그러나 신장 세뇨관의 기능에도 문제가 있으므로 아미노산이 소변에 다량으로 배설되며, 심지어는 중성 아미노산이 대변에서도 발견된다.

펩티드(peptide) 형태로의 단백질 흡수는 이러한 아미노산의 이송 문제를 일부 보상할 수 있어서, 하아트넙병의 임상 양상은 매우 다양하고 유전자형을 포함한 여러 인자들에 의해 영향을 받는다.

5) 임상 증상

하아트넙병은 매우 광범위한 임상 양상을 보이며 대부분의 어린이들은 증상이 없다. 증상을 보이는 환자들은 주로 신경학적 혹은 피부 증상의 반복적인 악화를 보인다. 증상은 수일에서 수주까지 지속되다가 저절로 호전된다. 주로 피부 증상이 신경학적 증상에 선행하며, 불안, 감정 불안정 등의 정신과적 증상도 흔하다.

피부 증상은 광과민증으로 햇빛에 노출되면 건조하고, 인설을 동반한 경계가 분명한 발진이 생겨 만성 습진 혹은 루푸스 환자에게서 나비 모양 발진과 비슷한 양상을 띤다. 주로 생기는 부위는 이마와 뺨, 눈 주위, 손 등이

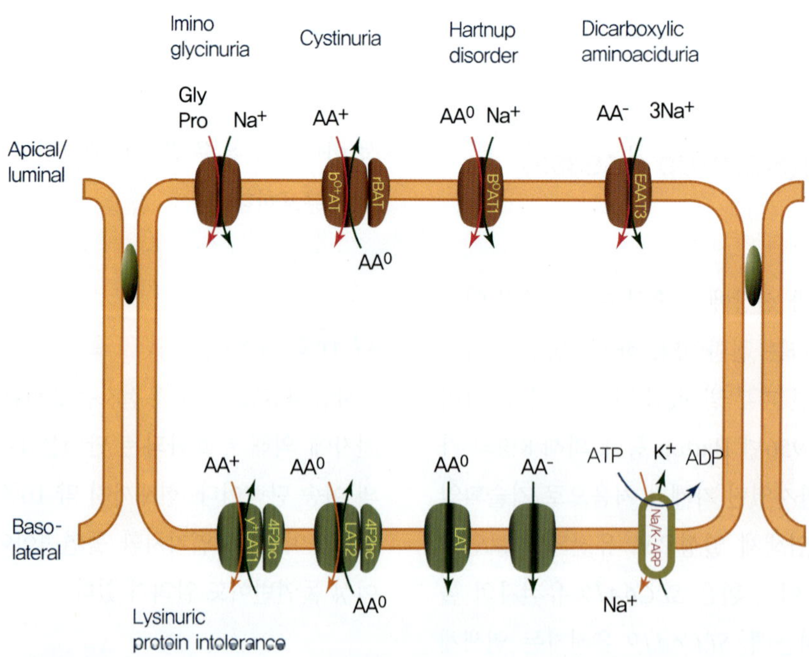

그림 4-34 신장과 소장의 아미노산 수송체와 연관 질환들(Adapted from 참고문헌 1)

다. 간혹 수포성 발진이 생기기도 하며, 발진 후에는 저색소성 병변 혹은 색소 침착 병변을 장기간 남긴다.

지능은 정상이며, 신경학적 증상은 매우 다양하다. 간헐적인 소뇌 실조, 강직, 운동 발달의 지연, 진전 등이 흔하며 전적으로 가역적이다. 눈의 증상으로는 복시, 안구진탕, 사시 등이 있을 수 있고, 니아신의 결핍에 의한 구순 구각염, 설염 등도 생긴다.

6) 진단 및 검사 소견

소변 크로마토그래피 상에서 중성 아미노산인 글루타민, 발린, 페닐알라닌, 류신, 아스파라긴, 시트룰린, 이소류신, 트레오닌 등이 상승하고, indican도 소변에서 검출된다. 경구 트립토판 부하 후에 소변에서 indole 유도체를 검출할 수 있다.

Proline, hydroxyproline, 아르기닌의 소변 배출은 정상이며 이 점이 다른 원인에 의한 아미노산뇨증과 감별되는 부분이다. 혈장에서의 아미노산 농도는 대개 정상이다. 피부 조직검사 소견은 펠라그라와 비슷하여 진단에 큰 도움이 되지 못한다.

7) 치료 및 관리

대부분의 환자는 고단백 식이로 중성 아미노산의 이송 결함에 의한 부족 현상을 극복할 수 있다. 영양 상태가 나쁠수록 증상 및 악화가 더 빈번히 발생한다.

증상이 있는 모든 환자는 햇빛에 노출되는 것을 방지하여야 하고 광과민성을 악화시킬 수 있는 약제의 사용을 피하여야 한다. 니아신의 결핍으로 증상이 있는 환자는 니코틴산 혹은 니코틴아미드(nicotinamide)의 보충요법으로 증상의 중증도 및 발현의 빈도를 감소시킬 수 있다.

8) 예후

심한 중추신경계 증상을 보이는 경우에는 드물게 사망에 이를 수 있다. 소수의 환자에게서 섬망 등의 정신과적 증상이 관찰된다. 반복적인 햇빛 노출에 의한 피부 병변은 색소 침착 혹은 저색소 병변을 남길 수 있고 오래 지속될 수 있다.

••• 참고문헌 •••

1. Kraut JA, Sachs G. Hartnup disorder : unraveling the mystery. Trends Phamarcol Sci 2006; 26: 53~5.
2. Cheon CK, Lee BH, Ko JM, et al. Novel mutation in SLC6A19 causing late-onset seizures in Hartnup disorder, Pediatr Neurol 2010; 42: 369~71.

증례 4-16

발달지연과 경련으로 내원하여 진단된 하트넙(Hartnup)병 환아

1. 내원의 동기가 된 주 증상

발달지연 및 경련

2. 임상 증상

8세 남아로 별다른 가족력은 없다. 재태연령 40주, 체중 2.4 kg으로 출생하여 신생아 환달 이외에 다른 산전 산후 특이병력은 없다. 18개월에도 혼자 걸을 수 없었고 4세경부터 의미 있는 단어를 말할 수 있었다. 5세에 시행한 지능

검사는 IQ 47로 측정되어 중등도의 정신지체를 보였다. 또한 주의력 결핍 과잉행동장애로 치료 중이었다. 내원 2개월 전 수차례의 전신 강직성 경련 발생하였고 타 병원에서 시행한 전해질 및 암모니아, 산-염기에서 이상은 보이지 않았고 뇌파도 정상 소견을 보였다.

3. 진찰 소견

몸무게 24 kg(10~25백분위수), 키 119.6 cm(5백분위수), 두위 50 cm(10~25백분위수)로 측정되었다. 입술주변과 엉덩이 피부의 홍반과 각질화 및 양 하지 피부에도 홍반성 발진이 관찰되었다.

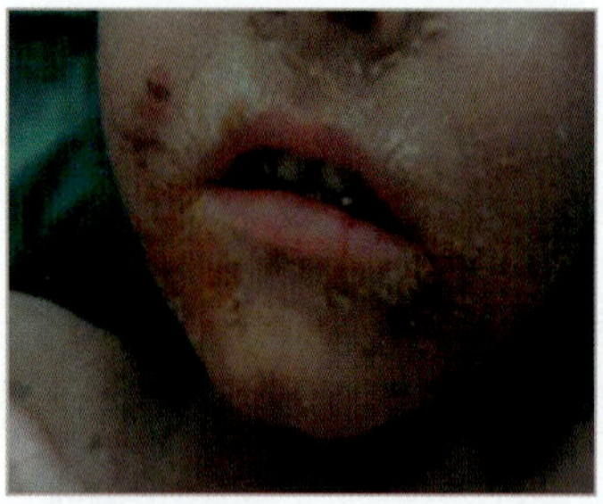
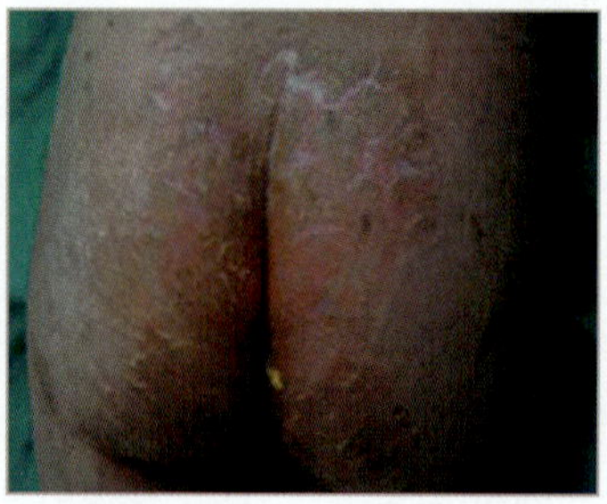
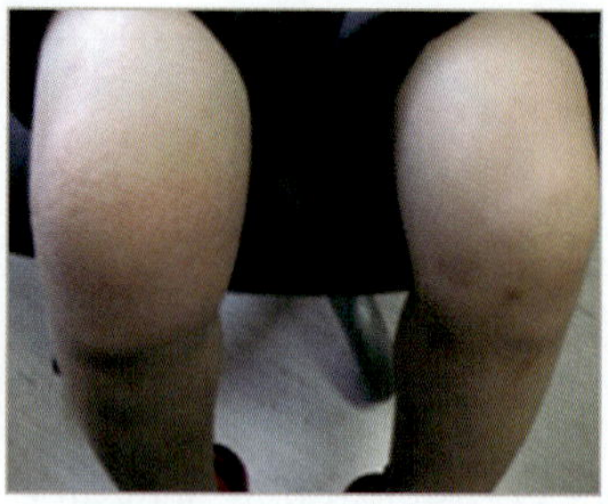

4. 검사 소견

(1) 생화학적 검사 소견

혈장 아미노산 분석과 소변 유기산 분석에서는 특이소견을 보이지 않았다. 소변 아미노산 분석에서 serine 10,604 nmol/mg creatinine(참고치; 362~1,100), threonine 5,900 nmol/mg creatinine(참고치; 121~389), asparagine 8,759.5 nmol/mg creatinine(참고치; 72~332), glutamine 8,062.4 nmol/mg creatinine(참고치; 369~1,014), leucine 1,682.6 nmol/mg creatinine(참고치; 30~500), isoleucine 1,652.2 nmol/mg creatinine(참고치; 10~126), valine 2,390 nmol/mg creatinine(참고치; 58~143), phenylalanine 976.5 nmol/mg creatinine(참고치; 61~314), histidine 5,120.8 nmol/mg creatinine(참고치; 644~2,430), citrulline 129 nmol/mg creatinine(참고치; 10~99)으로 증가되었으나 proline, hydroxyproline, arginine은 정상 범위 내에 있었다.

소변 아미노산	환자(nmol/mL)	참고치	혈장아미노산	환자(nmol/mL)	참고치
Serine	10,604	362~1,100	Serine	149.9	69~187
Threonine	5,900	362~1,100	Threonine	87	35~226
Asparagine	8,511	72~332	Asparagine	70.9	23~112
Glutamine	6,674	379~1,014	Glutamine	463.9	254~823
Leucine	1,973	30~500	Leucine	115.6	49~216
Isoleucine	1,758	10~126	Isoleucine	55.4	22~107
Valine	2,933	58~143	Valine	162.9	74~321
Phenylalinine	1,071	61~314	Phenylalinine	55	26~91
Histidine	7,114	644~2,430	Histidine	56.3	41~125
Citrulline	149	10~99	Citrulline	15.7	1~46
Tyrosine	2,751	122~517	Tyrosine	45.7	24~115
Tryptophan	2,751	0~138			
Proline	ND	0	Proline	199.3	59~369
Hydroxyproline	ND	0~3,300	Hydroxyproline	34.3	3~45
Arginine	28	31~109	Arginine	76.2	10~140

ND ; Not detected

(2) 분자유전학 검사 소견

SLC6A19 유전자의 c.[908C>T]+[1787-1787insG](p.[Ser303Leu]+[Thr596fsX73]의 복합이형접합자로 확인되었다.

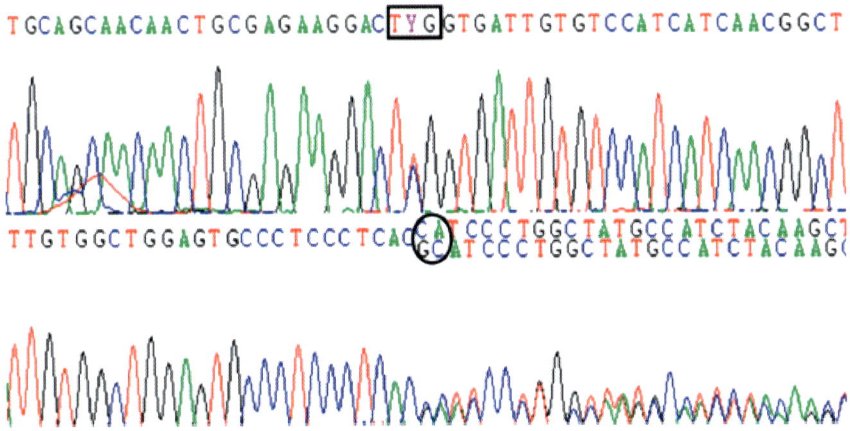

(3) 영상소견

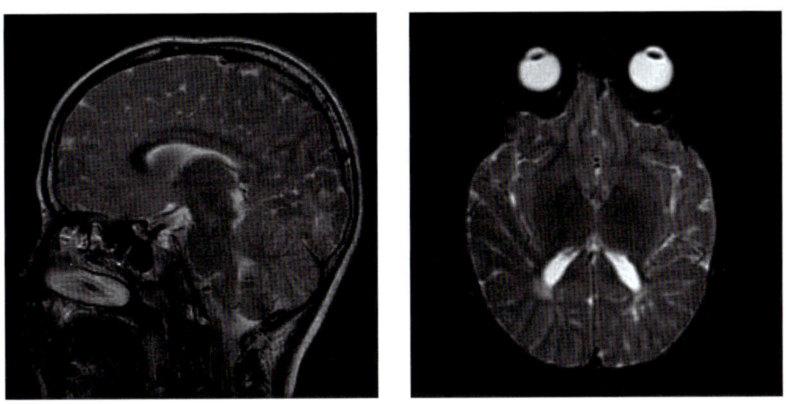

그림 4-35 뇌 자기공명영상으로 T2 영상에서 측뇌실 뒤쪽 부분(peritrigonal)의 부피 감소와 함께 신호증강 소견을 보였고, 뇌량이 전반적으로 얇아진 것을 확인할 수 있었다.

5. 치료 경과

햇빛의 노출을 피하고 니아신아마이드(niacinamide) 투여를 권유하였으나 항경련제 이외의 다른 약을 제외하고는 복용하지 않았다. 약 3개월 뒤 경련은 없었으나 양쪽 무릎 부위에 홍반(pellagra)가 발생하였고 니아신아마이드를 복용하기 시작하면서 소실되었다.

6. 요약

임상 양상은 niacin 결핍과 비슷하게 나타나서 펠라그라 양상의 피부염과 함께 신경증상을 보일 수 있다. 소변 아미노산 분석에서 중성 아미노산의 배설 증가가 특징이다.

11 시스틴뇨증(Cystinuria)

1) 원인

시스틴뇨증은 신장 근위세뇨관과 소장에서 시스틴(cystine)과 오르니틴(ornithine), 아르기닌(arginine), 리신(lysine) 등 이염기(dibasic) 아미노산의 재흡수 기전의 문제로 발생하는 질환이다. 시스틴뇨증의 가장 중요한 증상은 시스틴 요로결석으로, 이는 환자의 전 생애동안 반복적으로 발생한다. 일단 결석이 발생하면 외과적 치료가 필요하지만, 치료에서 가장 중요한 점은 결석이 재발하지 않도록 식이 및 내과적 예방 요법을 하는 것이다. 원인 유전자형에 따라 type A (type I)와 type B (type II, III)형으로 구분할 수 있다.

2) 유전적 이상

1992년에 *rBAT*(혹은 *D2H*) 유전자가 시스틴 및 이염기 아미노산의 신장 재흡수와 관련 있음이 밝혀졌다. 추후 이 *rBAT* 유전자는 염색에 2p16.3에 위치하고 *SLC3A1* 유전자로 바뀌어 불리었다. *SLC3A1* 유전자는 신장 근위세뇨관과 소장의 솔가장자리막(brush border membrane)에 발현되어 A형(I형)시스틴뇨증과 관련되었다. 현재까지 130개 이상의 돌연변이가 발견되었으며 염기치환 및 결실 돌연변이가 대다수를 차지한다. 1999년에 *SLC7A9* (*BAT1*) 유전자가 발견되었는데, 이는 염색체 19q13.1에 위치하며 막단백을 합성에 관련되어 있고 B형(II형 혹은 III형) 시스틴뇨증과 관련이 있다. A형(I형)은 상염색체 열성으로 유전되며, B형(II형과 III형)은 상염색체 우성으로 유전되는데, II형과 III형의 구분은 소변 시스틴 농도에 의한다.

분류	빈도 유전자좌 Subunit affected
A (I) 형	45% Chromosome 2(*SLC3A1*) rBAT(heavy subunit)
B (II) 형	53% Chromosome 19(*SLC7A9*) $b^{0,+}$ AT protein(light subunit)
AB (III) 형	2% Chromosome 2 and 19(*SLC3A1*/*SLC7A9*) rBAT/$b^{0,+}$ AT

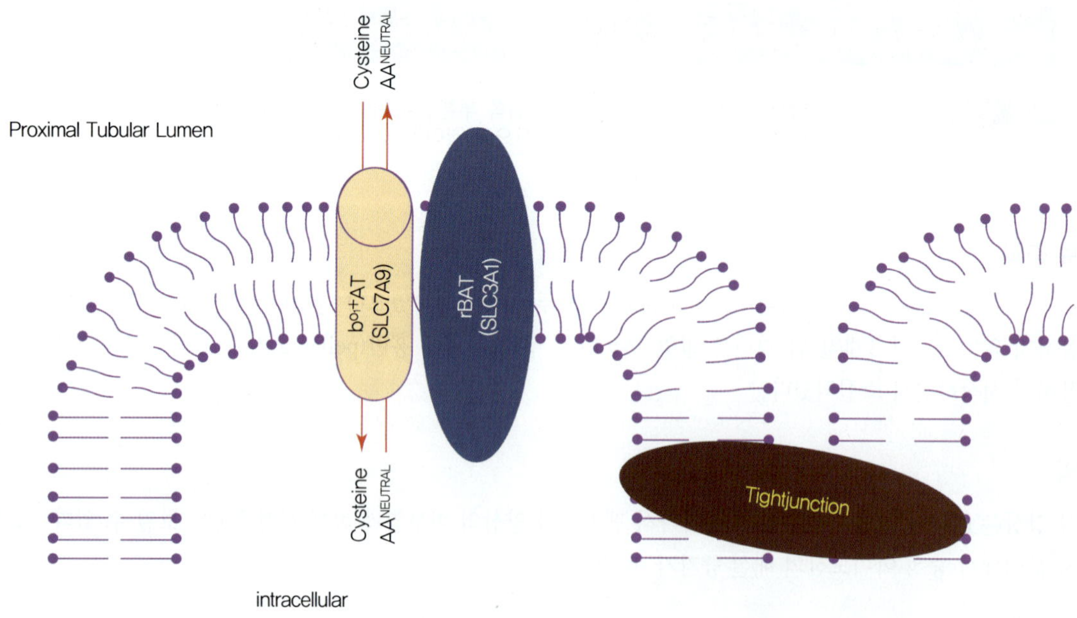

그림 4-36 신장 근위세뇨관의 시스틴 수송체

3) 발병 빈도

일반적인 발생 빈도는 1/7,000이나 민족에 따라 차이가 있다. 시스틴 결석은 미국에서 성인 요로 결석의 1%, 소아 요로 결석의 6~8%를 차지하고, 시스틴뇨증의 이형접합자(heterozygote) 빈도는 약 20~200명당 한 명의 빈도이다. 동형접합자의 빈도는 미국의 경우 1/15,000, 일본에서는 1/18,000이나 이스라엘, 영국, 스페인에서는 그 빈도가 1/2,000~2,500으로 높다. 국내의 정확한 빈도는 확실하지 않으나 많은 증례들이 보고되었다.

4) 생화학적 병태생리

시스틴뇨증에서는 시스틴 및 이염기 아미노산이 신장과 소장의 상피세포에서 재흡수되지 못한다. 따라서 관내강(lumen)의 시스틴 농도가 높아지고 시스틴 용해도의 역치를 초과하게 되어 시스틴 결정 및 결석이 생기게 된다. 아미노산은 소장에서 아미노산 자체로 흡수되기도 하지만 작은 펩티드의 형태로도 흡수될 수 있는데, 이렇게 흡수된 펩티드는 상피세포 내에서 아미노산으로 분해된 후 내강 반대측 막을 통하여 체내로 흡수된다. 시스틴뇨증에서도 시스틴을 함유한 올리코펩티드의 형태로는 흡수가 가능하기 때문에 시스틴 결핍의 임상 증상은 전혀 나타나지 않는다.

5) 임상 증상

시스틴뇨증은 주로 결석에 의한 통증으로 발현된다. 비교적 흔하지 않은 증상으로는 혈뇨, 만성 배부통 및 요로 감염 등이다. 25%의 환자에서 이미 10세 이전에, 30~40%의 환자에서 10대에 요로 결석의 과거력이 있다. 드물게 색소성 망막염, 혈우병, 근이영양증, 유전성 췌장염 등의 동반이 보고 된 바 있다.

6) 진단 및 검사 소견

소변 검사상 전형적인 육각형의 결정을 관찰할 수 있고, 이것이 시스틴뇨증의 질병특유 현상이다. 미세 결정뇨는 환자의 25~80%까지 보고된다. Sodium cyanide-nitroprusside 검사는 신속하고 간단하며 시스틴 농도를 정량적으로 측정할 수 있는 방법이다. Cyanide가 시스틴을 시스테인(cysteine)으로 변환시키면, nitroprusside가 결합하여 2분 내지 10분 이내에 자주색을 띠게 되는 현상을 이용한 것으로 크레아티닌 1 g당 시스틴 농도가 75 mg 이상일 경우 양성을 띤다. 이 검사에서 양성을 띠면 24시간 동안 소변을 모아 이온 교환 크로마토그래피 정량 분석을 실시한다. I형 시스틴뇨증의 보인자에서는 증상이 없고 소변으로의 시스틴 배설량이 정상 범위이나, II형 이형접합자의 경우에는 소변으로의 시스틴 배설량이 높아 크레아티닌 1 g당 시스틴 농도는 250 mg 이상을 보이며, III형은 I형과 II형의 중간으로 소변 시스틴 농도가 경하게 상승한다. 또한 I형은 *SLC3A1* 유전자의 돌연변이가 발견되며, II형과 III형은 *SLC7A9* 유전자의 돌연변이와 관련되어 있어 유전자 검사로 감별이 가능하다.

7) 치료 및 관리

결석을 동반하지 않은 시스틴뇨증 환자의 치료는 주로 보존적 치료로서, 충분한 수분 섭취를 권장하고 소변 산도의 자기 측정을 통하여 소변 산도를 7.5~8로 유지시키며, 식이 제한 및 potassium citrate의 투여를 통한 소변의 알칼리화를 유지하는 것이다. 이러한 보존적 치료에도 소변의 시스틴 농도가 높다면, penicillamine, N-acetylpenicillamine, α-mercaptopropionylglycine (alpha-MPG, tiopronin), captopril의 추가 치료가 필요하다. 이미 요로 결석이 생긴 환자에서는 결석이 생긴 위치 및 크기에 따라 비뇨기과 및 방사선과적 수술 혹은 체외충격파 쇄석 치료가 요구된다.

8) 예후

시스틴뇨증이 진단되면 정기적인 검진이 필수적인데, 조기에 결석을 발견하여 치료하는 것이 신장 기능의 보존에 중요하기 때문이다. 또한 환자 가족들의 스크리닝을 통하여 조기에 진단하는 것이 필요하다. I형의 경우에는 대개 10세 이전에 요로 결석이 발생하게 되며 적절한 치료를 받지 못하면 신부전으로 진행할 수 있다. 그러나 다른 형에서는 경한 경과를 보이기도 한다.

●●● 참고문헌 ●●●

1. Koll T, Zollner A, Wendt-Nordahl G, et al. Cystinuria in childhood and adolescence : recommendations for diagnosis, treatment, and follow-up. Pediatr Nephrol 2005; 20: 19~24.
2. Choi JE, Yun BY, Park HW, et al. Cystinuria 3 cases. J Korean Pediatr Soc 1995; 38: 245~51.
3. Hah ST, Yoon JB. Cystine Stone : Report of two cases. Korean J Urol 1981; 22: 451~5.
4. Yoon DK, Koh SK. A case of cystine stone. Korean J Uro 1984; 25: 112~6.
5. Cho CH HK, Park JK, Kim KH. A case of cystine stone in a child. Korean J Urol 1986; 27: 933~8.
6. Saravakos P, Kokkinou V, Giannatos E. Cystinuria : Current Diagnosis and Management. Urology 2014; 83: 693~9.
7. Eggermann T, Venghaus A, Zerres K. Cystinuria : an inborn cause of urolithiasis. Orphan J of Rare Dis 2012; 7: 19~29.

증례 4-17

반복적 신결석으로 내원한 시스틴뇨증 I 형 환자

1. 내원 동기가 된 주 증상

왼쪽 옆구리 통증

2. 병력 및 임상 증상

18세 여자 환자로 12세경부터 반복적인 양측성 신결석 발생하여 타 병원에서 수차례 체외 충격파 결석파쇄법(ESWL)을 시행받았다. 내원 약 3개월 전부터 왼쪽 옆구리 통증이 지속되어 시행한 CT에서 오른쪽 요관의 원위부에 0.7 cm 가량의 결석으로 인한 요관의 확장을 보였다. 왼쪽 요관의 근위부에 0.2~1 cm 가량의 결석이 여러 개 관찰되고 신배 부위의 결석도 확인되어 요관경하제석술을 시행하였고 결석 분석에서 시스틴석으로 확인되었다.

3. 진찰 소견

진찰에서 다른 특이소견은 보이지 않았고 현미경적 혈뇨가 확인되었다.

4. 검사 소견

(1) 생화학적 검사 소견

결석 분석에서 100% 시스틴석으로 확인되었다. 1회 배설뇨 아미노산 분석에서 시스틴 3,045 μmol/g creatinine(참고치; 43~210), 오르니틴 1,698 μmol/g creatinine(참고치; 20~80), 라이신 4,258 μmol/g creatinine(참고치; 145~634), 아르지닌 3,373 μmol/g creatinine(참고치; 10~90)로 이염기 아미노산(dibasic amino acid)의 증가가 확인되었다.

(2) 유전자 분석 결과

SLC3A1 유전자의 c.[647C>T]+[1820del](p.[Thr216Met]+[Leu607HisfsX4])의 복합 이형접합체로 확인되었다.

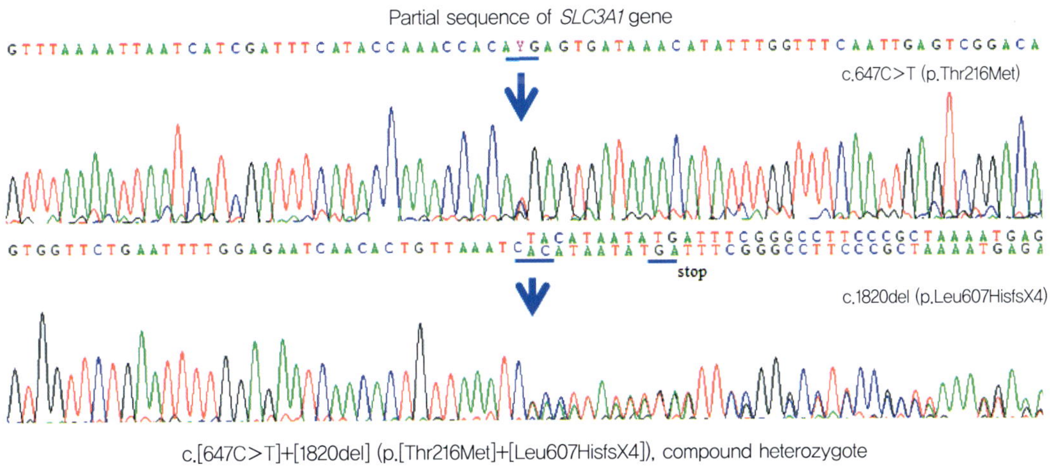

(3) 영상검사

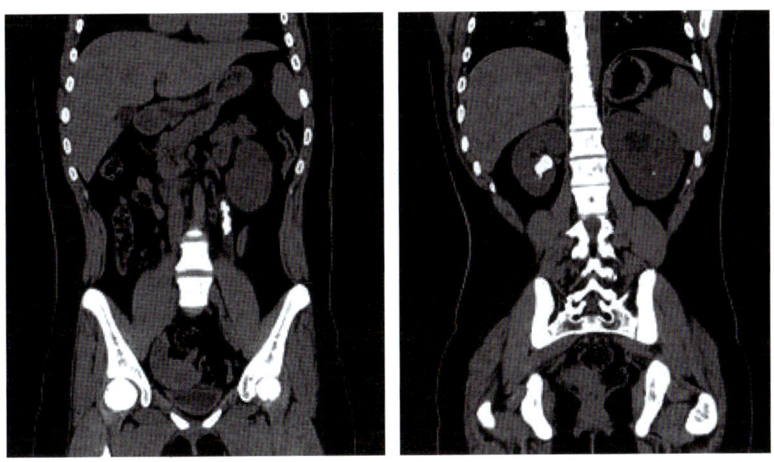

그림 4-37 첫 내원 당시 시행한 CT로 왼쪽 요관과 오른쪽 신배의 결석이 관찰되었다.

5. 치료 경괴

진단 이후 페니실라민 1,500 mg/일(약 20 mg/kg/일) 투여를 시작하였고 탄산수소나트륨(sodium bicarbonate)으로 Tasna 1,500 mg/일 투여하여 소변 pH를 7~8 사이로 유지하였다.

페니실라민 투여 약 3년째 관절통 및 가려움증 발생하여 투여 중지하였고 현재는 탄산수소나트륨만 복용하며 경과 관찰 중이며 결석의 재발로 수차례 결석 제거술을 시행 받았으나 현재까지는 정상 신기능을 유지하고 있다.

증례 4-18

신결석과 요로감염으로 내원한 시스틴뇨증 I 형 환자

1. 내원 동기가 된 주 증상

5일 동안의 발열

2. 병력 및 임상 증상

8개월 여아로 다른 가족력은 없었다. 재태연령 37주 5일, 체중 3.7 kg으로 출생하여 산전 검사 및 선천성 대사이상 검사에서 특이소견이 없었다. 생후 5개월경 요로 감염으로 타 병원에서 치료를 받았으며 당시 복부 초음파에서 신결석이 확인되었고 내원 5일 전부터 발열이 지속되어 내원하였다. 요로 감염으로 입원 치료하던 중 1 cm 크기의 결석이 자연배출되어 결석 성분 분석을 시행하였다.

3. 진찰 소견

체중 9.3 kg(75~90백분위수), 키 78 cm(90~95백분위수)로 측정되었고, 다른 특이 소견은 없었다.

4. 검사 소견

(1) 생화학적 검사 소견

결석 분석에서 100% 시스틴석으로 확인되었다. 혈장 아미노산 분석에서는 특이소견이 없었고 1회 배설뇨 아미노산 분석에서 시스틴 5,358 μmol/g creatinine(참고치; 68~710), 오르니틴 7,849 μmol/g creatinine(참고치;55~364), 라이신 14,910 μmol/g creatinine(참고치; 189~850), 아르지닌 9,746 μmol/g creatinine(참고치; 38~165)로 이염기 아미노산(dibasic amino acid)의 증가가 확인되었다. 소변검사에서 육각형의 결정체들이 관찰되었다.

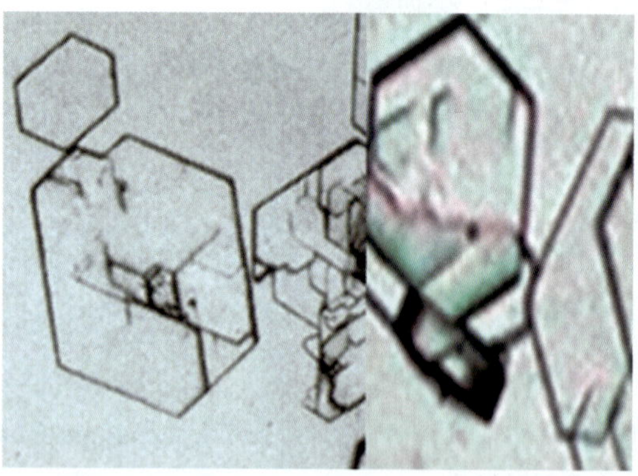

그림 4-38 소변검사에서 육각형의 결정체를 보인다.

(2) 유전학적 검사 소견

SCL3A1 유전자의 exon 10에서 c.1820del(p.L607HisfsX4) 돌연변이의 동형 접합자로 확인되었다.

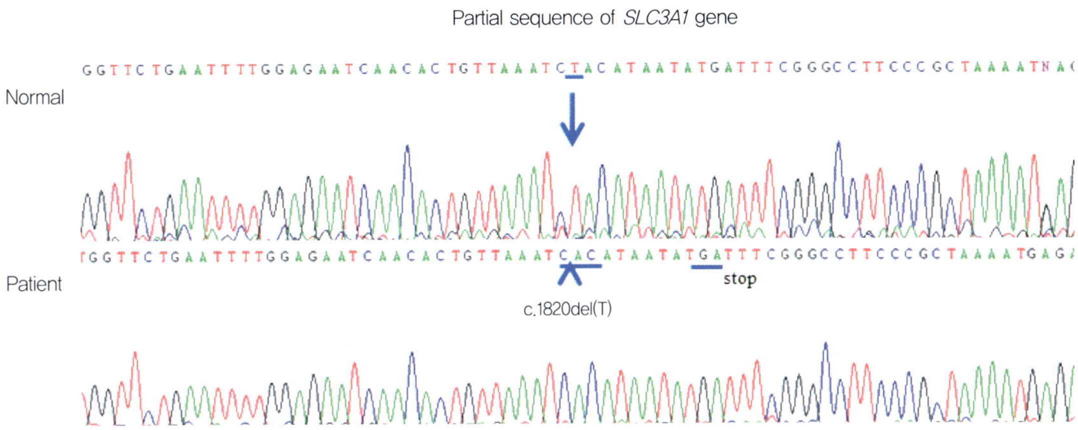

c.1820del (p.Leu607HisfsX4), homozygote

(3) 영상검사

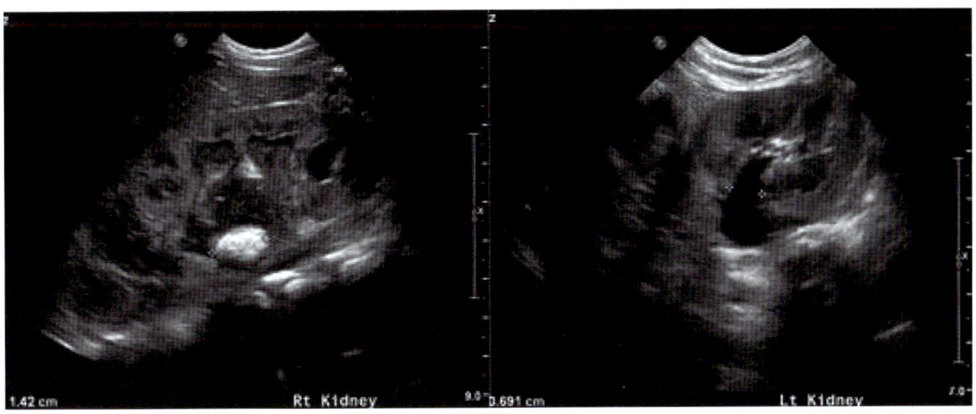

그림 4-39 8개월 첫 내원 당시 시행한 초음파 사진으로 오른쪽 신배의 결석이 확인되었고 왼쪽 신장 수질에도 다수의 결석이 의심되었다.

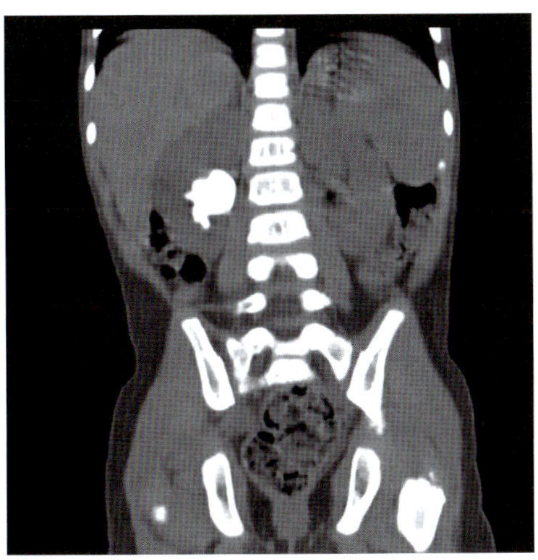

그림 4-40 2세 9개월에 시행한 복부 CT로 오른쪽 신장의 산호상 결석으로 결석 제거술을 시행하였다.

5. 치료 경과

환아는 다량의 수액 섭취, 동물성 단백질 제한 및 소변 알칼리화를 위해 구연산칼륨을 복용하였으나 추적검사로 시행한 복부 초음파에서 결석의 수와 크기가 증가 추세를 보여 tiopronin(10 mg/kg/day)을 투여하며 경과를 관찰 중이다. 2세 9개월경 오른쪽 신장의 산호상 결석(staghorn stone)에 대하여 복강경을 통한 신우결석제거술(laparoscopy-assisted pyelolithotomy)을 시행받았다.

6. 요약

어린 나이에 발생한 요로 결석 혹은 다발성으로 발생하는 요로 결석을 주소로 내원한 환자의 소변 아미노산 분석에서 시스틴, 오르니틴, 라이신, 아르지닌 등의 이염기 아미노산의 증가를 보이면 진단할 수 있다. 결석 형성의 예방을 위해서 충분한 수액 섭취 및 소변 알칼리화, 페니실라민, 티오프로닌(alpha-MPG, tiopronin) 등의 치료를 할 수 있다.

12 리신뇨 단백불내증 (Lysinuric protein intolerance)

1) 원인

y+LAT1 단백의 유전적 장애로 dibasic (cationic) 아미노산(lysine, ornithine, arginie)의 이동장애(재흡수장애)가 장점막, 신세뇨관에서 발생한다.

2) 유전적 이상 : 유전자, 돌연변이

상염색체 열성으로 유전되며 *SLC7A7* 유전자는 염색체 14q11.2에 위치한다. y+LAT1 단백의 유전정보를 전사하고 있다. 유전자는 11개의 exon으로 구성되고 46.5 kb 정도의 크기이다. 현재까지 50여 개의 돌연변이가 알려져 있으며 핀란드에서는 frameshift와 종결 코돈을 야기하는 1181-2A>T 돌연변이가 주로 발견된다. 유전자형과 표현형의 관계는 없는 것으로 보고되었다.

3) 발병빈도

120명 정도의 환자가 보고되었고 그중 49명이 핀란드에서 보고되었다. 핀란드에서의 유병률은 1/60,000으로 알려져 있다. 국내에 2016년 현재 2예정도가 발견되어 치료받고 있다.

4) 생화학적 병태생리

신세뇨관과 소장 내피세포의 기저막(basolateral membrane)에서 lysine, arginine, ornithine과 같은 염기성 아미노산의 이동 장애로, 이들 아미노산이 소변으로 배설되고 장 흡수가 제한되며 혈장 농도가 감소하게 된다. 중성 아미노산은 약간 증가된다. Ornithine, arginine 결핍은 요소 회로의 기능 장애를 유발하여 glutamine과 alanine 농도가 상승된다. 단백 섭취 후 발생하는 고암모니아혈증은 요소 회로 대사장애와 유사한 양상을 보이는데, 이는 간세포에서 요소 회로의 대사 중간체인 arginine과 ornithine의 기능적 결핍에 의해 발생된다. 대부분의 환자들은 고단백 음식을 거부하여 단백질 결핍이 더욱 악화된다. Lysine과 필수아미노산의 결핍으로 성장 부전과 골 성숙의 지연이 일어난다.

5) 임상 증상

신생아기와 영아기에 모유 수유만 하는 경우에는 대개

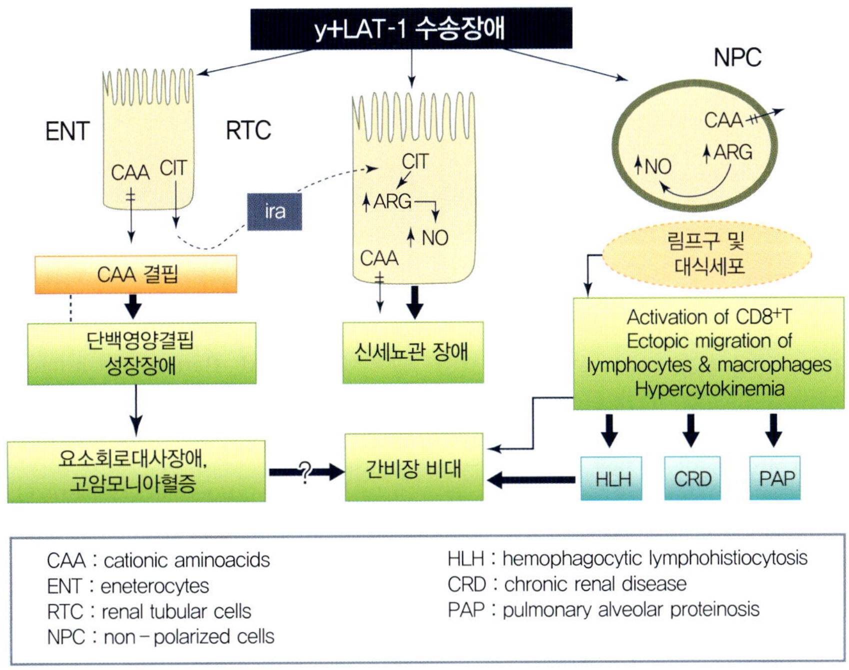

그림 4-41 y+LAT-1 수송체 결함에 의한 lysinuric protein intolerance의 생화학적 병태 생리(Adapted from 참고문헌 3)

증상이 없으며 단백질 함량이 많은 분유나 고단백 식이를 진행하면 식후 고암모니아혈증이 발생하여 수유 거부, 구토, 의식의 변화가 온다. 약 1세경부터 고단백 식이에 대한 거부와 성장 부전이 나타난다. 간과 비장은 비대된다. 유아기와 학동기에는 성장 장애와 간비비대로 발현하며 근긴장저하와 칼슘과 인의 대사는 정상이지만 대부분의 환자에서 골다공증이 발생하여 경미한 외상에도 쉽게 골절이 일어난다. 고암모니아혈증이 심하지 않으면 신경학적 발달은 정상이고 골 성숙은 지연되고 사춘기 발달도 지연된다. 성인기에는 저신장, 몸통의 피하지방 증가와 가느다란 사지, 간비대가 나타난다. 2/3 정도에서 골조송증과 같은 골격계 변화가 있으나 병적 골절은 잘 일어나지 않는다. 방사선 소견상 폐섬유화가 나타나는데, 간질성 폐질환은 일부 환자에게서만 보인다. 고암모니아혈증의 병력에 따라 정상 지능을 보일 수도 있고 정신 지체를 보일 수도 있다. 탈모증이 발생하며 흡수 장애로 인한 설사가 동반된다.

피부는 건조한 인설성 발진을 보이고 손톱의 이영양증이 나타난다. 고암모니아혈증을 동반한 구토와 현훈, 두통이 발생하고 혼수로 진행하는 경우도 있다. 신세뇨관 기능의 이상으로 단백뇨, 당뇨, 인산뇨, 세뇨관성 산증, 미세현미경적 혈뇨가 동반되고 사구체여과율이 감소되며 만성 신부전이 오는 환자들도 있다. 말기에 지방침착과 간 경변으로 인한 간기능 부전이 발생한다. 수두 바이러스 감염은 심하고 치명적일 수 있다.

6) 진단 및 검사 소견

고암모니아혈증이 구토와 동반되어 발생한다. 혈장 lysine, ornithine, arginine 농도가 감소한다. Citrulline 농도도 현저히 감소하며 glutamine과 alanine은 증가된다. 소변으로 lysine, ornithine, arginine의 배설은 증가된다. 정색소성 혹은 저색소성 빈혈, 백혈구 감소증, 혈소판 감소증이 일부 환자에서 관찰되며 망상적혈구는 약간 증가된다. Ferritin과 lactate dehydrogenase는 증가된 반면 혈청 철과 transferrin은 정상이다.

7) 치료 및 관리

치료의 목표는 고암모니아혈증을 예방하고 정상 대사와 성장에 필요한 충분한 단백질화 필수아미노산을 공급하는 것이다. 단백질에 대한 내성은 100 mg/kg/일 용량의 citrulline을 투여함으로써 호전될 수 있는데, arginine과 ornithine으로 전환되어 흡수된다. 고암모니아혈증이 없거나 orotic acid 배설이 증가된 소아에서는 단백에 내성이 증가함으로 하루 단백량을 1.0~1.5 g/kg/일, 성인에서는 0.5~0.8 g/kg/일 정도로 섭취하도록 한다. Glutamine과 glycine이 증가된 환자에서는 sodium benzoate나 sodium phenylbutyrate를 투여한다. Lysine 결핍을 교정하게 위해 lysine을 20~30 mg/kg/일의 용량으로 3번에 나누어서 투여한다. 모든 환자에서 수두 예방접종을 반드시 시행하며 감염된 경우는 acyclovir를 투여한다.

8) 예후

식이 및 약물요법으로 성장촉진과 고암모니아혈증을 예방하여 정신지체를 피할 수는 있으나 현재의 치료법으로는 진행하는 신장질환을 정상화시킬 수 없어서 과거에 생각했던 것처럼 쉽게 치료되는 병이고 양성예후를 가진다는 견해보다는 조금 더 비관적이다.

••• 참고문헌 •••

1. Palacin M, Bertran J, Chillaron J, et al. Lysinuric protein intolerance : mechanisms of pathophysiology. Mol Genet Metab 2004; 81 Suppl 1: S27~37.
2. Palacin M, Borsani G, Sebastio G. The molecular bases of cystinuria and lysinuric protein intolerance. Curr Opin Genet Dev 2001; 11: 328~35.
3. Sebastio G, Sperandeo, MP, Andria G. Lysinuric protein intolerance : reviewing concepts on a multisystem disease. Am J Med Genet C 2011; 157: 54~62.
4. Ko JM, Shin CH, Yang SW, et al. The first Korean case of lysinuric protein intolerance : presented with short stature and increased somnolence. J Korean Med Sci 2012; 27(8): 961~4.

증례 4-19

저신장 및 쉽게 피곤해하는 증상으로 내원하여 진단된 lysinuric protein intolerance

(서울의대 소아과 고정민 교수 제공. Ko JM, et al. J Korean Med Sci 2012; 27: 961~4.)

1. 내원동기가 된 주 증상

저신장, 쉽게 피곤해하고 잠을 많이 잔다.

2. 병력 및 임상 증상

3년 8개월 된 여자환자로 재태연령 38+6주 체중 3.38 kg으로 출생하였다. 과거력상 특별한 이상은 없었으나 바이러스성 장염, 감기 등 잔병치레가 많았다고 하며, 발달력상 14개월에 혼자 걷기가 가능하였고 12개월에 의미 있는 단어를 2~3개 말할 수 있었으며 내원 당시에도 운동 및 정신 발달은 정상이었다. 부모님 및 2세 남동생은 특별한 병력이 없이 건강하였다.

3. 진찰 소견

키 89.9 cm(3백분위수 미만), 체중 14.2 kg(25백분위수), 두위 50.5 cm(50~70백분위수)로 측정되었고, 부모 중간키는 155 cm(10~25백분위수)였다. 결막은 약간 창백하였고, 복부는 불러 있었으며 간이 늑골하에서 5 cm 촉지되었고 비장은 만져지지 않았다. 신경학적 검진상 특이 소견은 없었고 의식상태는 명료하였다.

4. 검사 소견

(1) 생화학적 검사 소견

전혈구 분석에서 헤모글로빈은 9.4 g/dL, 백혈구는 3,600/μL(중성구 1,189/μL)로 확인되었다. 간효소 수치는 AST/ALT 각각 154/60 IU/L로 상승되었으며, 총 단백 6.1 g/dL, 알부민 3.6 g/dL으로 약간 감소되었다. 페리틴(ferritin) 수치는 1,689.5 ng/mL, LDH는 1,133 IU/L, 혈중 암모니아는 520 μM으로 매우 상승되었다. 피브리노겐은 175 mg/dL로 약간 낮게 측정되었고, 혈중 철 및 TIBC는 정상 범위였다. 혈중 아미노산 분석 상, 아르기닌 15 μmol/L(참고치; 12~112), 리신 71 μmol/L(참고치; 66~270), 오르니틴 20 μmol/L(참고치; 20~136)으로 낮은 경계 수치로 측정되었고, 소변 유기산 분석에서는 특이 소견이 확인되지 않았다. 추가로 실시한 소변 아미노산 분석에서는 아르기닌 1,987 μmol/gCr(참고치; 0~80), 리신 2,131 μmol/gCr(참고치; 88~407), 오르니틴 222 μmol/gCr(참고치; 0~62)으로 소변에서 이들 아미노산의 배출량이 매우 증가되었다. 일반 소변검사상 단백뇨 소견은 확인되지 않았으나, 일회 소변 단백/Cr비가 0.3~0.8으로 상승되었다. 추가로 실시한 24시간 소변 β2-microglobulin은 1.88 μg/mL(참고치; <0.37), 소변 NAG (N-acetyl-beta-D-glucosaminidase)/Cr비는 49.1 U/g Cr(참고치; <5.6)으로 상승되어 세뇨관 기능장애를 시사하였다. 복부 초음파 검사에서는 간 및 비장의 비대가 확인되었으나 내부의 병변은 없었고 신장은 정상 소견을 보였다.

표 4-12. 혈장 아미노산 농도의 변화

Amino acids(umol/L)	환자	참고치
Alanine	875	120~600
Arginine	15	12~112
Citrulline	57	8~47
Glutamic acid	171	14~78
Glutamine	894	333~809
Glycine	391	107~343
Lysine	71	66~270
Ornithine	20	20~136
Proline	255	40~332
Serine	266	70~194
Taurine	281	20~120

표 4-13. 소변 아미노산 농도의 변화

Amino acids(umol/g Cr)	환자	참고치
Alanine	920	292~1,017
Arginine	1987	0~80
Citrulline	85	0~53
Glutamic acid	72	0~88
Glutamine	275	398~2,087
Glycine	1,326	981~2,882
Lysine	2,131	88~407
Ornithine	222	0~62
Proline	88	0~80
Serine	392	283~831
Taurine	1,183	115~1,768

(2) 분자유전학 검사 소견

SLC7A7 유전자 염기서열 분석상 IVS4+1G>A의 동형접합자로 확인되어 lysinuric protein intolerance로 확진되었다. 부모 및 남동생은 모두 같은 돌연변이의 보인자로 확인되었다.

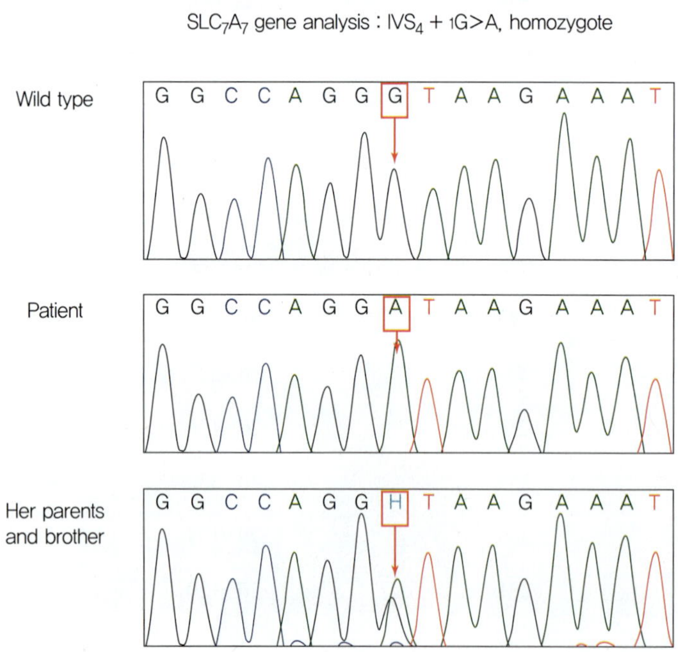

5. 치료 경과

고암모니아혈증의 급성기 치료로 안식향산, 아르기닌, 10% 포도당 수액을 공급하였으며, 고암모니아혈증 호전 후에는, 저단백식이(1.5 g/kg/d), 시트룰린(100 mg/kg/d), sodium benzoic acid(150~200 mg/kg/d) 및 L-carnitine(50 mg/kg/d) 치료를 시작하였다. 유지 치료 이후 현재까지 고암모니아혈증을 포함한 급성 대사성 위기는 없었고, 성장속도는 치료 첫 1년간 7.6 cm으로 따라잡기 성장을 보였으며 간은 늑골하에서 2 cm 촉지될 정도로 크기가 감소하였다. 혈액검사상 헤모글로빈은 12.9 g/dL까지 서서히 호전되었고, 페리틴(ferritin) 수치는 242 ng/mL로 감소되어 유지되고 있다. 현재 7세로 초등학교 2학년이며 신경학적으로 정상 발달을 보이고 있다.

6. 요약

만성적인 성장장애와 간종대가 있는 경우 혈장 암모니아, 혈장 및 소변의 아미노산 검사가 반드시 필요하며 diabsic 아미노산이 혈장에서 저하되고 소변으로 과배설 되는 경우 lysinuric protein intolerance를 의심한다.

CHAPTER 05

요소회로 대사장애

CONTENTS

1 고암모니아혈증과 요소회로 대사장애 개요

1) 원인

요소 회로의 각 단계에 작용하는 효소의 결핍에 의해 발생하는 질환은 크게 3종류로 대별한다.

(1) 요소회로대사 근위부(사립체 내)에서 발생하는 세 가지 질환 : N-acetylglutamate synthetase (NAGS) 결핍, carbamylphosphate synthetase I (CPS I) 결핍, ornithine transcarbamylase (OTC) 결핍

(2) 요소회로대사 원위부(세포질 내)에서 발생하는 세 가지 질환 : argininosuccinase synthetase (ASS) 결핍에 의한 citrullinemia, argininosuccinate lyase (ASL) 결핍에 의한 argininosuccinic aciduria, arginiase 결핍에 의한 argininemia

(3) 사립체 내의 이동체 장애로 mitochondrial ornithine transporter 이상에 의한 HHH (hyperammonemia, hyperornithinemia, homocitrullinuria) 증후군, mitochondrial aspartate-glutamate carrier (citrin)에 의한 시트린 결핍증, 그러나 시트린 결핍증은 엄밀한 의미에서 탄수화물 대사장애임으로 탄수화물 장애 편에서 다루었다.

신생아기의 일과성 고암모니아혈증은 요소 회로 대사장애와 유사한 양상을 나타내지만 예후는 좋다. HHH 증후군은 ornithine이 미토콘드리아 내로 이동하는데에 장애가 발생하는 질환으로 고암모니아 뇌증, 강직성 마비(spastic paraplegia)가 동반된다.

2) 유전적 이상

대부분 상염색체 열성으로 유전되나 OTC 결핍은 X-연관성으로 유전된다.

3) 발병빈도

보고에 따라 다르나 최근에는 요소회로 대사장애의 신생아 선별검사가 가능해지면서 비교적 정확한 빈도를 인지하게 되는 경향이다.

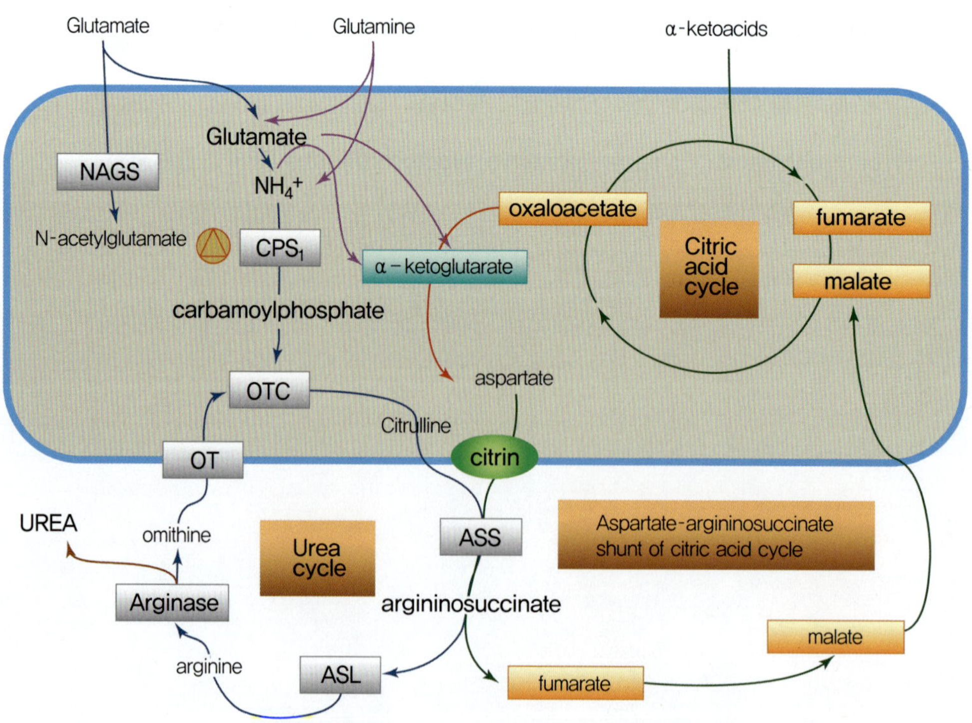

그림 5-1 요소회로의 생화학적 대사경로 경로

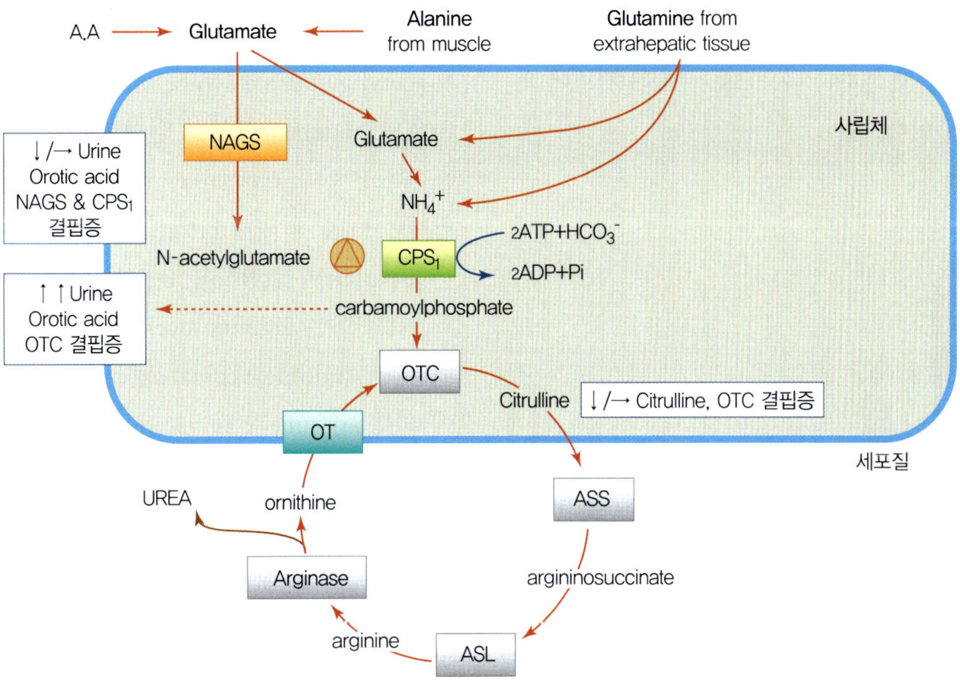

그림 5-2 요소회로대사 근위부 질환과 생화학적 병태생리

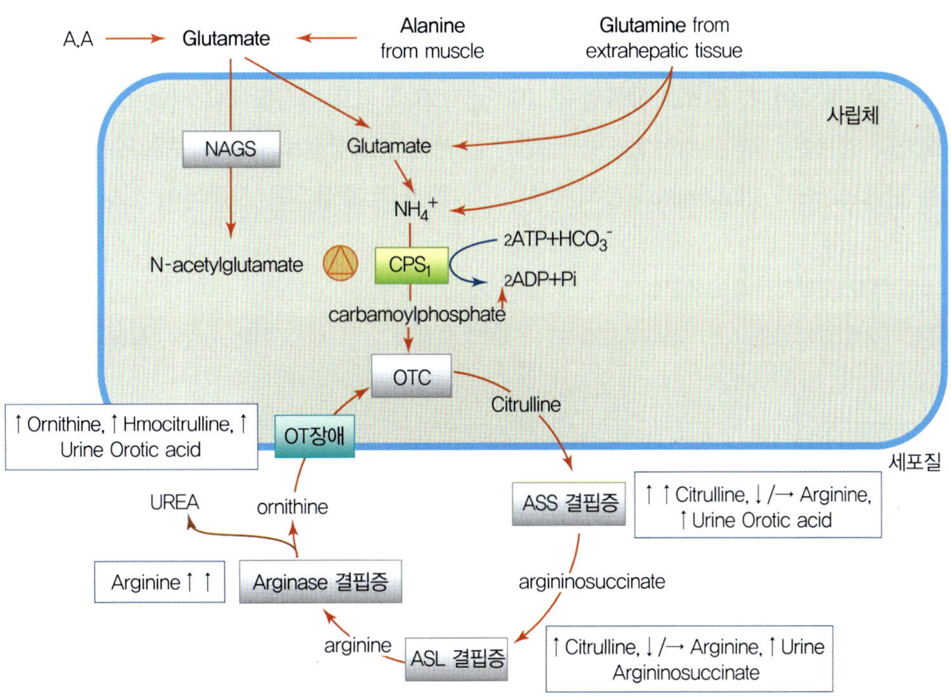

그림 5-3 요소회로대사 원위부 질환과 생화학적 병태생리

보고에 따라 다르지만 전체 요소회로대사이상의 빈도는 15,000~35,000명 신생아당 1명의 빈도로 발생하며 OTC 결핍증이 가장 흔하며 다음으로는 ASS 결핍에 의한 시트룰린혈증이다.

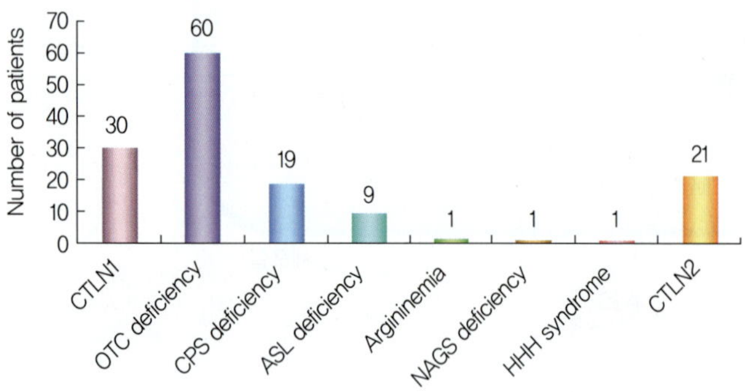

그림 5-4 서울아산병원 의학유전학센터에 등록된 요소회로대사이상환자(2013년 현재)

4) 생화학적 병태생리

요소 회로는 간에 존재하며 과다한 질소 화합물과 독성이 있는 암모니아를 독성이 없는 요소로 전환하여 소변으로 배설하는 주된 경로이다. 질소화합물들은 요소 회로의 각 효소의 결핍은 고암모니아혈증을 유발한다. 암모니아는 glutamine과 glutamate로부터 만들어지는데, 이들은 CPS I에 의해 carbamoyl phosphate로 전환된다. CPS는 충분한 활성도를 나타내기 위해서 N-acetyl glutamate synthetase (NAGS)에 의해 acetyl CoA와 glutamate로부터 합성되는 N-acetylglutamate를 필요로 한다. Carbamoyl phosphate는 ornithine과 결합하여 OTC에 의해 citrulline을 형성한다. Citrulline은 aspartate와 결합하여 argininosuccinate를 형성하는데, 이 반응은 argininosuccinate synthetase에 의해 촉매된다. Argininosuccinate는 argininosuccinate lyase에 의해 arginine과 fumarate로 분해된다. Arginine은 arginase에 의해 urea를 분비하고 ornithine을 재형성하여 운반체로 작용한다. 요소회로대사 1주기에 질소분자 2개를 요소의 형태로 처리한다. 이차적으로 arginine 결핍이 초래되며, 이는 필수 아미노산이 된다. Arginine 결핍은 nitric oxide synthetase (NOS)를 억제하여 nitric oxide양이 감소하고 이는 혈관의 이완을 방해하여 뇌혈관경색을 유발하기도 한다.

5) 임상 증상

요소 회로 대사장애에 의한 질환에서 신생아기에 출생 시에는 정상으로 보이나 주로 수유 곤란, 기면, 구토, 보챔 등의 증상으로 시작되어 신생아 패혈증으로 진단되

표 5-1. 한국인요소회로대사이상환자의 임상양상

	OTC 결핍증	ASS 결핍증	CPS_1 결핍증	ASL 결핍증	Argininemia	HHH
발병연령						
신생아	8/24(33.3%)	15/21(71.4%)	7/9(77.8%)	3/3		1
영아기	4/24(16.7%)	2/21(9.5%)	1/9(11.1%)			
성인기	12/24(50.0%)	3/21(14.3%)	1/9(11.1%)		4 yrs of age	
발병양상						
신생아스크리닝	1/24(4.2%)	1/19(5.3%)				
구토/보챔	5/24(20.8%)	3/19(15.8%)	1/9(11.1%)		Spastic diplegia with mild NH_3↑	
고암모니아성뇌증	18/24(75.0%)	14/19(73.7%)	8/9(88.9%)	3/3		1
무증상	0/24(0.0%)	1/19(5.3%)				

는 경우도 있다. 빈호흡, 호흡 부전, 혼수 등의 급성 증상으로 진행되어 치료하지 않을 경우 사망에 이른다. 영아기에는 증상이 보다 경미하여 식욕 부진, 구토, 기면, 발달지연, 행동 이상, 간비대로 나타난다. 소아기, 성인기에는 만성 신경학적 증상으로 학습 장애, 정신 지체, 행동 장애, 혼미, 보챔, 구토 등이 나타난다. 감염, 마취 등의 스트레스 상황에서는 급성 뇌증으로 구토, 두통, 의식의 변화를 보이고 신경학적 결손이 나타나기도 한다.

6) 진단 및 검사 소견

혈중 암모니아 농도가 400~2,000 μmol/L에 이를 수 있으며 질환마다 치료법이 다르기 때문에 감별 진단이 중요하다. Ornithine transcarbamylase 결핍, carbamyl phosphate synthetase 결핍, N-acetylglutamate synthetase 결핍에서는 간 조직검사와 효소 분석이 필요할 수도 있다. 참고로 암모니아 100 ug/dL은 56 μmol/L에 해당한다.

혈중 암모니아 농도가 신생아에서는 100 μmol/L, 소아 및 성인에서 50~80 μmol/L 이상인 경우 고암모니아혈증에 대한 평가를 시행한다. 중탄산염, sodium, chloride, anion gap, 케톤을 측정한다. 산증과 증가된 anion gap, 케톤증이 존재하면 유기산혈증을 시사한다. 고암모니아혈증과 저케톤성 저혈당이 동반되면 지방산 대사장애를 의심한다. 요소 회로 대사장애의 경우 고암모니아혈증은 있지만 산증보다는 호흡성 알칼리증이 동반된다. 고암모니아를 유발하는 질환은 ① 요소회로 대사장애 ② 유기산혈증 ③ 지방산 산화 대사장애 ④ 젖산혈증과 호흡연쇄사슬복합체 대사장애 ⑤ 요로감염증(Proteus Mirabilis) ⑥ 수뇨관의 대확장 ⑦ 신생아 일과성 고암모니아혈증 등이다. 요소회로계의 대사를 교란시키는 촉발인자로는 요소회로 관련효소들의 ① 유전적 결함 ② 감염, 독성물질에 의한 간 조직의 손상 ③ 항경련제(Valproic acid), 항암제 ④ 단백이화, 출혈, 용혈 등에 의한 요소회로계의 과부하 등이다.

다음 단계로 혈액과 소변의 아미노산을 정량 분석한다. 아미노산의 이상 소견이 발견되지 않은 경우 소변의 orotic acid를 측정하여 증가되면 OTC 결핍을 의심하며 citrullinemia, argininemia에서도 증가될 수 있다. 특정 아미노산이 증가되어 있으나 orotic aciduria를 보이지

표 5-2. 요소회로대사이상증의 감별진단

	혈장아미노산	Orotic acid	효소분석 가능한 조직	유전방식과 유전자	특징
NAGS 결핍	↑Gln, ↑Ala ↓Cit, ↓Arg	N/↓	Liver, small intestine	AR-NAGS	
CPS_1 결핍	↑Gln, ↑Ala ↓Cit, ↓Arg	N/↓	Liver, small intestine	AR-CPS_1	
OTC 결핍	↑Gln, ↑Ala ↓Cit, ↓Arg	↑↑	Liver	XL-OTC	most common
ASS 결핍	↑↑Cit, ↓Arg	↑	Liver/fibroblast	AR-ASS_1	
ASL 결핍	↑Cit, ↑ASA, ↓Arg	↑	Liver/fibroblast/RBC	AR-ASL	Trichorrhexis nodosa
Arginase 결핍	↑Arg	↑	RBC/Liver	AR-ARG_1	Spatic diplegia NH_3 →/↑
HHH증후군	↑Orn ↑homoCit →Cit/Arg	↑		AR-$ORNT_1$	

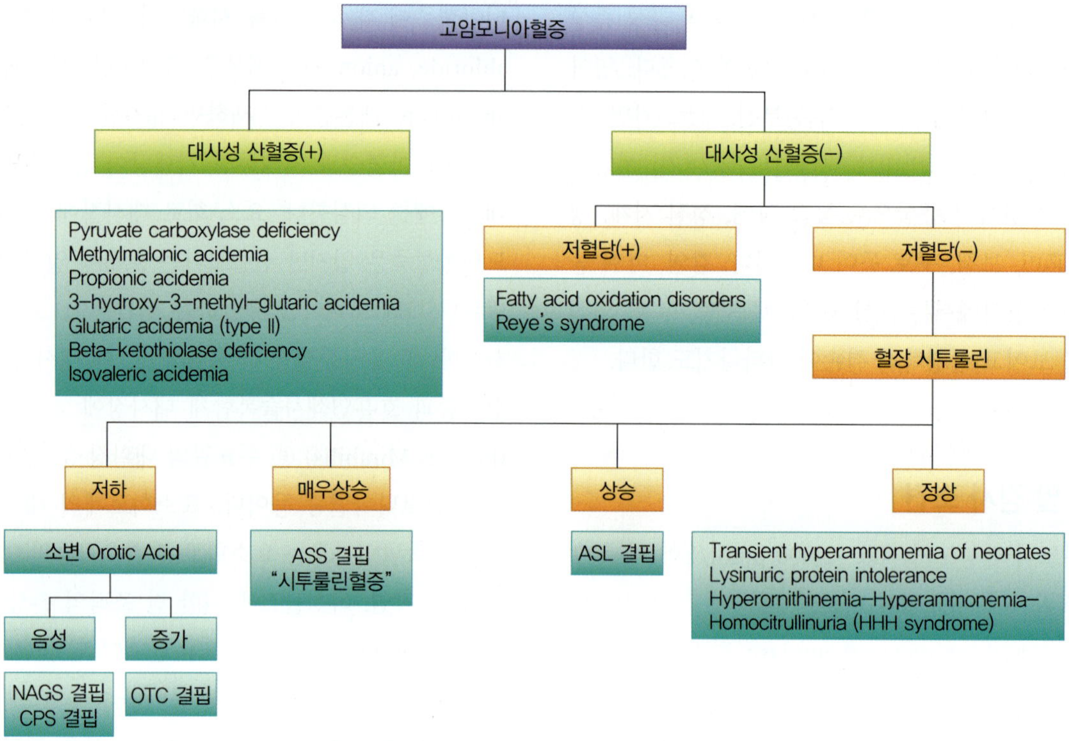

그림 5-5 고암모니아혈증의 감별진단

않는 경우는 CPS I 결핍이나 신생아 일과성 고암모니아혈증을 의심한다. CPS I 결핍의 진단은 간 조직검사로 효소분석이나 cDNA 유전자 분석을 시행하여 확진할 수 있다. 신생아 일과성 고암모니아혈증은 수일 내로 호전되며 citrulline은 정상이거나 증가되는 반면, CPS 결핍이나 OTC 결핍에서는 거의 측정되지 않는다. Citrulline 합성에는 adenosine triphosphate (ATP)가 필요하기 때문에 hypocitrullinemia는 electron transport chain의 장애인 NARP (neurodegeneration, ataxia and retinitis pigementosa)에서도 나타난다.

고암모니아혈증 환자에서 glutamine, alanine이 상승하고 일부 환자에서 aspartic acid도 증가된다. 이러한 소견은 비특이적으로 감별 진단에 도움이 되지는 않는다. Orotic acid와 orotidine은 carbamoyl phosphate를 형성하는 단계 이하에서 결함이 있는 경우 상승하게 되는데, OTC 결핍, citrullinemia, argininosuccinic aciduria, arginase 결핍에서 증가된다.

7) 치료 및 관리

효과적인 치료를 위해서는 정확한 진단이 필요하며 고암모니아혈증에 대해 즉시 적극적인 치료를 시행해야 한다. 영아기에 급성 고암모니아혈증이 발현하면 단백질의 섭취를 중지하고 수분과 전해질, 포도당을 보충한다.

약물 치료로 요소 회로에 충분한 ornithine을 공급하기 위해 arginine을 투여하고, 질소 노폐물의 배설을 위해 sodium benzoate와 sodium phenylbutyrate를 투여한다. Arginine은 CPS를 활성화하며 혈장 arginine을 50~200 μmol/L로 유지하는 것을 목표로 한다. Arginine은 arginase 결핍을 제외한 모든 요소회로 대사장애에 효과적이며 citrullinemia 또는 argininosuccinic aciduria 때 특히 효과적이다. Benzoate는 glycine과 결합하여 hippurate를 형성하여 소변으로 배설되며, 보통 250 mg/kg/일의 용량으로 투여하나 급성 응급 상황에서는 500 mg/kg/일로 투여한다. 주된 부작용은 오심, 구토, 보챔 등이다. Phenylacetate는 glutamine과 결합하여 phenylacetylglutamine을 형성하여 소변으로 배설된다. 냄새가 심하여 최근에서는 전구체인 phenylbutyrate를 사용하는 경향이다. 이들 약제는 정맥 주사 시 고삼투압성이므로 10% 포도당 30 mL/kg 정도에 희석해서 투여한다. Phenylbutyrate는 간에서 phenylacetate로 산화되어 glutamine과 결합하여 phenylacetylglutamine으로 소변으로 배설된다. 뇌부종에 대해 mannitol을 투여하면 이뇨 효과로 질소 노폐물의 배설이 촉진된다. 그밖에 citrate는 Krebs 회로의 중간대사물을 공급하는데, 식후 암모니아 상승을 억제하여 argininosuccinic aciduria의 치료에 유용한 것으로 알려져 있다. N-carbamyl glutamate는 NAGS 결핍 때 유용하며 100~300 mg/kg/일의 용량으로 투여한다. 경련을 하는 환자에게 항

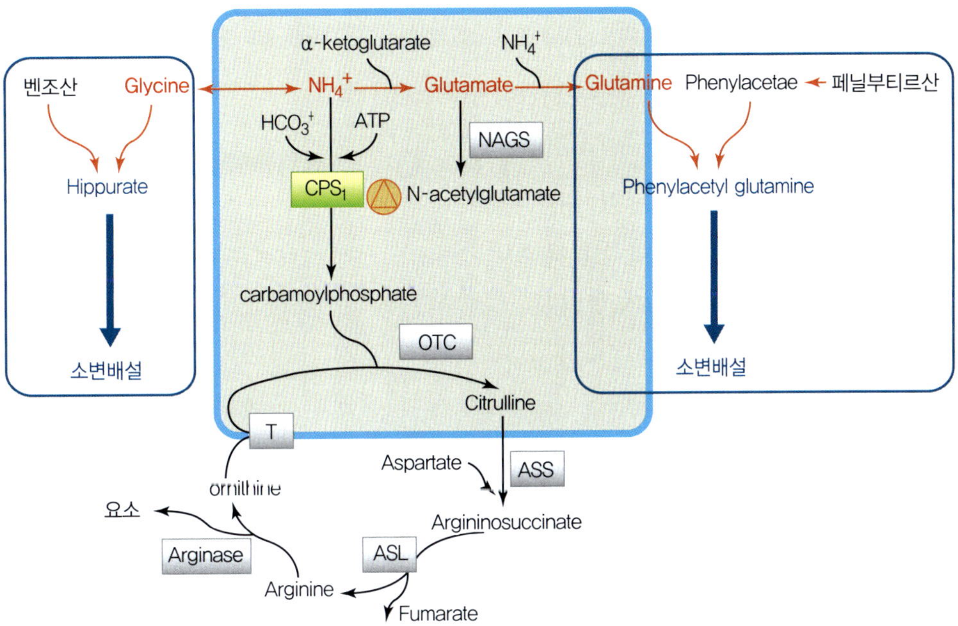

그림 5-6 암모니아 전구물질인 질소배출을 위한 alternative pathway 치료법

표 5-3. 급성기 치료방침 요약

암모니아의 제거	1. 혈액투석, 지속성고용량 혈액여과 : 아래에 기술한 방법들을 이용한 치료에도 불구하고 암모니아 >350 umol/L이면 준비하기 시작하고 >500 umol/L면 응급으로 시행한다. 그러나 암모니아가 <350 umol/L이더라도 의식변화가 있거나 혈장 암모니아가 빠르게 상승하면 시행한다.
	2. 질소화합물의 제거 : ① Sodium benzoate 첫 2시간 동안 250 mg/kg 향후 24시간동안 250~500 mg/kg 정주, ② Sodium phenylacetate 첫 2시간 동안 250 mg/kg, 향후 24시간 동안 250~500 mg/kg 정주, 또는 sodium phenylbutyrate (Buhenyl) 250~500 mg/kg # 3-4 로 나누어 경구투여
	3. Arginine 또는 citrullin의 투여 : arginine hydrochloride 360 mg/kg로 첫 2시간, 향후 24시간 동안 180~360 mg/kg 정주
암모니아 생성억제	1. 충분한 열량공급 : 24시간 동안 단백제한, 이화작용의 예방을 위해 15~25% 포도당 중심정맥영양, 필요하면 인슐린 사용도, 지방을 2~3 gm/kg/일 정주, 최소 필요 열량보다 10~20% 더 투여하도록 한다.
	2. Carbamylglutamate (Carbaglu) 투여 : NAGS결핍과 일부의 CPS 결핍 시 100 mg/kg/일 3회 분복을 시도한다.
수분 및 전해질 균형	
동반된 감염질환 및 촉발 인자 제거	

표 5-4. 유지기 치료방침 요약

식이요법	1. 저단백식이 : 학령전기 1.2~1.5 gm/일, 소아청소년기 0.8~1.0 gm/일, 성인 < 0.5 gm/일
	2. 필수아미노산 ~0.7 gm/일 (특히 branched aminoacid)
	3. 경구투여, 위루투여, 정맥투여
약물학적치료	1. Sodium benzoate 250 mg/kg/일, 1 mol의 질소제거
	2. Sodium phenylbutyrate (Buphenyl) 250 mg/kg/일, 2 mol의 질소제거
	3. N-carbamylglutamate 100 mg/kg/일 시도(NAGS 결핍, 소수의 CPS 결핍)
결핍물질의 보충	1. Arginine 50~150 mg/kg/일 : ASS및 ASL 결핍(arginase 결핍에는 금기)
	2. Citrulline 50~150 mg/kg/일 : CPS 및 OTC 결핍
생화학적목표	1. 혈장 암모니아 < 80 umol/L
	2. 혈장 glutamine 800~1000 umol/L
	3. 혈장 arginine 80~150 umol/L
	4. 혈장 isoleucine > 25 umol/L
	5. 혈장 free carnitine > 20 umol/L
간 이식 및 간세포 이식	

경련제를 투여할 수 있는데, sodium valproate는 투여해서는 안 된다. 급성기에 가장 효과적인 방법은 혈액 투석이며 교환 수혈은 효과적이지 않다. 복막 투석은 나이 든 영아나 소아, 성인에게 효과적이며 신생아에서는 만족스럽지 못하다. 장기적인 치료로 arginine 50~150 mg/kg, sodium benzoate 250 mg/kg/일(부작용 : 오심, 구토, 보챔, 부종, 저칼륨혈증, 고나트륨혈증, 위장장애), sodium phenylbutyrate 250 mg/kg(부작용 : 오심, 구토, 냄새, 의식변화, 손발 부종, 탈모, 감정변화, 보챔, 저칼륨혈증, 고나트륨혈증, 고인산혈증, 불규칙한 월경)를 투여한다. Sodium butyrate는 2 분자의 질소를 처리하는 데 비해 sodium benzoate는 1분자의 질소를 처리함으로 전자의 효과가 2배 크다. OTC 결핍과 CPS I 결핍에서는 citrulline 50~150 mg/kg를 투여한다. 대부분의 환자들은 저단백 식이를 해야 하며 성장이 빠른 초기 영아기에는 단백량을 2 g/kg/일, 학동 전기에는 1.2~1.5 g/kg/일, 후기 소아기에는 0.8~1 g/kg/일, 사춘기 이후에는 0.5 g/kg/일 이하로 제한한다.

8) 예후

요소회로 대사장애의 예후는 진단 당시의 연령과 환자 상태에 따라 달라진다. 신생아기에 고암모니아혈증으로 인한 증상이 시작된 환자들은 예후가 좋지 않아 적극적인 치료에도 불구하고 대부분 장애가 남는다. 고암모니아혈증의 정도와 기간도 예후를 결정하는 인자가 된다. 늦게 발현한 환자들의 경우 진단 당시의 신경학적 양상이 예후를 좌우하며 적절히 치료한 경우 예후가 좋아진다.

발열 등이 동반되는 감염질환에 이화작용이 촉진되거나, 너무 굶거나, 많은 양의 고단백식이를 한다거나, 격렬한 운동이나 큰 수술 등은 급격한 대사성 붕괴(acute metabolic crash)를 초래할 수 있어서 조심해야 한다. 특별한 예방접종에 대한 알레르기 반응이 없다면 모든 예방접종은 스케줄대로 진행하는 것이 좋고 특히 폐렴구균, 뇌수막염 등도 필수적으로 시행한다. 환자들에게 응급상황 시 의료진에 알릴 식별카드를 지참하도록 교육시킨다.

••• 참고문헌 •••

1. Leonard JV, Morris AA. Urea cycle disorders. Semin Neonatol 2002; 7: 27~35.
2. Endo F, Matsuura T, Yanagita K, et al. Clinical manifestations of inborn errors of the urea cycle and related metabolic disorders during childhood. J Nutr 2004; 134(6 Suppl) : 1605S~9S.
3. Summar ML, Koelker S, Freedenberg D, et al. The incidence of urea cycle disorders. Mol Genet Metab 2013; 110: 179~80.
4. Häberle J, Boddaert N, Burlina A, et al. Suggested guidelines for the diagnosis and management of urea cycle disorders. Orphan J Rare Dis 2012; 7: 32~61.

2 N-Acetyl glutamate synthetase (NAGS) 결핍증

1) 원인

N-acetyl glutamate synthetase (NAGS)의 결핍으로 인해 발생한다.

2) 유전적 이상

상염색체 열성으로 유전되며 유전자는 염색체 17q21.31에 위치한다. 약 20여 종의 돌연변이가 보고되었다.

3) 발병빈도

매우 희귀하며 200만 명당 1명의 빈도로 발생한다고 하나 현재 전 세계에 약 50명 미만의 환자가 치료를 받고 있다. 국내에 1명의 환자가 진단되어 치료 중이다.(증례 참조)

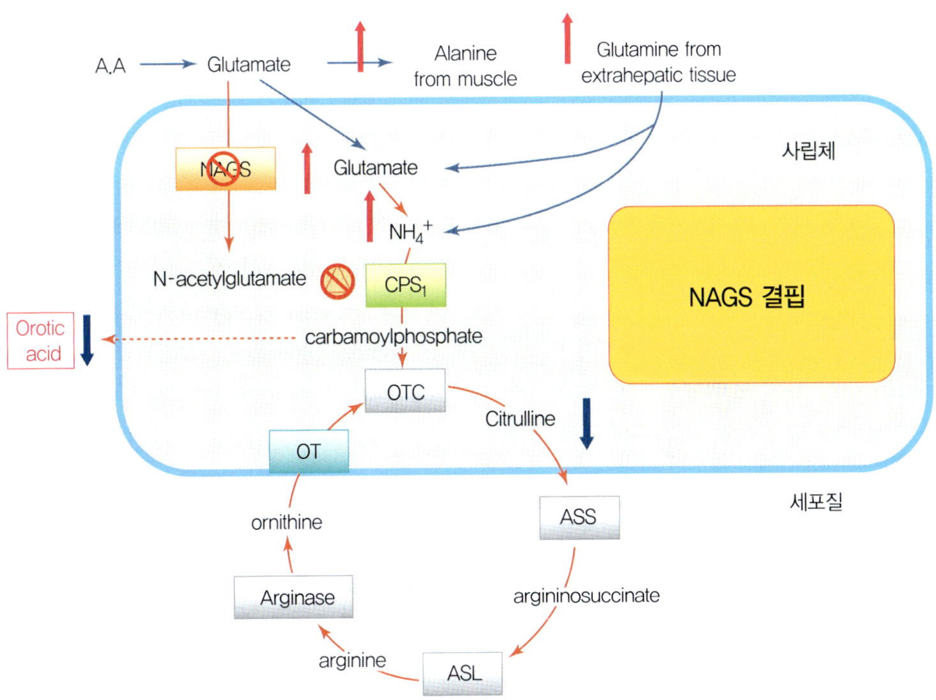

그림 5-7 NAGS결핍증의 생화학적 병태생리

4) 생화학적 병태생리

NAGS는 요소회로대사 효소 중 미토콘드리아에 존재하는 세 가지 효소 중의 하나로서 glutamate와 acetyl coenzyme A로부터 N-acetyl glutamate를 합성한다. N-acetyl glutamate (NAG)는 효소회로대사의 첫 단계에 관여하는 CPS I의 효소를 활성화시키는 알로스테리 활성체(allosteric activator)이다. 따라서 NAGS의 결핍은 NAG의 결핍을 초래하고, 이는 CPS 활성도를 저해하여 CPS I 결핍 시와 동일한 생화학적 변화를 초래한다. NAGS는 간과 소장에 발현한다.

NAGS 결핍은 유전적으로 발생하지만 이차적 결핍이 초래되기도 하는데, valproic acid 투여나 유기산혈증에서 그러하다.

5) 임상 증상

CPS I, OTC 결핍의 증상과 비슷하여 출생 시에는 정상으로 보이나 수유를 시작하면서 수유 곤란, 기면, 근긴장저하 또는 증가, 경련, 고체온이 발생하고 혼수로 진행된다. 지발형도 보고된다. 간헐적인 고암모니아혈증과 의식변화 등으로 성인기에 진단되는 경우도 있다.

6) 진단 및 검사 소견

혈장 아미노산 분석에서 glutamine, alanine이 증가하고 aspartic acid가 증가할 수도 있으며, citrulline은 감소한다. 소변 유기산 분석에서 orotic acid 또는 uracil이 증가되지 않아서 생화학적으로는 CPS I 결핍과 감별이 어렵다. CPS1 결핍증과의 감별을 위해서는 간생검 조직을 이용한 효소 분석이나 말초혈액 백혈구에서의 유전자 분석이 반드시 필요하다.

7) 치료 및 관리

급성기 치료는 다른 요소회로 대사장애질환과 동일하다. N-carbamylglutamate (Carbaglu)는 N-acetylglutamate의 유사체로 NAGS 결핍에 'drug of choice'이다. 100~300 mg/kg의 용량으로 투여하는 것이 추천되지만 환자의 상태가 안정적이면 감량을 고려할 수 있다. 현재 한국인 환자는 50 mg/kg/일의 용량으로도 정상 암모니아 수치 및 자유로운 식이가 가능하다. 따라서 용량의 문제는 개별적으로 고려해 보아야 할 것이다.

8) 예후

조기에 발견하여 Carbaglu를 복용하면 예후는 매우 양호하다.

참고문헌

1. Nordenstrom A, Halldin M, Hallberg B, et al. A trial with N-carbamylglutamate may not detect all patients with NAGS deficiency and neonatal onset. J Inherit Metab Dis 2007; 30: 400.
2. Daniotti M, Marca GL, Fiorini P, Filippi L. New developments in the treatment of hyperammonemia : emerging use of carglumic acid. Int J General Med 2011; 4: 21~8.
3. Kim JH, Kim Y, Lee BH, et al. Short-term efficacy of N-carbamylglutamate in a patient with N-acetylglutamate synthase deficiency. J Hum Genet 2015; 60: 395~7.
4. Cartagena A, Prasad AN, Rupar CA, et al. Recurrent encephalopathy : NAGS (N-acetylglutamate synthase) deficiency in adults. Can J Neurol Sci. 2013; 40: 3~9.
5. Guffon N, Gessle P, Galloway P, et al. Treatment of NAGS deficiency : retrospective data on 23 patients treated with carglumic acid over 16 years. Mol Genet Metab 2011; 102: 286~7.

증례 5-1

신생아기 고암모니아혈증을 주소로 진단된 NAGS 결핍증

1. 내원동기가 된 주 증상

고암모니아혈증

2. 병력 및 임상 증상

제태연령 40주, 3.4 kg으로 산전검사 및 산후 병력상 이상 소견이 없던 남아로 생후 8일째 구토, 식이량 감소 및 의식 저하를 주소로 내원하였다.

3. 진찰 소견

두위, 체중, 키 모두 50~75백분위수로 측정되었고 급성병색을 보이며 의식저하 소견을 보이고 있었다. 다른 신체 검진에서 특이 소견은 보이지 않았다.

4. 검사 소견

(1) 생화학적 검사 소견

혈중 암모니아 800 μmol/L(참고치; 11~32), 글루타민 1,117 μmol/L(참고치; 376~709)으로 증가되었고, 아르기닌 51 μmol/L(참고치; 6~140), 시트룰린 7 μmol/L(참고치; 10~45)로 측정되었다. 소변 오로틱산(orotic acid)은 1.77 μmol/mol creatinine(참고치; 0.2~6)으로 정상 소견을 보였다. 고암모니아혈증을 동반하며 시트룰린이 증가되지 않고, 오로틱산이 정상 소견을 보여 CPS1 결핍 또는 NAGS 결핍을 의심하였다.

(2) 분자유전학 검사

NAGS 유전자의 c.929T>C 및 c.1464_1465del, p.[V310A]+[H488Qfs*2]의 복합이형접합자로 확인되었다.

Partial sequence of *NAGS* cDNA

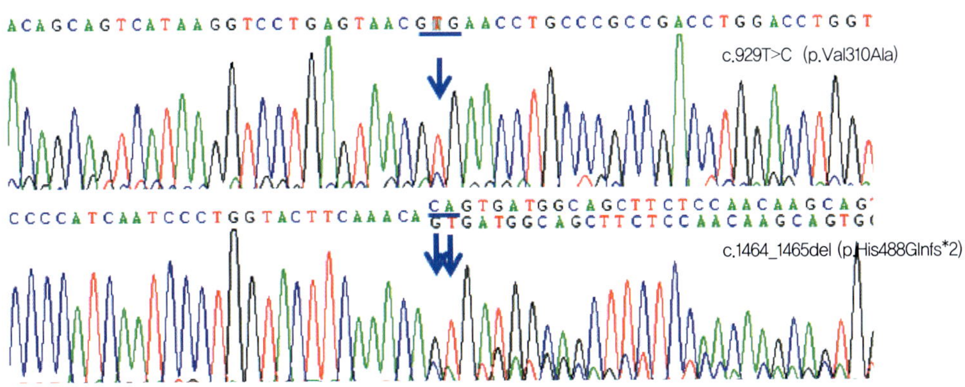

c.[929T>C]; [1464_1465del] (p.[Val310Ala]; [His488Glnfs*2])

5. 치료 경과

단백제한 식이 및 소디움 벤조에이트(250 mg/kg/day), 소디움 페닐부티레이트(250 mg/kg/day), L-카르니틴(100 mg/kg/day), 시트룰린(100 mg/kg/day)을 복용하였으나 반복되는 감염, 식이량 감소, 단백질 섭취 등에 의해 고암모니아혈증이 반복되어 3~4개월에 한 번씩 입원을 반복하였다. 이로 인한 경련과 경도의 지능저하, 주의력 결핍 과잉행동 장애로 진단을 받고 항경련제 및 메칠페니데이트를 복용하였다. 환아는 8세경, 뒤늦게 분자유전학 검사 결과로 NAGS 결핍증으로 최종 진단되었다. 이후 N-acetylglutamate의 아날로그인 N-carbamylglutamate (Carbaglu)를 100 mg/kg/day를 4회 분할 투여하면서 소디움 벤조에이트, 소디움 페닐부티레이트, L-카르니틴, 시트룰린을 모두 끊을 수 있었고, 4개월 이후 자유로운 단백 섭취에도 고암모니아혈증이 발생되지 않았다. 1년이 경과한 후 N-carbamylglutamate를 75 mg/kg/day, 50 mg/kg/day의 점차적인 감량 투여에도 안정적인 암모니아 수치를 보이며 키와 체중의 성장이 호전되었다.

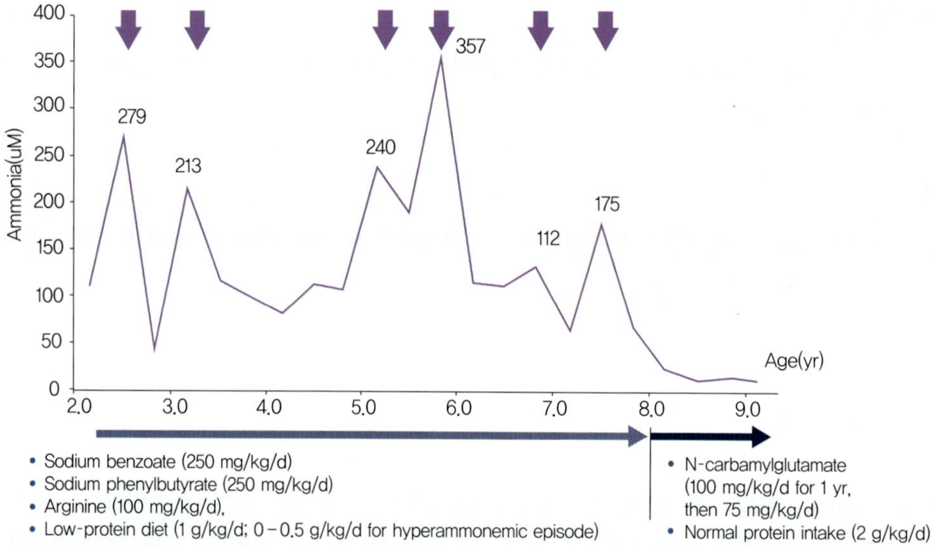

그림 5-8 혈중 암모니아 농도변화. 소디움 벤조에이트, 소디움 페닐부티레이트, 아르기닌 복용 및 저단백식이에도 불구하고 반복적인 고암모니아혈증 소견을 보인다. 8세 이후로 N-carbamylglutamate를 복용하였고 자유로운 단백질 섭취에도 암모니아 수치가 안정적으로 유지되었다.

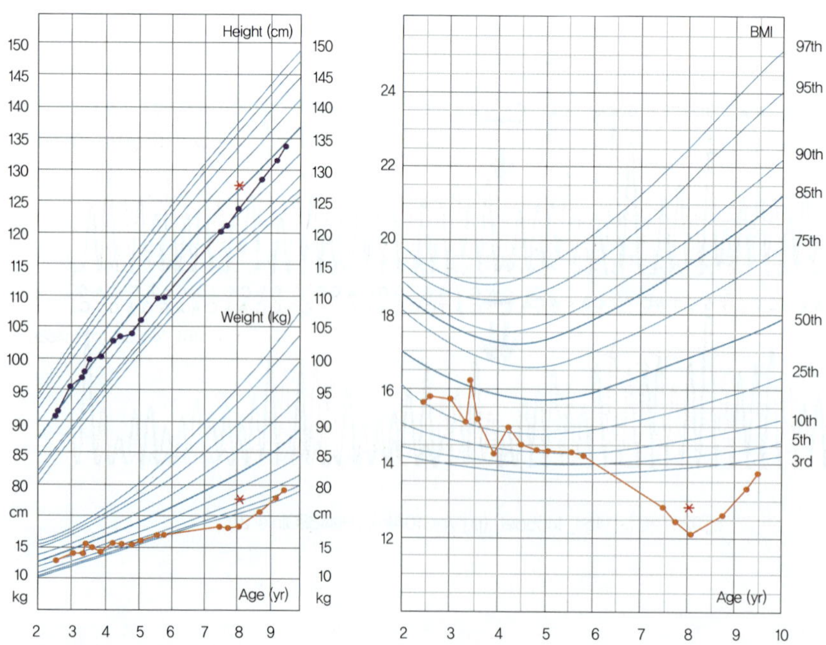

그림 5-9 저체중 및 키의 성장저하 소견을 보였으나 N-carbamylglutamate 투여 및 자유로운 단백 섭취 이후 체중과 키의 성장이 호전되었다.

6. 요약

유전성 요소회로 대사장애 질환 중 유일하게 경구로 투여가 가능한 약물(Carbaglu)로 정상 생활을 할 수 있는 질환이다. 임상 소견과 생화학적 소견상 CPS 결핍과 동일한 소견(고암모니아혈증, 낮은 혈장 시트룰린 농도, 소변에서 orotic acid가 증가하지 않음)을 보일 때 NAGS 결핍을 반드시 감별해야 한다. 단 Cabaglu가 고가의 약물임.(100 mg=10만 원 정도).

3 Carbamylphosphate synthetase I 결핍증

1) 원인

Carbamylphosphate synthetase I (CPS I)의 결핍으로 인해 발생한다.

2) 유전적 이상

상염색체 열성으로 유전되며 유전자(*CPSI*)는 염색체 2q35에 위치한다. 비교적 유전자가 크고 38개의 exon으로 구성된다.

3) 발병빈도

보고에 따라 매우 다양하여 80,000~1,300,000명 출생 당 1명꼴로 발생한다고 하나 확실하지 않다. 국내의 경우 OTC 결핍, ASS 결핍 다음의 빈도로 발생한다.

4) 생화학적 병태생리

CPS는 두 가지 종류의 효소가 있는데, CPS II는 세포질에 존재하고 피리미딘 생합성에 관여한다. CPS I은 미토콘드리아 효소로서 암모니아로부터 carbamyl phosphate를 형성하여 요소 회로의 첫 단계를 촉매한다. 주로 간에서 발현하며 일부 소장점막에서 발현한

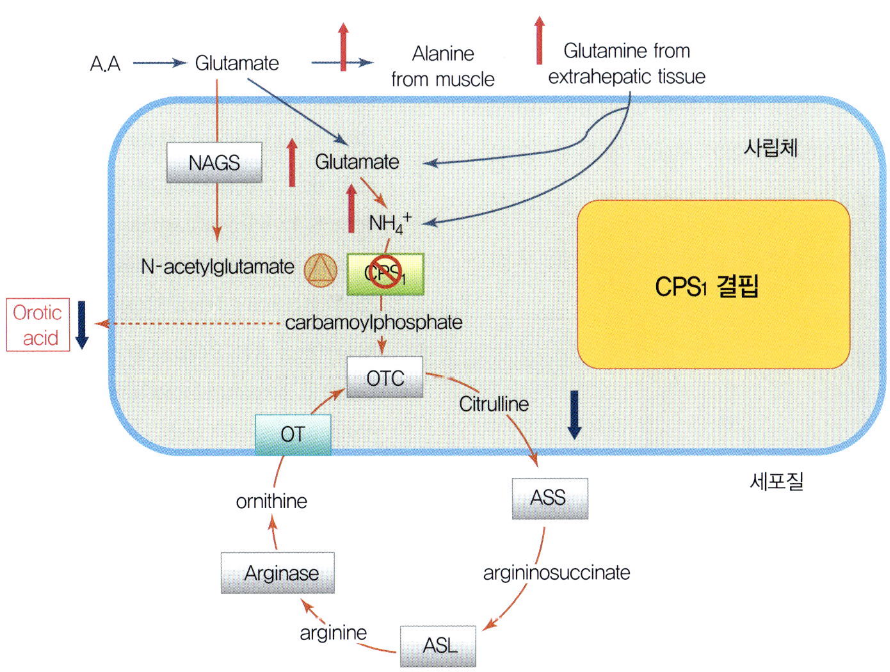

그림 5-10 CPS 결핍증의 생화학적 병태생리

다. 암모니아, 2개의 ATP, bicarbonate로부터 carbamyl phosphate를 합성한다. 마그네슘과 N-acetylglutamate가 필요하다. CPS I 효소 결핍은 피리미딘합성 저해를 일으켜 소변 orotic acid가 감소한다. 혈장 citrulline의 농도가 감소하며 암모니아의 처리가 되지 않는다.

5) 임상 증상

OTC 결핍의 증상과 비슷하여 출생 시에는 정상으로 보이나 수유를 시작하면서 수유 곤란, 기면, 근긴장저하 또는 증가, 경련, 고체온이 발생하고 혼수로 진행된다. CPS I의 부분 결핍 때에는 후기에 간헐적인 의식소실, 보행장애, 정신 지체, 반신 마비 또는 사지 마비가 발생할 수 있다.

6) 진단 및 검사 소견

혈장 아미노산 분석에서 glutamine, alanine이 증가하고 aspartic acid가 증가할 수도 있으며, citrulline은 감소한다. 소변 유기산 분석에서 orotic acid 또는 uracil이 증가되지 않으며 3-methylglutaconic acid의 배설이 증가된다. 간이나 장 점막 생검조직에서 효소를 측정하거나 유전자 분석으로 확진한다. 산전유전자 진단도 가능하다. 유전자가 비교적 크고 점돌연변이가 compound heterozygote로 존재하는 경우가 많아 정확한 유전자 진단이 어려운 경우가 있다. 이런 경우 간 조직에서 mRNA 분리 후 보합 DNA를 합성하여 분석하는 것이 유전자진단에 도움이 된다.

7) 치료 및 관리

Sodium benzoate와 sodium phenylbutyrate를 각각 250 mg/kg의 용량으로 투여한다. Sodium phenylbutyrate 250~300 mg/kg/일의 용량으로 투여하며 citrulline 100~200 mg/kg으로 투여한다. 단백질의 섭취를 제한하고 필수아미노산을 보충한다. N-carbamylglutamate는 N-acetylglutamate의 analog로 CPS를 활성화하는 역할을 하며 100~300 mg/kg의 용량으로 투여하여 반응을 보는 것이 추천되기도하지만 돌연변이 유전자형에 따라 반응이 다르다. 고가의 약이기 때문에 투약을 시도하는데 경제적 부담이 크다. 간이식이나 간세포 이식으로 완치할 수 있다

8) 예후

신생아형은 적극적으로 조기에 진단하여 치료하지 않으면 예후가 불량하나 지발형은 비교적 예후가 양호하다.

참고문헌

1. Scaglia F, Brunetti-Pierri N, Kleppe S, et al. Clinical consequences of urea cycle enzyme deficiencies and potential links to arginine and nitric oxide metabolism. J Nutr 2004; 134(10 suppl) : s2775~82.
2. Lo WD, Sloan HR, Sotos JF, et al. Late clinical presentation of partial carbamylphosphate synthetase I deficiency. Am J Dis Child 1993; 147: 267~9.
3. Diez-Fernandez C, Martínez AI, Pekkala S, et al. Molecular characterization of carbamoyl-phosphate synthetase (CPS1) deficiency using human recombinant CPS1 as a key tool. Hum Mutat. 2013; 34: 1149~59.
4. Häberle J, Shchelochkov OA, Wang J, et al. Molecular defects in human carbamoyl phosphate synthetase I : mutational spectrum, diagnostic and protein structure considerations. Hum Mutat 2011; 32: 579~89.
5. Martínez AI, Pérez-Arellano I, Pekkala S, et al. Genetic, structural and biochemical basis of carbamoyl phosphate synthetase 1 deficiency. Mol Genet Metab 2010; 101: 311~23.

증례 5-2

고암모니아 뇌증으로 발현한 CPS1 결핍증 신생아

1. 내원 동기가 된 주 증상(주소)

경련과 의식소실

2. 발병 시 연령/성별

2일/여아

3. 가족력

특이 소견 없었다.

4. 임상 증상

재태연령 40주 6일 출생체중 2.72 kg 생후 1일경 쳐지는 양상으로 타 대학병원 전원 후 동공반사가 느려지며 동공이 확장되어 실시한 검사에서 pH 7.517-$PaCO_2$ 27.6-Pa02 53.7-bicarb 21.9-BE 0.4, i-Ca 0.71 mEq/L로 저칼슘혈증 소견을 보여 2회 elemental calcium 10 mg/kg IV bolus 투여하여 교정하였으나 이후 seizure-like motion 보여 항경련제 투여하였다. 이후 자극에 대한 반응도 없는 상태이었다. 유전성 대사질환 의심되어 시행한 혈장 암모니아 농도가 2,231 μmol/L로 상승되어 요소회로 대사장애질환에 의한 고암모니아혈증 뇌증 의심하에 전원되었다.

5. 진찰 소견

진찰 소견에서 내원 당시 급성 병색으로 혼수상태이었다. 대천문이 팽창되어 있었고, 동공은 2.5mm로 확장되었으며, 외부자극에 대한 반응이 떨어져서 통각에만 반응하였다. 흉부 진찰상 정상적인 호흡음으로 천명이나 나음이 들리지 않았다. 복부는 부드럽고 팽만되지 않았으며 간비종대는 없었다.

6. 검사 소견

(1) 일반혈액 및 생화학 검사

백혈구 25,800/mm^3(중성구 75.5%), 혈색소 13.2g/dL, 적혈구용적률 37.4%, 혈소판 369,000/mm^3이었다. 생화학 검사에서 칼슘 7.2 mg/dL, AST/ALT 195/71U/L, 총빌리루빈 4.4 mg/dL, 암모니아 2,245 μmol/L이었다.

본원에서 재실시한 대사 선별검사에서 낮은 citrulline 감소되었다. 혈장 아미노산 분석에서는 glutamine 2,352 μmol/L(참고치; 232~740), alanine 3,104 μmol/L(참고치; 131~710)의 증가 및 citrulline 3 μmol/L(참고치; 10~45) 감소 소견으로 carbamoyl phosphate synthetase 1(CPS1) 결핍이 강력히 의심되었다. 소변 유기산 검사에서 lactic acid 1,703.8 mmol/mol Creatinine(참고치; 2.3~121.7)와 케톤체인 2-hydroxybutyric acid, 3-hydroxybutyric acid가 상승되고 orotic acid는 검출되지 않았다.

(2) 분자유전학 검사

CPS1 유전자 검사에서 c.[1529del]+[2435C>A](p.[Gly510fs]+[Ala812Asp]) 복합이형 접합자 돌연변이가 관찰되었다.

Partial seq. of *CPSI* gene

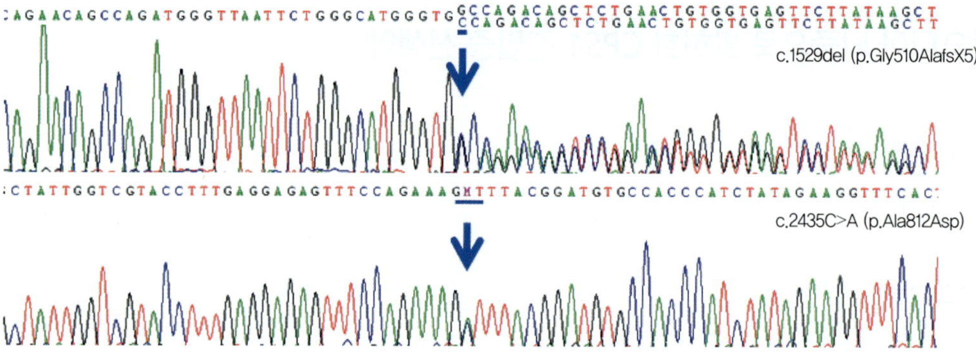

c.[1529del]+[2435C>A] (p.[Gly510AlafsX5]+[Ala812Asp]) M = C and A

(3) 영상 검사

뇌 초음파영상소견상 심한 뇌부종으로 transtentorial herniation이 의심되며, 전반적인 뇌실질의 증가된 음영을 보아 대사질환이 의심되었다.

7. 치료 경과

입원 이후 활력징후가 불안정하여 기계호흡 및 승압제를 사용하였다. 부분 발작은 지속적으로 있는 상태로 항경련제는 지속적으로 유지하며, 고암모니아혈증을 낮추기 위하여 CRRT (continous renal replacement therapy)를 시행하여 암모니아가 98 μmol/L까지 떨어지는 양상으로 복막투석으로 변경하였으나 이후 다시 상승되어 2,070 μmol/L되었다.

생후 8일경 대천문의 돌출은 더 악화되고 의식 회복되지 않으며, 뇌사 상태로 판단되어 보호자 동의하 치료를 중단하였다.

증례 5-3 고암모니아혈증으로 사망한 가족력이 있는 CPS1 결핍증 환자

1. 내원 동기가 된 주 증상(주소)

대사질환 의증 환자

2. 발병 시 연령/성별

8일/여아

3. 가족력

상기 환자의 첫 번째 남자 형제가 원인 미상으로, 두 번째 여자 형제가 고암모니아혈증으로 일주일 내 사망하였다.

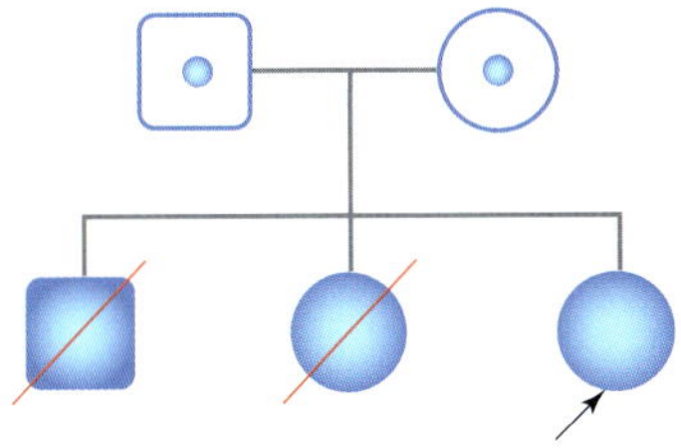

4. 임상 증상

재태연령 37주 3일 출생체중 2.645 kg으로 출생 당시 특이 소견이 없던 환아로, 상기 병력으로 관찰을 위해 입원하였다.

5. 진찰 소견

내원 당시 급성 병색은 관찰되지 않았으며, 흉부 진찰상 정상적인 호흡음으로 천명이나 나음이 들리지 않았다. 복부는 부드럽고 팽만되지 않았으며 간비종대는 없었다. 다른 특이 소견 없었다.

6. 검사 소견

(1) 일반혈액 및 생화학 검사

백혈구 13,600/mm^3(중성구 53.7%), 혈색소 13.3 g/dL, 적혈구용적률 39.1%, 혈소판 329,000/mm^{3}이었다. 생화학 검사에서 칼슘 7.2 mg/dL, AST/ALT 41/12 U/L, 총빌리루빈 3.0 mg/dL, 암모니아 85 μmol/L이었다.

(2) 분자유전학 검사

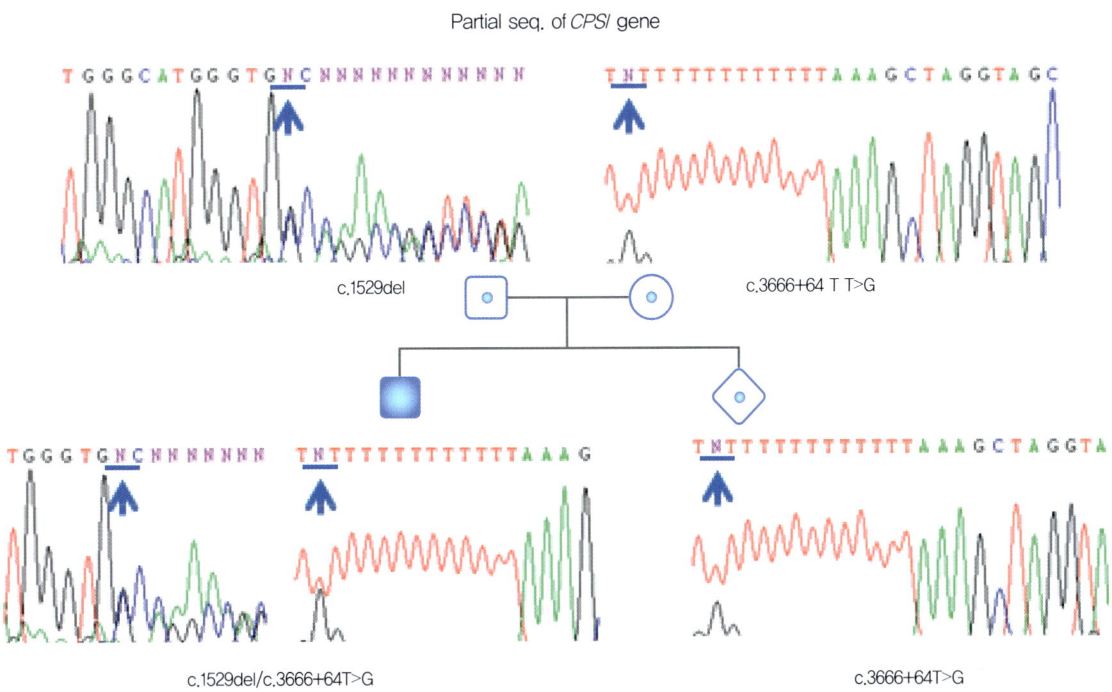

c.[1529del]; [3666+64] (p.[G510Afs*4]; [/splicing])

CPS1 유전자 검사에서 exon 14내 c.1529del(p.G510Afs*14)와 intron 30의 c.3666+64T>G 복합 이형접합자이었다. 이를 확인하기 위해 간에서 cDNA 분석을 시행하여 c.3666에서 c.3667까지 intron 염기서열 내 60bp의 in-frame insertion을 확인하였고, 1228코돈에서 조기 종결이 이뤄짐을 확인하였다. 각각 부모가 보인자였다. 4번째 태아 산전 분자유전학 검사에서는 보인자로 확인되어 정상 자연 분만되었다.

7. 치료 경과

(1) 치료에 따른 임상 및 검사 소견의 변화

상기 환자는 일주일 이내 고암모니아혈증으로 사망한 가족력으로 중환자실 입원 후 관찰하였다. 생후 1일 식이 진행하면서 점차 암모니아 상승 소견이 관찰되었으며 생후 2일에 556 μmol/L까지 증가하여 sodium benzoate 투여를 시작하였고 복막투석을 하였다. 그러나 혈중 암모니아 수치가 지속해서 증가하여 배꼽정맥을 통해 연속적인 정정맥 혈액투석여과(continuous venovenous hemodiafiltration, CVVHD)를 시행하였다. 지속적인 고암모니아혈증과 글루타민혈증으로 경련 등의 대사성 뇌증 소견이 관찰되어 항경련제 투여를 시작하였다. 뇌 자기 공명 검사에서도 좌우측반구의 경색이 광범위하게 발생하였다. 생후 36일경 지속적인 투석 치료에도 고암모니아혈증이 조절되지 않고, 폐부종, 패혈증으로 인공호흡에도 호흡곤란이 악화되어 생후 3주경에 사망하였다.

이후 부모의 보인자 검사상 *CPS1* 유전자의 돌연변이가 발견되고 사망한 자녀들에서 확인한 후 유전 상담을 통해 4번째 태아의 융모막 검사(chorionic villus sampling)로 보인자인 정상적인 환아를 성공적으로 출산하였다.

치료경과

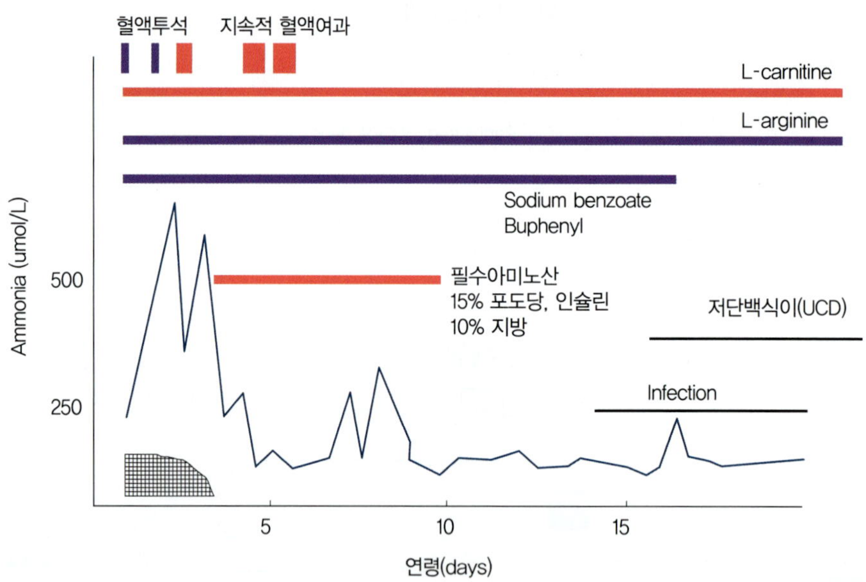

(2) 투여 약제/용량

급성기 응급 치료의 목적은 암모니아를 낮추기 위하여 sodium benzoate(250 mg/kg), phenylbutyrate, arginine/citrulline, 단백제한 및 고열량 지질, 탄수화물을 투여하나 첫 수시간 이내에 내과적 치료에 반응하지 않고 의식 변화가 진행하고 암모니아가 350 μmol/L 이상 급격히 상승하는 환자는 상기 환자의 경우처럼 혈액투석을 통해 독성 대사산물을 제거해야 한다.

8. 요약

Carbamoyl phosphate synthetase 1(CPS1) 결핍은 *CPS1* 돌연변이로 발생하며 신생아형의 경우 심한 고암모니아혈증으로 생후 수일 내 인한 구토, 경련, 기면, 호흡곤란이 발생한다. 고암모니아혈증, 저시트룰린혈증 및 소변 orotic acid 배설의 증가가 없다. 반드시 NAGS 결핍증과 감별해야 한다. 형제자매 간에 반복적으로 남녀 구분 없이 발병하여 유전상담이 중요하다. 잔존효소가 존재하여 증상이 경한 지발형도 보고되었다.

4 Ornithine transcarbamylase (OTC) 결핍증

1) 원인

Ornithine transcarbamylase (OTC)의 결핍에 의해 발생한다.

2) 유전적 이상

X-연관성 우성으로 유전되며 유전자는 X-염색체의 단완에 위치한다. Xpter(X 염색체단완 말단) – GTD (gonadotrophin 결핍) – AHC (adrenal hypoplasia congenita) – GK (glycerol kinase) – DMD(Duchenne muscular dystrophy) – OTC – Xcen(X 염색체 중심절) 유전자가 인접한 위치에 있어 Xp21 미세결실이 일어날 경우 인접 유전자 증후군이 발생한다. 여자 보인자에서는 Lyonization이라고 하는 정상 X 염색체의 불활성화 정도에 따라 임상형이 다르다. 진단 후에는 모친의 보인자 여부에 대한 검사를 유전자 분석을 통해서 시행한다. 약 70~80%에서 모계 유전하며 나머지는 de novo 또는 생식세포 모자이시즘으로 발생한다. 유전자 돌연변이는 'private mutation'으로 대부분 가계마다 다르다.

3) 발병빈도

요소 회로 대사장애 중 가장 흔하며 빈도는 1/15,000~56,000이다. 요소회로 대사장애 중 빈도가 가장 높다.

4) 생화학적 병태생리

Ornithine transcarbamylase (OTC)는 간에 존재하는 미토콘드리아 효소로서 세포질에서 합성되어 미토콘드리아로 운반된다. 요소 회로에서 OTC는 carbamoyl phosphate과 ornithine을 결합하여 citrulline을 형성한다.

5) 임상 증상

신생아기 남자에게 혼수, 경련이 나타나며 치료하지 않을 경우 치명적이다. 여자 보인자에서는 다양한 증상이 나타날 수 있다. 고암모니아혈증으로 인한 혼수는 패혈증으로 오인되거나 종종 동반되는 경우도 있다. 대천문이 불룩한 것은 뇌출혈, 뇌부종을 시사한다. 출생 시에는 정상으로 보이나 수시간 후 기면, 수유 거부, 경련이 나타나며 호흡이 빨라진다. 혼수상태로 진행하면서 호흡정지로 사망하게 된다. 간비대와 간기능 검사의 이상 소견이 일부 환자에서 발견된다. 시간이 지나면서 정신 지체가 진행된다. 일부 남자에게서도 후기 발현형 또는 경미한 임상형을 보일 수 있는데, 반복적인 구토, 기면, 보챔, 이상 행동 등의 증상을 보이며 고단백 식이를 하면 orotic aciduria가 발생한다.

6) 진단 및 검사 소견

고암모니아혈증이 특징으로 1,000 μmol/L 이상까지도 증가할 수 있으며 350~500 μmol/L 이상인 경우 고암모니아 뇌증을 유발한다. 암모니아 수치가 그렇게 높

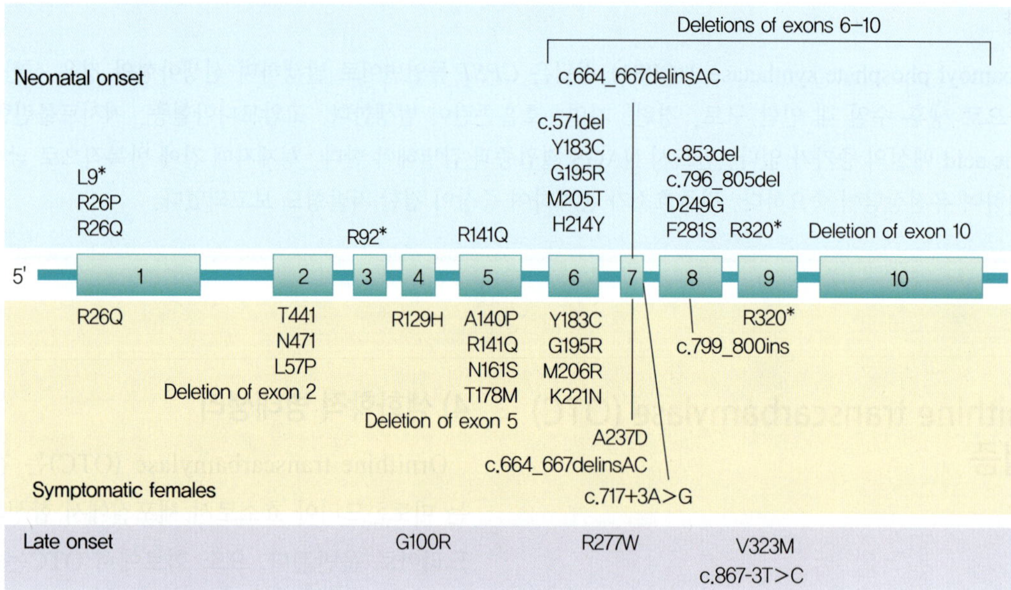

그림 5-11 한국인 OTC유전자형과 표현형(서울아산병원 의학유전학센터자료)
(Choi JH, et al., J Hum Genet 2015)

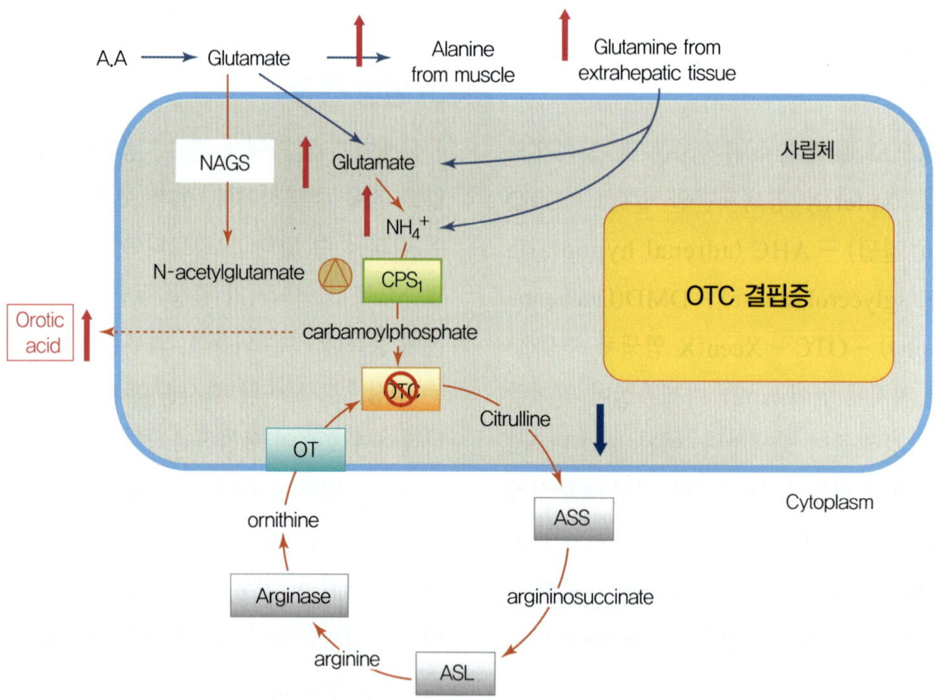

그림 5-12 OTC 결핍증의 생화학적 병태생리

지 않더라도 빠르게 상승하는 고암모니아혈증은 뇌증을 유발할 가능성이 높다. 혈중 glutamine, alanine 농도가 상승하며 citrulline은 감소한다. 소변에서 orotic acid의 배설이 증가한다. 진단은 간 조직에서 ornithine transcarbamylase가 감소된 것을 증명할 수 있으나 생화학적 산물의 검사로 진단할 수 있다. *OTC* 유전자 분석으로 확진한다. 보인자 검사는 가계도 분석과 유전자 분석으로 시행하며 산전 진단은 착상 전 진단, 융모막을 이용한 진단이 가능하다.

표 5-5. 한국인 OTC결핍증의 표현형(서울아산병원 의학유전학센터)
(Choi JH, et al. J Hum Genet 2015)

	신생아형(n=20)	지발형(n=5)	유증상 여성(n=24)	*P* value
발병시 연령	4.3±2.1 days(2~10)	8.2±9.5 years (0.6~20)	3.5±3.5 years (0.2~12.8)	< 0.001
진단시 연령		8.6±9.5 years (0.8~20)	4.4±4.3 years (0.2~13.6)	
발현 증상	Seizure, altered mentality	Vomiting, irritability, seizure	Vomiting, irritability, seizure	
Ammonia, μmol/L (참고치; <50~80 μmol/L)	1132.5±851.6 (166~3,307)	163.8±100.4 (40~258)	350.1±146.8 (157~850)	< 0.001
Glutamate (참고치; 5~150 μmol/L)	625.0±1175.2 (64~3,513)	435.7±537.6 (88~1,331)	250.8±314.1 (40~1269)	0.618
Glutamine (참고치; 254~823 μmol/L)	2009.8±963.5 (290.8~3,267)	706±231.7 (462~923)	996.0±390.7 (334~1754)	0.017
Citrulline (참고치; 16~32 μmol/L)	8.3±8.6 (0~33.5)	7.3±7.0(0~14.7)	15.2±7.3(4-32)	0.007
Urine orotic acid (참고치; 0.3~6.0 mmol/mmol Cr)	1840.7±1731.3 (8.8~4,382.8)	128.1±266.8 (0~605)	83.9±4.4 (11.47~293)	0.007

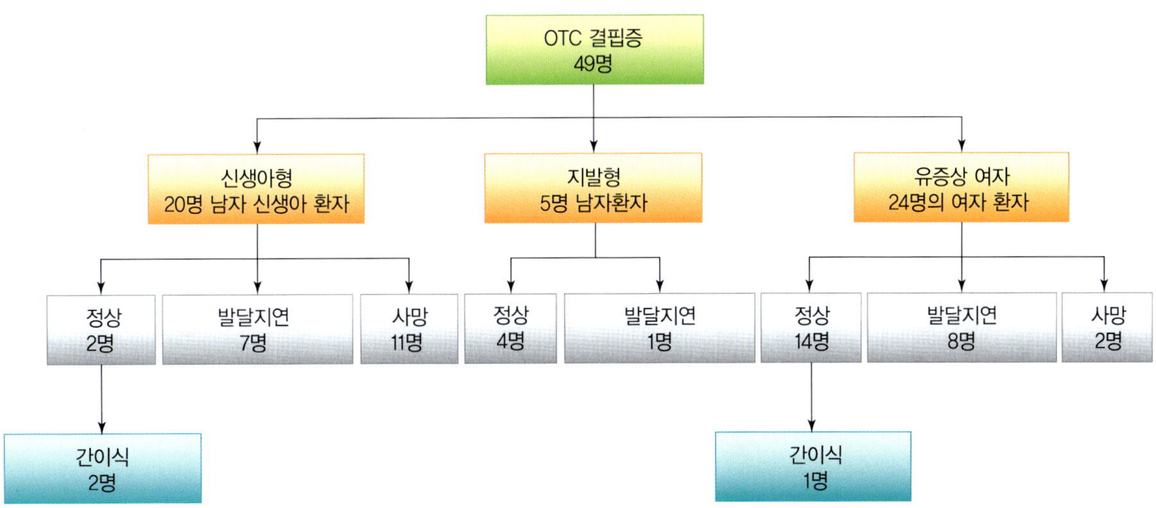

그림 5-13 한국인 OTC 결핍증 환자의 예후(서울 아산병원 의학유전학센터)
(Choi JH, et al., J Hum Genet 2015)

7) 치료 및 관리

대부분의 고암모니아혈증을 동반한 영아는 혈액 투석을 요한다. Sodium benzoate와 phenylbutyrate를 0.25 g/kg씩 투여하고 arginine 0.2 g/kg을 투여하고 동량을 다음 24시간 동안 투여한다. 장기 치료 시에는 phenylbutyrate를 투여한다. 근본적인 치료는 간이식이다. 최근 간세포 이식도 행해지고 있다.

8) 예후

신생아기에 발현된 경우 사망률이 높고 신경학적 후유증이 남으며 후기 발현형인 경우 적절히 치료를 받으면 인지 기능의 쇠퇴가 적게 나타난다.

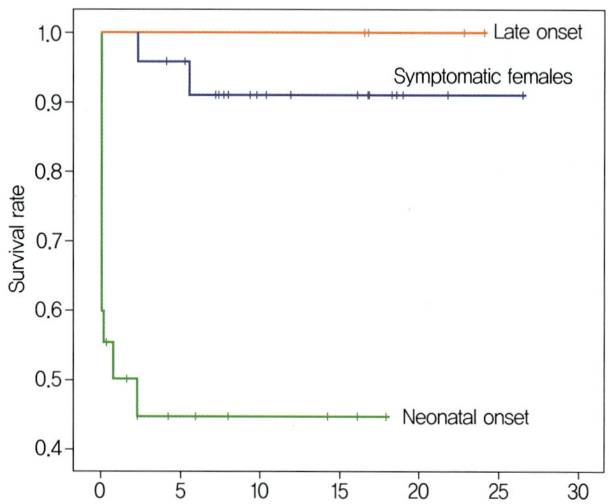

그림 5-14 한국인 OTC 결핍증 환자의 장기 생존율 (서울 아산병원 의학유전학센터) (Choi JH, et al., J Hum Genet 2015)

참고문헌

1. Gordon N. Ornithine transcarbamylase deficiency : a urea cycle defect. Eur J Paediatr Neurol 2003; 7: 115~21.
2. Wraith JE. Ornithine carbamoyltransferase deficiency. Arch Dis Child 2001; 84: 84~8.
3. Kim GH, Choi JH, Lee HH, et al. Identification of novel mutations in the human ornithine transcarbamylase (OTC) gene of Korean patients with OTC deficiency and transient expression of the mutant proteins in vitro. Hum Mutat 2006; 27: 1159.
4. Yoo HW, Kim GH. Prenatal molecular evaluation of six fetuses in four unrelated Korean families with ornithine transcarbamylase deficiency. J Korean Med Sci 1998; 13: 179~85.
5. Yoo HW, Kim GH, Lee DH. Identification of new mutations in the ornithine transcarbamylase(OTC) gene in Korean families. J Inherit Metab Dis 1996; 19: 31~42.
6. Yoo HW. Characterization of Molecular Defects in Korean Families with Inherited Ornithine Transcarbamylase Deficiency and Their Genotype-Phenotype Correlations. J Korean Pediatr Soc 1999; 42: 900~10.
7. Choi JH, Lee BH, Yoo HW et al. Clinical outcomes and the mutation spectrum of the OTC gene in patients with ornithine transcarbamylase deficiency. J Hum Genet 2015; 60: 501~7.

증례 5-4

간이식으로 성공적으로 치료된 신생아형 OTC 결핍증 환자

1. 내원 동기가 된 주 증상(주소)

유전성 요소회로 대사질환 가족력

2. 발병 시 연령/성별

2일/남아

3. 가족력

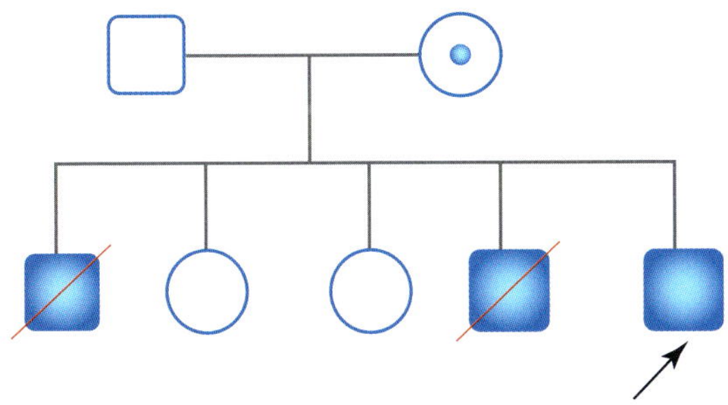

4. 임상 증상

재태연령 38주 5일 출생체중 3.016 kg으로 출생한 환아로 가족력에서 각각 생후 7, 9일에 고암모니아혈증으로 사망한 남자형제가 2명 있어서 요소회로질환이 의심되어 추가적인 진단 및 치료를 위해 입원하였다.

5. 진찰 소견

진찰 소견에서 내원 당시 급성 병색은 관찰되지 않았으며, 흉부 진찰상 정상적인 호흡음으로 천명이나 나음이 들리지 않았다. 복부는 부드럽고 팽만되지 않았으며 간비종대는 없었다. 다른 특이 소견 없었다.

6. 검사 소견

(1) 일반혈액 및 생화학 검사

백혈구 12,400/mm^3(중성구 57%), 혈색소 11.1g/dL, 적혈구용적률 31.9%, 혈소판 225,000/mm^{3}이었다. 생화학 검사에서 칼슘 7.7 mg/dL, AST/ALT 44/7U/L, 총빌리루빈 3.9 mg/dL, 암모니아 115 μmol/L이었다. 생후 2일경 암모니아 237 μmol/L 상승되어 요소회로대사질환 의심되었다. 혈장 아미노산 분석에서는 glutamine 290.8 μmol/L(참고치; 232~740) 증가 및 citrulline 13.6 μmol/L(참고치; 10~45) 소견으로 환자는 ornithine transcarbamylase deficiency 결핍이 의심되어 실시한 24시간 소변 orotic acid 32.2 mmol/mol Cr(참고치; 0.2~6 mmol/molCr)이었다.

(2) 분자유전학 검사

OTC 유전자 검사에서 p.[Asp249Gly] 돌연변이가 관찰되었다.

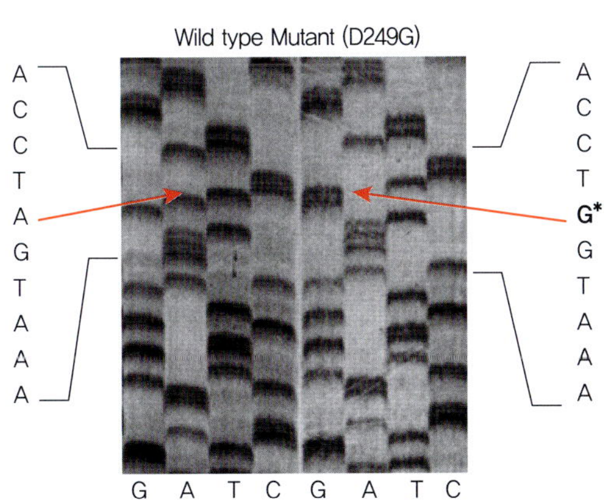

7. 치료 경과

(1) 치료에 따른 임상 및 검사 소견의 변화

신생아시기 발병한 전형적인 형태로 출생 후 정상이나, 생후 2~3일경부터 구강 섭취감소와 저긴장증과 같은 증상을 보이고, 이후 진행되면 기면, 혼수상태가 된다. 상기 환자는 신생아 집중 관찰실에서 주기적인 암모니아 측정을 하고, 확진 전부터 적극적으로 치료를 시작하여, 단백질 제한 및 암모니아 낮추기 위하여 투약하였다. 이후 안정적인 암모니아 수치를 유지하고 7개월 간이식을 시행하였다. 성공적인 간이식 후 자유식을 하며 정상적인 암모니아 농도를 유지할 수 있었다. 정상적인 성장과 지능을 유지하여 대학에 입학하여 정상 생활을 하고 있다.

(2) 투여 약제/용량

급성기 심한 고암모니아혈증의 경우 혈액 투석을 고려할 수 있으나, 상기 환자의 경우 sodium benzoate, phenylbutyrate(0.25 g/kg)와 arginine(2 mL/kg of a 10% solution) 복용으로 조절되었다. 필수 아미노산인 arginine(100~200 mg/kg/일)의 추가 보충 필요하며 citrulline을 대신 사용할 수 있다.

<복용 사례> 3.6 kg 기준

- 5% Na benzoate 용액 32cc/day(1,600 mg/day, 440 mg/kg/day)
- L-carnitine 450 mg/day(125 mg/kg/day)
- Arginine 800 mg/day(220 mg/kg/day)

(3) 식이 처방

출생 후 첫 6개월까지는 성장에 필요한 단백질 양은 많아지나, 요소회로를 통해 배설되는 양은 상대적으로 적어져 대개 0.5~1 g/kg/일에서 점차 2 g/kg/일까지 증량할 수 있다.

처방 사례> 3.6 kg 기준

Formula: Protein restriction 2 g/kg/day, Calories 150 cal/kg/day, Volume 568 mL/day(155 mL/kg/day)

(4) 간이식

체중이 10 kg에 도달할 때까지 상기한 내과적 요법으로 혈중 암모니아를 80 μmol/L 미만으로 유지하고 생후 7개월경 아버지의 간을 이식 받았다. 본 환자는 현재 20세 대학생으로 정상생활을 영위하고 있다. 국내 최초로 유전성 요소회로 대사장애로 간이식을 성공적으로 받은 환자이다.

증례 5-5 간염증상과 경련으로 내원한 지발형 ornithine transcarbmylase (OTC) 결핍증 환자

1. 내원 동기가 된 주 증상(주소)

경련과 간수치 증가

2. 발병 시 연령/성별

8개월/남아

3. 가족력

외동아들로 모계에도 특이 소견 없었다.

4. 임상 증상

재태연령 40주 출생체중 3.1 kg 출생 당시 특이 소견 없었다. 이후 정상 성장 및 발달 보이던 영아로서 생후 8개월경 모세기관지염으로 시행한 혈액검사에서 간수치 상승을 보였다. 이후 점차 처지는 증상 때문에 시행한 검사에서 혈장 암모니아 농도가 250 μmol/L로 상승되고 경련이 발생하여 전원되었다.

5. 진찰 소견

진찰 소견에서 내원 당시 급성 병색으로, 의식은 졸린 상태였다. 대천문이 팽창되어 있었고, 흉부 진찰상 정상적인 호흡음으로 천명이나 나음이 들리지 않았다. 호흡수는 분당 35회로 빈호흡을 하였다. 복부는 부드럽고 팽만되지 않았으며 간이 2횡지 정도 촉진되었다. 외부자극에 대한 반응이 떨어져서 통각에는 반응하였으며, 전반적인 심부건반사가 항진되었다.

6. 검사 소견

(1) 일반혈액 및 생화학 검사

백혈구 6,800/mm^3, 혈색소 11.1g/dL, 적혈구용적률 32.9%, 혈소판 303,000/mm^{3}이었다. 생화학 검사에서 칼슘 9.1 mg/dL, AST/ALT 336/482U/L, 총빌리루빈 0.2 mg/dL, 암모니아 190 μmol/L 상승되었다. 척수천자 검사에서는 정상이었다.

혈장 아미노산 분석에서는 glutamine 733 μmol/L(참고치; 232~740)로 증가되고 citrulline 0 μmol/L(참고치; 10~45)로 측정되지 않았다. 24시간 소변 orotic acid 24 mmol/mol Cr(참고치; 0.2~6 mmol/molCr)으로 증가되어 OTC 결핍이 의심되었다.

(2) 분자유전학 검사

OTC 유전자 검사에서 p.[Gly100Arg] 돌연변이가 관찰되었다.

(3) 영상 검사

시한 뇌영상에서 전반적인 부종과 함께, 전두엽/측두엽/두정엽에 걸쳐 신호증강 소견이 T2 영상에서 관찰되어서 심한 저산소증 손상이 의심되었다. 우측 전두엽을 따라 신호 증강 소견을 볼 때 층상피질괴사(laminar cortical necrosis)가 의심된다.

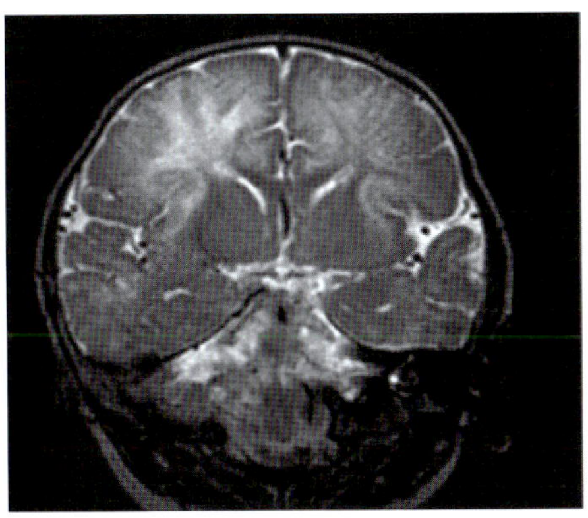

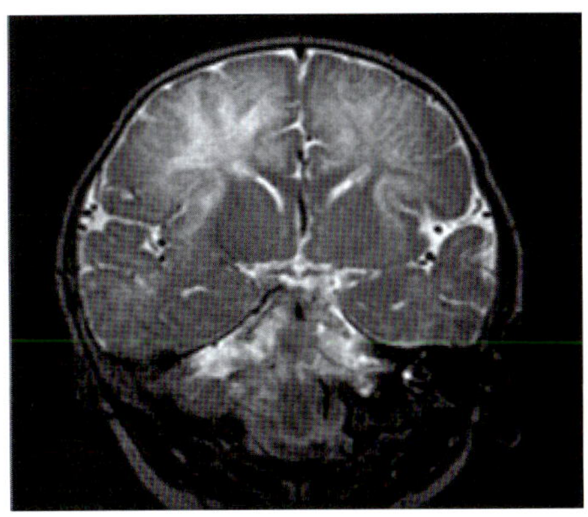

7. 치료 경과

(1) 치료에 따른 임상 및 검사 소견의 변화

남자환자의 경우에도 유아기나 학동기 후반 또는 청소년기 이후에 증상이 나타나기도 한다. 상기 환자의 경우 생후 8개월경 처음으로 나타났고, 보채다가 의식 저하로 내원하였다. 초반에는 라이증후군 의심하여 만니톨 투여(증가된 뇌압에 감소) 및 항견령제 투여를 시작하였다.

간수치와 암모니아혈증 상승으로 실시한 뇌영상에서 전반적인 부종과 함께 심한 저산소증 손상이 의심되었다. 생화학, 분자유전학 검사로 OTC 결핍증을 진단 후 저단백식이 및 질소 scavenger 치료약을 투약하며 주기적으로 외래 관찰 및 치료를 지속하였다. 그러나 상기 환자는 수차례 고암모니아혈증으로 입원을 반복하였고, 만 15세 2개월 현재 신장 167 cm(25백분위수), 체중 54.8 kg(25백분위수)으로 비교적 정상적인 성장을 보이지만, 지능검사에서 IQ 69로 경도 정신지체 수준으로 확인되었다.

(2) 투여 약제/용량

<복용 사례> 만 15세 2개월 54.8 kg 기준 : 고암모니아혈증 시에는 증량해서 복용 중이다.

- Sodium benzoate 2 g bid(4 g/day, 72.9 mg/kg/day로 적게 투여 중)
- Buphenyl 1 g bid(2g/d며, 36.5 mg/kg/day로 적게 투여 중)
- Citrulline 1.5 g tid

(3) 식이 처방

〈식이 사례〉

UCD 100 gm → water 600 mL/day

환자는 환자 순응도가 떨어져서 저단백밥을 섭취하지 않고, 어육류 반찬을 피하고 야채 위주로 복용하고 있다.

8. 요약

신생아형 OTC 결핍증은 남아에서 매우 심한 증상을 보이며 대부분 치명적인 자연경과를 보인다. 정상적인 출생 후 생후 2~3일경부터 고암모니아혈증으로 증상이 나타날 수 있다. 빠른 치료가 필요하고 가능하면 생후 12개월 이내에 간이식을 추천한다. 지발형은 남아와 여아에서 모두 나타날 수 있으며, 증상의 경중과 무관하게 유발요인(고단백식이, 감염 및 발열, 외상, 수술 등 스트레스)으로 인해 증상이 발생한다. 전형적으로 발달지연, 학업지연, 지적능력저하, 주의력 결핍과 같은 증상을 보인다. 유발요인을 제거하는 것이 중요하다. 모계 유전을 하는 질환이고 여자 보인자에서도 증상이 있을 수 있음으로 유전상담에 주의를 요한다.

증례 5-6 잦은 고암모니아혈증으로 간이식을 받은 여자 보인자 OTC 결핍증

1. 내원 동기가 된 주 증상(주소)

구토

2. 발병 시 연령/성별

9개월/여아

3. 가족력

특이 소견 없었다.

4. 임상 증상

출생체중 3.61 kg 출생 당시 특이 소견 없었던 환아로 생후 2개월경부터 구토 증상이 간간히 있었다. 생후 8개월경 간대성 경련이 있어서 실시한 타 병원 검사에서 고암모니아혈증 227 μmol/L으로 증가되었다. 혈장 아미노산 분석에서는 특이 소견이 없었으나, 소변 오로틱산(orotic acid)에서 경도의 증가 소견을 보여서 추가적인 진단 및 치료를 위해 전원되었다.

5. 진찰 소견

신체계 측에서 신장 72 cm(25~50백분위), 체중 8.4 kg(25~50백분위), 머리둘레 44 cm(25~50백분위)이었다. 진찰 소견에서 내원 당시 급성 병색은 없었으며, 흉부 진찰상 정상적인 호흡음으로 천명이나 나음이 들리지 않았다. 복부는 부드럽고 팽만되지 않았으며 간비종대는 없었다. 다른 신경학적 검사에서 특이 소견은 없었다.

6. 검사 소견

(1) 일반혈액 및 생화학 검사

백혈구 13,600/mm^3, 혈색소 11.8 g/dL, 적혈구용적률 33.8%, 혈소판 345,000/mm^{3}이었다. 생화학 검사에서 AST/ALT 41/39 U/L, 총빌리루빈 0.6 mg/dL, Na/K/Cl 141/3.6/113 mEq/L, 암모니아 53 μmol/L, 젖산 2.3 mmol/L이었다.

타 병원 검사에서 소변 오로틱산 증가되나, 혈장 아미노산 분석에서 citrulline 감소 소견이 없어서 요소회로 대사장애 질환 및 일시적인 고암모니아혈증 의심 하에 경과 관찰하였다. 입원 4일째 사출성 구토 증상과 함께 처지기 시작하여 실시한 검사에서 암모니아가 364 μmol/L이 증가되었다. 시행한 검사에서 소변 orotic acid가 증가하고 혈장 citrulline이 감소하여 ornithine transcarbamylase (OTC) 결핍증이 강력히 의심되었다.

(2) 분자유전학 검사

OTC 유전자 검사에서 이형접합자인 p.[Gly195Arg] 돌연변이가 관찰되었다.

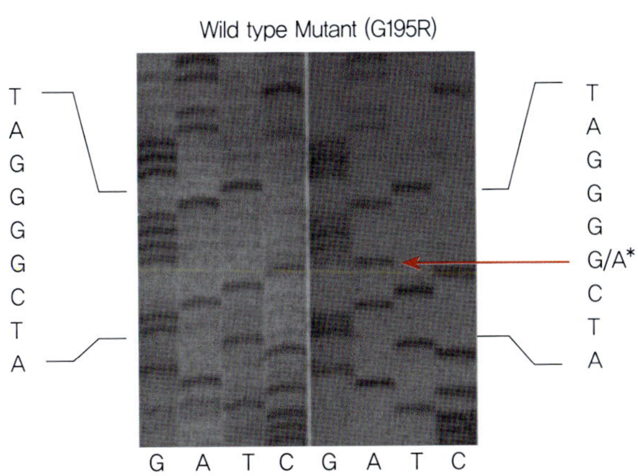

(3) 영상 검사

뇌자기 공명검사에서 특이 소견은 없었다.

7. 치료 경과

(1) 치료에 따른 임상 및 검사 소견의 변화

상기 환자와 같이 heterozygous 여아의 경우 X-chromosome 불활성화 정도에 따라 무증상부터 반복적인 고암모니아혈증을 보이는 경우까지 임상이 다양하게 나타난다. 약 15% 정도에서 증상을 보이게 되고, 식이조절 등이 엄격하게 이뤄지면 경미한 증상을 보이게 되지만, 상기 환자의 경우 생후 8개월경 처음으로 증상이 나타났다. 구토가 동반되며 급격히 악화되는 증상으로 저단백식이(단백 1.5~2 gm/kg/일, 열량 100 KCal/kg/일) 및 sodium benzoate 200 mg/kg/일, buphenyl 200 mg/kg/일, arginine 100 mg/kg/일, carnitine 100 mg/kg/일 복용하며 주기적으로 외래 관찰 및 치료를 지속하였으나 수차례 반복 입원하였다.

결국 만 2세경 간이식을 시행하였고 현재 면역 억제제를 복용하며 조절 중이다. 만 8년 4개월 현재 신장 134.7 cm(95백분위) 체중 35 kg(97백분위)이며 정상지능으로 학교성적도 상위권이다.

8. 요약

Ornithine transcarbamylase (OTC) 결핍증은 신생아 발현형의 경우 남아에서 매우 심한 증상을 보이는 한편, 여아에서는 드문 편이다. 정상적인 출생 후 생후 2~3일경부터 충분한 수유가 진행되면서 고암모니아혈증의 증상이 나타날 수 있다. 빠른 치료가 필요하고 생후 6개월경 간이식이 가능하다. 지발형은 남아와 여아에서 모두 나타날 수 있으며, 증상의 경중과 무관하게 유발요인으로 인해 증상이 발생한다. 전형적으로 간헐적인 의식변화, 보행실조, 발달지연, 학업지연, 지적능력저하, 주의력 결핍과 같은 증상을 보인다.

5 1형 시트룰린혈증(Citrullinemia type 1) : Argininosuccinate synthethase의 결핍

1) 원인

Argininosuccinate synthethase (ASS) 효소의 결핍에 의해 발생한다.

2) 유전적 이상

상염색체 열성으로 유전되며 유전자(*ASS1*)는 염색체 9q34에 위치하며 16개의 exon으로 구성된다. 한국인의 *ASS1* 유전자 돌연변이는 세 가지가 흔한데 c.421-2A>G, 1128-6_1188dup67, p. Gly324Ser(16.2%)가 약 75%를 차지한다. 상염색체 열성 유전을 한다.

3) 발병빈도

보고에 따라 다르나 1/60,000~250,000의 빈도로 매우 다양하다. 한국인의 경우 OTC 결핍증 다음으로 많이 발생한다.

4) 생화학적 병태생리

Argininosuccinate synthethase (ASS)는 citrulline과 aspartic acid를 argininosuccinic acid로 전환시킨다. ASS는 세포질에 존재하며 간에 주로 발현하지만 피부아세포 등 다른 조직에도 일부 발현한다. ASS의 결핍은 고암모니아혈증을 초래하며 전구물질인 citrulline을 고농도로 증가시킨다. Alanine과 glutamine, glutamate도 증가하고 이차적인 arginine 결핍이 초래된다.

표 5-6. 한국인 1형 시트룰린혈증의 유전자형과 임상상(서울아산병원 의학유전학센터) (Lee B-H, et al. Mol Genet Metab 2013; 108:18-24.)

Family no.	Subject no.	Gender	Age at onset	Presentation	NH_3 (-35 μmol/L)	Citrulline (16-32 μmol/L)	Arginine (44-120 μmol/L)	ASS mutations		Outcome
								Mutation 1	Mutation 2	
1	1	Female	27 d	Hyperammonemic encephalopathy	1335	1840	61	c.352G>A (p.Ala118Thr)	c.421-2A>G	Severe
2	2	Male	3 d	Hyperammonemic encephalopathy	1128	2033	n.a.	c.421-2A>G	c.421-2A>G	Severe
3	3	Female	6 d	Hyperammonemic encephalopathy	4367	933	14	c.910C>T (p.Arg304Trp)	c.1128-6_1188dup67	Moderate
4	4	Female	3 d	Hyperammonemic encephalopathy	1874	898	23	c.1181T>A (p.Ile394Asn)*	c.421-2A>G	n.a.
5	5	Male	2 d	Hyperammonemic encephalopathy	n.a.	1836	37	c.421-2A>G	c.1128-6_1188dup67	Moderate
6	6	Female	16 d	Hyperammonemic encephalopathy	521	2346	23.7	c.970G>A (p.Gly324Ser)	c.421-2A>G	n.a.
7	7	Female	5 d	Hyperammonemic encephalopathy	590	2762	42.6	c.970G>A (p.Gly324Ser)	c.421-2A>G	Moderate
8	8	Female	4 d	Hyperammonemic encephalopathy	1700	1852	18.5	c.1128-6_1188dup67	c.1128-6_1188dup67	Severe
9	9	Male	2 d	Hyperammonemic encephalopathy	3400	419	37.3	c.421-2A>G	c.421-2A>G	Severe
10	10	Male	8 d	Hyperammonemic encephalopathy	746	1669	87	c.421-2A>G	?	Severe
11	11	Female	43 d	Hyperammonemic encephalopathy	673	1376	0	c.970G>A (p.Gly324Ser)	c.421-2A>G	Severe
12	12	Female	1 d	Hyperammonemic encephalopathy	609	1912	0	c.970G>A (p.Gly324Ser)	c.421-2A>G	Severe
13	13	Female	6 d	Hyperammonemic encephalopathy	982	3379	n.a.	c.689G>C (p.Gly230Ala)*	c.892G>A (p.Glu298Lys)*	Good
14	14	Male	5 d	Hyperammonemic encephalopathy	439	2078	17	c.910C>T (p.Arg304Trp)	c.910C>T (p.Arg304Trp)	Moderate
15	15	Female	0.3 yr	Hyperammonemic encephalopathy	291	2151	17	c.970G>A (p.Gly324Ser)	c.1128-6_1188dup67	Good
16	16	Female	0.3 yr	Hyperammonemic encephalopathy	400	3094	35.4	c.970G>A (p.Gly324Ser)	c.421-2A>G	Moderate
17	17	Male	14.3 yr	Hyperammonemic encephalopathy	673	969	36.9	c.379C>G (p.Arg127Gly)	c.1128-6_1188dup67	Severe
	18	Male	14.3yr	Presymptomatic	71	1447	27.5	c.379C>G (p.Arg127Gly)	c.1128-6_1188dup67	Good
18	19	Male	22 d	Presymptomatic	66	3273	35.4	c.352G>A (p.Ala118Thr)	c.421-2A>G	Good
19	20	Female	29 d	Presymptomatic	79	747	31.4	c.40G>A (p.Gly14Ser)	c.1128-6_1188dup67	Good

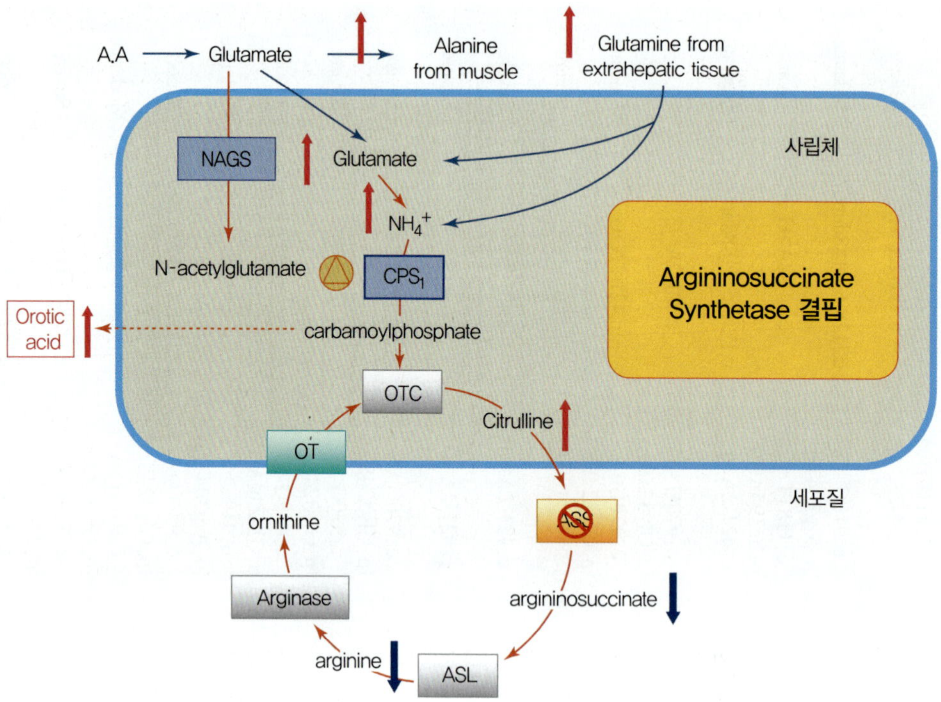

그림 5-15 ASS결핍에 의한 시투룰린혈증의 생화학적 병태 생리

5) 임상 증상

출생 직후에는 정상으로 보이나 잔존효소 농도가 거의 없는 신생아 발현형은 수유가 어느 정도 진행되면서 생후 1~2주 이내에 고암모니아혈증 때문에 식욕 부진, 구토, 기면이 나타나고 혼수, 무호흡으로 진행되어 사망할 수 있다. 뇌파의 이상 소견과 함께 경련, 근긴장도 증가, 제뇌 경직이 나타나고 진행되면 근이완, 산대된 동공이 관찰된다.

잔존효소 활성도에 의해 다양한 증상을 보이는데 간비대, 간효소치의 증가로 인해 간 질환으로 오인되기도 한다. 지발형의 경우는 반복되는 고암모니아혈증으로 구토, 기면, 두통, 진전, 경련, 운동실조가 나타나고 정신지체가 동반되며 뇌 영상 소견상 대뇌 위축이 관찰된다. 뇌경색으로 편측바비 등이 동반되기도 한다.

6) 진단 및 검사 소견

가장 특징적인 소견인 고암모니아혈증이 심하게 나타나고 혈중 glutamine, alanine, aspartic acid 농도가 증가된다. Orotic acid의 배설이 증가되며 혈중 citrulline 농도가 고도로 증가된다. 대개 정상의 40배 이상(800~4,500 μmol/L)으로 증가한다. 저혈당이나 대사성 산혈증은 없다. 산전 진단은 착상 전 진단, 융모막 및 양수세포를 이용한 유전자 진단이 가능하다.

7) 치료 및 관리

고암모니아혈증을 동반한 급성기에는 arginine, sodium benzoate, phenylbutyrate를 투여한다. 장기 치료로서 단백질을 제한한 식이요법과 arginine을 100 mg/kg/일의 용량으로 투여한다.

8) 예후

지능 발달에 대한 예후는 발병연령, 초기 고암모니아혈증의 기간과 빈도, 심한 정도에 달려 있다.

〈경련을 주소로 내원하여 1형 시트룰린혈증으로 진단된 3개월 여아의 뇌 MRI 소견〉

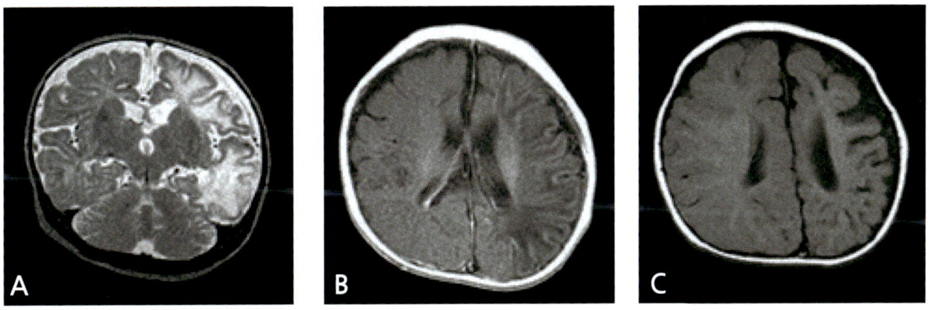

〈혼수상태로 내원하여 1형 시트룰린혈증으로 진단된 53일 여아의 뇌 MRI 소견〉

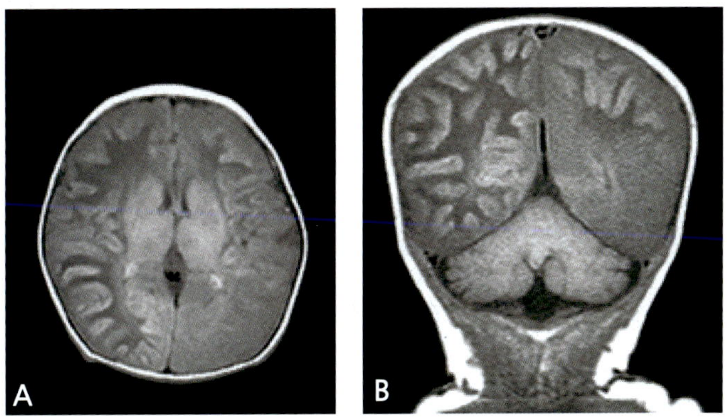

그림 5-16 시트룰린혈증 환자의 뇌경색
(Choi JH, et al. J Inherit Metab Dis 2006; 29:182-3)

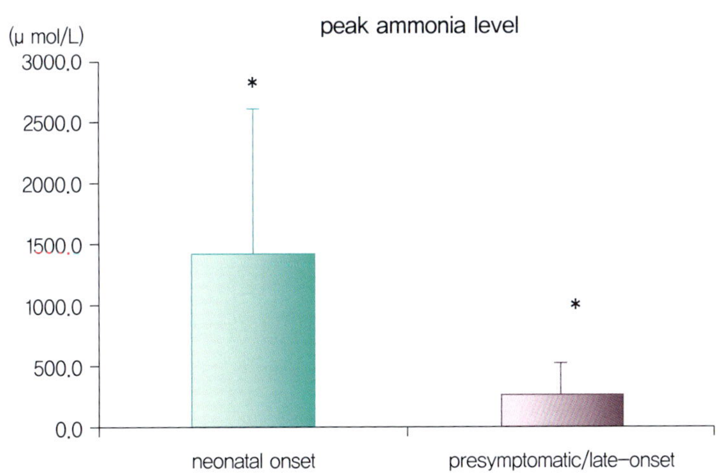

그림 5-17 신생아형과 지발형의 최고 암모니아 농도
(서울아산병원 의학유전학센터 : Lee BH, et al. Mol Genet Metab 2013; 108:18-24.)

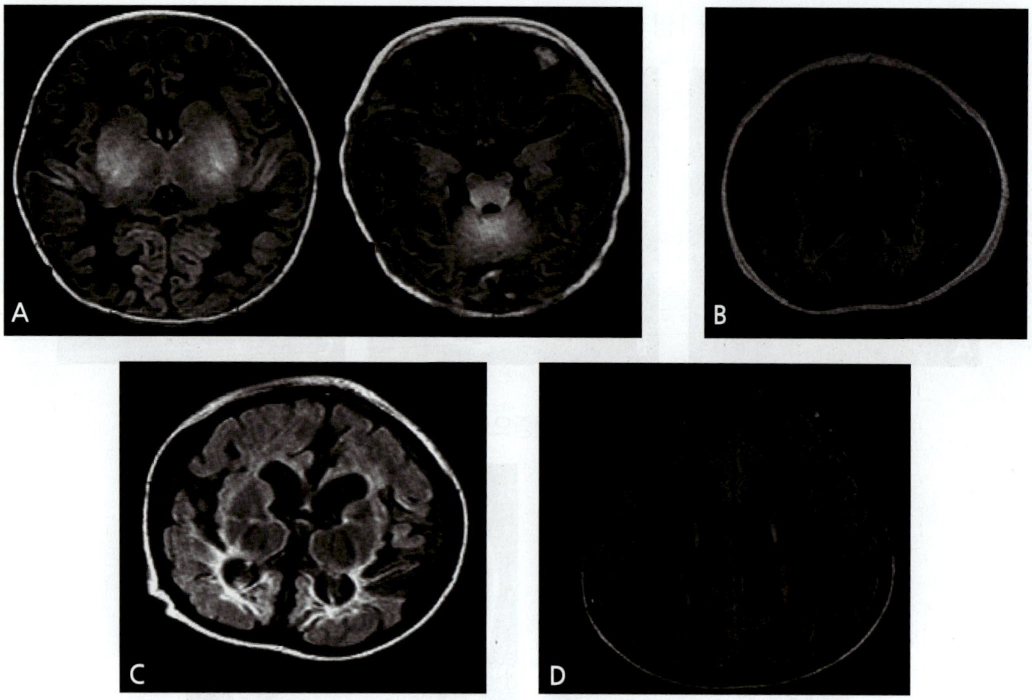

그림 5-18 고암모니아혈증에 의한 뇌증(hyperammonemic encepahlopathy)과 뇌 MRI 소견
(Choi JH, et al. J Inherit Metab Dis 2006; 29:182-3)

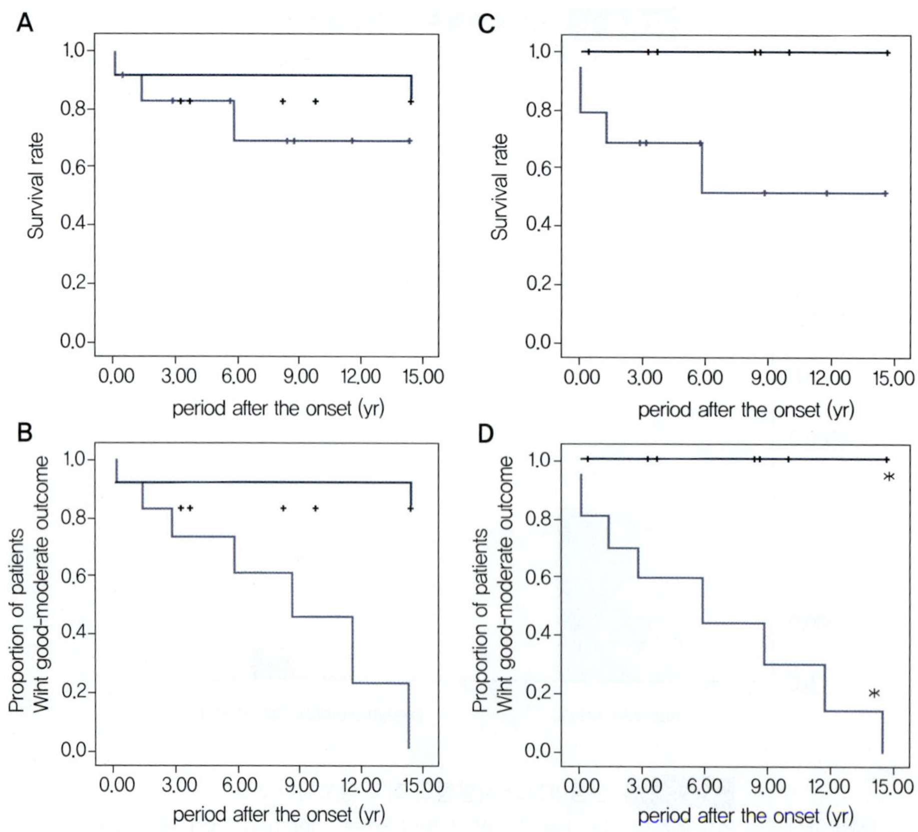

그림 5-19 한국인 1형 시트룰린혈증의 예후(서울아산병원 의학유전학센터 : Lee BH, et al. Mol Genet Metab 2013; 108:18-24.)

••• 참고문헌 •••

1. Lee B, Goss J. Long-term correction of urea cycle disorders. J Pediatr 2001; 138(1 Suppl) : S62~71.
2. Singh RH, Rhead WJ, Smith W, et al. Nutritional management of urea cycle disorders. Crit Care Clin 2005; 21(4 Suppl) : S27~35.
3. Smith W, Kishnani PS, Lee B, et al. Urea cycle disorders : clinical presentation outside the newborn period. Crit Care Clin 2005; 21(4 Suppl) : S9~17.
4. Choi JH, Kim H, Yoo HW. Two cases of citrullinaemia presenting with stroke. J Inherit Metab Dis 2006; 29: 182~3.
5. Jang JY, You SJ, Yoo HW, Ko TS. A case of citrullinemia presenting with status epilepticus. J Korean Child Neurol Soc 2005; 13: 252~6.
6. Kim BL, Won SM, Pang HK, et al. A case of citrullinemia, J Korean Pediatr Soc 1987; 30: 797~804.
7. Lee KH, Park MS, Hahn SH, Successful treatment of a child with citrullinemia, J Genet Med. 1997; 1: 5~10.
8. Song SK, Oh KC, Hong MA, et al. A Case of citrullinemia diagnosed at the neonatal period, J Korean Pediatr Soc 2002; 45: 524~8.
9. Huh IY, Hwang KS, Park CH, et al. Anesthesia for living related liver transplantation in classic citrullinemia : A case report, Korean J Anesthesiol 2004; 47: 287~91.
10. Lee BH, Kim YM, Heo SH, et al. High prevalence of neonatal presentation in Korean patients with citrullinemia type 1, and their shared mutations. Mol Genet Metab 2013; 108: 18~24.

증례 5-7

신생아 대사질환 선별검사에서 발견되어 정상 성장발달하고 있는 1형 시트룰린혈증

1. 내원의 동기가 된 주 증상

신생아 대사이상 선별 검사에서 이상 소견

2. 임상 증상

26일된 여자 환아로 다른 가족력은 없었다. 재태연령 36주, 체중 2.6 kg, 자연분만으로 출생하였고 생후 7일째 신생아 황달로 치료하였다. 환아 출생 5일째 시행한 신생아 대사이상 선별 검사에서 시트룰린혈증이 의심되어 추가적인 검사 및 처치를 위해 내원하였다.

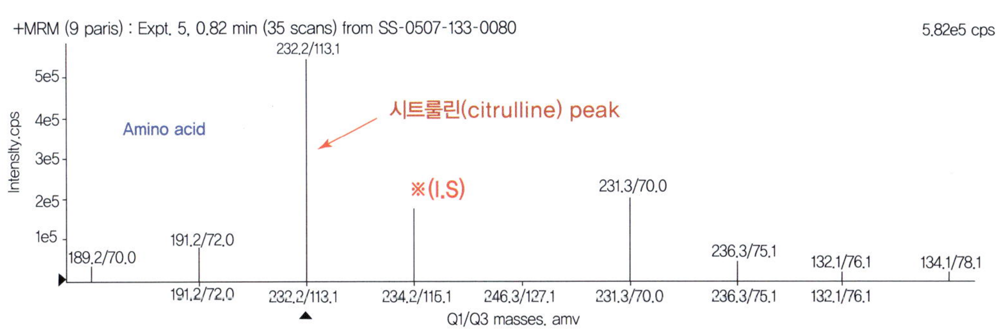

그림 5-20 Tandem MS에서 citrulline 증가가 확인되었다.

3. 진찰 소견

체중 3.42 kg(50~75백분위수), 키 50.7 cm(50백분위수), 머리 둘레 34.5 cm(50백분위수)로 확인되었다. 활력 징후는 안정적이었고 의식은 명료하고 움직임도 활발하였으며 다른 신체 검진에서 특이소견은 보이지 않았다.

4. 검사 소견

(1) 생화학적 검사 소견

일반 혈액 검사에서 백혈구 수 8,900/mm^3, 혈색소 8.4 gm/dL, 혈소판 433,000/mm^3, ammonia 79 μmol/L로 확인되었다. 동맥혈 가스분석 검사에서 pH 7.49 $PaCO_2$ 32.8 mmHg, PaO_2 81.4 mmHg, 중탄산염 25.2 mEq/L로 확인되었다. 혈장 아미노산 분석에서 glutamate 382.7 μmol/L(참고치; 62.0~620.0), alanine 526.6 μmol/L(참고치; 141.0~710.0), citrulline 747.0 μmol/L(참고치; 10.0~45.0), arginine 31.44 μmol/L(참고치; 6.0~140.0)으로 citrulline 증가를 보였다.

(2) 분자 유전학 검사

ASS 유전자의 G14S/Ins 67bp 1188_1189 복합이형접합자로 확인되었다.

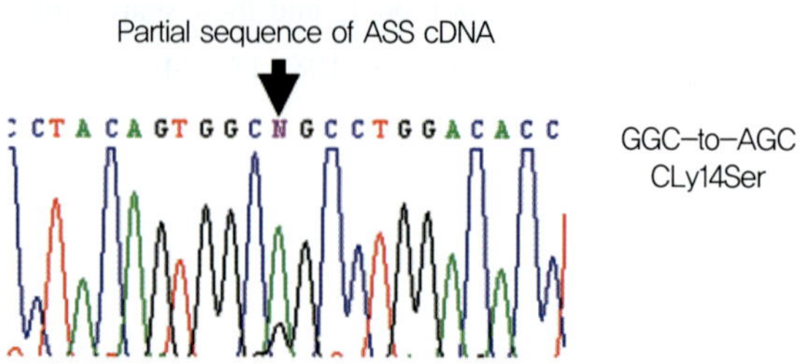

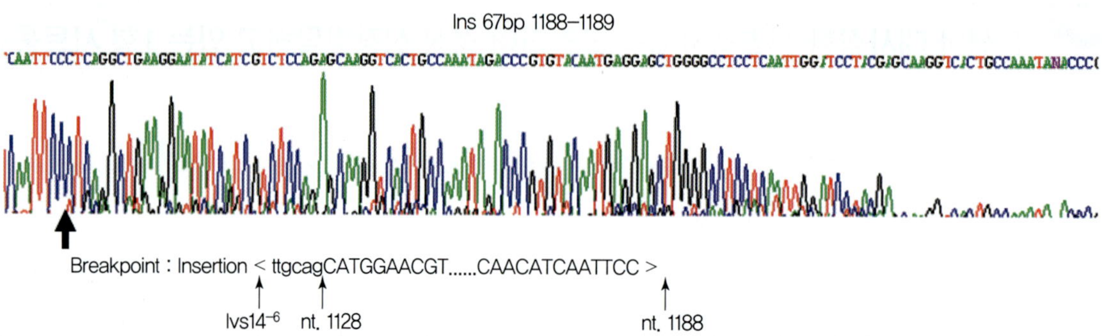

5. 치료 경과

환아는 생후 한 달째부터 단백제한 식이와 함께 arginine, 염화벤조산을 투약하였고 만 4세 이후부터는 단백제한 식이와 함께 arginine만 투약을 하며 경과를 관찰 중이다. 현재까지 고암모니아혈증으로 인한 급성 대사이상은 보이지 않았고 정상 발달과 학업성과를 보이고 있다.

〈식이처방〉

- 28일 몸무게 3.35 kg

  UCD 분유 40 g+일반분유 24 g+프로틴 프리 분유 38 g를 800 mL로 만들어 먹임 (단백질 6 g/일)

- 5개월 몸무게 7.8 kg

  분유 : UCD 분유 60 g+일반분유 30 g+프로틴 프리 분유 50 g을 800 mL로 만들어 먹임

  이유식 : 곡류군 2단위+야채군 2단위+과일군 2단위+자유식품 1단위 (단백질 12.2 g/일)

- 8개월 몸무게 8.7 kg
  분유 : UCD 분유 70 g+일반분유 25 g+프로틴 프리 분유 30 g을 750 mL로 만들어 먹임
  이유식 : 곡류군 3단위+야채군 2단위+과일군 2단위+지방 1단위+자유식품 1단위 (단백질 13.5 g/일)
- 11개월 몸무게 9.6 kg
  분유 : UCD 분유 90 g+일반분유 15 g+프로틴 프리 10 g을 750 mL
  고형식 : 곡류군 5단위+야채군 2단위+과일군 2단위+지방 1단위+자유식품 1단위 (단백질 15.65 g/일)
- 20개월 몸무게 11.7 kg
  분유 : UCD 분유 100g을 600 mL로 조제
  고형식 : 곡류군 10단위+야채군 3단위+과일 2단위+지방 1단위+자유식품 1-2단위 (단백질 20 g/일)
- 3세 몸무게 17 kg
  분유 : UCD 분유 110g
  고형식 : 곡류군 13단위+야채군 4단위+과일 4단위+지방 4단위+자유식품 1-2단위
- 4세 몸무게 16.5 kg
  분유 : UCD 분유 110 g
  고형식 : 곡류군 16-18단위+야채군 6단위+과일 6단위+지방 4단위+자유식품 1-2단위
- 5세 몸무게 22 kg
  분유 : UCD 분유 110 g
  고형식 : 곡류군 16-18단위+야채군 6단위+과일 6단위+지방 4단위+자유식품 1-2단위

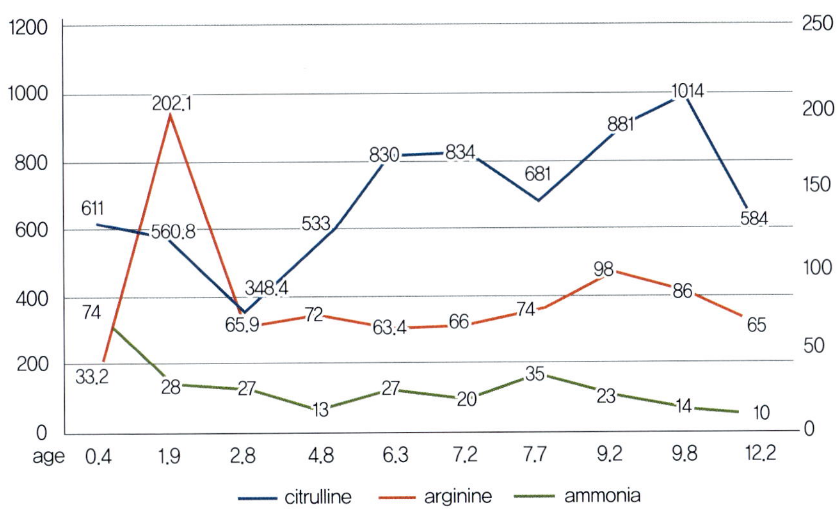

그림 5-21 식이요법에 따른 혈장 아미노산 및 암모니아 농도의 변화

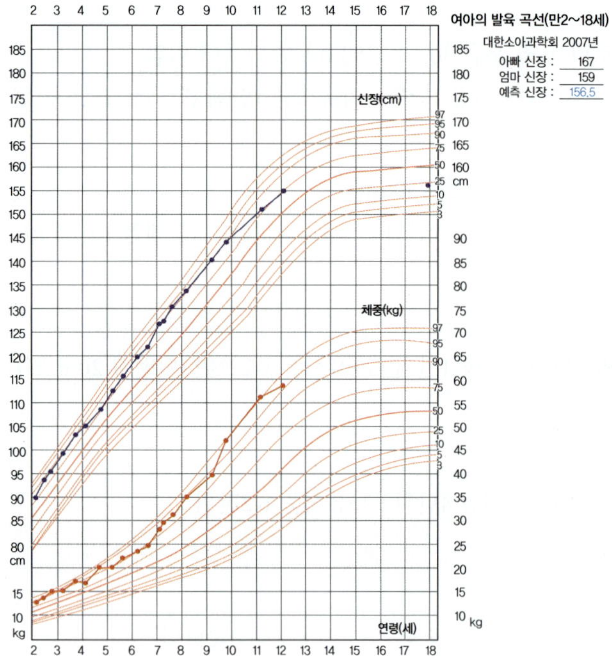

그림 5-22 환자의 성장곡선

증례 5-8

경련 때문에 내원하여 진단된 1형 시트룰린혈증

1. 내원의 동기가 된 주 증상

시트룰린혈증에 대한 추가적인 검사 및 추적관찰

2. 임상 증상

7개월 남아로 첫째 아이가 생후 3일째 사망한 가족력이 있었다. 재태연령 40주, 출생체중 3.3 kg으로 출생하였고 출생 2일째 구토 및 전신상태 악화 및 식이진행 되지 않으며 전신 간대성 경련 및 호흡 정지로 타 병원 내원하였다. 당시 시행한 검사에서 고암모니아혈증으로 복막투석을 진행하였다. 당시 시행한 혈장 아미노산 검사에서 시트룰린 증가 및 소변 orotic acid 증가를 보여 시트룰린혈증으로 염화 벤조산, 아르기닌 투여를 시작하였다. 이후 4개월, 6개월에도 고암모니아혈증이 있어 입원 치료하였다. 본원에서 추적 관찰을 원해서 내원하였다.

3. 진찰 소견

키 67 cm(1~25백분위수), 몸무게 9.25 kg(75~90백분위수), 머리둘레 41.5 cm(3백분위수)으로 측정되었고 근긴장도는 정상이었고 심부 건반사도 정상적으로 보였으며 다른 신체 검진에서 특이소견은 없었다. 목가누기는 불완전하였으나 할 수 있었고, 뒤집기는 할 수 없어 발달지연이 의심되었다.

4. 검사 결과

(1) 생화학적 검사

시행한 혈액 검사에서 암모니아 39 μmol/L로 확인되었고 혈장 아미노산 검사에서 citrulline 1,836.2 μmol/L(참고치; 3~35), arginine 37.5 μmol/L(참고치; 12~133), glutamic acid 148.6 μmol/L(참고치; 10~133)로 확인되어 시트룰린혈증으로 진단할 수 있었다.

(2) 분자유전학 검사

ASS 유전자 검사에서 15번 exon에서 IVS6AS(-2)A-G/Ins 67bp이 확인되었다.

(3) 영상검사 소견

5세에 시행한 뇌 자기공명영상으로 전두엽의 피질하 백질의 신호증강을 확인할 수 있었다.

5. 치료 경과

염화벤조산, 아르기닌 투여하며 단백제한 식이를 하며 경과 관찰 중이나 매년 2~3회 가량 고암모니아혈증으로 입원 치료하였고 나이가 들면서 그 횟수는 감소 추세이다. 만 6세경에 시행한 아동지능 평가에서 사회 지수 19로 최중등도의 정신지체를 보였으며, 주의력 결핍 과잉행동장애로 약물을 복용하였다. 정신지체가 있으나 지속적인 교육으로 현재 읽고 쓰기는 가능하다.

6. 요약

시트룰린혈증은 요소회로 대사에서 arginosuccinate synthase의 결핍으로 발생하는 것으로 남아 있는 효소의 활성 정도에 따라서 임상 양상은 다양한 정도로 나타날 수 있다. 심한 경우에 신생아시기의 구토, 기면 등의 증상을 보이며 고암모니아혈증을 보인다. 혈장 아미노산 검사에서 citrulline의 고농 상승과 arginine의 감소를 보이며 소변에서 orotic acid가 양성이면 진단할 수 있다. 급성기에 고암모니혈증에 대해 투석 등의 치료가 필요할 수 있고 장기적인 치료로 단백제한 식이와 함께 염화벤조산, 페닐부티레이트, 아르기닌의 투여가 필요하다. 근본적인 치료는 간이식이다.

6 Argininosuccinic aciduria : Argininosuccinate lyase (ASL) 결핍증

1) 원인

Argninosuccinate lyase의 결핍으로 발생한다. 간, 피부세포, 적혈구 등에 발현한다.

2) 유전적 이상

Argninosuccinate lyase 유전자(*ASL*) 돌연변이에 의한다. 유전자좌는 상염색체 7q11.21에 위치한다. 상염색체 열성으로 유전된다.

3) 발병빈도

보고에 따라 매우 다양하여 70,000~800,000명당 1명꼴로 발생한다. 서양에서는 두 번째로 흔한 요소회로 대사이상으로 보고되고 있으나(1/70,000), 일본에서는 매우 드물다(1/800,000). 신생아 선별검사로 의심할 수 있다. 한국인에서도 매우 드문 것으로 여겨진다. 국내에는 5명 미만의 환자가 진단되어 생존해 있다.

4) 생화학적 병태생리

Argninosuccinate lyase (ASL)는 citrulline과 aspartate

로부터 형성된 argininosuccinate를 fumarate와 arginine으로 전환시키며, 이는 urea로 분리되기 전 요소 회로의 마지막 산물이다. 따라서 ASL의 결핍은 arginine의 결핍을 초래한다. Arginine을 substrate로 사용하는 네 가지 효소가 존재하는데, 이들은 arginine decarboxylase, arginase, nitric oxide synthetase (NOS)과 arginine/glycine aminotransferase이다. 이들 효소의 2차적인 기능장애가 간의 steatosis, 섬유화, 뇌혈관의 협착 등을 유발시킨다.

5) 임상 증상

신생아기에 식욕 부진, 구토, 기면이 발생하고 혼수, 무호흡, 사망으로 이어진다. 뇌파 이상 소견을 동반한 경련과 제뇌 경직을 보이며 진행하면 근 이완과 동공 산대가 나타난다. 대전문이 불룩한 것은 뇌부종을 시사하며 뇌출혈이 동반될 수도 있다. 잔존 효소 농도에 따라 경미하거나 서서히 진행하는 경우도 있다. Argininosuccinic aciduria의 특징적인 소견은 결절열모증(trichorrhexis nodosa)으로 짧은 머리카락이 솜털처럼 났으며 건조하고 잘 부스러진다. 간비대와 간효소치의 상승, 간 섬유화가 나타나며 만성 응고 장애가 동반되기도 한다. 고혈압이 동반된 보고도 있다.

6) 진단 및 검사 소견

고암모니아혈증과 argininosuccinic aciduria가 나타나며 혈중 glutamine, alanine 농도가 증가한다. 뇌 영상 소견상 대뇌 위축이 나타난다.

7) 치료 및 관리

저단백식이, alternate pathway therapy 등은 다른 요소회로 대사이상 질환과 동일하다. 이론적으로는 arginine의 투여가 매우 중요하나 역설적으로 arginine의 보충은 argininosuccinic acid와 guanidinoacetate를 체내에서 증가시키는데, 이들 대사산물은 체내에 독성 작용을 하는 것으로 추정된다. 따라서 arginine의 적정

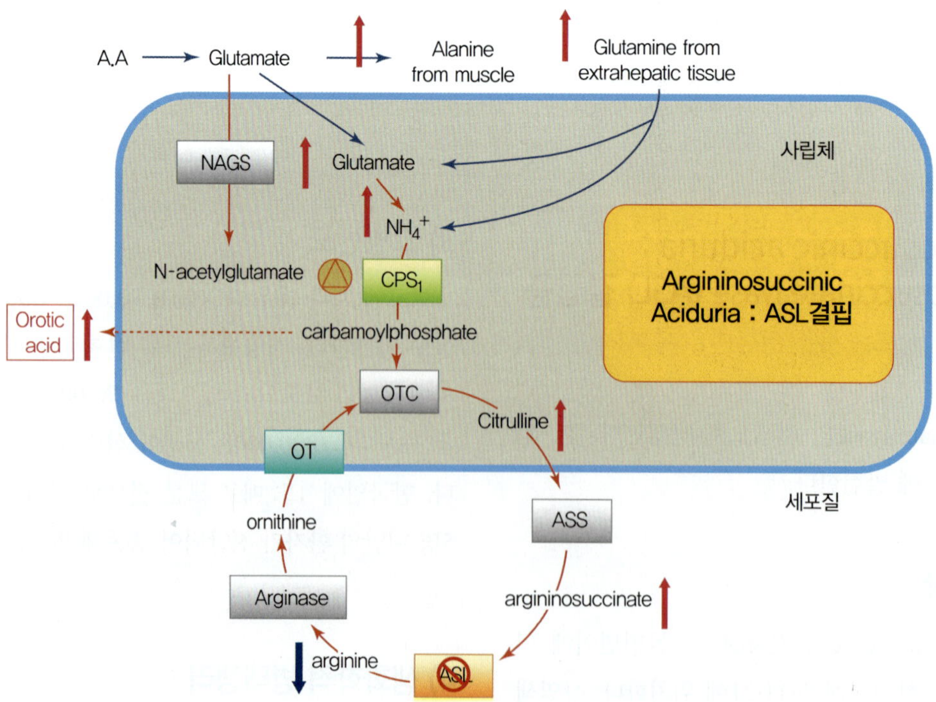

그림 5-23 ASL 결핍에 의한 argininosuccinic aciduria의 생화학적 병태생리

투여 용량은 확실치 않다. 급성기 치료 시에는 arginine hydrochloride를 2시간에 걸쳐 정맥 주사로 360 mg/kg의 용량으로 투여한다. 유지용량은 100~200 mg/kg/일 내외로 유지한다. 조절되지 않는 빈번한 고암모니아혈증, 간경변에 의한 간기능부전 시에 간이식을 고려할 수 있으나 조직에 따라 arginine의 결핍 및 arginiosuccinic acid 축적을 완전히 개선할 수는 없다.

8) 예후

지능 발달에 대한 예후는 초기 고암모니아혈증의 정도와 기간에 따라 달라진다. 간경화가 동반될 수 있다.

••• 참고문헌 •••

1. Scaglia F, Brunetti-Pierri N, Kleppe S, et al. Clinical consequences of urea cycle enzyme deficiencies and potential links to arginine and nitric oxide metabolism. J Nutr 2004; 134(10 Suppl) : 2775S~82S.
2. Lee B, Goss J. Long-term correction of urea cycle disorders. J Pediatr 2001; 138(1 Suppl) : S62~71.
3. Hwang IO, Lee ES. The first neonatal case of neonatal argininosuccinic aciduria in Korea. J Korean Soc Neonatol 2011; 18: 143~7.
4. Erez A, Nagamani SCS, Lee B. Argininosuccinate lyase deficiency—Argininosuccinic aciduria and beyond. Am J Med Genet 2011; 157: 45~53.

증례 5-9

고암모니아혈증을 동반한 argininosuccinic aciduria (arginosuccinate lyase deficiency)

1. 내원의 동기가 된 주 증상

고암모니아혈증에 대한 추가적인 검사 및 처치

2. 임상 증상

18일된 여아로 다른 가족력은 없었다. 재태연령 39주 5일, 출생체중 3.7 kg으로 산전 산후 특이소견 없이 태어난 환아로 생후 3일부터 빈호흡이 관찰되었다. 생후 5일째 경련 및 의식저하가 발생하였다. 연고지 병원에서 시행한 검사에서 고암모니아혈증(1,283 μmol/L)이 있어 단백제한식 시행하면서 호전되는 추세였다. UCD 분유를 시작하면서 고암모니아혈증이 재발생하여 추가적인 검사 및 처치 위하여 본원으로 전원되었다.

3. 진찰 소견

혈압 93/68 mmHg, 맥박수 146회/분, 호흡수 38회/분으로 측정되었고 급성병색을 보였고 의식은 기면 상태였다. 대광반사와 모로반사는 나타났으나 파악반사는 뚜렷하시 않았고 전신 근긴장도의 감소를 보였다. 머리카락은 결정성 열모(Trichorrhexis nodosa)를 보였고 간이 2횡지 정도 촉지되었다. 다른 신체 검진에서 특이소견은 보이지 않았다.

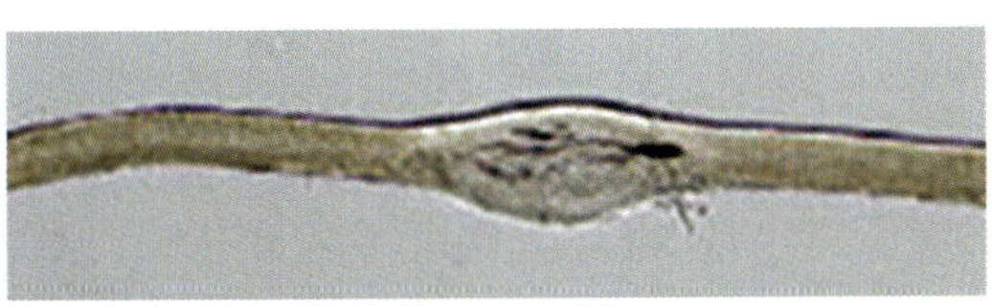
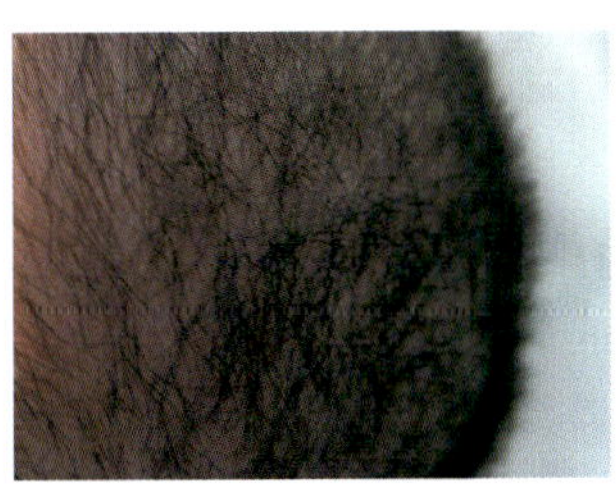

그림 5-24 환아의 머리카락 사진. 결정성열모(Trichorrhexis nodosa)를 보여 쉽게 부스러졌다.

4. 검사 소견

(1) 생화학적 검사

일반혈액검사에서 백혈구 12,100/mm^3, 혈색소 9.1 g/dL, 혈소판 677,000/mm^3, AST 29 IU/L, ALT 53 IU/L로 확인되었다. 암모니아는 344 μmol/L, 동맥가스혈 분석에서 pH 7.51 $PaCO_2$ 29 mmHg, PaO_2 121 mmHg, HCO_3 23 mEq/L로 호흡성 알칼리혈증을 보였다. 혈장 아미노산 검사에서 글루타민 1,668 μmol/L(참고치; 376~709), 시트룰린 289 μmol/L(참고치; 10~45), 아르기니노숙신산(argininocuccinic acid)이 2,762 μmol/L으로 상승되었다. 아르기닌은 28 μmol/L(참고치; 6~140)로 측정되었으며 소변 유기산 분석에서 아르기니노숙신산이 277,246 μmol/g Cr으로 상승되었고 소변 오로틱산(orotic acid)은 정상으로 측정되었다.

(2) 분자유전학 검사

ASL 유전자 : c.[545G>A]+[557G>A](p.[Arg182Gln]+[Arg186Gln])의 동형접합자로 확인되었다.

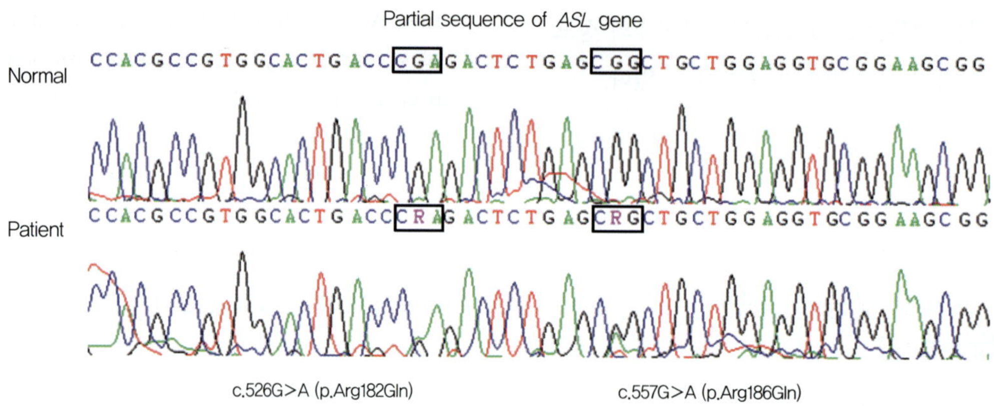

(3) 영상의학 검사

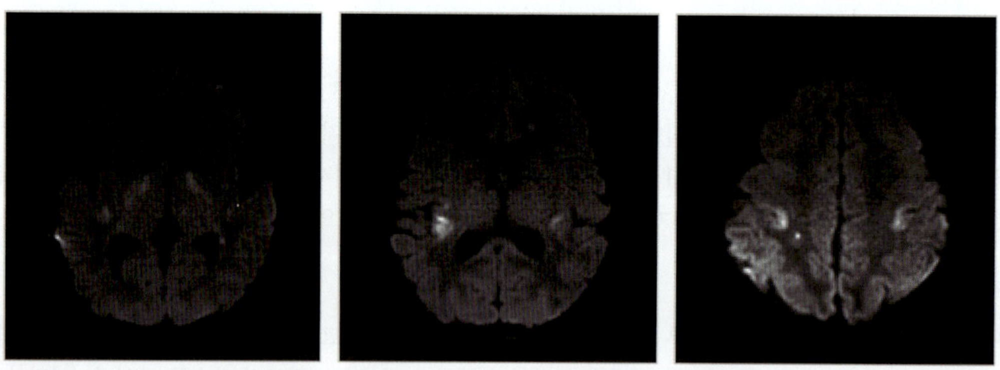

그림 5-25 생후 11일에 시행한 뇌 자기공명영상. Diffusion weighted image에서 양측 기저핵과 뇌실주위 백질(periventricular white matter), 대뇌각(cerebral peduncles)에 diffusion restriction을 보이는 신호증강이 보였다.

5. 치료 경과

염화벤조산 100 mg/kg를 2시간 동안 투여한 후 250 mg/kg를 24시간 동안 유지용량으로 투여하였고 phenylbutyrate 750 mg/일, arginine 300 mg/일로 투여 및 UCD 분유로 단백제한 식이를 시작하며 암모니아 수치가 정상화되어 의식수준이 회복되어 퇴원하였다.

심한 간비대가 지속되면서 식이 진행량이 충분하지 않아 체중 증가가 원활하지 않았다. 단백 부족 증상을 보이기도 하였지만 고암모니아혈증으로 인한 입원은 영아기에 2회 이외에는 없었다. 생후 16개월에 시행한 한국형 영유아 발달 검사에서 조대운동 11개월, 미세운동 11개월, 개인-사회성 10개월, 언어 11개월, 인지-적응 10개월로 전반적인 발달 지체를 보였다. 현재 6세로 외래추적 관찰기간 동안 급성대사 위기는 없고, 간기능 및 암모니아 정상이나, 신생아시기의 고암모니아혈증에의 노출병력으로 인해 경계선 지능을 보인다.

〈식이처방의 예〉

- 1개월 3.5 kg
  UCD 분유 46 g+일반분유 28 g+당질모듈라 16 g → 620 cc
- 2개월 4 kg
  UCD 분유 58 g+일반분유 36 g+프로테인프리 15 g → 780 cc
- 3개월 4.6 kg
  UCD 분유 65 g+일반분유 38 g+프로테인프리 32 g → 970 cc
- 5개월 6.2 kg : 수유량이 적어 이전 영양처방 대로 칼로리 및 단백질의 섭취가 되지 않으면서 몸무게 증가가 잘 되지 않고 혈액검사에서 알부민 수치가 낮았다.
  UCD 분유 73 g+일반 분유 50 g → 물에 타서 800 cc 섭취 권유하였다. (589 kcal/800 cc, 95 kcal/kg, 단백질 1.8 g/kg; 6.2 kg 기준), 하루 800 cc 이상 수유 가능해지면 프로틴 프리를 첨가하여 먹었다.(목표 : 프로틴 프리 하루 30 g)
- 16개월 9.7 kg
  약 1년간 타 병원에서 추적 관찰하였다. 엉덩이 짓무름 및 키 성장이 제대로 이루어지지 않았다.
  UCD 분유 66.6 g+일반분유 24 g+프로테인프리 78 g → 800~850 cc(하루 8 g 단백질 섭취)
  이유식 늘리기 : 곡류, 채소, 과일을 추가하였다.
- 2세 7개월 11.3 kg
  에너지 1100 kcal/day, 단백질 12 g/day
  ① UCD 분유 100 g+프로틴 프리 분유 40 g → 600 cc로 조제하여 먹이기
  ② 저단백밥 하루 1팩, 그 외 감자나 고구마 등 곡류 간식은 하루 100 g 정도 섭취
  ③ 야채나 과일 골고루 섭취, 조리 시 기름 사용
  ④ 멸치 등 고단백질 식품 섭취 제한(어육류, 두류, 해산물, 유제품 등)
  ⑤ 밥 섭취량이 더 늘게 되면 프로틴 프리 분유 첨가량 조정 고려
- 2세 10개월 12.3 kg
  에너지 1,200 kcal/day, 단백질 12 g/day
  ① UCD 분유 100 g → 400~500 cc로 조제하여 먹이기
  ② 저단백밥 1.5팩+야채+조리 시 기름 하루 3찻술, 간식 : 가래떡+고구마 150 g/일, 과일100 g 정도

증례 5-10

신생아 대사질환 선별검사에서 발견된 argininosuccinic aciduria (arginosuccinate lyase deficiency)

1. 내원의 동기가 된 주 증상

신생아 대사질환 선별 검사의 이상 소견

2. 임상 증상

생후 6개월 남아로 다른 가족력은 없었다. 재태연령 37주 6일로 출생한 환아로 출생 수일 내에 시행한 선천성 대사질환 선별 검사에서 시트룰린 92.6 μmol/L로 증가되어 있었고 재검사에서도 115 μmol/L로 증가소견을 보여 타 병원에서 시행한 검사에서 혈장암모니아 104 μmol/L, 아르기노숙신산 25,408 μmol/L로 확인되어 아르기닌 숙시산뇨로 진단되어 단백제한 식이 및 염화벤조산, 페닐부티레이트, 아르기닌 복용 중으로 추가적인 처치 위해 본원 내원하였다.

3. 진찰 소견

의식은 명료하였고 머리카락이 쉽게 부스러졌다. 간비대는 보이지 않았고 다른 신체 검진에서 특이소견은 보이지 않았다. 목을 가누고 뒤집기를 할 수 있었다.

4. 검사 결과

(1) 생화학적 검사 소견

일반혈액 검사에서 백혈구 8,900/mm³, 혈색소 11.1 g/dL, 혈소판 310,000/mm³, AST 46 IU/L, ALT 30 IU/L, prealbumin 13.7 mg/dL, 암모니아 29 μmol/L로 측정되었다. 혈장 아미노산 분석에서 글루타민 505 μmol/L(참고치; 246~1,182), 글리신 182 μmol/L(참고치; 81~436), 시트룰린 67 μmol/L(참고치; 3~35), 아르기니노숙신산(argininocuccinic acid)이 39 μmol/L, 아르기닌 110 μmol/L(참고치; 12~133)으로 측정되었으며 소변 유기산 분석에서 아르기니노숙신산이 13,467 μmol/g creatinine으로 상승되어 있었다.

(2) 분자유전학 검사

ASL 유전자의 c.[411G>A]; [1124A>G], p.[Trp137*]; [Tyr375Cys])의 복합이형접합자로 확인되었다.

Partial sequence of *ASL* gene

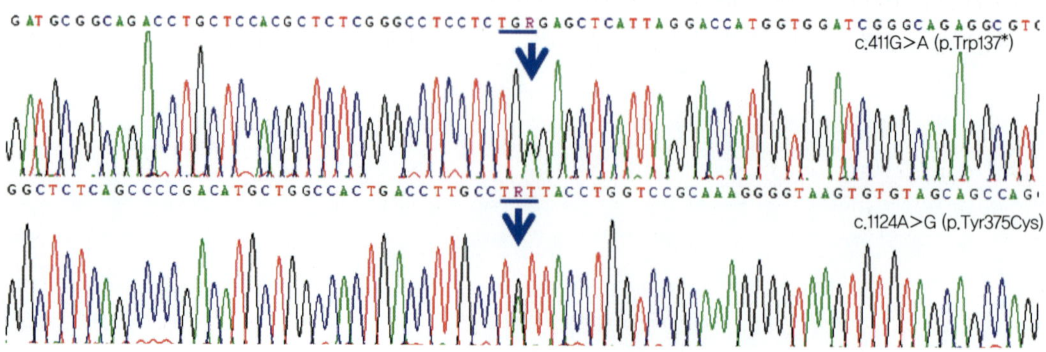

c.[411G>A];[1124C>G] (p.[Trp137*];[Tyr375Cys])

R = G and A

5. 치료 경과

신생아시기 진단 후 염화 벤조산 및 페닐부티레이트, 아르기닌 복용 시작 및 저단백 식이를 시작하였다. 식이 조절하면서 특별히 고암모니아혈증이 보이지 않아 아르기닌과 식이 조절만 하며 경과 관찰 중이다.

〈식이처방의 예〉

- 6개월 8.8 kg
  UCD 분유 72 g+소이분유 60 g+protein free 78 g → 물 타서 1,100 cc로 조제하기
  이유식 시작하기(쌀미음 → 채소미음까지 진행)
- 9개월 9.7 kg
  UCD 분유 17.5 g+일반(소이) 분유 11.3 g+무단백 분유 14.6 g을 물에 타서 200 cc, 4회
  이유식 3회=쌀 30 g+채소, 간식 : 과일 1~2회

6. 요약

신생아시기에 구토나 처짐 등의 증상을 보이며 고암모니아혈증 혹은 선천성 대사이상 선별 검사에서 시트룰린 증가로 발견된다. 특징적으로 머리카락이 잘 부스러지는 결정성열모(Trichorrhexis nodosa)를 보일 수 있고 간비대가 동반될 수 있다. 혈장 아미노산 검사에서 시트룰린 및 아르기니노숙신산의 증가 및 소변에서 아르기니노숙신산의 증가를 보일 수 있다. 급성기에 고암모니아혈증에 대하여 투석이 필요할 수 있고, 장기적으로 단백제한 식이 및 염화 벤조산 및 페닐부티레이트를 통한 암모니아 제거, 아르기닌의 보충이 필요하다. 만성간질환에 의한 간기능부전, 고혈압등의 합병증이 동반되기도 한다.

7 아르기닌혈증(Argininemia) : Arginase 결핍증

1) 원인

간 조직의 arginase의 결핍에 의해 발생한다.

2) 유전적 이상

상염색체 열성으로 유전되며 유전자는 염색체 6q23에 위치하며 18개의 exon으로 구성된다.

3) 발병빈도

363,000명당 1명꼴로 발생한다. 매우 드문 질환이다.

4) 생화학적 병태생리

Arginase는 arginine에서 urea를 분리하여 배설되고, ornithine을 재형성하여 운반체로 작용하게 한다. 적혈구, 간 조직의 세포질에서 발현한다. 신장의 사립체 발현 arginase는 간의 arninase와 약 60% 유사한 아미노산서열을 보이며 아르기닌혈증 환자들에서는 정상 활성도를 보여 신장에서의 요소생성은 정상이다.

Arginase 결핍은 arginine의 축적을 초래하고 ornithine의 결핍, 요소생성 장애를 초래한다. 축적된 arginine은 N-acetylglutamate synthetase (NAGS)의 활성도를 상승시키고 증가된 N-acetylglutamate는 carbamylphosphate synthestase (CPS)의 활성도를 증가시켜 carbamylphosphate 합성도를 증가하여 소변에서 이것의 대사산물인 orotic acid 배설이 증가된다. 아르기닌혈증에서의 신경학적 손상의 병인 기전은 확실치 않으나 장기적, 간헐적 고암모니아혈증, 신경전달물질의 장애, 산화질소 증가, glultamine의 증가와 관련이 있다고 여겨진다.

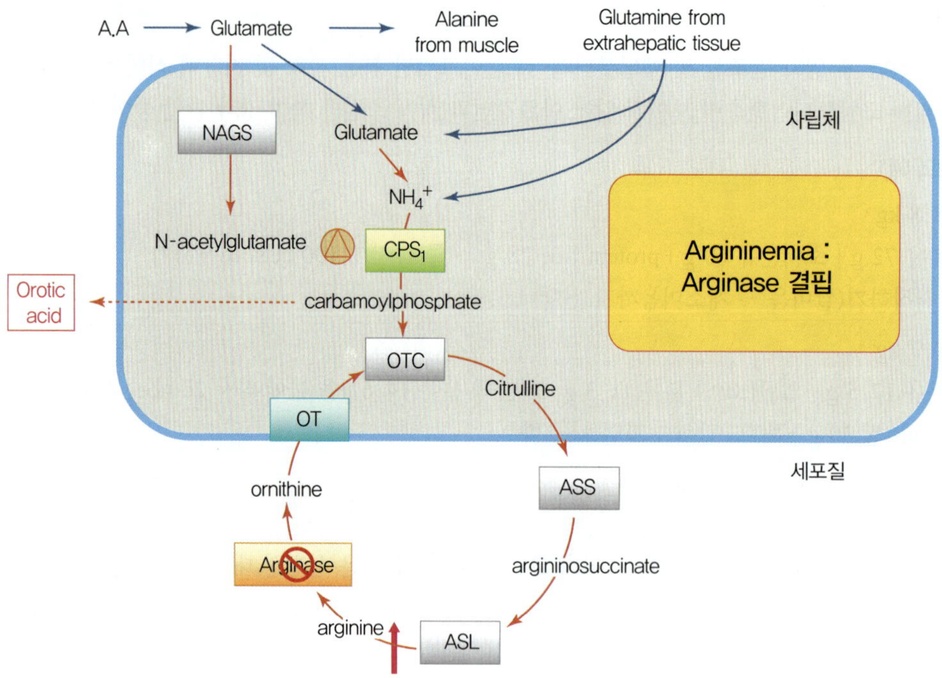

그림 5-26 Arginase 결핍에 의한 고아르기닌혈증의 생화학적 병태생리

5) 임상 증상

다른 요소회로 대사장애와 임상발현이 다르다. 급성 고암모니아혈증에 의한 뇌증보다는 만성적, 간헐적인 경도의 고암모니아혈증을 보이며 진행성 신경학적 증상, 하지 마비 등의, 발달지연으로 발현하며 경직과 후궁반장으로 인해 뇌성 마비로 간주되기도 한다. 신생아기에 경련이 나타날 수도 있고 조기에 주기성 구토가 발생하기도 한다. 식욕 부진, 보챔, 성장 부전이 동반된다. 특징적으로 경직성 사지 마비와 근긴장도의 증가, 운동실조증, 진전, 무도증과 무정위 운동을 보이고 심부건반사는 증가된다. 정신운동 발달지연이 심하게 나타나지만 조기에 치료를 시작하면 경미하다. 아주 드물게 고암모니아혈증을 동반한 구토가 반복되며 무호흡, 혼수로 진행할 수도 있다.

6) 진단 및 검사 소견

간 효소치가 상승되고 프로트롬빈 시간이 연장된다. 뇌 CT나 MRI 상에서 대뇌 위축이 관찰된다. 혈액과 소변의 아미노산 분석을 시행하는데, 2차성 cystinuria가 발생하고 혈중 arginine 농도가 정상의 4~20배 정도 증가한다. 뇌척수액 내 arginine도 현저히 증가하고 ornithine, aspartate, threonine, glycine, methionine 등의 아미노산도 증가된다. 혈중 glutamine도 증가된다. 소변 내 arginine, lysine, ornithine, orotic acid도 증가된다. 적혈구에서 arginase활성도를 측정함으로 생화학적 진단이 가능하며 유전자(*ARG1*)분석으로 확진할 수 있다.

7) 치료 및 관리

식이요법으로 arginine을 정상 범위로 유지시키면 정상 신경학적 발달을 보인다. 단백 제한과 arginine을 제외한 필수 아미노산의 공급을 조기에 시작한다. Ornithine 보충은 ornithine 농도를 향상시키고 소변 내 orotic acid의 양을 감소시키는 데 뚜렷한 효과가 있다. Lysine과 ornithine의 병합 요법으로 체중 증가가 양호해지고 뇌파에서의 간질파 소견도 호전된 증례가 보고되었다. 진행성 경직성 반신마비와 반복적인 고암모니아혈증으로 경도의 지능 장애가 있는 환자에게 sodium benzoate(200~400 mg/kg)를 투여하면 암모니아를 낮추고 arginine을 감소시키는 데 도움이 된다. phenylbutyrate는 arginase 활성도를 증가시키는 것으로 알려져 있는데, 잔존효소 활성도를 가진 환자들에게 효과적이다. 간이식으로 치료된 예들이 보고되어 있다.

8) 예후

환자의 75% 이상에서 신경학적 장애가 동반되지만 장기생존은 가능하다.

••• 참고문헌 •••

1. Crombez EA, Cederbaum SD. Hyperargininemia due to liver arginase deficiency. Mol Genet Metab 2005; 84: 243~51.
2. Scaglia F, Lee B. Clinical, biochemical, and molecular spectrum of hyperargininemia due to arginase I deficiency. Am J Med Genet C Semin Med Genet 2006; 142: 113~20.
3. Lee BH, Jin HY, Kim GH, et al. Argininemia presenting with progressive spastic diplegia. Pediatr Neurol 2011; 44: 218~20.
4. Schlune A, Vom Dahl S, Häussinger D et al. Hyperargininemia due to arginase I deficiency : the original patients and their natural history, and a review of the literature. Amino Acids 2015; 47: 1751~62.

증례 5-11

진행성 경직성 하지 마비로 발현한 아르기닌혈증(Argininemia)

1. 내원 동기가 된 주 증상

경직성 사지 마비와 까치 걸음걸이(tip-toeing gait)

2. 발병 시 연령/성별

4세/남아

3. 가족력

가족력 검사에서 동생은 정상으로 확인되었다.

4. 임상 증상

출생체중 2.9 kg으로 출생 당시 특이 소견이 없던 환아로 정상적인 발달상태이었으나 4세경부터 발로 하는 놀이를 잘하지 못하고 걷는 자세가 무릎을 굽히지 않고 발꿈치를 들고 걷는 듯(tip toes-walking)하였다. 환아 6세경 심실중격결손 수술력 있으며, 이후 경련 등, 특이 증상은 없었다. 7세경부터 과다행동으로 주의력 결핍장애로 의심되어 약을 복용하였으나 불면증과 식욕부진으로 중단한 상태였다. 점차 태권도를 따라하지 못하고 잘 뛰지 못하고 무릎을 편 상태에서 뒤꿈치를 가끔 들고 뛰는 운동장애증상과 근위약이 진행되어 8세경 실시한 신경전도 검사 및 뇌-척수 자기공명검사에서 특이 소견 없었다. 도파민에 일시적인 호전보이는 양상으로 처방 받았으나, 보호자 임의로 중단하였다. 증상이 점차 악화되어 10세경 일본 규슈 대학병원 입원하여 실시한 검사에서 AST/ALT: 73/78 U/L, ammonia 65 μmol/L, arginine 548.7 nmol/mL(참고치; 64.6~97.8) 이상으로 증가된 소견을 보였다. 소변 오로틱산(orotic acid) 상승되어 arginase 효소 결핍에 의한 아르기닌혈증이 강력히 의심되어 저단백 고칼로리 식이, sodium benzoate 복용하였다. 이후 산만한 태도 많이 호전되었으나, 걷거나 뛰는 행동증상은 뚜렷한 호전 없이 지속되어 추가적인 치료를 위해 전원되었다.

5. 진찰 소견

신체계 측에서 신장 129.6 cm(3백분위), 체중 32.2 kg(10~25백분위), 머리둘레 52 cm(3~50백분위)이었다. 진찰 소견에서 내원 당시 급성 병색은 없었으며, 흉부 진찰상 정상적인 호흡음으로 천명이나 나음이 들리지 않았다. 복부는 부드럽고 팽만되지 않았으며 간비종대는 없었다. 다른 신경학적 검사에서 근긴장도는 정상이었으나, 하지의 발목 구축이 동반되어 있었고 심부건반사 및 발목 간대성경련(ankle clonus)가 항진되어 있었다.

6. 검사 소견

(1) 일반혈액 및 생화학 검사

백혈구 8,900/mm^3, 혈색소 15.2g/dL, 적혈구 용적률 44.5%, 혈소판 248,000/mm^{3}이었다. 생화학 검사에서 AST/ALT 40/23 U/L, 총빌리루빈 1.0 mg/dL, Na/K/Cl 135/4.2/102 mEq/L, 암모니아 30 μmol/L, 젖산 0.8 mmol/L으로 현저한 고암모니아혈증은 없었다. 소변 오로틱산 34.1 mmol/molCr(참고치; 0.2~6) 증가되고, 공복기 측정한 혈장 아미노산 분석에서 arginine 467 μmol/g Cr(참고치; 10~46) 증가 이외의 특이 소견이 없어 arginase 결핍이 강력히 의심되었다.

Amino Acid	Blood (μmol/L)	Urine (μmol/g Creatinine)
Arginine	467(10~140)	121(31~109)
Glutamine	590(254~823)	716(369~1014)
Glutamate	168(5~150)	32(0~176)
Citrulline	46(1~46)	10(10~99)
Ornithine	41(10~163)	18(31~91)
Orotic acid	NA	286(1.7~50.4)
Abbreviation : NA = Not available		

(2) 분자유전학 검사

ARG1 유전자 검사에서 c.[32T>C]+[913G>A](p.[Ile11Thr]+[Gly305Arg]) 복합이형접합자로 확인되었다.

Partial sequence of *ARG1* gene

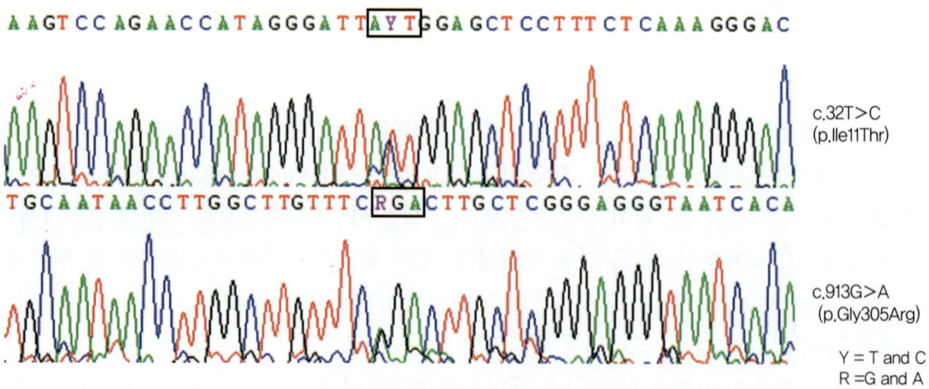

(3) 영상 검사

뇌자기공명검사에서 정상 소견이다.

7. 치료 경과

(1) 치료에 따른 임상 및 검사 소견의 변화

대부분의 경우 신생아시기와 영아기에 정상적인 발달을 보이다가 점차 성장이 느려지면서 강직 증상이 나타난다. 상기 환자도 생후 4세경부터 진행성의 특징적으로 경직성 사지 마비와 근긴장도의 증가, 운동실조증가 관찰되고 심부건반사는 증가되었다. 초기 강직성 하반신 마비나 무정위 운동장애가 감별되지 않아서 실시한 *SPG4*, *GCH1*, *DYT-1* 유전자 검사에서 정상이었다. 외래 관찰 동안 암모니아 증가 소견은 관찰되지 않았으며, 만 13세경 현재 신장 142.3 cm(3백분위) 체중 36.5 kg(5~10백분위)이다.

(2) 투여 약제/용량

Sodium phenylbutyrate를 200 mg/kg/일, L-carnitine을 100 mg/kg/일 복용하였다

(3) 식이 처방

어릴 때부터 단백질이 풍부한 우유, 고기, 생선을 선호하지 않았고 억지로 먹이면 토하기도 하였던 상태로 아르기닌 제한 식이요법으로 정상 범위로 유지시키면 정상 신경학적 발달을 보일 수 있다. 단백 제한과 arginine을 제외한 필수 아미노산의 공급을 조기에 시작해야 한다. Lysine과 ornithine 병용투여가 도움이 될 수 있다.

환자의 경우 저단백 식이를 권장하였는데, 음식의 단백량은 1일 0.7 gm/kg와 arginine이 배제된 필수 아미노산 제제 0.7 gm/kg/일을 처방받았다. 진단 후 수년간의 관찰 기간 동안 고암모니아혈증에 의한 입원은 없었으며 혈중 arginine은 150~200 μmol/L로 유지되었다. 발뒤꿈치 인대완화술을 받았으나 경직성 사지마비는 크게 호전되지 않았다.

8. 요약

아르기니혈증은 다른 요소회로 대사장애 질환과 다른 임상 양상을 보인다. 만성적, 간헐적인 경도의 고암모니아혈증이 동반되나 급성뇌증은 드문 편이고 오히려 영아기에는 정상이다가 점차 진행하는 발달지연 및 경직성 사지 마비와 근긴장도의 증가, 운동실조증, 진전, 무도증 등의 신경학적 증상이 특징이다. 최소 4시간 이상 금식 후 검사한 혈장 아르기닌 농도가 4배 이상 증가하고 소변의 orotic acid가 증가한 경우 의심할 수 있다. 암모니아는 정상일 수도 있다.

8 Hyperornithinemia, Hyperammonemia, Homocitrullinuria (HHH) 증후군

1) 원인

사립체안으로 오르니틴을 이동시키는 오르니틴 수송체(ornithine transporter)의 장애이다.

2) 유전적 이상

상염색체 열성으로 유전되며 유전자(*ORNT1* 또는 *SLC25A15*)는 염색체 13q14에 위치한다. 프랑스계 캐나다인에서 흔한 돌연변이는 F188Δ, 3 bp inframe deletion이며 일본에서는 R197X가 흔하다. 보인자는 임상적으로 정상이며 생화학적 검사에서도 발견되지 않는다.

3) 발병빈도

프랑스계 캐나다인에서 흔하다. 일본에서는 10예 정도, 한국에서는 3예가 보고되었다. 매우 드문 병으로 여겨진다.

4) 생화학적 병태생리

Ornithine의 미토콘드리아 내로 이동 장애로 ornithine transcarbamylase와 ornithine aminotransferase 활성도의 기능적인 결핍을 가져오는 것이 주된 결함이다. 미토콘드리아 내에서의 ornithine 결핍으로 citrulline의 합성이 감소함으로 요소회로계의 기능장애가 초래된다. 따라서 carbamoyl phosphaet가 축적되고 이것의 대사산물인 homocitrulline, orotic acid가 혈액에서 증가되며 소변으로 다량 배설된다. 요소의 생성이 원활치 않아 고암모니아혈증이 초래된다.

5) 임상 증상

간헐적인 고암모니아혈증이 특징이며 나이가 들면서 고암모니아혈증의 빈도는 줄어든다. 고암모니아혈증의 정도에 따라 임상 양상의 중증도가 다양하다. 영아기에는 단백 섭취를 견디지 못하고 구토, 경련, 성장 부전과 발달지연이 나타난다. 간헐적 고암모니아혈증 시에는 의식변화, 간기능 장애, 혈액응고장애가 동반되어 마치 Reye 증후군 비슷한 임상상도 보인다. 또는 이 시기에 간헐적인 운동실조, 구토, 의식변화를 보인다. 고암모니아혈증의 위기를 잘 치료하지 못하면 신생아기에 발현한 경우에는 기면, 근긴장도 저하, 경련이 나타나고 심한 경우 혼수, 사망으로 진행된다. 경직성 사지마비(spastic paraplegia)가 진행하는 것이 특징적인 후기 합병증이다. 경미한 형태의 성인 환자에서 지능은 정상일 수도 있으나, 심한 경우 정신 지체, 운동실조를 보이는 수도 있다. 신경학적 증상은 심부건반사가 증가하고 Babinski sign 양성이며 추체운동로 신경증상(강직)과 소뇌증상(운동실조, 구음장애), myoclonic seizure, 정신지체가 주 신경증상인데 약 2/3의 환자에서 나타난다. Ornithine-5-aminotransferase 결핍에 의한 hyperornithinemia에서 보이는 포도막의 'gyrate atrophy' 같은 안과적 증상은 나타나지 않는다.

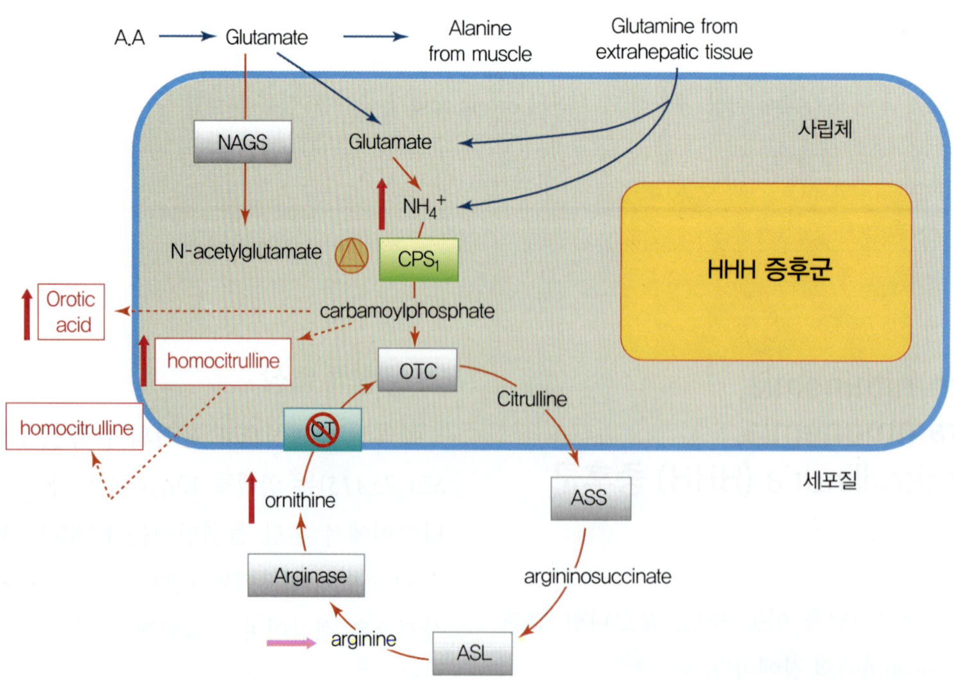

그림 5-27 오르니틴 수송체 장애에 의한 HHH증후군의 생화학적 병태생리

6) 진단 및 검사 소견

세 가지의 생화학적 변화가 진단에 중요하다. ① 고오르니틴혈증(hyperornithinemia)이 특징으로 270~780 μmol/L로 증가한다. Ornithine transcarbamylase의 기능적 결핍이 있지만 혈장 citrulline 농도는 정상이다. ② 고암모니아혈증은 간헐적으로 발생하며 특히 식후에 상승하는 hyperammonemia가 특징이다. ③ Carbamylphosphate, lysine이 homocitrulline으로 카르복시화되면서 homocitrullinemia가 나타나는 것이 특징이다. 혈중 lysine 농도는 고암모니아혈증이 동반된 경우 상승하며 이때 소변 내 homocitrulline도 증가된다. 소변 아미노산 분석에서 혈장 ornithine이 400 μmol/L 이상 상승하면서 ornithine과 homocitrulline이 증가된다. 소변의 orotic acid도 증가한다. 혈장 ornithine이 낮을 경우 소변에서는 homocitrullinuria만 나타난다. 혈액응고인자 VII과 X의 결핍이 나타난다. 뇌 CT와 MRI 영상소견은 대뇌 및 소뇌의 피질부 위축을 보이기도 한다. 간 조직검사상 crystalloid 구조를 가진 비정상적인 미토콘드리아가 관찰된다. 진단은 특징적 생화학적 소견과 *SLC25A15* 유전자 분석으로 확진할 수 있다.

7) 치료 및 관리

치료의 목표는 암모니아의 독성을 예방하는 것으로 저단백식이와 arginine 또는 citrulline(100 mg/kg/일)의 보충이 대부분의 환자에서 효과적이다. Arginine보다는 citrulline 투여를 더 추천한다. 단백 섭취량을 1.5 g/kg 정도로 감소시켜 혈중 암모니아를 100 μg/dL 이하로 유지한다. 과거에는 ornithine(70~140 mg/kg/일)을 함께 투여하였으나 별 다른 임상적 효과에 대한 의문이 있어서 현재는 일반적으로 추천되지는 않는 치료방법이다. 간이식을 하면 완치할 수 있다.

8) 예후

신생아 대사질환 스크리닝으로 진단하기가 쉽지가 않다. 최근의 보고에 의하면 발병연령에 상관없이 약 2/3의 환자에서 신경학적 합병증이 동반되는 것으로 보고되어 삶의 질과 예후가 좋지 않다.

••• 참고문헌 •••

1. Camacho JA, Obie C, Biery B, et al. Hyperornithinaemia-hyperammonaemia-homocitrullinuria syndrome is caused by mutations in a gene encoding a mitochondrial ornithine transporter. Nat Genet 1999; 22: 151~8.
2. Hwang MH, Kim BS, Lee DH. Two cases of HHH syndrome in siblings. J Korean Pediatr Soc 2001; 44: 1206~10.
3. Martinelli D, Diodato D, Ponzi E, et al. The hyperornithinemia-hyperammonemia-homocitrullinuria syndrome. Orphanet J Rare Dis 2015; 10: 29~45.
4. Jeong WJ, Han SK, Yi HY et al. A case of Hyperornithinemia-Hyperammonemia-Homocitrullinuria syndrome : a patient who visited the emergency center with mental change. J Korean Soc Emerg Med. 2008; 19: 225~8.

증례 5-12

진행성 사지 강직마비를 보인 Hyperornithinemia, Hyperammonemia, Homocitrullinuria (HHH) 증후군

1. 내원 동기가 된 주 증상(주소)

진행성 사지 강직마비

2. 발병 시 연령/성별

36개월/남아

3. 가족력

특이 소견은 없었다.

4. 임상 증상

출생체중 2.3 kg 출생 당시 특이 소견 없었던 환아로, 산전 검사상 특이소견 없었고 출생 후 신생아 황달로 1개월간 입원 병력 있었다. 퇴원 후 환아 심하게 처지는 양상 보여 생후 2개월에 타 병원에서 방문하여 실시했던 검사에서 대사이상 선별 검사에서 homocitrulline 증가 소견으로 실시한 혈장 아미노산 분석에서 ornitine 442.3 μmol/L (참고치; 10-163) 소변 오로틱산 44.17 mmol/mol Cr(참고치; 0.2-6) 증가되어 3H syndrome (Hyperornitinemia, hyperammonemia, homocitrullinemia)로 진단 후 외래 추적 관찰하며 지내고 있는 중으로 진행성 양측 사지 강직 증상으로 추가적인 치료를 위해 전원되었다.

5. 진찰 소견

신체계 측에서 신장 80.8 cm(<3백분위), 체중 9.4 kg(<3백분위), 머리둘레 47 cm(3백분위)이었다. 진찰 소견에서 내원 당시 급성 병색은 없었으며, 흉부 진찰상 정상적인 호흡음으로 천명이나 나음이 들리지 않았다. 복부는 부드럽고 팽만되지 않았으며 간비종대는 없었다. 발달 소견상 눈은 맞추나 언어가 없었고, 목가누기, 뒤집기 등이 불가능하였다. 신경학적 검사에서는 심부건반사는 과항진되었으며 사지의 심한 강직 및 구축으로 혼자 설 수 없었다. 심하게 근긴장도가 항진되어 있었다.

6. 검사 소견

(1) 일반혈액 및 생화학 검사

백혈구 7,600/mm^3, 혈색소 12.3 g/dL, 적혈구 용적률 35.7%, 혈소판 242,000/mm^{3}이었다. 생화학 검사에서 AST/ALT 442/307 U/L, 총빌리루빈 2.2 mg/dL, Na/K/Cl 143/5.9/112 mEq/L, 암모니아 63 μmol/L, 젖산 5.0 mmol/L으로 현저한 고암모니아혈증은 없었다. 혈장 아미노산 분석에서 ornithine 365.6 μmol/L(참고치; 10~163), 암모니아 416.2 μmol/L로 현저히 증가된 반면 citrulline 22.4 μmol/L(참고치; 1~46), arginine 29.1 μmol/L(참고치; 10~140) 정상 수치였으며, 소변 아미노산 분석에서 ornithine 854.4 nmol/mgCr(참고치; 31~91)로 현저히 증가되었다. 또한 소변 오로틱산 186.4 mmol/mol Cr(참고치; 0.2~6) 증가되어 3H syndrome (Hyperornitinemia, hyperammonemia, hypercitrullinuria) 의심되었다.

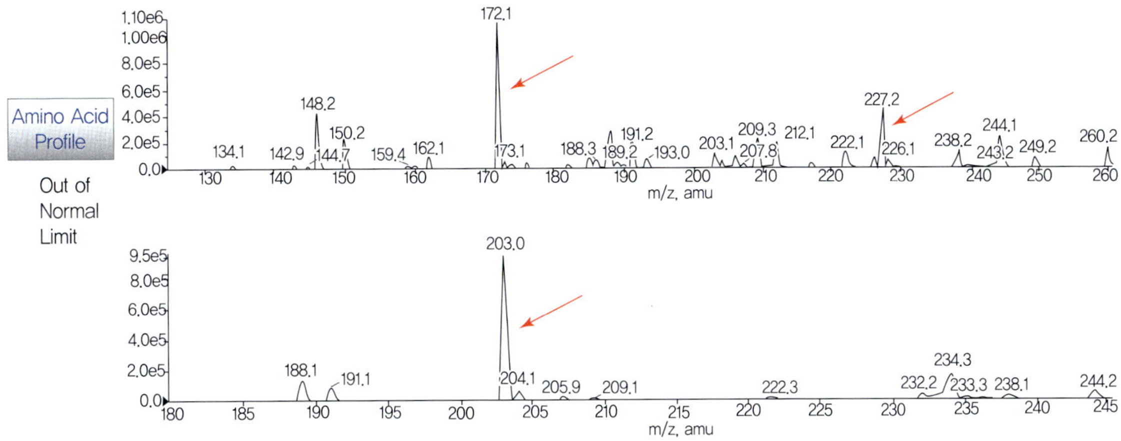

그림 5-28 혈장아미노산 분석결과

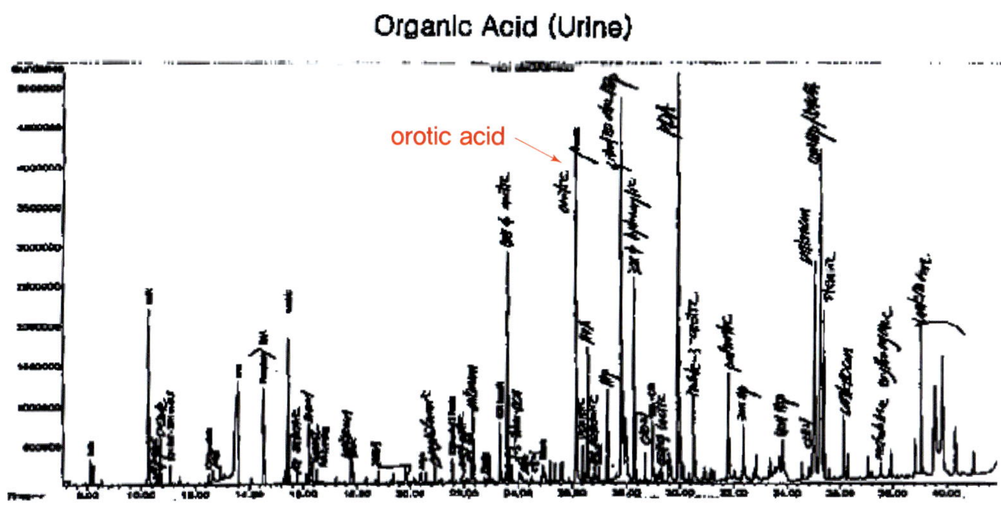

그림 5-29 소변 유기산 분석결과

(2) 분자유전학 검사

ORNT1 유전자 검사에서 c.[162del]+[781+2T>A] 복합이형접합자로 확인되었다.

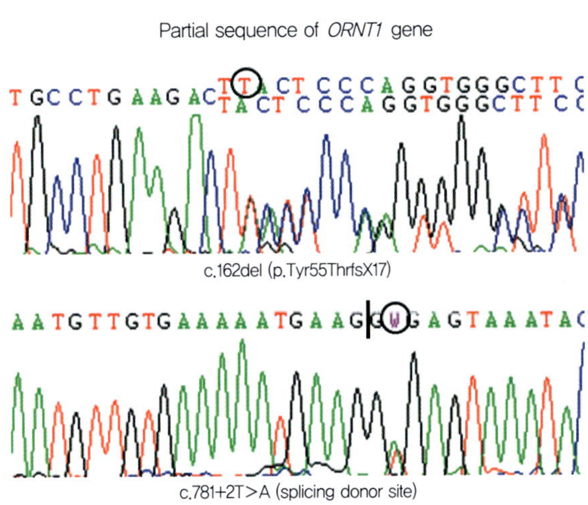

7. 치료 경과

(1) 치료에 따른 검사 소견 변화

양측 사지 강직이 진행되어 물리 및 약물치료 병행하며, 만 3세경 뒤집기가 안 되고 눈맞춤은 가능하며 이름을 부르면 반응하나 목을 잘 가누지 못하고 말은 못하는 상태로 심한 발달지연 상태이다. 외래 관찰 동안 암모니아 증가 소견은 관찰되지 않았으며, 만 5세경 현재 신장 90.2 cm(<3백분위) 체중 13 kg(<3백분위)이다.

(2) 투여 약제/용량

고암모니아혈증으로 인한 신경학적인 후유증을 예방하기 위해서 단백질 제한 식이, citrulline 보충 및 phenylbutyrate, sodium benzoate, carnitine 등을 투여하였다. 고암모니아혈증에 의한 급성대사 붕괴는 없었으나 경직성 사지마비는 호전이 없었다.

(3) 식이 처방

상기 환자는 진단 후 저단백 식이(UCD 100 gm/일)를 하도록 교육하였으나, 순응도가 떨어진 편으로 운동 기능 및 신경학적인 기능 호전을 보이지 않았다.

8. 요약

Hyperornithinemia-hyperammonemia-homocitrullinuria (HHH) syndrome은 다양한 시기에 발병할 수 있다. 신생아시기에 발병하는 경우 초기 24~48시간 이후 고암모니아혈증으로 인한 증상이 나타난다.

간헐적인 고암모니아혈증, 발달지연, 진행성 강직성 사지 마비, 운동 실조, 학습 장애, 경련 등 만성적인 신경학적인 증상을 보인다. 간수치 상승과 함께 경한 응고장애가 관찰되기도 한다.

Hyperornithinemia, hyperammonemia(경미할 수도 있다), homocitrullinuria가 특징적이다. 소변에서 homocitrulline 검출 시 의심해볼 수 있다. *SLC25A15*(*ORNT1*) 유전자 검사로 확진이 가능하다.

증례 5-13

기왕의 가족력으로 진단된 Hyperornithinemia, Hyperammonemia, Homocitrullinuria (HHH) 증후군

(순천향의대 소아청소년과 이동환 교수 제공; Hwang MH, Kim BS, Lee DH. Two Cases of HHH Syndrome in Siblings. J Korean Pediatr Soc 2001; 44: 1206~10.)

1. 내원 동기가 된 주 증상(주소)

구토 및 전신쇠약

2. 발병 시 연령/성별

13개월/남아

3. 가족력

두 아이 중 둘째 아이로, 첫째 아이는 HHH 증후군으로 진단되었다.

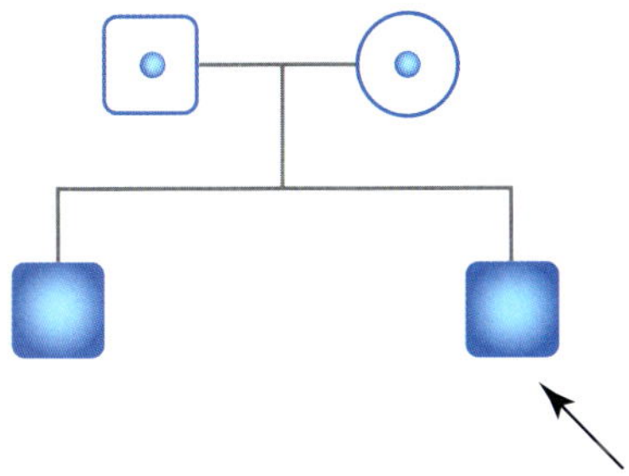

4. 임상 증상

재태 연령 41주 출생체중 4.1 kg 자연분만으로 출생 당시 특이 소견 없었던 환아로, 인공 영양하였으며 건강하게 지내다가 생후 10개월부터 지속적인 상기도 감염 증세 있어 왔고 상태가 좋지 않으면 구토와 식욕 부진, 전신 쇠약을 보였고 HHH 증후군으로 진단 받은 형과 증상이 비슷해 정밀 검사와 치료 위해 입원하였다

5. 진찰 소견

생체 활력 징후는 체온 36.5 ℃, 맥박수 126회/분, 호흡수 28회/분이었고 비교적 건강해 보였다. 신체 계측치는 체중은 10.3 kg(25~50백분위수), 신장 81.0 cm(75~90백분위수), 두위 45.5 cm(25~50백분위수), 흉위 48.1 cm(50~75백분위수)이었다. 간이 2횡지로 촉지되었고 비장은 만져지지 않았으며 장음은 정상이었다. 신경학적 검사상 의식은 명료하였으며 동공은 3 mm로 양측이 동일하였고 대광 반사는 직접, 간접 모두 정상이었고 다른 특이 소견 없었다.

6. 검사 소견

(1) 일반혈액 및 생화학 검사

내원 시 혈액 검사에서 혈액 검사상 백혈구 16,500/mm^3, 혈색소 12.2 g/dL, 헤마토크리트 36.3%, 혈소판 328,000/mm^{3}이었다. 일반 화학 및 전해질 검사상 Na/K/Cl은 139/4.9/109 mEq/L, 총 칼슘은 9.5 mg/dL 이었다. 혈당은 111 mg/dL로 정상이었다. AST/ALT 191/348 IU/L, BUN/Cr 9.5/0.3 mg/dL, protein/albumin 6.1/4.4 g/dL였다. 암모니아는 391 umol/L로 증가되어 있었다. 동맥혈 가스 분석상 PH 7.445, $PaCO_2$ 22.1 mmHg, PaO_2 99.7 mmHg, HCO_3 14.8 mmol/L였다. 혈액 응고 검사는 PT가 31.2초, 19.2%(참고치; 11~15초), PTT는 63.9초(참고치; 25~35초)였고, 응고 인자 II 19, V 41, VII 3, VIII 69, IX 3, X 17, XI 38, XII 25%(참고치; 60~140%)로 전반적으로 지연되어 있었다.

혈장의 아미노산 정량분석 검사상 glutamine 781.52 μmol/L(참고치; 537~687), ornithine 1,226 μmol/L(참고치; 39.4~130.6), methionine 83.48 μmol/L(참고치; 22.9~41.7)으로 증가되어 있었고 소변의 아미노산 정량 분석 검사상 glutamine 5.06 μmol/L(참고치; 0.34~1.66)로 증가되어 있었고, alanine은 5.45 μmol/L(참고치; 0~1.38), methionine 7.22 μmol/L(참고치; 0~0.15), ornithine 1.09 μmol/L(참고치; 0~0.08), citrulline 0.3 μmol/L(0.01~0.07)으로 증가되어 있었다. 소변의 유기산 정량 분석 검사상 orotic acid 358 μmol/L으로 현저히 증가되어 있었다. 혈장 orotic acid 정량 검사상 196.5 mmol/mol Cr(참고치; 0.5~3.3)로 증가되어 HHH 증후군(Hyperornitinemia, hyperammonemia, homocitrullinuria)이 의심되었다. 분자유전학 검사는 시행하지 않았다.

7. 치료 경과

(1) 치료에 따른 검사 소견 변화

환아는 발달 검사에서 목가누기 2개월, 뒤집기 3개월, 서기 8~9개월, 잡고걷기 12개월에 시작하였으며 정상적인 발달 상태를 보이다가 간헐적으로 발생되는 전신 쇠약, 구토, 그리고 상기 진단 받은 후 저단백 식이(protein

12 g/day 이하, 1.2 g/kg/day 이하)와 ornithine 투여(1g/day divided in 3 doses, 100 mg/kg/day)로 치료하고 있으며 현재 외래에서 경과 관찰 중이다.

(2) 투여 약제/용량

Ornithine 투여(1 g/day divided in 3 doses, 100 mg/kg/day)로 치료 중이다.

(3) 식이 처방

상기 환자는 진단 후 저단백 식이로 저단백 식이(단백 12 g/day 이하, 1.2 g/kg/day 이하)를 교육하였다.

증례 5-14 일시적 고암모니아혈증을 보여 지속적신대치요법을 필요로 했던 transient hyperammonemia of newborn

1. 내원의 동기가 된 주 증상

빈호흡 및 기면상태

2. 임상 증상

3일된 남아로 다른 가족력은 없었다. 산모의 불안장애와 우울증으로 임신을 지속하기 어려워 재태연령 34주 4일, 출생체중 2.85 kg으로 응급제왕술을 통해 출생하였다.

출생 후 호흡 시 흉곽함몰 및 신음소리를 내어 신생아 빈호흡 혹은 양수 흡인이 의심되어 경과 관찰하던 중 생후 1일째 호흡수가 분당 80회까지 증가하고 산소 요구량이 늘어 지속적 양압환기요법 적용하였으나 생후 3일째 기면 상태를 보여 추가적인 검사를 시행하였다.

3. 진찰 소견

혈안 62/44 mmHg, 맥박수 170회/분, 호흡수 45회로 측정되었다. 다른 신체 검진에서는 특이 소견 보이지 않았고 신경학적 검진에서 기면 상태를 보였다.

4. 검사 소견

(1) 생화학 검사

동맥혈 분석에서 pH 7.21, $PaCO_2$ 62.0 mmHg, paO_2 64.0 mmHg, bicarbonate 25.0 mmEq/L로 대사성 보상이 되지 않은 호흡성 산증을 보였다. 혈중 암모니아는 970 μmol/L(참고치; 10~35 μmol/L)로 증가하였다. 혈장아미노산 분석은 glutamate 103 μmol/L(참고치; 62~620 μmol/L), glutamine 505 μmol/L(참고치; 376~709 μmol/L), alanine 175 μmol/L(참고치; 131~710 μmol/L), arginine 32 μmol/L(참고치; 6~140 μmol/L), citrulline 13 μmol/L(참고치; 10~45 μmol/L)의 정상소견을 보였으며, 소변의 orotic acid도 4.1 mmol/mol Cr(참고치; 0.2~6 mmol/mol cr)으로 정상이었다.

(2) 분자유전학검사

CPS1, *NAGS*, *OTC* 유전자 검사에서 특이한 돌연변이가 발견되지 않았다.

(3) 영상 검사

생후 한 달까지 총 4번 뇌초음파를 시행하였고 초음파에서 특이소견 보이지 않았다. 뇌파검사, 청력검사 모두 정상이었다.

5. 치료 경과

생후 4일에 암모니아가 970 μmol/L으로 측정되어 인공 삽관 후 기계호흡은 시작하였고 지속적 신대치요법 치료(CRRT) 및 약물요법으로 sodium benzoate(250 mg/kg/일), phenylbutyrate(250 mg/kg/일), arginine(100 mg/kg/day)의 투여를 시작하였다. 20시간의 CRRT 및 약물 치료 후 암모니아 80 μmol/L으로 감소하였고 생후 9일째부터 UCD 분유, 저단백 분유 수유를 시작하였고 이후 혈중 암모니아는 30~50 μmol/L 사이로 유지되어 약물 및 식이요법 유지하면서 생후 1개월에 퇴원하였다. 생후 6개월까지 고암모니아혈증의 소견을 보이지 않고, 뒤집기가 가능한 상태의 정상 발달 소견을 보여 고암모니아혈증에 대한 약물요법을 중단하였고 일반분유와 정상이유식을 시작하였다. 저단백분유수유 및 약물투여를 중단한 3개월 이후인 생후 9개월에 실시한 혈중 암모니아는 39 μmol/L로 정상 수치를 보였고 성장 및 발달은 정상으로 유지되었다.

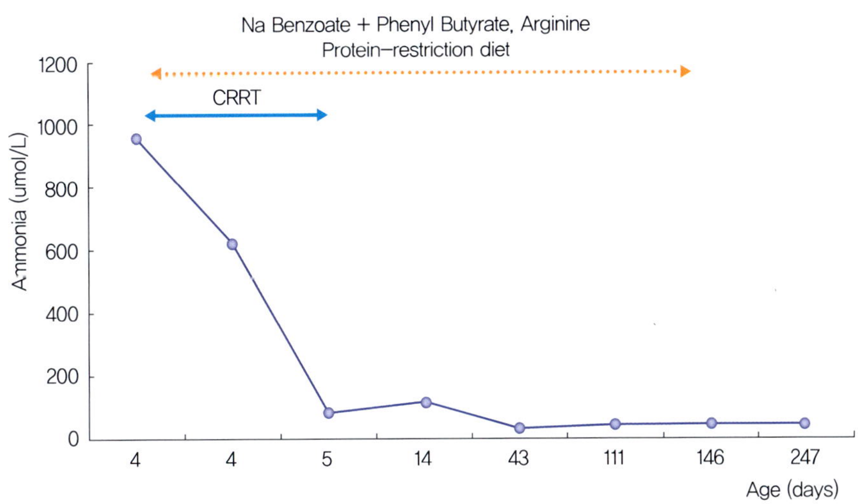

그림 5-30 치료에 따른 혈장 암모니아의 변화

표 5-7. 신생아의 일시적 고암모니아혈증(Transient Hyperammonemia of Newborn : THAN)과 유전성 요소회로대사질환(Urea cycle defect; UCD)의 감별

	THAN	UCD
증상발현시기	< 24시간 이내	> 24시간 이내
원인	불명	요소회로대사효소결핍
출산력	조산아	만삭아
동반질환	RDS	비특이적

- 혈중암모니아 1,500 umol/L 이상으로 증가되어 CRRT를 필요로 할 수도 있다.
- 혈장 아미노산변화 : ↑ Cit, ↑ Arg, 다른 아미노산은 정상이다.
- 진단 : 임상증상으로 의심하며 유전성 UCD를 배제해야 한다.
- 치료 : 심한 고암모니아혈증은 UCD에서와 같이 동일한 치료를 요한다.

6. 국내 보고들

1. Choi JY, Lee SH, Jun SS, et al. A case of transient hyperammonemia of the newborn infant. J Korean Soc Neonatol 2001; 8: 156~60.
2. Hwang MW, Yu ST, Oh YK. A case of severe transient hyperammonemia in a newborn. Korean J Pediatr 2010; 53: 598~602.
3. Lee HK, Lee BH, Jin HY, et al. A case with transient hyperammonemia of newborn. J Genet Med 2010; 7: 87~90.

7. 요약

신생아시기에 기면 상태를 보이며 고암모니아혈증을 보이는 경우에 요소회로 대사이상 질환, 유기산혈증 등의 다른 원인을 배제하고 난 이후에야 신생아 일과성 고암모니아혈증을 진단할 수 있다.

CHAPTER 06

분지 아미노산대사장애 및 유기산뇨증

CONTENTS

1 유기산뇨 / 혈증 (Organic aciduria/acidemia)

1) 서론

유전성 유기산 대사이상은 광범위한 임상양상을 보인다. 상당수가 생후 초기에 생명을 위협하는 질환으로 발현되고 이에는 다양한 대사경로가 관련되어 있다. 대사성 산성뇨를 보이고 음이온차가 증가되어 있을 때는 반드시 의심해야 한다.

이 질환군의 많은 질환이 branched-amino acid나 다

표 6-1. 유기산혈증 환자의 탠덤매스 분석에서 상승되는 acylcarnitine들

유기산혈증 질환명	Tandem 매스 스크리닝에서 증가
프로피온산혈증	C3
메틸말론산혈증	C3
이소발레릭산혈증	C5
글루타릭산혈증 1형	C5-DC
Multiple carboxylase 결핍	C5-OH
3-methylcrotonyl glycinuria	C5-OH

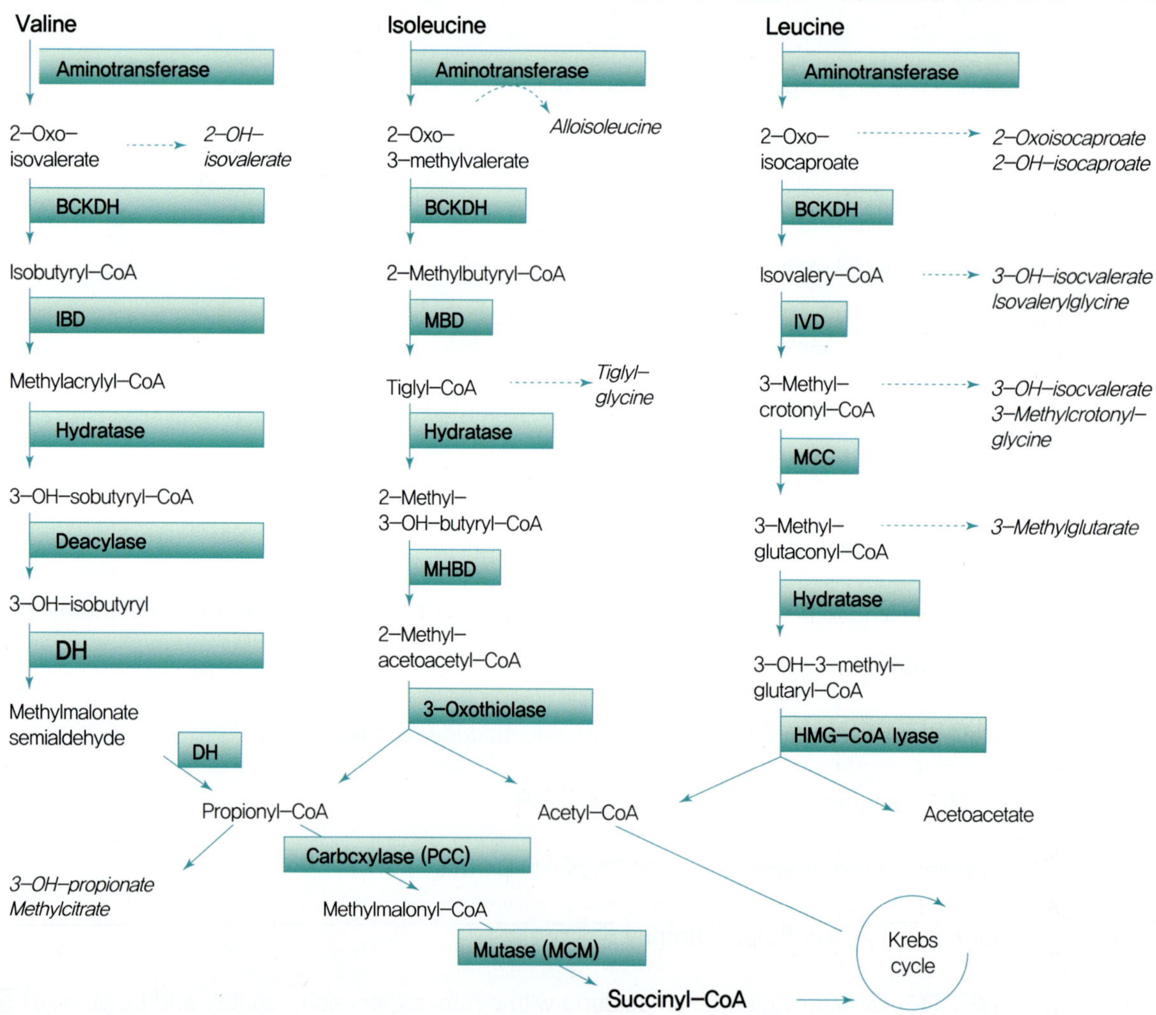

그림 6-1 분지 아미노산의 생화학적 대사단계
(BCKDH; Branched-chain alpha-keto acid dehydrogenase complex, IBD : isobutyryl-CoA dehydrogenase, MBD; 2-Methylbutyryl-CoA dehydrogenase, IVD; Isovaleryl-CoA dehydrogenase, MCC; 3-Methylcrotonyl-CoA carboxylase, MHBD; 2-Methyl-3-hydroxybutyryl-CoA dehydrogenase, DH; Dehydrogenase)

른 아미노산의 catabolic pathway의 결함에 의해 발생한다. 그러나 아미노산 분석 방법으로는 검출할 수 없으며 gas chromatography-mass spectrometry (GCMS)를 이용한 소변 유기산의 정량분석으로 진단할 수 있다. 또한 탠덤매스분석(MS/MS)을 이용하여 신생아시기에 선별검사로 의심할 수 있다.

GC/MS는 치료 과정 중에 대사물질의 농도를 측정하여 치료효과를 모니터링할 수 있다. MS/MS는 스크리닝에 유용하다. 축적된 대사 물질이 도달 가능한 최저 농도에 있을 때 치료 효과는 최적의 상태로 여겨진다. Biotin-responsive multiple carboxylase deficiency와 같은 조효소에 반응하는 대사질환 외에는 대사 물질이 'zero'가 되는 경우는 거의 없다. 대사물질이 'plateau' 상태에 도달했을 때는 대사 물질의 섭취를 제한할 경우 이화상태가 되고 체중증가가 되지 않으며 음성 질소균형을 보이게 된다. 그러므로 환자에게 전구 아미노산(precursor amino acid)을 정상인에서 요구되는 양보다 적게 공급하나 체중 증가는 되어야 한다. 따라서 음성 질소 균형을 보이는 수준 이상을 유지하는 것이 추천된다.

유기산 정량분석이 치료 과정에 필수적일뿐 아니라 진단과정에서 또한 중요하다. 예를 들어서 hydxoxyisovalerate, hydroxypropionate, methycitrate가 증가하면 multiple carboxylase deficiency 진단을 고려할 수 있으나 이 화합물들은 propionic acidemia에서도 증가한다. 그러나 두 질환은 정량 분석에 의해 쉽게 구별이 된다. Multiple carboxylase deficiency의 경우 hydxoxyisovalerate 양이 매우 증가되어 있으며 다른 것은 적게 검출되나 propionic acidemia의 경우 반대의 결과를 보인다.

유기산을 검출할 수 있는 또 다른 방법으로 nuclear magnetic resonance (NMR) spectrometry가 유용한데 복잡한 시료의 처리과정이 필요없이 소변이나 기타 체액을 분석함으로써 더 신속하게 진단할 수 있다. 최근에는 MS/MS의 적용으로 응급상황에서 유기산혈증 진단이 더 신속하게 되었다.

산전진단은 과거에는 양수의 GCMS, 특히 selected ion monitoring과 stable isotope dilution internal standards를 이용하여 시행했다. 대부분의 경우 프로피온산혈증과 메틸말론산혈증에서의 산전진단으로 methylcitrate와 methylmalonic acids를 분석하는 것이었다. 그러나 더 이른 시기에 착상 전 진단이나 융모막을 이용한 유전자 검사를 권유한다.

유기산 분석의 결과는 간혹 장관 내 세균총의 대사물, 약물, 영양보조제, 영양 결핍에서 유래한 화합물이 있을 때에도 결과의 해석에 주의를 필요로 한다.

유기산 분석은 질병이 있는 동안에 흔히 검사하게 되는데 많은 질환에서 acetoacetate와 3-hydroxybutyrate의 배설이 증가된 케톤증을 보인다. 케톤증이 동반되게 되면 long chain 3-hydroxy compounds를 포함하여 3-hydroxyisovalerate, 3-hydroxybutyrate와 dicarboxylic acids의 분비가 증가된다. 이런 경우 long chain 3-hydroxyacyl CoA dehydrogenase (LCHAD) 결핍으로 생각될 수 있으나 이 경우 소변 내 케톤이 낮다. 이러한 차이에 의해서 dicarboxylic aciduria에 의한 다른 fatty acid oxidation 대사이상을 감별할 수 있다. Fatty acid oxidation 대사이상의 경우 adipic acid와 3-hydroxybutyric acid의 비가 >0.5이다. Lactic acidemia와 lactic aciduria도 동반될 수 있는데 pyruvic acid 뿐 아니라 pyruvate dehydrogenase의 E3 subunit 결핍증에서 발견되는 branched chain keto acid, hydroxy acid가 증가하기 때문이다.

장관 내 세균총의 대사물질도 혼란을 주는 요인인데, 특히 malabsorptive syndromes에서 특히 두드러진다. 소변에서 발견되는 대사물은 lactic acid(D-lactic acid)인데, chromatogram은 D-형과 L-형을 구분하지 못한다. 환자는 경구 네오마이신과 메트로니다졸로 치료 후 소변을 다시 분석해야 한다. 장관 세균에 의해 생성되는 또 다른 화합물은 프로피온산 대사물질로 methymalonate나 p-hydroxyphenylacetate, p-hydroxyphenyllactate, phenylacetylglutamine, phenylpropionylglycine, glutarate, benzoate, hippurate 등의 aromatic compounds이다. 세균성 요로 감염의 경

표 6-2. 한국인 유기산혈증 진단시 증상과 검사소견(서울 아산병원 의학유전학센터 제공)

임상증상	Total (N=20)(%)	Newborn<1 mo (N=6)	Infant 1-11 mo (N=6)	Young childhood>12 m (N=3)
초기증상				
vomiting lethargy	8(40)	5	3	0
unconsciousness	7(35)	3	3	1
seizure	4(20)	3	1	0
gait disturbance	1(5)	0	0	1
failure to thrive	1(5)	0	1	0
검사소견				
hyperammonemia	10(50)	5	4	1
metabolic acidosis	9(45)	5	3	1
ketonuria	6(30)	3	2	1
hypolgycemia	5(25)	4	1	0
neutropenia	4(20)	2	2	0
thrombocytopenia	4(20)	1	3	0
AST/ALT elevation	3(15)	2	1	0

표 6-3. 유기산혈증의 증상발현 나이와 신경학적 예후(서울 아산병원 의학유전학센터 제공)

예후	신생아형(N=6)	지발형(N=9)	Diagnosed as screening test (N=5)
사망	2 (2/0)*	0	1(0/1)
발달지연	2 (1/1)	2 (1/1)	2 (1/1)
정상발달	2 (1/1)	7 (4/3)	2 (2/0)

*Methylmalonic aciduria / propionic aciduria

우에도 D-lactic aciduria를 보이는데, 2-oxoglutarate의 분비 증가가 특징적이다.

Valproic acid를 투여한 경우에도 혼란을 줄 수 있다. 이런 경우 환자의 검체에서 발견되는 유기산에는 3-hydroxyisovalerate, 5-phenylhexanoate, p-hydroxyphenylbutyrate, hexanoylglycine, tiglylglycine, isovalerylglycine, 다양한 dicarboxylic acid가 있다.

Dicaboxylic aciduria가 모유 수유 시에도 증가되는데, medium chain triglyceride의 섭취 후 한다면 더욱 그러하다. 5-Hydroxyhexanoate, 다른 medium chain dicarboxylic acid인 adipic, suberic, sebacic acid도 발견된다. 많은 양의 adipic acid가 포함된 gelatin을 섭취한 아이의 소변에서 검출된다.

2 메틸말론산뇨 / 혈증(Methylmalonic aciduria/acidemia)

1) 원인

메틸말론산뇨증은 branched-chain 유기산혈증의 가장 흔한 형이다. 상염색체 열성으로 유전되는 드문 유기산 대사질환으로 methylmalonyl-CoA를 succinyl-CoA로 전환시키는 methylmalony-CoA mutase (MCM)나 조효소인 cobalamin (Cbl)의 흡수 및 이동과 coblamin의 대사장애에 의해 발생한다.

2) 유전적 이상

(1) MCM의 유전자(*MUT*)는 염색체 6p12.3에 위치하며 genomic DNA가 35 Kb 크기이다. 3개 이상의 exon으로 구성된다.

(2) MCM은 크게 세 개의 domain, 즉 cobalamin이 결합하는 C-terminus, methylmalonyl CoA의 CoA가 결합하는 b/a barrel, 두 개의 MCM monomer들의 이분자체화(dimerization)에 중요한 역할을 하는 N-terminus로 구성된다. 현재까지 알려진 돌연변이들은 대부분 CoA 또는 cobalamin binding domain에서 발견되었다.

(3) 1990년에 첫 돌연변이가 보고된 이후로 현재까지 매우 다양한(>90여종) 돌연변이가 알려져 있으며 대부분이 missense와 nonsense 돌연변이다. p.Glu117Stop와 p.Asn219Tyr의 두 가지 변이(variants)는 일본과 백인 인종에서 흔하게 발견되는 돌연변이다.

(4) MCM 결손에 의한 메틸말론산뇨증은 apoenzyme의 활성도에 따라 활성도가 떨어진 경우(mut^-) 또는 활성도가 완전히 없는 경우(mut^0)의 두 가지 아형으로 분류된다. 후자가 70%, 전자가 30% 정도된다.

(5) 임상적으로 대량 비타민 B12 투여 후 반응여부에 따라 비타민 B12 의존형(cobalamin-responsive)과 비의존형(cobalamin-nonresponsive)으로 나눌 수 있다. B12에 반응하는 환자들은 fibroblast의 complementation 분석을 통해 여러 형으로 구분하는데 현재 coblamin(cbl) 흡수 및 이동의 유전장애 4종류와, cobalamin의 세포 내 유전적 대사장애 일곱 가지 형이 알려져 있다.

(6) 최근 새로 밝혀진 methylmalonic aciduria의 변이형(variant)이 있는데 succinyl-CoA synthase의한 사립체성 뇌증, 청력장애, Leigh병 유사증상 및 젖산혈증을 나타낸다.

(7) 또한 methylmalonyl CoA epimerase 결핍에 의한 경한 methylmalonic acidemia도 최근 알려졌으나 임상

표 6-4. 한국인 메틸말론산뇨증의 원인과 유전자 돌연변이

Patient	Gene	Nucleotide change	Amino acid substitution	Outcome
1	MUT	c.1031 T>A	S344Y	Normal development
		c.1481 T>A	L494X	
2	MUT	c.356 G> A	S119N	Normal development
		c.2179 C>T	R727X	
3	MUT	c.682 C>T	R3228X	Severe metabolic crisis
		c.1481 T>A	L494X	→Developmental delay
4	MUT	c.91 C>T	R31X	Developmental delay
		c.349 G>T	E117X	
5	MUT	c.91 C>T	R31X	Normal development
		c.349 G>T	E117X	
6	MUT	c.322 C>T	R108C	Severe metabolic crisis
		c.323 G>A	R108H	→expired
7	MUT	c.349 G>T	E117X	Normal development
		c.1105 C>T	R369C	
8	MUT	c.322 C>T	R108C	Severe metabolic crisis
		c.323 G>A	R108H	→expired
9	MUT	c.349 G>T	E117X	Normal development
		c.1505_61del*	V502DfsX11*	
10	MUT	c.1481 T>A	L494X	Developmental delay
		c.323 G>A	R108H	
11	MMACHC	c.482 G>A	R161Q	Severe metabolic crisis
		c.566_574del*	R189_A191del*	→normal development
12	MMACHC	c.482 G>A	R161Q	Developmental delay
		c.609 G>A	W203X	→normal development

*Novel mutation

적 의의는 불분명하다.

① Methymalonyl CoA mutase 결핍(Mut^0, Mut$^-$)

② Coblamin의 흡수, 이동장애

가. Intrinsic factor 결핍 : *GIF* 유전자

나. Cubam 수용체 장애에 의한 흡수장애 : *CUBN*, *AMN* 유전자

다. Transcobalamin II 결핍

라. Transcobalamin I 결핍

③ Cobalamin 대사장애

가. CblF : 리소좀에서의 cbl 방출장애(*LMBD1* 유전자)

나. CblC : cyano-, alkyl-cbl에서 cbl의 방출 : 가장 흔하다.(*MMACHC* 유전자)

다. CblD : 세포질내 단백장애(*MMADHC* 유전자)

라. CblE : methionine synthetase의 reductase장애, methyl-cbl 합성장애(*MTRR* 유전자)

마. CblG : methionine synthetase 장애, methy-cbl 합성장애(*MTR* 유전자)

바. CblA : 사립체 Adocbl 합성장애(*MMAA* 유전자)

사. CblB : 사립체 Adocbl 합성장애(*MMAB* 유전자)

3) 발병 빈도

세계적으로 50,000명당 1명으로 알려져 있으며 국내에서는 아직 정확한 빈도가 알려져 있지 않다. 이들 중 1/2~2/3가 *MUT* 유전자 이상에 의한 apoenzyme인 MCM 결핍이고 나머지가 cofactor 장애에 의한다.

4) 생화학적 병태생리

MCM 결손에 의해 필수아미노산인 valine, threonine, methionine과 odd-chain fatty acids(홀수사슬지방산), cholesterol이 propionate와 methylmalonate의 대사경로를 통해 대사되지 못하여 유기산이 비정상적으로 축적되게 되고 다양한 독성증상을 나타내게 된다. 소변에서 methylmalonate, 3-OH-propionic acid와 methylcitric acid가 증가한다. 이차적인 propionyl-CoA carboxylase 억제로 프로피오닌 산혈증에서 보이는 이차적 대사산물로 간혹 프로피오닌 산혈증으로 오진되는 경우가 있다. Cobalamin 대사장애에 의한 methylmalonic acidemia의 경우 원인에 따라 혈장 homocysteine이 함께 증가한다(예 : Cbl 흡수 이동장애, Cbl F, C, A, B).

5) 임상 증상

임상증상의 형태는 프로피온산뇨증에서처럼 발병 연령에 근거하여 두 가지로 나눌 수 있는데, 신생아기에 발생하고 중증의 급성 신경학적 증상을 보이며 사망률이 높은 신생아형(neonatal-onset form)과 좀 더 늦게 서서히 발병하고 보다 경한 증상을 보이는 후기형(late-onset form)이 있는데 대부분 신생아기에 발병한다.

(1) 급성발증의 전형적인 증상은 케톤뇨와 구토가 선행되고 산증, 탈수, 기면이 뒤따르며 적극적인 치료를 하지 않을 경우 혼수와 사망에 이른다.

(2) 급성발증 동안 심한 산증을 보일 수 있다. 동맥혈 pH는 6.9까지 낮게 측정되고 bicarbonate는 종종 5 mEq/L 이하로 측정된다.

(3) 혈액과 소변 내에 글리신이 두드러지게 증가되어 있으면 조기 진단의 근거가 될 수 있다. 글리신 농도가 1,500 μmol/L만큼 높을 수 있으나 정상농도를 보일 수도 있다.

(4) 고암모니아혈증이 요소회로대사이상 환자들 정도로 심해서 깊은 혼수와 무호흡에 이를 수 있다. 성장하면서 이러한 고암모니혈증의 경향은 사라진다.

(5) 성장부진(failure to thrive)이 첫 증상일 수 있고 성장장애가 두드러진다. 식욕부진이 심하고 종종 tube feeding이 필요하다. 환아는 케톤산증이 아닌 경우에도 흔히 토하고 이것이 성장부진에 기여한다.

(6) 다양한 피부 병변을 볼 수 있다. 대부분 모닐리아증의 발현으로 입과 눈의 가장자리에 균열과 홍반이 나타난다.

메틸말론산혈증(methylmalonic acidemia, MMA)

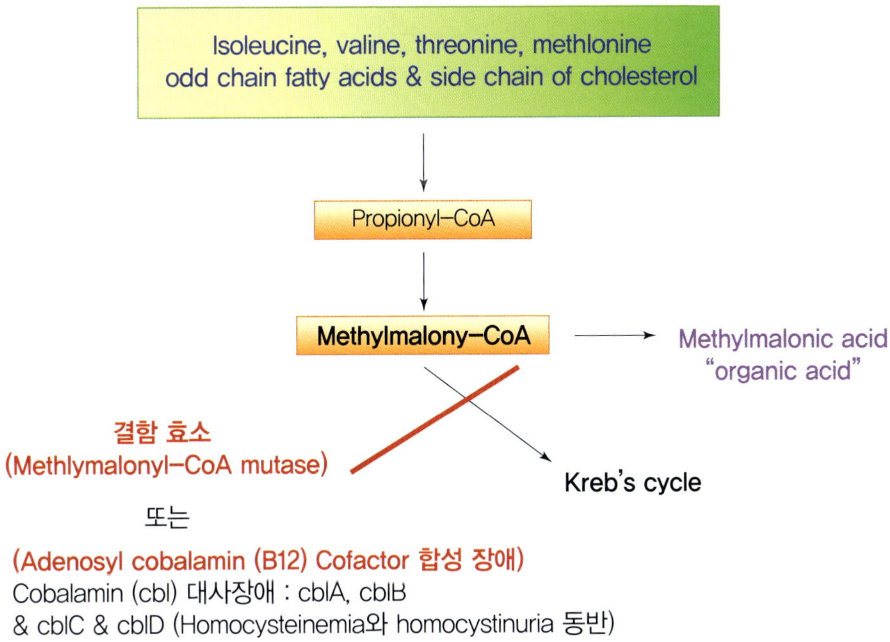

그림 6-2 메틸말론산의 생화학적 병태생리

(7) 환자마다 외양이 매우 흡사한 경향이 있는데 특징적인 얼굴 모양은 이마가 높고, 콧대가 넓으며 안검열의 외상방 경사, 길고 부드러운 인중, 삼각형의 입모양 등이다.

(8) 신경학적 증상은 다양하다. 급성발증의 쇼크, 뇌관류 감소나 저혈당증, 고암모니아혈증의 결과로 발생한다. 발달지연이 흔히 동반된다. 따라잡기 성장은 환자들에게 성공적으로 치료되는 경우 관찰되며 지능은 정상일 수 있다. 신경학적 이상은 apoenzyme 결핍 환자에서 더 흔하나 중추신경계의 이상은 메틸말론산뇨증 어느 환자에게서나 나타날 수 있다. 휠체어에 의존해야 할 만큼 심한 dystonia와 쇠약이 동반되기도 한다. 이것은 기저핵(basal ganglia) 이상과 관련되어 있고 프로피온산뇨증에서도 흔하게 관찰된다. CT, MRI 영상소견은 통상적으로 기저핵의 특징적인 병변을 나타내고 임상 증상이 없는 환자에서도 관찰된다. Globus pallidus의 병변은 보통 Mut^0, Mut^-환자에서 보이지만 비타민 B12 의존성 환자에서 또한 볼 수 있다. 극단적인 metabolic stroke의 증후군에서는 기저핵 특히 globus pallidus의 경색 그리고 급성 근긴장이상이 보고된 바 있다. CT에서 뇌백질의 조영증강과 MRI T2 영상에서 신호강도의 증가를 초기에 볼 수 있다. 이것이 진행하여 뇌위축과 spastic quadriparesis로 진행한다. 어떤 환자들은 경련과 뇌파 이상 소견을 보인다. 일부 환자에서는 비정상적인 신경학적 소견이 나이가 들어감에 따라 증가한다. 지발성 시신경병증도 동반될 수 있어서 정기적인 안과 진료가 필요하다.

(9) 일부 환자는 간비대를 보이나 간기능은 정상이다.

(10) 신기능장애, 만성 신세뇨관 산증, 요산 신병증, 신부전, 간질성신세뇨관성 신염이 보고되어 있다.

(11) 췌장염이 다양한 유기산혈증에서 보고되어 있는데, 메틸말론산뇨증에서 더 많다. 이차적으로 당뇨병이 발병하기도 한다.

(12) 혈액학적 이상으로 일시적인 혈소판감소증이 영아에 관찰되고 호중구감소증, 빈혈이 있을 수 있다. 반복적인 감염이 흔하다.

(13) 만성적인 모닐리아증이 관찰된다. 고농도의 메틸말론산과 축적된 대사물질이 hematopoietic cell과 또한 T cell의 성숙을 억제하여 T cell의 수가 감소하게 된다. 치료 후 피부 병변은 사라지고 칸디다에 대한 T 세포의 반응이 회복된다.

(14) 골다공증이 흔하고 대퇴골절과 경골골절이 보고되어 있다.

6) 진단 및 검사 소견

진단은 GC/MS (gas chromatography/mass spectrometry)를 이용한 소변 유기산 정량분석과 탠덤 질량 분석기를 이용한 혈액 내의 acylcarnitine profile, plasma amino acid profile 검사로 할 수 있다. 소변 유기산 분석은 치료 효과의 모니터링에도 유용하다.

(1) 소변 유기산 분석에서 메틸말론산이 두드러지게 증가한 소견 외에는 프로피온산뇨증과 비슷한 양상을 보인다. Methylcitric acid, 3-hydroxypropionic acid, propionyl-CoA의 다른 대사물이 증가되어 있다. 소변으로 배설되는 메틸말론산의 양은 메틸말론산뇨증의 원인에 따라 차이가 있다. 정상인은 보통 24시간에 5 mg 이하로 배설하고 일반적인 분석에서는 검출되지 않는다. 메틸말론산은 정상인의 혈장에서는 검출되지 않고 환자에서는 200~2,500 μmol/L의 농도로 측정된다. CSF 내의 메틸말론산 농도는 혈장의 농도와 동일하다. Cobalamin 결핍환자에서 CSF에서의 농도는 혈장보다 높다. 프로피온산 또한 환자의 혈장에 축적되고 methycitrate와 3-hydroxypropionate, methylmalonic acid가 소변에서 검출된다.

표 6-5. 메틸말로닌산의 소변내 배설량

임상적 상태	mmol/mol creatinine
정상	0~2
Mut^0, 발병 시	3,000~13,000
Mut^0, 유지 시	200~2,000
B12-반응형 발병 시	2,000
B12-반응형 유지 시	90~300
Transcobalamin II 결핍	600
Cobalamin C, D	270
Atypical-normal mutase	200

(2) 산전 진단은 유전자 분석이 정확하나 배양한 양수 세포에서 methylmalonyl-CoA mutase의 활성도를 분석할 수도 있다. 모체의 소변에서 메틸말론산을 화학적으로 분석할 수 있으나 이것은 임신 후기가 되기까지는 신뢰할 만하지 않다. Stable isotope과 dilution methodology와 GC/MS를 이용하여 양수 내의 methylcitric acid나 methylmalonic acid를 분석함으로써 신속하고 효과적으로 진단할 수 있다. 태아가 deoxyadenosyl cobalamin 합성장애로 산전에 진단된 환자는 산전에 cobalamin 치료가 효과적이다.

7) 치료 및 관리

메틸말론산뇨증의 치료는 급성기 치료와 지속적인 치료의 두 단계로 나뉜다.

(1) 급성기 치료

급성 대사성 위기의 발생은 감염, 식이, 스트레스 등이 원인이 될 수 있다. 증상발현 시에는 환자가 의식이 좋지 않고, 케톤산혈증, 저혈당, 고암모니아혈증 등을 보여 메틸말론산혈증의 가능성이 있다고 판단되면 진단이 내려지기 전에 우선 단백질의 섭취를 제한하고 cobalamine을 투여(cyanocobalamine 1~2 mg 경구투여 또는 hydroxycobalamine 1~2 mg 근육주사를 수일간 계속)하여야 한다. CblA는 90%가 CblB는 40%가 cobalamine 투여에 반응한다. Hydroxycobalamine이 cyanocobalamine보다 효과가 지속적이지만 두 가지 약제가 모두 독성을 나타낼 수 있으므로 combined therapy가 더 효과적이다. Mut^0는 전혀 반응하지 않으며, Mut^-는 10% 미만에서 반응을 보인다. Cobalamin에 반응하지 않는 형일지라도 단백질의 섭취 제한만으로도 많은 호전을 보일 수 있다. L-carnitine은 이차적으로 결핍이 되므로 100 mg/kg/일의 용량으로 투여하는 것이 많은 도움이 된다. 장내세균에 의하여 프로피온산이 만들어지고, 메틸말론산의 농도를 높이므로 경구용 항생제 특히 metronidazole이 도움이 된다.

(2) 지속적인 치료

Propiogenic amino acid를 제한한 특수 분유를 섭취해야 한다. Cobalamin에 반응하는 형도 일부에서는 메틸말론산이 완전히 제거되지는 않으므로 식이조절이 필요하다. 이러한 식이조절은 그 효과가 좋으나 갑작스런 케톤산혈증으로 사망할 수도 있다는 점을 알고 있어야 한다. 정상적인 혈중 아미노산 수준을 유지하며, 지속적인 치료를 통해 정상체중과 정상적인 성장을 도모하며, 이화작용과 케톤혈증을 예방하고 장기적인 금식을 피하고, 정상적인 혈중 암모니아수준을 유지함으로써 정상적인 영양상태를 유지해야 한다.

프로피온산은 장내 세균에 의해 합성되는데, 이들 환자에서의 propionate와 methylmalonate의 중요한 공급원임으로 neomycin이나 metronidazole 치료로 체액 내의 프로피온산이나 메틸말론산의 수치를 줄일 수 있다. 간헐적인 항균요법이 효과적인데, 한 달에 10일 동안 메트로니다졸은 10~20 mg/kg/day를 하루 3회로 나누어 투여하며 네오마이신은 50 mg/kg을 투여한다. 금식 동안 lipid stores로부터 odd-chain fatty acids가 mobilization가 되어 프로피온산 대사물이 증가하므로 환자는 금식을 피하고 경구 투여가 여의치 않을 때 정맥으로 충분한 칼로리를 공급해야 한다. 급성 케톤산혈증 시 적극적인 수액요법과 전해질 치료가 필수적인데 신장에 의해 메틸말론산이 매우 효과적으로 제거될 수 있고(D10W 150~200 mL/kg, 처음에 isotonic $NaHCO_3$를 산증이 교정될 때까지) 복막투석보다 더 효과적이다. 급성기에 인슐린과 포도당이나 성장호르몬을 사용하여 동화를 증진할 수 있다. 구토는 ondansetron으로 완화될 수 있다(0.15 mg/kg over 15 min IV; 최대 3회/일). Carnitine은 장기유지요법에 유용한 보조수단으로 propionyl group을 carnitine ester로써 제거하고 케톤증의 경향을 감소시킨다. 급성 발증 시 정맥 carnitine(100~300 mg/kg)이 도움이 된다.

영아기 메틸말론산뇨증의 급성 발증 시에 동반된 심한 고암모니혈증을 carbamylphosphate synthetase의 activator인 carbamylglutamate (Carbaglu)(50~100 mg/kg/day)를 사용하여 급성기에 치료할 수 있다.

Mut^0인 많은 환자들은 영아기에 사망하고 생존자는 종종 주요한 정신지체를 나타내어 간이식을 고려하게 된다. 그러나 간이식은 신부전으로 진행하는 것을 멈추거나 역전시킬 수 없다. 환자의 경우 간이식을 고려할 때 신장애가 동반되므로 간과 신을 함께 이식한다. 또 간이식은 케톤산성 대사부전의 재발을 줄일 수 있으나 후기에 발현하는 신경학적 질환의 진행을 막을 수 없다.

MMA에서 성공적인 임신을 하였다는 몇몇 보고가 있다. 단백제한과 vitamin B12, carnitine, bicarbonate의 보충을 통해 성공적인 임신을 유지하고 건강한 아이를 출산할 수 있다. 출산 후에는 가능한 한 빨리 포도당 공급으로 이화상태를 막아야 한다.

8) 예후

Mut의 돌연변이는 부분적 또는 완전 효소 결핍을 일으키고 잔여 효소 활성도와 임상 표현형의 중증도 사이에는 의미 있는 상관관계가 있다. 비타민 B12 반응성 MMA는 경한 형과 비교했을 때 생존율과 장기 예후가 좋다. 그러나 신경학적 이상의 위험은 여전하다. 장기적인 예후는 CblA가 가장 좋고, Mut^0가 가장 나쁘며, CblB와 Mut-는 중간 정도이다. Mut^0 환자들은 Mut^- 환자들보다 조기에 발병하고 사망률이 높으며 좋지 않은 신경학적 결과를 남긴다. Mut^- 환자들은 영아 후기에 증상을 보이고 더 많이 생존하고 더 좋은 결과를 보인다.

●●● 참고문헌 ●●●

1. Deodato F, Boenzi S, Santorelli FM, et al. Methylmalonic and propionic aciduria. Am J Med

Genet Part C, Semin Med Genet 2006: 15; 142: 104~12.
2. Chandler RJ, Venditti CP. Genetic and genomic systems to study methylmalonic acidemia. Mol Genet Metab 2005: 86: 34~43.
3. Lee EH, Ko JM, Kim JM, et al. Genotype and clinical features of Korean patients with methylmalonic aciduria and propionic aciduria. Korean J Pediatr 2008; 51: 964~70.
4. Song WS, Song BJ, Park HD, et al. A novel MUT gene mutation detected in a female infant with methylmalonic acidemia. Neonatal Med 2015; 22: 51~4.
5. Morath MA, Hörster F, Sauer SW. Renal dysfunction in methylmalonic acidurias : review for the pediatric nephrologist. Pediatr Nephrol 2013; 28: 227~35.
6. Kahler SG, Sherwood WG, Woolf D et al. Pancreatitis in patients with organic acidemias. J Pediatr 1994; 124: 239~43.
7. Carrillo-Carrasco N, Chandler RJ, Venditti CP. Combined methylmalonic acidemia and homocystinuria, cblC type.I. Clinical presentations, diagnosis. J Inherit Metab Dis 2012; 35: 91~102.
8. Martinelli D, Deodato F, Dionisi-Vici C. Cobalamin C defect : natural history, pathophysiology, and treatment. J Inherit Metab Dis 2011; 34: 127~35.

증례 6-1

간이식을 시행했던 신생기에 진단된 Mut^0형 메틸말론산뇨증

1. 내원 동기가 된 주 증상(주소)

구토

2. 발병 시 연령/성별

8개월/여아

3. 가족력

특이 병력 없다.

4. 임상 증상

재태연령 40주, 출생체중 3 kg으로 출생한 환아로 생후 3일경 처지는 양상으로 생후 5일경 신생아 집중치료실 입원하여 탈수로 치료 받은 병력이 있으며, 당시 일시적으로 암모니아 수치가 상승하였으나, 이후 정상 소견으로 감소되어 퇴원하였다. 이후 구토 동반하여 반복적으로 늘어지는 증상으로 2차례 재입원하였다. 이후 생후 3개월경 타원에서 메틸말론산뇨증 의심되어 특수 분유 복용 및 카르니틴 보충요법을 시작하던 중 전원되었다.

5. 진찰 소견

내원 당시 급성 병색은 관찰되지 않았으며, 다른 신체검진에서 특이 소견이 없었으나, 전반적인 피부 긴장도가 감소되어 있었다.

6. 검사 소견

(1) 일반혈액 및 생화학 검사

혈장 아미노산 분석에서는 glycine 330.6(참고치; 81~436 umol/L) 비롯하여 검사 소견에서 정상 범위이었으며, 소변 유기산 검사상 methylmalonic acid 6,221.45 mmol/mol Cr(참고치; 0~32.9)로 상승되어 메틸말로산뇨증(methylamalonic acidemia)이 의심되었다.

당시 백혈구 7,100 mm^3(중성구 12.3%), 혈색소 10.0 g/dL, 혈소판 682,000/mm^3이었다. 생화학 검사에서 칼슘 10.1 mg/dL, 인 6.8 mg/dL, 나트륨 140 mEq/L, 칼륨 5.0 mEq/L, 염화 110 mEq/L, 크레아틴 0.3 mg/dL, AST/ALT 49/49 IU/L이었다. 내원 당시 암모니아 88 μmol/L, 유산 30 mmol/L으로 상승되었다.

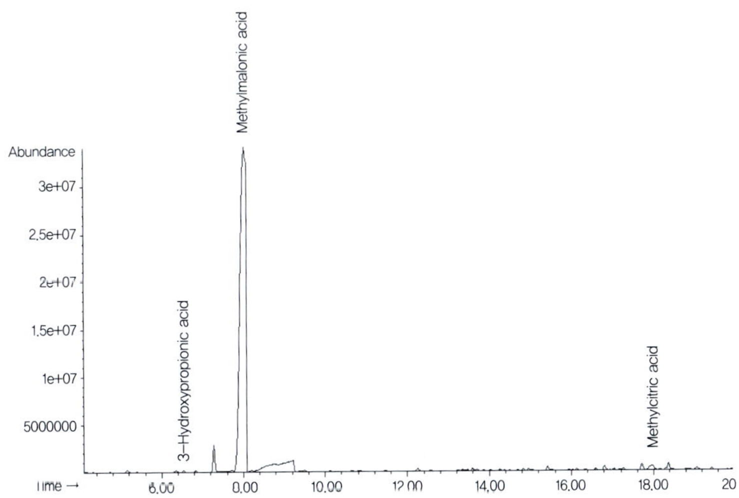

그림 6-3 소변 유기산 분석상 3-hydroxypropionic acid, methylmalonic acid, methylcitric acid가 증가한 소견을 보인다.

(2) 분자 유전학 검사

MUT 유전자 검사에서 c.[682C>T]+[1481T>A](p.[Arg228*]+[Arg494*]) 복합 이형접합자 돌연변이로 mut^0형에 해당된다.

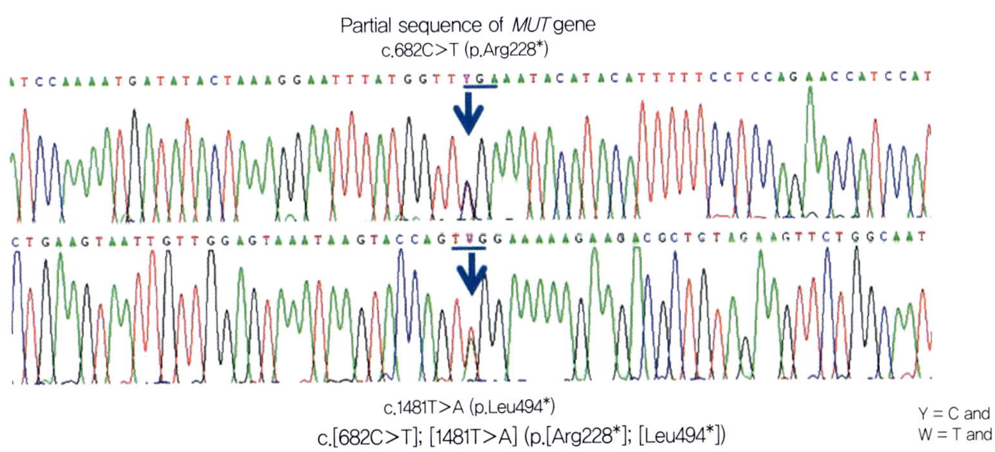

7. 치료경과

(1) 치료에 따른 임상 및 검사 소견 변화

상기 환자는 MPA 분유를 12개월 지나서까지 비위관을 통해 섭취하였으나, 반복되는 구토 및 늘어진 증상으로 외래 및 응급실에서 추적 관찰 중 생후 18개월경 발열과 구내염증 상으로 입원 당시 실시한 검사에서 동맥혈가스 분석에서 pH 7.27, $paCO_2$ 14.2 mmHg, bicarbonate 6.5 mEq/L (base Excess -20.4 mEq/L)로 대사성 산증 소견이었다. 생화학 검사에서 BUN/Cr 25/0.9 mg/dL, AST/ALT 58/68 IU/L, 요산 14.3 mg/dL, 케톤 3+, 암모니아 206 umol/L로 고요산혈증, 고암모니아증, 케톤뇨증이 관찰되어 수액치료 및 비경구 영양을 중심정맥관 삽입 후 시행하였다. 결국 체중 증가도 점차 둔화되고 경구 섭취가 원활하지 않아서 생후 21개월경 결국 경피적 내시경 위루조성술(percutaneous endoscopic gastrostomy, PEG)을 시행하였다.

발열 동반하여 폐렴 및 장염 증상으로 반복적인 구토가 발생하여 연간 수차례 입원하였고, 10%의 수액치료 및 증상 악화시 중성구 감소로 인한 2차 감염 증상으로 항생제 치료, 고암모니아혈증으로 인해 sodium benzoate 투여를 시행하였다.

비사출성 구토가 잦아 실시한 식도 조영술에서는 특이 소견이 없으나, 증상이 지속되어 만 11세 4개월경 위벽추정 성형술(fundoplication)을 시행하였다. 그 후에도 환아는 평소에도 지속적으로 구토가 반복되어, 소장 조영술을 시행하였다. 위 배출 지연 소견이 관찰되어 위루관을 통한 연속 주입 요법으로 변경하여 평소 식이 진행 시 매우 느린 속도로 식이를 천천히 진행했으나, 여전히 증상이 악화되고 대사성 위기가 재발하였다. 따라서 경장영양액을 추가하여 칼로리를 높였으나, 체중 증가가 관찰되지 않고, 상기와 동일한 증상으로 재입원 빈도가 높아져서, 결국 만 12세 4개월경 케모포트를 삽입 후 가정 간호를 통해 주 2회 수액치료를 하였다.

만 12년 6개월경 신장 121.8 cm(3백분위 미만), 체중 29 kg(3백분위 미만)으로 현저한 성장 지연 소견으로 유방 Tanner I, 음모 Tanner I으로 사춘기 지연 소견으로 검사한 LH 1.6 mIU/mL, FSH 5.2 mIU/mL, Estradiol 10 pg/mL, 골연령은 13세 정도로 역연령비해 경도로 빠른 편이라서 성장 호르몬 투여를 시작하였으나, 환자 순응도가 낮아서 지속하지 못했다.

대사성 산증 악화를 예방하기 위하여 CRRT 시행 후 만 13세 4개월 보조 간이식(auxiliary partial orthotopic LT,

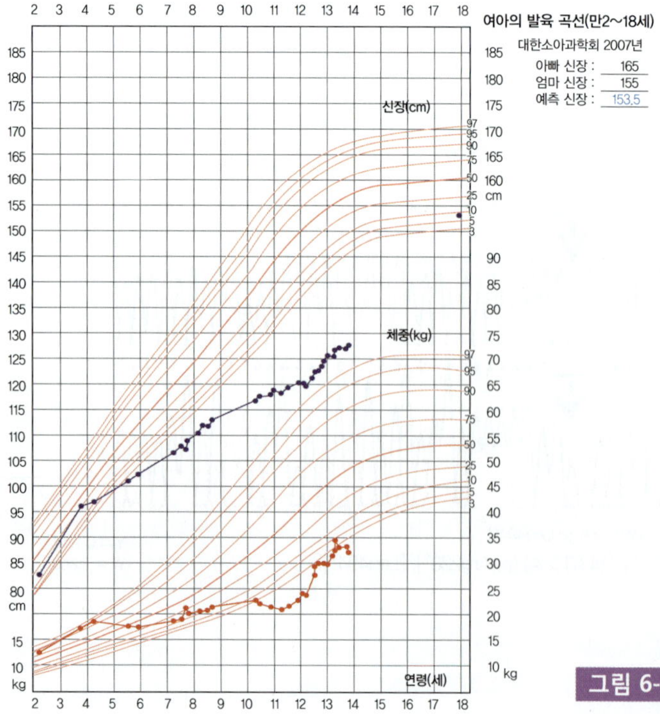

그림 6-4 환자의 성장곡선, 심한 성장장애를 보인다.

APOLT)을 시행하였다. 이후 methylmalonic acid 배설 감소, 혈장 암모니아, glycine은 정상이다. 급성 대사위기(acute metabolic crash)로 연간 6회 이상 입원했으나 간이식 후 1년간 입원은 없었다. 그러나 지속적인 식이요법은 지속하였고 식욕은 여전히 감소되어 있었다.

만 13세 10개월 현재 신장 127.3 cm(3백분위 미만), 체중 33.1 kg(3백분위 미만)이며, 최근 실시한 안과 검사에서 망막세포의 퇴행 및 뇌자기 공명 검사에서 이전에 관찰되지 않던 양측 두정엽의 미세한 음영 증가 소견이 확인되어, 신경학적 소견 및 시력저하에 대해 지속적으로 추적 관찰 중이다.

(2) 투여 약제/용량

장내세균에 의하여 프로피온산이 만들어지고, 메틸말론산의 농도를 상승을 예방하기 위해 경구용 항생제 특히 metronidazole(10~20 mg/kg) 및 카르니틴 이차 결핍을 막기 위해 L-carnitine 투여를 지속하였다.

(3) 식이요법

비록 비타민 B12에 반응하지 않는 형일지라도 단백질의 섭취 제한만으로도 많은 호전을 보일 수 있어 본격적인 식이요법을 시행하였다.

〈혈장아미노산 유지목표(μmol/L)〉

Glycine	115~290
Isoleucine	35~105
Methionine	18~45
Threonine	55~250
Valine	95~300

〈식이처방의 예: 만 13세 30 kg일 때〉

Isoleucine	850 mg/일
Methionine	350 mg/일
Threonine	750 mg/일
Valine	1,000 mg/일
단백질	40 gm/일
열량	2,300 Kcal/일

8. 요약

메틸말로닌산뇨증의 경우 프로피온산의 대사물질이 주로 간에서 축적되므로 대사성 위기가 발생할 수 있다. 최근 신장에 발생할 수 있는 대상 부전을 감소시키기 위하여 부분 간이식 또는 신장-간 이식이 이뤄지고 있으며, 특히 mut^0형의 경우 이식 전 투석을 통해 메틸말로닌산 감소시키는 것이 수술 후 예후에 호전이 있다는 보고가 있어서, 본 환자의 경우 수술 전 CRRT를 시행하였다. 하지만 아직 장기적인 치료방향 및 예후에 대한 연구가 필요하다.

증례 6-2

신세뇨관산혈증 IV형이 동반된 메틸말론산뇨증

1. 내원 동기가 된 주 증상(주소)

식욕부진, 기면, 신생아 대사이상 검사 이상 소견

2. 발병 시 연령/성별

7개월/여아

3. 가족력

환아 진단 후 다음 임신에서는 착상 전 유전자 검사를 권하였으나, 바로 임신하여 동일한 유전형의 여동생이 있다.

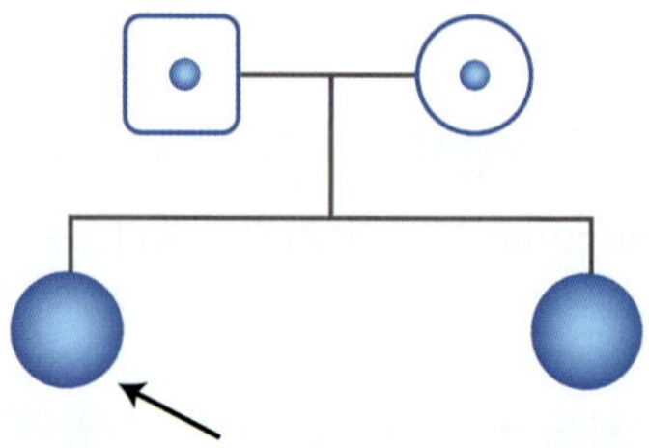

4. 임상 증상

재태연령 39주 4일, 출생체중 3,350 gm, 역위로 제왕절개로 출생한 환아로 생후 모유 수유량이 적어 탈수 증상이 있었고 몸에 힘이 없는 증상이 지속적으로 있었으며, 출생 후 시행한 신생아 대사이상 검사에서 propionylcarnitine 증가소견이 있었으나 보호자 임의로 재확인하지 않고 있다가, 생후 7개월경 환아가 잘 먹으려 하지 않고 처지며 앓는 듯한 신음소리가 있어 타 대학병원에서 실시한 검사에서 당시 혈액이 높은 음이온 차이의 대사성 산증과 고암모니아혈증이 있었다. 또한 소변 유기산 검사에서 methylamalonic acid, 3-hydroxyproionic acid, methylcitric acid 증가소견을 보여서 유기산 대사 질환의 의심 하에 MPA 우유(MPA 70gm+WM 40 gm → water 780 cc)와 L-carnitine(100 mg/kd/day) 투여 중 전원되었다.

5. 진찰 소견

신장 67.9 cm(50백분위), 체중 6.5 kg(3~10백분위), 머리둘레 44 cm(50백분위)이었다. 활력 징후는 혈압 79/50 mmHg, 맥박 132회/분, 체온 36.6 ℃이었다. 내원 당시 급성 병색은 관찰되지 않았으며, 다른 신체검진에서 특이 소견은 없었으나, 전반적인 근긴장도가 감소되어 있었다.

6. 검사 소견

(1) 일반혈액 및 생화학 검사

본원에서 실시한 대사선별 검사에서 propionylcarnitine의 고도증가를 보이고 암모니아 55 μmol/L, 젖산 2.0 mmol/L이었다. 혈장 아미노산 분석에서는 비특이적인 소견을 보였고, 소변 유기산 검사상 methylmalonic acid 1,091.2 mmol/mol Cr(참고치; 0~32.9) methylcitric acid 14.4 mmol/mol Cr(참고치; 0~5.3)로 상승되어 메틸말론산뇨증(methylamalonic acidemia)이 의심되었다. 입원 후 비타민 B12 1 mg 근육주사를 7일 동안 투여하여 반응을 확인하였으며, 이후 소변 유기산물이 50% 이상으로 현저히 감소하지 않아 비타민 B12 비반응형으로 진단되었다.

당시 백혈구 12,100/mm^3(중성구 11.5%), 혈색소 9.9 g/dL, 혈소판 527,000/mm^{3}이었다. 생화학 검사에서 칼슘 10.2 mg/dL, 인 7.4 mg/dL, 나트륨 134 mEq/L, 칼륨 5.9 mEq/L, 염화 111 mEq/L, renin 6.1 ng/mL/hr(참고치; 2.35~37), aldosterone 2,060 pg/mL(참고치; 50~900), 크레아틴 0.3 mg/dL, AST/ALT 43/23 IU/L이었다. 정맥혈가스분석에서 pH 7.387, $paCO_2$ 26.7 mmHg, bicarbonate 16.2 mEq/L(BE ~9.1), 산소포화도 84.5% 상태였다.

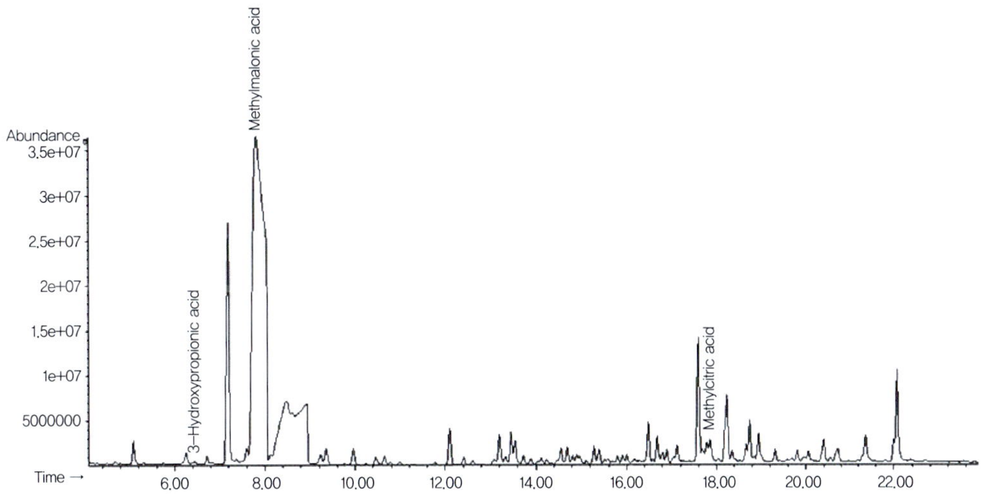

그림 6-5 소변 유기산 분석상 3-hydroxypropionic acid, methylmalonic acid, methylcitric acid가 증가한 소견을 보인다.

(2) 분자유전학 검사

MUT 유전자 검사에서 c.[322C>T]+[2179C>T](p.[Arg108Cys]+[Arg727*]) 복합 이형접합자 돌연변이를 지닌 환자로 확인되었다.

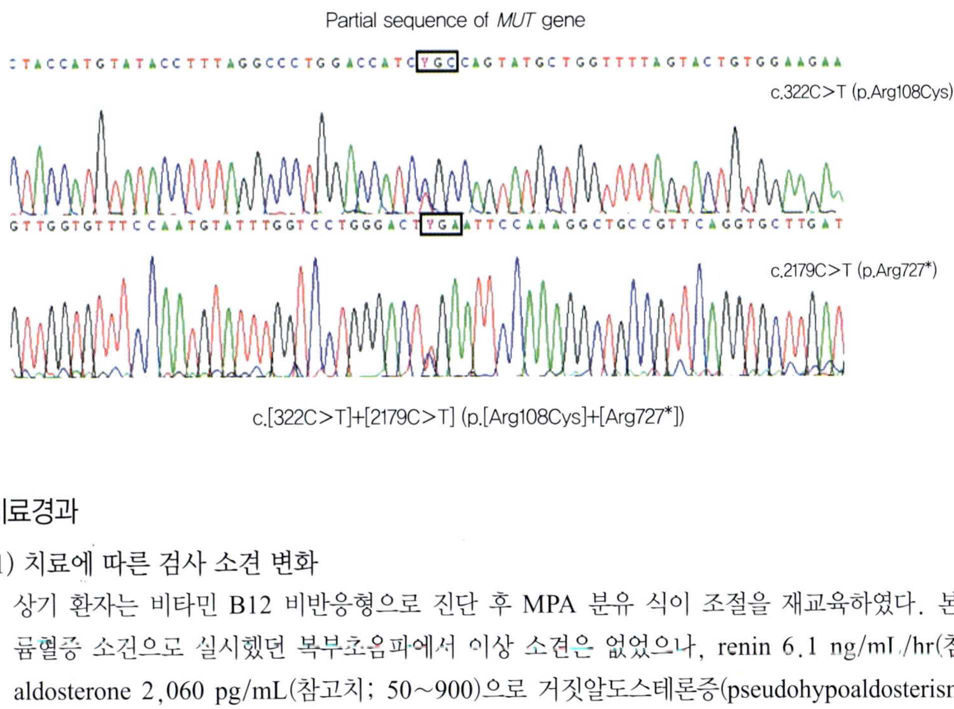

7. 치료경과

(1) 치료에 따른 검사 소견 변화

상기 환자는 비타민 B12 비반응형으로 진단 후 MPA 분유 식이 조절을 재교육하였다. 본원 내원 당시 고칼륨혈증 소견으로 실시했던 복부초음파에서 이상 소견은 없었으나, renin 6.1 ng/mL/hr(참고치; 2.35~37), aldosterone 2,060 pg/mL(참고치; 50~900)으로 거짓알도스테론증(pseudohypoaldosterism)이 관찰되어 신세뇨관증 4형 의심 하에 칼륨저하제제와 중탄산염 투여하면서 외래에서 추적 관찰하였다. 아직 명확한 기전은 알려진 바 없지만, 메틸말로네이트가 신세뇨관 세포에 축적되는 것이 원인으로 생각되며, 신장 간질의 섬유화와, 신세뇨관의 위축, 그리고 단핵구 염증 세포들의 침윤이 동반되는 것으로 보고되었다.

환아는 만 10개월 실시한 Bayley 검사에서 운동능력이 7개월 수준으로 경도의 발달지연을 보였다. 환자의 순응도가 낮아서 충분한 MPA 분유양을 섭취하지 못하거나, 농축된 상태로 복용하였으며, 체중 증가도 점차 둔화되어 3백분위 미만으로 감소되었다. 만 2년 9개월경부터는 결국 위루관을 삽입하였다.

이 시기부터 점차 혈청 크레아틴 수치가 상승과 함께 고칼륨혈증이 악화되어 메틸말론산뇨증에서 동반되는 장기적 합병증으로 잘 알려진 만성 신부전증 치료를 본격적으로 시작하였다. 만 4세경 실시한 초음파에서 양측 신장의 크기가 약간 작게 측정되고 있으며, 만성 신부전으로 인한 철분 결핍으로 철분제제와 EPO 투여를 시작하였다. 현재 신장 107.8 cm(25백분위), 체중 16.7 kg(25~50백분위)이다.

(2) 투여 약제/용량

카르니틴은 이차적으로 결핍되므로 투여하는 것이 많은 도움이 된다. 장내세균에 의하여 프로피온산이 만들어지고, 메틸말론산의 농도를 높이므로 경구용 항생제 특히 metronidazole(10~20 mg/kg) 등을 투여할 수 있으며, 변비는 고암모니아혈증을 악화시키므로 경구, 관장 제제를 투여를 고려해야 한다.

〈복용 사례〉

15 kg

- L-Carn soln [300 mg] 2 mL 2회(80 mg/kd/d)
- Flasinyl tab [250 mg] 50.0 mg 3회(10 mg/kd/d)

상기 환자는 신세뇨관증 4형 및 만성 신부전이 동반되어 중탄산나트륨, 칼륨저하제제(Kalimate), 철분제제, EPO 추가 투여중이다.

(3) 식이요법

비록 비타민 B12에 반응하지 않는 형일지라도 단백질의 섭취 제한만으로도 많은 호전을 보일 수 있어 본격적인 식이요법을 시행하였다. 경구투여가 불가능한 경우 비위관과 위루를 통해 음식을 공급하여 식욕부진을 극복하고 영양 상태를 유지할 수 있으므로 적극적인 치료를 고려해야 한다.

〈식이 사례〉

· Isoleucine	70 mg/kg/일	· Methionine	20 mg/kg/일
· Threonine	50 mg/kg/일	· Valine	65 mg/kg/일
· 단백질	2.0 gm/kg	· 열량	120 Kcal/kg/일
· 조유농도	15%		

- 10개월 : MPA 90 g+일반분유 60 g → 물 1000 cc 혼합
- 24개월 : MPA 100 g+일반분유 50 g → 물 700 cc 혼합
- 32개월 : MPA 78 g+일반분유 70 g+맥시줄 100 g+ 쌀미음 20 gm → 총 1,100 cc로 혼합
- 3년 8개월 : MPA 85 g+일반분유 105 g+맥시줄 75 g → 총 1,100 cc로 혼합
- 5세 4개월 : MPA-II 44 g+일반분유 105 g+맥시줄 75 g → 총 1,200 cc로 혼합

8. 요약

메틸말론산뇨증 methylmalonyl-CoA mutase의 활성도에 따라 활성도가 떨어진 경우(mut^-)(환자의 30% 정도) 또는 활성도가 완전히 없는 경우(mut^0)(환자의 70% 정도)의 두 가지 아형으로 분류된다. 임상적으로 대량 비타민 B12 투여 후 반응 여부에 따라 비타민 B12 의존형(cobalamin-responsive)과 비의존형(cobalamin-nonresponsive)으로 나뉘며, 시기별로 신생아기, 유아기, 중간형, 비전형형으로 나뉜다. 신생아시기에는 무기력증, 구토, 근긴장 저하, 저체온증, 호흡곤란, 심한 케톤산증, 고암모니아혈증, 백혈구 감소증, 혈소판 감소증이 나타날 수 있으며, 이로 인하여 사망에 이를 수 있다. 영유아 시기에는 B12 비반응형의 경우, 출생 직후에는 정상적이나 출생 이후 성장과정에서 무기력증, 구토, 탈수, 간비대증, 근긴장 저하, 뇌증이 발생한다. 중간형의 경우, 일부 신생아시기에서 증상이 나타나고, 대부분 출생 한달 이후 혹은 1세 이후에 증상이 나타난다. 신기능장애가 흔한 합병증이다. 신세뇨관산혈증, 만성신부전이 동반된다. 비전형적인 성인에서의 메틸말론산뇨증에서는 메틸말론산이 소변에서 경하게 보일 수 있다.

증례 6-3

괴사성 췌장염이 동반된 Mut^{0} 형 메틸말론산뇨증

1. 내원 동기가 된 주 증상(주소)

기면

2. 발병 시 연령/성별

6일/남아

3. 가족력

특이 소견 없다.

4. 임상 증상

재태연령 37주 6일, 출생체중 2.77 kg 출생한 환아로 생후 3일경 쳐지는 양상으로 빈호흡과 흉곽함몰이 관찰되어 신생아 집중치료실 입원하여 실시함 검사에서 내사성 산증 및 412 μmol/L로 상승된 고암모니아혈증으로 추가 진단 및 치료를 위해 전원되었다.

5. 진찰 소견

내원 당시 급성 병색은 관찰되었으며, 신체검진에서 흉부 진찰상 정상적인 호흡음으로 천명이나 나음이 들리지 않았다. 복부는 부드럽고 팽만되지 않았으며 간비종대는 없었다. 다른 신경학적 검사에서 빈호흡과 흉곽함몰이 지속되었다. 특이 소견 없었으나, 전반적인 피부 긴장도가 감소되어 있었다.

6. 검사 소견

(1) 일반혈액 및 생화학 검사

혈장 아미노산 분석에서는 glycine 330.6(참고치; 81~436 umol/L)을 비롯하여 검사 소견에서 정상 범위이었으며, 소변 유기산 검사상 methylmalonic acid 4,359.8 mmol/mol Cr(참고치; 0~27.3), methylcitiric acid

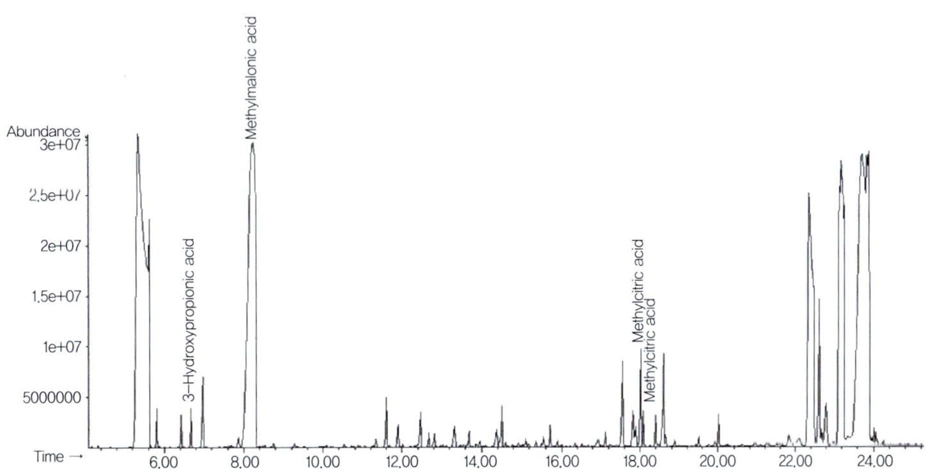

그림 6-6 소변 유기산 분석상 3-hydroxypropionic acid, methylmalonic acid, methylcitric acid가 증가한 소견을 보인다.

1,657.3 mmol/mol Cr(참고치; 미검출)로 상승되어 메틸말론산뇨증(methylamalonic acidemia)이 의심되었다. 당시 백혈구 2,100 mm^3(중성구 37.4%), 혈색소 13.0g/dL, 혈소판 261,000/mm^3이었다. 생화학 검사에서 칼슘 7.3 mg/dL, 나트륨 140 mEq/L, 칼륨 4.3 mEq/L, 염화 105 mEq/L, 크레아틴 0.6 mg/dL, AST/ALT 64/16 IU/L이었다. 내원 당시 암모니아 632 μmol/L으로 상승되었다.

(2) 분자유전학 검사

MUT 유전자 검사에서 c.[349G>A]+[682C>T](p.[Glu117*]+[Arg228*]) 복합 이형접합자 돌연변이로 mut^{0}형에 해당된다.

Partial sequence of *MUT* gene

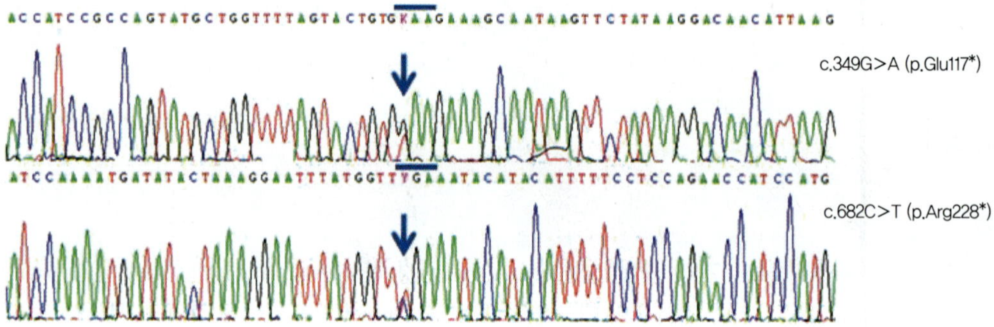

c.[349G>A]+[682C>T] (p.[Glu117*]+[Arg228*])

7. 치료경과

(1) 치료에 따른 임상 및 검사 소견의 변화

상기 환자는 vitamin B12 비반응성으로 발열 동반하여 폐렴 및 장염 증상 및 대사성 산증으로 연간 수차례 외래 및 응급실에서 추적 관찰하였다. 증상 악화시 10%의 수액치료 및 증상 악화시 중성구 감소로 인한 2차 감염 증상으로 항생제 치료, 고암모니아혈증으로 인해 sodium benzoate 투여를 시행하면 호전되었다.

만 4년 9개월경 입원 당시 실시한 검사에서 정맥혈가스 분석에서 대사성 산증으로 수액 및 비경구영양을 시행하던 중 하루 구토 2~3차례로 횟수는 줄었으나 ketosis, lactic acidosis, metabolic acidosis 교정되지 않는 대사성 위기로 지속적 신대체 요법(continuos renal replacement therapy, CRRT) 치료를 시행하였으며 당시 범혈구감소증, 패혈증, 폐부종으로 수액제한, 금식 및 항생제 치료를 하면서 지속적인 고혈당이 관찰되어 인슐린 치료를 병행하였고, 당시 일시적으로 amylase/lipase 13/1,282 U/L 상승하였다가 바로 4/28 U/L로 감소하였다.

당시 실시한 2차례 초음파에서는 특이 소견이 없었으나, 한 달 경과 후 전신위약감으로 재내원 당시 좌하복부 부근에 딱딱하게 만져지고 압통이 동반되었다. 초음파와 복부단층촬영 검사에서 enhancing rim으로 둘러싸인 non-enhanced pancreatic parenchyma과 좌측 paracolic gutter에 enhancing rim으로 둘러싸인 lesion이 관찰되어 necrotizing pancreatitis with necrotic fluid collection를 시사하였다. 항생제 투여 및 내시경적 internal drainage 시행하였다. Internal drainage 시행 후 발열 및 복통이 발생하여 초음파 및 복부단층촬영으로 경과 관찰하였다. 항균제 투약 후 식이를 진행하였고 이후 괴사성 췌장염 크기가 줄어 오래에서 추적 관찰 예정으로 퇴원하였다. 3일후 다시 발열 동반되고 크기 변화가 없는 소견이 관찰되어 percutaneous drainage를 시행하였다. 좌측 후복부 공간에 pig-tail catheter 삽입하였고 당시 pseudomonas aeruginosa가 동정되어 항균제를 추가하여 치료하였다. 입원 31일경 위루관을 통해 섭취한 내용물이 경피배액관을 통해 배출되어 실시한 tubogram에서 좌측 paracolic gutter와 pancreatic fluid의 communication 확인 후 다시 금식 후 항생제 치료를 임상 및 생화학적으로 안정될 때까지 시행하였다.

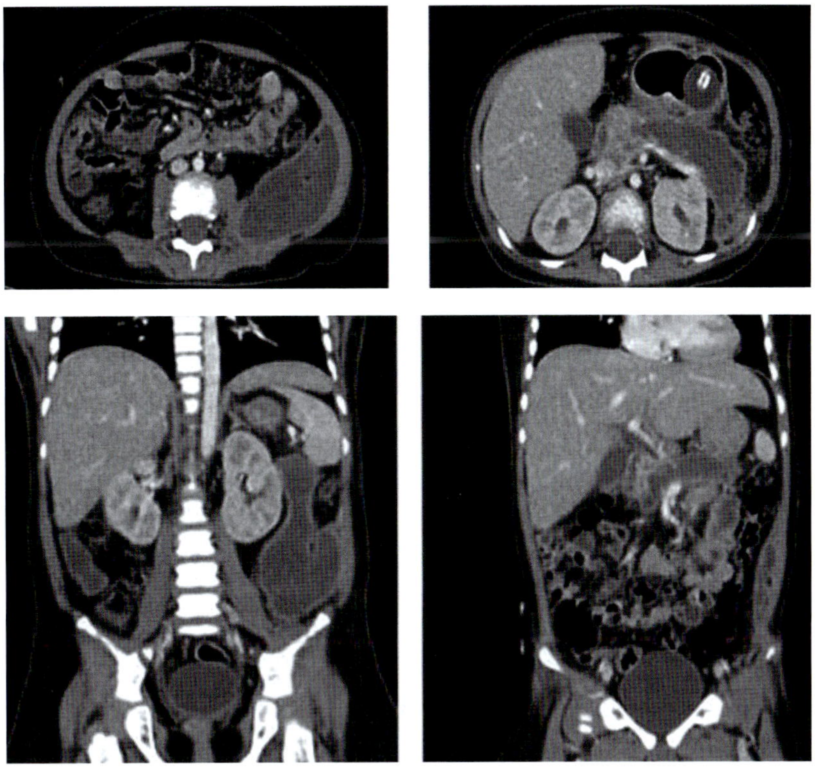

그림 6-7 복부 CT 영상 소견상 괴사성 췌장염에 의해 이차적으로 발생한 낭종소견이 복부 중앙 및 좌후하복부에 걸쳐 있다.

(2) 투여 약제/용량

경구용 항생제 특히 metronidazole(10~20 mg/kg) 및 카르니틴 이차 결핍을 막기 위해 L-carnitine 투여를 지속하였다.

(3) 식이요법

〈식이 사례〉

- MPA 30 g+일반 분유 70 g in 800 cc/day
- MPA 120 g+일반 분유 46 g in 1,000 cc/day

8. 요약

반복되는 췌장염은 메틸말론산뇨증뿐 아니라 다른 유기산혈증에서도 동반되는 합병증이다. 지발형의 isovaleric acidemia의 경우는 첫 증상으로 나타나는 수도 있다. 췌장염 발병기전은 불명확하나 반복되는 케톤 산혈증과 연관되리라 추정된다. 또한 식이요법 중 과량의 medium chain triglyceride 분유는 혈장의 중성지방을 높여 발병에 더욱 기여하게 된다. 케톤산혈증과 복부 통증이 있을 때 반드시 혈장 아밀라아제, 리파아제를 측정하고 복부 CT나 초음파 검사를 시행하는 것이 필요하다.

3 메틸말로닌산뇨증(Methylmalonic aciduria)과 호모시스틴뇨증(Homocystinuria) 혼합형; Cobalamin 대사장애 cblC 형

1) 원인

Cobalamin의 'trafficiking chaperone'으로 작용하는 MMACHC 단백의 기능장애에 의해 질환이 유발된다.

2) 유전적 원인

MMACHC 유전자 돌연변이에 의해 발생하는 상염색체 열성질환이다. 유전자는 염색체 1p34.1에 위치한다. 50여 종의 돌연변이가 알려져 있으며 c.271dupA(p.R92KfsX14)가 약 40%를 차지한다고 하나 국내의 경우는 p.R161Q와 p.W203* 대립유전자빈도가 흔한 듯하다. 유전자–표현형과의 연관성도 알려져 있다.

3) 발병빈도

2006년도에 이 질환(cblC)의 원인이 처음 알려진 이후 200예 미만의 환자가 보고되었고 국내에는 10예 미만의 환자가 보고되었다. MMA 환자의 1/3 정도가 cobalamin 대사장애로 알려져 있다.

4) 생화학적 병태생리

MMACHC 단백은 cobalamin이 세포질로 이동하는 데 중요한 역할을 한다. 또한 cobalamin 유도체의 종류에 따라 coenzyme 합성을 위한 다양한 촉매 역할을 하기도 한다. Cobalamin 중간물질을 세포질이나 사립체로 분배하여 전달하는 MMADHC 단백과도 작용하여 5'-deoxyadenosylcobalamin (adoCbl)과 methylcobalaim (MeCbl)의 합성에도 관여한다. 이들은 methylmalonyl-CoA mutase와 methionine synthetase의 조효소이다. 따라서 이들 효소의 기능장애는 메틸말론산(MMA)의 증가, 저메티오닌혈증과 호모시스테인(homocysteine)의 상승으로 귀결된다.

5) 임상 증상

임상 증상은 무증상이거나 산전증상이 나타날 정도로 심하거나 매우 다양하다. 신생아 대사질환 선별검사에 음성일 수도 있다. 일반적으로 대사성 산혈증이나 고암모니아혈증은 드물다.

(1) 산전증상

자궁 내 성장지연, 소뇌증, 선천성심장기형, 심근증이 동반되기도 한다. 얼굴모습이 dysmorphic(얼굴이 길고, 귀가 크고 낮게 위치하며, 인중이 옅다)하기도 하다.

(2) 영아기 증상

신생아 대사질환 선별검사에서 C3 및 이차검사에서 total homocysteine이 상승한다. 자주 토하고 잘 먹지 않으며, 잘 자라지 않는다. 근긴장도가 저하되며 발달지연이 동반된다. 소뇌와 뇌증을 보이기도 한다. 혈액학적으로 빈혈, 혈소판 수 및 백혈구 수의 감소를 보이기도 한다. 안과적 문제로는 안구진탕, 시신경위축, 색소성 망막병변을 보인다.

(3) 소아기 증상

발달지연 및 퇴행, 진행성 뇌증을 보인다. 만성적인 혈전성미세혈관 질환(chronic thrombotic microangiopathy) 양상을 보인다. 단백뇨 및 혈뇨, 신성 고혈압, 신기능 감소를 보이기도 한다.

(4) 청소년기 및 성인기 증상

백질의 변성이 진행되고 척수의 아급성변성도 동반된다. 인지기능이 감소하고 정신과적 문제도 발생한다. 사지의 감각이 소실되기도 하고 근력이 저하된다. 심부 혈전증이 자주 재발하고 뇌졸중, 폐색전증이 동반되기도 한다.

6) 진단 및 검사 소견

(1) 생화학적 소견

메틸말로닌산(MMA), 총호모시스테인(total homocysteine, tHcy), 시스타티오닌(cystathionine)은 증가하고 메티오닌은 감소한다. 비타민 B12 농도는 정상이다. 후천적 결핍을 배제하기 위해 측정이 필요하다. 메틸말로닌산, 2-methylcitrate, propionycarnitine (C3)의 증가는 AdoCbl 합성장애를 시사하고 총호모시스테인(tHcy)과 시스타티오닌 증가, 메티오닌 감소는 MeCbl 합성장애와 methionine synthetase 기능장애를 반영한다. 대개 총호모시스테인 농도는 > 100 uM이고 혈장 MMA는 100 uM, 소변 MMA는 500~10,000 mg/gCr, 혈장 메티오닌은 <13 uM, C3의 증가(5~10 uM)를 나타낸다.

(2) 분자유전학 검사

MMACHC 유전자 분석이 진단에 효과적이다.

(3) 신생아 대사질환 선별검사

C3가 증가하면 의심할 수 있다. 그러나 부가적인 tHcy의 측정이 필요하다.

7) 치료 및 관리 (표 6-6)

8) 예후

무증상으로 진단된 경우나 지발형의 경우 대체로 예후가 양호하다. 그러나 임상 증상이 산전에 발현하였거나 영아형의 경우에는 여러 합병증 및 신경장애가 동반된다.

표 6-6. 치료 및 관리(Adapted from 참고문헌 8)

치료제	추천용량	투여 횟수	목표혈중 농도	효과	생화학적 목표
Hydroxycoblamin 근주, 피하주사, 정주	0.3 mg/kg/일	매일 1회	혈장 B12>1,000 ng/mL	확립	1) 혈장 MMA 및 tHcy 감소 2) 혈장 methionine 및 혈액소견 정상화
Betaine 경구	250 mg/kg/일	일 3회 분복	혈장 betaine> 1mM	확립	
Folinic acid 경구	5~15 mg/일	일 2~3회 분복		이론적	
L-carnitine 경구	50~100 mg/kg/일	일 3 회 분복		이론적	

* 저단백식이나 메티오닌 보충은 필요하지 않으나 충분한 열량을 공급해야 한다.
* Nitrous oxide를 이용한 마취는 B12의 소모를 증가시켜 환자의 신경증상을 악화시킴으로 사용하지 않는다.

증례 6-4

신생아 선천성 대사질환 선별검사에 이상으로 보인 비타민 B12 반응형(Cbl C) 메틸말론산뇨증

1. 내원 동기가 된 주 증상

대사 선별검사 이상

2. 발병 시 연령/성별

1개월/남아

3. 가족력

특이 소견은 없었다.

4. 임상 증상

생후 선천성 대사이상 검사에서 연속으로 methylmalonic aciduria, homocystinuria, propionic acidemia 의심되는 소견으로 추가 검사 및 진단을 위해 전원되었다.

5. 진찰 소견

내원 당시 의식은 명료하였으며, 다른 신체검진에서 특이 소견은 없었다.

6. 검사 소견

(1) 일반혈액 및 생화학 검사

백혈구 10,900/mm^3(중성구 14.9%), 혈색소 14.1 g/dL, 혈소판 272,000/mm^{3}이었다. 혈청에서 케톤은 검출되지 않았고, 암모니아 72 μmol/L이었다. 소변 유기산 검사에서 methylmalonic acid가 562.8 mmol/mol Cr(참고치; 0~7.3)로 현저히 상승되어 메틸말론산뇨증이 의심되었다. 이후 외래에서 지속적인 관찰을 하는 동안 암모니아 수치는 정상으로 유지되었으나 homocystin요증과 혈장 homocysteine의 상승(56 μmol/L)을 보여서, vitamin B12 1 mg/일을 10일간 근주한 challenge test에서 소변 유기산 분석상 methylmalonic acid가 16.68 mmol/mol Cr로 감소되고 혈장 homocysteine도 정상화되어 비타민 B12 반응성 메틸말론산뇨증를 의심하여 유전자 분석을 시행하였다.

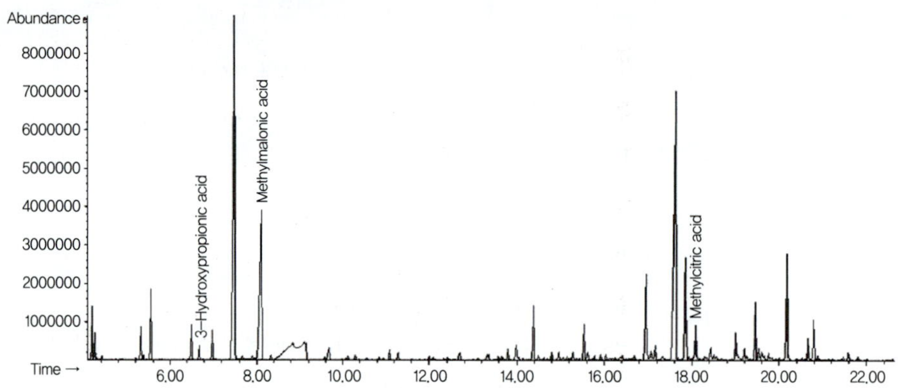

그림 6-8 소변 유기산 분석상 3-hydroxypropionic acid, methylmalonic acid, methylcitric acid가 증가한 소견을 보인다.

(2) 분자유전학 검사

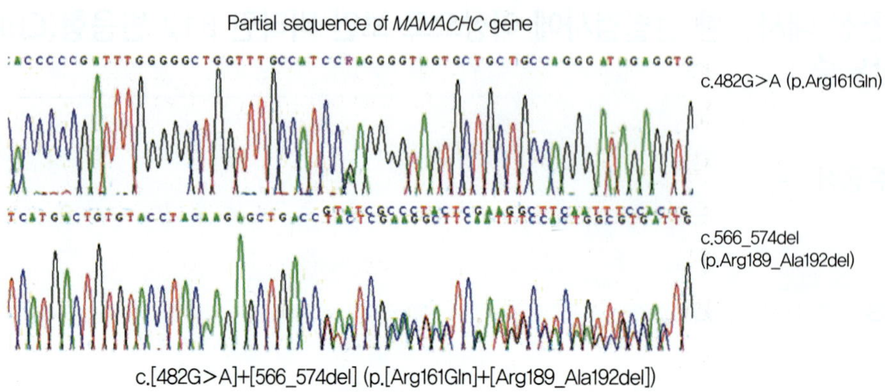

MUT 유전자 검사에서 정상으로 확인되었고, *MMACHC* 유전자 검사에서 c.[482G>A]; [556_574del] (p.[Arg161Gln]; [Arg189_Ala192del]) 복합이형접합자 돌연변이를 지닌 환자로 확인되었다.

7. 치료경과

(1) 치료에 따른 검사 소견 변화

신생아시기에 발병하였지만, 현저한 자궁 내 성장지연, 소두증은 관찰되지 않았다. 마찬가지로 저긴장증, 경련, 뇌증과 같은 신경학적인 장애가 동반되지 않았으며, 주기적으로 실시한 아미노산 수치는 정상이었다. 혈장 아미노산 분석에는 비특이적인 소견이었고, 소변 유기산 검사에서 아래와 같이 상승되었으며, hydroxycobalamin 근육주사를 투여하기 시작하였다. 비타민 B12 반응성 메틸말론산뇨증으로 계속 치료하는 도중 만 6세경 *MMACHC* 유전자 검사에서 확인되어 실시한 homocysteine 43.3 μmol/L(참고치; 5~15)로 경도 증가되었다. 만 9세 10개월 현재 신장 142.9 cm(90백분위), 체중 38.2 kg(75백분위)으로 정상적인 발달 소견이다.

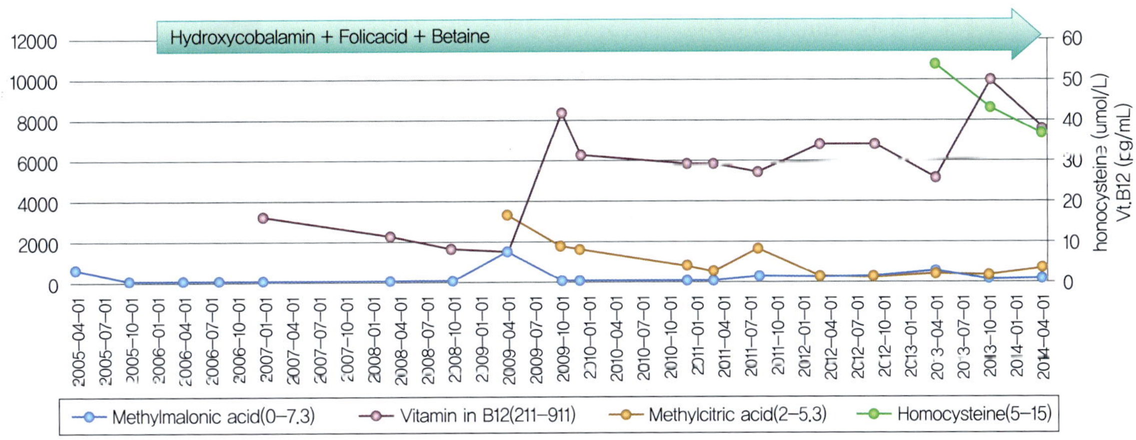

그림 6-9 치료에 따른 생화학적 지표의 변화

(2) 투여 약제/용량

〈처방 사례〉

만 9세 10개월 38 kg 기준

Hydroxycobalamin 5 mg/2 wks 근육주사

Betaine (cystadane) 5 g/day(130 mg/kg/day)

Folate 2 mg qd

증례 6-5

경련으로 내원하여 진단된 비타민 B12 반응형(Cbl C) 메틸말론산뇨증

1. 내원 동기가 된 주 증상(주소)

경련

2. 발병 시 연령/성별

3개월/여아

3. 가족력

특이 소견 없었다.

4. 임상 증상

재태연령 39주 1, 출생체중 2.8 kg, 제왕절개로 태어나 특이 병력이 없던 환아로, 생후 2개월경부터 조금씩 처지며 구역감, 눈마주침이 없어지며, 양측 목과 서혜부에서 미만성 홍반성 병변이 관찰되었다. 점차 진행하는 경련 증상으로 타 병원에서 실시한 뇌자기 공명검사에서 뇌수막염이 의심되어 항생제 및 항경련제 투여 중에 증상이 지속되었다. 프로트롬빈시간 36.6초, 활성화부분 트롬보플라스틴시간이 80.8초로 증가된 범발성 혈관 응고증 소견 및 간수치 상승으로 추가적인 진단 및 치료 위해 본원에 전원되었다.

5. 진찰 소견

신체계측에서 신장 62 cm(50백분위), 체중 5.3 kg(3백분위), 머리둘레 38 cm(3백분위)이었다. 내원 당시 의식은 혼미하였으며, 간비대가 횡경막간아래 2횡지로 촉지되었다. 양측 목과 서혜부에서 미만성 홍반성 병변 및 색소침착이 관찰되고 있었으며, 다른 신체검진에서 특이 소견 없었다.

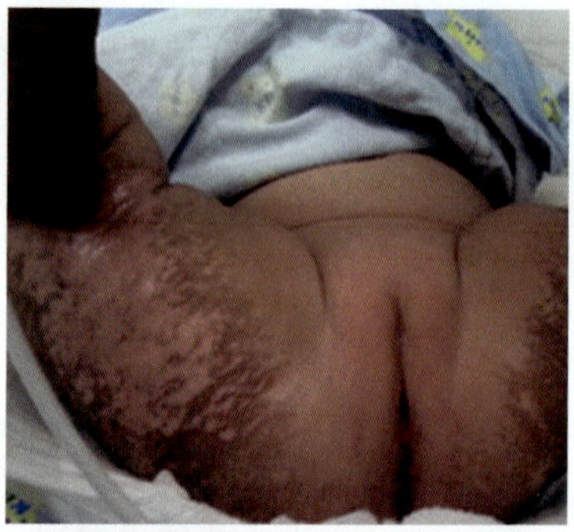

그림 6-10 서혜부 피부병변

6. 검사 소견

(1) 일반혈액 및 생화학 검사

백혈구 3,300/mm^3(중성구 15.2%), 혈색소 7.3 g/dL, 혈소판 54,000/mm^{3}으로 범혈구감소증 소견이었다. 응고 검사에서는 범발성 혈관 응고증이 의심되어 프로트롬빈시간 18초(1.68INR), 활성화부분트롬보플라스틴시간 56.2초, 피브리노겐 73 mg/dL, D-dimer 0.5 ug/mL로 증가되어 있었다. 생화학 검사에서 칼슘 9.7 mg/dL, 인 6.1 mg/dL, 나트륨 140 mEq/L, 칼륨 4.2 mEq/L, 염화 98 mEq/L, AST/ALT 127/155 IU/L, CRP 1.29 mg/dL, 암모니아 28 μmol/L이었다.

타 병원에서 실시한 선천성 대사이상 검사 및 선천성 바이러스 감염 관련 검사에서 정상이었다. 본원에서 재실시한 혈청 아미노산 분석 검사에서 homocysteine 32 umol/L(참고치; 5~15) 증가 및 methionine 1 umol/L(참고치; 9~42) 감소가 관찰되고, 소변 유기산 검사에서 methylmalonic acid가 828.9 mmol/mol Cr(참고치; 0~21.9),

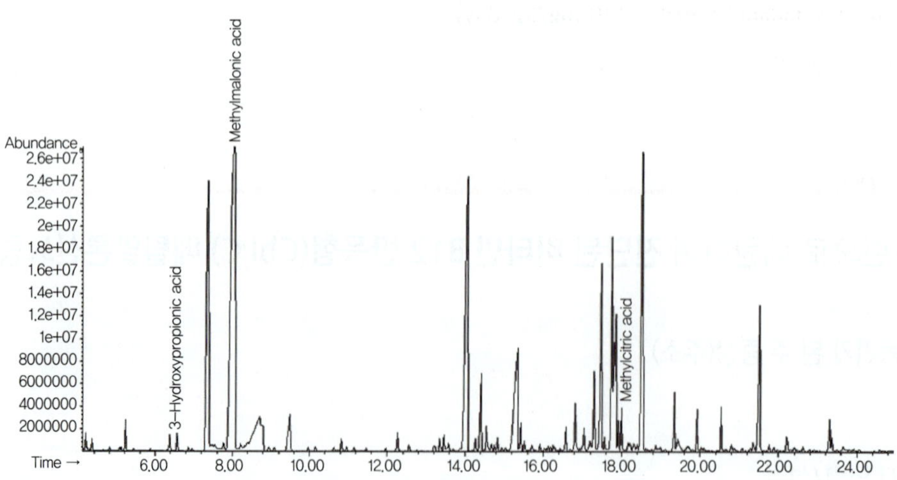

그림 6-11 소변 유기산 분석상 3-hydroxypropionic acid, methylmalonic acid, methylcitric acid가 증가한 소견을 보인다.

3-hydroxypropionic acid 13.2 mmol/mol Cr(참고치; 0~3.3), methylcitric acid 13.5 mmol/mol Cr(참고치; 0~5.3)로 상승되어 메틸말론산뇨증이 의심되었다.

(2) 분자유전학 검사

Pigmentary retinopathy 관찰되어 실시한 미토콘드리아 유전자 검사 정상이었고, 전신 피부에 관찰되는 병변과 함께 영아기 경련과 뇌자기공명검사에서 뇌위축 소견으로 실시한 dyskeratosis congenita, incontinentia pigmenti 관련 유전자도 정상이었다. 이후 *MMACHC* 유전자 검사에서 c.[394C>T]; [609G>A](p.[Arg132*]; [Trp203*]) 복합이형접합자로 확인되었다.

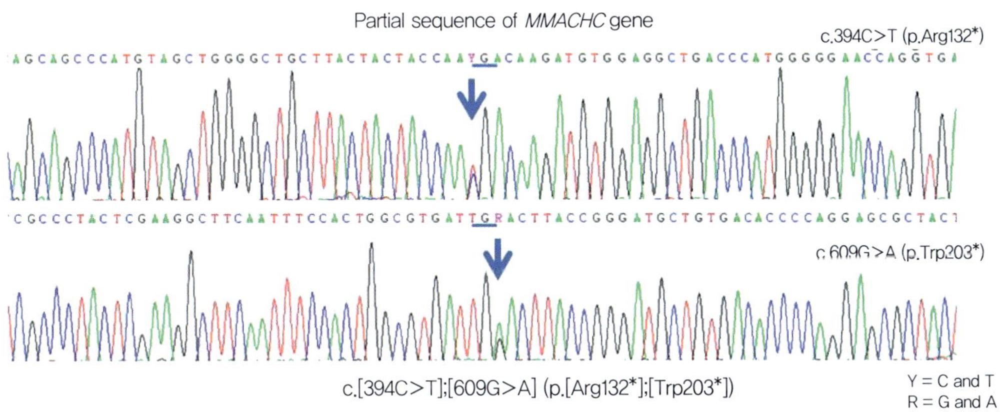

(3) 영상학적 검사

양측 경막하출혈 소견과 함께 약간 증가한 뇌실소견이 한 달 간격으로 재확인 당시 뇌 위축이 급격히 증가하며 뇌실 크기도 증가했다. 출혈 소견으로 의심되는 병변이 전두엽부위에서 관찰되며 뇌이랑을 따라 국소적인 출혈도 관찰된다.

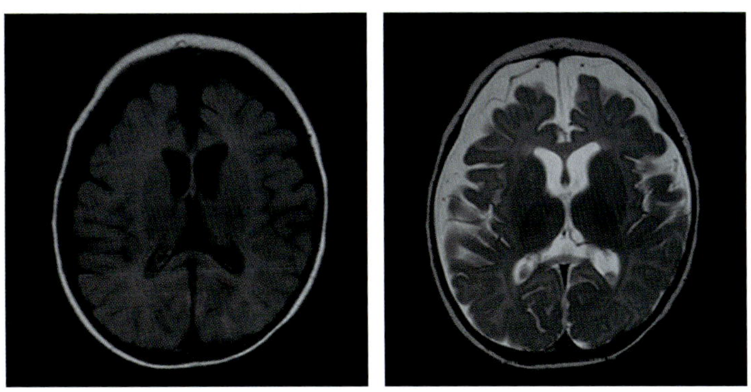

그림 6-12 뇌 MRI 소견상 전반적인 뇌 위축 소견을 보인다.

7. 치료 경과

신생아부터 갑작스럽게 잘 먹지 못하면 늘어지는 증상과 함께, 저긴장증, 경련, 뇌증과 같은 신경학적인 증상이 동반된 전신 질환으로 심한 증상을 보였다. 입원 후 실시했던 뇌파 검사에서는 부분발작 뇌파가 관찰되었다. 점차 청색증을 동반하여 무호흡이 발생하며 산소포화도 유지가 어려웠으며, 범혈구 감소증도 점차 악화되어 실시한 혈우병 관련 검사에서 정상이었다. 골수 검사에서도 내화성 혈구감소증(refractory cytopenia) 이외의 특이 소견이 없음을 확인하였다. 안과 검사에서 retinal hemorrhage 및 retina pigmentosa 소견과 함께 뇌자기 공명검사에서 급격히 진행되는 뇌위축 소견때문에 시행했던 미토콘드리아 관련 유전자 검사에서 정상이었다. 피부 조직검사 소견에서 아연 결핍 소견을 보였다. 창자병증 말단피부염(acrodermatitis enteropathica)을 의심하여 아연 보충 후 범발성 혈구감소증은 호전되는 듯하였다. 이후 소변에서 Pseudomas균이 동정되면서 지속적으로 염증 수치가 상승하며 패혈증이 진행되고 소변량이 감소하였다. 전신부종이 심해져 지속적 신대체 요법(CRRT, continuous renal replacement therapy)을 하였으나 사망하였다. 환자는 사망 후 homocysteine 수치가 51.7 μmol/L(정상치 5~15)로 상승됨을 확인하였고 *MMACHC* 유전자 추가로 실시 후 최종 진단되었다.

증례 6-6 발달지연으로 내원하여 진단된 비타민 B12 반응형(Cbl C) 메틸말론산뇨증

1. 내원 동기가 된 주 증상(주소)

발달지연

2. 발병 시 연령/성별

13개월/남아

3. 가족력

특이 소견 없었다.

4. 임상 증상

산모의 임신성 고혈압으로 인해 재태연령 37주경 출생체중 3.3 kg 출생한 환아로, 생후 11개월경 목가누기, 혼자 앉기 등이 되지 않는 발달지연으로 타 대학병원 실시한 검사에서 메틸말론산뇨증 의심되어 추가 검사 및 치료를 위해 전원되었다.

5. 진찰 소견

신장 83.2 cm(>90백분위), 체중 11.7 kg(75~90백분위), 머리둘레 47.5 cm(>90백분위)로 자궁 내 성장지연은 없었다. 내원 당시 의식은 명료하였으며, 이마가 돌출되고 삼각형의 입술 형태로 전반적으로 약간 비정상적인 얼굴 형태이었다. 다른 신체검진에서 특이 소견 없었다.

6. 검사 소견

(1) 일반혈액 및 생화학 검사

백혈구 12,600/mm^3(중성구 59.9%), 혈색소 11.1 g/dL, 혈소판 435,000/mm^{3}이었다. 정맥혈가스분석에서 pH 7.442, pCO2 30 mmHg, bicarbonate 21 mEq/L, 산소포화도 98% 상태였다. 혈청에서 케톤은 검출되지 않았고, 암모니아 54.1 μmol/L, 젖산 4.7 mmol/L이었다. 소변 유기산 검사에서 methylmalonic acid가 353 mmol/mol Cr(참고치; 0~7.3)로 상승되어 메틸말론산뇨증이 의심되었다.

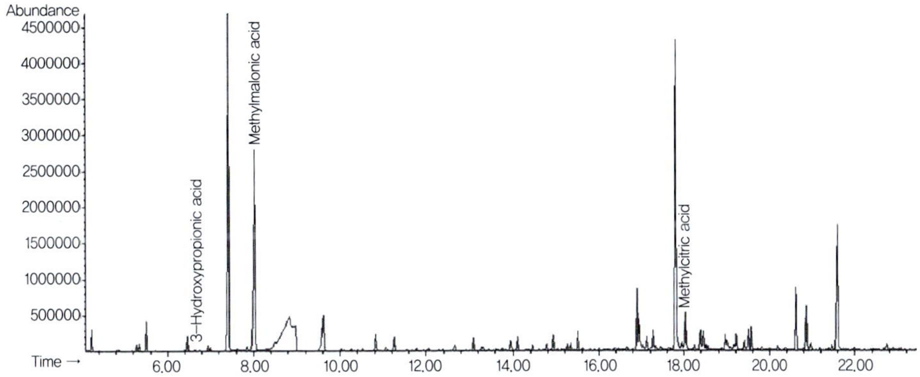

그림 6-13 소변 유기산 분석상 3-hydroxypropionic acid, methylmalonic acid, methylcitric acid가 증가한 소견을 보인다.

(2) 분자유전학 검사

MMACHC 유전자 검사에서 c.[482G>A]; [609G>A](p.[Arg161Gln]; [Trp203*]) 복합 이형접합자 돌연변이를 지닌 환자로 확인되었다.

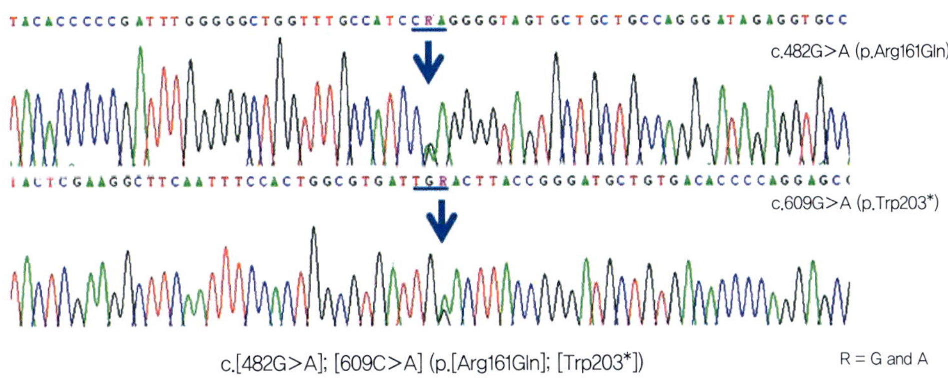

7. 치료경과

(1) 치료에 따른 검사 소견 변화

본원 내원 당시 실시한 DDST에서 전체 운동영역에서 4~5개월 수준으로 현저히 발달지연이 관찰되었으나, 현저한 자궁 내 성장지연, 소두증은 관찰되지 않았다. 저긴장증, 경련, 뇌증과 같은 신경학적인 장애가 동반되지 않고 식이요법으로 비교적 잘 유지되었다.

주기적으로 실시한 혈장 아미노산 분석에는 지속적으로 경도의 glycine 증가 이외 methionine, cystathionine 정상으로 비특이적인 소견이었고, 소변 유기산 검사에서 아래 지속적으로 상승되었으나, 이후 암모니아 수치는 정상으로 유지되었다.

만 9년 6개월경부터 hydroxycobalamin 근육주사를 투여하기 시작하였다. 이에 유기산 배설이 현저히 감소하여 비타민 B12 반응형 메틸말론산뇨증으로 간주하고 치료하였다. 메틸말론산뇨증과 호모시스틴뇨증 복합형태(combined methylmalonic acidemia and homocystinuria, cblC)인 비타민 B12 대사장애가 의심되어 시행한 유전자 검사로 확진되었다.

당시 실시한 혈액 검사에서 혈색소 11.9 g/dL, 정상 비타민 B12 수치였다. 만 16세 6개월 현재 추후 실시한 homocysteine 56.5 μmol/L(정상치 5~15)로 경도의 증가소견이 관찰되며, 신장 178.5 cm(90백분위), 체중 57 kg(25백분위)으로 정상 발달 상태이다.

(2) 투여 약제/용량

〈처방 사례〉

- 9세 6개월경
- Hydroxycobalamin 1 mg/month 근육주사
- Betain (cystadane) 100 mg/kg/day
- Folate 2 mg bid
- L-carnitine 50 mg/kg/day

(3) 식이요법

초기에 MPA 분유로 단백제한 식이를 시행하였으나, 상기 진단 후 단백 식이 제한이 homocysteine 수치를 낮추는 데 큰 영향을 미치지 않아 중단하였다. 오히려 낮은 methionine 수치는 성장 지연, 신경학적인 장애, 안과적인 문제를 영향을 끼칠 수 있어 보충이 필요할 수도 있다.

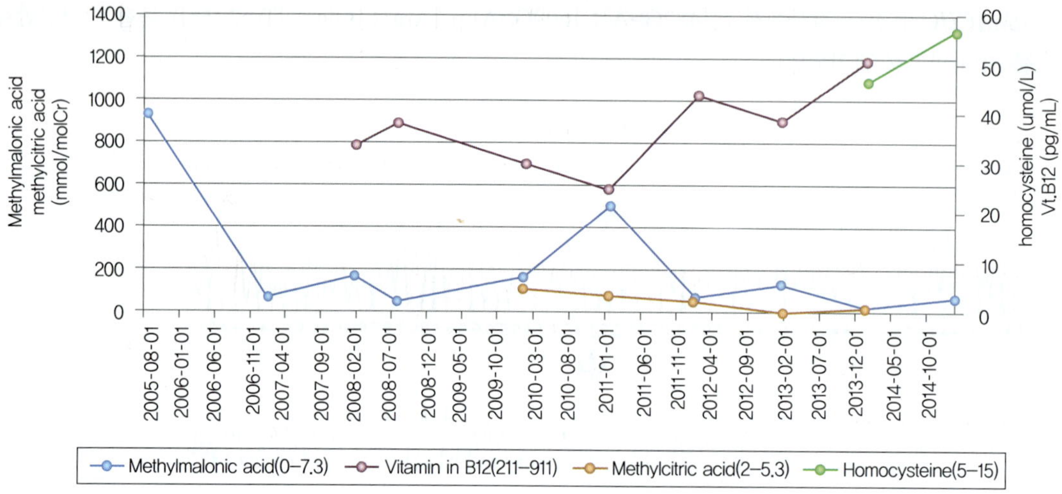

그림 6-14 치료에 따른 생화학적 지표의 변화, 뒤늦게 측정하기 시작한 homocysteine 농도의 변화가 초기에는 없었으나 현재는 12 umol/L로 정상화되었다.

8. 요약

메틸말로닌산뇨증과 호모시스틴뇨증 복합형태(Combined methylmalonic acidemia and homocystinuria, cblC)는 코발라민 대사장애로, adenosylcobalamin과 methylcobalamin (MeCbl) 감소뿐만 아니라 methylmalonyl-CoA mutase의 이차적 결핍 및 methionine 합성이 감소한다. 따라서 메틸말론산과 homocysteine 증가와 methionine 감소가 나타나는 경우에 이 질환을 의심할 수 있다.

전형적인 메틸말론산뇨증에 비해 임상경과가 덜 급격한 편이나, 신생아기에 발생한 경우 임상 증상이 매우 비전형적이고 다양하며 진단이 늦어질 수 있다. 저단백식이나 methionine 보충은 필요하지 않으나 충분한 열량을 공급해야 한다. Hydroxycobalamin, betaine, folic acid 투여로 즉각적인 치료가 필요하다. 정기적인 안과 검진이 필요하다. 대사이상 검사에서 발견된 무증상인 cblC형의 치료에 대한 확립은 아직 없으며, 유전자형과 연관성 및 장기적인 치료, 예후에 대한 추적 관찰이 필요하다.

4 프로피온산뇨 / 혈증 (Propionic aciduria/acidemia)

1) 원인

프로피온산뇨증은 상염색체 열성으로 유전되는 유기산 대사질환으로 propionyl-CoA carboxylase (PCC) 활성도의 유전적 결함에 의해 독성 유기산 대사물이 축적되어 대사성 산증, 케톤산혈증, 고글리신혈증 및 고암모니아혈증 등의 생화학적 특징과 광범위한 임상 양상을 보인다.

2) 유전적 이상

*PCC*는 isoleucine, valine, threonine, methionine, odd-chain fatty acids, cholesterol과 같은 propiogenic substrates의 중간대사산물인 propionyl-CoA가 methylmalonyl-CoA로 전환되는 과정을 촉매하는 효소이다. PCC는 분자량이 각각 72 KD, 56 KD인 두 개의 α와 β subunit가 α6β6 heteropolymeric complex 형태를 이루고 있으며 분자량은 750 KD이다. 사립체 matrix에 존재한다. PCC의 조효소인 biotin은 α subunit에 결합되어 있다. α subunit의 유전자(*PCCA*)는 염색체 13q32에 위치하고 β subunit의 유전자(*PCCB*)는 염색체 3q21-q22에 위치한다. 현재까지 *PCCA*에서는 40개 이상, *PCCB*에서는 60개 이상의 돌연변이가 보고되는데, 대부분이 missence 돌연변이다.

3) 발병빈도

세계적으로 약 50,000명당 1명으로 추정되나 탄뎀 질량분석 검사의 적용으로 각국마다 다양한 빈도로 보고되고 있으며 국내에는 정확한 빈도가 알려져 있지 않으나 지속적으로 환자가 보고되고 있다. 윤혜란 등의 2005년 보고에 의하면 20,000명당 1명의 빈도로 알려져 있다. 1961년 Childs 등이 처음으로 기술하였고, 1969년 말초 혈액백혈구에서 PCC의 효소 활성이 증명되기까지 케톤성 고글리신혈증(ketotic hyperglycinemia)으로 이해되었다. 국내에서는 1999년에 문헌으로 처음 보고되었다.

표 6-7. 한국인 프로피오닌산뇨증 유전자형(Adapted from 참고문헌 7)

환자	*PCCA* gene		*PCCB* gene		예후
	염기서열변화	아미노산변화	염기서열변화	아미노산변화	
1			c.1283 C > T c.1316 A > G	T428I Y439C	Developmental delay
2			c.307 C > T* Unknown	R103X*	Developmental delay
3			c.49_98del ins15* c.1316 A > G	L17NfsX8* Y439C	Normal development
4			c.30_39del* c.1316 A > G	V12fsX* Y439C	Normal development
5			c.1283 C > T	T428I	Early onset with servere metabolic crisis →
6			c.1283 C > T c.1283 C > T c.1316 A > G	T428I T428I Y439C	Developmental delay Expired
7	c.938 G > C* c.1187 T > G*	R313P* V396G*			Severe metabolic crisis with coma → Normal development
8			c.1316 A > G Unknown	Y439C	Normal development

*Novel mutation

4) 생화학적 병태 생리

체내 propionyl coA의 50%는 isoleucine, methionine, valine, threonine에 의해, 20~30%는 소화관 내의 세균에 의해, 나머지는 cholesterol 측쇄나 홀수탄소기의 지방산산화대사에 의해 생성된다. 혈액 내 free propionic acid가 상승하며 이는 acylation되어 carnitine을 소모하며 propionyl acylcarnitine을 형성한다. 또한 3-hydroxypropionate와 methylcitrate가 증가함이 특징인데, 이는 축적된 propionyl CoA의 β 또는 ω 산화대사에 의한 것이다.

탄뎀매스검사상 C3가 증가한다. Methylcitrate는 propionyl CoA와 oxaloacetate의 중합에 의해 발생한다. 프로피온산과 그 대사 물질들이 사립체 내에 축적되면 glycine cleavage 효소계와 요소회로계 효소들의 활성도를 저해하여 고글리신혈증, 고암모니아혈증을 초래한다. 또한 isoleucine 대사 중간산물인 tiglic acid, tiglyglycine, 2-methy-3-hydroxybutyrate, 3-hydroxybutyrate, propionylglycine 등이 검출되기도 한다.

5) 임상 증상

임상형태는 발병 연령에 근거하여 두 가지로 나눌 수 있는데, 신생아기에 발생하고 중증의 급성 신경학적 증상을 보이며 사망률이 높은 신생아형(neonatal-onset form)과 좀 더 늦게 서서히 발병하고 보다 경한 증상을 보이는 후기형(late-onset form)이 있는데, 대부분 신생아기에 발병한다. 프로피온산뇨증 환자의 경우 보통 정상적인 임신과 분만으로 출생한다. 신생아형은 생후 수 시간에서 첫 몇 주에 이르는 초기 무증상 기간 후 수유곤란, 구토, 과도한 체중 감소, 복부 팽만과 같은 비특이적인 소견에서 시작하여 비정상적인 자세와 운동, 저긴장증, 기면과 산혈증, 고요산혈증, 백혈구감소증, 혈소판감소증, 빈혈, 케톤뇨증이 가장 흔한 일반적 검사 이상 소견으로 패혈증으로 오진되기도 한다.

후기형은 생명을 위협하는 급성 뇌병증부터 간헐적 또는 만성 증상까지 임상 증상이 광범위하다. 간헐적 운동실조, 행동이상, 단백질이 풍부한 음식의 선택적 거부, 식욕부진, 주기적 구토, 성장장애, 신경발달이상 등을 보인다. 급성 발병과 재발의 원인으로는 이화작용을 자극하는 스트레스성 사건, 감염, 금식, 변비나 단백질

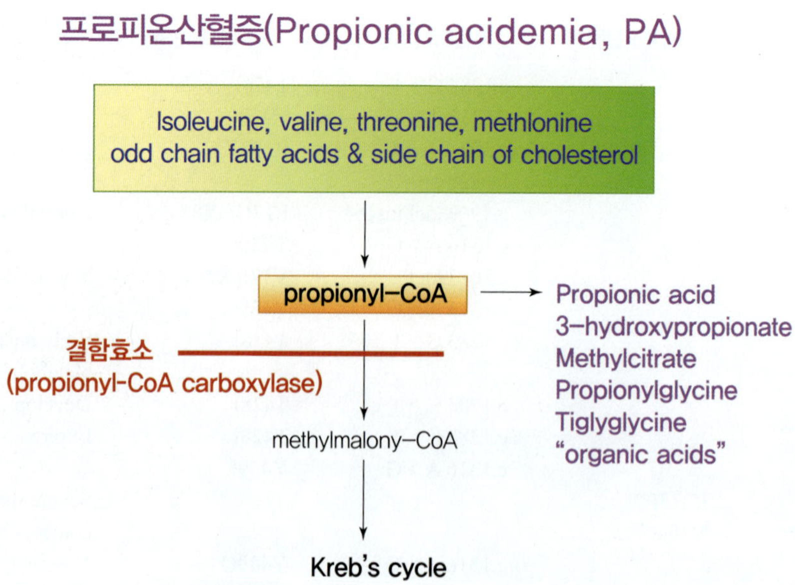

그림 6-15 프로피온산의 생화학적 병태생리

의 과량 섭취 등이 있다. 환자들은 뇌졸중과 유사한 증상(metabolic stroke)을 보일 수 있는데 독성 대사산물의 과다한 축적, 저산소성 허혈성 손상, 심한 케톤산혈증 등이 그 기전으로 설명되고 있다. 기저핵(basal ganglia)의 급성 병변이 호발하며 특히 globus pallidus의 병변이 뚜렷한데, 급성기 뇌 MRI에서 양측 globus pallidus의 비정상 신호를 볼 수 있으며 diffusion-weighted image에서 globus pallidus의 hyperintensity, proton MR spectroscopy에서는 N-acetylaspartate (NAA)의 감소(신경손상의 증거), lactate의 증가가 관찰된다. 다른 신경병변으로는 뇌위축, 탈수초증(dymyelination), 시신경병증이 동반되기도 한다. 급성췌장염이 발생하기도 한다. 프로피오산뇨증 환자의 20~70%에서 확장성 또는 비후성 심근병이 발생한다는 보고가 있어서 정기적인 심초음파 검사가 필요하다.

6) 진단 및 검사 소견

진단은 GC/MS (gas chromatography/mass spectrometry)를 이용한 소변 유기산 정량분석과 tandem 질량 분석기를 이용한 혈액 내의 acylcarnitine profile, plasma amino acid profile 검사로 할 수 있다.

소변 유기산 분석에서 3-OH-propionic acid가 가장 우세하게 증가되어 있고 그 외에 tiglic acid, tiglyglycine, butanone, propionylglycine이 증가되어 있다. Methylcitrate도 증가되어 있는데, 이는 propionyl CoA와 oxalacetic acid의 condesation에 의해 생성된다. 케톤산혈증이 심한 경우에는 3-OH-butyric acid나 acetoacetic acid 등의 증가 소견을 보인다. 혈장 acylcarnitine를 분석해 보면 propionylcarnitine(C3)이 비정상으로 증가된 소견을 보인다. 혈장 아미노산의 분석에서는 glycine과 alanine이 증가된 비특이적인 소견을 보인다. 고글리신혈증은 propionyl CoA가 glycine-cleaving enzyme을 저해하여 glycine이 oxidation되는 과정의 결함 때문이다. Propionyl CoA나 tiglyl CoA와 같은 고농도의 CoA 유도체 축적에 의해 이차적으로 고암모니아혈증이 발생할 수 있는데, 이러한 화합물들이 carbamyl phosphate synthetase의 활성을 억제함으로써 요소회로계의 활성을 감소시키기 때문으로 추정되고 있다. 혈장 암모니아 농도는 질환의 중증도와 관련이 있다.

확진은 환아의 말초혈액 백혈구나 배양된 피부섬유모세포에서 PCC의 결함을 증명하는 것이다. 산전 진단은 GC/MS로 양수 내의 methylcitric acid를 측정하고 융모막 세포에서 얻은 태아세포에서의 효소 활성도를 측정하거나 태아세포에서 추출한 DNA를 분자 유전학적으로 검사함으로써 가능하다.

감별 진단해야 할 질환으로는 케톤혈증과 산혈증을 일으킬 수 있는 다른 유기산뇨증이나 당뇨병, 심한 탈수, 패혈증, 당원병(glycogen storage disease) 등이 있으며 신생아의 일시적 고암모니아혈증, 요소회로대사장애, 라이증후군 등 고암모니아혈증을 보이는 질환과 고글리신혈증과 고글리신뇨증을 보일 수 있는 메틸말론산뇨증(methymalonic aciduria)과 isovaleric acidemia와 β-ketothiolase 결핍, 3-oxothiolase 결핍 등이 있다.

7) 치료 및 관리

치료는 응급치료와 지속적 치료 두 가지로 나눈다.

급성기 응급 치료의 목적은 nitrogen 섭취를 피하고 충분한 칼로리를 공급하여 내인성 이화상태를 막는 것이다. 대사부전의 조기 징후인 음식 거부, 구토, 케톤뇨증은 사망의 잠재적 위험이 있고 신경학적 손상이 진행될 수 있으므로 즉시 발견하여 치료해야 한다. 에너지는 비경구적으로 포도당(80~120 kcal/kg/day)을 공급하고 가능하면 고열량 단백제한 유동식을 비위관(nasogastric tube)으로 준다. 산증은 보통 수액요법만으로 교정될 수 있으나 pH가 정상화되지 않을 때에는 bicarbonate로 교정이 필요하다. L-carnitine(100 mg/kg/24 hr)의 정맥 투여가 도움이 될 수 있는데, 그 기전은 propionyl-CoA를 propionyl carnitine 형태로 전환시켜 배설을 증가시킴으로써 지방산산화를 정상화하고 산증을 개선시키는 것이다. Biotin은 propionyl-CoA carboxylase의 조효소이므로 시도해 볼 수 있고(10～20 mg/day) 치료효과를 거둔 예가 보고된다. 암모니아를 해독하기 위해 sodium benzoate(250 mg/kg)를 사용할 수 있고 최근에 carbamyl glutamate(50～100 mg/kg/day)를 투여하여 고암모니아혈증을 완화시킬 수 있다. 첫 수시간 이내에 내과적 치료에 반응하지 않는 환자는 혈액투석을 통해 독성 대사산물을 제거해야 한다.

지속적 치료 시 공복을 피하여 이화상태를 방지하는 것이 중요하다. 저단백고열량식이, propiogenic substrate가 없는 비타민과 미량 원소의 보충으로 하며 경구투여가 불가능한 경우 비위관과 위루를 통해 음식을 공급하여 식욕부진을 극복하고 영양 상태를 유지할 수 있다. Propionyl-CoA는 내인성 카르니틴과 결합하여 propionyl carnitine 형태로 전환되어 배설됨으로 카르니틴의 결핍이 발생할 수 있다. 이를 예방하기 위해 L-carnitine(50～100 mg/kg/24 hr)을 보충한다. 예방적 치료로 급성염증에 대한 적극적 치료를 포함해서 장내 세균에 의한 propionic acid가 생성을 막기 위해서 월 10일 정도 neomycin(50 mg/kg/일)이나 metronidazole(10～20 mg/kg/일) 등을 투여할 수 있으며, 변비는 고암모니아혈증을 악화시키므로 치료해야 한다. 최근 보존적인 내과적 치료에 대체하여 기저 대사 결함을 치료하기 위한 방법으로 간이식이 시도되고 있으나 독성 대사물의 배설이 감소하지만 대사이상이 완전히 교정되는 것은 아니며 신경학적 증상을 호전시킨 증거는 아직 불충분하다.

8) 예후

급성기에 즉각적인 치료를 하지 않으면 뇌부종, 호흡부전, 저체온증으로 혼수에 이르고 수일 내에 사망하거나 생존하여도 영구적인 뇌손상을 남긴다. 만성적인 대사장애와 제한적인 식이, 반복적인 재발과 회복기간의 연장 등은 성장저하를 초래할 수 있다. 급성 대사 부전 없이 발달장애나 운동장애나 정신지체나 정신이상만을 보인 환자들이 보고되었다. 드물지만 의미 있는 합병증으로는 심근병증(cardiomyopathy)이 있는데, 대사 부전의 급성 에피소드가 없을 때 비후성심근증으로 사망한 환자가 보고되었다. 급성 반복성 췌장염이 드물게 올 수 있고 구토와 복통 등의 증상은 혈장 아밀라아제와 리파아제의 농도 상승과 관련 있다. 드문 합병증으로 비후성심근증, 급성 췌장염, 골다공증 등이 있다. 현재까지의 치료방법으로는 성장을 호전시키고, 신경학적 손상의 주원인이 되는 케톤산혈증과 고암모니아혈증을 감소시킬 수는 있었으나 프로피온산혈증이 인지발달에 미치는 영향 자체를 줄이지는 못한다.

참고문헌

1. Filipowicz HR, Ernst SL, Ashurst CL, et al. Metabolic changes associated with hyperammonemia in patients with propionic acidemia. Mol Genet Metab 2006; 88: 123～30.
2. Deodato F, Boenzi S, Santorelli FM, et al. Methylmalonic and propionic aciduria. Am J Med Genet C Semin Med Genet 2006: 15; 142: 104～12.
3. Lee JH, Ko JM, Yoo HW. A case of propionic acidemia with gait disturbance. Korean Soc Inherit Metab Dis 2006; 6: 6～14.
4. Yeoum WS, Lee KW, Chae BH, et al. A case of propionic acidemia. J Korean Pediatr Soc 1999; 42: 1159～64.
5. Ryu J, Shin YH, Ko JS, et al. Intractable metabolic acidosis in a child with propionic acidemia undergoing liver transplantation : a case report. Korean J Anesthesiol 2013; 65: 257～61.
6. Cheong HJ, Kim HR, Lee SS, et al. Inherited metabolic diseases in the urine organic acid analysis of complex febrile seizure patients. Korean J Pediatr 2009; 52: 199～204.
7. Lee EH, Ko JM, Kim JM, et al. Genotype and clinical features of Korean patients with methylmalonic aciduria and propionic aciduria. Korean J Pediatr 2008; 51: 964～70.

증례 6-7

간헐적인 의식변화와 경련으로 진단된 프로피온산뇨증 환자

1. 내원 동기가 된 주 증상(주소)

의식 저하

2. 발병 시 연령/성별

53일/여아

3. 가족력

2명 이상 3개월, 5개월경 사망하였던 가족력이 있다.

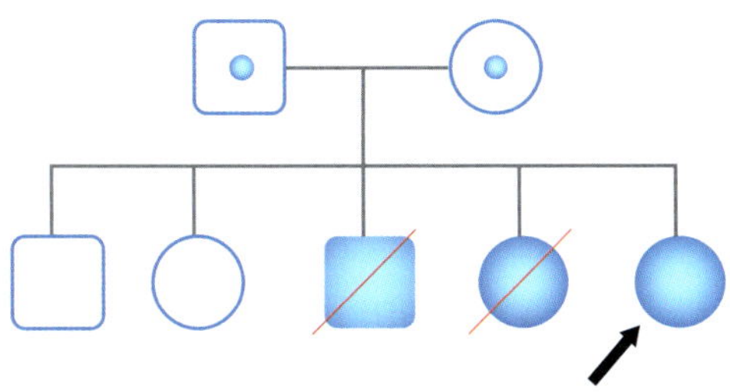

4. 임상 증상

출생체중 3.4 kg으로 태어나 생후 간헐적인 저혈당 병력이 있던 환자로, 생후 1개월경부터 계속 자려고 하고 처져서 타원에 입원하여 치료 중 암모니아 1,400 μmol/L로 상승하고 20분간 간대성 강직 양상의 경련이 발생하며 전원되었다.

5. 진찰 소견

활력 징후는 혈압 95/60 mmHg, 맥박 160회/분, 체온 35.7 ℃이었다. 내원 당시 의식 저하 상태로 기관 삽관 상태였다. 약간 창백한 결막을 보였으며, 대/소천문은 열려 있었으나 팽만되어 있었다. 다른 신체검진에서 특이 소견 없었다.

6. 검사 소견

(1) 일반혈액 및 생화학 검사

백혈구 4,900/mm^3(중성구 20.3%), 혈색소 7.6 g/dL, 적혈구용적률 21.8%, 혈소판 246,000/mm^3이었다. 응고 검사에서 이상 소견은 없었다. 생화학 검사에서 칼슘 4.9 mg/dL, 인 5.4 mg/dL, 마그네슘 1.63 mEq/L, AST/ALT 57/49 IU/L, 총빌리루빈 0.4 mg/dL, 간접빌리루빈 0.4 mg/dL, 암모니아 953 μmol/L, 젖산 85.4 mmol/L이었다. 동맥혈가스분석에서 pH 7.352, $paCO_2$ 27.4 mmHg, bicarbonate 15.3 mmEq/L(BE -10.5), 산소포화도 98.6% 상태였다.

뇌척수액 검사에서 특이 소견 없었다. 당시 실시한 혈청 아미노산 분석에서 glycine이 현저히 증가되어 있었고, 소변 유기산 분석에서 3-hydroxypropionic acid와 methylcitric acid가 증가되어 있어 propionic aciduria 의심되었다.

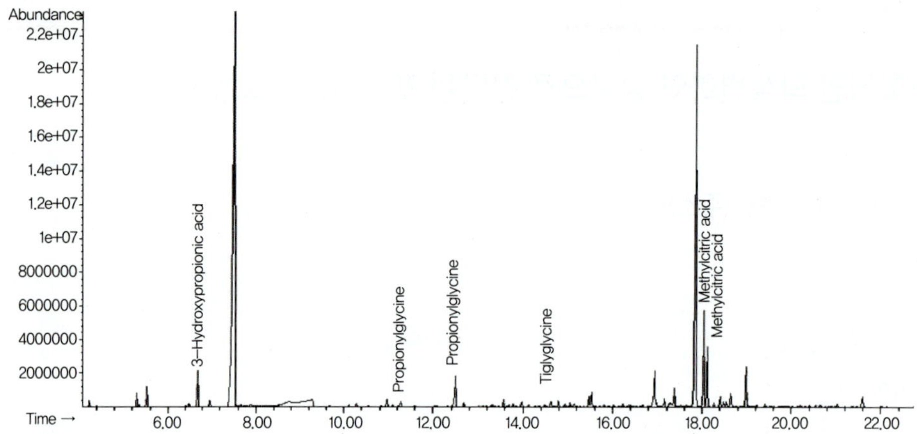

그림 6-16 소변 유기산 분석 소견상 3-OH-propionic acid, propionylglycine, tiglyglycine, propionylglycine, methylcitrate 등이 상승되어 있다.

(2) 분자유전학 검사

PCCA 유전자 검사에서 c.[866G>C]+[1112T>G](p.[Arg289Pro]+[Val371Gly]) 복합 이형접합자 돌연변이를 지닌 환자로 확인되었다.

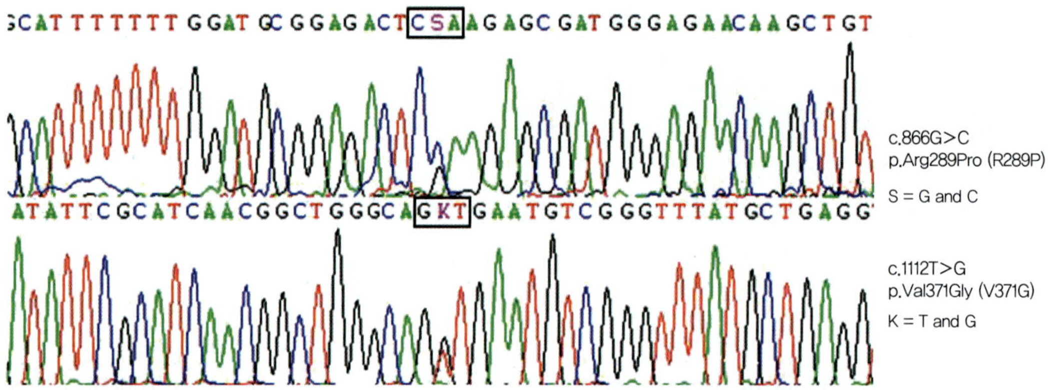

7. 치료경과

(1) 치료에 따른 임상 및 검사 소견의 변화

상기 환자는 고암모니아혈증으로 인한 뇌증으로 경련이 발생하여 기관 삽관 후 기계호흡과 함께 항경련제 및 복막투석을 시행하였다. 또한 충분한 칼로리를 공급하여 내인성 이화상태를 막기 위하여 에너지는 고열량이 필요하여 총 정맥영양법과 지방 정맥투여를 하였다. 이후 지속적인 공복을 피하고 식이 진행은 단백제한 유동식을 지속적으로 시행하였다.

만 4년 2개월경 상기도감염으로 오심, 구토가 지속해서 있던 중 의식이 혼미하여 본원 응급실을 방문 후 시행한 검사에서 pH 7.02, $paCO_2$ 17.4 mmHg, bicarbonate 4.4 mEq/L(BE -24.9), 소변 검사에서 ketone 3+로 심한 대사성 산증과 케톤뇨증을 동반하여 내원하여 수액치료를 받았다. 이후 암모니아는 안정적으로 유지되었다.

상기 치료방법으로는 만 16세 현재 신장 153.6 cm(10~25백분위), 체중 46 kg(10~25백분위)로 성장은 유지시키고, 신경학적 손상의 주원인이 되는 케톤산혈증과 고암모니아혈증을 감소시킬 수는 있었다. 그러나 프로피온산혈증이 인지발달에 미치는 영향 자체를 줄이지는 못하여 만 11세경 발달 평가에서 전체지능 67로 경도의 정신지체가 관찰되었고, 학교 성적은 하위권이다. 환자는 치료 순응도가 낮아 현재 식이요법을 하지 않고 있다.

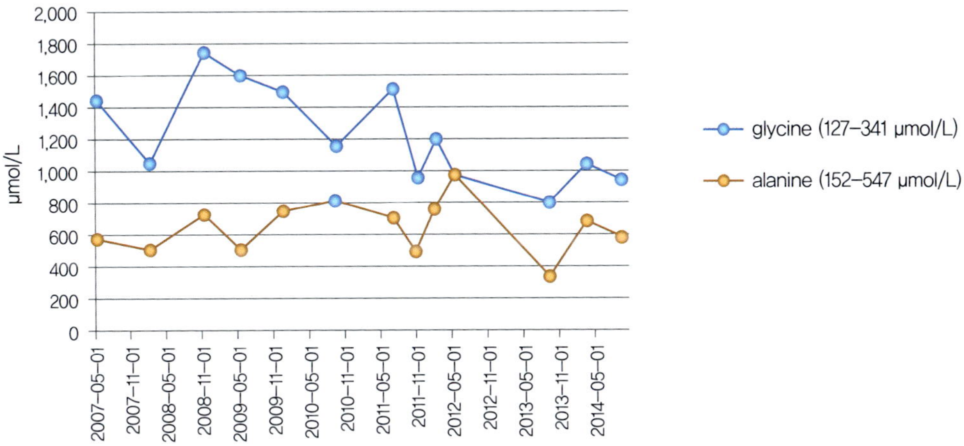

그림 6-17 치료에 따른 혈장 아미노산치의 변화

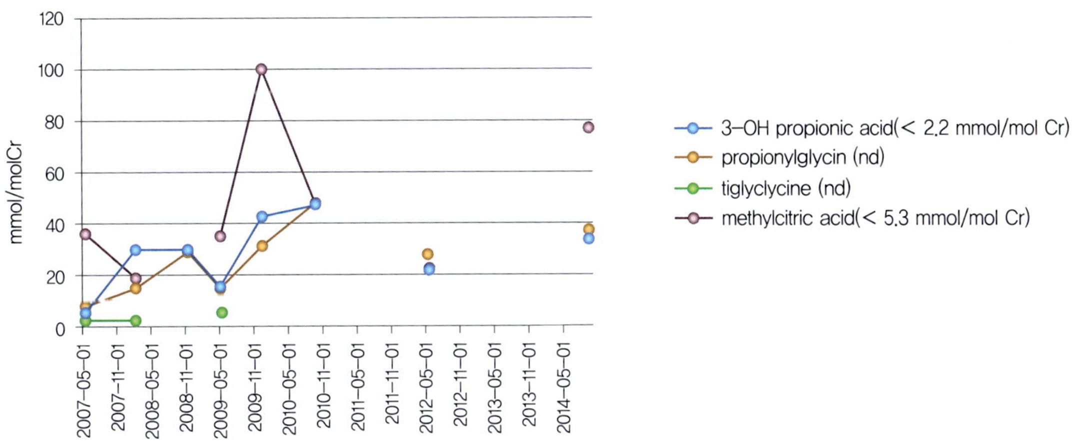

그림 6-18 치료에 따른 소변 유기산 배설량의 변화

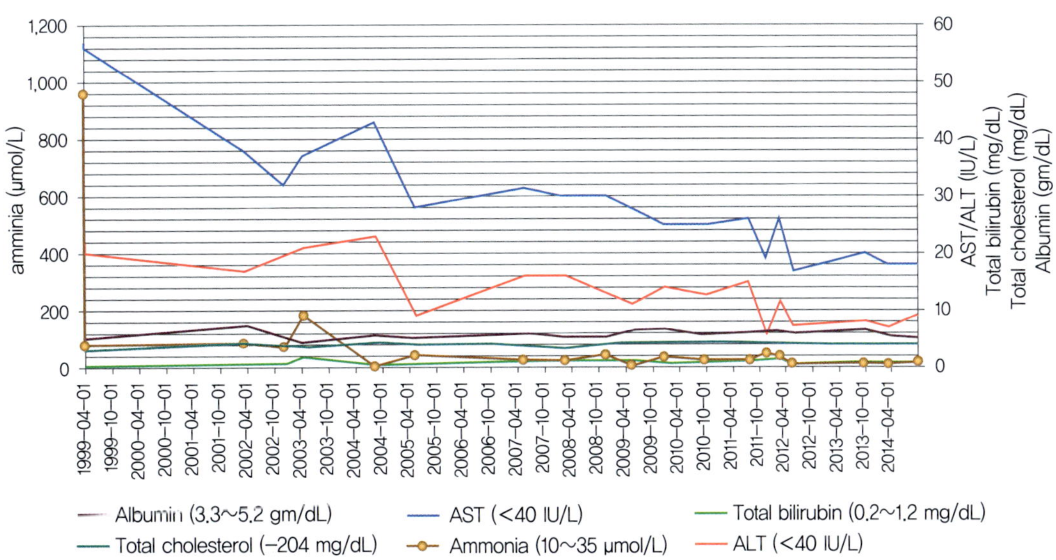

그림 6-19 환자의 간기능 검사 결과의 변화

(2) 투여 약제/용량

급성기 응급 치료의 목적은 암모니아를 낮추기 위하여 sodium benzoate와 buphenyl (250 mg/kg)를 사용할 수 있고, 첫 수시간 내에 내과적 치료에 반응하지 않는 환자는 상기 환자의 경우처럼 혈액투석을 통해 독성 대사산물을 제거해야 한다. L-carnitine (100 mg/kg/24 hr)의 정맥 투여는 propionyl-CoA를 propionyl carnitine 형태로 전환시켜 배설을 증가시킴으로써 지방산산화를 정상화하고 산증을 개선시키므로 도움이 된다.

Biotin (10~20 mg/day)은 propionyl-CoA carboxylase의 조효소이므로 시도해 볼 수 있으나 본 증례에서는 무반응이었다. 이차적인 carnitine 결핍을 예방하기 위해 L-carnitine (50~100 mg/kg/일)을 투여했다. 또한 예방적 치료로 급성염증에 대한 적극적 치료를 포함해서 장내 세균에 의한 propionic acid가 생성을 막기 위해서 metronidazole (10~20 mg/kg/일) neomycin (50 mg/kg/일)을 투여했다. 변비는 고암모니아혈증을 재촉하고 악화시키므로 경구, 관장 제제를 투여를 고려해야 한다.

(3) 식이요법

급성기 응급 치료의 목적은 nitrogen 섭취를 피하고 충분한 칼로리를 공급하여 내인성 이화상태를 막는 것이다. 에너지는 최소한 포도당(80~120 kcal/kg/day)을 공급해야 한다.

고열량 단백제한 유동식, 특히 propiogenic substrate가 없는 비타민과 미량 원소의 보충으로 하며, 경구투여가 불가능한 경우 비위관과 위루를 통해 음식을 공급하여 식욕부진을 극복하고 영양 상태를 유지할 수 있으므로 적극적인 치료를 고려해야 한다.

〈식이 사례 : 영아기 하루 아미노산, 단백, 열량 처방량〉

Isoleucine	70 mg/kg/일
Methionine	20 mg/kg/일
Threonine	50 mg/kg/일
Valine	65 mg/kg/일
단백질	3.5 gm/kg
열량	130 Kcal/kg/일
수분	160 mL/kg

• Propiomax+일반분유+Protein free
• 10개월경 프로피오멕스-1 45 g+일반분유 35 g+프로프리 30 g을 900 cc로 조제
• 만 4년 6개월 프로피오멕스-1 60 g+일반분유 50 g+프로프리 30 g을 800~900 cc로 조제
• 만 9년 6개월 프로피오멕스-2 25 g+일반분유 50 g+프로프리 60 g을 450 cc로 조제

8. 요약

탄뎀매스 방법을 이용한 신생아 대사질환 선별검사상 C3가 증가한 경우 의심한다.

건강하던 신생아가 갑작스런 구토, 기면, 경련 증상이 나타나고 심한 케톤혈증, 산혈증, 저혈당의 경우 의심해 보아야 한다. 근긴장도가 저하되는 경우가 흔하다. 특히 케톤혈증, 산혈증을 일으킬 수 있는 다른 유기산혈증이나 당뇨병, 심한 탈수, 패혈증, 당원병과 함께 기타 요소회로질환, 라이증후군 등 고암모니아혈증을 보이는 질환 등과 감별이 필요하다.

증례 6-8

보행장애로 진단된 프로피오닌 산뇨증 환자

1. 내원 동기가 된 주 증상

보행장애

2. 발병 시 연령 및 성별

4세 남아

3. 병력 및 가족력, 임상 증상

환아는 재태연령 36주에 제왕 절개술에 의하여 출생하였고 출생 시 체중은 3,600 g이었으며 특별한 문제는 없었다. 환아의 형제는 삼형제로 환아는 셋째이다. 첫째는 3세경 경련이 발생하여 치료받던 중 사망하였는데, 출생력상 주산기 가사가 있었고 증상이 발생하기까지는 특별한 이상이 없었다. 둘째는 9세로 건강하다. 환아는 정상적인 발달을 보이며 지내오던 중 46개월에 2일 동안의 고열과 구토 증상으로 모병원에서 5일간 입원 치료를 받았고 뇌 단층촬영검사, 뇌 자기영상검사, 뇌척수액 검사, 위내시경, 복부초음파, 복부단층촬영을 시행하였으나 특이소견이 발견되지 않아 퇴원하였다. 이후에도 구토는 호전 없이 반복되었고 거의 먹지 못하였는데, 퇴원 2일 후 처져 보이며 5~10분 지속되는 복통을 거의 1시간 간격으로 호소하고 손발의 강직과 통증으로 모병원에 다시 입원 하였다. 복통은 2일 후 호전되었으나 양손에 힘을 주는 증상과 보행 장애가 지속되어 본원으로 전원되었다.

4. 진찰 소견

입원 당시 체중, 신장, 두위는 정상 범위였다. 생체 활력 징후는 정상이었고 의식은 명료하였으며 두부, 흉부, 복부에 특이 소견은 관찰되지 않았다. 신경학적 진찰 소견으로 뇌신경, 소뇌 기능, 감각은 정상이었다. 사지의 강직이 있었는데, 상지에서 그 정도가 강하였다. 사지를 굽히고 10~15초 정도 가볍게 떠는 양상의 불수의적인 운동을 반복하였다. 팔에 지속적인 통증을 호소하였고 팔을 펴주면 통증이 사라졌다. 손발을 자의로 움직일 수 있었으나 세밀한 움직임은 하지 못했고 혼자서 앉지 못했으나 수동적으로는 앉을 수 있었다. 일으켜 세우면 중심을 잡지 못하고 비틀거리며 쓰러지려 하였고 걷지 못하였다. 심부건반사가 항진되어 있었고(knee jerk +++/+++, ankle jerk +++/+++) 병적반사로 ankle clonus는 양성이었으나 Babinski sign은 음성이었다.

5. 검사 소견

(1) 일반혈액 및 생화학 검사

입원 당시 말초 혈액 검사에서 혈색소 12.1 g/dL, 백혈구 3,900/mm^3, 혈소판 453,000/mm^3이었다. BUN은 21 mg/dL, creatinine은 0.7 mg/dL이었다. 정맥혈 가스 분석상 pH는 7.424였고 bicarbonate는 20.2 mEq/L이었다. 전해질 검사상 calcium은 10mEq/L, phosphate는 5 mEq/L이었고, AST는 43 IU/L, ALT는 86 IU/L였다. Protein은 6.9 g/dL이었고 albumin 4.3 g/dL이었다. Ammonia는 170 μmol/L(참고치; 10~35), lactate는 2.9 mmol/L(참고치; 0.9~1.7)로 증가되어 있었다. 일반소변 검사상 ketone이 2+로 검출되었다. Tandem 질량분석 검사에서 C3 acylcarnitine이 17,45 μmol/L(참고치; <4.33)으로 증가되어 있었다. GC/MS를 이용하여 시행한 소변 유기산 정량분석 검사상 3-OH-propionic acid 8,936 mmol/mol Cr(참고치; 2~15), propionylglycine 2,595 mmol/mol Cr(참고치; 미검출), methylcitric acid 25,426 mmol/mol Cr(참고치; 0~20) 등이 높은 수치로 검출되어 프로피온산뇨증에 합당한 소견을 보였다.

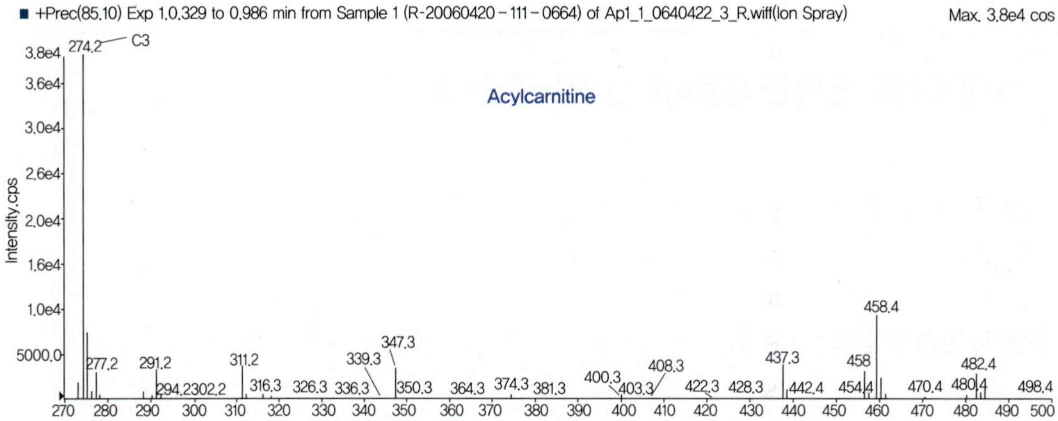

그림 6-20 탠덤매스를 이용하여 분석한 acylcarnitine profile 소견에서 C3가 증가되어 있다.

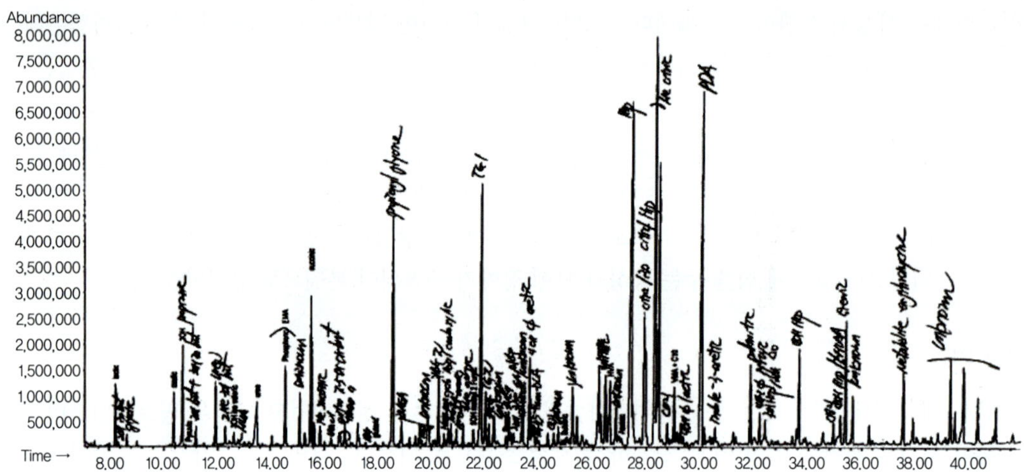

그림 6-21 HPLC를 이용한 소변 유기산 분석결과에서 propionylglycine, 3-OH-propionic acid, methylcitrate의 증가를 보인다.

(2) 분자유전학 검사

PCCB 유전자의 c.553_569 결실변이에 의한 frame-shift 변이[p.Thr185Profs*40]와 c.662 C>A[p.Ser221Thr]의 복합이형접합체이었다.

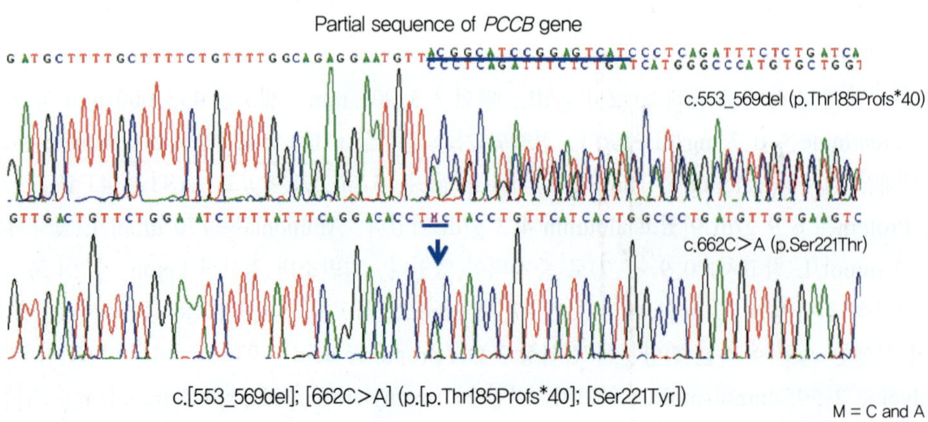

(3) 영상의학검사

심초음파 소견은 정상이었다. 뇌 자기공명영상 검사에서는 뇌 전반에 걸쳐 sulci가 넓어져 있었고 bilateral parietotemporooccipital lobe에 subcortical white matter의 신호가 약간 증가되어 있었으며 T1-weighted 단면에서 기저핵(basal ganglia)의 신호 증강이 관찰되었다.

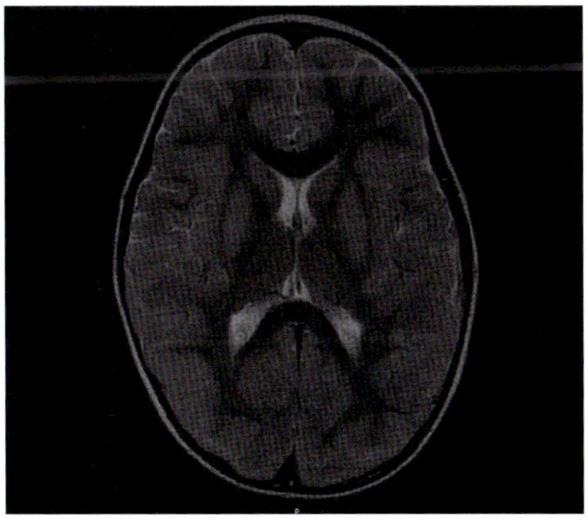

그림 6-22 뇌 MR 영상 : T1-weighted 단면에서 기저핵(basal ganglia)의 신호 증강이 관찰된다.

6. 치료 및 경과

환아는 입원 후 수액요법, 단백제한 식이, L-carnitine, biotin으로 일주일간 치료하였고 사지의 강직과 진전이 감소되고 혼자서 앉고 서고 걷는 것이 가능한 상태로 퇴원하였다. 퇴원 시 검사한 소변 유기산 정량분석에서 3-OH-propionic acid 2,077 mmol/mol Cr(참고치; 0~15 mmol/mol Cr), propionylglycine 2,344 mmol/mol Cr(참고치; 0), methylcitric acid 3,965 mmol/mol Cr(참고치; 0~20)로 호전된 소견이었으나 여전히 상승되어 있었다. 한 달 후 서울아산병원에서 검사한 혈장의 아미노산 정량분석에서 asparagine 116.4 nmol/mL(참고치; 23~112), glycine 748.3 nmol/mL(참고치; 124~341), ammonia 108.5 nmol/mL(참고치; 21~51)로 증가되어 있었다. Tandem 질량분석검사에서 C3 acylcarnitine이 증가되어 있었다. GC/MS 이용한 소변 유기산 정량분석 검사상 3-OH-propionic acid 20.27 mmol/mol Cr(참고치; <24)로 정상이었고 propionylglycine 34.67 mmol/mol Cr(참고치; <2), methylcitric acid 142.80 mmol/mol Cr(참고치; <2)로 큰 호전을 보였으나 여전히 상승된 소견이었고 정상 소견이었던 tiglyglycine이 82.79 mmol/mol Cr(참고치; <2)로 증가된 소견을 보였다. 환아는 현재 biotin, L-carnitine(1,800 mg/day), metronidazole(450 mg/day), 특수분유(MPA)로 치료하며 외래 추적관찰 중이다.

① 식후 2~4시간 혈장아미노산 유지목표(μmol/L)

- Glycine 115~290
- Isoleucine 35~105
- Methionine 18~45
- Threonine 55~250
- Valine 95~300

② 식이처방의 예 : 4세 남아

- Isoleucine 500 mg/일
- Methionine 250 mg/일
- Threonine 500 mg/일
- Valine 700 mg/일
- 단백질 30 gm/일
- 열량 1,500 Kcal/일

7. 요약

프로피온산뇨증 후기형은 생명을 위협하는 급성 뇌병증부터 간헐적 또는 만성 증상까지 임상 증상이 광범위하다. 간헐적 운동실조, 행동이상, 단백질이 풍부한 음식의 선택적 거부, 식욕부진, 주기적 구토, 성장장애, 신경발달이상 등을 보인다. 기저핵(basal ganglia)의 급성 병변이 호발하며 특히 globus pallidus의 병변이 뚜렷한데, 급성기 뇌 MRI에서 양측 globus pallidus의 비정상 신호가 관찰된다. 다른 신경병변으로는 뇌위축, 탈수초증(dymyelination), 시신경병증이 동반되기도 한다. 급성췌장염이 발생하기도 한다. 프로피오산뇨증 환자의 20~70%에서 확장성 또는 비후성 심근병이 발생한다는 보고가 있어서 정기적인 심초음파 검사가 필요하다.

5 이소발레릭산뇨 / 혈증 (Isovaleric aciduria/acidemia)

1) 원인

Isovaleric acidemia는 leucine의 대사의 세 번째 단계의 장애로 FAD 의존적인 효소인 isovaleryl CoA dehydrogenase (IVDH)의 결함에 의해 발생한다. 유아기부터 중한 증상을 나타내며, 발고린내 같은 특유한 소변 냄새가 나는 질환이다.

2) 발병 빈도

유기산 대사이상 중 처음 발견된 질환으로 Tanaka 등이 1966년에 처음 보고하였다. 이후 전 세계적으로 여러 증례가 보고되었다. 발생빈도는 보고에 따라 1/67,000~365,000으로 다양하다. 일본의 경우 1/520,000이라고 하나 국내의 경우는 이보다는 흔한 것 같다.

3) 유전적 이상

Isovaleryl CoA dehydrogenase의 유전자(*IVD*)는 염색체 15q15.1에 위치한다. 12개의 exond로 구성된다. 유전자의 변이는 단백의 기능에 따라 class I-VI로 분류한다. 효소단백의 존재 및 기능, mRNA processing 및 전사장애 등에 근거한다. 현재 30여 종의 돌연변이가 보고되어 있다.

4) 생화학적 병태생리

Isovaleryl CoA dehydrogenase는 45 KDa의 아단위 전구체(subunit precursor)로 미토콘드리아로 유입되면서 43 KDa으로 processing되고 tetramer로 재조합된다. Flavine adenine dinucleotide (FAD) 포함효소에 의해 전자가 electron transfer flavoprotein (ETF)으로 이동되고 ETE dehydrogenase에 의해 전자전달계의 coenyme Q로 이동하게 된다. Isovaleryl CoA dehydrogenase가 결손되면 isovaleryl CoA가 3-methyl crotonyl CoA로 전환되지 않아 isovaleric acid와 그 대사산물인 isovalerylglycine이 현저히 증가하게 된다.

5) 임상 증상

(1) 급성형

① 환자는 보통 생후 수일 또는 수 주에 악화되는 급성 질환을 특징으로 하는 유기산혈증의 임상 증상을 보인다.

② 보통 구토로 시작하나 바로 혼수가 나타날 수도 있다. 구토의 양상은 유문협착증으로 의심될 정도로 심하다. 실제로 pyloromyotomy를 시술받은 환아들도 있다.

③ 저체온증, 국소성 또는 전신성의 경련을 보이며 가사, 사망으로 진행할 수 있다.

④ 심한 대사성 산혈증, 유산혈증, 케톤뇨증을 보인다.

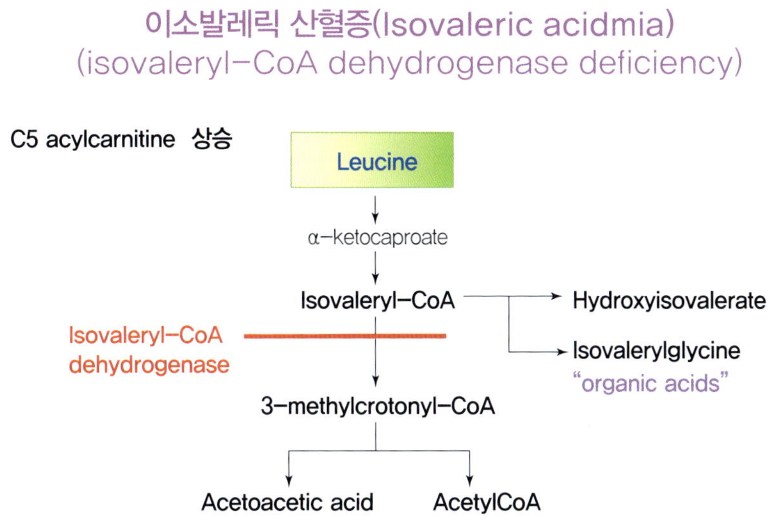

그림 6-23 이소발레릭 산뇨증(산혈증)의 생화학적 병태 생리

⑤ 일부에서 저칼슘혈증이 나타날 수 있고, 영아 초기에는 고암모니아혈증(100~600 umol/L)이 두드러진 증상으로 나타날 수 있다.

⑥ 뇌실내출혈, 뇌부종, 소뇌출혈 등도 나타날 수 있다.

⑦ Isovaleric acid가 증가하면 땀에 젖은 발 고린내 같은 불쾌한 냄새가 난다. 소변을 받아서 즉시 냄새를 맡거나 용기에 담아서 마개로 막았다가 열면서 냄새를 맡으면 더욱 쉽게 소변냄새가 특이하다는 것을 알 수 있다. 중요한 사실은 냄새가 없는 경우도 있다는 것이다.

⑧ 고단백식을 회피하는 경향을 보인다.

(2) 만성형

① 첫 번째 에피소드로부터 생존한 환자들은 재발이 있을 수 있다. 증상의 재발은 감염이나 단백질 섭취 증가와 관련된다. 나이가 들면서 감염 기회와 단백 섭취가 감소하므로 증상 발현 빈도가 감소한다.

② 구토나 운동실조가 첫 증상으로 나타날 수 있으며 특유의 냄새가 다시 난다. 증상이 Reye 증후군으로 진단될 수 있다.

③ 간혹 고혈당증, 심한 케톤산증이 있어 당뇨병으로 오진될 수도 있다. 인슐린 치료는 위험할 수도 있다.

④ 급성과 만성 췌장염이 보고되어 있다. 따라서 췌장염이 있는 소아 환자의 경우 유기산혈증에 대한 감별진단이 필요하다.

⑤ 골수 내 진구세포의 성숙 억제로 혈액학적 이상(특히 영아기 때)이 동반될 수 있는데 백혈구감소증과 혈소판감소증이 흔하고 일부 환아에서 범혈구감소증을 보인다.

6) 진단 및 검사 소견

(1) 급성기 때 혈액 내에 isovaleric acid, 3-OH-isovaleric acid의 농도가 상승된다. 그러나 이들 화합물은 불안정한 휘발성의 단쇄산(short chain acids)이므로 진단에 용이하지 않으며 소변 내의 isovalerylglycine을 검출하는 것이 용이하다. 소변 내의 isovalerylglycine은 매우 안정된 비휘발성 화합물로 환자가 관해기나 건강 상태가 양호할 때도 검출된다. 환자는 3 g/day(2,000~9,000 mmol/mol creatinine) 정도로 많은 양이 검출되나 정상인은 2 mg/day 미만으로 검출된다.

(2) 급성기의 소변 유기산 분석이 진단에 유용한데, isovalerylglycine, 3-OH-isovaleric acid 뿐 아니라 4-OH-isovaleric acid, mesaconic acid,

methylsuccinic acid가 증가되어 있다. 그 외에 lactic acid, acetoacetic acid, 3-OH-butyric acid도 증가될 수 있고 isovalerylglucuronide, isovalerylcarnitine도 검출된다. 급성기 이후에는 isovalerylglycine만 검출되며, 이는 nuclear magnetic resonace (NMR) spectroscopy에 의해서도 검출된다.

(3) Tandem 질량분석기 acylcarnitine profile을 분석하였을 때 C5 acylcarnitine의 단독증가를 볼 수 있다. Multiple acyl CoA dehydrogenase 결핍 시에 2-methylbutyrylcarnitine의 증가로 C5가 증가할 수 있으나 이때는 C4 증가가 동반된다. 그런데 isolated 2-methylbutyryl CoA dehydrogenase deficiency는 효소 분석이나 소변 내의 2-methylbutyrylglycine의 검출로 반드시 구별해야 한다. Isovaleric acidemia에서는 C5/C3치가 유용하다.

(4) GC/MS 방법으로 양수 내의 3-hydroxyisovaleric acid와 isovaleryl glycine을 분석함으로써 신속한 산전진단이 가능하다. Isovalerylglycine이 재태연령 12주 정도에 검출되면 진단적이다. 그러나 *IVD* 유전자를 분석함으로 정확한 산전진단이 가능하다.

(5) 피부 섬유모세포 배양에서 효소 분석을 시행함으로 확진할 수 있으나 IVD 유전자를 분석 함으로 정확한 진단이 가능하다.

7) 치료 및 관리

(1) 급성기

① 포도당과 중탄산을 함유한 수액과 전해질로 공급으로 열량을 공급하여 단백질의 이화작용을 감소시키며 탈수 및 대사성 산증을 교정한다.

② Leucine 제한 식이나 저단백 식이를 권장한다. 고암모니아혈증이 동반된다면 sodium benzoate(250~500 mg/kg/day), sodium phenylbutyrate(250~500 mg/kg/day), arginine hydrochloride(250~500 mg/kg/day)를 사용하여 질소 제거를 촉진할 수 있고, 필요하다면 교환수혈이나 투석을 시행한다.

③ 정맥 내 카르니틴(L-carnitine) 주사로 고암모니아혈증과 카르니틴 결핍을 경감시킨다. 카르니틴은 carnitine acetyltransferase를 통해 isovaleric acid를 isovalerylcarnitine으로 전환시켜 배설을 증가시킨다.

④ 글리신(glycine)(150~250 mg/kg/day)은 급성기뿐 아니라 만성기에도 유용하다. 글리신은 N-acylase를 통해 isovaleric acid를 isovaleryglycine으로 전환시킨다.

(2) 만성기

① 카르니틴은 급성기 이후에는 경구 투여한다.(100 mg/kg/일)

② 저단백식이(1.0~1.5 g/kg/day)의 효과는 확실하지 않다.

③ 장기 치료의 기본은 식이 내의 leucine을 제한하는 것이다.(0.75 g/kg) 프로피온산혈증이나 메틸말론산혈증에서보다 아미노산 섭취를 덜 제한한다.

④ 글리신 치료뿐 아니라 영양요법은 isovalerylglycine의 소변 유기산 정량 분석으로 감시하여 적절한 용량을 유지해야 한다.

⑤ 알라닌을 글리신과 같이 복용해 볼 수 있다.

8) 예후

① 환아의 반 이상이 첫 번째 임상 증상 발현 때 사망하는 것으로 알려져 있으나 진단되지 않은 채 사망한 수를 포함한다면 더 많은 정도의 사망을 보일 것이다.

② 생존한 환자들의 대부분은 정상적인 발달을 보이나 일부 환자에서 경증 및 중증의 정신지체를 보이고 심한 소두증도 보고되어 있다.

③ 신경학적 증상으로 초기에 저긴장증이 보이며 후기에는 운동실조, 진전, 운동조정곤란(dysmetria), 추체외로운동, 활발한(brisk) 심부건반사을 보인다.

④ 뇌파검사에서 slow wave dysrhythmia를 보일 수 있다.

••• 참고문헌 •••

1. Vockley J, Ensenauer R. Isovaleric acidemia : new aspects of genetic and phenotypic heterogeneity. Am J Med Genet C Semin Med Genet 2006; 15; 142: 95~103.
2. Cheon KS, Lee DH. Isovaleric acidemia in siblings diagnosed by organic acid analysis. J Korean Pediatr Soc 2000; 43: 828~31.
3. Lee DH, Cheon KS, Ahn YM. Three cases of isovaleric acidemia. J Inherit Metab Dis 2002; 2: 7~11.
4. Park SJ, Cho SY, Pai KS and Shin JI. Continuous renal replacement therapy in a 4-year-old child with rhabdomyolysis following parainfluenza virus infection and hyperammonemia due to isovaleric acidemia. J Korean Soc Pediatr Nephrol 2013; 17: 132~6.
5. Cho JM, Lee BH, Kim GW, Kim YM, et al. Chronic intermittent form of isovaleric aciduria in a 2-year-old boy. Korean J Pediatr 2013; 56: 351~4.

증례 6-9

구토와 기면으로 내원하여 진단된 isovaleric acidemia

1. 내원 동기가 된 주 증상(주소)

구토, 기면

2. 발병 시 연령/성별

21개월/남아

3. 임상 증상

재태연령 38주, 출생체중 3,360 gm, 제왕절개로 출생한 환아로 생후 2주경 구토증상과 장 마비 소견 의심되어 2주간 신생아 중환자실 입원치료 병력이 있던 신생아로 생후 실시한 대사이상 검사에서 특이 소견 없었다. 건강한 부모의 첫 아이로 특별한 가족력은 없었다.

생후 20개월경 반복적인 구토, 기면 증상으로 타 병원에서 실시한 검사에서 pH 7.27, $paCO_2$ 19.5 mmHg bicarbonate 8.8 mEq/L으로 대사성 산증 소견이 관찰되고, 수액치료에도 호전되지 않으며 높은 음이온 차이 18m Eq/L(참고치; 7~16)와 함께 재실시한 대사이상 검사에서 isovalerylcarnitine (C5)이 14.1 μmol/L(참고치; <1.4 μmol/L) 증가되어 추가적인 검사를 위해 전원되었다.

4. 진찰 소견

신장 88.8 cm(50백부위), 체중 12.7 kg(50백분위), 머리둘레 50 cm(97백분위)이었다. 내원 당시 급성 병색은 관찰되지 않았으며, 다른 신체검진에서 특이 소견 없었다. 머리 가누기는 3개월, 걷기 시작이 16개월경, '엄마, 아빠'와 같은 한 단어 정도의 언어구사로 경도의 발달지연 소견이 관찰되었다. 소변에서 특징적인 발고린내 냄새는 뚜렷하지 않았다.

5. 검사 소견

(1) 일반혈액 및 생화학 검사

본원에서 금식 후 실시한 대사 선별검사에서 isovalerylcarnitine(C5)의 고도증가, 혈장 아미노산 분석에서는 비특이적인 소견을 보였고, 소변 유기산 검사에서 3-OH-isovaleric acid 6.5 mmol/mol Cr(참고치; 0~14.4), isovalerylglycine 761.1 mmol/mol Cr(참고치; 비검출)로 상승되어 아이소발레린산혈증이 의심되었다. 정맥혈 가스분석에서 pH 7.341, $paCO_2$ 44.2 mmHg, bicarbonate 24.1 mEq/L(BE-1.9), 산소포화도 65.4% 상태였다. 암모니아 54 μmol/L, 유산 4.5 mmol/L로 경도의 젖산이 상승되었다.

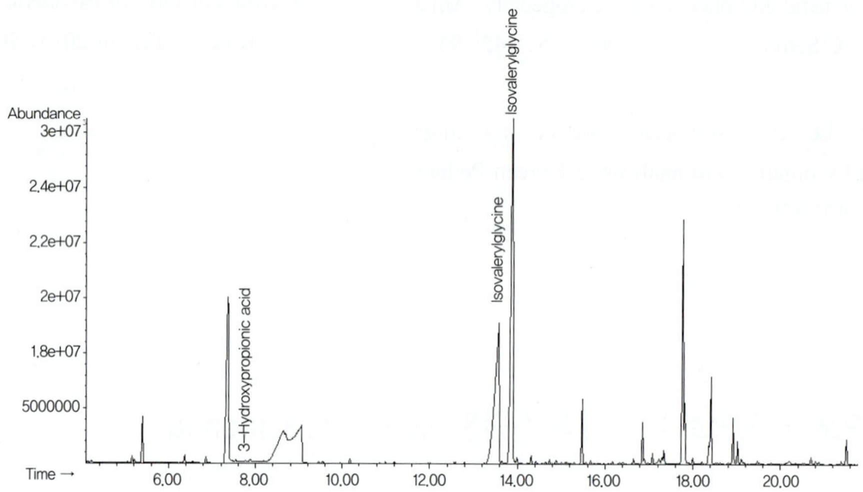

그림 6-24 소변 유기산 분석 소견상 3-hydroxyisovaleric acid와 isovalerylglycine이 상승되어 있다.

(2) 분자유전학 검사

IVD 유전자 검사에서 c.[986T>C]; [1083del](p.[Met329Thr]; [Ile361fsX11]) 복합 이형접합자 돌연변이로 이전에 보고되지 않은 형태였다. c.1083del(p.Ile361fsX11)은 frameshfit 돌연변이이며, c.986T>C(p.Met329Thr)은 예측 프로그램 상에서 돌연변이에 가까운 결과를 보였다. 또한 부모는 각 돌연변이를 하나씩 가지고 있음을 확인하였다.

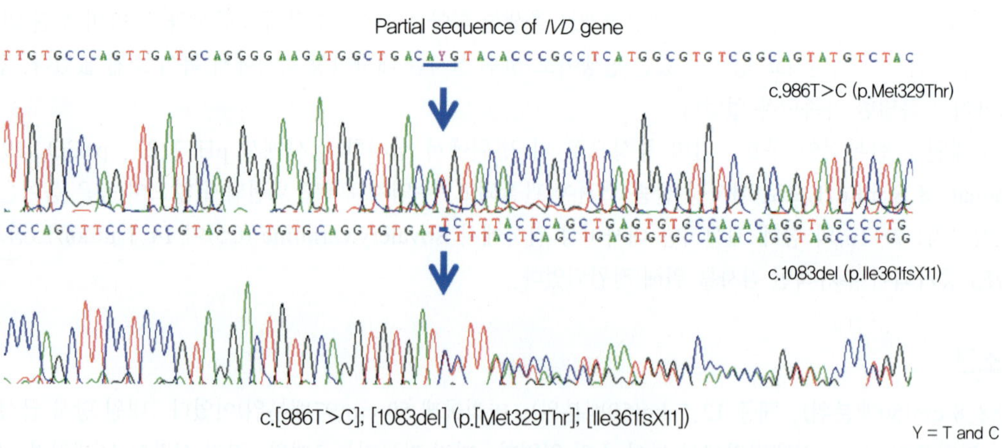

6. 치료경과

(1) 치료에 따른 임상 및 검사 소견의 변화

상기 환자는 유전자 검사를 통해 확진 후 leucine 제한식과 저단백식이를 시작하였다. 외래를 통해 실시했던 acylcarnitine 검사에서 정상범위로 카르니틴 결핍이 의심되지 않아 특별히 약제 복용 없이, 식이요법만 통해 환자는 비교적 안정적인 상태를 유지하였다.

만 4세 7개월경 상기도 감염 증상과 10~20차례 구토로 의식변화가 생겨서 실시했던 연고지 근처 타원 검사에서 pH 7.12, $paCO_2$ 27 mmHg, bicarbonate 8.8 mEq/L(BE -19.1)로 감소되어 포도당과 중탄산을 함유한 수액과 전해질로 공급하며 응급실을 통해 전원되었다. 급성기 이화작용을 줄이기 위해 고 에너지를 공급(20% MCT 오일, 10% 포도당 수액)을 하면서 환아 탈수 및 산증 호전되었으며, 카르니틴과 글리신 투여를 시작하였다. 만5세 현재 신장 106.1 cm(25백분위), 체중 18.4 kg(50백분위)이며, 한국형 발달검사에서 경도의 지체소견이 관찰되었다.

(2) 투여 약제/용량

급성기의 경우 단백질의 이화작용을 감소시키며 탈수 및 대사성 산증을 교정하기 위해 포도당과 중탄산을 함유한 수액과 전해질로 공급은 동일하다. 단백질 양을 제한하며 고암모니아혈증이 동반된다면 sodium benzoate(250~500 mg/kg/day), sodium phenylbutyrate(250~500 mg/kg/day), arginine hydrochloride(250~500 mg/kg/day)를 사용할 수 있다. 환아의 경우 암모니아 수치는 정상이고 특별히 대사성 위기는 없었다. 또한 카르니틴 복용(50~100 mg/kg/day)은 carnitine acetyltransferase를 통해 isovaleric acid를 isovalerylcarnitine으로 전환시켜 배설을 증가시킬 수 있으므로 고려할 수 있다. 글리신은 N-acylase를 통해 isovaleric acid를 isovaleryglycine으로 전환시키므로 글리신(glycine)(150~300 mg/kg/day)을 고려한다.

〈처방 사례〉

- Glycine 2 g/day(110 mg/kg/day)
- L-carnitine 1.5 mL bid(50 mg/kg/day)

(3) 식이요법

장기 치료의 기본은 식이 내의 leucine을 0.75 g/kg으로 제한하는 것이 가장 중요하며, 다른 유기산 질환에 비해 엄격한 단백질 식이제한이 필요하지 않다. 기본적으로 leucine 제한분유 복용을 권하고, 시기별로 영양 상담을 통해 총 칼로리와 단백질량, leucine량을 확인하였다.

〈식이 사례〉

- 21개월 : Leucine free formula 120 g+일반분유 60 g
  → 총 800 cc로 혼합(850 kcal, 단백질 25 g, 루신 700 mg)
- 33개월 : Leucine free formula 90~120 g+저단백밥/일반밥+고단백식품 간식(어육류, 유제품) 제한

7. 요약

Isovaleryl CoA dehydrogenase의 장애에 의한 leucine 대사장애이다. 유아기부터 중한 증상을 나타내며, 특유한 소변 냄새가 나는 질환이다. 급성형(acute neonatal)은 구토, 경련 등이 생후 2주 안에 발생하나, 만성형(chronic intermittent)은 첫 번째 에피소드로부터 생존한 후 감염이나 단백질 섭취 증가와 관련하여 증상이 재발된다. 조기 진단과 함께 leucine 제한식이, carnitine, glycine 등의 투여로 신경학적 후유증을 줄일 수 있다.

6 단풍당뇨증 Maple syrup urine disease (MSUD) (Branched-chain oxoaciduria)

1) 원인

Leucine, isoleucine, valine의 대사에 관여하는 branched-chain 2-keto acid dehydrogenase complex (BCKDH)의 결핍에 의해 발생한다.

2) 유전적 이상

상염색체 열성 유전되며 *E1α*, *E1β*, *E2* 유전자의 150개 이상의 다양한 돌연변이가 밝혀져 있다. E1은 α2β2 구조를 가지는 두 가지 단백질로 구성되며 *E1α*는 염색체 19q13.1-13.2에 위치하고 유전자는 *BCKDHA*이다. *E1β*는 염색체 6p14.1에 위치하고 유전자는 *BCKDHB*, *E2*는 1p31에 위치하고 유전자는 *DBT*, *E3*는 7q31-32에 위치하고 유전자는 *DLD*로 불린다. 대부분의 단풍당뇨증은 *BCKDHA*(단풍당뇨증 1A형), *BCKDHB*(단풍당뇨증 1B형), *DBT*(단풍당뇨증 2형)의 유전자 돌연변이에 의한다. Dihydrolipoamide dehydrogenase 결핍을 유발하는 *DLD* 유전자 돌연변이는 3형 단풍당뇨증을 유발하나 전형적인 단풍당뇨증과는 임상 양상이 다른 드문 형태이다. 전형적인 단풍당뇨증 환자의 유전자 분석에서는 *BCKDHA* 유전자의 돌연변이가 45%, *BCKDHB*가 35%, *DBT*가 25%를 차지한다.

3) 발병빈도

일반적인 발병빈도는 1/185,000(1/120,000~500,000)이며, 펜실베이니아 주의 메노파 교도(Mennonite)에서 흔하여 1/760의 빈도로 나타나고 New England 선별 검사 프로그램에서는 1/290,000의 빈도로 발생하였다. 한국인의 경우 약 25만 명당 1명의 신생아에서 발병한다. 즉 매년 2명 정도의 환아가 발생할 것으로 추측된다.

4) 생화학적 병태생리

Branched chain amino acid 대사장애의 하나로서 leucine, isoleucine, valine이 증가된다. 기본 결함은 branched-chain α-oxoacid dehydrogenase multienzyme complex (BCKDH)로서 E1 (decarboxylase), E2 (acyl transferase), E3 [flavoprotein lipoamide dehydrogenase (dihydrolipoyl dehydrogenase)]로 구성된다. Dehydrogenase complex의 결핍은 혈중, 요중 leucine, isoleucine, valine의 상승을 가져온다. 이 효소는 50% 이상이 근육에서 발현하며 간, 뇌, 신장 등에 각각 나머지의 약 1/3 정도씩 발현한다.

5) 임상 증상

(1) 전형적(classic) MSUD

출생 시에는 정상이나 생후 1~2주 이내에 구토, 수유장애 등이 나타나며 기면, 진행성 신경계 퇴행이 일어난다. 울음소리는 날카롭고 근이완과 심부건반사, Moro 반사 저하가 근긴장 증가와 반복된다. 특징적으로 혼수 또는 반혼수상태의 영아에서 근긴장 증가와 후궁반장(opisthotonus)이 나타난다. 안구운동 장애, 경련이 나타나고 치료하지 않으면 무호흡, 혼수, 사망으로 진행한다. 신경 증상이 시작되면서 소변에서 특이한 달콤한 냄새

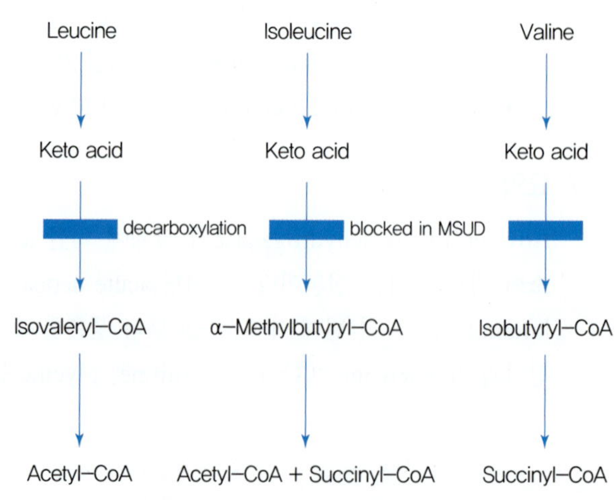

그림 6-25 단풍당뇨증의 생화학적 병태 생리

(maple syrup)가 난다. 우리나라 사람들에게는 마치 한 약재인 감초 냄새가 난다고 해야 적합하다. 저혈당, 산증, 췌장염이 동반되기도 한다. 뇌 영상 소견상 뇌부종, 수초화 지연, 백질부의 이상이 나타난다. BCKDH 효소의 잔존활성도가 없는 경우이다.

(2) 중간형 MSUD

평상시에는 무증상이나 감염 등의 스트레스나 고단백 식이를 하는 경우 케톤산혈증이 발생한다. 적절히 치료되지 않으면 신경장애의 후유증을 보이기도 한다.

(3) Thiamine 반응형

식이요법이 용이하다.

(4) E3 결손형(3형)

전형적 MSUD 증상에 더불어 체내의 젖산, α-keto-glutaric acid 등이 증가한다.

6) 진단 및 검사 소견

탠덤매스를 이용해 선별 검사가 가능하며 확진을 위해 효소 활성도를 측정하는데 간, 신장, 백혈구, 섬유모세포, 양수 세포에서 측정 가능하다. 혈장 아미노산 검사만으로도 leucine, isoleucine, valine, alloisoleucine의 상승을 확인함으로도 진단이 가능하다. 무증상의 경우 저혈당, 산혈증, 고암모니아혈증 모두 없으나 증상이 있는 경우 저혈당, 케톤산혈증, 케톤요증을 보일 수 있다. 소변 유기산 분석에서는 oxoacid (2-oxoisocaproic acid, 2-oxo-3-methylvaleric acid) 계통과 hydroxy acid (2-hydroxy-isocaproic acid, 2-hydroxy-3-methylvaleric acid, 2-hydroxyisovaleric acid) 계통의 배설이 증가한다. 소변에 2,4-dinitrophenylhydarazine (DNPH) 시약을 혼합하면 황색침선을 보인다. 산전 진단은 융모막 또는 양수 세포에서 효소 분석을 하거나 유전자 분석을 통해 가능하다.

7) 치료 및 관리

혼수상태에 빠진 급성기 영아의 경우 응급 치료로 교환수혈, 복막 투석, 혈액 투석, 혈액 여과를 시행한다. Leucine, isoleucine, valine을 포함하지 않은 아미노산을 공급하고 10% 포도당을 함께 투여한다. 아울러 인슐린을 투여하여 동화작용을 촉진시킨다. 장기 치료로 세 가지 아미노산을 제한한 식이(BCAA-free formula)를 진행하면서 아미노산 분석을 자주 시행한다. Thiamine 반응성 여부를 보기 위해 10 mg/kg/일을 3주간 정도 투여한다. 전형적인 MSUD 신생아의 경우 leucine을 정상아의 50~60%인 80~110 mg/kg/일로 감량하여 공급한다. Isloleucine과 valine은 최소 200~250 mg 이상은 공급해야 leucine이 빠르게 감소한다. 성장하면서 leucine은 500~700 mg/일 투여가 가능하다. Isoleucine, valine의 간헐적인 보충이 필요한 경우가 많다. 간이식을 시행하면 branched-chain 2-keto acid dehydrogenase의 활성도가 증가된다. BCAA의 목표혈장농도는 leucine 100~250 μmol/L, isoleucine 50~150 μmol/L, valine 150~250 μmol/L이다. 간이식을 받은 환자는 단백제한 식이가 필요 없으며 catabolic events 시에 metabolic decompensation이 나타나지 않는다. 제거된 단풍당뇨증 환자의 간은 요소회로 대사이상 환자등에 사용할 수 있다. 즉 도미노 간이식이 가능하다.

8) 예후

지능지수는 혈중 leucine 농도가 1,000 μmol/L 이상 유지되던 기간과 반비례한다. Leucine 농도를 정상의 1.5~2배 정도로 유지하면 정상적인 성장과 지능 발달을 보인다.

참고문헌

1. Harris RA, Joshi M, Jeoung NH, et al. Overview of the molecular and biochemical basis of branched-chain amino acid catabolism. J Nutr 2005; 135(6 Suppl) : 1527S~30S.
2. Chuang DT. Maple syrup urine disease : it has come a long way. J Pediatr 1998; 132: S17~23.
3. O CG, Jung YS, Yoo BH, et al. A case of maple syrup urine disease detected by tandem mass spectrometry in newborn screening test. J Korean Soc Neonatol 2003; 10: 88~93.
4. Moon KH, Gwon OS, Lee JI, et al. A case of maple syrup urine disease associated with acrodermatitis enteropathica-like syndrome due toisoleucine deficinecy during diet therapy. J Korean Pediatr Soc 2001; 44: 469~74.
5. Cho DH, Lee HM, Kim SY, et al. A case of maple syrup urine disease. J Korean Pediatr Soc 1997; 40: 1297~302.

증례 6-10

신생아 선천성 대사질환 선별검사로 발견된 단풍당뇨증 환자

1. 내원 동기가 된 주 증상

20일된 여자 신생아가 탄뎀매스 광범위 신생아 대사질환 검사상 2회 연속으로 leucine 농도가 증가되어 내원하였다.

2. 병력 및 임상 증상

2녀 중 차녀로 언니는 정상이었고, 출생 후 모유를 수유하였으나 내원 시까지 특별한 증상이 없었으나 최근 수유량이 감소하고 잠자는 시간이 늘어났다.

3. 진찰 소견

의식은 경도의 기면 상태를 보였고 출생 시 체중은 3.2 kg이었고 내원당시는 3.6 kg으로 정상 체중증가를 보였다. 소변에 젖은 기저귀에서 달콤한 설탕 태우는 냄새, 감초냄새가 났다. Moro반사가 감소되어 있었고 심부 건반사는 감소하였다. 울음소리는 고음으로 날카로웠다.

4. 검사 소견

(1) 생화학적 검사

혈장 아미노산은 leucine 1,153.6 umol/L(참고치; 48~160), isoleucine 412.9 umol/L(참고치; 26~91), valine 804.6 umol/L(참고치; 86~190)로 분지아미노산 모두 매우 상승되어 있었다.

(2) 분자유전학 검사

BCKDHA 유전자 분석상 p.Ser46GlufsX17와 p.T211M의 복합이형접합자가 확인되었다.

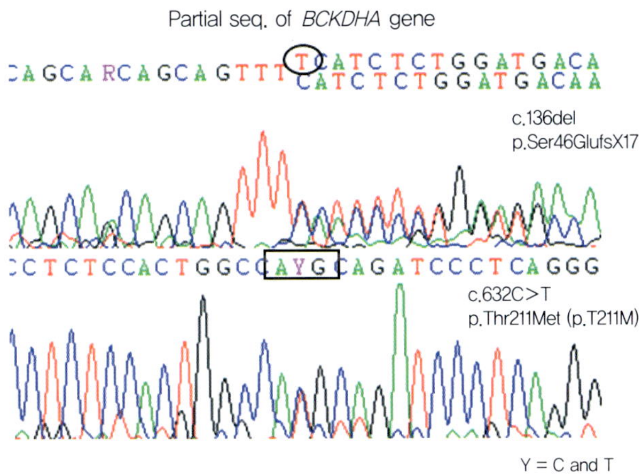

5. 치료경과

(1) 영양처방 : 4~5 kg 몸무게의 신생아 환아의 경우

- ILE : 60 mg/kg×4 = 240 mg
- LEU : 80 mg/kg×4 = 320 mg
- VAL : 70 mg/kg×4 = 280 mg
- Protein : 3.5 gm/kg×4 = 14 gm
- Energy : 140 kca/kg×4 = 560 kcal
- Water : 150 mL/kg×4 = 600 mL

(2) 실제 특수분유 처방

BCAA free formula 58 g+일반분유(1단계) 35 g+protein free formula 10 g → 720 cc를 만들어서 하루 동안 나눠서 먹는다.

(3) 혈장 아미노산 목표치 : 수유 2~4시간 후에 측정한다.

- ALA : 175~450 μmol/L
- ALLO (alloisoleucine) : 0 μmol/L
- ILE : 35~105 μmol/L
- LEU : 85~190 μmol/L
- VAL : 95~300 μmol/L

증례 6-11 의식장애와 수유부진으로 내원하여 진단 된 단풍 당뇨병 환자

1. 내원 동기가 된 주 증상

생후 8일된 여아로 수유 곤란, 전신적인 근력 저하 및 모로 반사의 소실

2. 병력 및 임상 증상

환아는 출생 후 1주일 동안 수유도 잘하고 특기할 만한 8일부터 수유곤란, 전신적인 근력 저하와 Moro 반사의 소실로 신생아 중환자실로 입원하였다. 소변에서는 설탕을 내우는 캐러멜 냄새, 감초 같은 달콤한 냄새가 났다.

3. 진찰 소견

움직임과 울음도 약하였으며, Moro 반사와 Grasp 반사는 모두 없고 저하되어 있었다. 대천문은 약간 팽창되어 있었고, 호흡은 약하고 불규칙하였으나 폐의 청신소견은 이상이 없었고 심박동은 규칙적이었다. 양측 상지의 자발 운동과 하지의 자발 운동도 미약하였다. 신경학적 검사에서 신부건 반사는 나타나지 않았다.

4. 검사 소견

(1) 생화학적 검사

입원 당시 Ca 8.2 mg/dL, P 5.6 mg/dL, AST/ALT 49/40, BUN 23.1 mg/dL, creatinine 0.5 mg/dL였고 ammonia 85 μmol/L였다. 소변검사는 ketone(++), 2,4- dinitrophenylhydrazine 검사(+), ferric chloride 검사(+), 동맥혈 가스분석에서 pH 7.15 $PaCO_2$ 43.8 mmHg, PO_2 61.8 mmHg, HCO_3 15.4 mEq/L로 심한 산혈증을 보였다. 혈장 아미노산의 분석 결과 leucine 1,265.7 μmol/L, isoleucine 648.4 μmol/L, valine 480.5 μmol/L로 현저하게 증가되어 있었다. 소변에서 유기산을 분석한 결과 2-OH-isovaleric acid, 2-oxo-3-methylvaleric acid가 증가하였다.

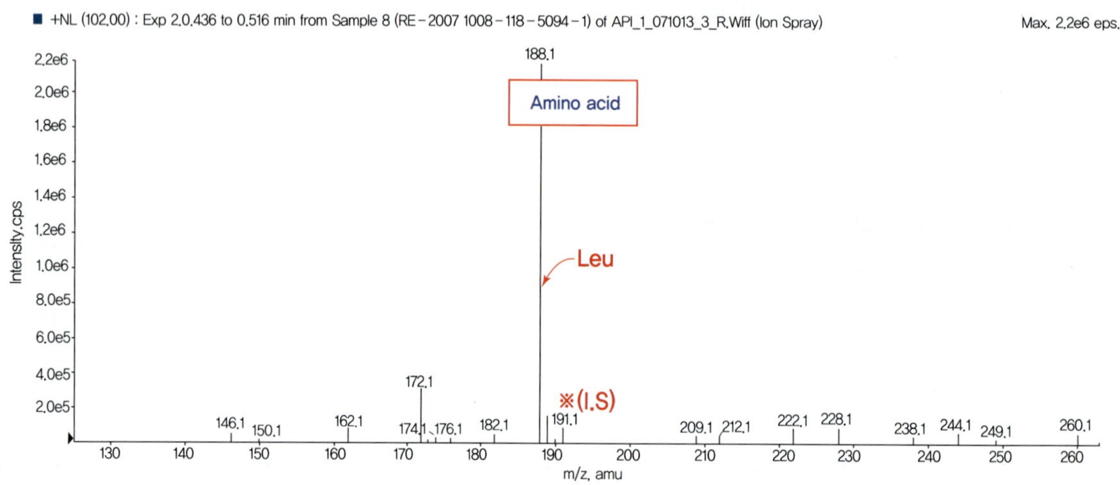

그림 6-26 탠덤매스를 이용한 혈장 아미노산 분석상 분석상 leucine 증가를 보였다.

(2) 분자유전학 검사

환자는 *BCKDHA* 유전자의 p.Arg297His와 p.Pro324_Lys325 dup 돌연변이 복합이형접합자 환자로 진단되었다.

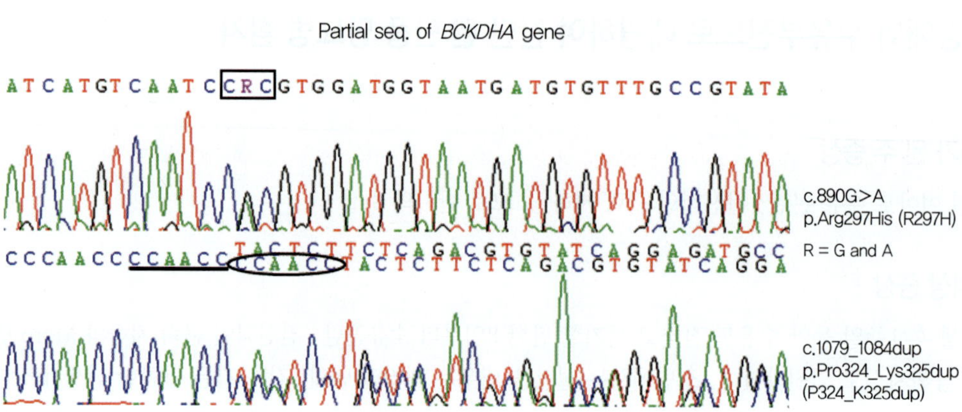

5. 치료 및 경과

환아는 입원 후 무호흡과 서맥이 빈번히 나타나고 기관지 삽관 후 인공호흡술을 시행하였다. 입원 2일에는 동공의 성 경련이 있었으며, 근긴장도는 저하와 항진이 교대로 나타났고, 입원 6일째 대천문은 심하게 팽창도가 증가되었다. 입원 7일째 환아의 소변에서 설탕이 타는 듯한 냄새가 심하게 나타났다. 교환 수혈 후 동공의 축소는 약간 호전되었으나 인공호흡기 사용은 계속하였다. 복막 투석은 보호자의 시행하지 못하였고 자의 퇴원했으며, 그 후 추적조사 시에 사망하였음을 확인하였다.

증례 6-12 간이식을 원하여 내원한 단풍당뇨증 환자

1. 내원의 동기가 된 주 증상

간이식 고려

2. 병력 및 임상 증상

7세 남아로 다른 가족력은 없었다. 재태연령 39주 6일, 출생체중 3.3 kg으로 출생하였고 출생 수일 이후부터 활동력은 비교적 양호하나 잘 먹지 않았다.

생후 4일째 시행한 신생아 내사이상 실환 선별 검사에서 leucine이 5.9 mg/dL(470 μmol/L, 참고치; <5.0 mg/dL)로 확인되어 생후 9일째 재검사 시행하였고 22.4 mg/dL(1,710 μmol/L)로 증가 및 valine 579 μmol/L로 상승되어 있었다.

혈장 아미노산 분석과 소변 유기산 분석을 통하여 임상적으로 단풍당뇨증으로 진단받고 branched chain amino acid의 섭취 제한 식이(BCA 30 gm+ketonex II 100 gm 및 valine 100 mg/일, isoleucine 100 mg/일)를 시행하면서 급성 대사붕괴(acute metabolic crash)로 일 년에 3~4회 정도 입원 치료 중으로 간이식을 고려하여 본원 내원하였다. 경련 발생하여 수년 전부터 타원에서 항경련제 topamax를 복용 중이었다.

3. 진찰 소견

키 120.3 cm(25백분위수), 몸무게 25.2 kg(50백분위수), 머리둘레 52.5 cm(50~75백분위수)로 측정되었다. 환아는 산만한 편이었고 경계성 지능을 보였다. 다른 신체 검진에서 특이소견은 보이지 않았다.

4. 검사 소견

(1) 생화학적 검사

내원 1개월 전 시행한 혈장 아미노산 검사에서 leucin 450 μmol/L(참고치; 79~174), valine 282 μmol/L(참고치; 156~188), isoleucine 179 μmol/L(참고치; 38~95)로 모두 상승되었다. 소변 유기산 분석에서는 2-oxoisocaproic acid, 2-oxo-3-methylvaleric acid, 2-hydroxy-isocaproic acid, 2-hydroxy-3-methylvaleric acid, 2-hydroxyisovaleric acid의 배설이 증가했다.

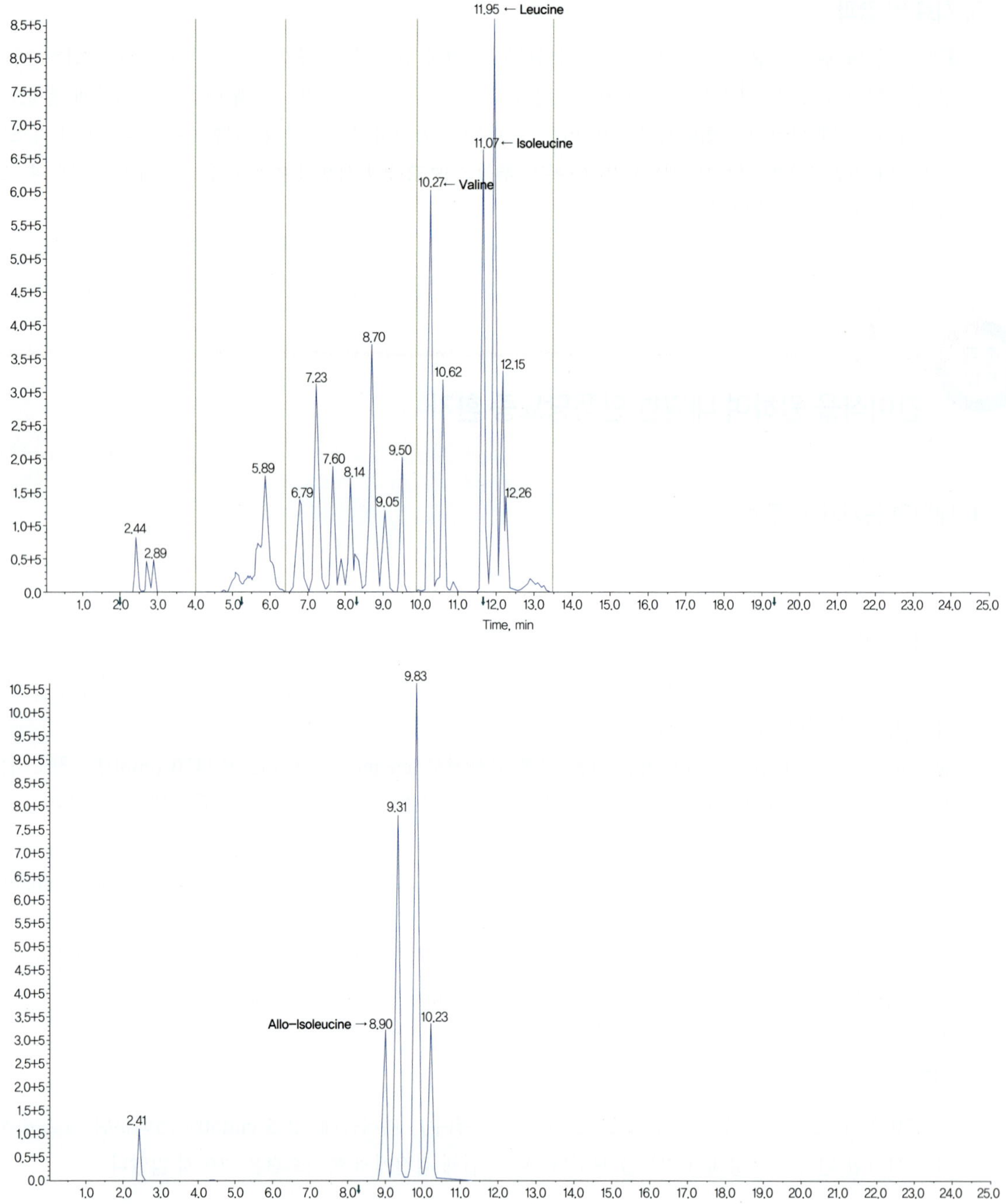

그림 6-27 혈장 아미노산 분석 소견에서 leucine, isoleucine, valine, alloisoleucine의 상승을 보인다.

(2) 분자유전학 검사

BCKDHA 유전자에서 편측 대립유전자 병인 돌연변이만 확인되었다. 그러나 임상적 의미가 불분명한 여러 염기서열 variant가 함께 발견되었다.

Partial sequence of *BCKDHA* gene

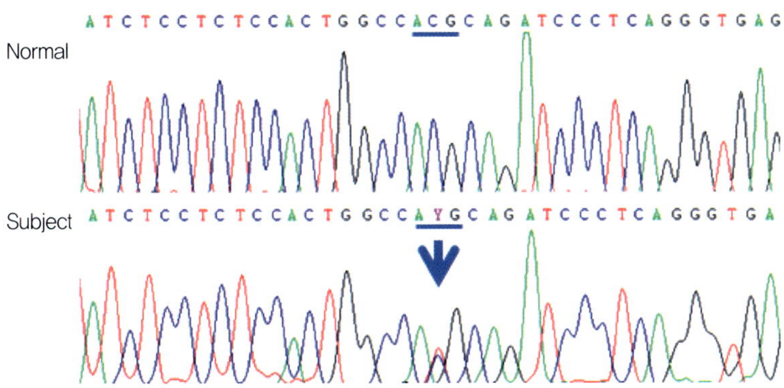

c.[632C>T];[?] (p.[Thr211Met];[?]), heterozygote only

5. 치료 경과

(1) 식이 조절하면서 비교적 정상 발달을 보였으나 잦은 급성 대사성 붕괴(acute metabolic crash)를 경험하여서 간이식 시행을 고려 중이다. Leucine 제한 식이하며 아미노산 농도를 측정하여 부족할 시에는 isoleucine, valine의 보조적 섭취하면서 아미노산 농도를 1~2주 간격으로 자주 측정하였다. 분지 아미노산 패턴이 안정화하면서 매달 측정하였다. 현재 간이식 공여자를 기다리며 대기 중이다. 간이식이 가능하다면 요소회로 대사이상 환자에게 이 환자의 간을 공여하는 'domino liver transplantation'을 고려 중이다.

(2) 식이 처방

- Leucine 450 mg/day
- Isoleucine 250 mg/day
- Valine 320 mg/day
- 단백 37 gm/day
- 열량 2000 Kcal

(3) 식후 2시간 목표 혈장 분지아미노산 농도

- Leucine 80~20 μmol/L
- Isoleucine 40~90 μmol/L
- Valine 200~425 μmol/L

7 글루타릭산뇨증 I 형(Glutaric aciduria type I : GA I)

1) 원인

미토콘드리아 glutaryl CoA dehydrogenase의 활성도의 결핍에 의한다.

2) 발병 빈도

일반적으로 알려진 발생빈도는 1/100,000이나 특정민족에서는 매우 흔히 보고된다. 일본에서는 1/180,000의 빈도로 보고된다.

3) 유전적 이상

Glutaryl CoA dehydrogenase의 유전자(*GCDH*)는 염색체 19p13.2에 위치한다. 약 200여 종의 돌연변이가 밝혀졌으나 임상표현형과는 관계가 없었다. 백인에서는 p.R402W 유전자형이 흔하나 한국인의 경우는 p.Ser139Leu가 흔하다. 대부분의 환자들은 복합이형접합자(compound heterozygote)로 알려져 있다. 상염색체 열성유전질환이다.

4) 생화학적 병태생리

Glutaryl CoA dehydrogenase의 활성도가 결핍되어 있으면 리신(lysine), 수산화리신(hydroxylysine), 트립토판(tryptophan)의 대사장애로 glutaric acid가 증가하게 된다. 임상양상의 경중은 glutaric acid의 배설량, glutaryl Co A dehydrogenase의 활성도나 유전형보다는 급성 뇌증의 발생정도와 관련이 깊어 glutaric acid가 유일한 신경독성물질이 아닌 것으로 보인다. 실제로 신경변성(neurodegeneration)의 병리기전을 보면 glutaric acid가 아닌 3-hydroxyglutaric acid가 간접적으로 N-methyl-D-aspartate (NMDA) 수용체를 활성화시키기 때문이다. 따라서 신경변성은 glutamate의 수용체가 많은 기저핵에서 발견된다.

5) 임상 증상

대두증과 다양한 정도의 신경학적 증상으로 나타날 수 있다.

(1) 대두증(megalencephaly) : 대두증이 출생 시 또는 출생 직후 나타나는데, 이것은 다른 질환과 감별진단을 하는 데 GA I을 우선적으로 생각할 수 있는 단서이고 이 때문에 많은 수에서 출생 시 제왕절개술이 필요하다. 병적으로 두위가 증가하는 것은 3~6개월 사이로 6개월까지는 두위가 97백분위수 이상이거나 중간보다 2~5 표준편차 이상이다. 이 시기의 뇌 MRI나 CT는 백질, 특히 피각(putamen)과 미상핵(caudate nucleus)에 신호

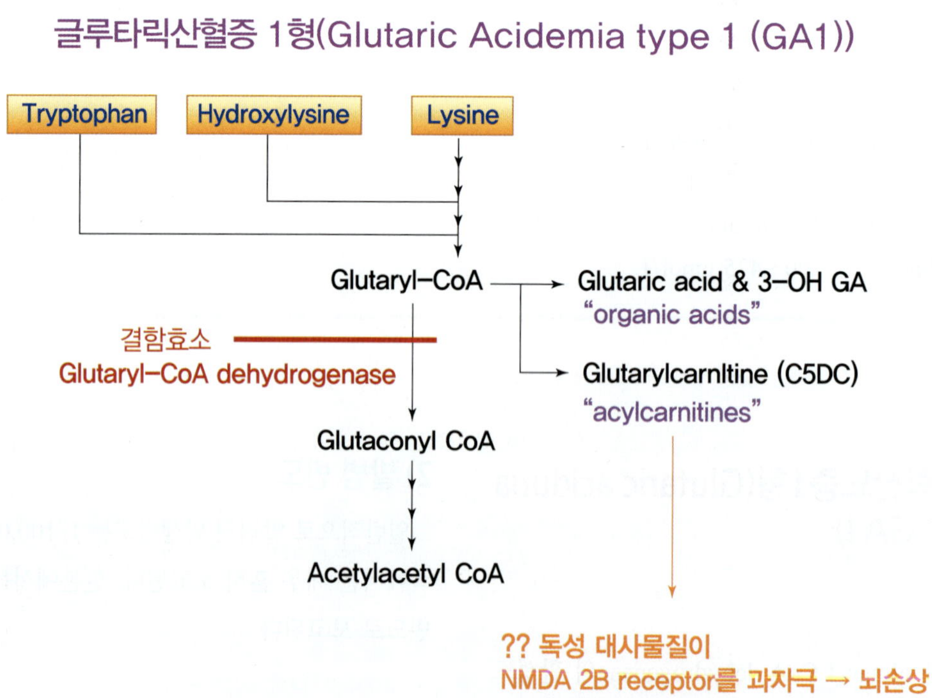

그림 6-28 글루타릭산혈증(뇨증)의 생화학적 병태생리

증강만으로 보인다. 일부 환자는 초기에 frontotemporal atrophy를 보일 수 있다. 수두증(hydeocephalus)을 동반하는 경우는 드물며 대두증이 모든 환자에서 보이는 것은 아니다.

(2) 신경학적 증상 : 대두증의 유무와 무관하게 생후 2개월에서 37개월에 신경학적 증상이 발현하기까지는 정상적인 발달을 보인다. 급성 뇌증의 시작 평균 연령은 14개월이다. 대부분의 환자들은 급성 뇌증 위기(acute encephalopathic episode)를 경험할 수 있고 간혹 발열이 동반되어 흔히 뇌염(encephalitis)으로 진단된다. 급성 뇌증의 특징은 고개 가누기, sucking, 삼킴반사, 혼자 앉기, 뒤집기 같은 운동기능이 소실된다.

진찰 소견상 심한 저긴장증을 보인다. 근긴장이상과 무정위운동(athetoid movement), 그리고 경직을 보인다. 경련을 보이거나 뇌파검사에서 발작성 뇌파소견을 보일 수 있다. 급성기로부터의 회복은 느리며 불완전하여 일부에서는 발달 결핍과 근긴장이상증, 운동이상증(dyskinesia)이 후유증으로 남을 수 있다. 저긴장증, 찡그림(gimacing), 후궁반장증(opisthotonos), 강직(rigidity), clenched fists, tongue-thrusting을 보일 수 있다. 급성 뇌증의 반복은 이화상태와 관련된다. 인지기능은 처음에는 보존되어 있으나 점차 손상된다. 일부 환자에서는 급성 뇌증 없이 서서히 신경퇴행성 변화를 보이는데, 경직, 근긴장이상, 정신지체라는 궁극적인 특징은 동일하다. 정상적인 인지능력과 정상 신경영상검사를 보였지만 심한 근긴장이상증을 보이는 환자도 보고되어 있다.

(3) 심한 발한은 흔한 증상이다. 일부 환자는 설명할 수 없는 발열, 보챔, ill-temper, 식욕부진의 반복적인 에피소드를 보이기도 한다. Reye증후군과 비슷하게 나타나고 이때 사망할 수 있다.

(4) 흔하지 않게 지방산 대사장애에서 볼 수 있는 횡문근융해증(rhabdomyolysis)이 보고되기도 한다. 이런 경우 CK 수치도 고도로 상승한다.

(5) 신경 진단 영상 검사상의 특징은 전두엽과 측두엽의 위축으로 Sylvian fissure가 확대되는 것이다. 이러한 소견은 신경학적 증상이 나타나기 전에 자궁 내에서나 영아기 때 나타날 수 있고 첫 급성뇌증 이후에 나타날 수도 있다. 두 번째 특징은 미상핵과 피각의 위축으로 주로 6~18개월 사이에 나타난다.

담창구(globus pallidus)와 시상은 정상이다. 그 외에 양측 측두와에 지주막 낭종, 경막하 활액낭종, 경막하출혈, 뇌실 확장, 망막출혈 등의 소견을 보일 수 있는데, 이는 아동학대로 오인될 수도 있다. 이 질환의 가장 흔한 원인이 외상은 아니나 다른 명백한 외상의 증거가 없을 경우 글루타릭산뇨증을 반드시 배제해야 한다.

(6) 신경병리 소견상 광범위한 선조체 신경독성(striatal neurotoxicity)을 보인다. 미상핵과 피각, 일부에서는 담창구의 신경손실(neuronal loss)과 성상세포(astrocyte) 증식이 나타난다. 백질에서 해면상 변화(spongiform change)가 두드러진다.

(7) 일부환자는 간비대가 있으며 간에 microvesicular lipid가 관찰될 수 있다.

6) 진단 및 검사 소견

보통 유기산뇨증에서 동반되는 케톤산증, 저혈당, 고암모니아혈증 등은 거의 나타나지 않고 중탄산염은 낮다.

(1) 혈장 내 아미노산 검사 : 혈장 내 glutaric acid는 3~60 μmol/L로 증가되어 있으나 정상일 수도 있다.

(2) 소변 유기산 검사 : 일반적으로 glutaric acid, 3-hydroxyglutaric acid가 증가되어 있고 이것은 진단에 필수적이다. Glutaric acid의 소변 내 배설량이 정상인에서는 0.6~4 mmol/mol Cr이지만 환자에서는 80~200 mmol/mol Cr 정도로 크게 상승한다. 상승된 glutaric acid는 미토콘드리아 기능이상과 관련된 다른 질병에서도 발견되므로 반복적이고 정량적인 소변 유기산 검시가 필요하다. 3-Hydroxyglutaric acid가 소변에서 발견되는데, 이는 2-hydroxyglutaric acid가 증가되는 glutaric acid type II와 구별되는 점이다.

(3) 탄뎀 질량 분석검사 : 혈액 내 acylcarnitine 분석은

glutaryl-carnitine의 증가에 의한 C5-DC 상승을 보인다.

(4) Glutaryl-CoA dehydrogenase의 활성도 검사와 유전자(*GCDH*) 분석으로 확진한다.

(5) 뇌척수액 유기산 분석 검사 : 일부 환아에서 소변 glutaric, glutaconic, 3-hydroxyglutaric acid가 정상을 보여 이 검사가 도움이 된다. 정상에서는 뇌척수액내에서 glutaric acid가 발견되지 않으나 GA I에서는 20~40 mol/L로 나타난다. 뇌척수액에서만 유일하게 증가되어 있을 수 있다.

(6) 산전진단 : 양수에서 상승된 glutaric acid를 측정하거나 양수세포나 융모막에서의 효소 활성도 측정, *GCDH* 유전자 분석을 통해 할 수 있다.

7) 치료 및 관리

조기에 치료하면 90% 이상의 환아에서 뇌병변(brain degeneration)을 예방할 수 있으나 치료하지 않으면 90% 이상의 환아에게 심각한 신경학적 장애를 초래한다. 이미 손상된 뇌에 대해서는 효과가 미미하므로 조기 진단과 치료가 필수적이다.

(1) 응급치료

질병을 앓는 동안에 자주 먹이고 고탄수화물과 단백질이 없는 식이를 하며 감염의 증거가 있을 경우 즉각적이고 적극적으로 감염을 치료하며 포도당으로 칼로리 공급하며 carnitine을 정주한다.

(2) 식이요법

저단백식이나 tryptophan과 lysine이 낮은 식이를 하면 소변 내 glutaric acid 양이 1/3 이상이 준다. 그러나 tryptophan이 낮은 식이는 불면증, 아파 보임, 보챔, 식욕부진이 있다. Tryptophan을 제한한 식이에 의한 심각한 부작용과 사망한 예가 보고되어 trytophan을 제한하지는 않는다. 신경학적 증상이 있는 환아에게 식이요법은 주된 임상 증상을 호전시키지 못한다. 그러나 lysine 및 단백 제한식이와 함께 carnitine 보충은 최소한 질병의 경과는 호전시킬 수 있다. 뇌증 위기의 위험은 4~5세 후에 감소하므로 심한 단백제한은 6세 이후에는 하지 않는다.

(3) Carnitine 보충요법

카르니틴(100 mg/kg/일)을 투여한다. Carnitine은 유기산을 미토콘드리아로 운반하는 데 필요한 내인성 아민으로 GA I 환아에서 carnitine이 소변으로 많이 배설되어 결핍이 일어난다.

Carnitine이 결핍되면 지방산산화에 장애가 생겨 이차적으로 저혈당이 생긴다. 따라서 carnitine 보충은 glutaric acid를 제거하는 것이 아니고 lysine과 tryptophan 대사물의 배설을 향상시켜 이차적인 대사성 위기를 예방하는 것이다. Free carnitine이 15 μmol/L 이하이면 반드시 carnitine을 투여한다.

(4) Riboflavin 보충요법

Riboflavin(10 mg/kg/일)은 glutaryl CoA dehydr-

표 6-8. 글루타릭산혈(뇨)증의 식이요법

식이요법		연령				
		0~6개월	7~12개월	1~3세	4~6세	> 6세
저 Lysine식이	mg/kg/일	100	90	80-60	60-50	지나친 단백섭취만 제한 한다
Tryptophan	mg/kg/일	20	17	17-13	13	
저단백식이	gm/kg/일	1.4~1.3	1.5~1.3	1.4~1.3	1.3~1.1	
열량	Kcal/kg/일	100	100	100	100~50	30~50

genase의 조효소로 사용해 볼 수 있으나 효과는 아직 증명되지 않았다.

(5) 신경약물

GABA agonist인 baclofen(1~2 mg/kg/일)과 benzodiazepine인 diazepam(0.1~1.0 mg/kg/일)은 불수의 운동을 감소시키고 운동기능을 향상시키지만 일부 환아에서는 저긴장증을 악화시킬 수 있다. Vigabatrin, L-dopa, 항파킨슨약 등도 치료에 시도되었지만 효과가 없었다.

8) 예후

늦게 진단되어 이미 신경증상이 진행된 경우는 신경학적 예후가 불량하다. 그러나 신생아 선별검사에서 발견된 경우는 증상 발현 전에 관리함으로 예후를 개선시킬 수 있다. 급성뇌증의 발현을 예방하는 것이 중요하다.

••• 참고문헌 •••

1. Lindner M, Ho S, Fang-Hoffmann J, et al. Neonatal screening for glutaric aciduria type I : Strategies to proceed. J Inherit Metab Dis 2006; 29: 378~82.
2. Hwang HS, Salles AD. Bilateral pallidotomy for dystonia with glutaric aciduria type 1. J Korean Neurosurg Soc 2005; 38: 380~3.
3. Shin WJ, Moon YO, Yoon HR, et al. A case of glutaric aciduria type I with macrocephaly. J Korean Pediatr Soc 2003; 46: 295~301.
4. Song JY, Kim CM, Shin YL, et al. A case of glutaric aciduria type 1. J Korean Pediatr Soc 2002; 45: 1278~82.
5. Kölker S, Christensen E, Leonard JV, et al. Diagnosis and management of glutaric aciduria type I-revised recommendations. J Inherit Metab Dis 2011; 34: 677~94.

증례 6-13

뇌염증상이 의심되었던 글루타릭 산뇨증 I 형

1. 내원 동기가 된 주 증상(주소)

구토, 기면

2. 발병 시 연령/성별

21개월/남아

3. 가족력

특이 소견 없었다.

4. 임상 증상

출생체중 3,240 gm, 자연분만으로 출생한 환아로 생후 2일경 머리둘레가 커서 뇌자기 공명촬영을 하였고 실비우스 열구(Sylvian fissure)가 확대되어 있는 소견 이외 특이한 점은 관찰되지 않았고, 이후 또래에 비해 머리 크기의 차이가 큰 편으로 타원 외래에서 경과관찰 하였다. 정상 발달을 보이다가 생후 7개월경 갑자기 목가누기가 되지 않아 실시한 검사에서 경막하출혈이 생겼다는 것을 알고 신경외과에서 배액술을 시행하고 생후 9개월경 뇌실증으로 뇌실복막단락술(ventriculo-peritoneal shunt)을 실시하였다. 생후 28개월경 갑작스런 뇌염증상으로 입원 후 항경련제 복용 중이었다. 출생 후 AEP에서 비정상 소견으로 지속적인 청력 감소로 29개월경 인공와우이식술을 시행하였고, 당시 실시한 대사이상 선별검사에서 glutaric aciduria type I이 의심되어 본원으로 전원되었다.

5. 진찰 소견

신장 93.7 cm(50백분위), 체중 15 kg(50백분위), 머리둘레 54 cm(>97백분위)로 현저한 대두증 소견이 관찰되었다. 진찰 소견상 내원 당시 급성 병색은 관찰되지 않았으며, 흉부 진찰상 정상적인 호흡음으로 천명이나 나음이 들리지 않았다. 복부는 부드럽고 팽만되지 않았으며 간비종대는 없었다. 신경학적 검사에서 근긴장도의 경도로 저하되어 있었으며, 다른 신체검진에서 특이 소견은 없었다. 환아는 정상적인 발달 상태를 보이다가 갑작스런 목가누기 기능이 소실되는 급성 뇌증의 특징을 보였다.

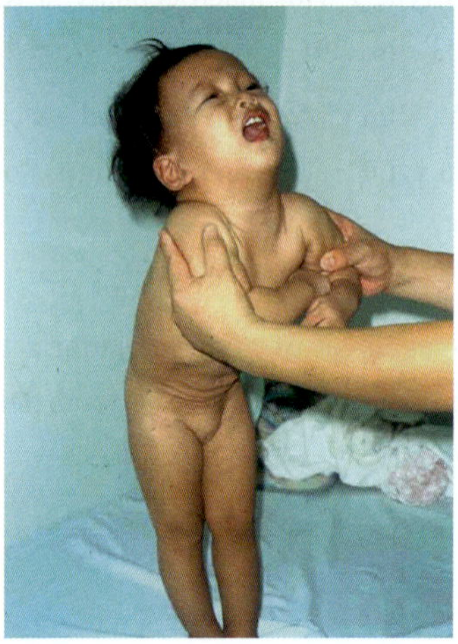

그림 6-29 3세 글루타릭산혈(뇨)증 I형 환아로 머리가 크고 목을 가누지 못하고 체간의 근긴장도 저하, 하지의 근긴장이상으로 "scissoring"을 보인다.

6. 검사 소견

(1) 일반혈액 및 생화학 검사

본원에서 재실시한 대사선별 검사에서 glutarylcarnitine (C5-DC)이 14.1 μmol/L(참고치; <1.4 μmol/L)로 증가되었으며, 혈장 아미노산 분석에서는 비특이적인 소견을 보였고, 소변 유기산 검사에서 3-hydroxyglutaric acid 12.13 mmol/mol Cr(참고치; <4.2), glutarate 73.75 mmol/mol Cr(참고치; <5.3)으로 상승되어 글루타릭산뇨 I형(Glutaric aciduria type I)이 의심되었다. 정맥혈가스분석에서 대사성 산증 소견은 없었으며, 암모니아 37 μmol/L이었다. 보통 유기산뇨증에서 동반되는 케톤산증, 저혈당, 고암모니아혈증 등은 거의 나타나지 않았다.

(2) 영상 소견

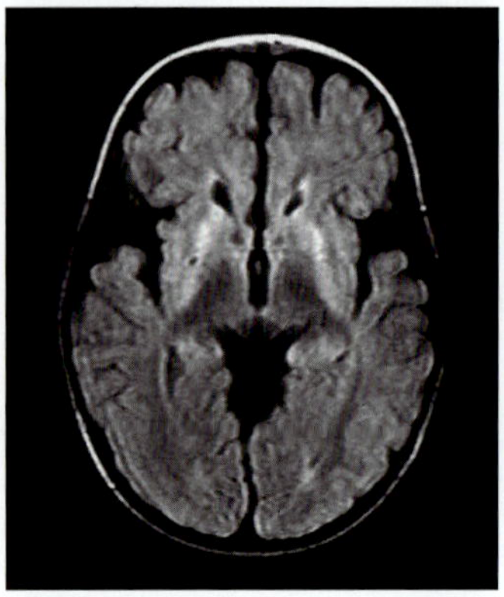

그림 6-30 뇌핵자기공명 검사상 뇌전엽및 측엽의 위축이 있다.

(3) 분자유전학 검사

GCDH 유전자 검사에서 c.[416C>T]+[477C>T](p.[Ser139Leu]+[p.Gln160*]) 복합 이형접합자 돌연변이를 지닌 환자로 확인되었다.

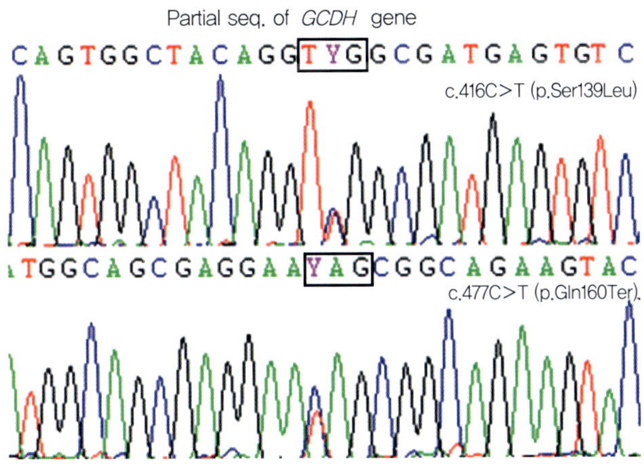

c.[416C>T];[477C>T] (p.[Ser139Leu];[Gln160Ter])

Y = C and T

7. 치료경과

(1) 치료에 따른 임상 소견의 변화

상기 환자는 유전자 검사를 통해 확진 후 저단백식이와 함께 카르니틴 보충요법을 즉시 시작하였다. 눈에 관찰되는 경련은 없었으며, 만 3세경 보조 도움으로 걷기 시작하였고, 만 4세경에는 혼자 걷기 시작하였다. 이후 다소 느린 편이나 정상적인 발달 및 성장이 관찰되었고, 만 11세 현재 신장 145 cm(50~75백분위), 체중 49 kg(75~90백분위), 머리둘레 58 cm(>97백분위)를 보이고 있다.

(2) 투여 약제/용량

카르니틴은 유기산을 미토콘드리아로 운반하는 데 필요하며, 상기 환아의 경우 카르니틴이 소변으로 많이 배설되어 결핍이 일어난다. 이는 글루타릭산과 같은 대사물을 제거하기보다 라이신과 트립토판 대사물의 배설을 향상시켜 이차적인 대사성 위기를 예방하는 것이다. 비타민 B2 (riboflavin)는 glutaryl CoA dehydrgenase의 조효소로 작용하므로 복용 시 단일 연구에서 효과가 있었으나, 아직 효능이 입증되지 않았다.

〈처방 사례〉

- 35개월 15 kg 기준
- Riboflavin 100 mg bid
- L-carnitine 1.25-2.5 cc bid(50~100 mg/kg/day)
- Vigabatrin 250 mg bid(35 mg/kg/day)
- Baclofen 10 mg tid(2 mg/kg/day)

(3) 식이요법

리신과 트립토판과 같은 대사물질을 혈장 아미노산 분석과 소변 유기산 분석을 통해 조절하면서 단백질 제한 식이를 유지하였다.

〈식이 사례〉

- 34개월 : Glutarex-I 25 g/day → 총 300 cc로 조제, 고형식 300 g 섭취 시 Lysine은 800~950 mg/day, Triptophan 120~180 mg/day
- 만 7년 8개월 : Glutarex 50~100 g/day

증례 6-14

예방접종 후 발달 퇴행을 보였던 글루타릭산뇨증 I형

1. 내원 동기가 된 주 증상(주소)

보챔, 예방접종 후 발달퇴행

2. 발병 시 연령/성별

7개월/남아

3. 가족력

보인자인 여자 동생이 있다.

4. 임상 증상

재태연령 40주 4일, 출생체중 2,820gm, 자연분만으로 출생한 환아로 생후 머리둘레가 경도로 증가되어 있었으나 생후 7개월까지 혼자 앉기까지 가능한 정상 발달을 보였다. 내원 10일전 구토로 장염 진단을 받고 경구수액제제를 복용하였고, 내원 4일전 독감 예방접종을 하고 난 후 목가누기가 되지 않으면서 기면, 보챔 증상이 관찰되어 추가 진단 및 치료를 위해 본원으로 전원되었다.

5. 진찰 소견

신장 73.1 cm(75~90백분위), 체중 8.8 kg(50~75백분위), 머리둘레 47 cm(>97백분위)로 상대적으로 대두증 소견이 관찰되었다. 내원 당시 의식은 명료하고, 급성 병색은 관찰되지 않았다. 근긴장도는 저하되어 있었으며, 심부건반사는 증가되었다. 다른 신체검진에서 특이 소견 없었다.

6. 검사 소견

(1) 일반혈액 및 생화학 검사

본원에서 실시한 혈장 아미노산 분석에서는 비특이적인 소견을 보였고, 소변 유기산 검사에서 3-hydroxyglutaric acid 23.42 mmol/mol Cr(참고치; <4.2), glutarate 3,799.33 mmol/mol Cr(참고치; <5.3)으로 상승되어 글루타릭산뇨 I형(glutaric aciduria typeI)이 의심되었다. 백혈구 10,300/mm^3, 혈색소 10.9 g/dL, 혈소판 342,000/mm^3이었다. 생화학 검사에서 칼슘 10.1 mg/dL, 인 5.1 mg/dL, AST/ALT; 67/72 IU/L, 총빌리루빈 0.5 mg/dL, 간접빌리루빈 0.1 mg/dL, 암모니아 61 μmol/L, 젖산 2.4 mmol/L이었다. 동맥혈 가스분석에서 대사성 산증 소견은 없었으며, 뇌척수액 검사에서 특이 소견 없었다.

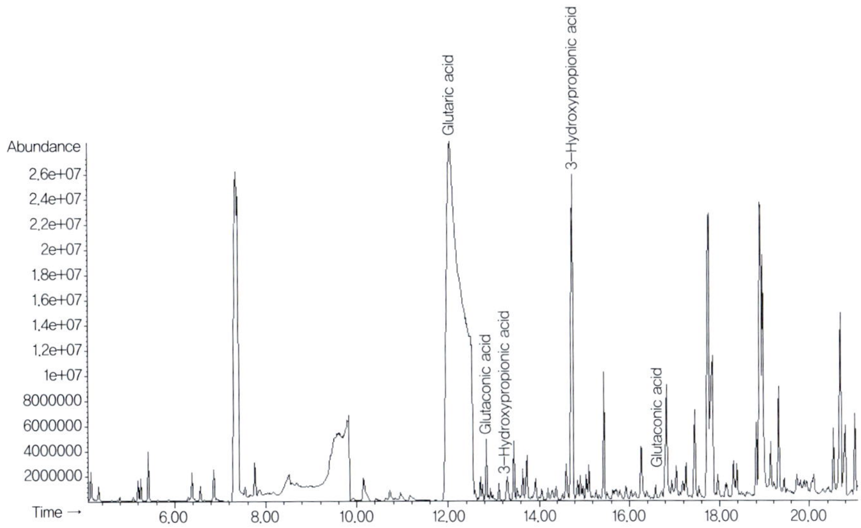

그림 6-31 소변 유기산 분석상 glutaric acid와 3-hydroxyglutaric acid가 고도로 상승되어 있었다.

(2) 분자유전학 검사

GCDH 유전자 검사에서 c.[416C>T]+[416C>T](p.[Ser139Leu]+p.[Ser139Leu]) 복합 이형접합자 돌연변이가 확인되었다.

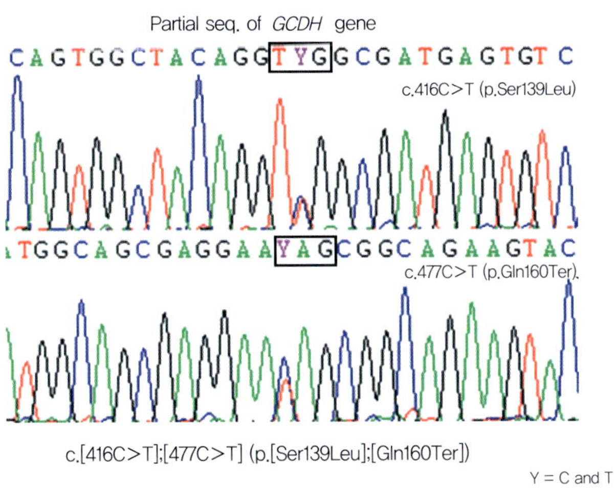

(3) 영상 검사

양측 실비우스열구가 확장되어 피핵이 T2 증가된 소견과 함께 전반적인 담창구의 위축 소견이 동반된다.

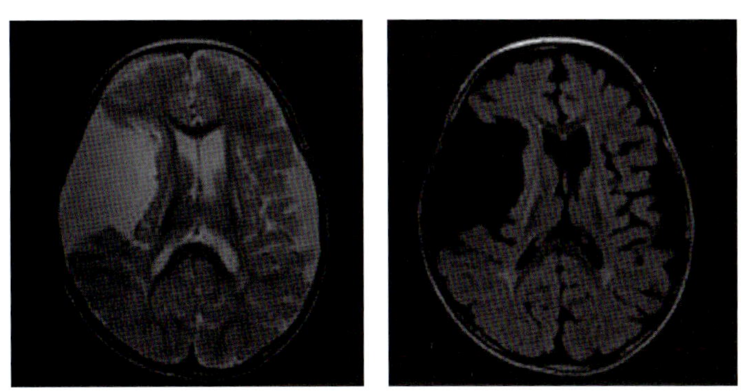

그림 6-32 뇌 MRI 소견상 측두엽의 위축으로 Sylvian fissure가 확대되어 있다. 상대적으로 머리가 크고 장두증(dolichocephaly)이 있다

7. 치료경과

(1) 치료에 따른 임상 및 검사 소견의 변화

상기 환자는 유전자 검사를 통해 확진 후 저단백식이와 함께 카르니틴, 리보플라빈 보충 요법를 즉시 시작하였다. 뒤집기는 가능하였으나 혼자 앉기는 불가능한 수준으로 조대 운동 발달이 퇴행하였다. 소변 유기산 검사에서 3-hydroxyglutaric acid 23.42 → 5.35 mmol/mol Cr(참고치; <4.2), glutarate 3,799.33 → 355.58 mmol/mol Cr(참고치; <5.3)으로 감소 소견이 관찰되었다.

만 29개월경 뇌자기공명 검사에서 실비우스열구의 확장이 더 악화되는 소견과 함께 지주막낭종(arachnoid cyst)가 의심되어 천공술을 시행하였다. 이후 경련 증상은 없으나, 혼자 앉기 및 붙잡고 서지 못하며 몇 개의 단어만 구사하는 정도의 발달지연이 관찰되었다. 만 5세 현재 신장 103 cm(50~75백분위), 체중 15.4 kg(25~50백분위), 머리둘레 58 cm(>97백분위)이다.

(2) 투여 약제/용량

상기 환자와 동일하게 카르니틴과 함께 비타민 B2(rivoflavin)를 투여하였다.

〈처방 사례〉

- 4년 6개월 15 kg 기준
- Riboflavin 100 mg bid
- L-carnitine 1 cc bid(40 mg/kg/day)
- Vigabatrin 165 mg bid(22 mg/kg/day)
- Baclofen 2.5 mg bid

(3) 식이요법

단백질 제한 식이를 시행하였고, 혈장 아미노산 분석과 소변 유기산 분석을 통해 라이신과 트립토판 조절하였다.

〈식이 사례〉

- 18개월 10 kg Glutarex 100 gm+regular formula 80 gm in 800 mL
- 4년 6개월 15 kg Glutarex 100 gm+regular formula 50 gm in 800 mL

8. 요약

글루타릭산뇨 I형은 glutaryl-CoA dehydrogenase 결핍으로 L-lysine, L-hydroxylysine L-tryptophan의 이화작용에 관여하는 질환이다. 이로 인해 glutaric acid, 3-hydroxyglutaric acid, glutaconic acid, glutarylcarnitine가 상승되어 대사이상 선별검사나 아실카르니틴 검사에서 발견된다. 이른 치료가 이뤄지지 않으면 dystonia와 같은 특징적인 증상이 나타나고, 신생아기 신경학적인 변화는 뇌수막염 또는 뇌염과 같은 감염, 예방접종, 뇌수술 등으로 인해 선조체 손상(striatal injury)이 발생하면 나타난다. 이는 lysine 식이제한, 카르니틴 추가 보충 요법으로 예방될 수 있으나, 한번 증상이 발생하고 나서는 영구적인 후유증이 남는다.

8 3-메틸크로토닐 글리신뇨증 [3-Methylcrotonyl CoA carboxylase deficiency /3-Methlyc rotonylglycinuia(MCG)]

1) 원인

Leucine의 대사과정의 선천적 이상으로 이 과정에 관여하는 3-methylcrotonyl CoA carboxylase (3-MCC)가 결핍되어 발생하는 상염색체 열성 유전성 질환이다.

2) 발병 빈도

신생아 대사질환 선별검사에서 발견되는 일반적인 빈도는 1/36,000으로 가장 흔한 분지아미노산 대사장애의 하나이다. 국내의 발생빈도는 1/79,000로 여겨지나 이 빈도보다는 더 높으리라 생각된다.

3) 유전적 이상

3-Methylcrotonyl CoA carboxylase는 α와 β 두 개의 subunit로 구성되어며 a subunit의 유전자(*MCC1*)은 염색체 3q27에 위치하고 19개의 exon으로 구성된다. ß subunit의 유전자(*MCC2*)는 염색체 5q12-13에 위치하고 17개의 exon으로 구성된다. 이들 유전자는 각각 725개와 563개의 아미노산으로 구성된 단백질을 암호화한다. 수많은 돌연변이들이 보고되었으나 한국인은 대부분 *MCC2* 유전자에서 돌연변이가 발견된다. 가장 흔히 발견되는 유전자형은 p.D280Y이다.

4) 생화학적 병태생리

3-Methylcrotonyl CoA carboxylase (3-MCC)는 biotin-dependent carboxylase의 하나이다. Biotin 대사 결함에 의해서도 이차적으로 다양한 형태의 MCG가 나타날 수 있고 이는 multiple carboxylase 결핍을 초래한다. Multiple carboxylase 결핍 시에는 젖산, propionyl CoA 대사체들이 함께 증가함으로 감별할 수 있다. 3-Methylcrotonyl CoA carboxylase의 결핍으로 3-methylcrotonyl CoA가 3-methylglutaconyl CoA로 전환되지 못해 축적되고 3-hydroxyisovaleric aicd (3-HIV)와 methylcrotonyl glycine로 전환됨으로써 이들 물질이 소변 내에 증가하게 된다. 3-HIV는 carnitine과 acylation되어 3-HIV-carnitine를 형성하는데, 탄뎀매스를 이용한 신생아 대사질환 선별검사에서 상승하는 acylcarnitine (C5-OH)이다. 이차적인 carnitine 결핍이 동반될 수 있다.

5) 임상 증상

환자들은 대부분 증상이 발현하지 않고 정상적인 생활을 영위할 수 있다. 그러나 다음과 같이 드문 임상 증상을 보이는 경우도 있어서 질환의 자연경과에 대해 논란이 많다.

(1) 드물게 전형적으로는 다소 늦은 1~3세 사이에 발병하나 신생아기에도 발병할 수 있으며 더 늦게도 발생한다. 심한 증상을 보이는 환자들에서, 급성 발현은 보통 구토와 경련으로 시작한다. 대부분의 환자는 급성 감염과 수술, 고단백식이 후에 Rey 증후군과 유사한 임상양상으로 발병하며 전형적인 유기산혈증의 발현 양상을 보인다. 심한 케톤증, 대사성 산증으로 기면, 혼수, 사망에 이를 수도 있다. 저혈당증이 두드러지며 metabolic stroke, 뇌부종으로 사망할 수도 있다. 고암모니아혈증, 간 효소치 상승을 보이며 간에 지방 축적소견도 보인다. 고글리신혈증도 보일 수 있다.

(2) 환자들은 기저 대상 이상과 관련되지 않은 비특이적인 다양한 임상양상을 보인다. 예를 들면 생후 수일 이내에 경련으로 발현하기도 하고 모유에서 분유로 바꾼 후에 수유곤란, 성장부전, 저긴장증을 보이기도 한다. 일부에서는 반복적인 경련으로 소두증, 발달지연을 보인다. 저긴장증은 흔하게 동반되는 소견이다. 일부 환자에서는 만성적으로 저긴장증, 성장부전의 근육증상을 호소한다. 모유를 수유하는 자녀가 신생아 대사질환 선별

검사에서 MCG가 의심되는 경우, 엄마가 환자인 경우가 있다. 이런 경우 엄마는 전혀 무증상이거나 근력약화를 호소하기도 한다.

(3) 신생아 대사질환 선별검사를 통해 무증상의 많은 성인 환자들의 진단이 증가되면서 이 질환이 무증상일 수 있으며 경한 경과를 보일 수 있음을 알게 되었다. 따라서 신생아 대사질환 일차 선별검사에서는 제외하는 추세이다. 국내의 보고도 대부분 신생아 선별검사에서 진단된 환자들은 별 문제 없이 성장, 발달하고 있다. 그러나 드물게 경련 등으로 진단된 경우는 신경학적 후유증이 동반되는 등 예후가 좋지 않다.

6) 진단 및 검사 소견

(1) 진단은 특징적인 소변 유기산 검사 소견에 의존한다. 3-Hydroxyisovaleric aicd(3-HIV)와 methylcrotonyl glycine이 대량 검출되지만 multiple carboxylase 결핍에서 나타나는 lactate, methylcitrate, tiglylglycine은 검출되지 않는다. Biotin을 투여해도 이러한 패턴은 변화되지 않는다. 급성의 케톤산증기에는 소변 내에서 3-hydroxybutyric acid, acetoacetic acid, dicarboxylic acid가 발견될 수 있다. 소변 냄새가 진하다.

(2) 혈장 내 유리 carnitine 농도가 매우 낮고 carnitine ester가 소변 내에 고농도로 검출된다. 혈장 내에 3-HIV-carnitine가 증가된 소견은 매우 진단적으로 이는 isovaleric acidemia에서는 관찰되지 않는다.

(3) 진단은 환자의 백혈구나 배양한 섬유모세포에서 3-methylcrotonyl CoA carboxylase 효소 분석을 하여 결핍을 확인하거나. Multiple carboxylase 결핍을 감별하기 위하여 다른 carboxylase 효소 분석이 필요한 경우도 있다. 섬유모세포보다 림프구에서의 활성도가 더 높다. 섬유모세포에서의 효소 활성도는 0.05~12%까지 보고된다. 잔여활성도와 증상발현 시기와는 무관하다. 확진은 *MCC2* 유전자를 먼저 분석하고 변이가 발견되지 않으면 *MCC1* 유전자를 분석함으로 가능하다.

7) 치료 및 관리

(1) 증상이 있는 환자에서는 급성기에는 전형적인 유기산혈증의 치료를 적용한다. 수분과 전해질, 포도당의 공급을 늘리고 카르니틴(300 mg/kg)을 정맥 주사로 공급한다. 비경구영양요법이 오랜 기간 필요하면 leucine을 제외한 형태가 더 유용하다.

(2) 증상이 있는 환자의 경우, 장기적으로 단백질(0.75~2 g/kg/day)을 경한 정도로 제한하여 증상의 악화를 줄이고 전반적인 호전을 가져올 수 있다. Leucine을 6개월 미만의 영아에게는 60~100 mg/kg, 7세 이상의 소아는 30~60 mg/kg로 공급한다. 카르니틴(100 mg/kg/d)을 공급하여 혈장 유리 카르니틴 농도를 회복하고 3-HIV의 배설을 극대화할 수 있다. 글리신(175 mg/kg/d)을 공급하여 3-MCG의 배설을 증가시킬 수도 있다. 그러나 대부분의 환자에서 양성 임상경과를 취하며 무증상의 환자에서는 치료를 할 필요가 없다는 의견도 있다. 이런 무증상 환자들에서의 저단백식이, leucine 제한식이 등이 얼마나 도움이 되는지에 관한 근거 있는 자료가 없는 형편이다.

이차적인 카르니틴 결핍이 확인된 경우에는 카르니틴 투여가 필요한 정도이다. 참고문헌 6에 진단 및 치료 가이드라인이 잘 정리되어 있다.

8) 예후

신생아 경련으로 조기 발현한 환자에서 진단과 치료가 늦은 경우에 예후가 나쁘나 후기 발현한 환자의 경우 대부분 완전히 회복된다. 무증상의 환자들은 치료가 필요 없는 경우가 흔하다.

표 6-9. 한국인 3-methylcrotonylglycinuria 환자의 유전자형 및 생화학적 소견
(Jung CW, et al., J Hum Genet. 2012; 57(1): 62~4.)

Family no.	Patient no. (gender)	Identification	Urine 3-HIVA (0.7-14.4 mmol per mmol Cr)	Urine 3-MCG (0 mmol per mmol Cr)	MCC C2 mutation	Follow-up evaluation		
						Age (years)	Weight (s.d.score)	Height (s.d.score)
1	1(F)	Neonatal screening	1929	319	p.D280Y/p.D280Y	5.7	-0.53	-1.09
2	2(F)	Neonatal screening	276	34	p.Q496H*/p.T556A*	6.6	0.18	0.95
3	3(F)	Neonatal screening	569	594	p.D280Y/p.D280Y	4.7	0.78	0.22
4	4(M)	Neonatal screening	95	183	p.D280Y/p.P552S*	3.5	0.04	0.42
5	5(F)	Neonatal screening	218	483	p.D280Y/p.D280Y	1.9	1.72	0.85
6	6(F)	Neonatal screening	363	420	p.D280Y/p.D280Y	1.6	-1.05	-0.37
7	7(M)	Neonatal screening	721	2013	p.D280Y/p.D280Y	0.9	1.23	0.92
8	8(F)	Neonatal screening	168	619	p.S342K*/?	3.1	1.35	1.14
	9(M)	Neonatal screening	430	212	p.D280Y/p.P459S*	6.4	0.6	0.66
9	10(M)	Family member screening	340	87	p.D280Y/p.P459S*	8.7	1.89	2.12
	11(M)	Family member screening	356	92	p.D280Y/p.P459S*	9.8	-0.35	0.18

Abbreviations : 3-HIVA, 3-hydroxyisovaleric acid; 3-MCG, 3-methylcrotonylglycine; F, female; M, male; MOCC, 3-methylcrotony-CoA carboxylase.
*Novel mutation.

••• 참고문헌 •••

1. Baumgartner MR. Molecular mechanism of dominant expression in 3-methylcrotonyl-CoA carboxylase deficiency. J Inherit Metab Dis 2005; 28: 301~9.
2. Kwak JY, Park JY, Nam KA, et al. Isolated 3-methylcrotonyl CoA carboxylase deficiency detected by newborn screening program using tandem mass spectrometry. Korean J Pediatr 2005; 48: 561~4.
3. Kim JK. A Case of Asymptomatic 3-methylcrotonylglycinuria detected by tandem mass spectrometry in newborn screening. Korean J Pediatr 2004; 47: 912~6.
4. Han YS, Kang HC, Lee HJ, Kim HD. A case of Lennox-Gastaut syndrome due to 3-methylcrotonyl CoA carboxylase deficiency. J Korean Child Neurol Soc 2004; 12: 92~8.
5. Jung CW, Lee BH, Kim JH, et al. Uneventful clinical courses of Korean patients with methylcrotonylglycinuria and their common mutations. J Hum Genet 2012; 57: 62~4.
6. Arnold GL, Koeberl DD, Matern D, et al. A Delphi-based consensus clinical practice protocol for the diagnosis and management of 3-methylcrotonyl CoA carboxylase deficiency. Mol Genet Metab 2008; 93: 363~70.

증례 6-15

신생아 선천성대사질환에서 발견된 3-methylcrotonylglycinuria

1. 내원 동기가 된 주 증상(주소)

선천성대사 선별검사 이상

2. 발병 시 연령/성별

31일/여아

3. 가족력

특이 소견 없었다.

4. 임상 증상

재태연령 37주 6일 출생체중 3,440 gm, 제왕절개로 출생한 환아로 출생 후 시행한 선천성 대사이상 검사에서 이상 소견을 보여 금식 후 추가적인 정밀검사 및 치료를 위해 입원하였다.

5. 진찰 소견

신장 56 cm(50백분위), 체중 3.8 kg(50백분위)이었다. 진찰 소견상 내원 당시 급성 병색은 관찰되지 않았으며, 흉부 진찰상 정상적인 호흡음으로 천명이나 나음이 들리지 않았다. 복부는 부드럽고 팽만되지 않았으며 간비종대는 없었다. 신경학적 검사 및 다른 신체검진에서 특이 소견 없었다.

6. 검사 소견

(1) 일반혈액 및 생화학 검사

본원에서 재실시한 대사 선별검사에서 C5OH (3-hydroxyisovaleryl carnitine)로 고도로 증가되었으며, 혈장 아미노산 분석에서는 비특이적인 소견을 보였다. 소변 유기산 검사에서 3-hydroxyisovaleric acid 1,110.39 mmol/mol Cr(참고치; 0~50), 3-methylcrotonyl glycine 286.4 mmol/mol Cr(참고치; 0~2)으로 상승되어

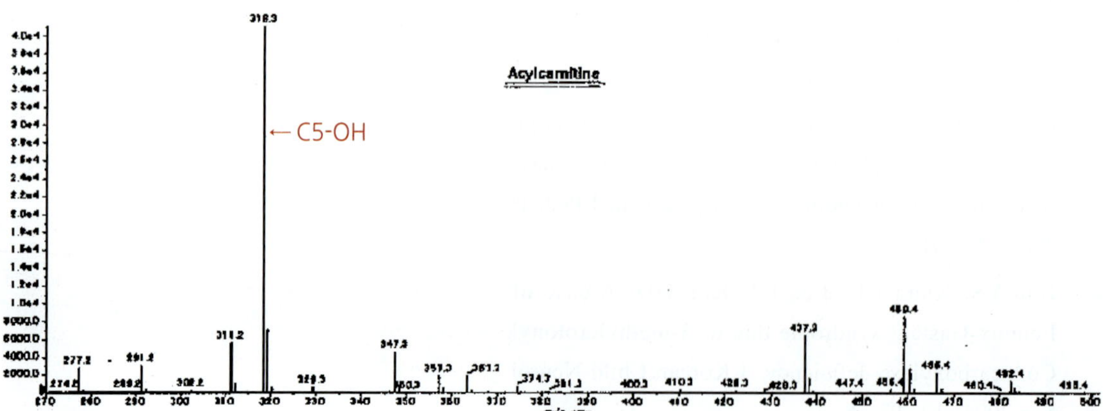

그림 6-33 탄뎀매스를 이용한 신생아 대사질환 선별검사에서 C5-OH가 상승된 소견을 보인다.

3-methylcrotonyl glycinuria(3-methylcrotonyl CoA carboxylase 결핍)가 의심되었다.

백혈구 10,400/mm^3 혈색소 11.8 g/dL, 혈소판 258,000/mm^{3}이었다. 생화학 검사에서 칼슘 9.2 mg/dL, 인 6.3 mg/dL, 마그네슘 1.84 mg/dL, AST/ALT 27/17U/L, 총빌리루빈 1.9 mg/dL, 암모니아 69 μmol/L, 젖산 1.3 mmol/L이었다.

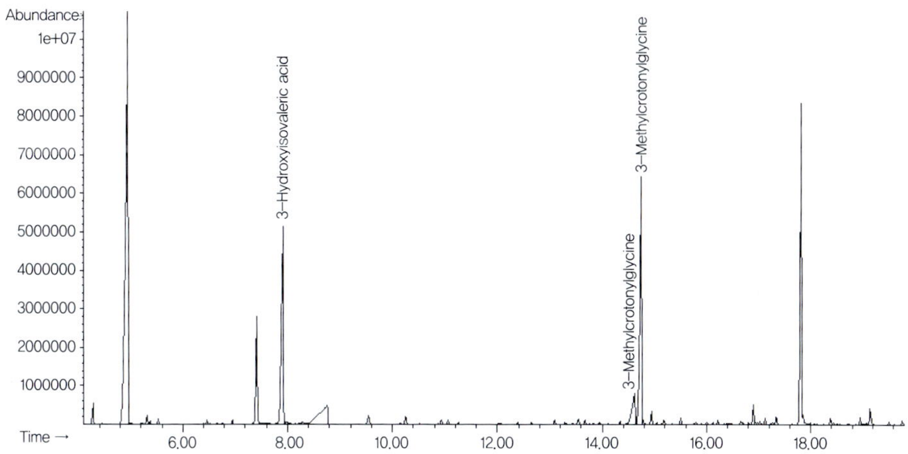

그림 6-34 소변 유기산 분석상 3-hydroxyisovaleric acid, 3-methylcrotonyl glycine의 배설이 증가된 소견을 보인다.

(2) 분자유전학 검사

MCCB 유전자 검사에서 c.[838G>T]+[838G>T](p.[Asp380Tyr]+[Asp380Tyr]) 동형접합자 돌연변이가 확인되었다.

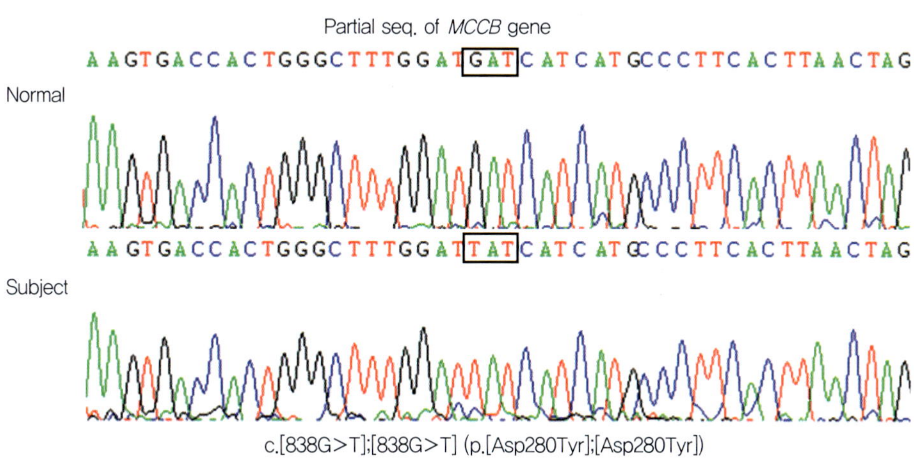

7. 치료경과

(1) 치료에 따른 임상 및 검사 소견 변화

상기 환자는 유전자 검사를 통해 확진 후 leucine 제한 식이와 carnitine을 투여하면서 점차 3-methylcrotonyl glycine, 3-hydroxyisovaleric acid 배설량이 감소하였다. 그러나 leucine 제한 식이에 대한 순응도가 떨어지면서 외래에서 실시한 검사에서 일시적으로 대사물의 증가되기도 하였다. 4세 이후에는 저단백식이와 carnitine 복용을 권장하였으나 순응도가 감소하여 정상식이와 carnitine도 잘 복용하지 않았다. 현재 만 9세 2개월로 정상 발달 및 성장을 하고 있으며 'acute metabolic crash'의 에피소드도 없었다. 근긴장도도 정상이다. 현재 신장 132 cm(50백분위), 체중 32 kg(75백분위)의 성장을 보이고 있다.

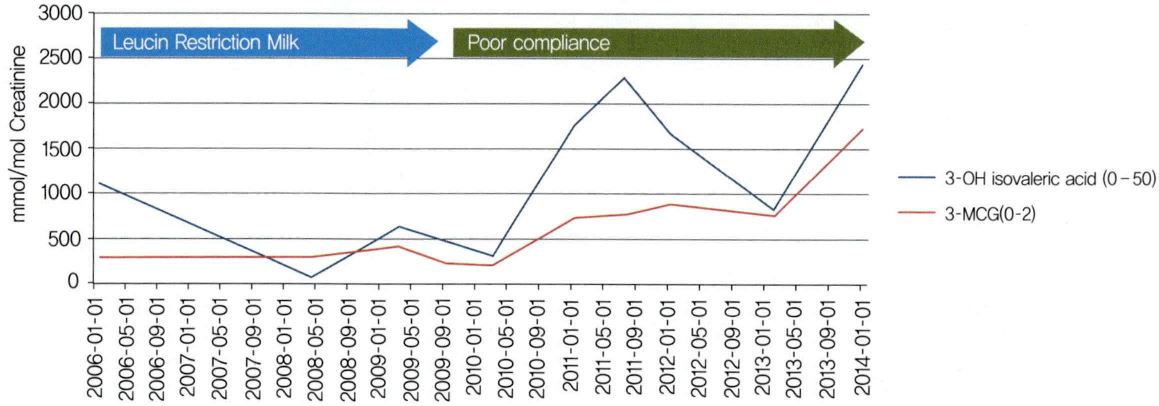

그림 6-35 식이요법 유무에 따른 소변 3-methylcrotonyl glycine, 3-hydroxyisovaleric acid 배설량의 변화

(2) 투여 약제/용량

카르니틴 공급하면 축적된 CoA esters가 제거되고 증상의 호전을 보인 보고가 있다.

<처방 사례>

- L-carnitine 3cc qd(90 mg/kg/day)

(3) 식이요법

Leucine 제한 식이를 진행하였다.

<식이 사례>

- 18개월 9 kg 당시 Leucine free milk 100gm → 총 450 mL/day으로 조제
- 4세 이후에는 저단백식이를 권장하였으나 순응도가 감소하여 거의 치료하지 않는 상태이다.

8. 요약

3-Methylcrotonyl glycinuria (3-methylglutaconyl-CoA carboxylase 결핍)는 임상 양상이 다양하다. 대부분 신생아는 신생아 선별 검사를 통해 진단된다. 때로는 모유 수유중인 보인자 신생아에서 양성으로 검출되어 무증상 환자인 엄마가 진단되는 경우도 있다. 이와 같이 대부분 무증상일 수 있으나, 일부 증상을 보이는 환자도 대체로 정상적인 성장과 발달을 보인다. 드물게 스트레스, 감염, 금식, 단백질 과다한 식이 등에 의해 대사성 위기가 발생한 보고도 있다. 심하면 반신 마비, 뇌수막염, 근위약감, 발달지연이 보고되고 있고, 이러한 대사성 위기 사이에는 대체적으로 무증상이다. 대사이상 선별검사에서 C5-hydroxy acylcarnitine의 상승이 확인되고, 소변 유기산 검사에서 3-hydroxyisovaleric acid와 3-methylcrotonylglycine도 증가한다. 조기 진단이 중요하며, 금식을 피하고 감염과 같이 심한 대사성 위기를 일으킬 수 있는 상황을 예방하는 것이 중요하다.

9 3-메틸글루타콘산뇨증 (3-Methylglutaconic aciduria; 3-MGA-uria)

1) 원인 및 유전적 이상

3-Methylglutaconic aciduria(3-MGA-uria)는 소변 유기산 분석에서 드물게 관찰되는 소견이다.

3-Methylglutaconyl-CoA hydratase 결핍이 일차성 3-MGA-uria의 원인이다. Leucine 이화대사장애에 의해 발생하며 *AUH* 유전자 돌연변이에 의한다.

표 6-10. 유전학적 원인에 근거한 새로운 명명법(원인유전자)

유전학적 원인에 근거한 새로운 명명법(원인유전자)		과거 명명법
일차성 3-MGA-uria	3-Methylglutaconyl-CoA hydratase 결핍증(*AUH* 유전자 이상)	3-MGA-uria I형
이차성 3-MGA-uria	*TAZ* 유전자이상, Barth 증후군	3-MGA-uria II형
	OPA3 유전자이상, Costeff 증후군	3-MGA-uria III형
	SERAC1 유전자이상, MEGDEL 증후군	3-MGA-uria IV형
	DNAJC19 유전자이상, DCMA 증후군	3-MGA-uria V형
	THEM70 유전자이상	3-MGA-uria IV형
	원인 미상의 3-MGA-uria	3-MGA-uria VI형

표 6-11. 임상증상 및 발병기전

질환	발병기전	임상증상	유전적 이상
3-Methylglutaconyl CoA hydratase결핍	유기산뇨증	성인기발병 백질연화 및 치매, 진행성경직	*AUH* 유전자 이상, 사립체실질에서의 leucine 이화대사 장애
TAZ장애, Barth 증후군	Phospholipid remodeling의 장애	성염색체 열성유전, 심근병증, 저신장, 백혈구 감소, OXPHOS 기능장애, 저콜레스테롤혈증, 인지장애	*TAZ* 유전자 이상, Taffazin 단백, 사립체 내막에 위치, cardiolipin remodeling 장애
SERAC1장애, MEGDEL 증후군	Phospholipid remodeling의 장애	진행성경직, 근긴장이상, 청력장애, Leigh병과 유사한 뇌MR 소견, 심한 정신운동발달장애, 저콜레스테롤혈증, OXPHOS 기능장애	*SERAC1* 유전자 이상, SERAC1 단백은 사립체막에 존재, phophatidyl gllycerol remodeling장애
OPA3장애, Costeff 증후군	사립체막 연관 장애	운동실조, 추체외로증상, 시신경위축	*OPA3* 유전자 이상, OPA3 단백은 사립체 외막에 존재, 호흡사슬 복합체 기능의 보호작용의 결함
DNAJC19장애, DCMA 증후군	사립체막 연관 장애	확장성 심근병, 심전도이상, 비진행성 소뇌운동실조, 성선이형성(남자), 성장장애, 빈혈, 지방간	*DNAJC19* 유전자 이상, DNAJC19 단백은 사립체내막에 위치, 사립체로의 단백 이송장애
THEM70 장애	사립체막 연관 장애	다양한 임상상, 비후성 심근병, ATPase결핍, 근육증상, 백내장, 젖산혈증, 정신운동발달장애, 고암모니아혈증	*THEM70* 유전자 이상, THEM70 단백은 사립체내막에 위치, 호흡사슬 복합체 V의 조합과 사립체막으로의 삽입장애
원인 미상	원인 미상 3-MGA-uria	증상이 다양하며 대부분 신경학적 장애가 진행	원인 미상

이차성 3-MGA-uria의 원인은 매우 다양하며 원인이 불분명한 경우가 많다. 새로운 원인 유전자들이 규명되고 있다.

3-MGA-uria는 사립체의 OXPHOS 기능이상에서 일반적으로 동반된다. 과거에는 여러 형(3-MGA-uria I형-VI형)으로 분류했으나 최근에는 표와 같이 유전적 이상에 근거하여 분류한다.

10 3-Methylglutaconyl-CoA hydratase 결핍증

1) 원인

Leucine의 이화대사장애로서 3-methylglutaconyl-CoA hydratase 결함에 의해 3-methylglutaconic aciduria (3-MGA-uria)를 초래한다. 과거 3-MGA-uria I형으로 불리었다.

2) 발병 빈도

매우 드문 질환이다. 국내에 생화학적, 분자유전학적으로 진단증례가 아직 없다.

3) 유전적 이상

AUH 유전자 돌연변이에 의한다. 상염색체 열성으로 유전한다.

4) 생화학적 병태생리

3-Methylglutaconyl-CoA hydratase 결핍에 의해 3-methylglutaconyl-CoA가 3-hydroxy-3-methylglutaconyl-CoA로 전환되지 않음으로써 3-methylglutaconic acid, 3-hydroxyisovaleric acid, 3-methylglutaric acid의 생성이 증가한다.

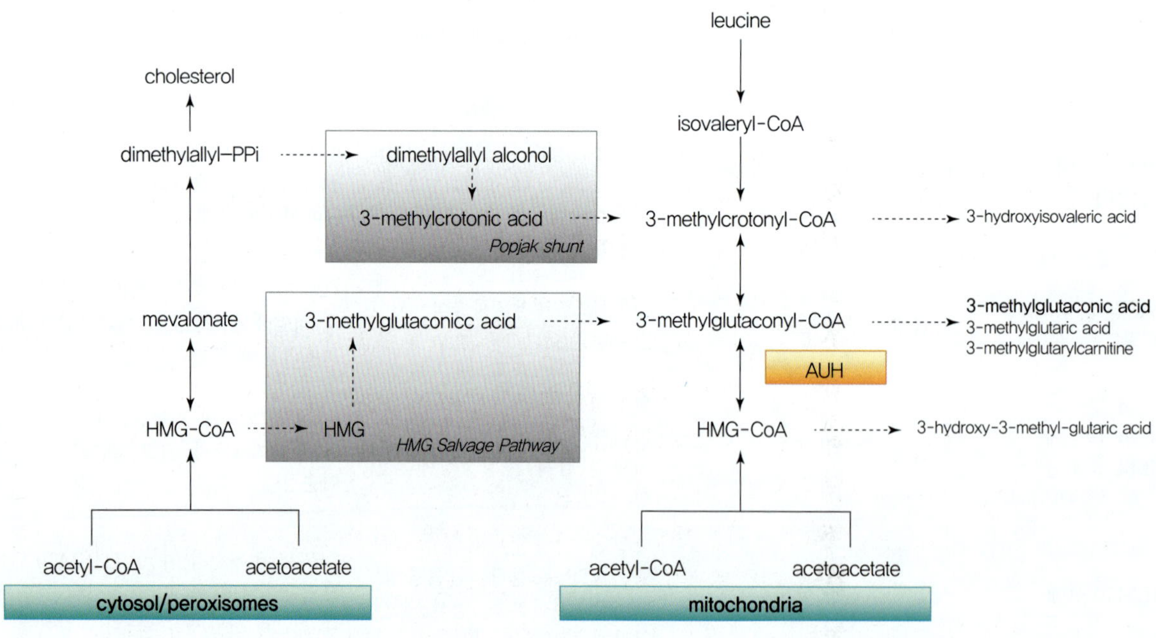

그림 6-36 콜레스테롤 합성과 leucine 이화대사장애와의 연관(Adapted from 참고문헌 1, 3, 5)
(AUH : 3-methylglutaconyl-CoA hydratase, HMG-CoA : 3-hydroxy-3-methylglutaryl CoA)

5) 임상 증상

(1) 소수의 환자가 보고되었으며 다양한 임상양상을 보인다. 흔한 증상은 감염에 동반되는 주기적인 저혈당증과 산증이며 발달지연을 보인다.

(2) 처음에 발견된 두 명의 형제는 언어지연이 있었다. 발단자인 7세의 환자는 운동발달에 약간의 지연이 있었고 집중력 부족, 야뇨증을 보였다. 원인을 알 수 없는 의식소실이 오랫동안 지속된 적이 한 번 있었는데, 18시간의 금식 후 증상이 동반된 저혈당과 경한 대사성 산증을 보였다. 형제인 5세의 환자는 2세에서 3세 정도의 언어발달을 보였을 뿐 다른 이상은 없었고 금식 후에 저혈당을 보이지 않았다.

(3) 다른 환자에서 4개월경에 세기관지염 동안에 경한 hyperchloremic acidosis, 소두증과 언어지연을 보였고 저혈당, 산증, 고암모니아성 혼수를 보이는 Reye 유사 증후군을 보이기도 한다. 저긴장증, 발달지연, 경련을 보였다. 성인기에 대뇌백질연화증, 기저핵의 위축과 심각한 발달지연, 강직성 사지마비(spastic quadriparesis), 이상긴장증을 보인다.

6) 진단 및 검사 소견

(1) 소변 유기산 분석 검사에서 많은 양의 3-methylglutaconic acid, 3-hydroxyisovaleric acid, 3-methylglutaric acid가 검출된다. 3-Methylglutaric acid는 질병 중간기에는 없을 수 있다.

3-Methylglutaconic acid은 500～1,000 mmol/mol creatinine(참고치; <6), 3-hydroxyisovaleric acid 50～400 mmol/mol creatinine(참고치; <16)으로 배설된다. 3-Hydroxyisovaleric acid 상승은 일차성 3-MGA-uria인 3-Methylglutaconyl-CoA hydratase 결함의 특징으로서 다른 이차성 3-MGA-uria를 감별할 수 있다.

(2) 섬유모세포 내에서 3-methylglutaconyl-CoA hydratase의 활성도를 측정하고 *AUH* 유전자 돌연변이를 규명함으로 진단한다.

7) 치료 및 관리

Leucine 제한 식이를 하면 3-methylglutaconic acid, 3-hydroxyisovaleric acid 배설량이 감소하여 정상으로 회복된다. 카르니틴을 공급하면 축적된 CoA esters가 제거되고 증상의 호전을 보인 환자도 보고되었다.

11 Cardiolipin remodeling 효소 결핍 (TAZ장애, Barth 증후군)

1) 원인

사립체 내막에 존재하는 cardiolipin remodeling 효소인 Tafazzin 효소(monolysocardiolipin acyltransferase-1, MLCL AT-1)의 유전자인 *TAZ* 유전자의 돌연변이에 의한다. 과거 3-MGA-uria II형으로 불리었다.

2) 발병 빈도

40명 이상의 환자가 보고되어 있다. 국내 보고는 없다.

3) 유전적 이상

X-염색체 연관열성 유전 방식으로 유전된다. Tafazzin 효소의 유전자의 *TAZ* 유전자는 염색체 Xq28에 존재한다. Tafazzin 효소(monolysocardiolipin acyltransferase-1, MLCL AT-1)는 심근과 골격근에 고농도로 발현한다. 인산지질, 특히 cardiolipin remodeling 장애가 발병기전으로 여겨진다.

4) 임상 증상

(1) 주된 임상 증상은 심근병증이다. 환자들은 출생 시 또는 생후 수주 이내에 보통 확장성 심근병증으로 인한

심부전을 보인다. 증상이 심하고 보통 1년 내에 사망한다. 내과적 치료와 나이가 들어감에 따라 심근병증은 호전된다. 일부에서 심초음파상 좌심실비대와 섬유탄력섬유증(fibroelastosis)을 보였다.

(2) 출생 후 심각한 성장지연을 보이는데, 2년까지 생존한 환자에서 성장속도가 감소되어 있고 성장곡선에서 정상범위를 벗어난 저신장을 보인다. 성장호르몬 주사는 효과가 없다. 드물게 정상 성인 신장에 도달한 환자도 보고되어 있다.

(3) 근긴장저하증과 근육쇠약이 유일한 신경학적 이상 소견이다. Gower 징후는 양성이다. 근육생검 소견에서 경한 지질 침착이나 비특이적인 사립체 이상을 보인다. 안면근병증이 특징적인 증상으로 나타날 수 있다. 인지능력은 보통 정상이나 경한 학습장애가 동반된다.

(4) 만성적이고 주기적인 호중구 감소증이 다양하게 나타난다. 감염에 취약하여 패혈증, 폐렴 등으로 사망하기도 한다. Granulocyte colony stimulating factor(G-CSF)에 대한 반응은 좋다. 감염의 빈도와 중증도는 나이가 들어감에 따라 감소한다.

5) 진단 및 검사 소견

(1) 소변 유기산 분석에서 3-methylglutaconic acid, 3-methylglutaric acid, 2-ethyhydracrylic acid가 검출되는 주된 대사산물이다. 3-Hydroxyisovaleric acid는 정상이다. 2-Ethyhydracrylic acid 배설증가는 isoleucine의 대사이상을 의미한다. Isoleucine을 부하하면 2-ethyhydracrylic acid과 젖산의 배설이 증가한다. Leucine 부하 시에는 변화가 없고 혈액 내 젖산도 정상이거나 경도로 증가되어 있다.

(2) 많은 환자에서 콜레스테롤이 감소되어 있는데, 이는 콜레스테롤 대사의 이상을 의미한다. 전자전달에 관여하며 미토콘드리아 내막의 구성성분 중 하나인 인지질 cardiolipin이 환자의 섬유모세포에서 결핍되어 있다.

6) 치료 및 관리

특별한 치료는 없으나 단백제한 식이와 카르니틴 보충이 유용하다. 감염예방을 위해 G-CSF 투여가 필요하며 심장이식이 성공적인 예도 보고되었다.

12 OPA3 장애, Costeff optic atrophy 증후군

1) 원인

OPA3 단백은 사립체 외막에 존재하는데 호흡사슬 복합체 기능의 보호작용의 결함유전자 OPA3의 돌연변이에 의한다. 과거에는 3-MGA-uria III형으로 불리었다.

2) 유전적 이상

상염색체 열성으로 유전된다. 유전자 *OPA3*는 염색체 19q13.2-13.3에 위치한다. 유전자의 단백산물의 기능은 알려져 있지 않으나 20 KDa으로 추정되며 mitochondrial targeting peptide를 함유하는 것으로 보인다.

3) 임상 증상

(1) 시신경위축(optic atrophy)이 주된 증상이고 안구진탕(nystagmus)과 관련된다.

(2) 증상은 늦은 연령인 6~37세 사이에서 나타났다. 이들 중 조기에 나타난 환자는 시시경위축이 주된 소견이었으며 후기에 나타난 환자는 보행장애(ataxia), 무도병 모양의 운동(choreiform movement), 근긴장(spasticity)을 동반한 추체외로 증상을 보였다. 경직(rigidity)도 두드러진다. 인지발달은 정상이며 수명도 정상이다.

4) 진단 및 검사 소견

소변 유기산 분석 검사에서 3-methylglutaconic acid,

3-methylglutaric acid가 증가되어 있으나 2-ethyl-3-hydroxypropionic acid나 3-hydroxyisovaleric acid는 증가되어 있지 않다.

3-methylglutaconic acid은 10~200 mmol/mol Cr으로 배설되고 3-methylglutaric acid는 더 적은 양이 배설된다. 3-methylglutaconic acid CoA hydratase의 활성도는 정상이다.

5) 치료 및 관리

효과적인 치료는 보고되지 않았으며 coenzyme Q의 시도도 효과가 없다.

13 MEGDEL(3-Methylglutaconic aciduria with deafness, encephalopathy and Leigh-like) 증후군

1) 원인

SERAC1 유전자 돌연변이에 의해 발생한다. SERAC1 단백은 사립체막에 존재하며 이 단백의 기능 결함은 phophatidyl glycerol remodeling의 장애를 초래한다.

2) 발병 빈도

40여 명의 환자가 외국문헌에 보고되어 있으며 국내 환자는 하기 증례가 처음으로 분자유전학적, 생화학적으로 진단된 유일한 환자이다.

3) 유전적 이상

SERAC1 유전자의 돌연변이에 의해 발생한다. *SERAC1* 유전자는 염색체 6q25.3에 위치한다. 유전자는 17개의 exon으로 구성된다. 상염색체 열성유전방식으로 유전된다. 최소 16종 이상의 돌연변이가 보고되었으며 기능소실 변이이다.

4) 생화학적 병태 생리

SERAC1 단백의 기능은 자세히 규명되지 않았지만 phosphatidylglycerol의 remodeling에 중요한 단백이다. Cardiolpin이 phosphatidylglycerol으로부터 합성되는데, *SERAC1* 유전자의 돌연변이에 의한 SERAC1 단백의 기능소실은 이러한 phospholipid의 remodeling을 방해한다. 특히 cardiolipin은 사립체막의 주요 구성 성분이다. SERAC1 단백의 기능소실은 비정상적인 cardiolipin을 형성해서 사립체 기능장애를 초래한다.

5) 임상 증상

신생아시기에는 저혈당 및 패혈증 유사증상으로 발현한다. 영아기에는 수유장애, 성장장애 및 근기장도 저하(특히 체간부)가 완연해진다.

간기능장애가 관찰되기도 하는데, 일시적인 간효소 증가가 지속되는 황달 등이다. 나이가 들어가면서 심한 운동 및 정신지체를 보이는데, 언어 및 운동지연이 매우 심하다. 신경성 난청, 근긴장도이상, 근육강직이 진행한다. 뇌 MRI 소견에서는 Leigh 증후군에서 관찰되는 유사한 소견이 기저핵에서 보인다.

6) 진단 및 검사 소견

소변 유기산 분석상 3-methylglutaconic acid(3-MGA)와 3-methylglutaric acid(3-MGC)가 증가한다. 뇌 MRI 소견에서는 Leigh 증후군에서 관찰되는 유사한 소견이 양측 기저핵에서 대칭적으로 보인다. *SERAC1* 유전자 분석으로 확진할 수 있다.

7) 치료 및 관리

특별한 치료가 없다. 식이요법도 유용하지 않다. 심한 근육강직을 완화시키기 위해 baclofen을 척수강에 주입하기도 한다. 타액이 너무 많은 경우 botulinum toxin을 사용한다.

8) 예후

신경학적 예후가 매우 불량하다. 언어가 전혀 발달하지 않고 bed-ridden 상태로 연명한다. 위험도가 높은 가계에서 착상 전 진단 및 산전진단이 필요하다.

참고문헌

1. Gunay-Aygun M. 3-Methylglutaconic aciduria : a common biochemical marker in various syndromes with diverse clinical features. Mol Genet Metab 2005; 84: 1~3.
2. Wortmann S, Rodenburg RJ, Huizing M, et al. Association of 3-methylglutaconic aciduria with sensori-neural deafness, encephalopathy, and Leigh-like syndrome(MEGDEL association) in four patients with a disorder of the oxidative phosphorylation. Mol Genet Metab 2006; 88: 47~52.
3. Wortmann SB, Duran M, Anikster Y, et al. Inborn errors of metabolism with 3-methylglutaconic aciduria as discriminative feature : proper classification and nomenclature. J Inherit Metab Dis 2013; 36: 923~8.
4. Tranebjaerg L, de Vries MC, Isohanni P, et al. 3-Methylglutaconic aciduria-lessons from 50 genes and 977 patients. J Inherit Metab Dis 2013; 36: 913~21.
5. Ijlst L, Loupatty FJ, Ruiter JP et al. 3-methylglutaconic aciduria type I is caused by mutations in AUH. Am J Hum Genet 2002; 71: 1463~6.

증례 6-16

발달지연으로 내원하여 진단된 MEGDEL(3-Methylglutaconic aciduria with deafness, encephalopathy and Leigh-like) 증후군

1. 내원 동기가 된 주 증상(주소)

발달지연

2. 발병 시 연령/성별

31일/남아

3. 가족력

특이 소견 없었다.

4. 임상 증상

환자는 재태연령 38주 출생체중 2,780 gm, 제왕절개로 출생한 환아로 출생 당시 특이 소견 없었던 환아로, 출생 후 보챔, 기면 증상으로 실시한 선천성 대사 선별검사에서 methionine, tyrosine 증가소견이 있어서 타 대학 병원 입원 후 소변 유기산 분석상 3-methylglutaconic aciduria (3-MGA-uria) 발견되었다. 이후 Barth 증후군 의심 하에 특별한 추적관찰 없이 물리치료를 받아오던 중 기저질환의 추가적인 정밀검사 및 치료를 위해 입원하였다. 생후 3개월경 불완전하게 머리를 가누고, 정확한 시기는 기억하지 못하나 뒤집기, 기기는 가능하였으나, 이후 앉기 불가능하고, 생후 15개월경부터는 뒤집기, 기기도 못하는 발달 퇴행 소견이 관찰되었다. 특별히 경련 증상은 관찰되지 않았으나, 청력저하 동반되어 생후 12개월경 양측의 감각신경성 난청, 청각장애 3급을 진단받았다.

5. 진찰 소견

환아는 현재 9세로 신장, 체중 머리둘레 모두 -2.5 표준편차 점수 미만으로 심한 성장장애를 보인다. 청력장애가 있지만 시력은 정상이었다. Wheel-chair bound되었고 언어발달이 전혀 없다. 보행이 전혀 불가능하다. 목가누기, 혼자 앉기가 불가능하다. 체간의 근긴장도 저하에 비해 사지의 근육강직이 심하다. 심부 건반사가 항진되었다.

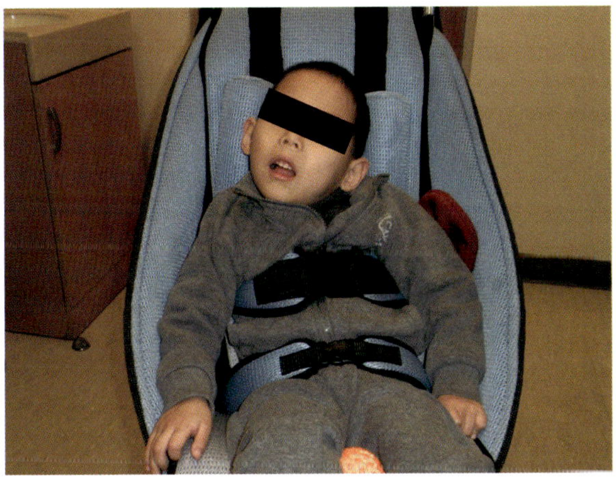

그림 6-37 심한 발달지연, 청력장애, 사지 경직이 동반된다. 급성 대사성붕괴는 없다.

6. 검사 소견

(1) 일반혈액 및 생화학 검사

본원에서 재실시한 대사 선별검사와 혈장 아미노산 분석에서는 특이적인 소견을 보이지 않았다. 소변 유기산 검사에서는 3-methylglutaric acid 19.7 mmol/mol Cr(참고치; 미검출), 3-methyl glutaconic acid 97.8 mmol/

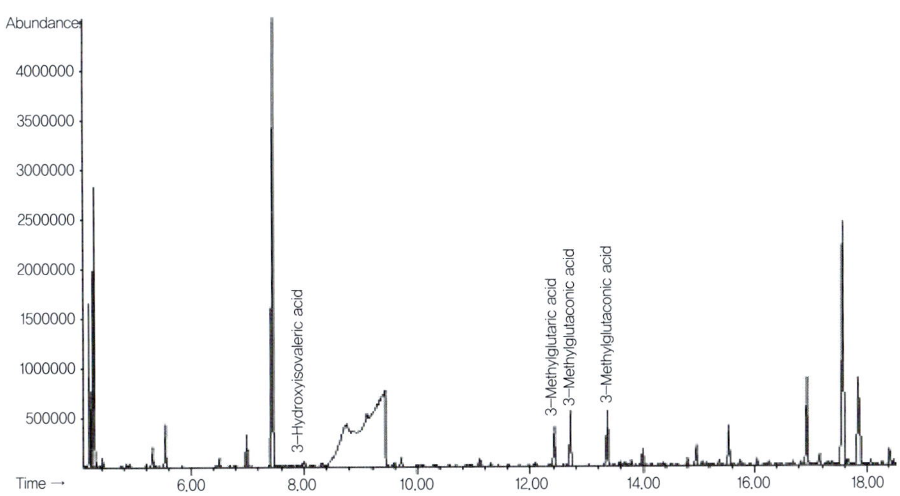

그림 6-38 소변 유기산 분석상 3-methyl glutaconic acid, 3-methylglutaric acid는 상승되었고, 3-hydroxyisovaleric acid는 정상이었다.

mol Cr(참고치; 0~6)으로 상승되었고, 3-hydroxyisovaleric acid는 11.9 mmol/mol Cr(참고치; 0.7~14.4)로 정상이었다. 이는 이차성 3-methylglutaconic aciduria를 시사하였다. 백혈구 9,400/mm^3(중성구 37.1%), 혈색소 13.1 g/dL, 혈소판 188,000/mm^{3}이었다. 생화학 검사에서 칼슘 9.2 mg/dL, 인 4.9 mg/dL, AST/ALT 41/20U/L, 총빌리루빈 0.7 mg/dL, 콜레스테롤 114 mg/dL, lactic acid 2.5~4.5 mmoL/L(22.7~40.9 mg/dL)로 상승되었고 pyruvic acid는 1.0 mg/dL로 L/P 비율이 20~40으로 증가했다. Ammonia 28 μmol/L, 당화혈색소 5.2%이었다.

(2) 분자 유전학

3-Methylglutaric aciduria 경우 감별진단으로 사립체유전자이상에 의한 질환을 배제하기 위해 실시한 유전자 분석에서 MELAS, LHON disease는 정상이었다. 1차적으로 일으킬 수 있는 3-methylglutaric aciduria 원인으로 *AUH* 유전자는 정상이었다. *SERAC1* 유전자 검사에서 c.[936_939dup]+[?](p.[Val314fs*1]+[?]) 이형접합자 돌연변이였다. 부모 검사에서 환아 어머니가 동일한 유전자를 가지고 있음을 확인하였다.

Partial sequence of *SERAC1* gene

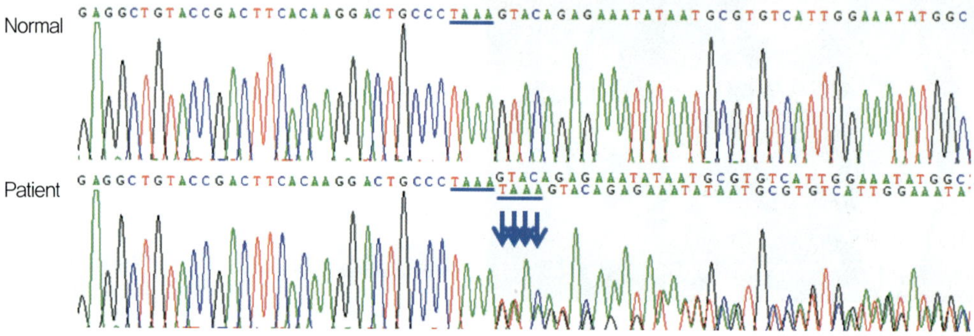

c.[936_939dup];[?] (p.[Val314fs*1];[?])

(3) 영상 검사

Leigh disease와 다르게 기저핵(basal ganglia)을 침범한다는 특징을 보이며, 상기 환아의 경우 기저핵을 포함하는 대칭적인 신호 증강 소견이 관찰되었고, 전반적인 소뇌 위축과 함께 측뇌실(lateral ventricles)이 두드러져 보였다.

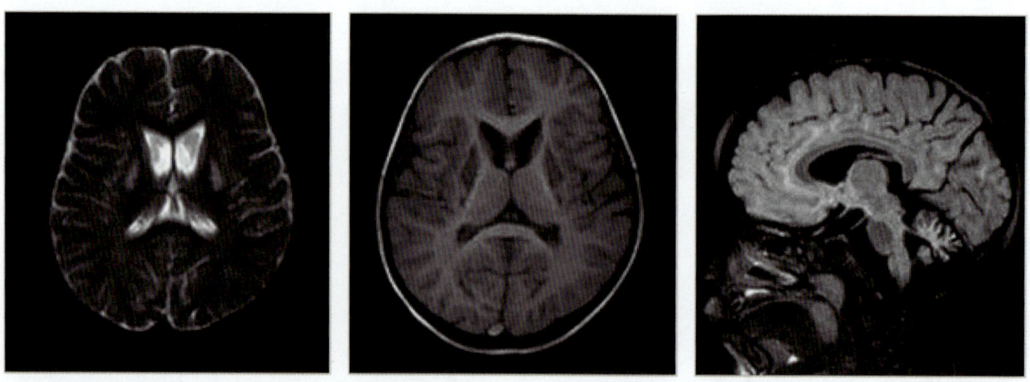

7. 치료경과

(1) 상기 환자는 생후 1년간 지속적은 삼킴 곤란이 있어서 전반적인 성장 부진을 보였으며, 어린 시기부터 청력 장애 및 발달 퇴행, 진행성 강직이 관찰되고 있었다.

초기 소변 유기산 분석에서 3-methylglutaric acid가 증가되어 타 대학병원에서 Barth syndrome (3-MGA-uria II)을 의심하였으나 본원에서 확인한 심초음파에서 정상 소견이 관찰되고, 중성구 감소 소견도 없었다. *SERAC1* 유전자 검사를 통해 확진 후 MEGDEL 증후군으로 진단 후 leucine 제한 식이를 하면서 점차 유기산 배설량이 감소하였다. 하지만 전반적인 발달지연과 함께 점차 진행되는 손 발 떨림 및 강직(상지>>하지)은 악화되어 baclofen 투여 및 재활 치료를 병행하는 중이다.

(2) 투여 약제/용량

〈처방 사례〉

- L-carnitine+Baclofen
- Coenzyme Q 100 mg, thiamin 100 mg daily

(3) 식이요법

식이요법의 효과에 대해 논란이 많으나 leucine 제한 식이를 진행하였다.

〈식이 사례〉

- 32개월 10 kg 당시 Leucine free milk 100 gm → 총 450 mL/day로 조제

8. 유약

MEGDEL(3-Methylglutaconic aciduria with deafness, encephalopathy and Leigh-like) 증후군은 신생아시기 저혈당과 패혈증과 유사한 증상을 보인다. 생후 1년은 식이 진행이 어려워서 성장 부진을 보이고, 2세경 진행성 청력소실, 근이상증, 강직 등이 발생한다. 소변 유기산 분석에서 3-methylglutaconic acid(3-MGA)와 3-methylglutaric acid(3-MGC)가 증가하며, 뇌자기공명검사에서 기저핵의 침범이 발생한다. *SERAC1* 유전자 검사를 통해 확진할 수 있다.

14 말론산뇨증(Malonic Aciduria)

1) 원인

사립체 내의 malonyl-coenzyme A를 acetyl-CoA와 이산화탄소로 전환시키는 malonyl-CoA decarboxylase (MLYCD)의 활성도의 결함에 의해 발생하나 효소 활성도가 정상인 경우도 보고되었다. 2개의 isoform이 존재하며 효소 활성도를 결정하는 isoform은 사립체에 위치한다. 간, 심장, 신장 등에 주로 발현되며 뇌에서도 소량 발현된다.

2) 발병빈도

전 세계적으로 약 30예 정도의 소수의 증례만 보고되었다. 국내에서는 하기 증례만이 분자유전학적으로 진단된 유일한 환자이다. 매우 드문 질환이다.

3) 유전적 이상

Malonyl-coenzyme A 유전자(*MLYCD*)의 이상으로 발병하는 상염색체 열성 유전질환이다. 염색체 16q24에 위치하며 5개의 exon으로 구성된다. 두 개의 전사체가 존재한다. 15종 이상의 유전자 돌연변이가 보고되어 있는데, 대부분 결실변이, splicing 변이, frame-shift 변이들이다.

4) 생화학적 병태생리

Malonyl-CoA decarboxylase의 활성도의 결함에 의해

사립체에 축적된 malonyl-CoA는 유리 malonic acid로 가수분해되고 Malonylcarnitine으로 transesterification 된다. Malonylcarnitine은 사립체를 떠나 세포질 내에서 다시 malonyl-CoA로 transesterification된다. 이 Malonyl-CoA는 carnitine palmitoyl I의 잠재적인 저해물질로 유해하며 이차적으로 지방산 대사이상이 일으켜 dicarboxylic aciduria를 보인다. 축적된 malonyl-CoA는 methymalonyl-CoA mutase, succinyl-CoA dehydrogenase, glutaryl-CoA dehydrogenase의 효소 활성도를 억제하여 각각 methylmalonic acid, succinic acid, glutaric acids의 소변 내 배설을 증가시킨다.

5) 임상 증상

(1) 신생아형은 대사성 산증이 가장 두드러진 특징으로 이른 영아기에 사망할 수 있다. 약 1/3의 환자에서 생후 5개월에 케톤산혈증, 저혈당증, 젖산혈증 때문에 사망한다. 지발형의 경우는 근기장도저하, 발달지연 등을 보이고 광범위한 케톤산혈증, 젖산혈증, 고암모니아혈증을 동반하기도 한다. 혈액 내 요산 농도가 증가되고 콜레스테롤 농도는 감소한다. 피부와 구강의 칸디다증이 관찰되기도 한다.

(2) 신경영상 검사에서 두드러진 진행성의 경과를 보이는데, 생후 2주만큼 조기에 뇌 CT 상에서 저신호강도의 myelin, frontotempotal atrophy, 뇌실 크기 증가 등을 보였고 양쪽 기저핵의 저신호강도, 담창구(globus pallidus)와 미상핵(caudate nucelus)의 뇌 MRI T2 강조 영상에서 고신호강도 등이 관찰된다. 후기에 담창구와 대뇌반구 심부 백질의 낭포성 병변이 관찰되기도 한다.

(3) 저혈당증을 보일 수 있는데, malonyl-CoA가 pyruvate carboxylase를 저해하기 때문으로 생각된다.

(4) Malonyl-CoA decarboxylase의 결핍이 있는 환자에서 발달지연, 저긴장증, 경련 등이 보고되었고 약 40%의 환자에서 심근증을 보이며 이것으로 신생아시기에 치명적인 경과를 초래하기도 한다.

6) 진단 및 검사 소견

(1) 진단은 소변 유기산 검사에 의존한다. Malonic acid와 methylmalonic acid가 일정하게 증가된 소견을 보이는데, methylmalonic acid는 30~300 mmol/mol Cr의 범위로 배설되며 malonic acid가 methylmalonic acid 보다 늘 더 높게 검출되는 것은 아니다. 비정상적인 succinic aciduria가 환자의 1/2에서 동반되고 다양한 정도로 dicarboxylic aciduria와 glutaric aciduria가 관찰된다.

(2) 혈장의 총 카르니틴과 유리 카르니틴 농도가 낮고 일부 환자에서 malonylcarnitine의 축적이 증명되었다.

(3) 드문 경우에 지방부하검사가 진단에 도움이 되는데, 소변의 malonic acid가 증가한다.

(4) Mitochondrial malonyl-CoA decarboxylase를 배양한 섬유모세포와 백혈구에서 측정해 볼 수 있다. 이 경우 정상 효소 활성도를 보인 환자의 경우 섬유모세포에 발현되지 않은 조직 특이(tissue-specific) isoenzyme의 장애가 있을 수 있다. *MLYCD* 유전자 분석으로 확진할 수 있다.

(5) 산전진단은 정상 양수에서 malonic acid를 측정하고 배양한 양수 세포에서 malonyl CoA-decarboxylase의 활성도를 측정함으로 가능하나 정확한 산전진단을 위해서는 *MLYCD* 유전자 분석을 시행해야만 한다.

7) 치료 및 관리

(1) 식이 : 저지방, 고탄수화물 식이가 혈중 malonic acid의 농도를 정상화시킬 수 있다.

(2) 카르니틴(100 mg/kg/day)으로 카르니틴 결핍을 교정하고 심근증과 근육쇠약을 호전시킨 경우가 보고되어 있다.

(3) 경련 조절 : clonazepam을 써 볼 수 있다.

8) 예후

장기적인 예후는 잘 알려져 있지 않으나 보고된 환자

들 중 급성 발병기 이후 추체외로 증상을 보인 증례 외의 거의 대부분의 환자는 경한 발달지연을 보인다. 심근병의 조기발견을 위해 정기적인 심초음파 검사가 필요하다.

●●● 참고문헌 ●●●

1. Ogier de Baulny H, Saudubray JM. Branched-chain organic acidurias. Semin Neonatol 2002; 7: 65~74.
2. FitzPatrick DR, Hill A, Tolmie JL, et al. Am J Hum Genet 1999; 65: 318~26. The molecular basis of malonyl-CoA decarboxylase deficiency.
3. Kim JU, Kim JW. Quantitation of methylmalonic acid by isotope dilution gas chromatography mass spectrometry. Korean J Clin Pathol 1997; 17: 1022~8.
4. Baertling F, Mayatepek E, Thimm E, et al. Malonic aciduria : long-term follow-up of new patients detected by newborn screening. Eur J Pediatr 2014; 173: 1719~22.
5. Celato A, Mitola C, Tolve M, et al. A new case of malonic aciduria with a presymptomatic diagnosis and an early treatment. Brain Dev 2013; 35: 675~80.

증례 6-17

신생아 대사질환 선별검사에서 의심되었으나 기면상태로 내원하여 진단된 말론산뇨증(Malonic aciduria)

1. 내원 동기가 된 주 증상

보챔, 기면, 식욕부진

2. 발병 시 연령/성별

3일/남아

3. 가족력

특이 소견 없었다.

4. 임상 증상

출생 당시 특이 소견이 없었던 환아로, 출생 3일 후부터 보채고 늘어지면서 잘 먹지 못하였다. 선천성 대사 질환 선별검사에서 이상 소견이 있다 하여 추가적인 정밀검사 및 치료를 위해 입원하였다.

5. 진찰 소견

진찰 소견에서 내원 당시 급성 병색은 관찰되지 않았으며, 흉부 진찰상 정상적인 호흡음으로 천명이나 나음이 들리지 않았다. 복부는 부드럽고 팽만되지 않았으며 간비종대는 없었다. 신경학적 검사에서 약간의 근긴장도 감소 소견은 관찰되었으나 심부건반사의 증가 소견은 없었다.

6. 검사 소견

(1) 일반혈액 및 생화학 검사

본원에서 재실시한 대사 선별검사와 혈장 아미노산 분석에서는 특이적인 소견을 보이지 않았고, 소변 유기산 검사에서 malonic acid 216.4 mmol/mol Cr으로 상승되어서 malonic aciduria가 의심되었다.

백혈구 9,500/mm3, 혈색소 12.6 g/dL, 혈소판 417,000/mm3이었다. 생화학 검사에서 칼슘 8.7 mg/dL, AST/ALT 30/10 U/L, 총빌리루빈 0.4 mg/dL, CK 61 IU/L이었다.

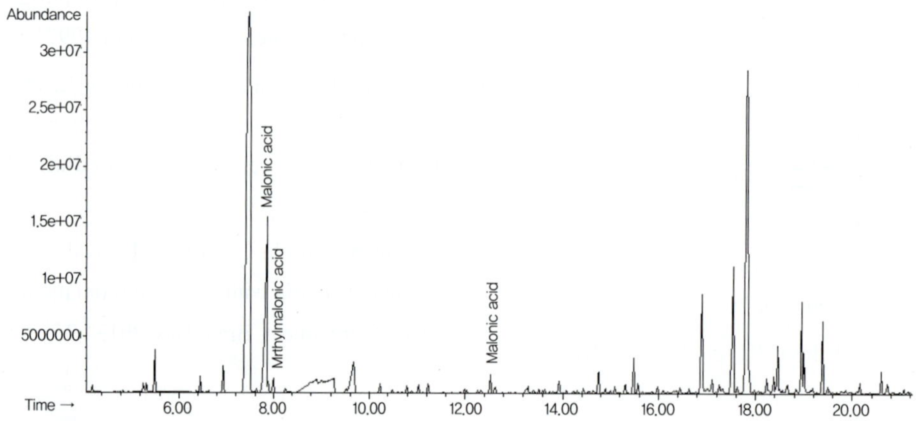

그림 6-39 소변 유기산 분석 소견상 methylmalonic acid와 malonic acid가 증가한다.

(2) 분자유전학 검사

MLYCD 유전자 검사에서 exon 1~3의 결실변이를 확인하였다.

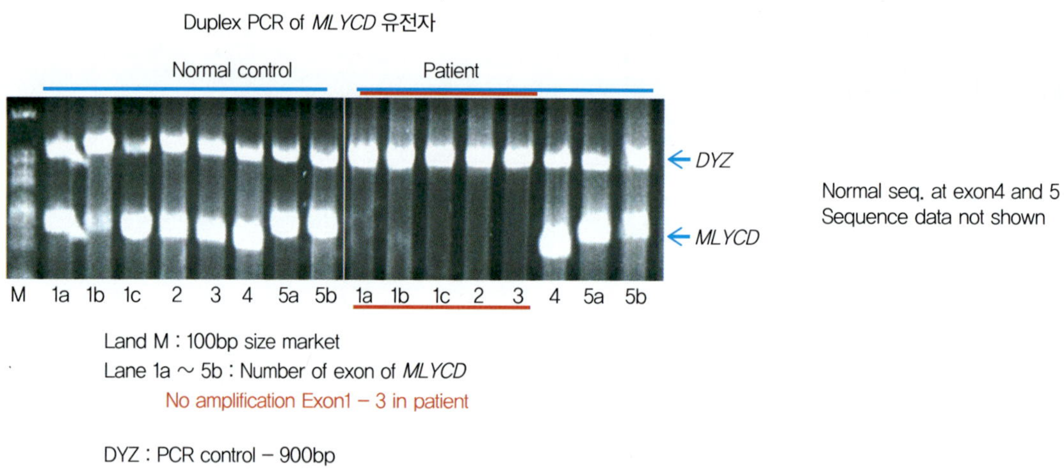

(3) 영상 검사 : 뇌 MRI

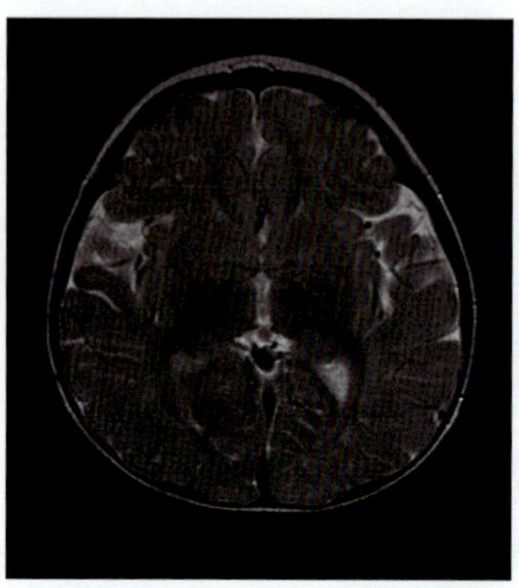

그림 6-40 뇌 MRI 소견상 전반적인 백질 내 신호 증강 소견이 관찰된다.

7. 치료경과

(1) 상기 환자는 선천성 대사선별 검사에서 의심되어 소변 유기산 분석을 통해 확진된 후 치료 순응도가 낮아 지속적인 관찰 및 치료를 받지 않았다. 전반적인 발달지연으로 목가누기는 24개월경 시작하였고, 한 단어 수준만 구사하는 언어지연을 보이고 있었으나, 특별히 관찰되는 강직이나 경련은 없었다.
L-carnitine 추가적인 투여를 고려하였으나, 잦은 구토를 보이면서 약에 대한 순응도는 낮았다. 현재 중등도의 정신지체 상태로, 인지발달 수준에 대한 평가를 위해 K-WPPSI(한국형 웩슬러 유아지능지수)를 시행하였으나, 대부분의 검사에서 자발적인 반응 및 모방적 수행, 의미 있는 발화가 관찰되지 않았고 간단한 질문에도 응답하지 못하는 등, 전반적 인지발달의 지체가 심하다. 만 7년 1개월 현재 신장 119 cm(25백분위), 체중 25.8 kg(50~75백분위)의 성장을 보인다.

(2) 투여 약제/용량
필요 시 Carnitine 추가 투여도 권장된다.

(3) 식이
저단백질, 고탄수화물 식이가 도움이 된다.

8. 요약

Malonic aciduria의 영유아시기 다양한 임상 증상을 보이고, 대부분 발달지연과 함께 저긴장증, 경련, 저혈당증, 대사성 산증, 심근 비후 등의 증상이 동반된다. 진단은 소변에서 malonic와 methylmalonic acid 검출되는 경우 의심하고, 피부조직에서 효소 활성도를 측정하거나 유전자 분석으로 확진할 수 있다. 선별검사는 선천성 대사 검사로 가능하다. 치료는 carnitine 투여와 저지방 고탄수화물 식이가 권장된다.

15 에틸말론산 뇌증 (Ethylmalonic encephalopathy)

1) 원인

과거 multiple acyl-CoA dehydrogenase 결핍에 의한 glutaric aciduria type II의 경미한 형태하고 여겨졌으나 ethylmalonic encephalopathy는 *ETHE1* 유전자에 의해 생성되는 사립체 기질에 위치하는 persulfide dioxygenase (ETHE1) 장애 때문에 발생하는 것으로 알려 있다.

2) 유전적 이상

상염색체 열성 유전방식으로 유전되며 염색체 19q13에 위치한 *ETHE1* 유전자의 돌연변이에 의해 발생한다. 현재 30여 종의 돌연변이가 보고되었으며 결실변이도 흔하다.

3) 발병빈도

정확한 발병빈도는 잘 모른다. 지중해연안구가와 아프리카에서 주로 보고되었다. 국내에서는 1예의 증례 보고가 있다. 드문 질환임에 틀림없다.

4) 생화학적 병태생리

황화수소(Hydrogen sulfide : H_2S)는 중추신경계, 심혈관계, 소화기계 등에서 중요한 신호전달 가스분자(gaseous signaling molecule)로서 중요한 역할을 한다. H_2S 생성에는 두 가지가 기여하는데, 혐기성 장내세균과 음식에서 섭취되는 cysteine이나 methionine에 의해 serine의 transsulfation에 의해 생성되는 cysteine, homocysteine의 기질과, cystathionine β-synthase, γ-cystathionase가 관여한다. 반면에 이화대사는 사립체 내부에서 에너지를 발생시키는 전자전달체계와 연관되어 발생한다.

낮은 항상성 상태의 H_2S를 유지하는 데는 산소 의존적인 sulfide quinone oxidoreductase, persulfide dioxygenase (ETHE1), rhodanese, sulfite oxidase가 관여한다. *ETHE1* 유전자의 돌연변이에 의한 persulfide dioxgenase의 결핍은 ethylmalonic encepahlopathy를 유발한다. 그 기전으로는 sulfide 산화대사계가 H_2S 낮은 세포 내 항상성 농도를 유지하는 데 매우 중요하다. 여기에 장애가 발생하여 H_2S의 농도가 상승함에 따라 질환이 발생하는 것으로 여겨진다. 황화수소의 축적에 의해 미세혈관 장애가 나타나 중추신경계 증상(지능저하, 발달지연, 퇴행, 추체외로증상), 소화기계 증상(만성 설사), 피부증상(반복성 점상출혈) 등 여러 증상이 나타난다. 소변에서 탄소기가 4~5개인 유기산들이 증가하며 혈액의 C4, C5 acylcarnitine이 증가한다.

5) 임상 증상

황화수소(H_2S)의 혈중 농도가 증가함에 동반되는 임상 증상들이다.

(1) 중추신경계 증상

출생 직후부터 근긴장도가 저하되고, 경련, 추체 및 추체외로 신경증상이 나타난다. 진행성 뇌신경 발달지연이 동반된다. 뇌의 기형이 있을 수 있다.

(2) 피부 증상

피부의 점상출혈과 기립성 부위 사지말단의 청색증, 부종이 매우 특징적이다.

(3) 소화기계 증상

미세혈관 손상으로 장 점막의 이상이 발생하여 흡수장애가 있다. 만성적인 설사를 동반하며 성장장애가 있다.

(4) 기타소견

신장질환(혈뇨, 단백뇨), 폐출혈이 보고되어 있다.

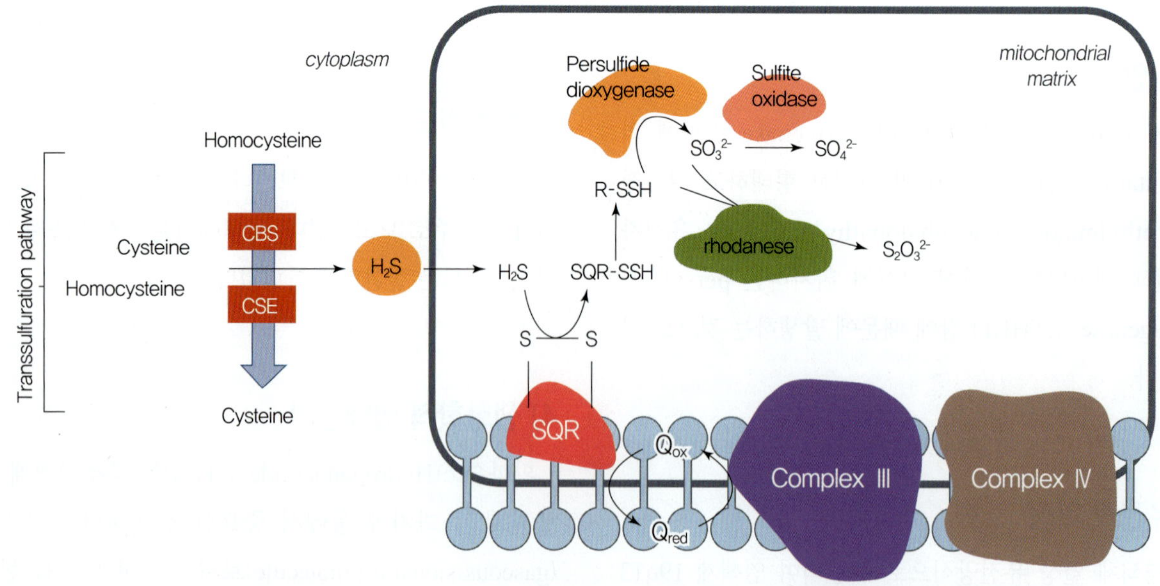

그림 6-41 황화수소 대사장애의 생화학적 병태생리(Adapted from 참고문헌 3)

6) 진단 및 검사 소견

피부의 점상 출혈 등이 있으나 혈액학적으로는 정상소견을 보인다. 소변에서 ethylmalonic acid가 다량 검출되며 대개는 100 μmol/mmol Cr 이상이다. Methylsuccinic acid배설도 증가한다. 동시에 탄소기가 4~5개인 유기산들이 증가하며 혈액의 C4, C5 acylcarnitine이 증가한다.

예를 들면 isobutyrl, n-butyryl, 2-methyl butyryl glycine, isovaleryl glycine, dicarboxylic acid가 증가한다. 혈액의 젖산 및 피루빈산이 증가한다. Ethylmalonic aciduria는 SCAD 결핍이나 multiple acyl-CoA dehydrogenase 결핍에서도 관찰됨으로 이들 질환과의 감별을 요한다. *ETHE1* 유전자 분석을 함으로 확진할 수 있다.

7) 치료 및 관리

치료는 대증적 치료밖에는 없다. 비타민 B2, C, carnitine, coenzyme Q 등을 사용해 보기도 하지만 효과는 확실치 않다. Ethylmalonic acid 농도를 낮추기 위한 저메티오닌 식이나 장내 형기성 세균에 의한 H2S 생성을 줄이기 위해 metronidazole(30 mg/kg/일), 항산화제인 글루타치온 농도를 높이기 위해 N-acetylcysteine을 100 mg/kg/일의 용량으로 사용하기도 한다. H2S 생성을 줄이기 위해 조혈모세포 이식도 이론적으로 생각해 볼 수 있다.

8) 예후

일반적으로 예후는 나빠서 영유아기에 사망한다. 새로운 치료법이 필요한 질환이다.

••• 참고문헌 •••

1. Shin YJ, Jang SH, Ahn YM, et al. A case report of ethylmalonic encephalopathy. Korean J Inherit Metab Dis 2001; 1: 12~4.
2. Kabil O, Banerjee R. Characterization of patient mutations in human persulfide dioxygenase (ETHE1) involved in H2S catabolism. J Biol Chem 2012; 287(53): 44561~44567.
3. Tiranti V, Zeviani M. Altered sulfide(H2S) metabolism in ethylmalonic encephalopathy. Cold Spring Harb Perspect Biol 2013; 5: a011437.

증례 6-18

에틸말론산 뇌증(Ethylmalonic encephalopathy)

(을지의대 소아청소년과 안영민 교수 제공; Shin YJ, Jang SH, Ahn YM, et al., A case report of ethylmalonic encephalopathy. Korean J Inherit Metab Dis 2001; 1: 12~4.)

1. 내원 동기가 된 주 증상(주소)

의식 소실

2. 발병 시 연령/성별

14개월/여자

3. 가족력

없음

4. 병력 및 임상 증상

14개월 된 여아가 의식 소실을 동반한 탈수와 호흡곤란으로 응급실에 내원하였다. 일주일 전부터 기침, 콧물의 경한 상기도 감염 증상을 보이다 하루 전부터 발열, 구토 및 설사가 발생하였으며 호흡곤란, 의식저하로 진행되었다.

5. 진찰 소견

체중은 8 kg(<3백분위수), 두위는 42.5 cm(<3백분위수)이었고, 혈압인 90/60 mmHg, 맥박수 148회/분, 호흡수 36회/분, 체온 36.9 C였다. 호흡음은 거칠고 전폐야에서 나음이 들렸고 흉부 함몰 및 흡기 시 천명을 동반한 심한 호흡곤란이 있었다. 간이 두 횡지 정도 만져졌다. 사지 말단에 심한 부종과 청색증이 있었고 피부는 차고 축축했으며 압박 부위에 점상 출혈 및 자반성 발진이 있었고, 상지와 하지 모두에서 근육의 긴장도가 감소되어 있었다.

6. 검사 소견

(1) 일반혈액 및 생화학적 검사

혈색소 11.0 g/dL, 헤마토크리트 33%, 백혈구 수 23,900/μL, 혈소판 411,000/μL, CRP는 16.7 mg/L였다. 일반 생화학 검사에서 AST/ALT 23/17 U/L, BUN/Cr 5/0.3 mg/dL, 총 단백 5.8 g/dL, 알부민 3.7 g/dL, glucose 166 mg/dL, ammonia 106 μmol/L, Na/K/Cl 134/2.5/98 mEq/L, TCO_2 27.3 mEq/L였고, CK 163 U/L, LDH 698 U/L였다. 동맥혈 가스 검사는 pH 7.213, $PaCO_2$ 72.1 mmHg, PaO_2 52.5 mmHg, HCO_3 27.9 mEq/L, BE -1.8 mEq/L이었다. PT 12.9초(91%), aPTT 22초로 정상이었다.
소변에서 케톤은 음성이었다.

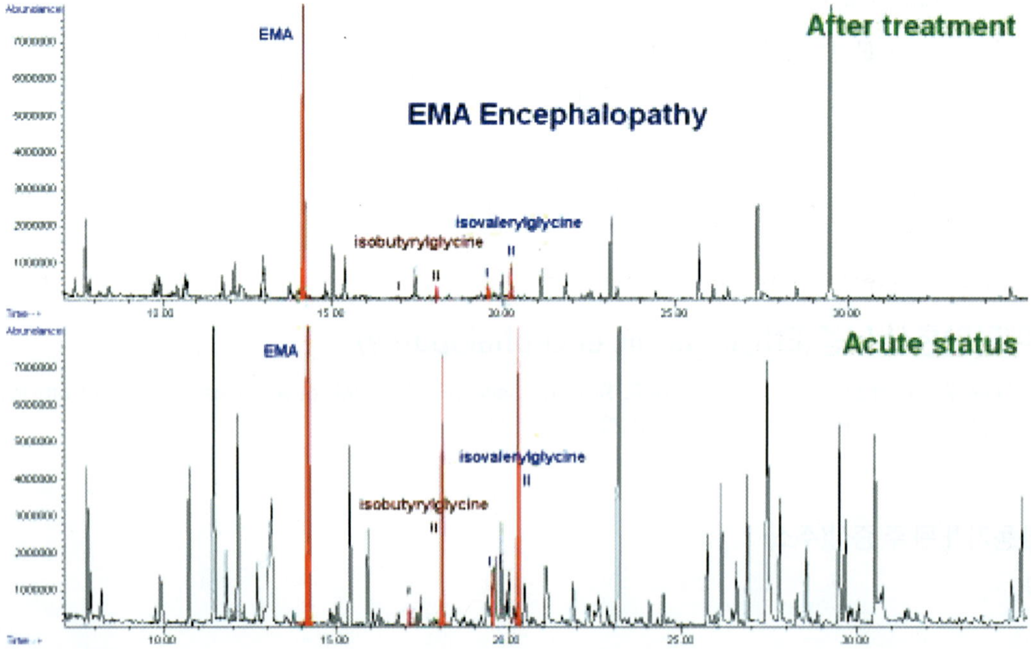

그림 6-42 소변 유기산 분석 소견상 ethylmalonic acid, isobutyrylglycine, isovalerylglycine 등이 상승하였다.

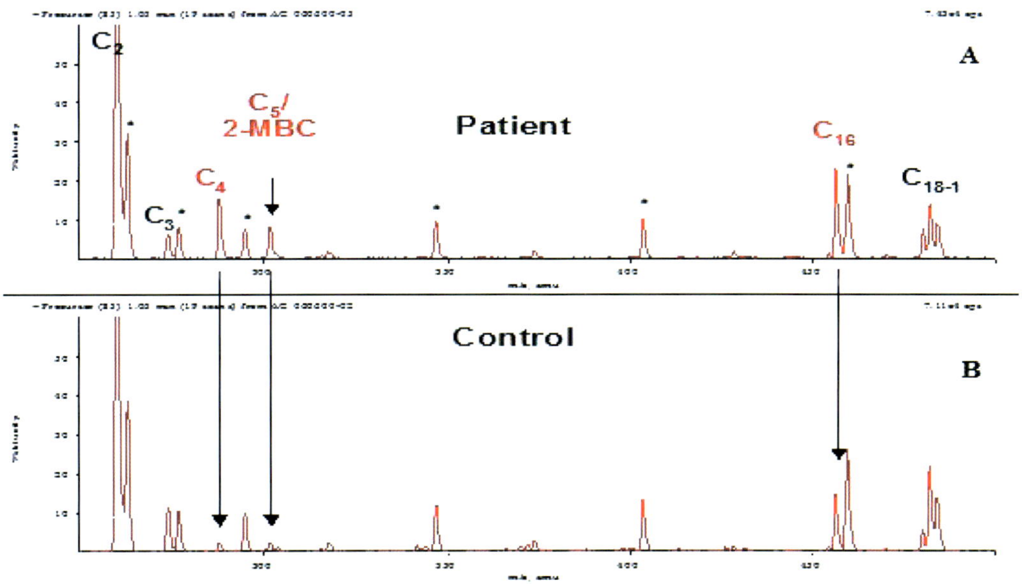

그림 6-43 혈액을 묻힌 여과지에서 탠덤매스(MS/MS)로 분석한 acylcarnitine 선별검사상 C4, C5의 증가를 보였다.

(2) 분자유전학 검사는 시행하지 않았다.

(3) 영상 소견

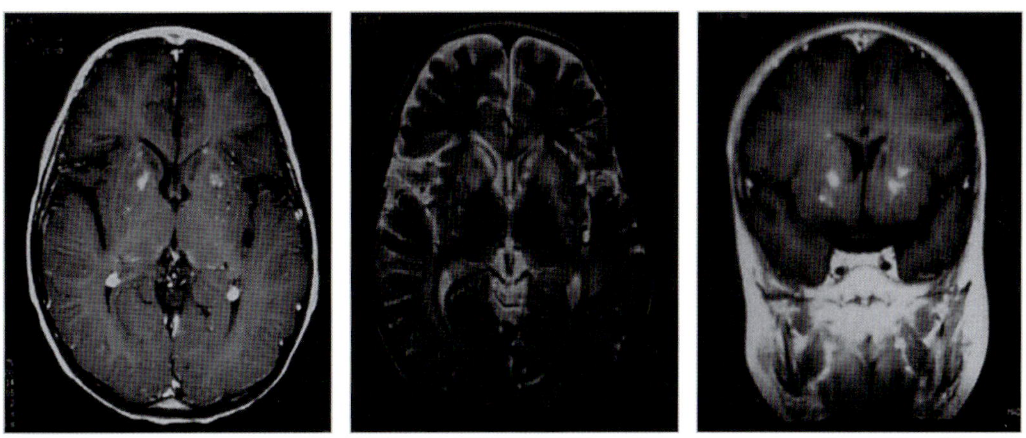

그림 6-44 뇌 MRI는 기저핵의 다발성 음영증강, 뇌실주위 백질의 음영증가 소견을 보였다.

7. 치료경과

(1) 치료에 따른 임상 및 검사 소견의 변화

중환자실에서 광범위 항생제의 정주, 기계 호흡하였으나 상태가 호전되지 않았으며 입원 10일째 시행한 검사에서 pyruvate 0.27 mmol/L(참고치; 0.03~0.08), lactate 8.73 mmol/L(참고치; 0.7~2.0), lactate/pyruvate ratio 32였다. 소변 유기산 분석은 ethylmalonic acid 255 μg/mg Cr(참고치; 0.5~20.2)였으며, methylsuccinic acid, isobutylglycine, isovalerylglycine, gluaric acid, 2-OH glutaric acid 배설이 증가되어 있었다. Acylcarnitine 검사에서 C4(butyryl, isobutyrylcarnitine), C5(2-methylbytyryl-, isovalerylcarnitine)의 증가가 있었다. 뇌 자기공명영상 촬영에서 양측 두정엽, 피각부, 연수 및 뇌교와 경추부 후면에 다발성의 경색

및 출혈의 소견을 보였다.

입원 23일에는 기관 삽관을 제거하였으나 흡기 시 천명은 여전하였고, 소량의 점액성 설사변은 점차 줄었으며, 의식은 다소 호전되어 눈을 맞출 수 있었고, 스스로 팔을 들 수 있었다. 입원 45병일에 퇴원하였고, 이후 콩 종류를 뺀 선식과 저알레르기 분유(HA milk)를 포함한 저 단백식이를 하면서 정기적으로 외래를 방문하였는데, 간헐적인 발열과 점액성의 묽은 변을 보았으나 생후 17개월에는 야단치면 울고 장난치면 좋아하는 등의 감정반응을 보이고 '엄마, 아빠'를 말할 수 있었고 뒤집기가 가능하였다.

생후 19개월, 내원 2~3일 전부터 다시 가래 기침이 시작되었고, 내원당일 심한 구토와 호흡곤란을 보여 응급실을 방문하여 입원하였으며, 입원 직후 갑작스런 다량의 토혈과 혈변을 보이면서 의식이 급격히 악화되어 심폐소생술 후 중환자실로 입원하여 기계호흡을 시작하였고 당시 시행한 안저 검사상 tortuous and dilated vessel이 관찰되었다. 입원 2병일에 점차 심박 수가 분당 70회 이하로 늘어지기 시작하였고 dopamine, dobutamine을 투여하면서 심폐소생술을 계속하였으나 심한 전해질 불균형과 대사성 산증 및 서맥이 계속되어 사망하였다

(2) 투여 약제/용량

- L-carnitine(100 mg/kg/day)
- Riboflavin(50 mg/kg/day)
- Vitamine B12(1 g/day)
- Vitamine B1(100 mg/day)
- Pyridoxine(30 mg/day)

(3) 식이요법

비위관을 통해 저단백 유동식이를 시작하였다.

8. 요약

신생아 대사질환 선별검사에서 C4, C5가 상승한다. 출생 직후부터 근긴장도가 저하되고, 경련, 추체 및 추체외로 신경증상이 나타난다. 진행성 뇌신경 발달지연이 동반된다. 피부의 점상출혈과 기립성 부위 사지말단의 청색증, 부종이 매우 특징적이다. 미세혈관 손상으로 장점막의 이상이 발생하여 흡수장애가 있다. 만성적인 설사를 동반하며 성장장애가 있다. 소변 유기산 분석에서 ethylmalonic acid, methylsuccinic acid가 증가된다. SCAD 결핍이나 multiple acyl-CoA dehydrogenase 결핍을 감별해야 한다.

CHAPTER 07 지방산산화대사장애

CONTENTS

1 지방산산화 대사장애(Disorders of fatty acid oxidation)

1) 원인

사립체에서의 지방산대사를 위해서 네 가지 과정이 필요하다. ① 사립체내로의 지방산의 이동 ② 베타 산화대사(β-oxidation) ③ 전자전달(electron transfer) ④ 케톤체 합성과정으로 구성된다. 케톤대사장애는 다른 장에서 다루도록 한다. 장쇄지방산(long fatty acid)은 세포질에서 coenzyme A (CoA) ester형인 Acyl-CoA로 활성화되어야만 carnitine transporter (CT)를 통해 사립체에 유입된 carnitine에 전달되어 acylcarnitine이 형성된다. 이 과정은 사립체 외막에 존재하는 carnitine palmitoyl transferase (CPT1)가 촉매한다. Acylcarnitine은 사립체내막을 통과하게 되어 베타산화대사의 기질로 작용하게 된다. 반면에 중쇄, 또는 단쇄지방산(medium chain, short chain fatty acid)은 carnitine 없이도 사립체내로 유입되어 Acyl-CoA인 CoA ester 형태로 활성화된다. 각 단계의 장애가 보고되었다. 지방산 대사에 관여하는 탈수소효소에는 short-chain acyl CoA dehydrogenase (SCAD), medium-chain acyl CoA dehydrogenase (MCAD), very long-chain acyl CoA dehydrogenase (VLCAD)가 있으며, trifunctional enzyme은 3-hydroxyacyl dehydrogenation, 2-enoyl-CoA hydration, 3-oxoacyl CoA thiolysis에 관여한다. Long chain hydroxyacyl CoA dehydrogenase (LCHAD)는 이 반응에 관여하는 trifunctional protein 중의 하나이다.

2) 유전적 이상

현재 알려진 지방산 대사장애는 모두 상염색체 열성으로 유전된다. 보인자는 증상이 없으며 carnitine transporter 보인자를 제외하고 생화학적 이상이 발견되지 않는다. 그러나 LCHAD 보인자가 환자를 임신한 경우 임신 중 용혈성 빈혈, 급성 간기능장애, 혈소판 감소(HELLP : hemolysis, elevated liver enzymes, low platelets) 등을 보일 수 있다.

3) 발병빈도

Tandem mass spectrometry(탠덤매스)를 이용한 신생아 대사질환 선별검사가 보편화되면서 지방산 대사장애가 드문 질환이 아님이 판명되었다. 총체적인 지방산 대사장애의 발생률은 미국 및 유럽에서는 신생아 9,300명당 1명의 빈도로 발생하는 것으로 보고되었다.

한국인에서는 1/15,800명의 빈도로 신생아 스크리닝에서 발견된다. 백인에서는 MCAD 결핍이 가장 흔하여 1/15,000이나 아시아인에서는 드물다. MCAD 결핍증은 일본의 경우 1/110,000의 빈도로 발생한다. 한국인의 경우 VLCAD 결핍이 비교적 호발하는 것 같다.

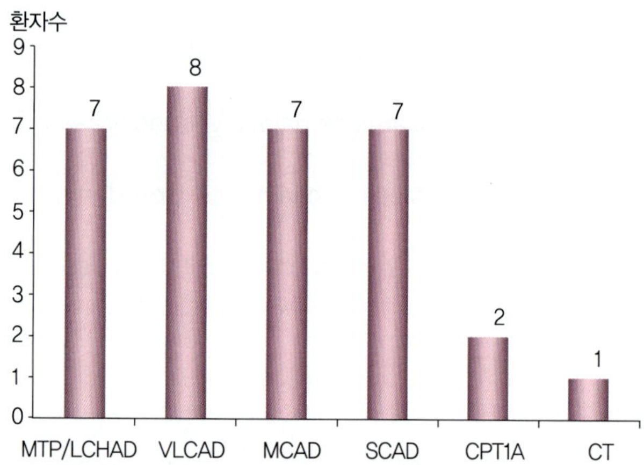

그림 7-1 한국인 지방산산화 대사장애 스펙트럼 (서울아산병원 의학유전학센터 제공)

4) 생화학적 병태생리

미토콘드리아 내에서 지방산의 산화는 에너지 생성에 중요한 역할을 한다. 금식이 길어지면 지방산이 간에서의 케톤체 형성과 다른 조직에서의 산화 과정을 통해 전체 에너지 요구량의 80%를 제공하게 된다.

장쇄지방산은 장시간의 운동 시 심장과 골격근의 에너지원을 제공한다. 유리지방산은 지방조직으로부터 유리되어 말초 조직에서 이산화탄소와 물로 산화되어 포도당과 단백질의 소모를 방지한다.

지방산 대사는 ① carnitine 회로, ② β-산화 회로, ③ 전자 전달계, ④ 케톤체 합성 과정의 네 가지로 구성된다. 장쇄지방산은 세포질 내 조효소 A에 의해 활성화되어 fatty acylcarnitine의 형태로 carnitine 회로를 통해 미토콘드리아로 들어간다. 중쇄지방산과 단쇄지방산은 미토콘드리아로 직접 유입된다. β-산화 과정의 각 단계를 거치면서 분해되고 전자전달계는 이 과정에서 생성된 에너지를 호흡사슬(쇄)(respiratory chain)로 전달하여 ATP 합성이 이루어지도록 한다.

지방의 대사는 지방 분해와 함께 시작된다. 금식에 대한 정상적인 반응은 지방 산화로 지방 분해가 일어나 유리지방산이 증가한다. 지방산 대사장애 환자들은 금식을 하면 유리지방산이 3-hydroxybutyrate보다 현저히 증가되어 혈중 유리지방산과 3-hydroxybutyrate의 비가 증가하게 된다. 장쇄지방산이 β-산화 과정이 일어나는 미토콘드리아 내부로 이동되기 위해서는 carnitine이 필요하며 carnitine의 이동을 위해서는 특정 transporter

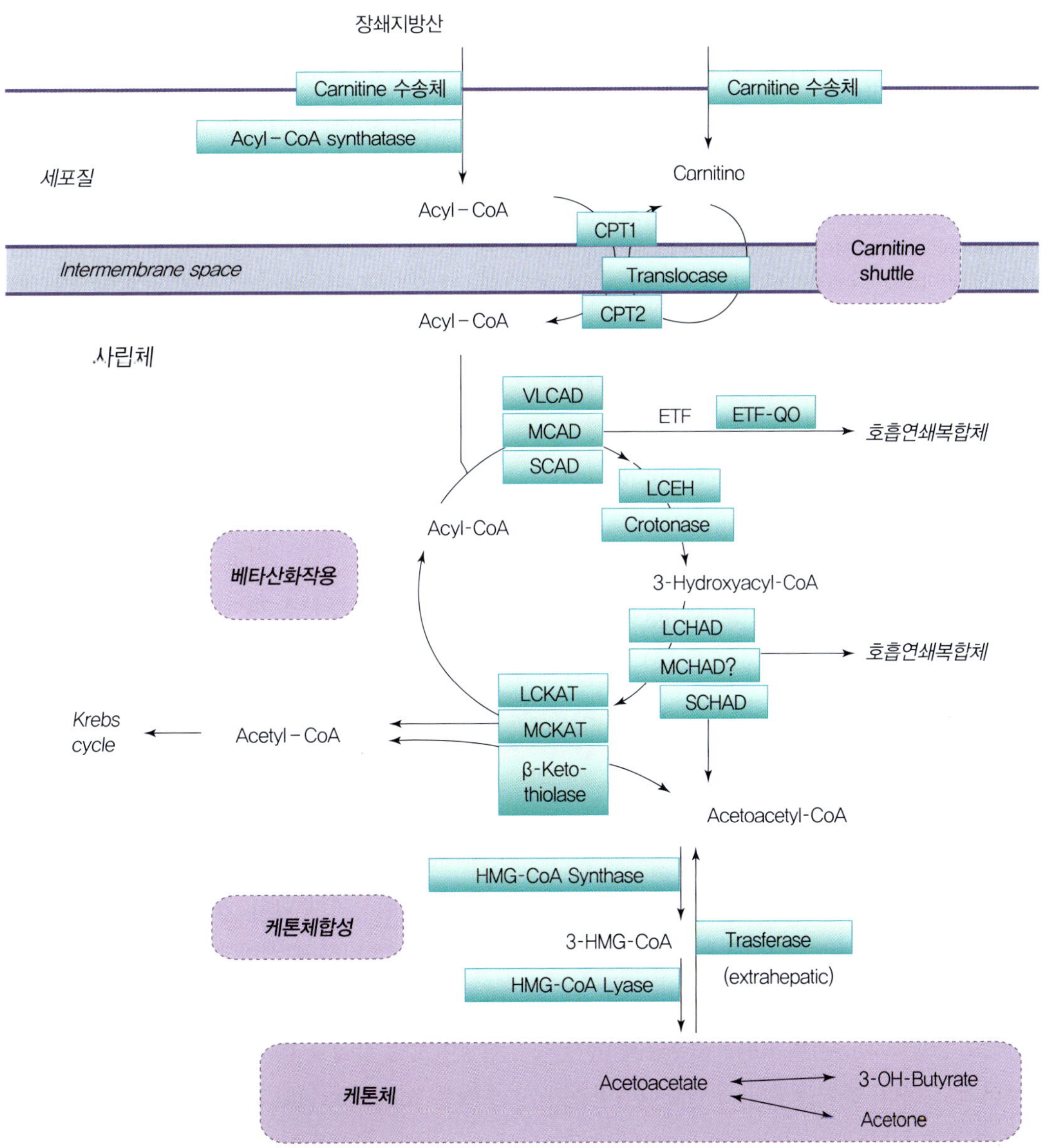

그림 7-2 지방산산화의 생화학적 대사경로 및 기능

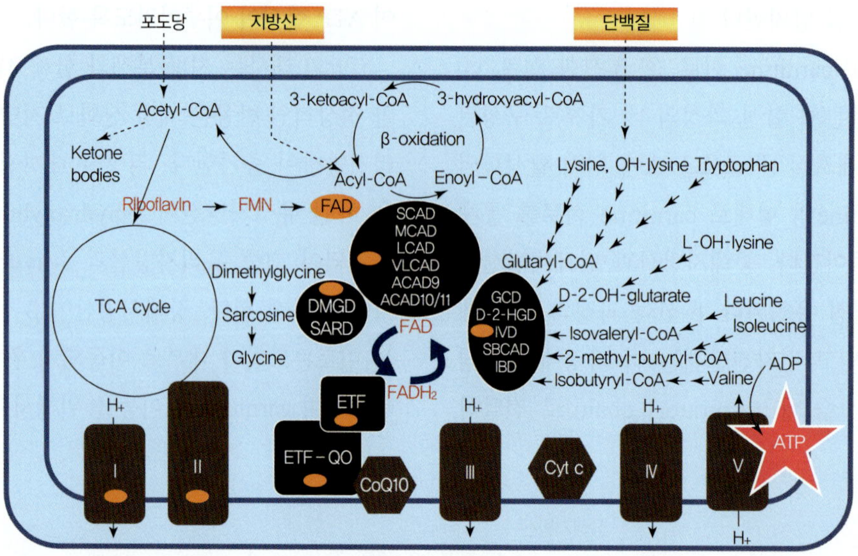

그림 7-3 사립체에서의 지방산산화, 아미노산이화 및 호흡연쇄복합체와의 관계(Adapted from 참고문헌 4)
(FMN : flavin mononucleotide, FAD : flavin adenine dinucleotide, ETF : electron transfer flavoprotein, SCAD : short chain acyl-CoA dehydrogenase, MCAD : medium chain acyl-CoA dehydrogenase, LCAD : long chain acyl-CoA dehydrogenase, VLCAD : very long chain acyl-CoA dehydrogenase, ACAD9 : acyl-CoA dehydrogenase 9, ACAD10/11 : acyl-CoA dehydrogenase 10/11, GCD : glutaryl-CoA dehydrogenase, D-2-HGD : D-2-hydroxyglutaryl-CoA dehydrogenase, IVD isovaleryl-CoA dehydrogenase, SBCAD : short branched chain acyl-CoA dehydrogenase, IBD : isobutyryl-CoA dehydrogenase, DMGD : dimethylglycine dehydrogenase, SARD sarcosine dehydrogenase)

가 필요하다. 세포 내로 이동된 carnitine은 지방 분해에 의해 acyl CoA esters로 에스테르화되는데, 이 과정은 carnitine palmitoyl transferase Ⅰ과 같은 carnitine acyl transferase에 의해 촉매된다. Acylcarnitine의 미토콘드리아 막을 통한 이동은 carnitine translocase에 의해 일어나며, CPT Ⅱ에 의해 가수분해되어 carnitine과 fatty acyl CoA를 생성한다. Fatty acyl CoA는 β-산화 과정을 거쳐 acetyl CoA가 만들어진다.

5) 임상 증상

대부분의 지방산 대사장애는 비슷한 임상 양상을 보이는데 간, 심장, 골격근을 주로 침범한다. 영아기에 금식이나 발열성 질환과 동반되어 저케톤성 저혈당을 보이며 혼수상태로 진행하기도 하며 Reye 증후군과 유사한 양상을 보이기도 한다. 간기능부전, 고암모니아혈증, 담즙정체성 황달 등도 나타날 수 있다. 영아돌연사증후군으로 나타나기도 하는데, 탠덤매스로 조기 진단되어 일찍 치료를 시작하면 예방이 가능하다. 일부에서는 근육 기능의 저하로 근병증이나 심근병증, 부정맥의 임상 양상을 보이며 근력 약화나 횡문근융해가 나타나기도 한다.

6) 진단 및 검사 소견

탠덤매스로 acylcarnitine 분석을 시행하여 선별 검사에 적용할 수 있다. 증상이 금식 기간이 길어지면 나타나고 선별 검사에서도 항상 진단되는 것도 아니어서 처음 진단하기가 쉽지 않다. 따라서 지방산 대사장애의 증상을 보인 환자에서는 혈액과 소변 샘플은 급성기 치료 직전에 채취하여야 한다. 또한 금식하면서 검사를 시행할 경우 저혈당의 증상에 대해 주의 깊게 관찰해야 한다. 소변 유기산 분석은 환자의 상태가 양호할 때에는 정상이지만 금식을 하거나 발열성 질환 등이 동반된 경우에는 dicarboxylic acid가 배설된다. 중쇄중성지방(medium-chain triglycerides)을 함유한 분유를 먹는 영아 환자에서는 소변으로 dicarboxylic acids가 배설된다.

표 7-1. 지방산대사 장애의 acyl-carnitine 스크리닝 결과 및 소변 유기산 분석 소견

지방산대사장애 질환	Acyl-carnitine 상승지표	소변 유기산 증가
SCAD 결핍	C4 (C4/C2, C4/C3, C4/C8)	ethylmalonic, methane sulfonic
SCHAD 결핍	C4-OH	3-hydroxy glutarate
MCAD 결핍	C6, C8, C10:1 (C8/C2, C8/C10)	suberic, hexanoic
VLCAD 결핍	C14:1, C14:2, C14 (C14:1/C12:1)	non-ketotic diacarboxylic
LCHAD (TFP) 결핍	C16:1-OH, C16-OH, C18:1-OH (C16OH/C16)	non-ketotic diacarboxylic 3-hydroxydeoxycholic
전신성 carnitine 결핍	C0(감소), free/total 심한 감소, 모든 acyl-carnitine 감소	non-ketotic diacarboxylic
Carnitine translocase	C16, C18, C18:1, C18:2 (C0/[C16+C18] 감소)	non-ketotic diacarboxylic
CPT1 결핍증	C0 (C0/[C16+C18])	non-ketotic diacarboxylic
CPT2 결핍증	C16, C18, C18:1, C18:2 ([C16+C18]/C2)	non-ketotic diacarboxylic
Multiple acyl-CoA dehydrogenase 결핍(GA II)	C4, C6, C8, C10, C12, C14, C16	non-ketotic diacarboxylic isovaleric, ethylmalonic, glutaric, 2-hydroxy

기타 혈액 검사상 저케톤성 저혈당, creatine kinase, 요산, transaminases, 유리지방산의 상승이 나타난다. 피부 섬유모세포나 림프아세포를 이용하여 특정 질환에 대한 효소 분석을 시행하면 확진이 가능하나 널리 시행하고 있지는 않다. 분자유전학적 검사가 더욱 빠르고 정확하여 확진 및 산전진단에 이용된다.

7) 치료 및 관리

급성기에는 10% 포도당과 수분으로 충분한 칼로리를 공급하여 간과 근육에서의 지방산의 산화와 지방 분해를 억제하고 100~300 mg/kg 정도의 carnitine을 투여한다. 그러나 VLCAD, LCHAD, CPTI 결핍에서는 상대적인 금기이다. 장기적으로는 금식을 피하고(출생 후 3개월까지는 3시간 이내, 생후 12개월까지는 월령에 해당하는 시간 이내, 1~2세는 10시간 이내, 2세 이후에는 12시간 이내의 금식, 다른 급성 질환이 있으면 이 시간이 단축된다.) 중쇄중성지방을 공급하는 것이 도움이 될 수 있다(MCAD 결핍증에서는 금기이다.).

8) 예후

탠덤매스의 도입과 신생아 선별 검사의 확대 실시로 지방산 대사장애를 조기 진단할 수 있다. 지방산 대사장애마다 예후가 다르다. 급성기 증상은 뇌손상 및 사망에 이를 수도 있지만 조기 발견해서 금식을 피하는 등 적절한 치료를 하면 장기적인 예후는 좋다.

참고문헌

1. Olpin SE. Fatty acid oxidation defects as a cause of neuromyopathic disease in infants and adults. Clin Lab 2005; 51: 289~306.
2. Pollitt RJ. Disorders of mitochondrial long-chain fatty acid oxidation. J Inherit Metab Dis 1995; 18: 473~90.
3. Lindner M, Hoffmann GF, Matern D. Newborn screening for disorders of fatty-acid oxidation : experience and recommendations from an expert meeting. J Inherit Metab Dis 2010; 33: 521~6.
4. Olpin SE. Pathophysiology of fatty acid oxidation disorders and resultant phenotypic variability. J Inherit Metab Dis 2013; 36: 645~58.

2 Carnitine transporter 장애(Systemic or Primary carnitine deficiency, Carnitine uptake defect)

1) 원인

Carnitine transporter의 결핍으로 발생한다.

2) 유전적 이상

상염색체 열성 유전되며 염색체 5q31에 위치하는 *SLC22A5* 유전자의 돌연변이에 의해 발생한다. 이 유전자는 carnitine transporter인 OCTN2 단백의 유전정보를 부호화한다.

3) 발병빈도

국내의 자세한 발병빈도는 알려져 있지 않으나 일본의 경우 40,000명당 한 명의 빈도라는 보고가 있어서 한국인에서 미진단되고 있는 증례가 많지 않나 생각된다. 신생아 대사질환 선별검사에 의한 일반적인 발병빈도는 1/20,000~120,000의 빈도이다.

4) 생화학적 병태생리

세포막에 존재하는 carnitine transporter (OCTN2)의 기능저하가 원인이다. 장쇄지방산은 세포질에서 coenzyme A (CoA) ester형인 acyl-CoA로 활성화되어야만 carnitine transporter (CT)를 통해 사립체에 유입된 carnitine에 전달되어 acylcarnitine이 형성된다. 따라서 세포 내 carnitine 결핍은 장쇄지방산의 대사장애를 초래하고 acylcarnitine들이 감소하고 특히 free carnitine (C0)이 감소한다. 신세뇨관에서도 carnitine이 재흡수가 되지 않아서 역설적으로 소변 내 free carnitine배설량은 증가한다.

5) 임상 증상

대부분의 지방산 대사장애가 심장, 골격근, 간을 침범하는데 확장성 심근병에 의한 심부전은 carnitine transporter 장애에서만 나타나는 특징적인 양상이다. 가장 흔한 초기 증상은 다른 지방산 대사장애에서와 마찬가지로 금식으로 유발되는 저케톤성 저혈당이며 급성기에 악화되면 치명적이다. 간비대가 특징으로 조직 소견상 간 미세소포 내 지질이 축적된다. 심장계 증상은 평균 3세 정도에 시작되어 심근병증이 진행하여 심전도상 좌심실 비대소견이 보이고 심부전에 이를 수도 있다. 근력 약화와 근긴장 저하가 나타나며 근조직검사상 지질 축적이 보인다. 급성기에 경련, 구토, 기면을 보이며 혼수상태로 진행하는 수도 있다. 증상없이 지내다가 임신 등의 스트레스로 근육질환, 심근증으로 발병하는 경우도 있다. 결론적으로는 영아기는 간기능장애, 소아기에는 심근증 및 근육증상, 성인기에는 무증상, 만성적 피로, 확장성 심근증 등 증상이 매우 다양하다.

6) 진단 및 검사 소견

소변으로 free-carnitine 배설이 증가하며 혈장 free carnitine과 모든 acylcarnitine은 감소됨이 중요소견이다. 근육에서의 carnitine 농도도 감소된다. 혈액 검사상

Reye 증후군과 유사한 소견을 보이는데, 고암모니아혈증, transaminases 증가, 프로트롬빈 시간의 연장을 보이고, 요산과 creatine kinase가 증가된다. 소변 검사에서는 케톤이 나타나지 않는다. 소변 유기산 분석은 정상이며 급성기에는 드물게 dicarboxylic aciduria를 보이기도 하나 대개 음성소견이다. 금식을 하면 저케톤성 저혈당, 유리 지방산의 상승, 고암모니아혈증이 나타난다. 심초음파상 수축력이 떨어져 있고 심실벽이 두꺼워져 있다. 심전도는 정상이거나 T-파가 상승되어 있다. 섬유모세포, 근세포에서 carnitine의 섭취율이 감소된 것이 증명된다. 유전자 검사로 확진할 수 있다. 이차적인 carnitine 결핍을 감별해야 한다. 모체의 carnitine 결핍, 약제사용, 신세뇨관 장애 등이다.

7) 치료 및 관리

Carnitine 치료에 잘 반응한다(100~400 mg/kg/일). 심근병증의 경우 치료를 시작하면 수개월 내에 심장 크기가 감소하고 골격근 약화도 호전된다. 급성기에는 고용량의 carnitine과 함께 충분한 포도당 보충과 MCT 등의 투여로 이화작용을 억제해야 한다.

8) 예후

Carnitine 치료를 하지 않으면 심부전으로 사망하게 된다. 그러나 증상발현전 진단하여 지속적인 carnitine 투여를 시행하면 예후는 양호하다.

••• 참고문헌 •••

1. Longo N, Amat di San Filippo C, Pasquali M. Disorders of carnitine transport and the carnitine cycle. Am J Med Genet C Semin Med Genet 2006; 142: 77~85.
2. Stanley CA. Carnitine deficiency disorders in children. Ann N Y Acad Sci 2004; 1033: 42~51.
3. Lahjouji K, Mitchell GA, Qureshi IA. Carnitine transport by organic cation transporters and systemic carnitine deficiency. Mol Genet Metab 2001; 73: 287~97.
4. Magoulas PL, El-Hattab AW. Systemic primary carnitine deficiency : an overview of clinical manifestations, diagnosis, and management. Orphan J Rare Dis 2012; 7: 68~73.
5. Yoon YA, Lee DH, Ki CS, et al. SLC22A5 mutations in a patient with systemic primary carnitine deficiency : the first Korean case confirmed by biochemical and molecular investigation. Ann Clin Lab Sci 2012; 42: 424~8.

증례 7-1

전신성 카르니틴 결핍증(Systemic or primary carnitine deficiency, Carnitine transporter deficiency, Carnitine uptake defect)

1. 내원 동기가 된 주 증상(주소)

신생아 대사이상 검사 이상

2. 발병 시 연령/성별

생후 1개월/여자

3. 가족력

없음

4. 병력 및 임상 증상

재태연령 38+3일, 체중 2.56 kg으로 출생하였으며 생후 3일경 시행한 탠덤매스(tandem mass spectrometry)를 이용한 신생아 대사질환 선별검사에서 C0 (free carnitine), C2, C3의 감소로 mild carnitine deficiency 소견을 보여 내원하였다. 외래에서 검사한 acyl carnitine profile에서 carnitine deficiency가 의심되어 유전자 분석 시행 후 carnitine투여하며 경과 관찰 중이다.

5. 진찰 소견

체중 3.2 kg(10백분위수), 키 50.9 cm(50~75백분위수), 두위 35 cm(50~97백분위수)였다. 머리 모양은 대칭적이었으며 안면 및 흉곽 기형은 관찰되지 않았다. 근긴장도가 약간 감소되어 있었으며 간과 비장은 만져지지 않았다.

6. 검사 소견

(1) 생화학적 검사

혈색소 12.1 g/dL, 백혈수 14,800/mm^3, 혈소판 370,000/mm^{3}이었으며 AST/ALT 49/30 IU/L, 포도당 97 mg/dL, creatine kinase 41 IU/L, myoglobin 22 ng/mL(<110)였다.

본원에서 시행한 탠덤매스(tandem mass spectrometry)를 이용한 acylcarnitine 분석에서 C0 (free carnitine)가 현저히 감소된 소견을 보였다. 다른 acylcarnitine들도 저하되어 있었다. 정량분석 소견에서 total carnitine 6.1 μmol/L(참고치; 19~59), free carnitine 4.1 μmol/L(참고치; 12~46), acyl carnitine 2.0 umol/L(참고치; 4~15)로 감소된 소견을 보였다. 소변 유기산 분석은 정상이었다.

(2) 분자유전학 검사

SLC22A5 유전자의 염기서열 분석 결과 exon 2와 8에서 c.396G>A(p.Trp132*)와 c.1400C>G(p.Ser467Cys) 돌연변이가 발견되었다.

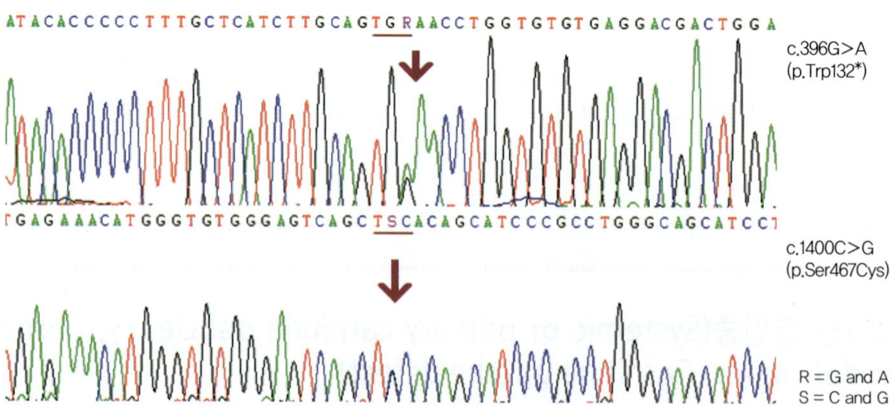

(3) 영상 소견

심장초음파는 정상이었다.

7. 치료경과

(1) 치료에 따른 검사 소견 변화 및 성장 발달

표 7-2. Carnitine 복용에 따른 환자의 acyl carnitine의 변화

	1개월	4개월	5개월	8개월	11개월	정상범위
Total carnitine, μmol/L	6.1	66	118	86	63.8	38~68
Free carnitine, μmol/L	4.1	35	89.3	53.5	45.9	27~49
Acyl carnitine, μmol/L	2.0	30	28.9	32.6	17.9	7~19

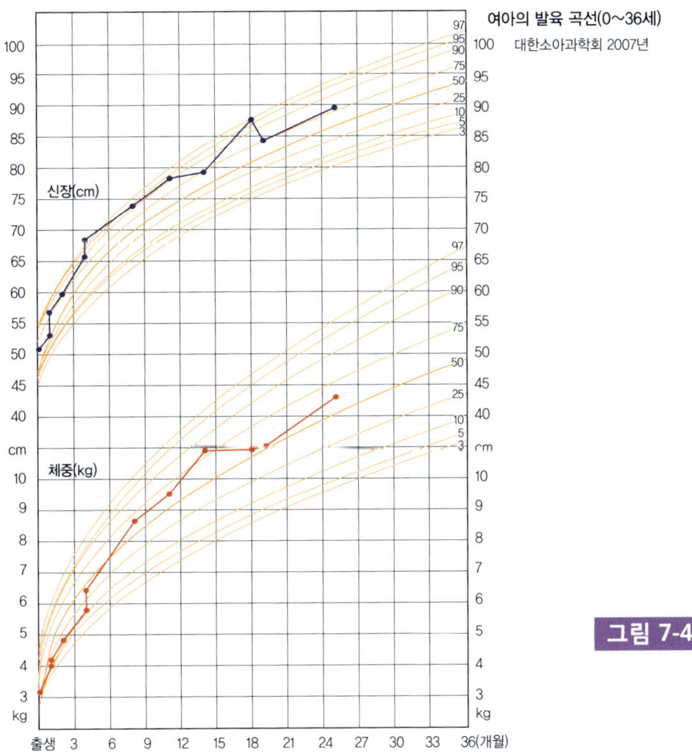

그림 7-4 생후 11개월에 한국형 영유아 발달검사에서 조대운동 12개월, 미세운동 10개월, 개인-사회성 11개월, 언어 8개월, 인지-적응 10개월로 경도의 언어 발달지연을 보였다.

(2) 투여 약제/용량

L-carnitine 450 mg/day(150 mg/kg/day)

(3) 식이요법

Carnitine이 풍부한 육류, 아보카노 등의 섭취를 권장하였다.

8. 요약

상염색체 열성으로 유전되며 영아기에 수유 불량, 보챔, 기면, 간 비대가 나타나며 상기도감염이나 장염 등의 질환 또는 금식에 의해 저케톤성 저혈당, 고암모니아혈증, 간 효소 수치의 상승을 보이며 경련, 구토, 기면 등의 증상이 야기된다. 소아기에는 확장성 심근증, 근력 저하, creatine kinase의 상승을 보인다. 혈장에서 carnitine이 감소되어 있고 소변에서는 free carnitine의 배설이 증가된다. 소변 유기산 분석에서 dicarboxylic aciduria는 잘 나타나지 않는다. Carnitine으로 치료할 수 있다.

3 Carnitine-acylcarnitine translocase (CACT) 결핍증

1) 원인

Carnitine-acylcarnitine translocase (CACT)의 결핍에 의해 발생한다.

2) 유전적 이상

상염색체 열성으로 유전되며 원인 유전자는 *SLC25A20*으로 염색체 3p21.31에 위치하며 CACT는 301개의 아미노산으로 구성된다. 사립체 내막에 발현한다.

3) 발병빈도

매우 드문 질환으로 여겨지며 약 30여 명의 환자가 보고되었다.

4) 생화학적 병태생리

장쇄지방산은 β-산화 과정이 일어나는 미토콘드리아로 유입되기 전에 carnitine과 함께 에스테르화 과정을 거친다. Carnitine-acylcarnitine translocase는 미토콘드리아의 내막을 통한 acylcarnitine의 이동을 촉매한다. 미토콘드리아 내부로 이동된 acylcarnitine은 carnitine palmitoyltransferase II (CPT II)에 의해 free carnitine과 free acyl CoA ester로 분리되어 β-산화 과정을 거치게 된다.

Carnitine acyl translocase의 결핍으로 인해 유리지방산이 미토콘드리아의 기질 외부에 축적되는데 급성기에는 지방 분해에 의해 증가된 장쇄 acyl carnitine이 주로 축적된다. Esterified carnitine이 소변으로 배설되면서 2차성 carnitine 결핍이 동반된다.

5) 임상 증상

시방산 대사상애의 특징인 저케톤성 저혈당이 신생아기에 나타난다. 다른 특징은 부정맥으로 지속적인 금식이나 감염성 질환이 동반된 경우 증상이 심해진다. 경련, 무호흡, 서맥이 나타나기도 하며 구토, 기면, 혼수로 진행하며 영아돌연사증후군으로 사망하는 경우도 있다. 심근병증은 심실조기수축, 심실 빈맥, 저혈압, 방실 차단에 의한 서맥으로 나타난다. 심초음파 상에서는 심근수축력이 감소된 것이 관찰된다. 근육을 침범해서 근력 약화와 근긴장저하가 나타나고 혼수상태에 이르면 근긴장도가 증가된다. 간비대가 나타나며 간 조직검사상 거대소포의 지방증(steatosis)이 심하게 보인다.

6) 진단 및 검사 소견

저케톤성 저혈당, 고암모니아혈증을 보이며 creatine kinase가 증가되며 근육 조직검사 소견은 정상이다. 요산의 급격한 상승은 없으며 transaminases는 지속적으로 상승된다. 혈장 free carnitine 농도는 낮고 혈중 및 요중에서 에스테르화된 carnitine의 농도는 증가된다. 혈장 장쇄 acyl carnitine의 농도는 증가한다. 소변 유기산 분석은 특이한 소견을 보이지 않으나 경한 dicarboxylic aciduria를 보일 수도 있다. 탠덤매스를 통한 acylcarnitine 분석으로 장쇄 acylcarnitine (C16, C18, C18:1)이 증가되고 C0 (free carnitine)은 감소된 것을 볼 수 있다. 섬유모세포에서 carnitine-acylcarnitine이 감소된 것으로 확진한다. 유전자 검사로 확진할 수 있다. 탠덤매스로는 CPTII 결핍과 감별이 어렵다.

7) 치료 및 관리

금식을 피하고 포도당을 충분히 공급한다. Carnitine을 보충하고 장쇄지방의 섭취를 제한해야 한다. 고암모니아혈증이 동반된 경우에는 sodium benzoate, phenylbutyrate가 도움될 수 있으며 저혈당을 방지하기 위해 옥수수 전분가루가 유용하다.

8) 예후

정신 발달과 성장은 정상이나 많은 환자들이 영아기에 증상을 보이면서 사망한다. 잔존 효소 농도가 남아 있는 일부 환자에서는 경미한 임상 양상을 보이는 경우도 있다.

••• 참고문헌 •••

1. Rubio-Gozalbo ME, Bakker JA, Waterham HR, et al. Carnitine-acylcarnitine translocase deficiency, clinical, biochemical and genetic aspects. Mol Aspects Med 2004; 25: 521~32.
2. Lopriore E, Gemke RJ, Verhoeven NM, et al. Carnitine~acylcarnitine translocase deficiency : phenotype, residual enzyme activity and outcome. Eur J Pediatr 2001; 160: 101~4.

4 Carnitine palmitoyl transferase I 결핍증

1) 원인

Carnitine palmitoyl transferase (CPT) I의 결핍으로 발생한다. 세 가지 동종형(isoform)이 존재하는데, I A형(간/신장), I B형(근육), I C형(뇌)이 있으며 현재까지 CPT I A형 결핍에 대해서만 기술되었다.

2) 유전적 이상

상염색체 열성으로 유전되며 CPT I A형의 유전자(*CPT I A*)는 염색체 11q13.2에 위치하며 20개의 엑손으로 구성된다. 사립체외막에 발현한다.

3) 발병빈도

국내의 발병빈도는 알려진 바 없으며 일본에서의 발병빈도는 320,000명당 1명의 빈도로 알려져 있다.

4) 생화학적 병태생리

미토콘드리아의 외벽에 존재하는 CPT I은 장쇄지방산이 β-산화 과정이 일어나는 미토콘드리아 내로 이동하는 데 중요한 역할을 하는데, fatty acyl CoA를 carnitine esters로 전환시킨다. 중쇄지방산과 단쇄지방산은 carnitine과의 에스테르화 과정을 거치지 않고 미토콘드리아 내로 직접 유입된다. 미토콘드리아의 외벽에 존재하는 CPT II는 carnitine과 long chain fatty acyl CoA를 재생하여 β-산화 과정을 거치도록 한다. 이 과정에 결함이 생기면 금식이 지속되어도 케톤체 형성이 불충분하게 이루어지고 저혈당에 대한 포도당 합성 능력이 떨어지게 된다.

5) 임상 증상

영아기에 증상이 시작되어 금식 기간이 길어지거나 바이러스 감염, 위장관염 등이 동반된 경우 저케톤성 저혈당이 나타나고 경련, 혼수로 진행한다. 심장이나 골격근을 침범하지는 않는다. 신생아기에 사망에 이르는 경우도 있다. 간은 커지지만 부드럽고 Reye 증후군의 양상을 보인다. 초기 저혈당이 심한 환자에서는 신경학적 손상이 나타나는데, 많은 환자에게서 뇌파의 이상과 대뇌 위축이 관찰된다. 성인은 운동 후 근육통, 횡문근융해가 나타난다.

6) 진단 및 검사 소견

간효소치가 상승되고 PT, PTT가 연장되며, creatine kinase가 증가한다. 소변 유기산 분석에서는 dicarboxylic aciduria는 없으면서 저케톤성 저혈당이 나타난다. 지방산 대사장애 중 유일하게 혈장 carnitine 농도는 정상이거나 증가되어 있다. 탠덤매스에서 장쇄 acyl carnitine (C16, C18, C18:1)은 나타나지 않으며 C0/C16+18의 비가 175~2,000으로 증가되는 것이 특징이다. 신세뇨관성산증이 일시적으로 나타난다. 근육조직의 전자현미경 소견상 지질 축적과 공포(vacuoles)가 관찰된다.

7) 치료 및 관리

금식을 피하는 것이 가장 중요하며, 감염성 질환이나 위장관염이 동반된 경우에는 정맥으로 포도당을 공급한다. 장쇄지방의 섭취를 제한하고 중쇄중성지방으로 대체한다. Carnitine은 투여하지 않는다.

8) 예후

반복적인 심한 저혈당을 예방한다면 예후는 비교적 좋은 것으로 알려져 있다.

참고문헌

1. Bonnefont JP, Djouadi F, Prip-Buus C, et al. Carnitine palmitoyltransferases 1 and 2 : biochemical, molecular and medical aspects. Mol Asp Med 2004; 25: 495~520.
2. Bonnefont JP, Demaugre F, Prip-Buus C, et al. Carnitine palmitoyltransferase deficiencies. Mol Genet Metab 1999; 68: 424~40.
3. Dykema DM. Carnitine palmitoyltransferase-1A deficiency. Adv Neonatal Care 2012; 12: 23~7.

증례 7-2 의식변화 및 경련으로 내원한 Carnitine palmitoyl transferase I 결핍증 환자

1. 내원 동기가 된 주 증상(주소)

저혈당에 의한 의식 저하 및 경련

2. 발병 시 연령/성별

2세 9개월/남자

3. 가족력

없음

4. 병력 및 임상 증상

생후 18개월경 구토, 담즙정체, 간비대 보여 타원에서 간 조직검사 시행하였으나 특이 소견 없어 관찰 중 2세 9개월경 전신 간대성 경련 발생하였으며 이후 의식 저하 소견 보여 내원하였다.

5. 진찰 소견

의식은 저하되어 있었다. 식은땀을 흘리고 있었으며, 결막은 창백하였고 경미한 황달이 공막에서 관찰되었다. 간은 우측 늑골하연 3횡지 정도 촉지되었고 부드러웠다. 비장은 끝부분이 만져졌다.

6. 검사 소견

(1) 생화학적 검사

혈색소 8.9 g/dL, 백혈구 18,900/mm³, 혈소판 302,000/mm³, AST/ALT 120/114 IU/L, 포도당 45 mg/dL, 칼슘/인 7.6/3.5 mg/dL, 총/직접빌리루빈 4.5/3.0 mg/dL, alkaline phosphatase 224 IU/L, gamma-glutamyltransferase 35 IU/L(8~61), 암모니아 127 μmol/L, 젖산 2.5 mmol/L(참고치 0.9~1.7), pyruvate 1.0 mg/dL이었다. 혈액응고 검사에서 PT/aPTT 18.6(1.66 INR)/32.7 sec였다. Myoglobin 2,012 ng/mL, creatine phosphokinase 937 IU/L이었다. 혈장 아미노산 분석에서는 특이 소견 없었다. 금식 후 시행한 탠덤매스(Tandem mass spectrometry)를 이용한 acylcarnitine profile 분석 소견에서 C0 51.262 μmol/L, C16 0.034 μmol/L(참고치; <0.52), C16:1 0.033 μmol/L(참고치; <0.21), C18 0.012 μmol/L(참고치; <0.12)로 C0/C16+C18 비가 매우 상승하였다. 소변 유기산 분석에서 4OH-phenylacetic acid, sebacic acid, 3OH-sebacic acid가 증가된 소견 보였다.

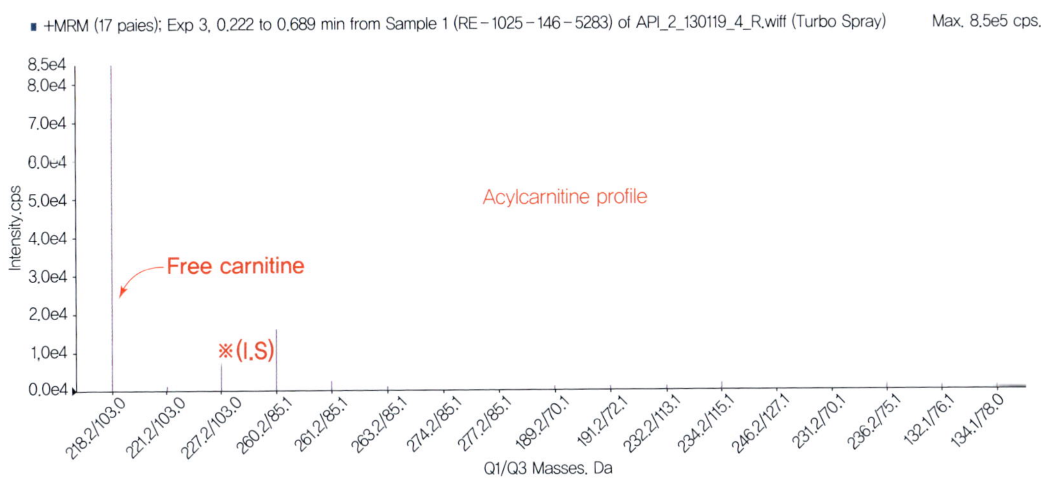

그림 7-5 금식 후 시행한 탠덤매스(Tandem mass spectrometry)를 이용한 acylcarnitine profile 분석 소견에서 C0 상승, C16, C16:1, C18은 매우 감소한 소견을 보인다.

(2) 분자유전학 검사

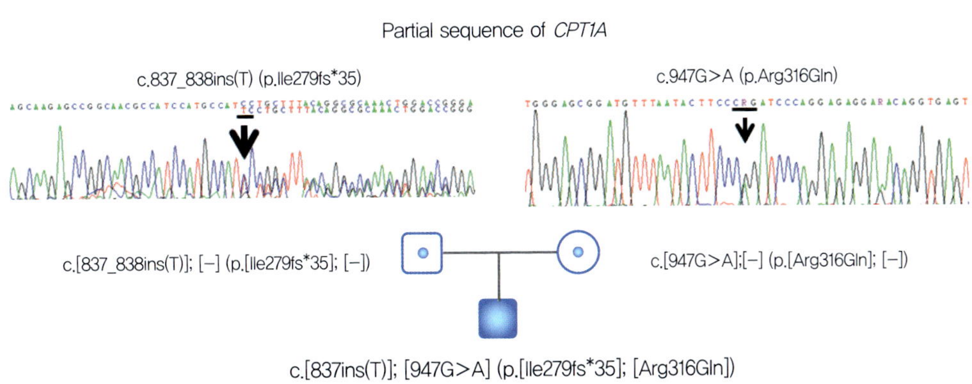

그림 7-6 *CPT1A* 유전자의 염기서열 분석 결과 exon 8에서 c.837_838ins(T)(p.Ile279fs*35)와 exon 9에서 c.947G>A(p.Arg316Gln) 돌연변이가 발견되었으며 아빠와 엄마는 각각 보인자였다.

(3) 영상 검사

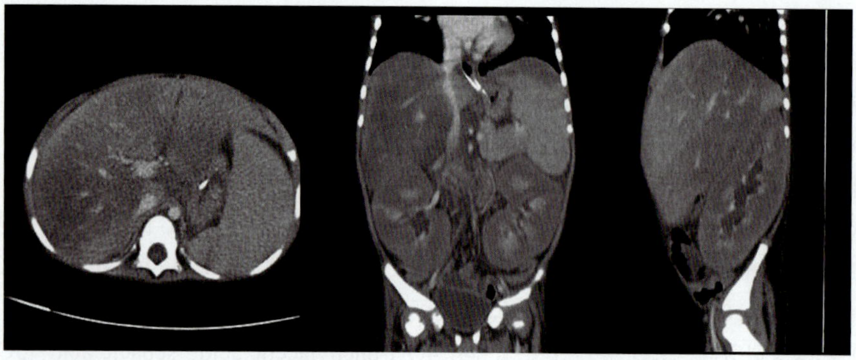

그림 7-7 복부 컴퓨터 단층촬영 소견상 간, 비장, 신장의 비대를 보였다.

(4) 간 조직검사 소견에서는 심한 지방침윤 소견을 보였다. 조직학적으로는 중등도의 perivenular, perisinusoidal, periportal 부위의 섬유화를 보여서 non-alcoholic steatohepatitis를 시사하였다.

7. 치료경과

(1) 치료에 따른 검사 소견 변화

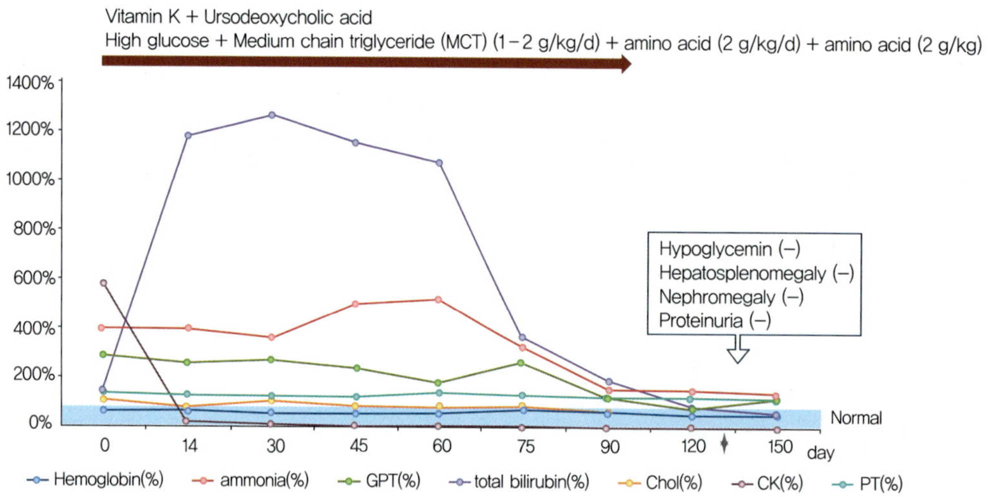

그림 7-8 Carnitine palmitoyl transferase I 결핍증 환자의 치료 경과에 따른 혈액 검사 소견의 추이

(2) 투여 약제/용량

- Ursodeoxycholic acid 100 mg tid
- Polyvitamin 7 mL qd
- Cholestyramine 1 g tid

(3) 식이요법

- 1,300 Cal/day(13 kg 기준)
- Carbohydrate : Protein : Fat = 66%:15%:20%
- Protein 2 g/kg, lipid 1.2 g/kg, MCT 1 g/kg

8. 요약

저케톤성 저혈당, 경련, 혼수, 간비대, creatine phosphokinase가 증가되는 소견을 보인다. 소변 유기산 분석에서는 특징적으로 dicarboxylic acidura와 hydroxydicarboxylic aciduria가 나타나지 않으며 3-hydroxybutyric acid와 acetoacetic acid도 증가되지 않는다. Tandem mass spectrometry에서는 long chain acyl carnitine(C16, C18, C18:1)이 검출되지 않는다. C0/C16+18의 비가 상승하는 것이 특징이다.

5 Medium chain acyl-CoA dehydrogenase (MCAD) 결핍증

1) 원인

Medium chain acyl-CoA dehydrogenase (MCAD)의 결핍으로 인해 발생한다.

2) 유전적 이상

상염색체 열성으로 유전되며 유전자는 *ACADM*으로 백인에서는 60~80% 성노의 환사에서 *ACADM*의 p.K329E 돌연변이가 매우 흔하나 동양인에서는 거의 발견되지 않는다. 일본인의 경우 c.449_452 del(p.[Thr150Argfs*4]) 결실변이가 40%에서 발견되나 한국인 MCAD 결핍증 환자에서는 약 14%에서 발견된다. 대부분 복합이형접합자(compound heterozygote)로 유전자형이 매우 이질적이어서 일본인과도 다르다. 예를 들면 p.[T150Rfs]+[Y397N], p.[Arg206His]+[Tyr397Asn], p.[Gly362Glu]+[Tyr397Asn]), p.[Thr150Argfs*4]; [Gly362Glu], p.[R281S]+[Y397N], p.[F309C]+[G362E]의 돌연변이가 발견되었다.

3) 발병빈도

서양인에서는 지방산 대사장애 중 가장 흔하여 1/6,000~10,000의 발생률을 보인다. 일본에서는 1/130,000의 발생빈도를 보인다. 국내의 발병빈도는 확실하지 않으나 아주 드문 질환은 아니다.

4) 생화학적 병태생리

MCAD는 중쇄지방산의 β-산화 과정의 초기 단계를 촉매한다. MCAD 결핍은 중쇄 acylcarnitine의 축적과 증가들 초래하고 β-산화 과정욜 지헤히어 ATP 결핍을 유발시킨다. 저혈당이 동반되고 케톤체 생성이 억제된다.

5) 임상 증상

생후 6개월에서 2세 사이에 증상이 시작되어 감염 등의 스트레스에 의해 정상 식이를 진행하지 못하여 금식 기간이 길어진 경우 구토, 기면, 경련으로 시작되어 혼수 상태로 진행된다. 저케톤성 저혈당, 근병증, 심근병증이 나타나며 영아돌연사증후군으로 사망하는 경우도 있다. 급성기에 간비대가 나타나며 간 조직검사상 미세소포의 지질 침착 소견을 보인다.

6) 진단 및 검사 소견

고암모니아혈증을 보여 Reye 증후군으로 오진된 경우도 있다. 금식을 시행하면 유리지방산이 올라가고 저케톤성 저혈당이 발생한다. 특징적으로 고요산혈증, creatine kinase 증가가 관찰된다. 탠덤매스 검사 소견은 C6, C8, C10과 C8/C10의 비가 증가한다. 소변 유기산 분석에서 dicarboxylic aciduria가 특징적이나 급싱기가 지나면 사라져 정상 소견을 보이며, 금식을 시행하면 소변에서 다시 dicarboxylic acid가 배설된다. 혈장 free carnitine은 매우 감소하고 소변 내 esterified carnitine은 증가되어 이차적인 carnitine 결핍증을 보이며, octanoylcarnitine과 hexanoylcarnitine의 배설이 증가된다. 소변으로 orotic acid의 배설이 증가하지만 ornithine transcarbamylase의 활성도는 정상이다. 백혈구, 간, 섬유모세포에서 MCAD 활성도가 감소된 것으로 진단이 가능하며 *ACADM* 유전자 분석으로 확진이 가능하다.

7) 치료 및 관리

치료의 주안점은 금식을 피하는 것이다. 경구로 충분한 양의 탄수화물을 공급하고 저혈당이 발생한 경우 글루카곤을 투여할 수도 있다. 오심, 구토로 경구 식이가 어려운 경우는 정맥으로 포도당을 공급하는 것이 필수적이다. 장기적인 치료를 위해 옥수수 전분 가루를 저녁이나 자기 전에 먹이는 것도 도움이 된다. Carnitine의 보충 요법은 논란이 있으나 영아기에 발현된 환자에서 진단이 늦어지면 free-carnitine의 결핍이 나타나고, 상태가 악화된 경우 carnitine을 정맥 주사하면 소변으로의 octanoylcarnitine 배설이 증가하는 것으로 보아 carnitine이 도움이 될 것으로 보인다. Riboflavin을 하루 50~150 mg 정도 투여하는 것도 MCAD의 활성도를 증가시키는 데 도움이 된다. MCT 분유는 금기이다.

8) 예후

신생아기에 발현된 백인 환자들의 예후는 좋지 않아서 첫 증상이 나타날 때 사망률이 60%에 이른다. 그러나 한국인의 경우 유전자형이 매우 상이하여 서양인과 다르다고 여겨진다. 진단이 조기에 된 경우는 예후가 좋으며 신체 및 지능 발달에 대한 예후도 양호하다. 3~4세가 지나면 급성대사 발작의 빈도가 감소한다.

참고문헌

1. Grosse SD, Khoury MJ, Greene CL, et al. The epidemiology of medium chain acyl-CoA dehydrogenase deficiency : an update. Genet Med 2006; 8: 205~12.
2. Dezateux C. Newborn screening for medium chain acyl-CoA dehydrogenase deficiency : evaluating the effects on outcome. Eur J Pediatr 2003; 162 Suppl 1: S25~8.
3. Schatz UA, Ensenauer R. The clinical manifestation of MCAD deficiency : challenges towards adulthood in the screened population. J Inherit Metab Dis 2010; 33: 513~20.
4. Woo HI, Park HD, Lee YW, et al. Clinical, biochemical and genetic analyses in two Korean patients with medium-chain acyl-CoA dehydrogenase deficiency. Korean J Lab Med 2011; 31: 54~60.

증례 7-3 신생아 대사질환 선별검사에서 발견된 Medium chain acyl-CoA dehydrogenase 결핍증

1. 내원 동기가 된 주 증상

신생아 대사 검사의 이상

2. 발병 시 연령/성별

1개월/여자

3. 가족력

없음

4. 병력 및 임상 증상

재태연령 40+6주, 3,360 g으로 출생하였으며 생후 5일째 시행한 tandem mass spectrometry에서 C6 증가된 소견을 보였다. 소변 유기산 분석에서 adipic acid 36.1 mmol/mol Cr(참고치; 0.0~21.7), suberic acid 95.0 mmol/mol Cr(참고치; <83.2), sebacic acid 16.1 mmol/mol Cr(참고치; 0.0~9.2), 3-hydroxysebasic acid 26.2 mmol/mol Cr(참고치; 0.0~6.0), hexanoylglycine 6.0 mol/mol Cr(참고치; 0.0)으로 지방산 대사장애가 의심되어 금식검사 (fasting test)를 위해 입원하였다.

5. 진찰 소견

키 53.5 cm(50~75백분위수), 체중 4.1 kg(25~50백분위수)이었으며 의식은 명료하였다. 안면기형은 없었고 간과 비장은 만져지지 않았다.

6. 검사 소견

(1) 생화학적 검사

혈색소 10.7 g/dL, 혈소판 486,000/mm³, AST/ALT 36/22 IU/L, 포도당 96 mg/dL, 요산 2.8 mg/dL, creatine kinase 104 IU/L, 암모니아 63 μmol/L, 젖산 1.9 mmol/L(참고치; 0.9~1.7), pyruvate 1.7 mg/dL(참고치; 0.3~0.7)이었다. 8시간 금식 후 시행한 혈장 아미노산 분석에서 특이 소견 없었으며 acylcarnitine 정량분석 검사에서 hexanoylcarnitine (C6) 0.914 μmol/L(참고치; <0.23), octanoylcarnitine (C8) 4.235 μmol/L(참고치; <0.45), decanoylcarnitine 1.486 μmol/L(참고치; <0.46)이 증가되어 있었다.

소변 유기산 분석에서 adipic acid (C6DC) 23.4 mmol/mol Cr(참고치; 0.0~21.7), suberic acid (C8DC) 83.2 mmol/mol Cr(참고치; <83.2), sebacic acid (C10DC) 12.7 mmol/mol Cr(참고치; 0.0~9.2), 3-hydroxysebaic acid 22.9 mmol/mol Cr(참고치; 0.0~6.0), hexanoylglycine (C6-glycine) 6.8 mmol/mol Cr(참고치; 0.0) 등이 증가된 소견을 보였다.

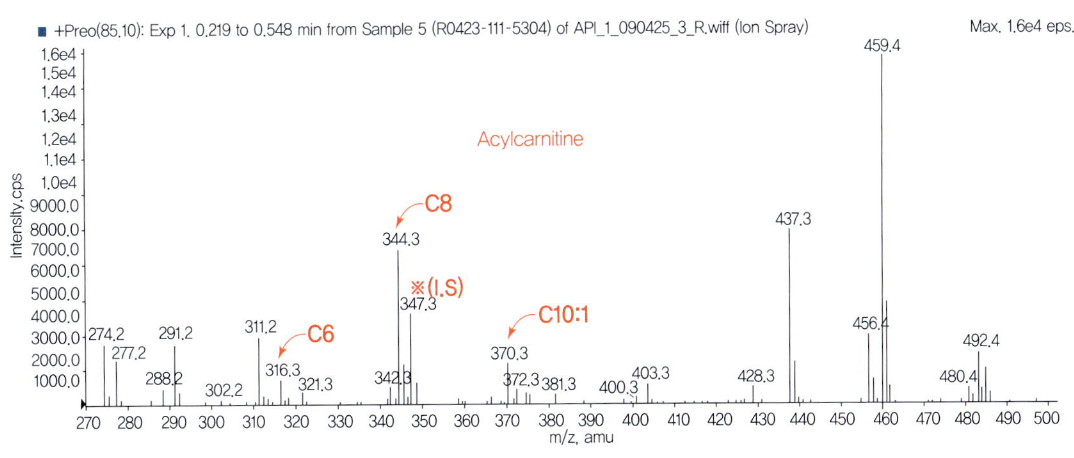

그림 7-9 탠덤매스(Tandem mass spectrometry)를 이용한 acylcarnitine profile 분석 소견에서 C6, C10:1의 경도 증가, C8의 고도 증가를 보였다.

(2) 분자유전학 검사

ACADM 유전자의 염기서열 분석 결과 exon 6과 11에서 c.449_452del(p.Thr150Argfs*4)와 c.1189T>A(p.Tyr397Asn)을 보였으며 엄마와 아빠는 각각의 돌연변이에 대해서 이형 접합자로 보인자였다.

Partial sequence of *ACADM* gene

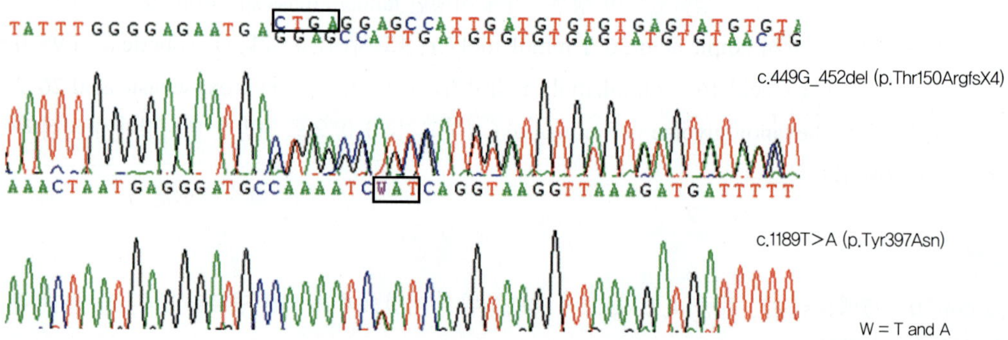

7. 치료경과

(1) 장시간의 금식을 피하는 일반적 식이요법으로 현재 만 7세로 정상적으로 성장 발달하고 있다. 생후 저혈당 등의 급성 대사성 붕괴는 한 차례도 없었다. 생후 30개월에 시행한 한국형 영유아 발달검사에서 조대운동 30개월, 미세운동 33개월 개인-사회성 27개월, 언어 27개월, 인지-적응 33개월로 정상 발달 소견 보였다.

(2) 투여 약제/용량 : L-carnitine 100 mg/kg/day

(3) 식이요법 : 장기간의 금식을 피하며 자주 간식을 섭취한다. MCT 분유는 금기이다. 출생 후 3개월까지는 3시간 이내, 생후 12개월까지는 월령에 해당하는 시간 이내, 1~2세는 10시간 이내, 2세 이후에는 12시간 이내의 금식을 피한다. 질환이 있으면 이 시간이 단축된다.

8. 요약

저케톤성 저혈당, 심근병증, 영아돌연사 등이 나타날 수 있으며 검사에서 고암모니아혈증, 고요산혈증, creatine kinase의 증가되고 소변 유기산 분석에서 dicarboxylic aciduria, acylcarnitine 분석에서 octanoylcarnitine과 hexanoylcarnitine의 증가를 볼 수 있다.

6 Very long chain acyl-CoA dehydrogenase (VLCAD) 결핍증

1) 원인

Very long chain acyl-CoA dehydrogenase (VLCAD)의 결핍으로 발생된다.

2) 유전적 이상

상염색체 열성으로 유전되고, VLCAD 유전자(*ACADVL*)는 염색체 17p13에 위치하며 20개의 exon으로 구성된다. 유전자형과 표현형과의 연관성이 있다. 신생아형은 non-sense, frame-shift 변이가 흔하고 지발형의 경우 missense 변이에 의해 잔존효소 활성도가 높다. 현재 VLCAD 결핍으로 진단된 한국인 환자의 경우

non-sense, frame-shift 변이 대립유전빈도는 50%로 신생아형이 흔하다.

3) 발병빈도

발병빈도는 50,000~100,000명 등 1명의 빈도로 발생한다. 한국인의 경우 지방산 대사장애 중 가장 흔한 것으로 여겨진다.

4) 생화학적 병태생리

VLCAD는 지방산산화의 첫 단계를 촉매한다. 다른 지방산산화 대사장애와 마찬가지로 VLCAD의 결핍은 장쇄지방산의 acyl-CoA 대사체 등이 축적되고 지속적인 acetyl-CoA, $NADH^+$, H^+, ATP 등이 공급되지 못하여 당신생이 저해되어 저혈당이 유발된다. 케톤 형성도 억제된다.

5) 임상 증상

생후 첫날부터 증상이 발현될 수 있다. 신생아기에 발현되면 기면, 빈호흡, 경련, 저혈당, 대사성 산증, 부정맥이 동반된다. 이후 비후성 심근병증과 심낭 삼출액이 발생하여 50% 정도가 2개월 내에 사망하게 된다. Medium chain acyl-CoA dehydrogenase (MCAD) 결핍과 마찬가지로 심장을 침범하는 조기 발현 중증형과 저혈당을 동반한 경미한 임상형의 두 가지 임상형으로 분류할 수 있으며 횡문근융해와 마이오글로빈뇨를 동반하는 임상형을 포함하여 세 가지로 분류하기도 한다. 모든 임상형에서 저케톤성 저혈당이 나타난다. 비후성 심근병과 부정맥이 동반되기도 한다.

6) 진단 및 검사 소견

혈중 암모니아 요산, creatinine kinase이 증가된다. 혈장 free-carnitine은 정상이거나 감소한다. 탠덤매스 검사 소견은 C14:0, C14:1, C16, C18:1 등의 장쇄 acylcarnitine의 증가를 보인다. 급성기에 장쇄 acylcarnitine ester는 신장으로 잘 배설되지 않아 소변 내 carnitine은 감소할 수 있다. Acylcarnitine profile에서 C14:1 carnitine esters가 증가하는 것이 중요한 소견이며 tetradecanoylcarnitine이 증가한다. 소변 유기산 분석에서 dicarboxylic aciduria가 관찰되나 급성기가 지나면 정상으로 나타날 수 있다. 조직검사상 간지방증(steatosis)과 심장, 골격근에 지질 축적이 관찰된다. 섬유모세포에서 효소 분석으로 VLCAD의 활성도가 감소된 것으로 진단하고 유전자 검사로 확진할 수 있다.

7) 치료 및 관리

장시간의 금식을 피한다. 신생아는 3시간 이내, 생후 6개월까지는 4시간 이내, 1세까지는 6시간 이내 3세까지는 8시간 이내 4세까지는 10시간 이내의 금식이 일반적으로 허용되지만, 다른 급성 질환이 있으면 이 시간이 단축된다. 급성기에는 포도당을 정맥으로 공급한다. 생옥수수 전분 가루를 취침 전에 2 gm/kg 정도 투여하는 것이 새벽 저혈당을 예방하는 데 도움이 될 수 있다. 전체 열량의 10~15%를 중쇄 중성지방(medium-chain triglyceride, MCT)으로 먹이도록 한다. 유리carnitine이 결핍되지 않는 한 carnitine을 투여하지는 않는다. 연구 중인 치료법으로는 Triheptanoin을 MCT 대신 투여하는 연구와 PPAR 자극작용이 있는 bezafibrate가 missense 변이를 지닌 VLCAD 결핍 환자의 피부 섬유모세포주에서 효소의 활성도를 높인다는 보고가 있다.

8) 예후

신생아기 발현형은 진단이 늦어지면 심근병 및 부정맥으로 예후가 불량할 수도 있으나 조기에 진단하여 급성 대사성 붕괴를 예방하면 예후가 양호하다. 지발성인 경우는 큰 문제없이 정상 생활 가능하다. 유전자형과 표현형과의 연관성이 있다.

참고문헌

1. Yoon HR, Strauss AW, Yoo HW. Sudden death in a Korean infant with very long-chain acyl-CoA dehydrogenase deficiency. J Inherit Metab Dis 2001; 24: 407~8.
2. Boneh A, Andresen BS, Gregersen N, et al. VLCAD deficiency : pitfalls in newborn screening and confirmation of diagnosis by mutation analysis. Mol Genet Metab 2006; 88: 166~70.
3. Leslie ND, Valencia CA, Strauss AW, et al. Very Long-Chain Acyl-Coenzyme A Dehydrogenase Deficiency. Pagon RA, Adam MP, Ardinger HH, et al., editors. GeneReviews® [Internet]. Seattle (WA) : University of Washington, Seattle; 1993~2015.

증례 7-4

기면 상태로 내원하여 진단된 Very long chain acyl-CoA dehydrogenase 결핍증

1. 내원 동기가 된 주 증상

수유량 감소 및 기면상태

2. 발병 시 연령/성별

2개월/여자

3. 가족력

없음

4. 병력 및 임상 증상

생후 2개월경 수유량 감소하고 기면 상태를 보여 입원하여 수액 공급 후 호전되어 퇴원하였다가 1주 후 다시 식이량 감소되고 쳐지는 증상을 보여 입원하여 대사성 산증, 저혈압을 보여 중환자실에서 인공호흡 및 수액 공급 후 호전되었으며 당시 시행한 탠덤매스(tandem mass spectrometry)에서 지방산 대사장애가 의심되었다. 이후 수차례 상기도 감염 또는 바이러스성 장염이 동반될 때마다 myoglobinemia, creatine phosphokinase의 상승을 동반한 급성 대사성 붕괴(acute metabolic crash)가 발생하여 입원하여 수액 치료를 반복하였다.

5. 진찰 소견

급성 병색이었으며 호흡음은 거칠었고 간과 비장은 만져지지 않았다. 심장 청진 소견 분마음(gallop sound)이 들렸다.

6. 검사 소견

(1) 일반혈액 검사 및 생화학적 검사

혈색소 13.1 g/dL, 백혈구 18,000/mm^3, 혈소판 439,000/mm^3, AST/ALT 63/18 IU/L, 포도당 67 mg/dL, 칼슘/인 8.8/6.2 mg/dL, 암모니아 51 μmol/L, 젖산 26.7 mg/dL(참고치; 4.5~19.8), pyruvate 1.5 mg/dL(참고치; 0.3~0.7)이었다. 혈액응고 검사에서 PT/aPTT 12.3(1.08 INR)/34.4 sec였다. Myoglobin 352 ng/mL, creatine phosphokinase 3,560 IU/L이었다. 탠덤매스(tandem mass spectrometry)를 이용한

acylcarnitine profile 분석 소견에서 C14:1, C14의 고도 증가, C6DC, C14:2, C140H, C16:1, C18:1의 증가를 보였다. 혈장 아미노산 분석에서는 특이 소견은 없었다. 소변 유기산 분석에서 adipic acid 405.2 nmol/mol Cr(참고치; 0.0~21.7), suberic acid 145.3 mmol/mol Cr(참고치; 0.0~27.6), 3-hydroxysebacic acid 183.5 mmol/mol Cr(참고치; 0.0~6.0)으로 증가된 소견을 보였다.

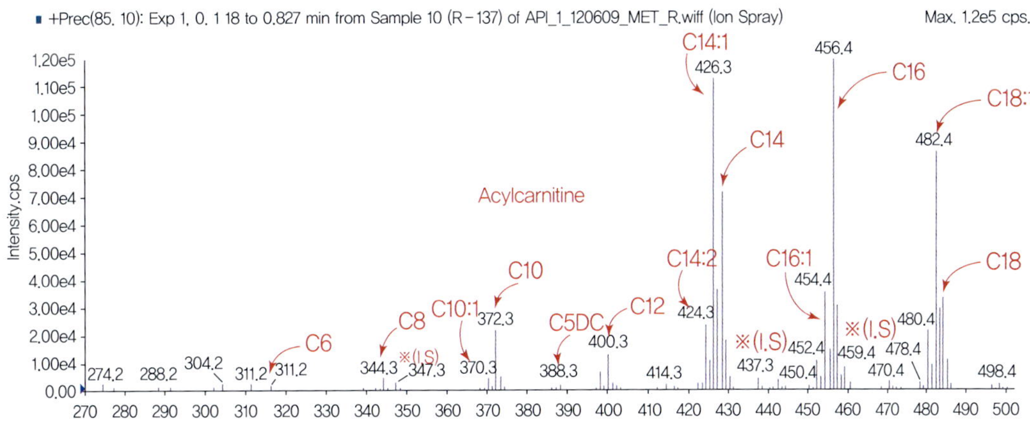

그림 7-10 탠덤매스(Tandem mass spectrometry)를 이용한 acylcarnitine profile 분석 소견에서 C14:1, C14의 고도 증가, C6DC, C14:2, C140H, C16:1, C18:1의 증가를 보인다.

(2) 분자유전학 검사

ACADVL 유전자의 염기서열 분석 결과 exon 9와 17에서 각각 c.997_998ins(T)(p.Ala333Cysfs*26)와 c.1770_1773del(p.Ser590Argfs*89) 돌연변이를 보였다.

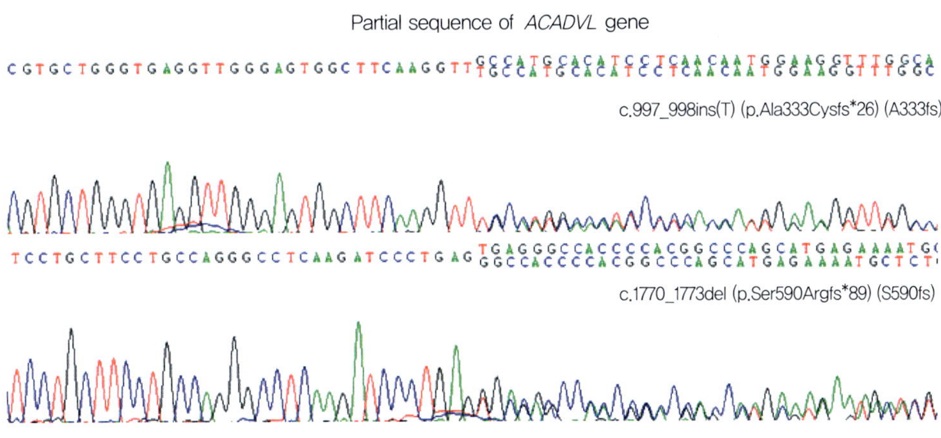

c.[997_998ins(T)]; [1770_1773del] (p.[Ala333Cysfs*26]; [Ser590Argfs*89])

(3) 영상 검사

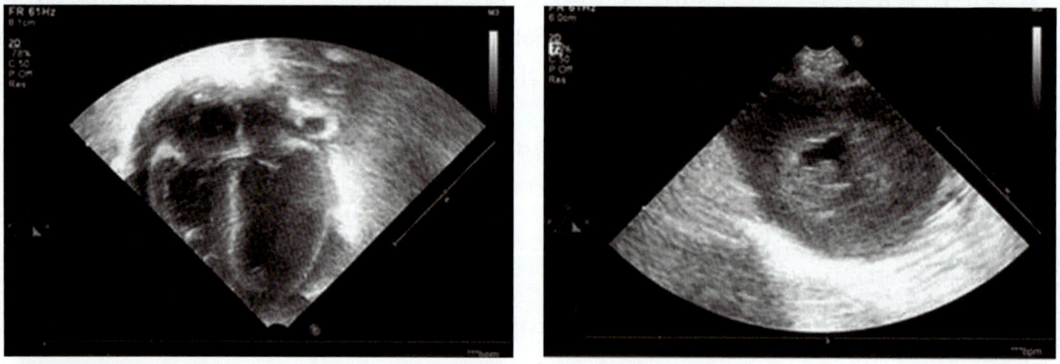

그림 7-11 심장초음파(4 chamber view와 parasternal short axis view)에서 좌심실비대가 관찰되었다.

7. 치료경과

(1) 현재 만 3세로 진단 이후 상기도 감염 또는 장염이 동반된 경우 경구 섭취가 감소된 경우 creatine kinase가 상승하고 myoglobin이 증가되는 경향이 있어 4~5개월에 한 번 정도 입원하여 수액 치료 후 호전되어 퇴원하기를 반복하고 있다. 발달은 만 2세경부터 혼자 걷기가 가능하였으며 언어 및 사회성은 정상이었다.

(2) 투여 약제/용량 : L-carnitine은 상대적인 금기이다. 결핍이 확인되면 일시적으로 사용할 수 있다.

(3) 식이요법 : 현재 6~8시간 이상의 금식은 금하며 자기 전 생옥수수 전분가루 20 gm을 자기 전 복용하고 있으며 체중 11 kg 기준으로 Provimin 20 g, 하이칼 100 g, 콩기름 17 mL, MCT oil 15 mL → 600 mL, 하루 약 1,000 kcal, 단백질 33 g, 총지방 27%(이 중 MCT oil 50%)를 투여하고 있다.

8. 요약

주요 증상으로 저케톤성 저혈당, 간비대, 심근병증, 횡문근융해증, creatine kinase의 상승이 보이며 신생아기에는 기면, 빈호흡, 경련, 저혈당, 대사성 산증, 부정맥 등이 발생할 수 있다. 소변 유기산 분석에서는 dicarboxylic aciduria가 나타난다.

7 Long chain 3-hydroxyacyl-CoA dehydrogenase (LCHAD) 결핍증 : 사립체 Trifunctional protein (TFP) 결핍증

1) 원인

Long chain 3-hydroxyacyl-CoA dehydrogenase (LCHAD)의 결핍에 의해 발생한다.

2) 유전적 이상

상염색체 열성으로 유전된다. LCHAD는 미토콘드리아의 내막에 존재하는 trifunctional protein (TFP)의 하나이다. TFP는 각각 4개의 α와 β-아단위로 구성되는데, α-아단위는 long-chain enoyl-CoA hydratase (LCEH)와 LCHAD 활성도를 가지며 유전자(*HADHA*)는 염색체 2p23에 위치한다. β-아단위는 long-chain 3-ketoacyl-CoA thiolase (*LCKAT*) 활성도를 가지며, 유전자(*HADHB*)는 염색체 2p23에 위치한다. 유전자형과 임상형과의 연관성이 있다.

3) 발병빈도

유럽 및 미국에서는 신생아 1:250,000~1:750,000이라고 하나 국내의 발생빈도는 확실치 않다. 현재 한국에 7가계의 환자가 보고되었다.

4) 생화학적 병태생리

TFP는 long chain 2-enoyl-CoA hydratase, LCHAD, long chain 3-oxoacyl-CoA thiolase의 세 가지 효소의 작용을 포함하고 있다. LCHAD는 3-hydroxy group을 3-keto group으로 탈수소화하는 작용을 촉매하며 nicotine adenine dinucleotide (NAD)가 수소 수용체로 작용한다. 일부 환자에서는 세 가지 효소에 모두 결함이 있어 TFP 결핍이라고 하며, LCHAD만 단독으로 결핍된 경우도 있다.

5) 임상 증상

대개 후기 영아기에 동반된 감염에 의해 유발된 급성 저케톤성 저혈당으로 발현하며 영아돌연사증후군으로 나타나는 경우도 있다.

신생아형의 경우에는 심한 젖산혈증을 보이기도 한다. 간기능부전, 간비대가 이 질환의 특징 중 하나로 일부 신생아에서는 담즙정체성 황달이 일시적으로 나타난다. 신생아형은 대부분 nonsense, frameshift 변이인 유전자형을 보인다. 그러나 심한 경우 급성기에 경련과 비정상 뇌파 소견을 보이며, 영아기에 심근병증과 심낭 삼출을 동반하여 사망에 이르는 경우도 있다. 소아 및 성인기에는 심한 운동에 의해 간헐적인 횡문근 융해가 유발되어 마이오글로빈뇨증이 발생한다. 이 경우에는 missense 변이인 유전자형을 보이는 경우가 흔하다. LCHAD 결핍 태아를 임신한 경우 모체에서 급성 지방간이 발생하는 경우도 있으며 보인자 모친에서는 HELLP (hemolysis, elevated liver enzymes and low platelets) 증후군이 합병하는 수도 있다.

색소성 망막병증이 70% 정도의 환자에서 합병된다. 말초 신경병증, 심부건반사의 감소, 근긴장 저하를 보이며 지능은 대개 정상이다.

6) 진단 및 검사 소견

탠덤매스소견상 C16, C16:1, C18, C18:1이 증가한다. C16-OH, C18-OH 증가가 특징이다. 혈액 검사상 creatine kinase, 요산이 증가한다. 고암모니아혈증, 저혈

표 7-3. 한국인 LCHAD (TFT) 결핍증 환자의 유전자형과 임상상(서울아산병원 의학유전학센터)

증례	유전자	Allele 1	Allele 2	임상증상
1	*HADHA*	c.1621+2T>G	c.1621+2T>G	신생아형(주 증상 : 간기능 장애, 젖산혈증)
2	*HADHB*	c.340A>G p.Asn114Asp	c.1162A>G p.Asn388Asp	지발형(주 증상 : 횡문근 융해)
3	*HADHB*	c.340A>G p.Asn114Asp	c.919A>G p.Asn307Asp	지발형(주 증상 : 횡문근 융해)
4	*HADHB*	c.340A>G p.Asn114Asp	c.739C>T p.Asn247Asp	지발형(주 증상 : 횡문근 융해)
5	*HADHA*	c.1793_1794del p.His598Argfs*33	c.1793_1794del p.His598Argfs*33	신생아형(주 증상 : 간기능 장애, 젖산혈증)
6	*HADHB*	c.340A>G p.Asn114Asp	c.1148C>T p.Ser383Leu	지발형(주 증상 : 횡문근 융해)
7	*HADHB*	c.1136A>G p.His379Asp	c.1211dup p.Gly404fs*2	신생아형(주 증상 : 간기능 장애, 젖산혈증)

당, 간효소치의 증가로 인해 Reye 증후군으로 오인될 수도 있다. 젖산혈증, 유리 지방산의 증가, carnitine 감소, 3-hydroxy-dicarboxylic aciduria를 보이며 급성기가 지나면 이러한 검사 소견은 정상화될 수 있다. 조직 소견상 간, 골격근, 심장에 지방이 축적된다. 확진을 위해서는 섬유모세포에서 효소 분석을 시행하며 유전자 분석으로도 가능하다.

7) 치료 및 관리

LCHAD 결핍을 포함한 모든 지방산 대사장애의 치료에서 금식을 피하는 것이 중요하다. 생옥수수 전분 가루가 보조적으로 쓰일 수 있고, 장쇄지방의 섭취를 제한하고 중쇄중성지방(medium chain triglyceride, MCT)을 투여하는 것이 도움이 된다. Carnitine의 투여는 장쇄 acyl carnitine이 증가시켜 오히려 환자 상태를 악화시킬 수 있어서 사용하지 않는다. Riboflavin은 1일 75~100 mg 정도 투여한다.

8) 예후

신생아형의 경우는 예후가 좋지 않으나 지발형의 경우 잘 관리하면 정상 지능과 생활이 가능하다. 그러나 말초신경병증이나 망막세포변성이 합병증으로 동반된다.

참고문헌

1. Rakheja D, Bennett MJ, Rogers BB. Long-chain L-3-hydroxyacyl-coenzyme a dehydrogenase deficiency : a molecular and biochemical review. Lab Invest 2002; 82: 815~24.
2. Choi JH, Yoon HR, Kim GH, et al. Identification of novel mutations of the HADHA and HADHB genes in patients with mitochondrial trifunctional protein deficiency. Int J Mol Med 2007; 19: 81~7.
3. Spikerkoetter U. Mitochondrial fatty acid oxidation disorders : clinical presentation of long chain fatty acid oxidation defects before and after newborn screening J Inherit Metab Dis 2010; 33: 527~32.

증례 7-5 심한 젖산혈증으로 발현한 신생아형 사립체 Trifunctional protein (TFT) 결핍증

1. 내원 동기가 된 주 증상(주소)

의식 변화와 원인 불명의 젖산혈증

2. 발병 시 연령/성별

생후 5일/여자

3. 가족력

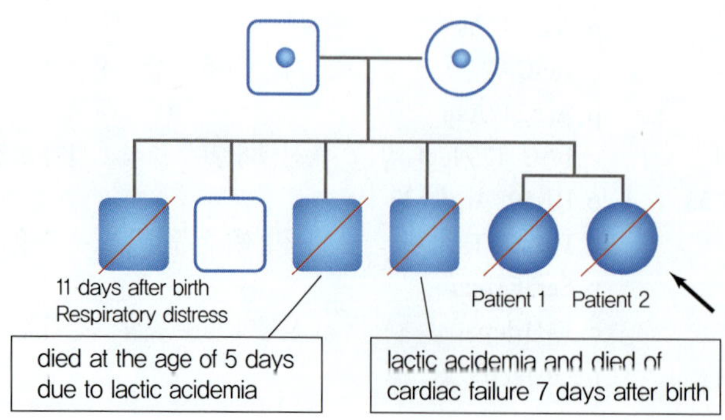

4. 병력 및 임상 증상

재태연령 31+3일에 체외수정으로 이란성 쌍둥이(1,640 g, 1,595 g)로 출생한 여자 신생아이다. 가족력상 남자 형제 3명이 원인 모르는 젖산혈증으로 사망한 가족력이 있어 모 병원에서 아마도 X-열성 유전방식으로 유전하는 질환이라 가정하고 착상 전 진단으로 여아 태아만 착상시켰다. 그러나 젖산혈증이 나타나고 의식의 변화가 있어서 생후 4일에 본원에 입원하였다.

5. 진찰 소견

두 환자 모두 빈호흡이 있었고 경미한 황달이 있었다. 의식은 혼미하였다. 간은 우측 늑골하연 아래로 2~3횡지 촉지되어 간비대가 의심되었다.

6. 검사 소견

(1) 일반혈액 및 생화학적 검사

환자 1은 혈색소 11.9 g/dL, 백혈구 4,900/mm^3, 혈소판 346,000/mm^{3}이었다. 동맥혈 가스 분석상 pH는 7.33이었고 bicarbonate는 17 mEq/L이었다. 포도당 181 mg/dL이었으며 암모니아 102 μmol/L, 젖산 3.4 mmol/L(30.9 mg/dL), pyruvate 0.7 mg/dL(참고치; 0.3~0.7)이었고, L/P 비(lactate/pyruvate ratio)가 25 이상이었다. Creatine kinase 18 IU/L이었다.

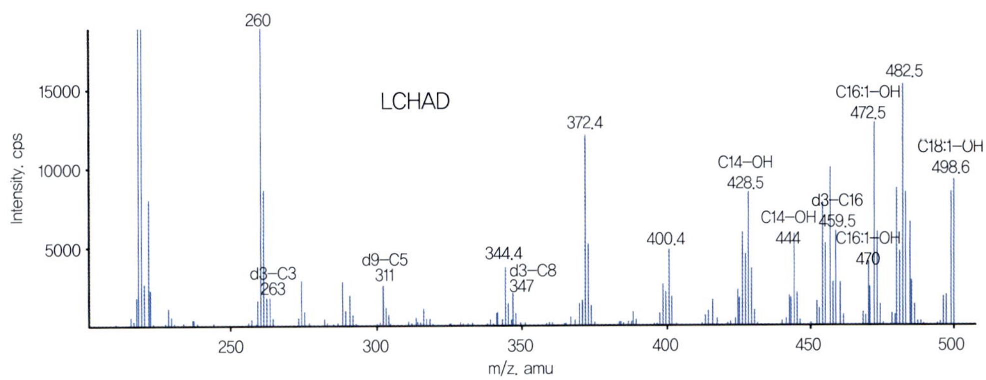

그림 7-12 탠덤매스를 이용한 acylcarnitine 분석 소견상 C16OH, C16OH/C16, C18:1OH, C18OH, C14와 C14OH가 유의하게 증가되었다.

환자 2는 혈색소 14.6 g/dL, 백혈구 3,600/mm^3, 혈소판 200,000/mm^{3}이었다. 동맥혈 가스 분석상 pH 7.39, bicarbonate는 20 mEq/L이었다. 포도당 94 mg/dL이었으며 암모니아 85 μmol/L, 젖산 4.4 mmol/L(40 mg/dL), pyruvate 1.2 mg/dL이었다. L/P 비(lactate/pyruvate ratio)가 25 이상이었다.
두 환자 모두에서 탠덤매스 검사에서 C16OH, C16OH/C16, C18:1OH, C18OH, C14와 C14OH가 유의하게 증가되었다. 혈장 아미노산 분석과 소변 유기산 분석에서는 3-hydroxy-dicarboxylic aciduria를 보였다.

(2) 분자유전학 검사

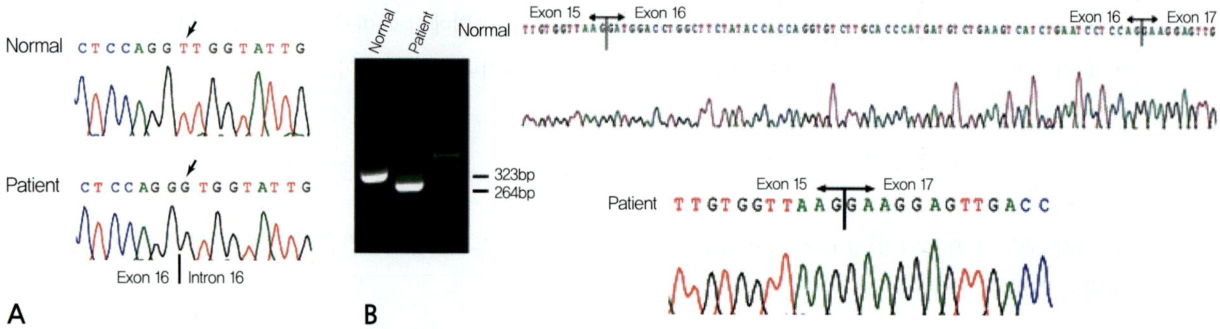

그림 7-13 *HADHA*(Hydroxyacyl-CoA Dehydrogenase α subunit) 유전자 분석에서 IVS(+2) t>g 돌연변이가 동형접합자로 보였다. 피부 섬유모세포에서 RNA를 추출하여 RT-PCR과 염기 서열 분석을 한 결과 환자들에서 exon 16이 결실되었다.

7. 치료경과

(1) 치료에 따른 임상 경과

① 환자 2는 생후 22일경부터 무호흡이 자주 나타나면서 24일째 되는 날부터 무호흡이 심하면서 의식이 저하되고 반응이 떨어져서 기관 삽관을 하고 인공호흡기 치료를 시작하였다. 동맥혈 가스분석 결과에서 pH 6.9, bicarbonate 7 mEq/L, anion gap 29 mEq/L로 심한 대사성 산혈증 소견을 보이면서 젖산 16.7 mmol/L로 급격히 증가되어 있었다. 집중적인 치료에도 불구하고 대사성 산혈증이 교정되지 않고 지속되다가 점차 혈압도 떨어지면서 혼수상태가 지속되었다. 저혈당(21 mg/dL), 고칼륨혈증(6.0 mEq/L), 저칼슘혈증(6.5 mg/dL), 고인산혈증(12.7 mg/dL)과 간효소치가 상승되고(AST 637 IU/L, ALT 128 IU/L) 신기능이 감소되고(BUN 2.7 mg/dL, creatinine 1.0 mg/dL) 젖산은 19.3 mmo/L로 상승되었다. 케톤은 혈액과 소변에서 측정되지 않았으며 생후 26일경 사망하였다.

② 환자 1은 건강한 상태로 생후 37일째에 퇴원하였고 MCT oil을 투여하고 지내다가 생후 48일경에 갑자기 식욕 부진이 나타나면서 호흡곤란과 의식저하가 급격하게 진행되어 응급실 도착 당시 의식은 없었다. 혈압은 측정되지 않을 정도로 떨어져 있었고 호흡은 아주 약하게 쉬고 있는 상태로 바로 응급소생술을 시도하였으나 2시간 후에 사망하였다.

(2) 투여 약제/용량

L-carnitine 투여하지 않고 심기능 유지를 위한 보존적 치료만 시행하였다.

(3) 식이요법

열량은 140 kcal/kg로 탄수화물은 59%, 단백질 10%, 긴사슬 지방은 5%와 중성지방은 26%가 되도록 하루에 medium chain triglyceride (MCT) 식이 50 g과 탄수화물로 구성된 polycose 15 g을 섞어서 투여하였다.

증례 7-6 반복되는 횡문근 융해를 보인 Long chain 3-hydroxyacyl-CoA dehydrogenase (LCHAD)/TFT 결핍증 환자

1. 내원 동기가 된 주 증상(주소)

근육 경련 및 콜라색 소변

2. 발병 시 연령/성별

12세/여자

3. 가족력

여동생이 4세경 Reye-like syndrome으로 사망하였다.

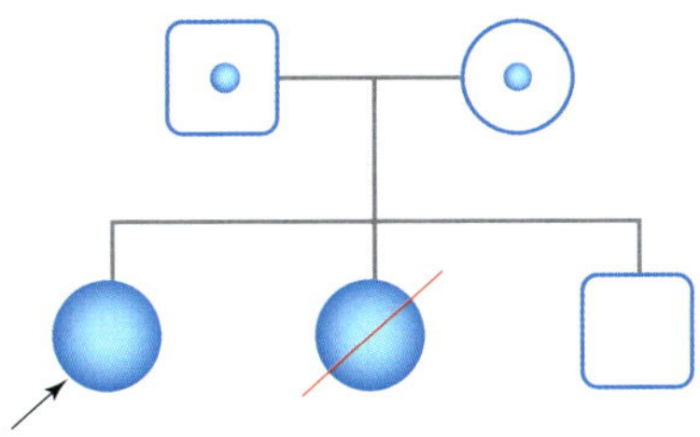

4. 병력 및 임상 증상

재태연령 40주, 2.65 kg, 정상질식분만으로 출생하였으며 4세경 상기도 감염 후 근육 경련과 혈뇨를 보인 적이 있으며 이후 몸이 피곤하거나 상기도 감염을 앓을 때마다 1년에 1~3회씩 같은 증상을 보이며 지내왔다. 8세경 타원에서 근육 조직검사를 시행하였으며 근육 질환이 의심된다고 들었다. 10세경 여름에 계곡에서 찬물에서 놀고 난 후 계곡 물에서 놀고 난 후 양쪽 허벅지 근육의 경련과 콜라색 소변을 보여 타원에서 혈액 검사 및 소변 검사 시행 후 횡문근융해증이라 듣고 전원되었으며 본원에서 검사 후 대사성 근병증 의심하여 검사를 시행하였으나 확진되지 않은 상태로 호전되어 외래 추적 관찰하면서 지내왔다. 12세경 상기도 감염을 앓으면서 근 경련과 콜라색 소변을 보이고 복통 및 소변량 감소로 입원하였다.

5. 진찰 소견

10세경 입원 시 혈압 104/55 mmHg, 체온 36.5 ℃, 호흡수 20회/분, 맥박 95회/분이었다. 키 136 cm(25~50백분위수), 체중 29.2 kg(25~50백분위수)이었으며 안면기형은 없었고 간과 비장은 만져지지 않았다. 근긴장도와 심부건반사는 정상이었고 양측 하지의 근력은 grade IV로 감소되어 있었다.

12세경 키 150.3 cm(25~50백분위수), 체중 29 kg(25~50백분위수)이었으며 의식은 명료하였으며 간과 비장은 만져지지 않았다. 근육은 뻣뻣하게 강직되어 있었고 양측 하지의 근력은 grade IV로 감소되어 있었다.

6. 검사 소견

(1) 생화학적 검사

10세경 입원 시 혈색소 12.2 g/dL, 백혈구 6,400/mm³, 혈소판 371,000/mm³이었다. 생화학적 검사에서 포도당 103 mg/dL, AST/ALT 23/18 IU/L,이었으며 암모니아 67 μmol/L, 젖산 8.4 mmol/L(76.4 mg/dL), pyruvate 0.6 mg/dL(0.3∼0.7)이었고 L/P 비(lactate/pyruvate ratio)는 25 이상이었다. Creatine kinase/lactate dehydrogenase (LDH) 163/586 IU/L이었다. Myoglobin은 음성이었다. 당시 시행한 forearm ischemic exercise test 결과는 다음과 같다.

표 7-4. Forearm ischemic exercise test

	젖산 (mmol/L)	암모니아 (umol/L)	Creatine kinase (IU/L)
기저치	8.4	67	114
1분	21.9	88	130
3분	18.2	59	124
5분	18.6	67	122
7분	14.3	51	113

12세경 입원 시 혈색소 13.9 g/dL, 백혈구 22,000/mm^3, 혈소판 369,000/mm^{3}이었다. 생화학적 검사에서 BUN/Cr 110/4.3 mg/dL, AST/ALT 1,019/1,331 IU/L, Na/K/Cl 138/7.0/109 mEq/L, creatine kinase/LDH 37은 각각 935/3,100 IU/L이었다. Myoglobin 7,590 ng/mL(참고치; <110)이었고 동맥혈 가스 분석상 pH는 7.301이었고 pCO_2 34.9 mmHg, pO_2 90.7 mmHg, base excess -8.6 mEq/L, bicarbonate는 16.8 mEq/L이었다. 탠덤매스를 이용한 acylcarnitine 분석 소견상 C16OH는 증가하였으나 C18:1OH, C18OH 등은 의미 있게 증가되지 않았다. 혈장 아미노산 분석과 소변 유기산 분석에서는 특이한 소견은 없었다. 정량적인 acylcarnitine 분석에서 C14-hydroxyacylcarnitine 0.156 μM(참고치; 0.003∼0.087), C16-hydroxyacylcarnitine 0.228 μM(참고치; 0.003∼0.083), C18-hydroxyacylcarnitine 0.072 μM(참고치; 0.003∼0.055)이 현저하게 증가되어 있었다.

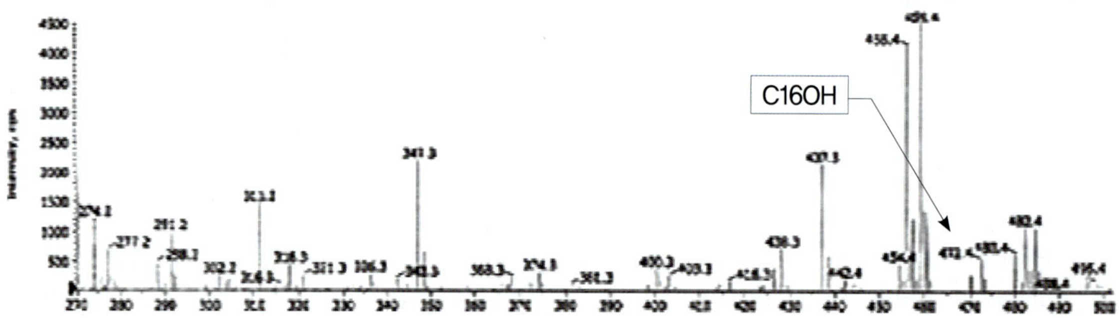

그림 7-14 12세경 입원 시 시행한 탠덤매스를 이용한 acylcarnitine 분석 소견상 C16OH는 증가하였으나 C18:1OH, C18OH 등은 의미 있게 증가되어 있지 않았다. 혈장 아미노산 분석과 소변 유기산 분석에서는 특이한 소견은 없었다.

(2) 분자유전학 검사

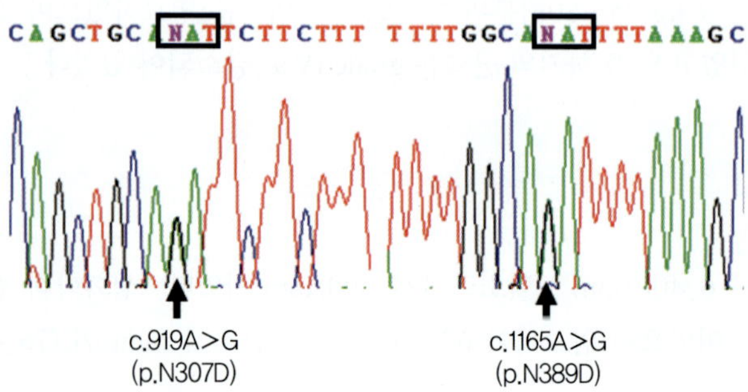

그림 7-15 *HADHB* (Hydroxyacyl-CoA Dehydrogenase β subunit) 유전자 분석에서 c.[919A>G]+[1165A>G] (p.[N307D]+[N389D])의 복합이형접합자를 보였다.

(3) 기타 검사

10세경 시행한 안과 검사에서 망막 변성(retinal dystrophy)은 관찰되지 않았다. 근전도/신경전도검사에서는 다발성 감각신경병증(sensorimotor polyneuropathy)의 소견을 보였다.

7. 치료경과

(1) 치료에 따른 임상 경과

12세경 급성신부전, 횡문근융해증, myoglobinuria를 보였으며 심에코에서 소량의 심낭 삼출이 발견되어 5일간 혈액 투석 후 소변량이 증가하기 시작하였으며 흉부 X-선 검사 및 심에코 검사에서 심장 비대와 심낭 삼출도 호전되었다. 이후 1년에 1~3차례 정도 감기 증상과 동반되어 근경련, 근육통, 호흡곤란으로 입원하여 수액 공급, 인공호흡기 치료, 투석 요법을 시행 받았으며 현재 23세로 저장쇄지방산 식이를 지속하면서 경과를 관찰 중이다.

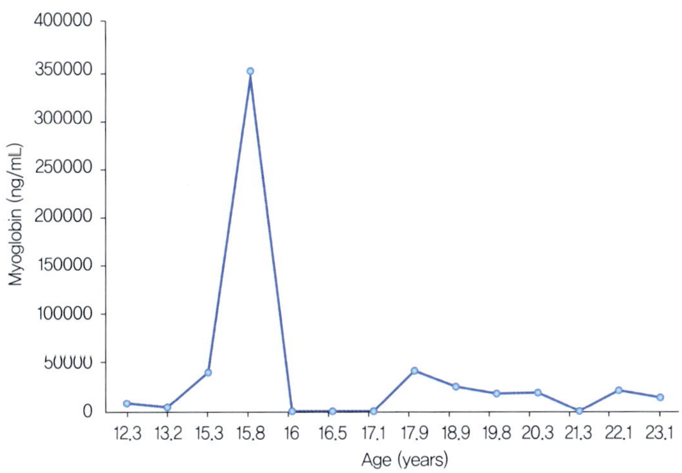

그림 7-16 LCHAD 결핍환자에서 반복되는 횡문근융해증에 의한 myoglobin 혈증

(2) 투여 약제/용량

Bezafibrate를 일시적으로 복용하였으나 반복되는 횡문근 융해증의 빈도는 변화가 없어서 중단하였다. Riboflavin 100 mg/일 복용한다. L-carnitine은 투여하지 않는다.

(3) 식이요법

장쇄지방산의 섭취를 제한하여 튀김, 과자, 라면 등의 기름진 음식을 피하고 medium chain triglyceride (MCT) oil을 첨가하여 먹도록 하였다.

8. 요약

LCHAD 결핍증은 저케톤성 저혈당, 젖산혈증, 경련, 비후성 심근증, 횡문근융해증, 말초성 신경병증, 색소성 망막병증을 보인다. Long chain 2,3-enoyl-CoA hydratase (LCEH) Long chain 3-ketoacyl-CoA thiolase (LCKT), Long chain 3-hydroxyacyl CoA dehydrogenase (LCHAD)는 mitochondrial trifunctional protein으로 불리며 4개의 α-아단위는 LCEH와 LCHAD 활성도를 가지며 β-아단위는 LCKT 활성도를 보인다. LCHAD 결핍증은 HADHA (hydroxyacyl CoA dehydrogenase α-subunit) 유전자의 돌연변이에 의해 발생하며 심한 증상이 발생되며 나머지 3

개의 효소는 HADHB (hydroxyacyl CoA dehydrogenase β-subunit) 유전자의 돌연변이에 의해 발생한다. 그러나 유전자형과 임상 증상의 상관성이 일치하지는 않아 젖산혈증, 간기능부전, 혼수, 심근병증 등을 보이는 신생아는 주의 깊은 관찰이 필요하다.

8 Short chain acyl-CoA dehydrogenase (SCAD) 결핍증

1) 원인

Short chain acyl-CoA dehydrogenase (SCAD)의 결핍으로 발생한다.

2) 유전적 이상

상염색체 열성으로 유전되며 유전자(ACADS)는 염색체 12q24.31에 위치한다. 10개의 exon으로 구성된다.

3) 발병빈도

외국에서의 신생아 대사질환 선별검사 보고에 따르면 신생아 약 50,000명당 1명의 빈도로 발생한다. 국내의 정확한 발생빈도는 알려지지 않았다.

4) 생화학적 병태생리

SCAD는 flavin adenine dinucleotide를 함유한 homotetramer로 미토콘드리아 기질의 구성 요소로서 fatty acyl CoA 복합물의 β-산화를 촉매한다. SCAD 촉매작용의 적합한 기질은 butyryl-CoA (C4-CoA)이다. SCAD의 결핍은 butyryl-CoA의 축적을 초래하고, 이는 butyrylcarnitine, butyrylglycine으로 전환된다. 이들은 propionyl CoA carboxylase에 의해 ethylmalonic acid로 대사된다.

5) 임상 증상

이 환자의 임상경과는 탠덤매스를 이용한 신생아 대사질환 선별검사가 시행되면서 알려지기 시작했는데, 많은 경우 무증상으로 지내는 것으로 알려져서 심각한 질환이 아니라 대사질환 스크리닝에서 제외하자는 의견도 있다. 그러나 기존의 보고를 보면 다른 지방산 대사장애와는 달리 저케톤성 저혈당으로 발현하지 않고, 드물게 신생아기에 성장 부전, 근긴장저하, 대사성 산증이 나타나며 호흡 부전이 동반된 경우에는 치명적이다. 영아기에 신경근육계 증상이 나타나 근긴장저하를 보이고 이런 경우 대부분의 환자에서 발달지연이 동반된다. 태아가 이환된 경우 모체에서 급성 지방간 또는 HELLP 증후군이 발생한다. 또한 무증상으로 지내다 성인기에 마이오글로빈요증으로 발병하기도 한다.

6) 진단 및 검사 소견

젖산혈증, 고암모니아혈증이 동반되며 creatine kinase는 정상이다. 소변 유기산 분석에서 ethylmalonic acid가 증가되나 진단에 특징적이지는 않으며 ethylmalonic aciduria, multiple acyl CoA dehydrogenase 결핍에서도 증가된다. Adipic acid와 methylsuccinic acid도 증가되며 젖산뇨증이 동반될 수도 있다. 소변 내에서 butyrylglycine의 발견이 SCAD 결핍을 시사하는 소견이지만 나타나지 않을 수도 있다. Acylcarnitine profile에서 C4, butyrylcarnitine이 주로 증가하며 C5도 증가될 수 있고, 특히 C4/C3 비가 증가된다. 근 조직검사에서 1형 섬유(type 1 fiber)에 지질(neutral lipid)의 축적이 관찰된다. 근육 내 free-carnitine은 감소되고 혈중에서는 정상보다 약간 낮다. Esterified carnitine은 증가된다.

7) 치료 및 관리

금식을 피하고 carnitine을 투여한다. 지방 섭취를 제한하며, riboflavin 투여하거나 근육 증상에 대해서는 부신피질스테로이드를 투여할 수 있으나 치료에 대한 효과는 확실하지 않다.

8) 예후

비교적 예후는 양호하고 모유수유를 권장하며 외래 관찰할 정도로 진료하며 국가에 따라서는 질환으로 보지 않아서 신생아 유전성 대사질환 검진에서 제외한다. 신생아 대사질환 선별검사에서 발견된 경우 대부분 무증상이며 증상이 발현하는 경우는 3세 이전이고 대부분 일과성이며 회복된다. 그러나 발달장애, 정신지체 등이 보고된 경우도 있으므로 주의 깊은 관찰이 필요하다.

표 7-5. 국내 SCAD 결핍환자들의 임상 및 생화학적 소견(부산의대 양산어린이병원 김유미.전종근 교수 제공)

환자	현재 연령	신장 cm (SDS)	체중 kg (SDS)	체질량 지수	두위	증상	Carnitine Free (24~66 μmol.L)	Carnitine Total (38~68 uM/L)	투약
1[a]	11 m	78 (1.57)	10 (0.62)	16.44	46.5	Normal development	47.32→46.49	57.1→54.5	Riboflavin
2[a]	9.2 y	136 (0.56)	44.5 (1.78)	24.06 (1.88)	NA	Normal development	ND	ND	Riboflavin
3	4.4 y	112.7 (2.61)	22 (2.44)	17.32 (1.25)	52.5 (1.8)	Recurrent vomiting Metabolic acidosis	30.3→38.5	36→49.36	Riboflavin
4[b]	4.4 y	106.1 (0.33)	16.7 (-0.27)	14.83 (-0.72)	NA	Poor feeding, fatigue, hypotonia	42.08	50.67	Riboflavin
5[b]	19 m	84 (0.07)	10.9 (-0.66)	15.45	45.5 (-0.67)	Poor feeding, fatigue, hypotonia, speech delay	57.67	73.44	Riboflavin(+) →(-)

표 7-6. 국내 SCAD 결핍환자들의 생화학적·분자유전학적 소견(부산의대 양산어린이병원 김유미, 전종근 교수 제공)

환자	성별	현재 연령	진단시 연령	C4 (μmol/L, <0.93)	EMA[d] (nM/ml; <14.6)	MS (nM/M Cr <8.8)	*ACADS* gene Allele 1	*ACADS* gene Allele 2	In silico analysis Polyphen-2	In silico analysis SIFT
1[a]	M	11 m	10 days	3.14	50.94	7.91	E344G	P377L[C]	0.999	0.00
2[a]	M	9.2 y	8y	NA	29.14	ND	E344G	P377L[C]		
3	F	4.4 y	12 days	1.79	77.92	ND	L93I[C]	E228K[C]	0.122/0.98	0.00/0.00
4[b]	M	4.4 y	12m	NA	107.28	20.28	E344G	E344G		
5[b]	M	19 m	14 days	1.93	94.54	13.72	E344G	E344G		

Abbreviation : ACADS, acyl-coenzyme A dehydrogenase gene; C4-C, butyrylcarnitine; EMA, ethylmalonic acid; NA, not analyzed; ND, not detected; SCADD, short chain acyl-coenzyme A dehydrogenase deficiency.
[a,b]familial case, [c]novel variant.
[d]EMA 참고치 : 0~2 y : 0~15 μmol/mmol creatinine; >2 y : 0~8 μmol/mmol creatinine

참고문헌

1. Gregersen N, Andresen BS, Corydon MJ, et al. Mutation analysis in mitochondrial fatty acid oxidation defects : Exemplified by acyl-CoA dehydrogenase deficiencies, with special focus on genotype-phenotype relationship. Hum Mutat 2001; 18: 169~89.
2. Rinaldo P, Raymond K, Al-Odaib A, et al. Clinical and biochemical features of fatty acid oxidation disorders. Curr Opin Pediatr 1998; 10: 615~21.
3. van Maldegem BT, Duran M, Wanders RJA, et al. Clinical, biochemical, and genetic heterogeneity in short-chain acyl-coenzyme A dehydrogenase deficiency. JAMA 2006; 296: 943~52.

증례 7-7

신생아 대사질환 선별검사에서 발견된 Short chain acyl-CoA dehydrogenase (SCAD) 결핍증

1. 내원 동기가 된 주 증상

신생아 선별검사에서 C4 증가(C4 1.79 mM/L, 참고치; <0.93)

2. 발병 시 연령/성별

여아/생후 12일

3. 가족력

없음

4. 병력 및 임상 증상

생후 8개월경부터 반복적인 구토(cyclic vomiting) 및 경증의 산증(HCO_3^- 14.9~16.7 mM)으로 물조차도 먹지 못하게 구토를 보여 입원이 필요했고 입원 시 10%의 고농도 당질 수액과 전해질 공급이 필요했다. 2세경까지 수차례의 입원이 필요했고 입원 시마다 시행하였던 소변 유기산 검사에서도 ethylmalonic acid와 methylsuccinic acid의 증가를 보였다 이후로는 증상 호전되어 외래로 추적관찰 중이다.

5. 검사 소견

(1) 생화학적 검사

혈액 C4 1.79(umol/L, 참고치; <0.93), free carnitine; 30.3(참고치; 24~66 umol/L), total carnitine 36(참고치; 38~68 umol/L)이었다. 소변에서는 ethylmalonic acid: 77.92(nM/ml, 참고치; <14.6)가 상승하였고 methylsuccinic acid는 검출되지 않았다.

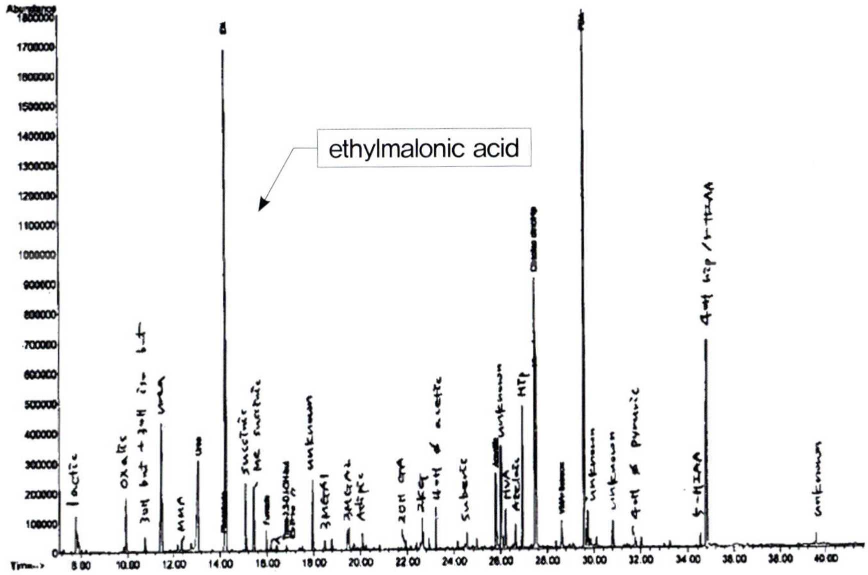

그림 7-17 소변 유기산 분석 소견상 ethylmalonic acid가 크게 상승되어 있다.

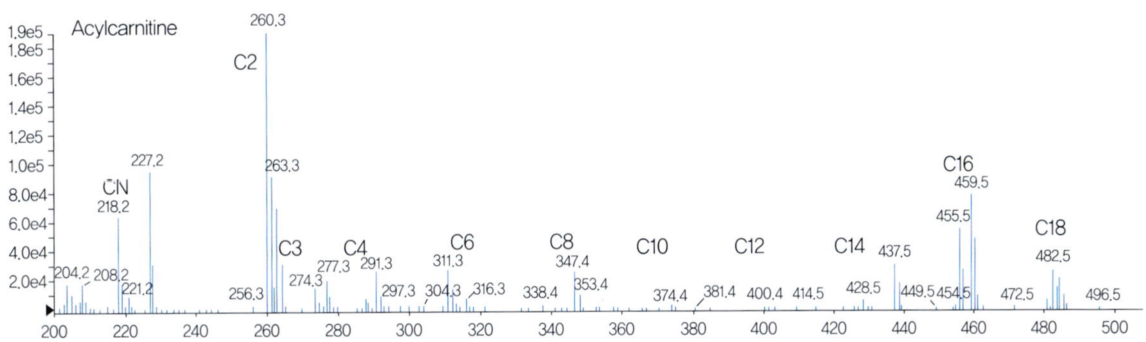

그림 7-18 탠덤매스를 이용한 혈액 acylcarnitine profile 검사상 C4가 상승되어 있다.

(2) 분자유전학 검사

ACADS 유전자의 분석에서 c.[277C>A]+c.[682G>A] (p.[E228K]+p.[L93I])의 복합이형접합체 환자임이 확인되었다.

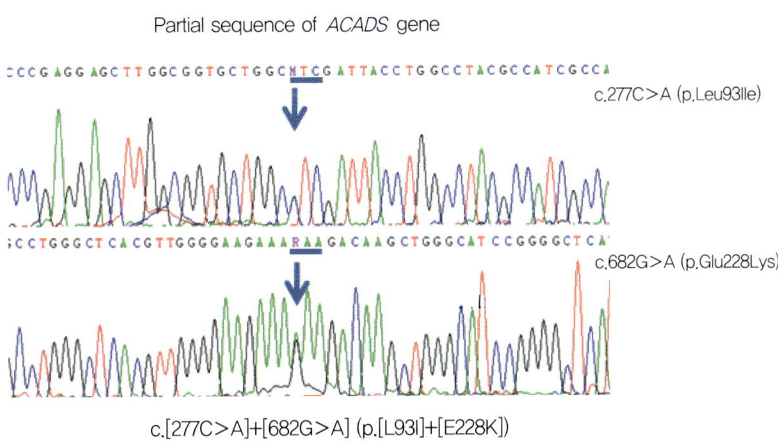

6. 치료경과

(1) 3세 이전에는 잦은 구토 및 산혈증 때문에 입원하는 경우는 자주 있었으나 그 이후에는 무증상으로 지내고 있다. 현재 4세 4개월로 신장 112.7 cm(2.61 SDS), 체중 22 kg(2.44 SDS), 체질량지수 17.32(1.25), 두위 52.5 cm(1.8 SDS)로 정상 성장과 발달을 보이고 있다.

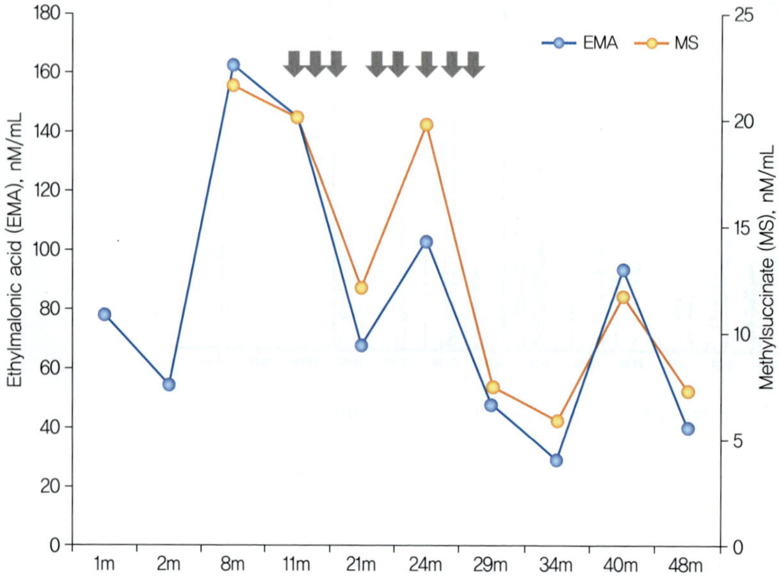

그림 7-19 잦은 구토 때문에 반복입원과 수액주사를 필요로 했던(회색 화살표) 환자의 소변 ethylmalonic acid (EMA), methylsuccinate (MS) 배설량의 변화

(2) 투여 약제/용량

Riboflavin 100 mg/day, carnitine 100 mg/kg/일을 투여하였다.

(3) 식이요법

잦은 수유 및 식이(frequent feeding), 고단백, 고탄수화물, 저지방식이를 권장하였다.

9. 요약

신생아 대사질환 선별검사에서 acylcarnitine profile 중 butyryl carnitine(C4)이 증가하고 소변 유기산 검사에서 ethylmalonic acid or/and methylsuccinate 증가를 보일 시 SCAD 결핍증을 의심해야 한다. SCAD 결핍 환자들에서의 증상에 대한 보고로 발달지연, 저긴장증, 저혈당증, 경련, 성장 지연, 식이 거부, 반복적 구토 등이 있어 이와 같은 증상을 동반하고 원인을 규명할 수 없는 환아들에게도 SCAD 결핍증에 대한 감별이 필요하다. 대부분 무증상이거나 일과성인 증상을 보여 예후는 양호하다.

9 Short chain 3-hydroxyacyl-CoA dehydrogenase (SCHAD) 결핍증

1) 원인

Short-chain 3-hydroxyacyl CoA dehydrogenase (SCHAD)의 결핍으로 발생한다.

2) 유전적 이상

상염색체 열성으로 유전되며 유전자(*HADHSC*)는 염색체 4q25에 위치한다.

3) 발병빈도

매우 드물게 발생한다. 국내 보고는 없다.

4) 생화학적 병태생리

SCHAD는 미토콘드리아 기질의 효소로서 302개의 아미노산으로 이루어진 2개의 아단위로 구성된 homodimer로 간 조직에서 효소 활성도의 측정이 가능하다. C4-C16의 길이를 가진 3-hydroxyacyl CoA ester에 대해 활성도를 가지며 사슬 길이가 길어지면 활성도가 감소한다. SCHAD 결핍은 중쇄, 단쇄의 3-hydroxyacyl CoA의 축적을 초래하여 탠덤매스에서 C4-OH (3-hydroxybutyryl carnitine) 증가한다. 한편 중쇄, 단쇄 acyl CoA의 결핍을 유발하여 중쇄, 단쇄 지방산 베타산화 대사장애를 초래함으로 ATP 생성도 억제된다. 지방산 대사장애와 무관하게 SCHAD 결핍은 췌장 베타세포에서 glutamate dehydrogenase (GDH)와의 결합을 억제하여 정상 시에는 억제되었던 GDH의 활성도가 증가하여 결과적으로 세포 내 ATP 농도가 증가하면 칼륨-ATP 통로가 폐쇄되고 탈분극이 진행하여 칼슘 통로가 지속적으로 열려서 칼슘의 세포 내 유입증가로 고인슐린혈증을 유발하게 된다.

5) 임상 증상

신생아시기에 고인슐린혈증에 의한 저혈당을 보이는 것이 독특한 증상이다. 신생아기에는 식이 곤란, 성장 부전, 근긴장저하를 보이며, 영아돌연사증후군으로 발현하는 경우도 보고되었다. 잔존효소 활성도가 있는 경우 다른 지방산 대사장애에서와 같이 일반적인 증상인 저케톤성 저혈당, 반복성 미오글로빈뇨증을 보이며, 뇌증, 비후성 심근병증도 동반된다. 일부 환자에서는 고케톤성 저혈당을 보이는데, 구토, 탈수, 기면, 경련을 동반한다.

6) 진단 및 검사 소견

신생아시기에 고인슐린혈증과 심한 저혈당이 문제이다. Creatine kinase 증가되나 근 조직검사에서는 정상 소견을 보인다. 유리키르니틴(free-carnitine)은 정상이거나 낮으며 소변에서 carnitine esters는 증가된다. 소변 유기산 분석에서 dicarboxylic aciduria를 보이며, 탠덤매스에서는 C4-OH carnitine이 증가되는데, 3-hydroxybutyryl carnitine을 시사한다. 간 조직검사상 지방간을 보이며, 확진은 근육, 섬유모세포, 백혈구에서 SCHAD 활성도가 감소된 것을 확인한다. *HADHSC* 유전자 검사로 확진할 수 있다.

7) 치료 및 관리

신생아 저혈당을 치료함이 중요하다. Diazoxide에 반응하여 저혈당이 호전된다. 급성기에는 10% 포도당을 투여하며 diazoxide는 3~10 mg/kg/일 범위에서 점차적으로 증량한다. 금식을 피하는 것이 중요하고 옥수수 전분 가루가 유용하다. Carnitine을 투여한다.

8) 예후

신생아 저혈당을 예방 치료하면 예후는 양호하다. 신생아 대사질환 선별검사의 질환 항목에서 제외되는 경향이다.

참고문헌

1. Yang SY, He XY, Schulz H. 3-Hydroxyacyl-CoA dehydrogenase and short chain 3-hydroxyacyl-CoA dehydrogenase in human health and disease. FEBS J 2005; 272: 4874~83.
2. Molven A, Matre GE, Duran M, et al. Familial hyperinsulinemic hypoglycemia caused by a defect in the SCHAD enzyme of mitochondrial fatty acid oxidation. Diabetes 2004; 53: 221~7.
3. Martins E, Cardoso ML, Rodrigues E, et al. Short-chain 3-hydroxyacyl-CoA dehydrogenase deficiency : the clinical relevance of an early diagnosis and report of four new cases. J Inherit Metab Dis 2011; 34: 835~42.

10 Multiple acyl-CoA dehydrogenase (MAD) 결핍증(Glutaric aciduria, type II/Ethylmalonic-adipic aciduria)

1) 원인

Multiple acyl-CoA dehydrogenase (MAD)의 결핍으로 발생한다. 전자전달(electron transfer) flavoprotein (ETF)나 ETF ubiquinone oxidoreductase (ETF-QO)의 기능장애에 의해 flavin adenine dinucleotide (FAD)와 연관된 다양한 탈수소효소의 활성장애를 보인다.

2) 유전적 이상

상염색체 열성으로 유전된다. ETF 단백의 기능장애는 α-아단위와 β-아단위 유전자(*ETFA*, *ETFB*) 변이에 의해 유발된다. ETF-QO 단백의 기능장애는 *ETFEH* 유전자의 변이에 의해 초래된다.

3) 발병빈도

중국남부, 타이완에는 *ETFDH* 유전자의 흔한 변이 c.250G>A 때문에 riboflavin에 반응하는 multiple acyl CoA dehydrogenase 결핍(RR-MADD) 환자가 비교적 흔한 것으로 알려져 있다. 이들은 지발형으로 근육질환으로 발현한다. 국내 보고는 없다.

4) 생화학적 병태생리

Glutaryl CoA와 branched-chain amino acids와 지방산 β-산화의 대사산물의 미토콘드리아 산화는 flavin-adenine dinucleotide (FAD)-의존 효소에 의해 촉매된다. 따라서 FAD에 의존적인 여러 탈수소효소의 기능장애를 유발한다. 이들 탈수소 효소는 ① acyl CoA dehydrogenase로 지방산 산화 대사장애 ② 분쇄아미노산계(valine, leucine, isoleucine 등) 대사 ③ choline 대사와 연관된 탈수소효소로서 임상적 특징은 지방산산화 대사장애 특징과 더불어 유기산 대사장애의 특징을 함께 보인다. 임상적 중등도에 따라 중증(MAD:S)과 경증(MAD:M)으로 나뉜다.

지방산산화 과정의 탈수소효소들과 아미노산의 이화 작용에 관여하는 효소들은 saturated acyl-CoA의 탈수소화를 촉매하여 2,3-unsaturated 또는 enoyl-CoA thioesters를 형성한다. sarcosine과 dimethylglycine은 N-methyldehydrogenases에 의해 대사되어 이 질환을 가진 환자에서 축적된다. 따라서 근육의 변성을 초래한다.

5) 임상 증상

전형적인 경우 생후 첫 날부터 빈호흡 또는 호흡곤란, 지독한 냄새, 대사성 산증, 심한 저케톤성 저혈당이 나타나며 생후 1주 이내에 사망할 수도 있다. 신생아기에 발현한 경우 이형성증을 보이기도 하는데 높은 이마, 낮은 콧잔등, 낮게 위치한 귀와 복부 근육의 결손, 요도하열,

다낭성 신을 동반하기도 한다. 후기 발현형, 경미한 변이형은 ethylmalonic-adipic aciduria로 불리며 신생아기 또는 성인기에 구토, 저혈당, 대사성 산증, 지질 축적 근병증을 보인다.

6) 진단 및 검사 소견

임상형은 1) 신생아 발현형 2) 유아기 발현형 3) 지발형(성인기 : 근육병 발현)으로 크게 구분한다.

신생아형은 중증이며 다낭성 신장, 얼굴모습이상, 외부성기이상, 복벽 결손 등이 기형을 보일 수 있다. 출생 후 근긴장도 저하, 대사성산혈증, 저혈당, 고암모니아혈증을 보이며 소변으로 젖산과 glutaric acids의 배설이 증가하는 것이 특징이다. 탠덤매스의 특징적인 소견은 C4-C16에 걸친 광범위한 단쇄-장쇄 acylcarnitine 상승을 보이는 것이다. 소변 유기산 분석에서 여러 가지 유기산이 증가하는데 ethylmalonic adipic, suberic, sebacic acids와 같은 dicarboxylic acids와 2-hydroxybutyric 2-hydroxyglutaric, 3-hydroxyisovaleric acids, 5-hydroxyhexanoic acids와 같은 hydroxy acids가 증가된다. 혈장과 소변에서 p-hydroxyphenyllactic acid가 증가된다. 장 내 휘발성 산이 증가하여 2-methylbutyric acid, acetic acid, isobutyric acid, isovaleric acid가 증가된다. 흉부X-선 소견상 심비대를 보이며 뇌핵자기공명영상 소견상 기저핵의 T2 영상에서 음영이 증가된다. 간 조직검사상 간 문맥 주변의 괴사가 관찰된다.

유아기 발현형은 무증상으로 지내다 감염 등에 의해 탈수, 간기능장애, 급성뇌증의 양상을 보인다. 지발형은 발달은 정상이나 재발하는 근육통, 횡문근 융해증으로 발현한다. 특히 아시아지역(중국남부, 타이완)에서는 대사성 근육병의 중요한 원인이다. 양수에서 glutaric acid가 증가된 것으로 산전 진단이 가능하나 유전자 진단으로 산전 진단 및 확진이 가능하다.

7) 치료 및 관리

신생아기에 발현한 환자는 대사성 산증, 저혈당, 탈수에 대해 대증적 치료를 시행하나 다낭성 신이 있는 경우 조기에 사망한다. 후기 발현형은 riboflavin 반응성이 있는지 평가하여 반응이 있는 경우 하루 100~300 mg을 carnitine(100~150 mg/kg/일)과 함께 투여한다. Riboflavin 반응형은 치료가 가능한 질환임으로 조기발견이 중요하다. 지방과 단백질의 섭취를 제한하고 glycine을 보충하면 축적된 CoA esters를 제거할 수 있다.

8) 예후

신생아형은 예후가 불량하나 riboflavin에 반응하는 지발형은 치료가 가능한 대사성 근육병의 중요한 원인이다.

••• 참고문헌 •••

1. Freneaux E, Sheffield VC, Molin L, Shires A, et al. Glutaric acidemia type II. Heterogeneity in beta-oxidation flux, polypeptide synthesis, and complementary DNA mutations in the alpha subunit of electron transfer flavoprotein in eight patients. J Clin Invest 1992; 90: 1679~86.
2. Uziel G, Garavaglia B, Ciceri E, et al. Riboflavin-responsive glutaric aciduria type II presenting as a leukodystrophy. Pediatr Neurol 1995; 13: 333~5.
3. Zhu M, Zhu X, Qi X, et al. Riboflavin-responsive multiple Acyl-CoA dehydrogenation deficiency in 13 cases, and a literature review in mainland Chinese patients. J Hum Genet 2014; 59: 256~61.
4. Lan MY, Fu MH, Liu YF, et al. High frequency of ETFDH c.250G>A mutation in Taiwanese patients with late-onset lipid storage myopathy. Clin Genet 2010: 78: 565~9.

CHAPTER 08

케톤대사장애

CONTENTS

1 케톤대사 및 장애

1) 서론

케톤체는 acetoacetic acid와 3-hydroxybutyric acid로서 간에서 간이외의 장기에 에너지를 공급하는 매개체로서 작용하기도 하나 축적되면 케토산혈증을 유발한다. 케톤요증은 신생아시기에는 보기 드문 현상이다. 신생아의 간은 케톤체 형성을 충분히 하기에 매우 미성숙하기 때문이다. 공복 시에는 케톤체가 뇌 대사에 중요하며 glucagon, catecholamie, 기타 ketogenic stress(열성 질환, 금식 및 구토, 설사) 등은 지방세포에서 지방산을 이동시키고 지방산산화와 케톤체 형성을 촉진시킨다. 케톤체의 균형은 그림과 같이 케톤의 합성과 이용에 의해 유지된다.

(1) 케토시스 양성의 원인

① 대사성 산혈증 동반된 경우

가. 고혈당 : 유기산혈증, 당뇨병

나. 정상혈당

- 젖산농도 상승 : 호흡연쇄 복합체질환(respiratory chain complex disorder), pyruvate carboxylase 결핍
- 정상 젖산농도 : 경도의 단풍당뇨증, 유기산혈증, ketolytic defect, SCAD 결핍

다. 저혈당

- 젖산농도 상승 : gluconeogenesis 장애(간비대동반), 당원합성장애(간비대 없음)
- 정상 젖산농도 : 유기산혈증, 경도의 단풍당뇨증, acetoacetyl CoA thiolase 결핍, 부신피질기능부전

② 대사성 산혈증이 없는 경우

가. 정상혈당

- 간헐적 케토시스 : 금식, 이화상태, 지방산산화 대사장애(SCAD, SCHAD 결핍증)
- 지속적인 케토시스 : MCT, ketogenic 식이, ketolytic defect

나. 금식 시 저혈당

- 간비대 동반 : 당원병 III, VI, IX형
- 간비대 없는 경우 : 재발성 ketotic hypoglycemia, 부신피질기능부전, 지방산 산화 대사장애(MCAD>SCHAD 결핍증), 당원합성장애, ketolytic defect

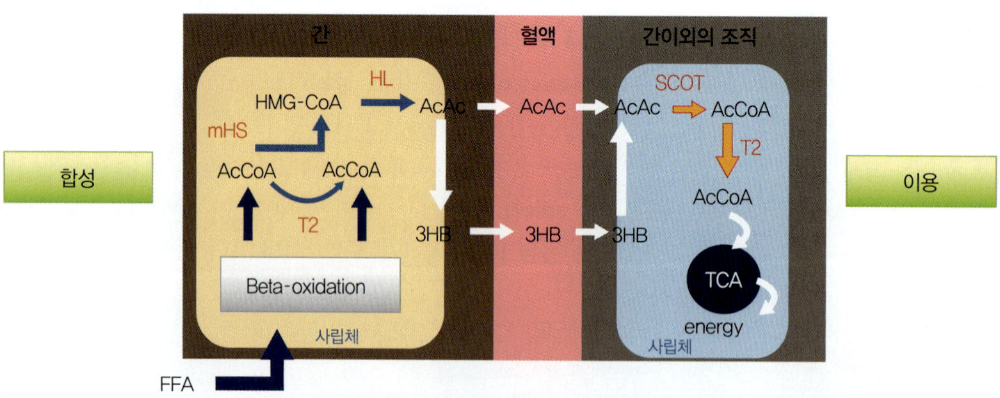

Modified form JInherit Metab Dis 2014;37:541–551(참고문헌 2)

mHS: miochondrial HMG-CoA synthetase
HL: HMG-CoA lyase
SCOT: succinyl-CoA:3-oxoacid CoA transferase
T2: mitochondrial acetoacetyl-CoA thiolase

그림 8-1 케톤체의 합성과 이용

(2) 케톤형성 장애의 원인

대사성 산증이 동반될 수 있으나 케톤이 음성인 경우

① 고젖산혈증

가. 정상혈당 : pyruvate dehydrogenase complex 결핍

나. 저혈당 : 지방산산화 대사장애, fructose 1, 6 biphophatase 결핍, HMG-CoA lyase 결핍, 당원병 Ia형

② 정상 젖산농도와 정상 혈당

신세뇨관산혈증 I, II, pyroglutamic aciduria

2 Mitochondrial HMG-CoA synthetase 결핍증

1) 원인

사립체 HMG-CoA synthetase의 유전적 결핍에 의한다.

2) 유전적 이상

HMGCS2 유전자의 돌연변이에 의하며 상염색체 열성유전한다.

3) 발병빈도

1997년에 처음 보고되었으며 2014년 현재 9가계 12명의 환자가 보고되었다.

4) 생화학적 병태생리

지방산 산화 대사장애로 에너지 결핍이 되고 케톤체 생성의 장애가 있다.

5) 임상 증상

생후 9개월~6세에 감염, 구토 등에 의해 저혈당이 초래되고 의식이 혼미해진다. 간비대가 동반된다. 대사성 산혈증이 동반되기도 하며 간수치가 상승하나 CK는 정상이어서 근육의 문제는 없다. 단시간의 금식에도 저혈당이 초래될 수 있다. 이러한 대사성 붕괴가 발생하기 전에는 무증상이다.

6) 진단 및 검사 소견

금식 시 저혈당이 있으나 케톤체는 생성되지 않아서 음성 소견을 보인다. 암모니아, 젖산농도는 정상이다. Acylcarnitine profile은 정상이며 소변 유기산 분석에서 dicarboxylic aciduria일 수도 있으나 정상소견을 보이기도 한다. 케톤은 음성이다. Free fatty acid가 상승한다. 금식이 아닌 상태에서는 생화학적 검사 소견이 정상임으로 fasting tolerance test가 반드시 필요하다. 효소 분석보다 유전자 분석으로 확진할 수 있다. 특히 non-ketotic hypoglycemia에서 다른 지방산 산화 대사장애가 배제되었다면 이 질환을 고려해야 한다.

7) 치료 및 예후

금식을 피하는 것이 중요하다. 급성대사 붕괴 시에는 10% 포도당 정주가 필요하다. 특히 장염 등이 있을 때 진단이 지체되면 저혈당에 의한 뇌증으로 사망하기도 한다.

3 3-Hydroxy-3-methylglutaryl CoA (HMG-CoA) lyase 결핍증

1) 원인

HMG-CoA lyase의 유전적 결핍에 의한다.

2) 유전적 이상

HMGCL 유전자의 돌연변이에 의하며 상염색체 열성 유전한다.

3) 발병빈도

1976년에 처음 보고되었으며 2014년 현재 100명 이상의 환자가 보고되었다.

4) 생화학적 병태생리

케톤체 생성에 필요하고 leucine 대사의 마지막 단계에 관여한다. Leucine 대사의 장애로 유기산혈증으로 분류될 수도 있고 지방산 대사장애로 분류하기도 한다. 케톤체는 간의 미토콘드리아에서 지방산산화로부터 유래된 acetyl-CoA를 이용하여 만들어진다. 미토콘드리아의 HMG-CoA synthase는 acetoacetyl-CoA와 acetyl-CoA를 결합시켜 HMG-CoA를 형성하고 이는 HMG-CoA lyase에 의해 acetyl-CoA와 acetoacetate를 분비한다. HMG-CoA는 leucine으로부터 유래될 수도 있다. 따라서 HMG-CoA synthase와 HMG-CoA lyase 결핍은 leucine 대사 중간체의 축적을 야기한다. 저혈당은 포도당 합성의 결함과 부족한 케톤체로 인한 포도당의 과도한 소모로 인해 발생된다.

5) 임상 증상

30% 환자에서는 신생아시기에 증상이 나타나는데, 늘어지고 토하고 기면상태에 빠진다. 대개는 1살 전후 감염이나 공복 등에 의해 저혈당과 구토, 근긴장도 저하, 의식장애가 동반된다. 저혈당이 현저하나 케톤체는 음성이다. 젖산혈증이 있으며 대사성 산증이 동반된다. 고암모니아혈증, 간기능장애 등으로 과거에는 Reye 증후군으로 오진되기도 했다. 간대성 근경련(myoclonus)을 포함한 경련, 저체온, 무호흡을 보이며 저혈당으로 인한 뇌 손상으로 반신마비, 정신 지체가 나타날 수도 있다. 다른 branched organic acidemia에서와 같이 췌장염이나 심근병도 동반될 수 있다. 무증상환자에서도 뇌핵자기 공명상 T2 영상에서 백질에 다발성 음영 변화를 보인다.

6) 진단 및 검사 소견

금식 시 저혈당이 있으나 케톤체는 생성되지 않아서 음성 소견을 보인다. 고암모니아혈증, 젖산혈증, 유리지방산 증가가 특징이며 간효소치의 상승, 빌리루빈, γ-GT의 상승, PPT의 연장으로 Reye 증후군으로 오인되기도 한다. 케톤 형성은 일어나지 않아 혈중 및 소변 내 acetoacetate와 3-hydroxybutyrate가 낮다. 특히 신생아의 경우 그러하다. Leucine 대사장애로 이들의 대사산물이 특징적으로 소변 유기산 분석과 acylcarnitein profile에 반영되는데, 소변의 3-hydroxy-methylglutarate, 3-methylglutaconic acid, 3-methylcrotonate, 3-methylisovaleric acid 등이 배설된다. 혈액 탠덤매스(MS/MS) 분석상 C5-OH, C6 DC가 상승한다.

간 조직검사상 지방 침착이 관찰되고 뇌 핵자기 공명영상 소견상 기저핵의 이상, 백질부의 저음영과 대뇌 위축이 보인다. 확진은 섬유모세포, 백혈구, 간에서 3-hydroxy-3-methylglutaryl CoA lyase의 결핍을 증명하고 유전자 분석을 함으로 가능하다.

7) 치료 및 예후

장기적인 치료는 금식을 피하고 자주 먹이며 고탄수화물, 저지방 식이를 한다. 취침 전에 옥수수 전분 가루를 먹이고 중등도의 단백질 제한, carnitine 보충이 도움이 된다.

급성대사 붕괴 시에는 10% 포도당 정주가 필요하다. 산증이 심한 경우 중탄산염을 투여하고, 고암모니아혈증이 심한 경우 혈액투석을 시행한다. Sodium benzoate, phenylbutyrate, arginine이 도움이 될 수도 있다. 급성대사 붕괴를 잘 치료하면 문제없으나 조기진단 및 적절한 치료를 못하면 사망하거나 신경학적 장애가 발생하여 경련, 시력소실, 편측마비 등이 동반된다. 성인에서는 확장성 심근병이 보고되기도 한다.

4 Succinyl-CoA : 3-oxoacid CoA transferase (SCOT) 결핍증

1) 원인

Succinyl-CoA : 3-oxoacid CoA transferase (SCOT)의 유전적 결핍에 의한다.

2) 유전적 이상

SCOT 유전자의 돌연변이에 의하며 상염색체 열성 유전한다.

3) 발병빈도

1972년에 처음 보고되었으며 2014년 현재 30명 이상의 환자가 보고되었다.

4) 생화학적 병태생리

케톤(acetoacetate)을 간이외의 조직에서 acetoacetyl CoA로 분해하지 못하여 지속적인 케토시스를 초래한다.

5) 임상 증상

반복적인 케톤산혈증이 특징이다. 호흡이 빠르고, 근긴장도 저하, 기면상태를 초래하기도 한다.

감염 및 스트레스, 금식 시에 더욱 그러하다. 무증상인 경우에도 지속적으로 소변에서 케톤이 검출되는 경우 의심해야 한다.

6) 진단 및 검사 소견

저혈당과 젖산혈증은 없다. 급성대사성 붕괴 시에는 음이온차가 증가한 대사성 케톤산혈증이 있으나 무증상 시기에는 지속적인 케톤요 양성반응을 보인다. 소변 유기산 분석, 탠덤분석은 진단에 별로 도움이 되지 않는다. 진단은 효소와 유전자 분석으로 가능하다.

7) 치료 및 예후

급성대사성 붕괴 시에는 분한 열량과 수분을 보충한다. 중등도의 단백식이 제한과 저지방식이를 해야 한다. Carnitine은 결핍이 있으면 보충한다.

5 Mitochondrial acetoacetyl-CoA thiolase (T2) 결핍증

1) 원인

Mitochondrial acetoacetyl-CoA thiolase (T2)의 유전적 결핍에 의한다.

2) 유전적 이상

ACAT1 유전자의 돌연변이에 의하며 상염색체 열성유전한다.

3) 발병빈도

1971년에 처음 보고되었으며 2014년 현재 100명 이상의 환자가 보고되었다. 베트남인에서는 *ACAT1* 유전자의 founder mutation (p.R208*) 때문에 상대적으로 발생빈도가 높다.

4) 생화학적 병태생리

케톤(acetoacetate)이 간 이외의 조직에서 acetoacetyl CoA로 분해된 후 acetyl CoA로 최종 분해되지 못하여 지속적인 케토시스를 초래한다. 소변으로 2-methylacetoacetate, 2-methyl-3-hydroxybutyrate, tiglyglycine이 배출된다. 그러나 2-methylacetoacetate는 불안정하여 잘 측정되지 않는다.

5) 임상 증상

신생아시기에 발현하는 경우는 드므나 대개 2세 이전에 발병하여 성인이 되면서 증상 없이 지낼 수 있다. 반복적인 케톤산혈증이 특징이다. 감염 및 스트레스, 금식 시에 더욱 그러하다. 호흡이 빠르고, 근긴장도 저하, 탈수, 기면상태를 초래하기도 한다. 대개 후유증 없이 회복되나 일부에서는 경련, 심근병, 운동실조, 근긴장도 이상, 정신지체가 동반될 수도 있다. 감염 및 스트레스, 금식 시에 더욱 그러하다. 무증상인 경우에도 지속적으로 소변에서 케톤이 검출되는 경우 의심해야 한다.

6) 진단 및 검사 소견

일반적으로는 저혈당, 젖산혈증, 고암모니아혈증은 없다. 급성대사성 붕괴 시에는 음이온차가 증가한 대사성 케톤산혈증이 있으나 무증상 시기에는 지속적인 케톤요 양성반응을 보인다. 소변 유기산 분석에서 2-methyl-3-hydroxybutyrate, tiglyglycine이 배출된다. 탠덤분석에서 C5 :1 (triacylcarnitine). C5OH (2-methyl-3-hydroxybutyryl carnitine)가 증가할 수 있다. 진단은 효소와 유전자 분석으로 가능하다.

7) 치료 및 예후

급성대사성 붕괴 시에는 분한 열량과 수분을 보충한다. 중등도의 단백식이 제한과 저지방식이를 해야 한다. Carnitine은 결핍이 있으면 보충한다.

참고문헌

1. Hori T, Yamaguchi S, Shinkaku H, et al. Inborn erros of ketone body utilization. Pediatr Int 2015; 57: 41~48.
2. Fukao T, Mitchell G, Sass JO, et. al. Ketone body metabolism and its defects. J Inherit Metab Dis 2014; 37: 541~551.
3. Sass JO. Inborn error of ketogenesis and ketone body utilization. J Inherit Metab Dis 2012; 35: 23~28.
4. Mitchell GA, Ozand PT, Robert MF, et al. HMG CoA lyase deficiency : identification of five causal point mutations in codons 41 and 42, including a frequent Saudi Arabian mutation, R41Q. Am J Hum Genet 1998; 62: 295~300.
5. Mitchell GA, Jakobs C, Gibson KM, et al. Molecular prenatal diagnosis of 3-hydroxy-3-methylglutaryl CoA lyase deficiency. Prenat Diagn 1995; 15: 725~9.

증례 8-1 신생아 대사질환 스크리닝에 이상을 보이고 잦은 케토시스를 보인 Mitochondrial acetoacetyl-CoA thiolase (T2) 결핍증 환자

1. 내원 동기가 된 주 증상

신생아 대사이상 검사 이상 및 잦은 케토시스

2. 발병 시 연령/성별

36일/남

3. 가족력

없음

4. 병력

재태연령 39주, 체중 2.9 kg으로 출생하여 생후 3일에 시행한 신생아 대사이상 검사(tandem mass spectrometry)에서 C5OH 0.99 μM(참고치; <0.59 μM), C4DC 1.13 μM(참고치; <0.7 μM)이 발견되어 외부병원에서 생후 2주에 시행한 소변 유기산 분석에서 3-hydroxypropionic acid 33.0 mmol/mol Cr(참고치; <3.3)으로 증가되어 본원으로 전원되었다.

5. 진찰 소견

특이 소견 없음

6. 검사 소견

(1) 생화학적 검사

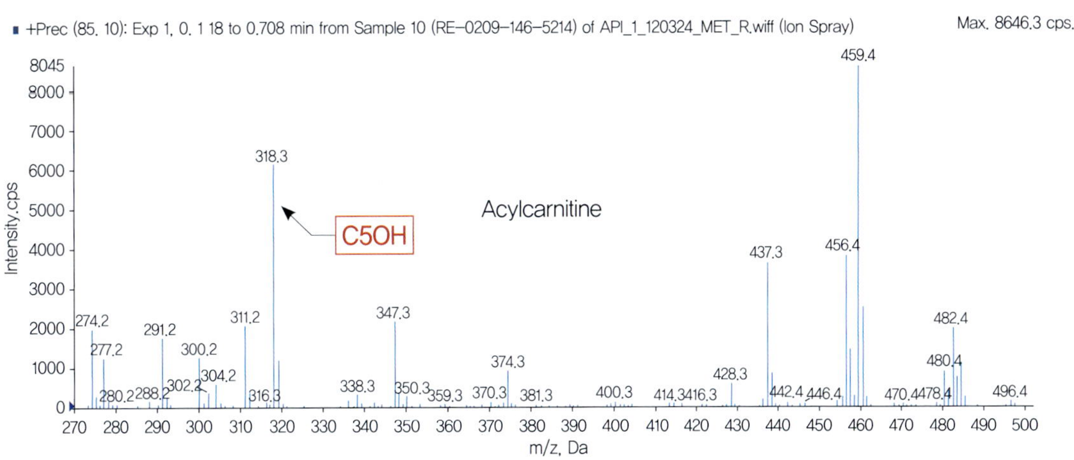

그림 8-2 입원하여 15시간 금식 후 시행한 탠덤매스를 이용한 acylcarnitine profile에서 경도의 C5OH 증가를 보였고 혈장아미노산 검사는 특이 소견 없었다.

입원하여 15시간 금식 후 탠덤매스를 이용한 acylcarnitine profile 분석 소견에서 경도의 C5OH 증가를 보였고 혈장아미노산 검사는 특이 소견 없었다.

소변 유기산 분석에서는 다음과 같은 소견을 보였다.

2-Methyl-3-hydroxybutyric acid : 169.2 mmol/mol Cr(참고치; 불검출), tiglyglycine 280.2mmol/mol Cr(참고치; 불검출), 3-hydroxybutyric acid : 1256.4 mmol/mol Cr(참고치; 0~211.4), acetoacetic acid : 283.2 mmol/mol Cr(참고치; 0~32), 3-hydroxypropionic acid : 26 mmol/mol Cr(참고치; 0~3.3), 2-ethyl 3-hydroxypropionic acid : 106 mmol/mol Cr(참고치; 0~12) 소변과 혈액의 ketone(+++), 혈당은 74 mg/dL, ammonia : 68 μmol/L, lactate : 1.5 mmol/L, VBGA : pH 7.41, pCO2 34 mmHg, pO2 39 mmHg, HCO3

22.0 mEq/L, SaO_2 75%, 생후 2개월경 재시행한 소변 유기산 분석 소견상 2-methyl-3-hydroxybutyric acid : 248.9 mmol/mol Cr(참고치; 불검출), tiglyglycine 324.4 mmol/mol Cr, 2-ethyl 3-hydroxypropionic acid : 22.7 mmol/mol Cr(참고치; 0~12), 3-hydroxyisovaleric acid : 61.7 mmol/mol Cr(참고치; 0~27.6)을 보였다.

(2) 분자유전학 검사

ACAT1 유전자 분석에서 c.[155T>C]; [369C>G](p.[Ile52Thr]; [Asn123Lys]) 복합이형접합자로서 T2 결핍증 환자로 확인되었다.

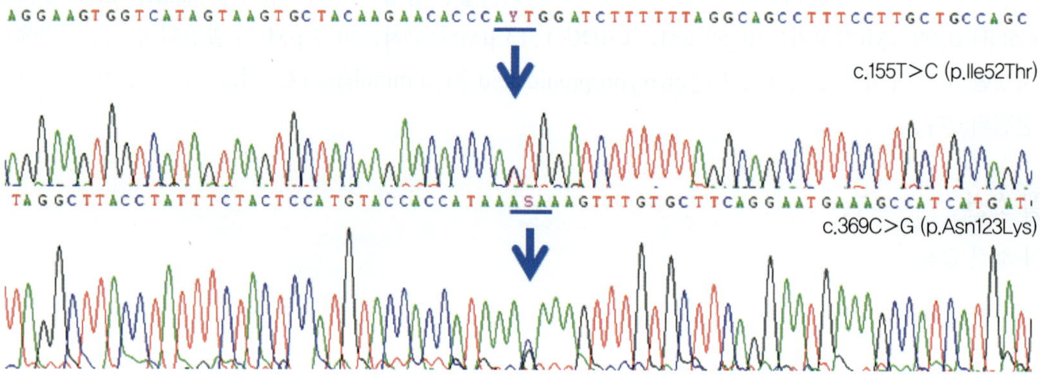

7. 치료경과

만 2세 경부터 연간 3회에 걸친 케토시스 및 산혈증으로 병원에 내원하여 10% 포도당 용액과 isloleucine 제한식이 시작하였다. 케톤요증은 무증상시기에도 trace에서(++) 사이로 관찰되었다. 장기간의 금식을 피하고 100 kcal/day(단백질 1.5 g/kg/day(경도의 제한), isoleucine 80~90 mg/kg/day)로 섭취를 권장하였다. 혈중 carnitine농도가 저하시 carnitine을 100 mg/kg/일로 추가 보충하였다. 4세인 현재 정상 성장과 발달을 보였다.

8. 요약

임상적으로는 중등도의 금식, 감염 등에 의해 자주 케톤산혈증이 동반되거나 무증상인 경우에도 소변검사상 지속적이거나 간헐적으로 케톤이 검출될 때 T2 결핍증을 의심한다. Tandem mass spectrometry에서 C5OH carnitine이 증가되고 소변 유기산 분석에서 2-methyl-3-hydroxybutyrate와 tiglyglycine이 증가한 경우 *ACAT1* 유전자 분석으로 진단할 수 있다.

CHAPTER 09

지질대사장애

CONTENTS

1 가족성 고콜레스테롤혈증 (Familial hypercholesterolemia)

1) 원인 및 유전적 이상

가족성 고콜레스테롤혈증의 주된 결함은 LDL 수용체에 있다. 이형접합체에서는 우성 유전되면 동종접합체에서는 열성 유전된다. 이 질환은 염색체 19p13.2에 위치하는 *LDLR* 유전자의 돌연변이에 의해 발생한다. *LDLR* 유전자는 18개의 exon으로 구성되며 크기는 45 kb, 860개의 아미노산을 coding하고 있다. 단일 유전자좌의 변이(variation at a single gene locus)에 의해 이환된 동형접합체, 이형접합체, 정상 동형접합체의 세 가지 표현형을 보인다. 이형접합체의 경우 상염색체 우성 유전하며 동형접합체의 경우 열성 유전된다.

2) 발병 빈도

이형접합체의 빈도는 1/500로 단일 유전자 질환 중 가장 흔하다.

3) 생화학적 병태생리

LDL 콜레스테롤은 수용체와 결합하여 세포 내 이입(endocytosis)되어 coated pit을 형성하여 리소좀으로 운반되어 가수분해되어 콜레스테롤을 형성한다. 콜레스테롤은 세포막을 형성하거나 스테로이드 호르몬, 담즙산으로 전환되고 남은 양은 콜레스테롤 에스터의 형태로 저장된다. 세포 내 콜레스테롤 합성은 3-hydroxy-3-methylglutaryl-CoA (HMG CoA) reductase에 의해 좌우된다.

LDL-수용체에 결함이 있는 경우 혈장 LDL 콜레스테롤치가 매우 상승하게 된다. 수용체의 결함은 다음과 같은 다섯 가지 분류가 있다.

Class 1 돌연변이는 면역침강단백(immunoprecipitable protein)을 생성하지 못하는 무표지 대립유전자(null alleles)로 수용체를 만들어내지 못한다. Class 2 돌연변이는 단백질을 소포체와 골지체로 이동하지 못한다. Class 3 돌연변이에서는 LDL-수용체가 LDL과 결합하지 못한다. Class 4 돌연변이는 LDL-수용체가 coated pit 내에서 집락화하지 않고 결합한 LDL이 세포 내로 유입되지 않는다. Class 5에서는 LDL이 LDL-수용체와 결합하여 coated pit을 형성하여 세포 내로 유입되나 LDL을 endosome 내로 분비하지 못한다.

4) 임상 증상

(1) 동종접합성 가족성 고콜레스테롤혈증

혈중 콜레스테롤이 이형접합형보다 심하게 상승하여 소아기에 관상동맥 질환이 나타날 수 있다. 콜레스테롤 농도는 600~1,200 mg/dL에 이른다. 첫 임상 증상은 황색종(xanthoma)으로 아킬레스건에 흔히 발생한다. Arcus cornea가 10세 이전에 발생하기도 한다. 가장 중요한 임상 양상은 대동맥과 관상 동맥의 죽상경화증이다. 심장 질환이 빠른 속도로 진행하여 협심증이 5세경에, 심근경색이 18개월~3세경에 발생한 보고도 있다. LDL 수용체의 기능이 완전 결핍된 경우 더 심한 임상

표 9-1. LDL 수용체 돌연변이 분류

분류(Class)	기능장애	LDL과의 결합	내재화(Internalization)
1	합성장애	-	-
2	Golgi로의 이동	- 또는 ↓	- 정상
3	LDL과의 결합	- 또는 ↓	정상 -
4	Clustering in coated pits	정상	장애
5	Discharge in endosome (recycling)	정상	정상

양상을 보여 평균 11세경에 사망한다. 심내막과 승모판, 대동맥판에도 지질이 침착되어(xanthomatous deposit) 역류나 협착이 발생하며, 관절염과 건초염이 반복될 수도 있다.

(2) 이형접합성 가족성 고콜레스테롤혈증

우성 유전되며 30세 이후에 관상 동맥 질환이 발생한다. 황색종이 아킬레스건에 주로 발생하며 콜레스테롤 종도가 정상이라도 황색판종(xanthelasma)과 각막환(corneal arcus)이 나타날 수 있다.

5) 진단 및 검사 소견

혈중 총 콜레스테롤 농도는 270~550 mg/dL로 증가되어 있으며 대부분이 LDL−콜레스테롤이며 이형접합체에서는 241±60 mg/dL, 동형접합체에서는 625±160 mg/dL 정도로 증가된다. 인지질은 약간 증가되었으며 동형접합체인 경우 더 상승된다. 중성지방은 정상 농도를 보인다. HDL−콜레스테롤은 약간 감소되었다. *LDLR* 유전자 분석이 가능하다. LDL 수용체의 장애로 발생하는 다른 유전적 고콜레스테롤혈증 질환을 감별해야 한다. *APOB* 유전자 변이에 의한 familial ligand-defective apoB (FDB), *PCSK9* 유전자 변이에 의한 상염색체 우성 고콜레스테롤혈증, *ARH* 유전자 이상에 의한 상염색체 열성 고콜레스테롤혈증, *ABCG5*, 8 유전자들의 변이에 의한 상염색체 열성 sitosterolemia들이다.(표 9-2)

6) 치료 및 관리

이형접합체의 경우 콜레스티라민과 콜레스티폴과 같은 음이온결합수지(anion-binding resin)를 투여하여 남즙산의 재순환을 막고 LDL−수용체의 합성을 자극하여 LDL−콜레스테롤을 15~20% 정도 낮출 수 있다.

표 9-2. 고콜레스테롤혈증

고콜레스테롤혈증 질병명	유전자	발병빈도	LDL-콜레스테롤 상승정도(X정상)	생화학적 병태생리
상염색체 유성유전				
가족성고지질혈증(FH)	*LDLR*			일차적 LDL 제거능 감소, 이차적 LDL 합성증가
이형접합자 FH		1/500	3X	
동형접합자 FH		1/1,000,000	5X	
FDB	*APOB*			LDL 제거능 감소
이형접합자 FDB		1/1,000	2X	
동형접합자 FDB		1/4,000,000	3X	
가족성고지질혈증3형(FH3) 이형접합자	*PCSK9*	1/2,500	3X	원인 미상
상염색체 열성유전				
상염색체열성 고콜레스테롤혈증(ARH)	*ARH*	< 1/5,000,000	4X	LDL 제거능 감소
Sitosterolemia	*ABCG5* *ABCG8*	< 1/5,000,000	1X ~ 5X	일차적 콜레스테롤 분비장애 이차적 LDL 제거능 감소

장점막, 간세포에서 콜레스테롤 흡수를 억제하는 약제인 ezetimibe를 사용하기도 한다. 두 번째로 HMG CoA 환원 억제제를 사용한다. 다양한 statin 제제들이 있다. Atorvastatin, rosvasutatin, mevastatin, lovastatin 등이 있다. 8세 이후에 사용하도록 권장된다. 음이온결합 수지와 병합 요법을 시행하기도 한다. 동형접합체인 경우 간 이식을 시행한다. 이식된 간의 LDL-수용체가 콜레스테롤을 혈장에서 제거하여 정상 농도를 유지하고 관상동맥의 병변과 황색종도 호전된다. 가장 효과적인 치료는 2주 간격으로 혈장 분리나 LDL 분리채집술(LDL apheresis)을 이용해서 LDL을 제거하는 것이다. 최근 새로운 치료법들이 개발되고 있는데, Lomitapide는 microsome의 중성지방을 전달하는 단백(microsomal TG transfer protein, MTP) 억제약물이다. Mipomersen은 ApoB mRNA에 대한 antisense oliogonucleotide로 이 두 약제는 임상허가를 받았다. 또한 PCSK9을 억제하는 항체가 개발되어 임상시험 중이다. 또한 간세포를 분리하여 정상 유전자를 전달시키고 간 문맥을 통해 주입하는 유전자 치료법이 연구 중이다.

7) 예후

동형접합체인 경우 조기에 관상 동백 질환이 나타나서 30세경에 대부분 사망한다. 이형접합체인 경우 평균 사망 연령은 남자에서는 55세, 여자에서는 64세이다.

참고문헌

1. Sibley C, Stone NJ. Familial hypercholesterolemia : a challenge of diagnosis and therapy. Cleve Clin J Med 2006; 73: 57~64.
2. Ueda M. Familial hypercholesterolemia. Mol Genet Metab 2005; 86: 423~426.
3. Holmes KW, Kwiterovich PO Jr. Treatment of dyslipidemia in children and adolescents. Curr Cardiol Rep 2005; 7: 445~56.
4. Rodenburg J, Vissers MN, Wiegman A, et al. Familial hypercholesterolemia in children. Curr Opin Lipidol 2004; 15: 405~11.
5. Sohn YK, Chang KY, Lee KH, et al. A case of familial hypercholesterolemia with diabetes mellitus. J Korean Pediatr Soc 1997; 40: 862~6.
6. Shin JA, Kim SH, Kim UK, et al. Identification of four novel mutations of the low-density lipoprotein receptor gene in Korean patients with familial hypercholesterolemia. Clin Genet 2000; 57: 225~9.
7. Kim YR, Han KH. Familial hypercholesterolemia and the atherosclerotic disease. Korean Circ J 2013; 43: 363~7.
8. Najam O, Ray KK. Familial hypercholesterolemia : a review of the natural history, diagnosis, and management. Cardiol Ther 2015; 4: 25~38.

증례 9-1 가족성 고지질혈증(Familial hypercholesterolemia)

1. 내원 동기가 된 주 증상(주소)

우연히 발견된 고콜레스테롤혈증

2. 발병 시 연령/성별

5세 6개월/남자

3. 가족력

할아버지는 심근경색과 뇌경색으로 사망하였다.

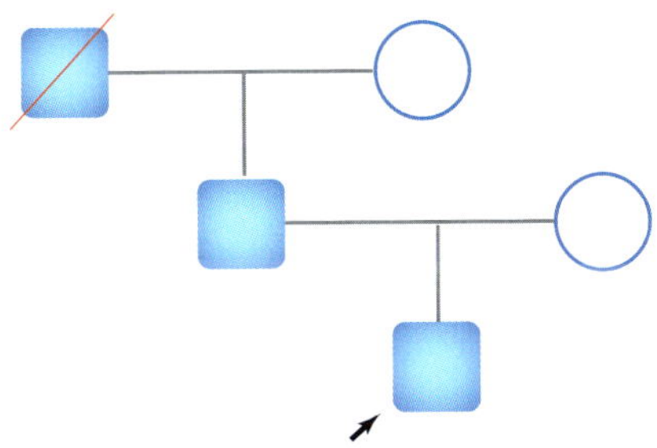

4. 병력 및 임상 증상

재태연령 36+2주, 2,695 g으로 출생하였으며 5세 6개월경 기침, 구토, 발열 증상으로 응급실에 내원하였다가 혈액 검사에서 고콜레스테롤혈증이 발견되어 외래로 내원하였다.

5. 진찰 소견

키 122.7 cm(10~25백분위수), 체중 32 kg(75백분위수)이었으며 발목, 엉덩이 피부에 황색종은 관찰되었다.

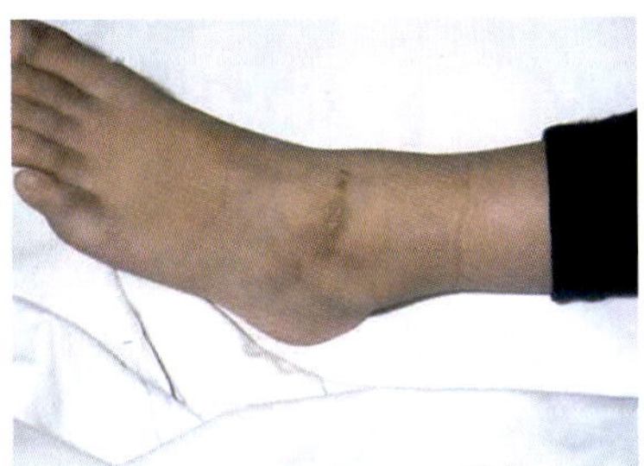

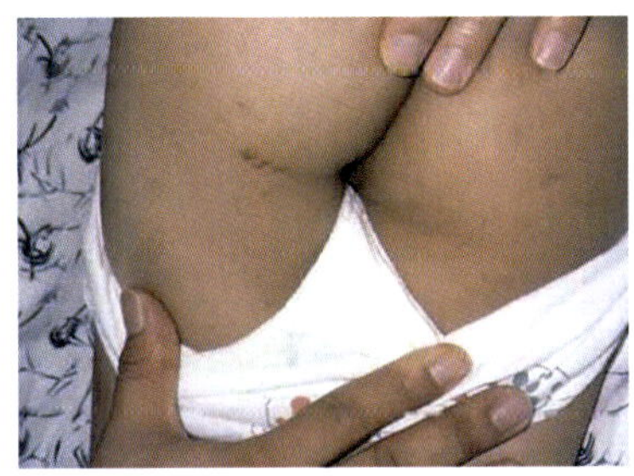

6. 검사 소견

(1) 생화학적 검사

혈색소 12.9 g/dL, 혈소판 281,000/mm^3, AST/ALT 56/18 IU/L, 포도당 72 mg/dL, 총콜레스테롤 375 mg/dL, 중성지방 100 mg/dL, 고밀도 지단백 콜레스테롤(HDL-cholesterol) 52 mg/dL, 저밀도 지단백 콜레스테롤(LDL-cholesterol) 276 mg/dL, 칼슘 9.1 mg/dL, 총빌리루빈 0.5 mg/dL, alkaline phosphatase 222 IU/L이었다.

(2) 분자유전학 검사

LDLR 유전자의 염기서열 분석 결과 c.2,068dup(p.His690Profs*27) 돌연변이를 보였다.

Partial sequence of *LDLR* gene

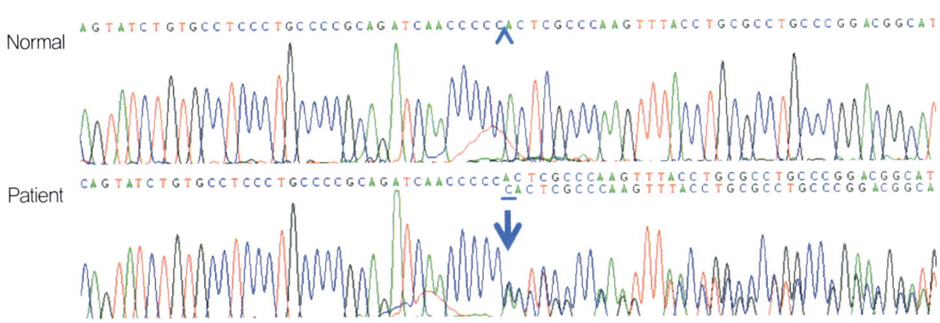

c.2068dup (p.His690Profs*27), novel heterozygote

7. 치료경과

(1) 치료에 따른 검사 소견 변화

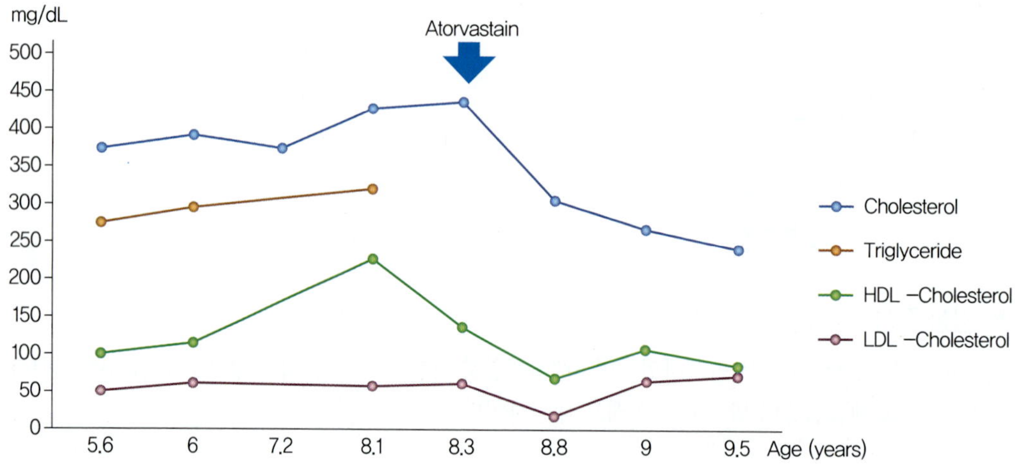

(2) 투여 약제/용량

8세 4개월부터 atorvastatin 10 mg qd를 복용하기 시작하였고 4개월 후 20 mg qd로 증량하였다.

(3) 식이요법

저지방 식이가 권장되었다.

8. 요약

황색종, 관상동맥질환, 고콜레스테롤혈증, 저밀도 지단백 콜레스테롤의 증가가 나타난다. *LDLR*의 동형접합자인 경우 콜레스테롤이 600~1,200 mg/dL로 증가되며 황색종(xanthoma)으로 발현하는 경우가 많고 10세 이전에 arcus cornea가 나타난다. 심한 경우 5세 경에 관상 동맥 질환이 나타나는 경우도 있다. 이형접합자인 경우 혈중 콜레스테롤은 270~550 mg/dL로 증가되며 황색종은 사망할 때쯤 발현하는 경우가 많다. Arcus cornea는 30세까지 10%에서 나타나고 50% 정도는 30대 이후에 발생한다. 다양한 유전자의 이상에 의해 가족성 고지질혈증이 유발되며 최근 새로운 치료제가 개발되고 있다.

2 Mevalonic aciduria

1) 원인

콜레스테롤과 isoprenoids 생합성의 단계 중 HMG CoA reductase 다음 단계의 효소인 mevalonate kinase 결핍으로 인해 발생한다.

2) 유전적 이상

상염색체 열성으로 유전되며 mevalonate kinase (MK) 유전자(*MVK*)는 염색체 12q24에 위치한다.

3) 발병빈도

매우 드문 병으로 국내 보고는 없으며 전 세계적으로 20여 명의 환자가 보고되었다.

4) 생화학적 병태생리

MK는 mevalonate를 인산화시켜서 5-phosphomevalonate를 생성한다. 이 효소는 isoprenoid 생합성 단계에서 비교적 초기 합성단계의 촉매효소로 중요한 역할을 하는 rate-limiting 효소이다.

HMG-CoA reductase에 의해 합성된 mevalonic acid는 콜레스테롤, dolichol, ubiquinone의 전구체이며 세포막의 구성, 단백질의 당화 과정(glycosylation), DNA 복제에 관련된 isoprenes의 전구체이다. MK의 결핍은 혈장과 소변에서 mevalonic acid를 증가시킨다. 또한 최종 대사산물인 여러 isoprenoid의 결핍을 초래한다. 이 대사경로는 콜레스테롤의 의해 억제되면서 조절된다. 외부에서 콜레스테롤을 투여하여도 임상 경과에 효과가 없는 것을 보면 콜레스테롤 부족에 의해 발생하는 질환이 아닌 것으로 보인다. 반면에 HMG CoA 억제제를 투여하면 횡문근융해를 동반한 증상이 나타나는 것을 보면 isoprenoid 합성의 감소가 관련성이 있다는 것을 시사한다.

5) 임상 증상

두 가지 임상형으로 구분하는데, 전형적 mevalonic aciduria (classical MA)와 비교적 경미한 경과를 보이는 hyper-IgD and periodic fever syndrome (HIDS)이다. 전자는 정신운동 발달지연, 운동 실조, 근긴장 저하를 보이며 심부건반사는 증가된다. 반복적인 발열, 압통을 동반한 림프절병증, 간 및 비장 종대, 관절통, 홍역 모양의 발진이 나타나며 구토, 설사가 동반된다. 키와 체중이 늘지 않는 성장부전이 있다. 후자인 면역글로불린 D 과다증후군(HIDS)에서 mevalonic aciduria가 동반되며 대개 예방접종 후에 고열이 3~5일 지속되고 4~6주 간격으로 재발한다. 간, 비장종대, 림프절종대가 동반되며 관절통, 홍역 모양의 발진이 나타나며 구토, 설사가 동반된다. 발열이 있는 경우 근병증의 임상 양상을 보이기도 한다. 백내장, 망막 이형성이 많은 환자에서 나타나며 장두증(dolichoephaly), 전두엽 돌출, 낮게 위치한 귀, 작은 입과 턱, 얇은 입술 등의 얼굴 모양을 보인다. 흡수 장애로 대변 내 지방이 높게 검출되기도 한다. 뇌핵자기공명영상 촬영상 소뇌 위축을 보인다. 빈혈이 심해 수혈을 요하기도 한다. MK의 잔존효소 활성도에 따른 임상 스펙트럼으로 이해한다.

6) 진단 및 검사 소견

급성기 반응으로 적혈구침강속도, C-단백, CK, transminases가 증가된다. 빈혈, 백혈구 증가, 혈소판 감소를 보여 선천성 감염, 골수이형성증, 백혈병으로 오인되기도 한다. 혈액 내 mevalonic acid가 증가되며 소변 내 유기산 분석에서도 mevalonic acid가 과다 배설된다. 대사성 산증은 없으며 콜레스테롤 생합성의 장애에도 불구하고 혈중 콜레스테롤은 정상이다. 효소 분석 및 유전자 분석이 가능하다. 산전 진단은 양수에서 mevalonic acid를 분석하거나 융모막에서 유전자 분석으로 확진할 수 있다.

7) 치료 및 관리

효과적인 치료법은 아직 없다. 스테로이드 치료가 급성기에 도움이 될 수 있다. 담즙산과 콜레스테롤, ubiquinone을 투여할 수 있으나 효과는 만족스럽지 못하다. 조혈모세포 이식으로 치료한 예가 보고되었다.

8) 예후

Hyper-IgD and periodic fever syndrome (HIDS)의 예후는 비교적 양호하나 전형적 mevalonic acidemia는 영아기 또는 소아기에 사망하거나 영아기부터 성장 및 발달 장애가 진행하여 후기 소아기에는 정신 지체, 소뇌 실조, 근긴장 저하를 보인다.

참고문헌

1. Houten SM, Wanders RJ, Waterham HR. Biochemical and genetic aspects of mevalonate kinase and its deficiency. Biochim Biophys Acta. 2000; 1529: 19~32.
2. Prietsch V, Mayatepek E, Krastel H, et al. Mevalonate kinase deficiency : enlarging the clinical and biochemical spectrum. Pediatrics 2003; 111: 258~61.
3. Simon A, Kremer HP, Wevers RA, et al. Mevalonate kinase deficiency : evidence for a phenotypic continuum. Neurology 2004; 62: 994~7.
4. Neven B, Valayannopoulos V, Quartier P, et al. Allogenic bone marrow transplantation in mevalonic aciduria. N Engl J Med 2007; 356: 2700~3.

3 Lipoprotein lipase (LPL) 결핍증/ type I hyperlipoproteinemia

1) 원인

Lipoprotein lipase 결핍에 의해 발생한다.

2) 유전적 이상

상염색체 열성 유전하며 유전자(LPL)는 염색체 8p22에 위치하며 10 exons, 30 kb로 구성된다.

3) 발병 빈도

1백만 명당 1명꼴로 드물게 발생하나 캐나다 퀘벡 지방에서는 founder effect로 인해 더 흔하게 나타난다.

4) 생화학적 병태생리

혈장 내에 chylomicron이 과도하게 축적되며 중성지방도 증가되나 VLDL은 정상이다. Lipoprotein lipase는 간 외 조직의 혈관 내피 세포에 존재하며 chylomicron, VLDL, 중성지방의 glycerol ester 결합을 가수분해하여 free fatty acid를 형성하여 조직에 에너지를 공급하는 역할을 한다. Apolipoprotein CII (apoC-II)를 cofactor로 필요로 한다. ApoC-II 결핍도 lipoprotein lipase 결핍과 비슷한 임상양상을 보이나 발현 연령이 늦다.

5) 임상 증상

이 질환은 피부의 발진성 황색종(eruptive xanthoma), 복통, 간과 비장의 비대, 우연히 발견되는 우유 빛 혈장으로 의심하게 된다. 가장 흔한 임상 양상은 반복적인 급성 복통으로 발현 연령과 심한 정도는 다양하다. 식욕부진, 복부팽만, 구토, 설사가 동반되기도 한다. 고chylmicron혈증으로 인해 급성 췌장염이 발생하여 괴사성 췌장염으로 합병된다. 췌장염은 고지혈증의 유무와 관련이 있으며 중성지방이 1,000 mg/dL 이상인 경우 췌장염이 잘 발생한다. 간비종대가 있으며 지방 섭취를 줄이면 감소된다. 지방색전증이 발생하여 경련, 마비, 위장관 출혈 등의 합병증이 나타난다. 피부의 발진성 황색종이 엉덩이, 사지의 신전면, 안면부, 점막에 주로 발생하며 직경 1~5 mm 정도의 작은 결절로 나타난다. 장기간의 고지혈증으로 lipemia retinalis가 유발되어 안저 검사상 salmon cast를 보이고 혈관 주위로 대광 반사가 증가된다.

6) 진단 및 검사 소견

우연히 다른 이유로 혈액 채취를 했을 때 유상화되어 크림이나 토마토 수프처럼 보이는 혈액을 관찰하면서 조기에 발견되거나 무증상의 가족을 선별 검사할 때 발견된다. 4℃에서 18~24시간 정도 방치하면 chylomicron이 크림 모양의 층을 형성하여 아래쪽에 보인다. 빈혈, 혈소판감소증, 백혈구감소증이 나타난다. 중성지방이 1,000~4,000 mg/dL 정도로 증가하나 콜레스테롤 농도는 정상이거나 약간 증가되어 콜레스테롤/

중성지방의 비는 0.2 이하이다. 지단백 전기영동을 하면 chylomicron band가 특징적으로 보이는 1형 고지혈증 소견을 보인다. VLDL은 약간 증가되고 LDL, HDL은 감소된다. 그러나 간혹 chylomicron과 VLDL이 증가하는 V형 고지질혈증 양상을 보이기도 한다. 저지방, 고탄수화물 식이를 하면 chylomicron은 감소하고, LDL은 증가하며 VLDL은 증가하지만 HDL은 낮게 유지된다. 진단은 헤파린 주입 후 lipoprotein lipase 활성도를 규명하는 것으로 정상 대조군의 10% 이내이다. 유전자 분석으로 확진이 가능하다.

7) 치료 및 관리

지방을 낮추는 약제는 도움이 되지 않는다. 식이에서 지방 섭취를 줄이는 것이 고chylomicron혈증과 임상 증상을 호전시키는 데 도움이 된다. 포화지방과 불포화지방을 모두 제한해야 하며 전체 칼로리에서 지방의 비율을 15% 이내로 제한하며 성인에서는 지방을 하루 50 g 이내, 소아에서는 0.5 g/kg 이내로 한다. 중쇄 중성지방은 chylomicron을 상승시키지 않으므로 제한하지 않아도 된다. 필수지방산인 리노레익산을 1일 열량의 1%가 되도록 섭취한다. Glybera (alipogen tiparvovec)라는 유전자치료제가 2012년 처음으로 유럽에서 승인되었다.

8) 예후

1형 고지혈증은 조기 죽상동맥경화증의 위험도를 높이지는 않아 관상동맥질환이나 뇌혈관질환이 조기에 발생하지는 않는다. 그러나 재발하는 췌장염이 삶의 질과 관련 있다.

••• 참고문헌 •••

1. Evans V, Kastelein JJ. Lipoprotein lipase deficiency-rare or common? Cardiovasc Drugs Ther 2002; 16: 283~7.
2. Nierman MC, Rip J, Twisk J, et al. Gene therapy for genetic lipoprotein lipase deficiency : from promise to practice. Neth J Med 2005; 63: 14~9.
3. Park HJ, Choi BS, Yang HR, et al. A case of lipoprotein lipase deficiency in an infant with recurrent pancreatitis. Korean J Pediatr Gastroenterol Nutr 2009; 12: 79~83.

증례 9-2

우연히 발견된 우유색깔의 혈장 때문에 진단된 Lipoprotein lipase (LPL) 결핍증

1. 내원 동기가 된 주 증상(주소)

우연히 발견된 우유색깔의 혈장

2. 발병 시 연령/성별

7개월/여자

3. 가족력

없음

4. 병력 및 임상 증상

재태연령 39주, 3.0 kg으로 정상 질식 분만으로 출생하였으며 내원 2주 전부터 기침, 가래가 지속되어 타 병원에서 시행한 혈액 검사에서 우연히 우유색깔의 혈장과 고지혈증이 발견되어 내원하였다.

5. 진찰 소견

신장 70 cm(75백분위수), 체중 9.7 kg(97백분위수)이었으며, 안면의 황색종(xanthoma)을 보였으며 안과 검사에서 milky serum과 관련된 망막 혈관의 color change 소견이 관찰되었다.

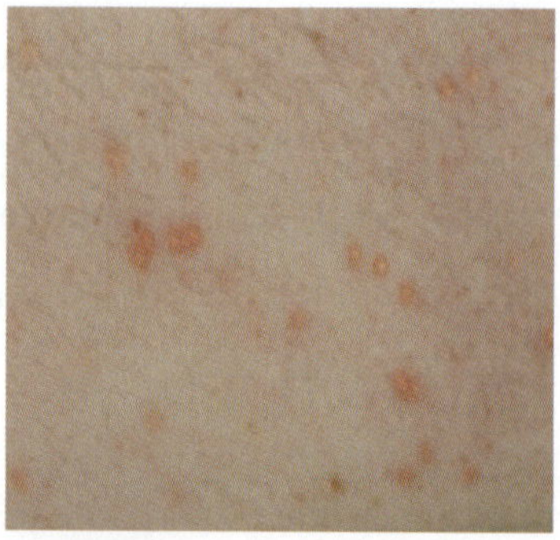

그림 9-1 피부의 황색종(xanthoma)

6. 검사 소견

(1) 일반혈액 및 생화학적 검사

혈색소 15.5 g/dL, 혈소판 783,000/mm^3, AST/ALT 25/23 IU/L, 포도당 88 mg/dL, BUN/Cr 11/0.17 mg/dL, 콜레스테롤 219 mg/dL, 중성지방 3,132 mg/dL, 고밀도 지단백 콜레스테롤(HDL-cholesterol) 14 mg/dL, 칼슘/인 10.4/6.8 mg/dL, 총빌리루빈 0.5 mg/dL, alkaline phosphatase 236 IU/L, amylase/lipase 6/17 U/L이었다. Lipoprotein electrophoresis에서는 chylomicron fraction이 증가되어 hyperlipoproteinemia type I 또는 V를 시사하는 소견이었다.

표 9-3. Lipoprotein electrophoresis

Fraction	Percentage (%)	Range
Alpha	17.2	23.1~54.5
Pre-beta	27.9	10.1~35.9
Beta	44.5	30.6~53.9
Chylomicron	10.4	0~1.9

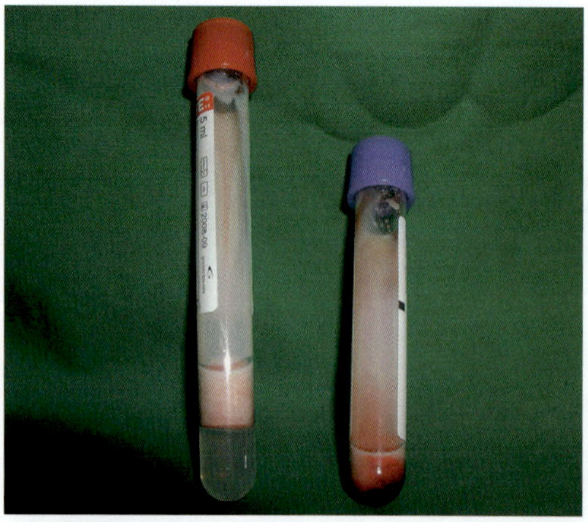

그림 9-2 우유 색깔의 혈장을 보인다.

(2) 분자유전학 검사

LPL 유전자의 염기서열 분석 결과 exon 3과 5에서 c.264T>A(p.Tyr88*)와 c.693C>G(p.Asp231Glu) 돌연변이의 복합이형접합자 환자로 진단되었다.

Partial sequence of *LPL* gene

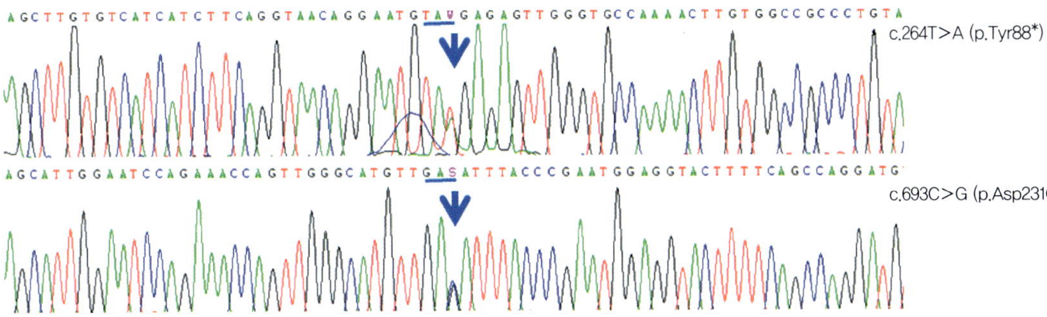

c.[264T>A];[693C>G] (p.[Tyr88*];[Asp231Glu])

W = T and A
S = C and G

(3) 영상 소견

복부 초음파에서 특이 소견 없었다.

7. 치료경과

(1) 식이요법 : 지방 섭취를 하루 20 g 이내 또는 전체 에너지 섭취량의 15% 이내로 제한하도록 하였다. 이 지방은 중쇄 중성지방형태로 섭취하도록 권장하였다. Linoleic acid는 1~2 gm 정도 복용하도록 하였다.

(2) 2개월 후 추적 검사한 결과 중성지방 1,028 mg/dL, 콜레스테롤 63 mg/dL, 고밀도 지단백 콜레스테롤 10 mg/dL, 저밀도 지단백 콜레스테롤 31 mg/dL였다.

8. 요약

간헐적인 복통, 췌장염, 황색종, lipemia retinalis, 간과 비장의 비대를 보일 수 있으며 혈액 검사에서 중성지방의 증가, chylomicron의 증가를 볼 수 있으며 lipoprotein lipase 효소의 활성도를 측정하거나 유전자 분석으로 확진할 수 있다.

4 Lecithin : cholesterol acyltransferase 결핍증

1) 원인

지질단백과 연관된 효소인 lecithin : chlesterol acyltransferase (LCAT) 효소 결핍에 의한다. LCAT은 성숙한 고밀도지질단백(high density lipoprotein, HDL)을 형성하기 위한 유리콜레스테롤(free cholesterol)의 에스테르화(esterification)에 중요한 역할을 한다.

2) 유전적 이상

상염색체 열성유전하며 Lecithin : chlesterol acyltransferase (LCAT) 유전자 *LCAT*의 돌연변이에 의한다. 현재까지 약 80종의 유전자변이가 보고되었다. 유전자좌는 염색체 16q22에 위치한다.

3) 발병빈도

매우 드물게 보고된다. 백만 명당 1명의 빈도로 발생한다. 약 70가계 정도 보고되었다. 국내에서는 2가계 정도가 보고되었다.

4) 생화학적 병태생리

LCAT은 지질단백입자표면에서 유리콜레스테롤을 에스테르화(esterification)하는 데 lecithin (phosphatidyl choline)의 지방산을 콜레스테롤의 free 3-OH에 전달하는 역할을 한다. 이런 반응은 새로 형성되는 HDL에서 주로 일어난다. 에스테르화한 콜레스테롤은 HDL 입자 중심부로 이동하여 HDL 입자의 크기를 크게 하며 성숙시킨다. LCAT은 HDL 입자와 말초세포 사이의 unesterified cholesterol gradient를 유지하는 데 매우 중요하다. 최종적으로는 LCAT 활성도가 정상인 상태에서는 세포와 HDL 입자 간의 free cholesterol 순이동(net bi-direction)은 HDL 입자로의 이동이다. 따라서 LCAT는 콜레스테롤의 역이동(reverse chloesterol transport)에 중요하다. Apolipoprotein A-I (ApoA-I)는 LCAT의 activator이다. 다른 activator들은 A-II, apo C-I 등이다. LCAT은 두 가지 활성도를 지니고 있는데, alpha-LCAT과 beta-LCAT 활성도이다. 전자는 HDL, 후자는 VLDL, LDL에 특이적이다.

5) 임상 증상

잔존 LCAT 활성도의 유무에 따라 Fish eye disease (FED)와 가족성 LCAT 결핍증(familial LCAT deficiency, FLD)으로 구분한다. 대부분의 환자들에서 공통적으로 각막혼탁, 중성지방의 상승, HDL, Apo A-I, Apo A-II는 감소한다. 그러나 잔존효소 활성도가 없는 FLD의 경우는 용혈성 빈혈과 신기능장애, 단백뇨가 발생한다. 이는 unesterified cholesterol, lipoprotein X(Lp-X)가 축적되어 발생한다. LDL, VLDL도 감소한다. 잔존효소 활성도가 남아 있는 FED의 경우는 각막혼탁이 주 문제이다.

6) 진단 및 검사 소견

고밀도지질단백(HDL), ApoA-I, Apo A-II의 감소, 중성지방(triglyceride) 증가, 유리/총 콜레스테롤비>0.7 등이 특징이다. FLD의 경우는 용혈성 빈혈과 신기능장애, 단백뇨가 발생한다. LDL, VLDL도 감소한다. 신장 조직소견상 지방의 축적을 보인다. 상기 소견으로 의심되는 환자에서 *LCAT* 유전자 분석으로 확진할 수 있다.

7) 치료 및 관리

저지방, 저칼로리 식이가 신기능의 악화를 지연시킨다. 효소대치요법(enzyme replacement therapy)이 이상적인 치료로 여겨지며 현재 개발, 임상실험 중이다. 단백뇨의 경감을 위해 angiotensin receptor 차단제를 복용한다.

8) 예후

예후는 신기능장애의 정도에 의존적이다. 죽상동맥경화증과의 관계는 아직 잘 확립되어 있지 않다. 효소 활성도가 없는 LCAT 결핍증(familial LCAT deficiency, FLD)의 예후가 Fish eye disease (FED)보다 나쁘다.

참고문헌

1. Saeedi R, Li M, Frohlich J. A review on lecithin : cholesterol acyltransferase deficiency. Clin Biochem 2014 e-pub ahead.
2. Na JH, Kim HS. A case of familial lecithin-cholesterol acyltransferase(LCAT) deficiency. J Korean Ophthalmol 2008; 49: 831~4.

증례 9-3

각막혼탁과 만성신부전이 동반된 Lecithin: cholesterol acyltransferase 결핍증

1. 내원 동기가 된 주 증상(주소)

각막혼탁 및 말기신부전증

2. 발병 시 연령/성별

57세/남자

3. 가족력

없음

4. 병력 및 임상 증상

38세부터 상복부 통증으로 시행한 소변 검사에서 단백뇨가 발견되었다. 타 병원에서 신장 조직검사 후 신병증(nephropathy)이 있다고 들었다. 내원 7~8년 전부터 타 병원에서 경구 약을 복용하면서 관찰 중 내원 2개월 전부터 혈액 투석을 시작하였다. 내원 1년 전부터 시력이 조금씩 저하되었다. 2개월 전부터는 급격히 저하되어 타 병원을 방문하였다가 각막 이식 수술을 권유 받았다. 본원에 내원하여 왼쪽 각막 이식을 시행하였다. 1년 후에는 오른쪽 각막 이식 수술도 시행하였다.

5. 검사 소견

(1) 일반혈액 및 생화학적 검사

혈색소 9.9 g/dL, 혈소판 138,000/mm^3, AST/ALT 36/20 IU/L, 포도당 152 mg/dL, BUN/Cr 32/4.2 mg/dL, 콜레스테롤 105 mg/dL, 중성지방 103 mg/dL, 고밀도 지단백 콜레스테롤(HDL-cholesterol) 9 mg/dL, 저밀도 지단백 콜레스테롤(LDL-cholesterol) 15 mg/dL, 칼슘 8.8 mg/dL, 총빌리루빈 1.1 mg/dL, alkaline phosphatase 129 IU/L이었다. 혈액응고 검사에서 PT/aPTT 11.5(1.01 INR)/24.2 sec였다. Albumin/Cr ratio 4,440.1 mg/g이었다.

(2) 분자유전학 검사

LCAT 유전자의 염기 서열 분석 결과 exon 6에서 c.933del(p.Phe311Leufs*98) 돌연변이의 동형접합자인 환자로 확인되었다.

Partial sequence of the *LCAT* gene

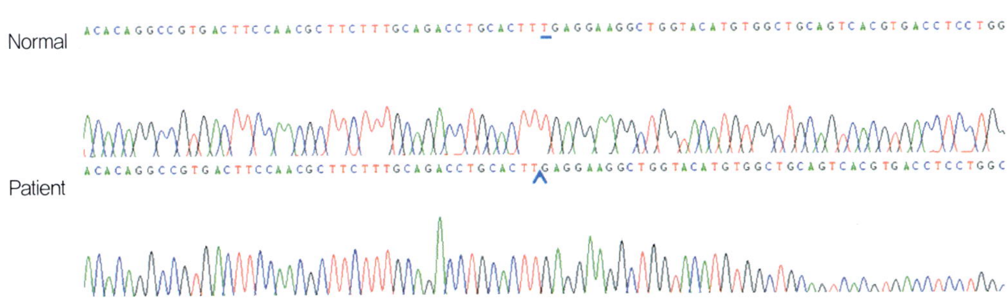

c.933del (p.Phe311Leufs*98), homozygote

(3) 영상 소견

신장 초음파에서 우측 신장은 10.6 cm, 좌측 신장은 11 cm으로 cortical echogenicity가 전반적으로 증가되었으며 경미한 비장비대를 보였다. 심장 초음파에서는 중등도의 대동맥 협착을 보였다.

6. 치료경과

저지방 식이와 angiotensin receptor blocker 복용하였으며 혈액 투석하면서 신장이식 고려 중으로 공여자 확보를 위해 대기 중이다.

7. 요약

각막혼탁, 신부전, 고밀도 지단백 콜레스테롤의 감소, 고중성지방혈증, 용혈성 빈혈, 고혈압, 단백뇨가 발생하고 만성 신부전으로 진행한다.

5 Wolman disease/Cholesteryl ester storage disease (CESD) : LAL-D (Lysosomal acid lipase deficiency)

1) 원인

LDL-derived cholesteryl ester (CE)를 unesterified cholesterol로 가수분해하는 lysosomal acid lipase (LAL)의 결핍에 의해 발생하는데, 임상적으로는 신생아형인 Wolman병과 지발형인 cholesteryl ester storage disease (CESD)로 발현한다. Wolman병의 경우는 잔존 효소 농도가 없거나 1% 미만이며 지발형인 CESD의 경우에는 정상 1~12% 정도 된다. 동일한 원인에 의한 임상 스펙트럼으로 최근에는 LAL-D로 불린다.

2) 유전적 이상

상염색체 열성으로 유전되며 염색체 10q23.31에 위치하는 *LIPA* 유전자의 돌연변이에 의해 발생한다. 10개의 exon으로 구성된다.

40여 종의 돌연변이가 보고되었다. 유럽은 백인의 경우 exon 8 splice-junction 돌연변이(c.894G>A; p.delS275_Q298; IVS8$^{-1G>A}$) 대립유전자 빈도가 1/200이어서 founder mutation으로 여겨진다. 따라서 CESD병의 보인자가 1/100, 발생빈도가 1/40,000로 여겨져 드문 질환이 아니다. Wolman병의 경우는 결실, 삽입, 무의미 돌연변이 등이 흔하여 효소의 단백이 생성되지 않고 활성도가 없다.

3) 발병 빈도

Wolman disease는 극히 드문 질환으로 빈도는 1/300,000 정도이다. 그러나 CESD의 경우는 비교적 드문 질환이 아니다.

백인의 경우 founder 돌연변이 때문에 발생빈도가 1/40,000로 보고된다. 그러나 한국인 및 아시아인의 빈도는 잘 모른다. 현재 일본의 경우 10명 미만의 환자가 발견되었다고 한다. 한국에서도 2015년 한 증례가 진단되어 효소대치요법을 받고 있다.

4) 생화학적 병태생리

LAL의 결핍으로 cholesteryl ester (CE)와 triglyceride (TG)를 가수분해 시키지 못하여 대식세포, 간세포, Kupffer 세포 등 망상 내피세포계에 cholesteryl ester와 triglyceride이 대량으로 축적된다. Wolman병에서는 cholesteryl ester와 중성지방이 신체의 거의 모

든 조직 내에 축적되며 간과 비장에서 정상의 10~350배 정도로 축적된다. Lysosomal cholesteryl ester로부터 free cholesterol를 분리하지 못해 이의 결핍은 3-hydroxy-3 methylglutaryl coenzyme A(HMG-CoA) reductase의 되먹이기 억제가 되지 않아서 내인성 콜레스테롤과 ApoB 합성이 상승한다. 또한 세포막의 LDL 수용체도 증가한다. LDL-cholesterol에 의존적인 ATP binding cassette transporter 1 (ABCA1) 유전자의 발현 이상은 HDL-cholesterol의 감소를 보여 결과적으로는 총 cholesterol, LDL-cholesterol, TG는 증가하고 HDL-cholesterol은 감소하는 IIb형 dyslipidemia 양상을 보인다. 이는 동맥의 죽상경화를 촉진시킨다.

5) 임상 증상

(1) Wolman disease

증상은 생후 수주 이내에 설사와 구토로 시작되어 성장 부전을 보인다. 간비종대로 인해 복부 팽만이 심해 장 폐색으로 오인되어 개복술을 시행하기도 하며 개복 시 간과 비장에 지질이 침착된 것을 발견하게 된다. CE와 TG가 간, 비장, 부신, 골수, 림프절, 대식세포, 장 내 피융모의 리소좀에 축적된다. 일부 환자는 황달, 미열을 보인다. 50%의 환자에서 부신의 석회화가 특징적으로 나타난다. 정신 운동 발달은 지연된다. 방사선 소견상 부신의 석회화가 관찰된다. 심한 성장장애, 영양장애 등으로 대개 1~2세 미만에 사망한다.

(2) Cholesteryl ester storage disease (CESD)

성인기에 증상이 시작되며 비만하지 않은 데도 IIb형의 dyslipidemia, 지방간이 심하고 성장장애가 동반된다.

간비종대와 반복성 복통이 있으며 일부에서는 코피, 장출혈을 보이기도 한다. 프로트롬빈과 factorV가 감소하여 응고 장애가 발생하고 급성 또는 만성 간 부전을 보인다. 'Non-alcoholic fatty liver disease(NAFLD)', 'Non-alcoholic steatohepatitis(NASH)'와 감별하기 어렵다. 조기에 죽상동맥경화증이 발생한다. 부신의 석회화는 드물다.

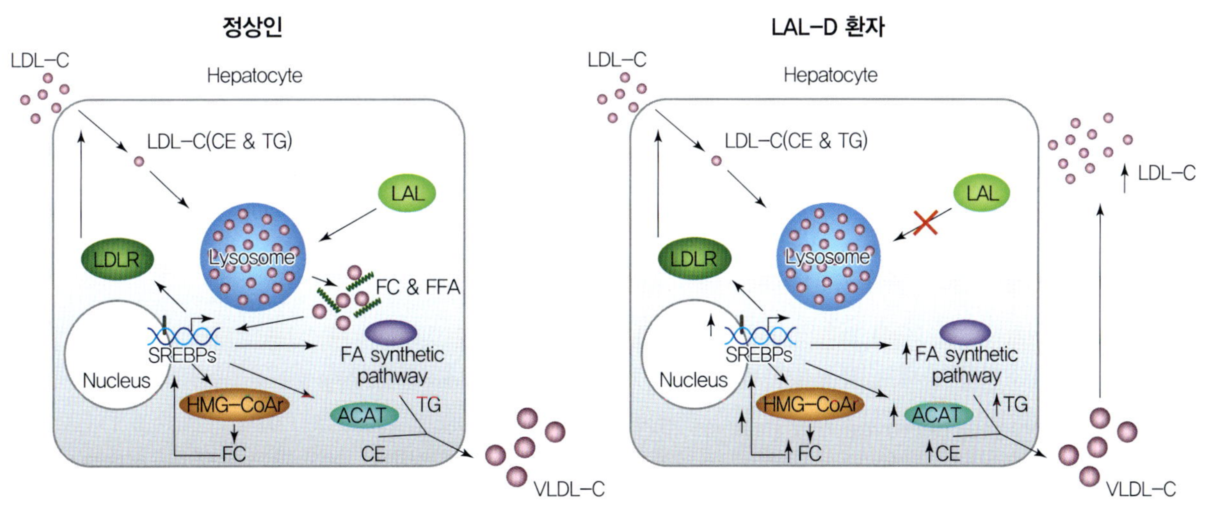

그림 9-3 LAL-D의 생화학적 병태생리(좌 : 정상 LAL, 우 : 돌연변이 LAL) (Adapted from Reiner Z, et al. Atherosclerosis 2014; 235: 21-30.)
FC : free cholesterol, ACAT : acyl-CoA-cholesterol acyltransferase, CE : cholesterol ester, FA : fatty acid, FFA : free fatty acid, HMG-CoAr : 3-hydroxy-3-methyl-glutaryl-CoA reductase, LDL-C : low density lipoprotein, LDLR : LDL remnant, SREBPs : sterol regulatory element binding proteins, TG : triglyceride, VLDL-C : very low density lipoprotein cholesterol

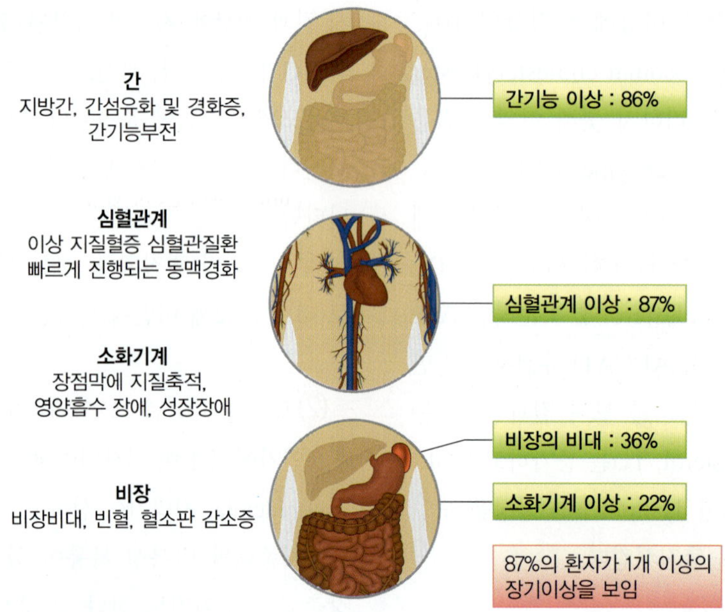

그림 9-4 문헌에 보고된 LAL-D의 임상증상(Adapted from 참고문헌 4)

6) 진단 및 검사 소견

빈혈이 조기에 나타나고 골수에서 지방이 축적된 대식세포(lipid-laden macrophage)가 관찰된다. IIb형의 고지질혈증을 보인다. 혈청 TG, cholesterol이 상승한다. 간기능 이상, 저혈당을 보이며 ACTH 자극 검사상 반응이 저하된다. 간 조직 소견상 문맥 주변 섬유화와 간 경변이 사망 시점에서 나타난다. 전자현미경상 리소좀 내 지방 방울이 관찰되고 소포체는 늘어나 있다. 소장은 노랗고 두꺼워지며 포말 조직구가 침착되고 상부 소장에서 뚜렷하다. CESD의 경우 혈청 TG는 정상이거나 증가하지만, LDL-cholesterol은 상승하고, HDL-cholesterol은 감소한다. CESD 환자의 간 조직은 아주 밝은 노란색을 띄며 병리학적 소견상 간세포, Kupffer 세포가 지질을 포함하여 부풀어 있는 microvesicular steatosis 소견을 보인다. 'non-alcoholic fatty liver disease(NAFLD)', 'non-alcoholic steatohepatitis(NASH)', cryptogenic liver disease로 잘못 진단되기도 한다. 진단은 임상 소견과 배양된 피부 섬유모세포, 백혈구에서 acid lipase의 결핍을 증명한다. Wolman병에서는 잔존효소 농도가 없거나 1% 미만이다. CE(cholesteryl ester) 축적 질환에서는 1~12% 정도의 잔존효소 활성도를 보인다. 산전 진단은 융모막 세포에서 acid lipase의 활성도를 측정하거나 *LIPA* 유전자 분석을 시행한다. 환자에서 여과지의 혈흔을 이용해서도 유전자 및 효소 분석이 가능하다.

표 9-4. LAL-D 고위험군의 스크리닝

Liver abnormalities
1. Hepatic steaposis (microvesicular or mixed) / Unexplained hepatomegaly / Cryptogenic cirrhosis 2. Suspected Wilson disease without CNS involvement
Liver & Lipid abnormalities
1. ALT>ULN&LDL-C≥130(Ped), 158(Adult) or HDL-C≤46(Ped), 38(Adult M)/50(Adult F) (mg/dL)
Lipid abnormalities
1. Metabolic syndrome & LDL-C≥130(Ped), 158(Adult) or HDL-C≤46(Ped), 38(Adult M)/50(Adult F) (mg/dL) 2. Familial combined hyerlipidemia & ALT>ULN 3. Familial hypercholesterolemia & ALT>ULN or not confirmed mutation

ULN; upper limit of normal
Reiner Z et al. Atheroxclerosis 2014;235:21-30
Berstein DL, et al. J Hepatol 2013;58:1230-43
Chalasani N, et al. Gastroenterology 2012;142:1592-609
Dezsofi A, et al. Pediatr Gastroenterol Nutr 2015;60:408-20

7) 치료 및 관리

과거 특별한 치료법이 없던 시기에는 cholesteryl ester 축적 질환에서는 HMG CoA 환원 억제제는 이상 지질혈증과 간기능을 더 악화시킬 수 있어서 사용하지 않는다. Cholestyramine을 투여하여 apolipoprotein B 생산을 억제하고 콜레스테롤과 중성지방을 제한한 식이를 하면 약간 도움이 되거나 간부전이 발생한 경우 간 이식을 시행하였었다. 그러나 최근 유전자 재조합술로 효소치료제(Kanuma: Sibelipase alpha)가 개발되어 효소대치요법(enzyme replacement therapy)이 가능하다. Wolman disease의 경우 1 mg/kg/week으로 시작하여 3 mg/kg/week으로 증량할 수 있다. CESD의 경우 1 mg/kg/2 weeks 용량으로 정맥 투여한다.

8) 예후

치료법이 없었던 시기에는 Wolman병의 경우 대부분 생후 6~12개월 내에 사망하며 cholesteryl-ester 축적 질환은 지방간으로 간부전으로 성인기에 사망하였으나 효소치료제가 개발되어 예후가 개선될 전망이다.

••• 참고문헌 •••

1. Du H, Sheriff S, Bezerra J, et al. Molecular and enzymatic analyses of lysosomal acid lipase in cholesteryl ester storage disease. Mol Genet Metab 1998; 64: 126~34.
2. Krivit W, Peters C, Dusenbery K, et al. Wolman disease successfully treated by bone marrow transplantation. Bone Marrow Transplant 2000; 26: 567~70.
3. Kim JS, Cho TH, Kook H, et al. Two cases of Wolman's disease in siblings. J Korean Pediatr Soc 1998; 529~37.
4. Bernstein DL, Hulkova H, Bialer MG, et al. Cholesteryl ester storage disease : Review of the findings in 135 reported patients with an underdiagnosed disease. J Hepatol 2013; 58: 1230~43.
5. Porto AF. Lysosomal acid lipase deficiency : diagnosis and treatment of Wolman and Cholesteryl Ester Storage Diseases. Pediatr Endocrinol Rev 2014; 12 Suppl1 : 125~32.

증례 9-4

복부팽만, 성장장애가 동반한 Wolman 증후군 남매

(전남대학교 의과대학 소아과학교실 국훈 교수 제공)
(Kim JS, Cho TH, Kook H, et al., Two cases of Wolman's disease in siblings. J Korean Pediatr Soc 1998; 529~537.)

1. 내원 동기가 된 주 증상(주소)

복부 팽만

2. 발병 시 연령/성별

2개월/여자

3. 가족력

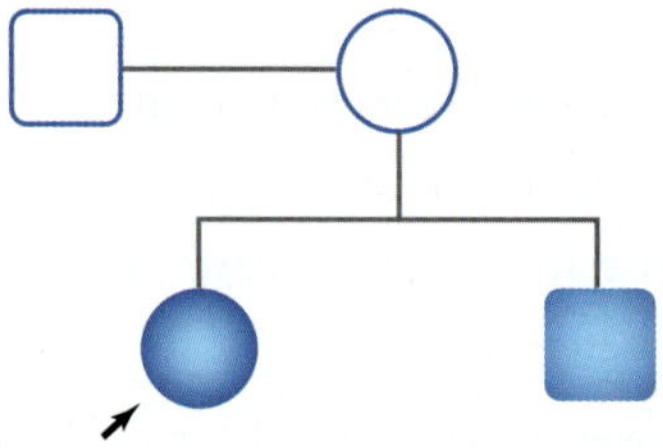

4. 병력 및 임상 증상

만삭에 3.4 kg으로 정상질식분만으로 태어났다. 생후 2주경부터 시작된 복부팽만, 구토, 설사, 수유 불량 등을 보여 인근 병원에서 입원 치료하였으나 증상의 호전을 보이지 않아 자의 퇴원하였다. 이후 임상 증상이 더 악화되어 전신 쇠약과 성장 장애 및 심한 탈수 증세를 보였고, 내원 3일 전부터는 고열이 발생하여 입원하였다.

5. 진찰 소견

키 50 cm(<3백분위수), 체중 3.4 kg(<3백분위수), 두위 35.1 cm(<3백분위수)였으며, 체온 38.6 ℃, 맥박 174회/분, 호흡수 46회/분이었다. 피부는 건조하고 긴장도가 소실되어 있었다. 두경부 진찰상 대천문이 함몰되었고, 결막은 창백하였으며, 입술은 발적되어 있었다. 또한 구강 점막은 건조하고 아구창(oral thrush)이 있었다. 심한 복부 팽만과 경피 정맥 울혈이 있었고 장음은 항진되어 있었다. 간은 우측 늑골 하연에서 5 cm 하방까지 약간 단단하게 촉진되었으며 비장은 만져지지 않았다.

6. 검사 소견

(1) 생화학적 검사

혈색소 8.7 g/dL, 백혈구 35,200/mm^3, 혈소판 191,000/mm^3, AST/ALT 855/304 IU/L, alkaline phosphatase 141 IU/L, 총 단백/알부민 4.1/2.1 g/dL, 총빌리루빈/직접빌리루빈 3.6/2.6 mg/dL, lactate dehydrogenase (LDH) 3789 U/L였다. 뇨 검사상 protein 300 mg/dL(3+)이었고, 대변 검사상 잠혈 반응 양성, 지방 양성이었다. 혈액응고 검사에서 prothrombin time 19.9%, activated partial thromboplastin time 89.2초였다. 혈액, 뇌척수액, 소변 및 대변에서 배양된 균은 없 었다.

(2) 분자유전학 검사

유전자 검사는 시행하지 않았다.

(3) 영상 소견

단순 복부 X-선 검사상 간 음영의 비대와 확장된 장관 음영 소견이 있었고 하부 흉추 양측의 중앙 상복부의 점상 석회화(punctate calcification) 음영이 다수 관찰되었다. 이는 측면 사진상 상복부의 심부에 존재하는 것으로 확인되었다.

복부초음파 검사상 양측 부신의 비대 및 에코 음영이 증가된 석회화 병변이 관찰되었고 미만성 간비종대와 우상복부에서 소량의 복수가 관찰되었으며 장관벽이 미만성으로 두꺼워진 소견이 관찰되었다.

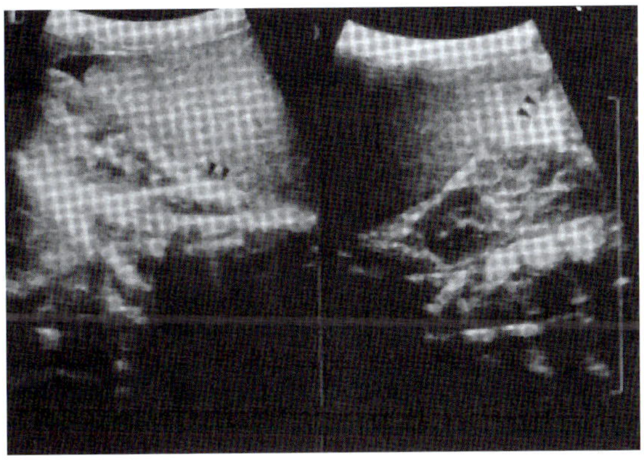

그림 9-5 복부 초음파 소견상 간비종대와 부신의 석회화가 관찰되었다.

7. 치료경과

입원 후 수액 요법, 해열제, 총 정맥영양법 등의 지지 치료가 시행되었고 패혈증에 준하는 광범위 항생제를 투여하였으나 복부 팽만, 구토, 설사 및 고열 등이 더욱 악화되어 제 3병일 째 간부전, 신부전, 파종성 혈관내응고증으로 사망하였다.

증례 9-5

복부 팽만, 구토, 설사, 혈변

1. 내원 동기가 된 주 증상(주소)

복부 팽만, 구토, 설사, 혈변

2. 발병 시 연령/성별

45일/남자

3. 가족력

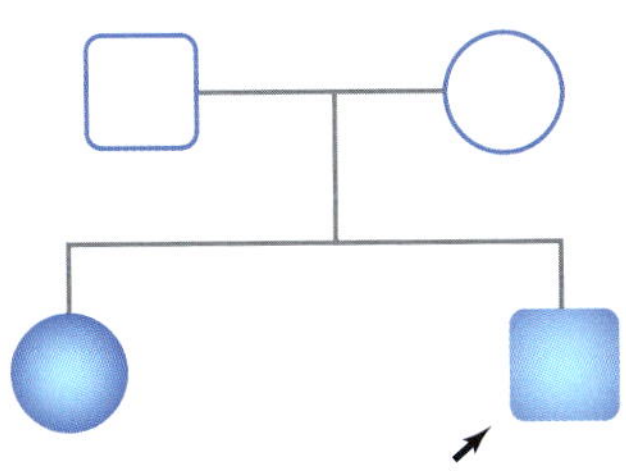

4. 병력 및 임상 증상

만삭에 3.9 kg으로 정상질식분만으로 태어났다. 생후 2주경부터 시작된 복부팽만, 구토, 설사가 발생하여 인근 병원에서 급성 장염 진단 하에 약물 치료하였으나 증상 호전을 보이지 않고 설사가 하루에 10회 이상 지속되고 내원 3일 전부터는 점액성 혈변이 있어 입원하였다.

5. 진찰 소견

키 64 cm(90~97백분위수), 체중 5.0 kg(3~10백분위수), 두위 39 cm(10~25백분위수)이었으며, 체온 36.4 ℃, 맥박 152회/분, 호흡수 41회/분이었다. 결막은 창백하였고 경한 안면 부종이 있었다. 복부 팽만과 제대 탈장이 관찰되었고 간은 우측 늑골 하연에서 6 cm 하방까지 약간 단단하게 촉진되었으며 비장은 만져지지 않았다.

6. 검사 소견

(1) 생화학적 검사

혈색소 8.5 g/dL, 백혈구 19,000/mm^3, 혈소판 212,000/mm^3, AST/ALT 165/106 IU/L, alkaline phosphatase 106 IU/L, 총 단백/알부민 4.8/3.2 g/dL, 총빌리루빈/직접빌리루빈 2.5/1.4 mg/dL, lactate dehydrogenase (LDH) 1307 U/L였다. 뇨 검사상 정상이었고, 대변 검사상 잠혈 반응 양성, 지방 양성이었다. HBsAg와 HBsAb는 음성이었고 TORCH 검사에서 CMV IgG, IgM 양성이었다. total cholesterol 121 mg/dL, HDL-cholesterol 10 mg/dL, triglyceride 264 mg/dL였다.

Lysosomal acid lipase(LAL) 효소 활성도는 말초혈액의 백혈구에서 0.02 pmol/min/mg protein(참고치; 0.78~4.6), 피부 섬유모세포에서 0.06 pmol/min/mg protein(참고치; 1.0~7.5)로서 효소 활성도가 없었다.

(2) 분자유전학 검사

유전자 검사는 시행하지 않았다.

(3) 영상 소견

단순 복부X-선 검사상 복부의 전체적인 윤곽이 팽창되고 장관 고리가 확장되어 있는 소견과 함께 하부 흉추(T12) 양측으로 신음영의 상단에 해당되는 중앙 상복부에 여러 개의 작은 석회화 음영이 서로 뭉쳐져 있는 소견이 관찰되었다.

복부 초음파 검사상 양측 부신이 원래의 모양은 유지한 채 1.5 cm 정도의 에코 음영이 증가된 석회화 병변으로 커져 있는 것이 관찰되었고 이와 함께 미만성 간비종대 및 장관벽이 다소 두꺼워진 소견도 관찰되었다.

복부 전산화 단층촬영상 미만성 간비종대, 간음영의 감소 및 양측 부신의 대칭적인 비대와 심한 석회화 소견이 관찰되었다.

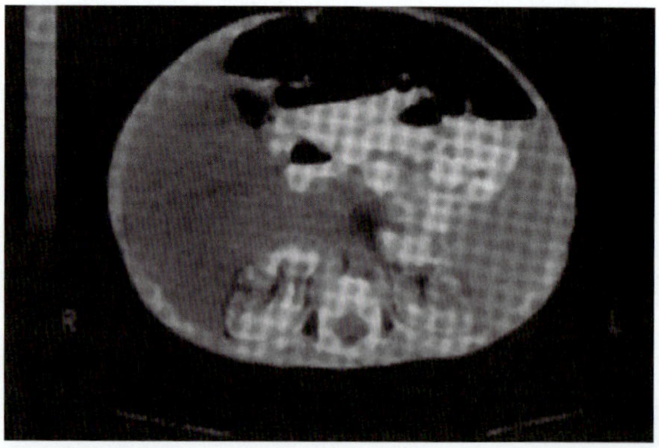

그림 9-6 복부 전산화 단층촬영 소견상 미만성 간비종대, 간음영의 감소 및 양측 부신의 대칭적인 비대와 심한 석회화 소견이 관찰되었다

(4) 조직검사 소견

① 혈액도말 검사

말초 혈액 도말 소견상 정구성 정색소성 빈혈 소견과 함께 세포질 내에 공포가 생긴 림프구(vacuolated lymphocytes)가 특징적으로 관찰되었고, 골수 도말소견 및 골수 검사상 포말 세포(foam cell), 즉 다수의 지방 공포(fatty vacuoles)를 함유한 조직구가 여러 곳에서 쉽게 관찰되었다.

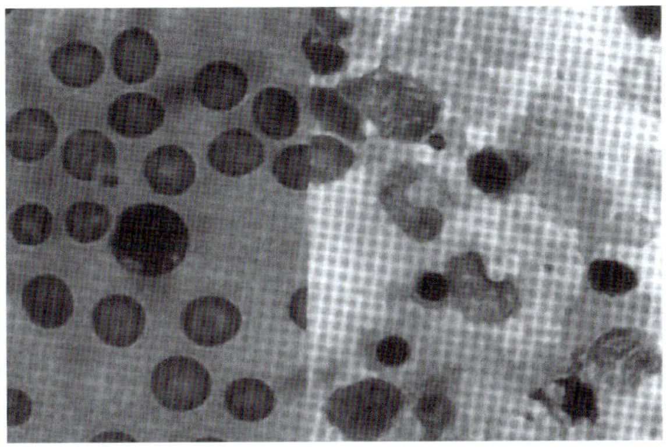

그림 9-7 말초혈액 소견상 림프구에 공포가 관찰되었다.
(좌) 골수생검 소견상 'foamy histiocyte'가 관찰되었다. (우) (H & E, X400).

② 간 조직검사 소견

간 조직검사상 팽창된 간세포 및 Kupffer 세포 내의 미세소낭 지방 변화(microvesicular fatty change)가 저명하였고 문맥의 경한 염증이 관찰되었다. 간 실질 세포 및 포말세포 내의 공포는 oil red O와 Sudan black B를 이용한 염색에서 강양성을 보였다. 이는 중성 지방(neutral lipid, triglycerides)의 존재를 의미하고, Schultz 빈응에서는 포말세포 내의 공포에서만 양성을 보였다. 이는 cholesteryl esteres의 존재를 의미하였다. 전자현미경 검사상 lysosome 내의 무수한 지방 소적(lipid droplets)과 Kupffer 세포 내의 cholesteryl ester crystal celfts가 관찰되었다.

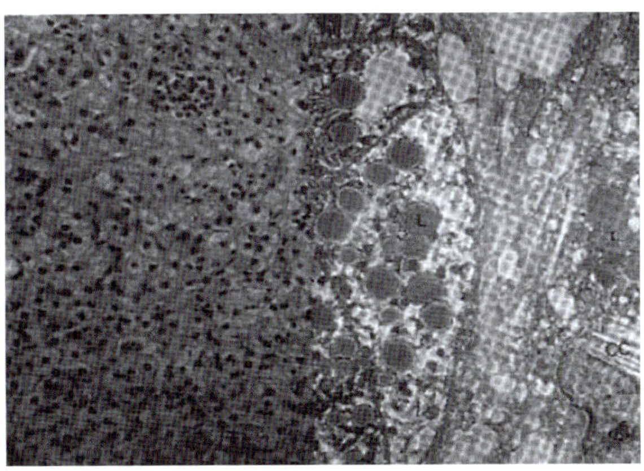

그림 9-8 간 조직의 광학현미경 소견상 간세포, Kupffer 세포에 미세폐포성 지방변성과 경도의 문맥성 염증이 관찰되었다.(좌)(H&E, X400). 전자현미경 소견상 Kupffer 세포의 리소좀에 지질 축적과 세포에 cholesteryl ester crystal cleft가 관찰되었다.(우)(X8,000).

7. 치료경과

입원 후 수액요법과 정맥 내 영양 공급을 시행하면서 예방적 항생제를 투여하였다. 복부팽만, 구토, 지방변, 혈변 등의 증상이 악화되는 소견을 보여 간부전으로 사망하였다.

8. 요약

Wolman병과 CESD는 *LIPA* 유전자 돌연변이에 의한 lysosomal acid lipase (LAL) 효소의 결핍에 의한 한 질환이나 효소 결핍 정도에 따라 치명적인 신생아형인 Wolman병과 지발형인 CESD로 구분한다. Wolman병은 매우 드문 질환으로 구토, 설사, 성장 부진, 복부 팽만, 간과 비장의 비대, 부신의 석회화가 나타나며 혈액도말에서 공포성 림프구(vacuolated lymphocytes), 골수에서 거품 세포(foam cell)가 관찰된다. CESD는 다양한 연령층에서 진단되는데, 유럽백인에게는 드문 질환이 아니다. LDL-cholestero이 증가하고 HDL-cholesterol은 감소한다. 중성지방은 상승하거나 정상일 수도 있다. 'Non-alcoholic fatty liver disease (NAFLD)', 'non-alcoholic steatohepatitis (NASH)', cryptogenic liver disease로 잘못 진단되기도 한다. LAL 활성도 측정 및 *LIPA* 유전자 분석으로 확진한다. 최근 효소대치요법(enzyme replacement therapy)이 가능하여 치료할 수 있는 리소좀 축적 유전성 대사질환이다.

6 Smith-Lemli-Opitz syndrome (SLOS)

1) 원인

7-dehydrocholesterol reductase (DHCR7)의 결핍에 의해 초래된다. 질환은 1964년도에 특징적인 얼굴모양, 소뇌증 및 발달장애, 요도하열이 있는 환자를 Smith, Lemli, Opitz가 처음 보고하였으나 30년이 지나서 생화학적 원인이 규명되었다. 유전성 대사질환이 산전 태아의 선천성기형을 유발할 수 있음이 처음 밝혀진 질환으로 유명하다.

2) 유전적 이상

DHCR7 유전자의 돌연변이에 의해 상염색체 열성 유전된다. *DHCR7* 유전자는 9개의 exon으로 구성된다. 약 150여 종의 돌연변이가 보고되었고 백인의 경우 c.964-1G>C splicing 변이가 30% 정도로 제일 흔하며 exon 6~9에서 85%의 돌연변이가 발견된다. 한국인의 경우는 p.G303R이 비교적 흔하다.

3) 발병빈도

SLOS의 발병빈도는 북부 및 중부 유럽인에게 비교적 흔하고 아시아인은 매우 드문 것으로 알려져 있다. 유럽인의 경우 보고에 따라 1/10,000~70,000으로 매우 다양하다. 백인의 경우 보인자 빈도가 1~2%에 달한다는 보고가 있으나 한국인의 경우 10예 미만 정도로 문헌 보고되어 있다.

4) 생화학적 병태생리

3 β-hydroxysteroid-Δ7-reductase(7-dehydrocholesterol reductase, DHCR7)의 결핍은 7-dehydrocholesterol (7-DHC)이 cholesterol로 전환되는 데 장애를 초래함과 동시에 7-dehydrodesmosterol이 desmosterol로 전환되지 못하게 하여 chlesterol, desmosterol이 결핍되게 된다. 또한 7-DHC와 이것의 이성체인 8-DHC는 축적된다. 다양한 기형이 발병하는 기전은 아직 명확치 않으나 cholesterol은 다양한 생물학적 작용을 하는 데 매우 중요한다. Myelin을 포함한 세포막의 주요 구성 성분이고 sony hedge hog (SHH)와 같은 신호전달체계에 필수적 역할을 한다. Bile acids, steroid hormones, neuroactive steroids, oxysterols의 전구체이기도 하다. 발달하는 태아의 뇌는 내재적인 chlesterol 합성에 매우 의존적이다. 부신과 성선에서 성호르몬을 합성하는 데에도 cholesterol이 필수적이다. 축적되는 7-DHC로 인한 세포막의 sterol 구성의 부조화뿐만 아니라 독성효과도 선천성 기형을 유발하는 데에 기

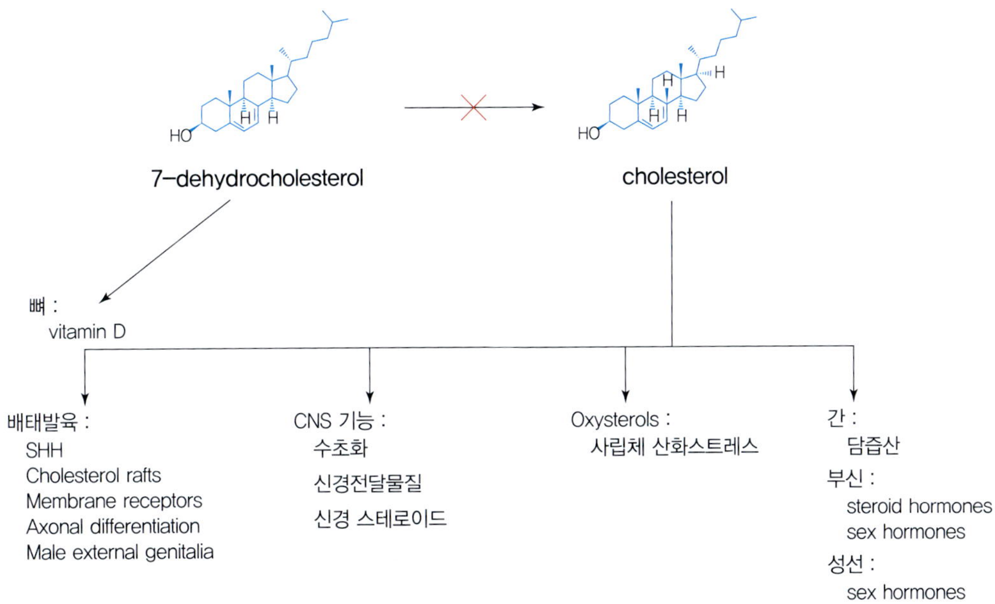

그림 9-9 Smith-Lemli-Opitz 증후군의 생화학적 병태생리(Adapted from 참고문헌 3)

여한다고 생각된다. 새로 발생하는 oxysterol은 산화스트레스로 작용한다.

5) 임상 증상

특징적인 얼굴모양은 소뇌증, bitemporal narrowing, 소안구증, 안검하수, 짧은 코 및 들창코, 낮고 뒤로 처진 귀, 소악증 등이다. 여러 장기의 다양한 기형을 동반한다. 뇌기형은 다양한데, 심한 경우 holoprosencephaly도 보인다. 구개열, 백내장, 심장기형, 신장기형(낭종, 저형성 등), 폐저형성증, 소화기기형(간기능 장애, 선천성 거대결정, 유문협착), 성장장애, 남자신생아의 성분화 이상(요도하열, 여성외부성기모양) 및 발달지연 등이다. 매우 특징적인 신체소견으로는 2, 3번째 발가락의 Y-모양의 부분합지증이 거의 모든 환자에게서 발견됨으로(정도의 차이가 있지만) 이 질환을 의심하게 하는 중요한 단서가 된다. 이러한 소견을 보이는 신생아에게서 혈장 cholesterol 수치가 매우 낮다면 SLOS를 의심해야 한다.

6) 진단 및 검사 소견

상기한 임상 증상을 보이며, 특히 여러 주요장기의 기형과 동반된 발가락의 Y-모양의 부분 합지증이 있을 때 임상적으로 의심한다. 혈장 cholesterol 수치가 매우 낮다면 SLOS의 진단에 더 근접한다. 그러나 cholesterol은 정상인 경미한 증례도 보고됨으로 7-DHC의 상승을 확인하는 것이 중요하다. 애매한 경우 *DHCR7* 유전자 분석으로 확진할 수 있다.

7) 치료 및 관리

식이요법으로 egg yok나 cholesterol을 투여하는 여러 시도가 있었으나 체중증가나 cholesterol 상승의 효과는 있었으나 인지기능이나 발날에 미치는 효과는 확립된 바 없다. 또 다른 시도는 낮은 cholesterol에도 불구하고 역설적으로 HMG-CoA 환원효소 억제제인 statin을 사용하는 것이다. 이는 상위 대사 경로를 억제하여 독성효과를 나타내는 7-DHC 및 이의 대사산물 생성을 차단하려는 목적으로 cholesterol과 혼합요법으로 시도되었으나 연구용이었다. Taurine-conjugated bile acid의 투여,

부신피질호르몬 투여 등 여러 임상 시도가 있으나 아직 효과가 확실히 인정된 치료법은 없고 환자와 환자가족에 대한 재활 및 정신 사회적 지지요법 등과 유전상담 등이 필요하다.

8) 예후

예후는 대개 치명적이나 심한 발달지연 및 정신지체를 지니고 성인기까지 생존하는 예도 많이 보고되어 있다. 특히 혈장 cholesterol이 9 mg/dL 이하인 경우 예후가 불량하다.

참고문헌

1. Park MR, Ko J, Cheon CK, et al. A case of Smith-Lemli-Opitz syndrome diagnosed by identification of mutations in the 7-dehydrocholesterol reductase(*DHCR7*) gene. Korean J Pediatr 2008；51：1236~40.
2. Oh MY, Kim JS, Kim JH, et al. A case of Smith-Lemli-Opitz syndrome confirmed by molecular analysis ： Review of mutation spectrum of the DHCR7 gene in Korea. J Genet Med 2014；1：86~90.
3. Nowaczyk MJM, Irons MB. Smith-Lemli-Opitz syndrome. Phenotype, natural history, and epidemiology. Am J Med Genet(Sem Med Genet) 2012；160C：250~62.
4. Svoboda MD, Christie JM, Eroglu Y, et al. Treatment of Smith-Lemli-Opitz syndrome and other sterol disorders. Am J Med Genet(Sem Med Genet) 2012；160C：285~94.

증례 9-6 다발성 기형과 저콜레스테롤혈증을 보인 Smith-Lemli-Opitz syndrome

1. 내원 동기가 된 주 증상(주소)

산전초음파에서 발견된 심장 기형

2. 발병 시 연령/성별

1일/남자

3. 병력 및 임상 증상

재태연령 38+1주, 1,894 g으로 출생하였으며 산전 초음파에서 폐동맥 폐쇄와 심실중격결손증이 있어 출생 후 신생아중환자실에 입원하였다. 첫아이로서 특별한 가족력은 없었다.

4. 진찰 소견

구개열, 구순, 작은 턱을 보였으며 내반족(club foot), 발가락의 다지증이 있었으며 2~3번째 발가락의 합지증을 보였다. 심잡음이 들렸으며 고환은 만져지지 않았고 미소음경과 요도하열을 보였다.

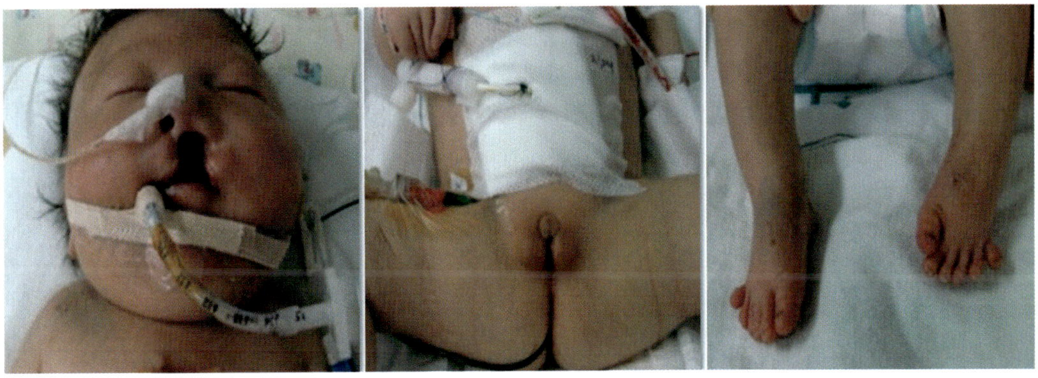

5. 검사 소견

(1) 생화학적 검사

혈색소 18.6 g/dL, 적혈구 용적률 55.1%, 혈소판 147,000/mm^3, aspartate aminotransferase (AST)/alanine aminotransferase (ALT) 35/13 IU/L, 포도당 85 mg/dL, 칼슘/인 7.4/6.0 mg/dL, 총/직접빌리루빈 3.1/0.4 mg/dL, alkaline phosphatase 102 IU/L, 콜레스테롤 12 mg/dL, 중성지방 38 mg/dL였다. 갑상선 기능검사는 TSH 4.0 μU/mL, free T4 1.2 ng/dL(참고치; 0.8~1.9)으로 정상이었다.

(2) 분자유전학 검사

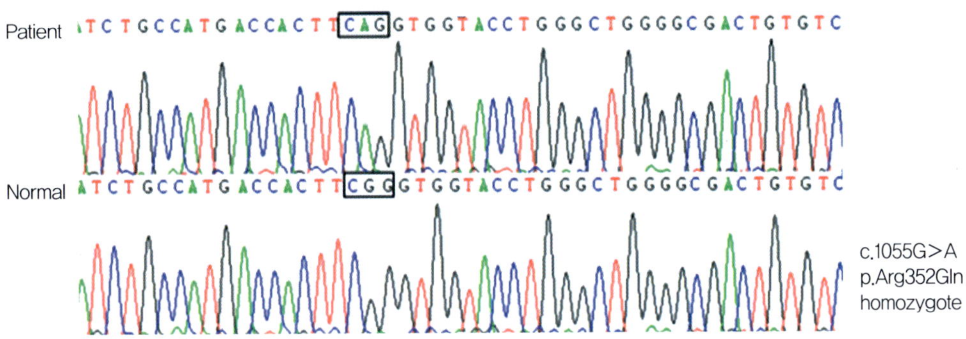

그림 9-10 *DHCR7* 유전자 분석에서 c.1055G>A(p.Arg352Gln) 돌연변이를 동형접합자로 보였으며 염색체 검사는 46,XY였다.

(3) 영상 소견

심장초음파에서 활로4징과 폐동맥 저형성이 관찰되었다. 뇌초음파는 정상이었고 양측 고환은 복강 내에 위치하였다.

6. 치료경과

생후 1시간째 청색증을 보여 산소를 공급하면서 prostaglandin E1, 이뇨제를 투여하기 시작하였다. 입원 중 시행한 검사에서 백내장, 담즙 정체가 발견되었고 수유가 잘 진행되지 않아 비위관을 삽입하였다. 생후 40일째 빈호흡, 산소 포화도 저하로 기관 삽관 후 인공호흡을 시작하였고 생후 41일째 우심실의 혈류를 증가시키기 위해 수술을 받았으나 폐동맥 혈류는 호전과 악화를 반복하였고 생후 72일째 사망하였다.

7. 요약

Smith-Lemli-Opitz 증후군은 다발성 선천성 기형을 보이는 질환으로 낮은 콜레스테롤 농도와 증가된 7-dehydrocholesterol 농도가 특징이며 *DHCR7* 유전자 분석으로 확진할 수 있다. 2, 3번째 발가락의 합지증, 소두증, 발달지연, 외부 성기의 이상, 선천성 김장기형, 구개열, 구순, 다지증, 백내장 등의 증상이 동반된다.

표 9-5. 증례 : Previously reported patients with Smith-Lemli-Opitz syndrome in Korea(Adapted from 참고문헌 2)

Cases	Sex	Facial dysmorphism	Syndactyly of second and thired toes	Genito urinary anomaly	Heart defect	Other findings	Cholesterol (mg/dL)	7-DHC* (μg/mL)	Mutation
Oh MY et al, 2014	M	Microcephaly; epicanthic folds, large ears, strabismus	Bilateral	Micropenis, undescended testes, hypos padias	Atrial septal defect	Developmental dysplasi a of hip, sensorineural hearing defect	17	-	p.G303R and p.R352Q
Ko Js et al, 2010	M	Microcephaly; micrognathia, small nose, anterverted nares, cleft palate, ptosis	Bilateral	Ambiguous genitalia	Patent ductu sarteriosus, a trial septal defect	Hypertrophic pyloric stenosis, neonatal cholestasis, failure to thrive, generalized tonic seizure, hypotonia	21	567	p.P2275 and p.G303R
Lee HJ et al, 2010	F	Hypertelorism, long cilia, low set ears, short nasal root with anteverted anres, cleft palate, bifiduvula	Bilateral	-	-	Failure to thive, irritability, sleep disorder	64	3493	p.G303R and p.R352W
Park MR et al, 2008	M	Flat supraorbital ridge, cleft lip and palate, micrognathia	-	Amibiguous genitalia, undescended testes	Teratology of Fallot with severe pulmonary atresia	Club foot, postaxial polydactyly of toes, cholestasis, cataracts, feeding intolerance	12		p.R352Q homozy -gote
Chae JH et al, 2007	F	Cleft palate, ptosis, short nasal root	Bilateral	-	-		47-63	176	c.1127_ 1128 delA and c.1054C>T

*7-DHC; 7-dehydrocholesterol

CHAPTER 10

퓨린, 피리미딘대사장애

CONTENTS

1 퓨린 / 피리미딘 대사장애(Inborn errors of purine & pyrimidine metabolism)

1) 일반적인 임상 증상

(1) 신장증상 : 재발성 요로 감염, 요로 결석, 신부전증

(2) 신경학적 증상 : 정신발달지체, 경련, 경직, 근긴장이상, 운동실조, 자폐 및 자해, 청력장애

(3) 관절염

(4) 저신장

(5) 근육경련 및 위축

(6) 빈혈

(7) 면역 결핍증 및 반복되는 감염

(8) 사립체 DNA 소실(mitochondrial DNA depletion) 증후군 : deoxyguanosine kinase 결핍증(*DGUOK* 유전자), mitochondrial ribonucleotide reductase subunit 2 결핍증(*RRM2B* 유전자), thymidine phosphorylase 결핍증(*TK2* 유전자)

2) 진단검사

(1) 혈청 요산 및 24시간 요산배설량

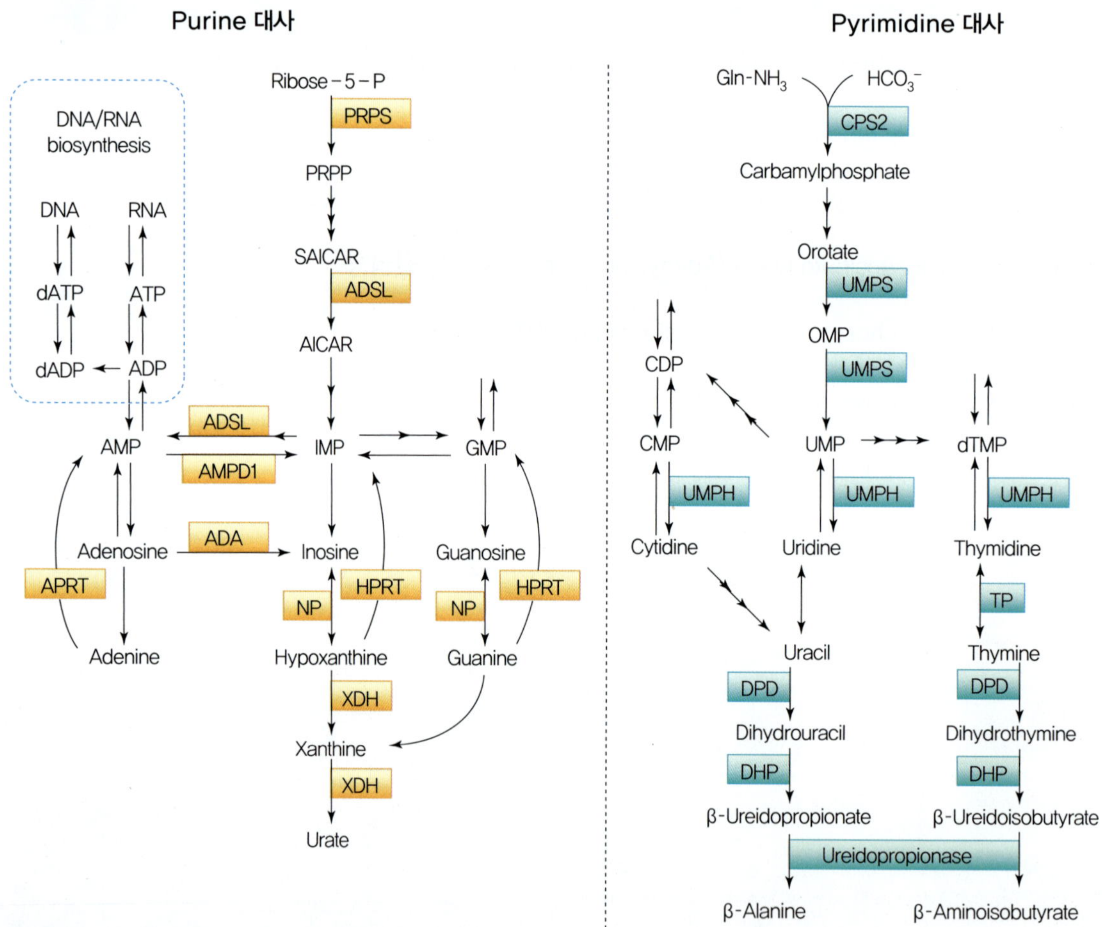

그림 10-1 퓨린과 피리미딘의 생화학적 대사단계
퓨린대사관련효소 PRPS : phosphoribosyl pyrophosphate synthetase, ADSL : adenylsuccinate lyase, AMPD1 : AMP deaminase, ADA : adenosine deaminase, HPRT : hypoxanthine-guanine phosphoribosyl transferase, APRT : adenine phosphoribosyl transferase, NP. purine nucleoside phosphorylase, XDH : xanthine dehydrogenase (oxidase)
피리미딘대사 관련효소 CPS2 : carbamoylphosphate synthetase, UMPS : UMP synthetase, UMPH : UMP hydrolase, TP : thymidine phosphoryase, DPD : dihydropyrimidine dehydrogenase, DHP : dihydropyrimidinase

(2) 소변 요산 정상치(mol/molCr=0.67×mg/mgCr)

요산	신생아	2세 미만	2~5세	6~14세	성인
mol/molCr	0.2~3	0.2~2	0.2~1.5	0.2~1	0.15~0.6

① 상승하는 경우 : PRPS 효소 활성도 과항진, Lesch-Nyhan 증후군, 가족성 고요산혈증 신병증

② 감소하는 경우 : NP 결핍증, xanthinuria, nucleotidase 효소 활성도 과항진

(3) 소변의 요산 결정체

(4) HPLC 방법을 이용한 소변의 purine, pyrimidine 측정(차, 커피, 감초 등 methylxanthine을 포함한 음료를 금해야 한다.)

2 Lesch-Nyhan 증후군

1) 원인

Lesch-Nyhan 증후군은 퓨린(purine) 염기의 대사에 관여하는 효소인 hypoxanthine-guanine phosphoribosyltransferase (HPRT) 효소의 완전 결핍에 의하여 발생한다.

2) 유전적 이상

HPRT1 유전자는 Xq26에 위치하며, 성염색체 열성 방식으로 유전되어 남자에게만 발병하는 것으로 알려져 있다. 현재까지 300종 이상의 *HPRT1* 유전자 돌연

표 10-1. 한국인 *HPRT1* 유전자형과 표현형과의 연관성

임상표현형	염기서열 변화	아미노산 변화
Hyperuricemia only	c.190G>C	p.Ala64Pro
Hyperuricemia only	c.239A>G	p.Asp80Gly
Hyperuricemia only	c.46G>A	p.Gly16Ser
Lesch-Nyhan syndrome	5'-UTR deletion	
Lesch-Nyhan syndrome	c.125T>G	p.Ile42Ser
Lesch-Nyhan syndrome	c.151C>T	p.Arg51*
Lesch-Nyhan syndrome	c.202C>T	p.Leu68Phe
Lesch-Nyhan syndrome	c.222C>A	p.Phe74Leu
Lesch-Nyhan syndrome	c.322C>T	p.Gln108*
Lesch-Nyhan syndrome	c.328_329del	p.Ser107Asnfs*11
Lesch-Nyhan syndrome	c.333-334ins(A)	p.Gly112Argfs*10
Lesch-Nyhan syndrome	c.438_439del	p.Ser147delfs*7
Lesch-Nyhan syndrome	c.623-624ins(A)	p.Ile208fs*2
Lesch-Nyhan syndrome	c.630del	p.Thr211Leufs* 40
Lesch-Nyhan syndrome	c.643A>T	p.Lys215*
Lesch-Nyhan syndrome	Exon5-6del	Exon5-6del
Lesch-Nyhan syndrome	Entire gene deletion	Entire gene deletion

(서울아산병원 의학유전학센터 자료)

변이가 발견되었고 대부분 nonsense, frame-shift, 결실, splicing 돌연변이에 의해 효소 활성도가 없다. 대부분 private mutation들이다. 드물게 X-염색체의 skewed inactivation에 의해 여자에게도 증상이 생길 수 있어, 여자 Lesch-Nyhan 증후군 환자도 보고되었다. 신경증상 없이 고요산혈증만 동반되는 경우는 HPRT 잔존효소 농도가 측정된다. 이러한 경우는 대부분 *HPRT1* 유전자의 missense 돌연변이가 관찰된다.

3) 발병 빈도

전 세계적으로 약 1/230,000~380,000명 정도의 빈도를 보이며, 전적으로 남자의 질환이나 드물게 증상이 발생한 여자 환자도 보고되었다.

4) 생화학적 병태생리

HPRT 효소는 몸 전체의 모든 세포에 존재하지만 특히 뇌의 기저핵과 고환에 고농도로 존재한다. HPRT 효소는 정상적으로 퓨린 염기의 재활용에 가장 중요한 역할을 하는 효소로서, hypoxanthine과 guanine을 퓨린 뉴클레오티드로 바꾸어 준다. 그러나 HPRT 효소가 결핍되면 이러한 퓨린 염기가 재활용되지 못하고 대신에 분해되어 요산의 형태로 소변으로 배설되게 된다. 또한 퓨린 염기가 재활용되지 못하기 때문에, 소변으로 배설되는 퓨린을 보충하기 위해 퓨린의 합성이 자극되어 혈액 및 소변의 요산이 과도하게 증가한다. 요산의 양이 증가하여 생리적으로 신체에서 감당할 수 있는 포화 농도를 넘어서게 되면, 요산 결정이 여러 조직에 침착되어 통풍성 관절염(gouty arthritis)을 유발하고, 신장의 요산 결석을 형성할 수 있으며 결정 찌꺼기들이 요로를 막거나 혈뇨 및 요로 감염을 유발할 수 있다. 신경 및 행동학적 이상을 일으키는 병태생리는 아직 확실히 밝혀져 있지 않다. 신경생화학적 혹은 신경방사선적 연구에 따르면 기저핵의 도파민 신경 세포의 심한 손상이 발견되는데, 이것이 비정상적인 추체외로계 증상과 관련이 있을 것으로 생각된다. 그러나 HPRT 효소의 결핍에 기저핵, 특히 도파민 시스템에 영향을 미치게 되는 기전은 아직 밝혀져 있지 않다.

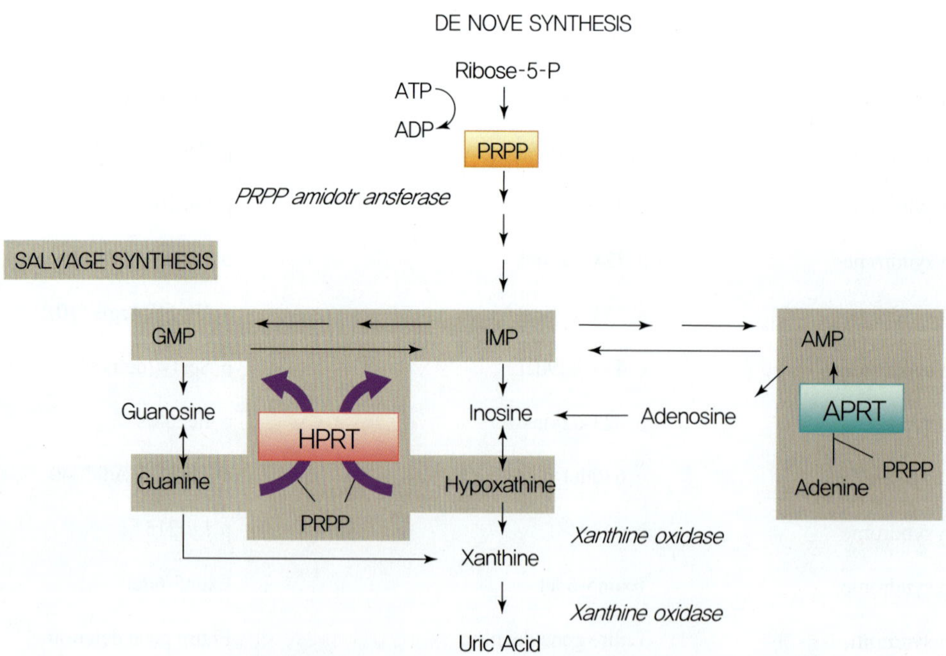

그림 10-2 퓨린 생화학적 대사 이상의 병태생리

5) 임상 증상

HPRT 효소 활성도와 임상 증상에 따라 여러 임상표현형으로 구분하는데, Lesch-Nyhan 증후군은 완전효소결핍으로 신경증상이 심하고, 고요산혈증의 여러 합병증이 동반된다. HPRT의 부분 결핍은 Kelly-Seegmiller 증후군으로 불리며 이들은 경한 신경학적 증상과 고요산혈증이 있는 임상형과, 신경증상 없이 고요산혈증만 있는 임상형으로 구분된다. 전형적인 Lesch-Nyhan 증후군은 출생 6개월 내지 8개월 정도까지 정상 발달을 보이다가 기저귀에 오렌지 빛의 가루를 보이게 되며, 생후 1년 말경에 운동 발달의 지연이 확연해진다.

Lesch-Nyhan 증후군은 세 가지 주된 임상상을 보이는데, 요산의 과도 생성, 신경학적 이상, 행동학적 이상이 그것이다. 요산 농도의 상승은 고요산뇨증을 일으켜 치료하지 않으면 신장 결석 및 신부전, 통풍성 관절염과 피하 조직 내 통풍결정(tophi)을 유발할 수 있다. 신경학적 이상은 주로 불수의적인 추체외로계 증상이나 일부의 환자에서는 강직(spasticity), 과도 반사(hyperreflexia) 등의 추체계 증상도 보일 수 있다. 행동학적 문제는 인지 기능의 문제와 공격적이고 강박적인 성향으로, 거의 대부분의 환자가 입술, 볼 안쪽, 손가락을 물어뜯는 등의 지속적이고 심한 자학 행위를 보인다. 지능은 IQ 검사상 대개 낮게 측정되지만 신경 및 행동장애로 인하여 정확한 측정이 어렵다.

6) 진단 및 검사 소견

혈액 내 요산의 증가는 거의 모든 환자에게서 발견되며 대개 9~12 mg/dL의 농도를 보인다. 소변의 요산 배설도 증가되어, 24시간 소변 검사상 환자의 체중에 비해 매우 높은(20 mg/kg) 요산 수치를 보인다. 그러나 어린 환자에서는 24시간 소변의 수집이 쉽지 않으므로 1회 배설된 소변에서 크레아티닌과의 비율로 짐작할 수 있다.

HPRT 효소의 활성도를 측정하는 방법은 혈액 내 림프구 및 피부 섬유모세포를 이용할 수 있다. *HPRT1* 유전자의 돌연변이를 직접 분석하는 방법은 확진이 가능하며, 특히 보인자의 검출 및 산전 진단에 이상적인 방법이다.

거대 적모구성 빈혈이 비교적 흔하나, 비타민 B12, 엽산, 철분은 모두 정상 수치를 보인다. CT 혹은 MRI를 포함한 여러 신경계 영상으로 명확한 구조적 이상이나, 회백질 및 백질의 이상을 확인하기는 어렵다.

7) 치료 및 관리

고요산혈증의 치료는 크게 두 가지로 나뉘는데, xanthine oxidase 억제제인 allopurinol을 투여하여 요산의 추가 생성을 막는 방법과 전신적인 수분 공급이다. Allopurinol의 사용은 고요산뇨증 및 요로계 합병증이 생긴 경우에는 그다지 도움이 되지 못하며, 전신적 수분 공급은 특히 발열, 구토 등의 증상이 있어 수분의 소실이 늘어나는 경우에 특히 효과적이다. 자해증상을 완화시키기 위한 여러 시도들(도파민 투여, 기저핵의 전기적 자극, 국소적인 botulin toxin 주입 등)이 있으나 임상적 효과가 증명된 것은 없다. 자해로부터 손가락, 입술 등을 보호하기 위해 'elbow restraint'와 'dental guard'의 착용이 필요하다. 근육 이완제, benzodiazepine, carbamazapine이 불안감과 근육경직을 완화시키는 데 도움이 될 수 있다. 지속적인 근육강직으로 척추 측만증, 고관절 탈구 등 정형외과적 합병증이 동반됨으로 이에 관한 관리도 필요하다.

8) 예후

적극적인 내과적 치료로 20~30대까지도 생존이 가능하나, 치료를 하지 않는 경우에는 10년 이내에 신부전이 초래된다. 효소의 부분적 결핍 시에는 사춘기 이후에 통풍성 관절염 등으로 진단되는 경우도 있다. 대부분의 환자가 만성 신장 결석과 신부전의 합병증 및 흡인성 폐렴으로 사망에 이르게 되나, 원인을 알 수 없이 급사에 이르게 되는 많은 환자들도 보고되고 있다.

참고문헌

1. Duan J, Nilsson L, Lambert B. Structural and functional analysis of mutations at the human hypoxanthine phosphoribosyl transferase (HPRT1) locus. Hum Mutat 2004; 23: 599~611.
2. Jinnah HA, De Gregorio L, Harris JC, et al. The spectrum of inherited mutations causing HPRT deficiency : 75 new cases and a review of 196 previously reported cases. Mutat Res 2000; 463: 309~26.
3. Kim JS, Lee JS, Noh JS, et al. A case of Lesch-Nyhan syndrome. J Korean Pediatr Soc 2003; 46: 505~9.
4. Yang JH, Park MH, Kim DS, et al. Partial HPRT deficiency due to a missense mutation in the HPRT gene. J Korean Soc Pediatr Nephrol 2003; 7: 86~90.
5. Torres RJ, Puig JG. Hypoxanthine-guanine phosophoribosyltransferase (HPRT) deficiency : Lesch-Nyhan syndrome. Orphanet J Rare Dis 2007; 2: 48~57.

증례 10-1 자해 증상을 주소로 내원한 Lesch-Nyhan syndrome

1. 내원 동기가 된 주 증상(주소)

강박적인 자해증상과 발달지연

2. 발병 시 연령/성별

7세/남자

3. 가족력

엄마와 이모는 보인자였으며 이모의 아들은 Lesch-Nyhan 증후군으로 사망하였다. 이모는 다음 임신 시 산전 진단을 2회 시행하였으며 1명은 정상 남아로 임신 지속 후 출산하였으며 다른 1명은 남자 환자로 진단되어 인공 유산하였다.

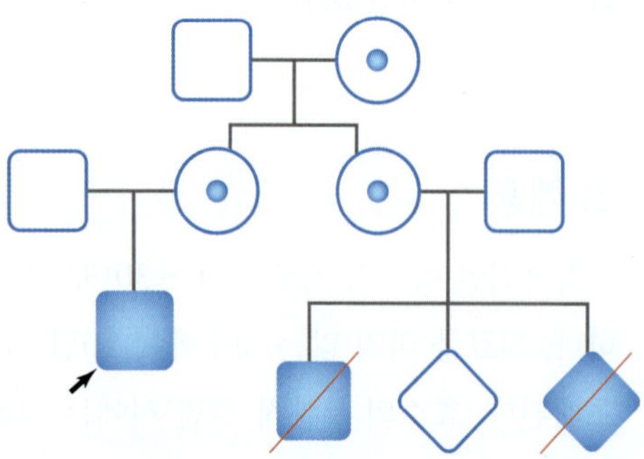

4. 병력 및 임상 증상

재태연령 43주, 3 kg으로 정상 질식 분만으로 출생하였으며 생후 8개월에 혼자 앉지 못하는 발달지연으로 타 병원에서 뇌컴퓨터 단층촬영 및 핵자기공명영상 촬영 후 정상이라고 듣고 물리 치료하면서 지내왔다. 5세경부터 손가락을 물어뜯고 입술을 물으며 누워있는 경우 머리를 바닥에 부딪치고 침을 아무데나 뱉는 행동이 나타나 본원에 전원되었다.

5. 진찰 소견

체중 18 kg(<3백분위수), 두위 49.5 cm(3백분위수)이었으며, 아랫입술에는 상처가 있었으며 손을 자꾸 입으로 가져가는 양상을 보였다. 근긴장도는 증가되어 있었으며 심부건반사는 정상이었다. 아래 입술과 양볼에 심한 조직의 소실이 있었으며 양손의 엄지손가락의 변형과 손톱이 손상되어 있었다.

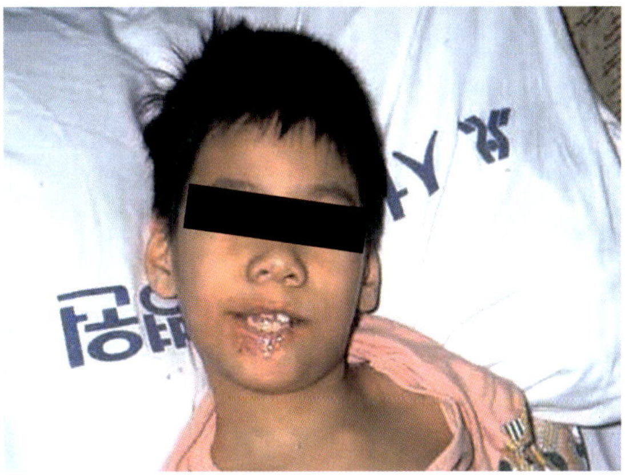

6. 검사 소견

(1) 생화학적 검사

혈색소 12.1 g/dL, 적혈구 용적률 38.9%, 혈소판 304,000/mm^3, AST/ALT 25/30 IU/L, 포도당 105 mg/dL, 칼슘/인 9.2/4.9 mg/dL, 총빌리루빈 0.2 mg/dL, alkaline phosphatase 378 IU/L, 요산 6.9 mg/dL(참고치; 3~7)이었다. 소변 검사에서는 단백뇨, 혈뇨 보이지 않았다. 24시간 소변 요산 396 mg/day이었다.

(2) 분자유전학 검사

HPRT1 유전자의 염기서열 분석 결과 c.637A>T(p.Lys213*) 돌연변이가 발견되었으며 엄마는 이 돌연변이에 대한 이형접합자로 보인자였다.

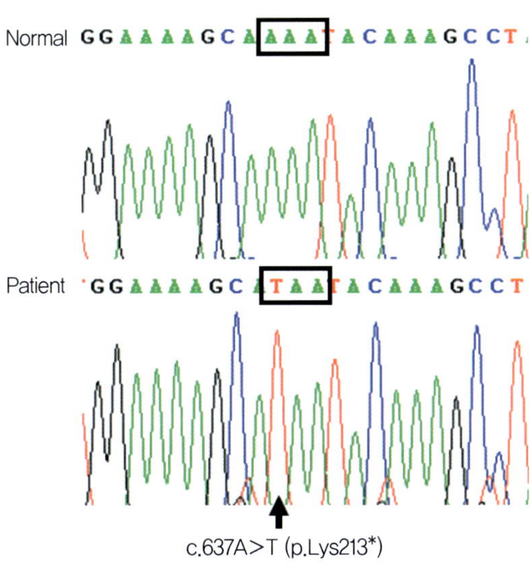

(3) 영상 소견

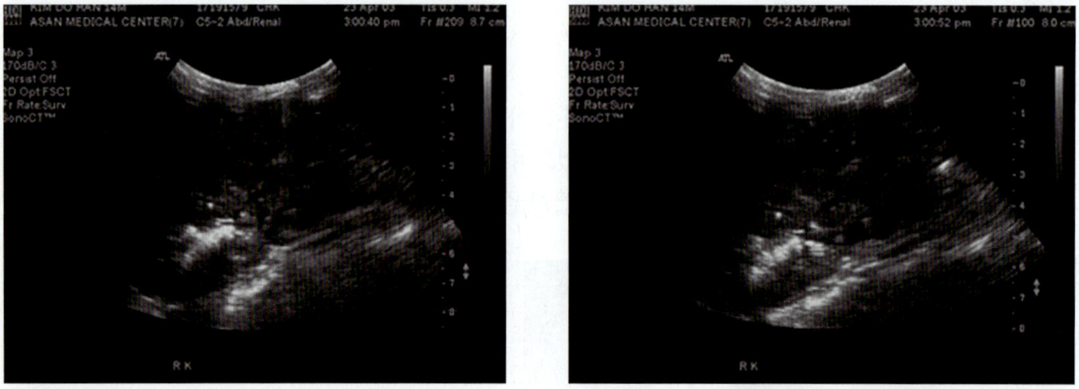

그림 10-3 신장 초음파에서 다수의 요로결석(multiple renal stones)이 양쪽 신장에서 발견되었다.

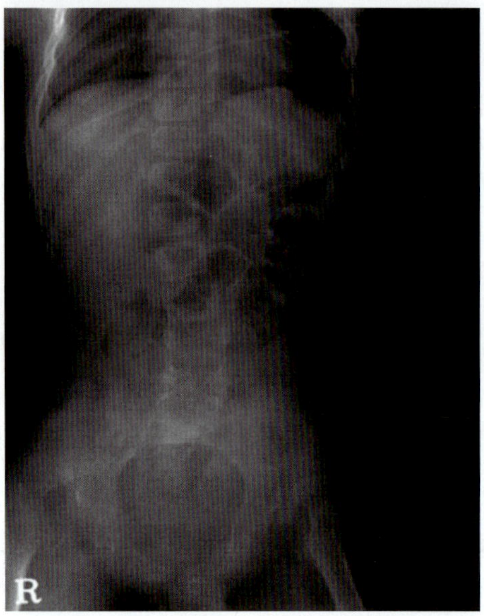

그림 10-4 19세경 촬영한 KUB에서 요추의 척추측만증과 양측 고관절의 탈구가 관찰되었다.

7. 치료경과

(1) 만 5세경부터 심한 자해 행동으로 elbow restraint와 dental guard를 착용하기 시작했다. 19세에 우측 신장의 결석(staghorn stone)으로 비뇨기과에 입원하여 수술적 제거(percutaneous nephrolithotomy)를 시행하였다.

22세 시행한 혈액검사에서 BUN/Cr 20/1.6 mg/dL, 요산 5.2 mg/dL였다. 이후 23세, 25세에 반복적인 결석으로 입원하여 수술 치료를 시행하였으며 현재 26세로 BUN/Cr 13/0.83 mg/dL, 요산 3.9 mg/dL으로 유지되고 있다. 현재 wheel-chair bound된 상태로 장애자 보호시설에서 거주하고 있다.

(2) 투여 약제/용량

만 7세경 진단 후부터 allopurinol 50 mg tid, 5-hydroxytryptophan 20 mg qd, L-dopa 12.5 mg qd 복용을 시작하였으며 8세부터는 allopurinol 50 mg tid와 근육이완제(baclofen 10 mg bid), diazepam을 투여하면서 관찰하였다.

증례 10-2

발달지연으로 내원하여 진단된 Lesch-Nyhan syndrome

1. 내원 동기가 된 주 증상(주소)

발달지연

2. 발병 시 연령/성별

1세 8개월/남자

3. 가족력

없음

4. 병력 및 임상 증상

재태연령 40주, 3.08 kg으로 출생하였으며 발달지연으로 타 병원에서 뇌성마비 진단 하에 진료 중이었다. 발달지연의 자세한 원인을 알고 싶어 내원하였다.

5. 진찰 소견

신장 84.5 cm(50백분위수), 체중 11.5 kg(50백분위수), 두위 44.5 cm(3백분위수)로 소두증이 있었으며 손을 자꾸 입으로 가져가는 양상을 보였다. 근긴장도는 증가되어 있었다.

6. 검사 소견

(1) 생화학적 검사

혈색소 14.1 g/dL, 적혈구 용적률 42.6%, 혈소판 325,000/mm^3, AST/ALT 39/18 IU/L, 포도당 90 mg/dL, 칼슘 10.4 mg/dL, 총빌리루빈 0.8 mg/dL, alkaline phosphatase 219 IU/L, 요산 9.6 mg/dL(참고치; 3~7)이었다. 소변 검사에서는 단백뇨, 혈뇨 보이지 않았다.

(2) 분자유전학 검사

HPRT1 유전자의 염기서열 분석 결과 c.533-2A>C(IVS7-2A>C) 돌연변이가 발견되었으며, 엄마는 이 돌연변이에 대한 이형접합자로 보인자였다.

Partial sequence of *HPRT* gene

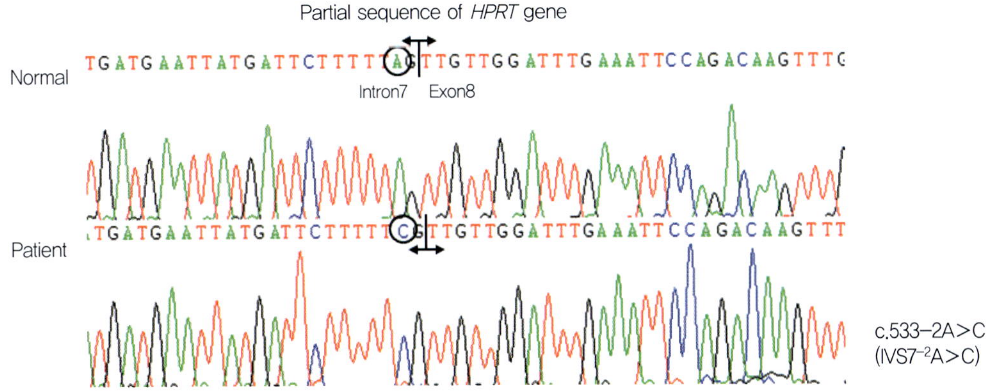

(3) 영상 소견

내원 당시 시행한 신장 초음파는 정상이었으며 이후 만 7세에 추적 검사한 신장 초음파에서도 신석회화나 요석은 발견되지 않았다.

7. 치료경과

만 7세 5개월까지 관찰한 결과 손가락을 물어뜯는 증상, 근긴장도의 증가, 고관절의 아탈구를 보이며 allopurinol을 복용하면서 요산은 3.9 mg/dL 정도로 유지되었다. 고요산혈증의 치료를 위해 allopurinol 50 mg bid, sodium bicarbonate 250 mg bid로 복용하였다.

8. 요약

남자환자에서 운동 발달지연, 근강직, 불수의적인 운동, 자해적인 행동을 보이며 혈액 검사에서 고요산혈증, 고요산뇨증, 요석, 통풍성 관절염을 보이면 이 질환을 의심한다. 진단은 hypoxanthine guanine phosphoribosyl transferase (HPRT)의 효소 활성도의 감소를 확인하고 *HPRT1* 유전자의 염기서열 분석으로 할 수 있다.

3 Phosphoribosylpyrophosphate (PRPP) synthetase 과활성(PRS superactivity)

1) 원인

퓨린 대사에 관여하는 효소인 phosphoribosylpyrophosphate(PRPP) synthetase의 과활성화에 의하여 PRPP의 합성이 증가하며, 혈중 요산이 증가하여 통풍성 관절염 및 신부전이 초래되는 질환이다.

2) 유전적 이상

PRPP synthetase 과활성은 성염색체 연관 유전 방식을 보이며, 가족적으로 발생하고 신경성 난청을 동반하기도 한다. *PRPS1*과 *PRPS2* 유전자가 밝혀져 있는데 *PRPS1* 유전자는 Xq22.3에 위치하고 7개의 exon으로 구성된다. *PRPS2* 유전자는 Xp22.2에 위치한다고 알려져 있다. 단지 *PRPS1* 유전자의 'gain of function'에 의해 질환이 초래되는 것으로 알려져 있다. 이런 경우 임상 증상이 심하고 *PRPS1*의 또 다른 전사체인 isoform의 전사가 가속화되는 경우는 증상이 경미하다.

3) 발병 빈도

매우 드물다. 현재까지 30여 가계가 보고되었으며 대부분은 경미한 임상표현형을 보이는 증례들이다. 국내 보고는 없다. 단지 한국인에게서 고요산 혈증없이 Charcot-Marie-Tooth disease, 성염색체 열성 유전방식 5형으로 진단받은 환자 중에서 *PRPS1* 유전자의 p.Met15Thr이 보고된 바 있다.

4) 생화학적 병태생리

PRPP synthetase는 ribose-5-phosphate와 APT로부터 PRPP를 합성하는 효소로, 이 과정에서 생산된 PRPP는 퓨린 생합성 과정의 첫 번째 중간 산물이다. 효소의 활성도를 증가시키는 유전적 질환은 매우 드문데, PRPP synthetase의 과활성이 이 중 한 예이다. 이 효소의 과활성으로 PRPP의 합성이 증가되면 퓨린 염기 생합성이 증가되어 결국 요산의 과잉 생성을 초래한다.

5) 임상 증상

대개 젊은 성인 남자에서 통풍성 관절염과 요산 결석

이 반복되다가 만성 신부전으로 진행하기도 한다. 요산은 보통 10~15 mg/dL 이상으로 매우 높으며 소변으로의 요산 배설도 정상인의 3~4배 이상으로 많다. 일부 환자에서 영아기에 고요산혈증의 증상이 나타나 신경성 난청, 저긴장증, 운동 발달지연 등의 신경 증상을 보인 예도 있다.

6) 진단 및 검사 소견

적혈구와 피부 섬유모세포에서의 효소 활성도 분석으로 진단할 수 있다. 그러나 현재 실시할 수 있는 기관의 수가 전 세계적으로 제한되어 임상적으로 적용하기에는 무리가 있다. 혈중의 요산 및 소변으로의 요산 배설의 증가가 관찰되지만, hypoxanthine-guanine phosphoribosyltransferase (HPRT)가 완전히 결핍된 Lesch-Nyhan 증후군 또는 부분 HPRT 결핍증에서도 같은 소견이 나타나기 때문에 신경학적 증상을 보이는지 등의 임상적 양상을 고려하여 감별 진단하여야 한다. *PRPS1* 유전자 분석이 진단에 노움은 되나 항상 돌연변이가 규명되는 것은 아니다.

7) 치료 및 관리

Lesch-Nyhan 증후군 혹은 부분 HPRT 결핍증의 치료에서와 같이 xanthine oxidase 억제제인 allopurinol을 투여하여 요산의 합성을 억제시켜야 한다. 초기 용량은 소아의 경우 하루에 10~20 mg/kg을 2~3회 분복하며 성인의 경우에는 하루 2~10 mg/kg로 충분하다. 퓨린 제한 식이가 도움이 될 수 있으며, 충분한 수분 섭취가 필요하다. 요산의 용해성을 높이기 위해 sodium bicarbonate, potassium citrate 등을 투여하여 소변의 알칼리화를 시도할 수도 있다.

8) 예후

매우 드문 질환으로 정확한 예후를 알기는 어렵다. HPRT 효소의 활성도는 정상이므로 퓨린 염기의 재활용 기전에는 문제가 없다. 따라서 allopurinol을 투여했을 때 축적될 수 있는 hypoxanthine의 처리는 정상적으로 이루어질 수 있어, Lesch-Nyhan 증후군보다 치료가 단순하고 더 나은 예후를 보일 것이라 생각된다.

••• 참고문헌 •••

1. Becker MA, Losman MJ, Rosenberg AL, et al. Phosphoribosylpyrophosphate synthetase superactivity : a study of five patients with catalytic defects in the enzyme. Arthritis Rheum 1986; 29: 880~8.
2. Becker MA, Smith PR, Taylor W, et al. The genetic and functional basis of purine nucleotide feedback-resistant phosphoribosylpyrophosphate synthetase superactivity. J Clin Invest 1995; 96: 2133~41.
3. De Brouwer APM, Bokhoven VH, Nabuurs SB, et al. PRPS1 mutations; four distinct syndromes and potential treatment. Am J Hum Genet 2010; 86: 506~18.

4 Adenylosuccinate lyase (Adenylosuccinase, ADSL) 결핍증

1) 원인

퓨린 대사장애로서 퓨린 생합성 과정에 작용하는 adenylosuccinate lyase (ADSL) 효소의 결핍에 의해서 발생하며 상염색체 열성으로 유전된다.

2) 유전적 이상

ADSL 유전자는 염색체 22q13.2에 위치하며 52kD 크기에 459 아미노산을 포함하고 있다. 현재까지 50여 종의 돌연변이가 보고되었으며 대부분이 염기치환 돌연변이이다.

3) 발병 빈도

1984년에 Jaeken 등에 의하여 처음으로 기술되었다. 발병 빈도는 매우 낮아 현재까지 전 세계적으로 약 80례 이상이 보고되었으며, 네덜란드에서 가장 많이 보고된다. 우리나라에서의 보고는 아직 없다.

4) 생화학적 병태생리

ADSL 효소는 퓨린 생합성 과정에서 두 가지가 유사하지만 독립적인 작용을 수행하는데, 하나는 succinylaminoimidazole carboxamide (SAICAR) ribotide에서 fumarate를 제거하여 aminoimidazole carboxamide ribotide (AICAR)를 생성하는 것이고, 다른 하나는 adenylosuccinate에서 fumarate를 제거하여 AMP를 생성하는 작용이다. 이들 작용은 각각 퓨린 생합성의 9번째와 13번째 단계가 된다. ADSL이 결핍되면 혈액, 뇌척수액과 소변에서 succinylpurine, SAICA riboside, succinyladenosine의 농도가 상승한다. SAICA riboside가 신경계에 나쁜 영향을 주는 물질로 생각되며, succinyladenosine는 오히려 SAICA riboside의 작용을 보호하는 역할을 한다고 여겨진다. 따라서 succinyladenosine/SAICA riboside의 비율이 높을수록 경한 임상 증상을 나타낸다.

5) 임상 증상

환자는 중등도에서 중증의 신경학적 발달지연을 보이며, 많은 수에서 생후 1년 이내에 경련을 동반하고 특징적으로 자폐적 증상을 보인다. 일부의 환자에서는 운동기능의 저하도 동반되는데, 이는 근력의 저하에 기인한다. 경한 발달지연만을 보이는 환자(제2형)에서부터 심한 정신 지체와 치료에 잘 반응하지 않는 경련을 보이는 환자(제1형)까지 임상상이 매우 다양하다. 소뇌증도 흔히 동반된다.

6) 진단 및 검사 소견

뇌척수액 및 소변에서 succinyladenosine와 SAICA riboside의 축적을 확인할 수 있는데, 이는 정상인에게는 측정되지 않는 물질이다. 측정 방법은 HPLC, LCMS-MS 등을 사용하는 것이 대표적이며 소변, 혈장, 뇌척수액 등에서 측정한다. ADSL 효소의 활성도를 적혈구에서 직접 측정할 수도 있다.

7) 치료 및 관리

현재까지는 특별한 치료법이 없는 실정이며, 경련은 일반적인 항경련제로 조절한다. 몇몇 연구에서 adenine(5～10 mg/kg/일)와 allopurinol(5～10 mg/kg/일)을 함께 투여하거나 ribose의 경구 투여를 시도하여 체중 증가 및 경련 빈도의 감소 효과를 보고하기도 하였다.

8) 예후

ADSL 결핍증 환자의 예후는 매우 다양하다. 경한 증상을 보이는 경우에는 성인까지 생존한 보고가 있으나 영아기에 심한 신경학적 증상을 보이는 경우에는 대부분 조기에 사망한다.

참고문헌

1. Edery P, Chabrier S, Ceballos-Picot I, et al. Intrafamilial variability in the phenotypic expression of adenylosuccinate lyase deficiency : a report on three patients. Am J Med Genet 2003; 120A: 185～90.
2. Jaeken J, Van den Berghe G. An infantile autistic syndrome characterised by the presence of succinylpurines in body fluids. Lancet 1984; 2: 1058～61.

5 Adenine phosphoribosyl transferase (APRT) 결핍증

1) 원인

퓨린 대사장애로 퓨린 염기의 대사에 관여하는 Adenine phosphoribosyl-transferase (APRT) 효소의 결핍에 의해 발생하며, 상염색체 열성으로 유전된다.

2) 유전적 이상

APRT 유전자는 16q24.3에 위치하며, 5개의 exon으로 구성된다. 상염색체 열성 방식으로 유전된다. 부분 결핍 및 완전 결핍의 형태로 나타나는데, 부분 결핍은 주로 일본인 환자에게서 보고되었다. 일본에서는 5번 엑손의 염기 치환(missense) 돌연변이인 c.2069T > C(p. M136T) 돌연변이(*APRT***J*)가 70% 이상을 차지하고 있다. 한국인에게는 이 돌연변이의 보인자가 0.53%라는 보고가 있다.

3) 발병 빈도

일본인에게는 매우 흔하여 발생 빈도가 1/27,000이다. 유럽에서는 1/50,000~100,000의 발생빈도를 보인다. 한국인의 *APRT***J* 돌연변이의 보인자가 0.53%임으로 APRT 결핍증 환자가 드물지 않으리라 생각되나 국내환자 문헌보고가 거의 없다. 이는 미진단 예가 많음을 의미한다.

4) 생화학적 병태생리

APRT 효소가 결핍되면 음식 및 polyamine 경로를 통해 공급된 adenine이 AMP로 변환되지 못하므로 DNA의 합성에 필요한 dATP와 RNA 합성에 필요한 ATP의 공급이 원활하지 못하게 된다. 또한 변환되지 못한 adenine이 산화되어 2,8-dihydroxyadenine (2,8-DHA)이 생성되는데, 이 물질은 정상 소변의 pH에서 요산보다도 더 용해되기 힘든 특성을 지니고 있다. 효소의 활성도는 정상인의 10~30% 정도이지만 PRPP와의 친화도가 정상인보다 20~30배 낮기 때문에 생리적인 상태에서는 활성도가 거의 없다.

5) 임상 증상

APRT 결핍증의 증상은 심한 경우 출생 시부터 있을 수도 있으나, 보통은 10년 이상 증상이 없다가 소아 청소년기에 나타난다. 심한 복통, 배뇨통, 혈뇨, 요로 감염 등의 증상과 함께 작은 돌과 결정들이 소변으로 배설되며, 일부에서는 급성 무뇨성 신부전의 형태로 증상이 나타날 수 있다.

6) 진단 및 검사 소견

적혈구 내에서 APRT 효소의 활성도를 쉽게 측정할 수 있다. 소변에서 원형의 결정체인 2,8-dihydroxyadenine (2,8-DHA)의 배설을 확인할 수 있는데, 자외선 및 적외선 spectrography, MS, X-ray crystallography를 포함한 복합적인 분석이 필요하기 때문에 임상에 이용하는 데 어려움이 있다.

7) 치료 및 관리

증상이 있는 환자는 allopurinol을 투여하여 2,8-DHA의 생성을 막아야 하며, 이미 결석이 생겨 있거나 증상이 없는 환자는 퓨린의 섭취를 제한하고 수분 섭취를 많이 하여야 한다. 소변의 알칼리화는 권장되지 않는데, 요산과 달리 2,8-DHA는 용해도가 더 낮아 소변 pH가 9 정도에서도 용해도가 별로 증가하지 않기 때문이다.

8) 예후

예후는 진단 시 신기능에 따라 좌우된다. 늦게 진단되면 비가역적인 신기능의 저하로 투석 치료를 요하는 만성 신부전이 되며, 조기에 진단된 경우에는 결석의 예방 및 조기 치료가 가능하기 때문이다. 만성 신부전으로 신장 이식을 실시한 후에도 미세한 결정의 침착이 다시 생기며 점진적인 신기능의 저하가 초래되어 예후는 나쁘다.

••• 참고문헌 •••

1. Michael GS, John NL, Frost NS, et al. Chronic renal failure in a mouse model of human adenine phosphoribosyltransferase deficiency. Am J Physiol Renal Physiol 1998; 275: 154~63.
2. Bollee G, Dollinger C, Boutaud L, et al. Phenotype and genotype characterization of adenine phosphoribosyltransferase deficiency. J Am Soc Nephrol 2010; 21: 679~88.
3. Kamatani N, Terai C, Kim S, et al. The origin of the most common mutation of adenine phosphoribosyltransferase among Japanese goes back to a prehistoric era. Hum Genet 1996; 98: 596~600.

6 Adenosine deaminase (ADA) 결핍증

1) 원인

Adenosine deaminase (ADA)는 adenosine을 inosine으로 변환시키는 퓨린 염기간의 상호 작용에 관여하는 효소이다. ADA가 결핍되면 정상적으로는 측정할 수 없을 정도로 낮은 농도로 유지되는 adenosine 및 deoxyadenosine이 상승하게 되어 주로 T와 B 림프구의 정상적인 분화를 저해하여 중증 복합 면역 결핍증이 발생하게 된다. 1990년에 최초로 유전자 치료를 시도하여 치료에 성공한 질병으로 유명하다.

2) 유전적 이상

ADA 유전자는 염색체 20q13.12에 위치하며 12개의 엑손을 포함하며 32kb의 크기를 보인다. ADA 결핍증은 상염색체 열성으로 유전한다. 현재까지 60종 이상의 돌연변이가 보고되었으며, 대부분이 염기 치환 돌연변이이고 일부 splicing 돌연변이 및 부분 결실 돌연변이도 보고되었다.

3) 발병 빈도

매우 드문 질환으로 발병빈도는 1/200,000~1,000,000으로 여겨진다. 상염색체 열성으로 유전하는 중증 복합 면역 결핍증의 20~30%를 차지한다. 현재까지 100례 이상이 보고되었고 서양인, 흑인, 아시아인 등 다양한 민족에서 발견되었으나 아직 우리나라에서의 보고는 없다.

4) 생화학적 병태생리

Adenosine은 그 자체로서는 뉴클레오시드 인산화 작용에 기질로 사용되지 못하고, 이 효소에 의해 inosine, guanosine으로 변환되어 hypoxanthine 및 guanine으로 전환된다. 정상적으로는 adenosine 및 deoxyadenosine이 측정할 수 없을 정도로 낮은 농도로 조절된다. ADA의 결핍으로 이 두 가지 물질이 축적되면 dATP가 과잉 생산되어 림프구의 분화 및 생성 과정의 DNA 합성에 필수적인 rebonucleotide reductase 효소의 기능이 저해된다. 이는 림프구 전구세포단계에서 비정상적인 세포사멸을 촉진한다. 이러한 정상적인 분화 및 증식장애는 정상 성숙 림프구 수의 절대적인 감소를 유발한다. 또한 deoxyadenosine의 축적으로 림프구를 포함한 여러 생리 기능에 필수적인 transmethylation 반응에 필수적인 S-adenosylhomocysteine hydrolase가 억제되어 림프구의 기능 저하를 초래한다.

5) 임상 증상

이환된 환아는 신생아 혹은 영아기부터 심한 체액성 및 세포성 면역 결핍으로 인해 중증 다발성 감염과 지속적 설사, 반복적 캔디다 패혈증 등의 경과를 겪는다. 심한 경우에는 신생아시기부터 말초 혈액 및 골수에서 림프구를 찾아볼 수 없으며 범저감마글로불린혈증을 보인다. 증상의 발현은 생후 즉시부터 5세까지 다양하지만, 대개 2년 이내에 진단된다. 늦게 발현되는 경우에는 진단이 늦어지게 된다. 일부 환자는 영양실조 및 바이러스 감염 등으로 인하여 골격계 이상과 비특이적 신경 증상을 보이기도 한다.

6) 진단 및 검사 소견

적혈구를 이용하여 ADA의 활성도를 측정하게 되는데, 질병의 중증도와 ADA의 활성도는 서로 연관 관계가 있다. 신생아기에 발현한 경우 효소의 활성도는 거의 0%이고 지발성인 경우는 1~5% 정도의 효소 활성도를 보인다. 중증 복합성 면역 결핍증의 진단은 500/mm^3 미만의 림프구 지하증이 있으면서 범저감마글로불린혈증을 보이는 경우이며, 점차 진행되기 때문에 신생아 초기에는 B 및 T 림프구의 기능이 남아 있을 수 있다.

7) 치료 및 관리

현재까지 완전한 치료법은 골수이식이다. 그러나 HLA 부적합 골수를 이식할 경우에는 생존율이 매우 낮아지기 때문에 HLA 적합 골수를 찾지 못한 환자에게는 효소 치료가 시도되고 있다. 이는 방사선을 조사하여 이식편대숙주병의 발생을 최소화한 공여 혈액을 2주내지 4주 간격으로 부분 교환 수혈하는 방법이다. 그러나 이러한 방법도 일부 환자에게는 그다지 효과를 보이지 않으며, 반복적인 수혈에 관련한 감염의 위험성을 배제할 수 없는 단점이 있다. 따라서 최근에는 polyethylene-glycol-modified (PEG) ADA가 개발되어 사용되며, 이는 반감기가 보다 길고 면역원성을 줄인 장점이 있으며 효과도 좋다고 알려져 있다. 과거 1990년에 유전 질환으로는 최초로 4세 ADA 결핍증 여아에게 유전자 치료가 시도되었다. 그러나 림프구 수명이 몇 개월 이내로 짧기 때문에 반복 치료해야만 하는 단점이 있다. 2016년 4월 유전자 치료제제 Strimvelis가 유럽에서 승인되었다. 이는 환자의 조혈모세포 중 CD34-를 분리하여 정상적인 ADA 유전자를 주입 후 이식하는 ex vivo gene therapy이다.

8) 예후

치료하지 않았을 때 ADA 결핍증 환자의 수명은 진단 후 1년을 넘기기 어렵다. 그러나 효소 보충 요법은 ADA 결핍증 환자의 예후와 수명을 획기적으로 연장시켰다.

••• 참고문헌 •••

1. Hershfield MS, Arredondo-Vega FX, Santisteban I. Clinical expression, genetics and therapy of adenosine deaminase (ADA) deficiency. J Inherit Metab Dis 1997; 20: 179~85.
2. Hershfield MS, Buckley RH, Greenberg ML, et al. Treatment of adenosine deaminase deficiency with polyethylene glycol-modified adenosine deaminase. New Eng J Med 1987; 316: 589~96.
3. Booth C, Gaspar HB. Pegademase bovine (PEG-ADA) for the treatment of infants and children with severe combined immunodeficiency (SCID). Biologics Targets Ther 2009; 3: 349~58.
4. Aiuti A, Cattaneo F, Galimberti S, et al. Gene therapy for immunodeficiency due to adenosine deaminase deficiency. N Engl J Med 2009; 360: 447~58.
5. Booth C, Gaspar HB, Thrasher AJ. Treating Immunodeficiency through HSC Gene Therapy. Trends Mol Med 2016; 22: 317~27.

7 β-Ureidopropionase 결핍증

1) 원인

피리미딘 대사장애로서 pyrimidine 이화 대사의 마지막 단계에 관여하는 β-ureidopropionase (β-UP)의 결핍에 의한다. N-carbamyl-β-alanine과 N-carbamyl-β-aminoisobutyric acid를 각각 β-alanine과 β-aminoisobutyric acid로 이화시키는 데 관여하는 효소이다.

2) 유전적 이상

β-Ureidopropionase의 유전자인 *UPB1*의 돌연변이에 의한 상염색체 열성 유전질환이다. 유전자는 염색체 22q11.23에 위치하고 11개의 exon으로 구성된다. 10여 종 이상의 다양한 돌연변이가 보고되었다. 특히 일본에서는 p.R326Q 대립유전자 빈도가 높다.

3) 발생빈도

드물게 보고되는 질환이나 일본에서는 무증상 환자를 포함하여 비교적 드문 질환이 아닌 것으로 알려져 있다. 특히 p.R326Q 대립유전자 빈도가 1.8%이고 이의 동형접합자인 환자는 산술적으로 1/12,500으로 계산된다. 일본의 신생아 대사질환 선별검사상의 발병빈도는 1/6,000으로 알려져 있으며 무증상인 환자도 많다. 이들은 대개 p.R326Q 동형접합자이다. 한국인에서 확진된 증례는 한 예 밖에 없어서 미진단 사례가 많을 것으로 여겨진다.

4) 생화학적 병태생리

피리미딘(purimidine)은 여러 생물학적 과정에 매우 중요한 핵산이다. DNA, RNA, phospholipid, glycogen의 합성에 필요하며 단백의 sialyation, glycosylaton에 중요하다. Pyrimidine인 uracil과 thymine은 세 가지 단계에 의해 대사되는데, 관여되는 효소들은 dihydropyrimidine dehydrogenase, dihydropyrimidinase, 마지막 단계에 관여하는 β-Ureidopropionase (β-UP)이다. β-UP의 결핍에 의해 N-carbamyl-β-alanine (ureidopropionic acid)과 N-carbamyl-β-aminoisobutyric acid (ureidoisobutyric acid)가 축적되는데, 이는 신경독성물질로 알려져 있다.

5) 임상 증상

임상 증상의 발현은 무증상에서부터 심한 신경학적 병변까지 매우 다양하다. 신경학적 증상은 근긴장도 저하, 근긴장이상, 소뇌증, 소뇌저형성, 경련 및 정신발달지체 등이다. 성장장애도 동반된다. 안구가 작고 안구운동이상이 동반되기도 한다. 시신경 위축, 색소성 망막변성이 동반된다. 비뇨기계 및 대장의 기형도 보고되었다.

6) 진단 및 검사 소견

생화학적 진단은 pyrimidine metabolite를 분석함으로 가능한데, 특수한 검사실에서만 가능하다. 소변, 혈장, 뇌척수액에서 N-carbamyl-β-aminoacids(특히 N-carbamyl-β-alanine), N-carbamyl-β-aminoisobutyric acid이 매우 높게 상승하고 dihydrouracil과 dihydrothymine이 중등도로 상승한다. 그러나 uracil과 thymine은 정상이다. 확진은 *UPB1* 유전자 분석으로 가능하다. 뇌 MRI 소견은 대뇌피질이형성, 대뇌위축, 수초화 지연, vermis, brain stem, callosal body의 저형성, 경막하혈종 등 매우 다양하며 비특이적이다.

7) 치료 및 관리

특별한 치료방법이 없으며 대증요법만 가능하다. 항경련제 투여와 재활 치료가 필요하다. Pyrimidine 제한 식이가 경련의 빈도를 줄이는 데 도움이 될 수 있다.

8) 예후

무증상인 경우는 예후가 양호하나 증상이 있는 경우 정신운동 발달지체가 심하고 진행성이다. 경련은 조절하기 어려운 경우가 많다.

••• 참고문헌 •••

1. Kuhara T, Ohse M, Inoue Y, et al. Five cases of β-ureidopropionase deficiency detected by GC/MS analysis of urine metabolome. J Mass Spectrom 2009; 44: 214~21.
2. Nakajima Y, Meijer J, Dobritzsch D et al. Clinical, biochemical and molecular analysis of 13 Japanese patients with β-ureidopropionase deficiency demonstrates high prevalence of the p. 977G>A(p. R326Q) mutation. J Inherit Metab Dis 2014; 37: 801~12.
3. Lee JH, van Kuilenburg ABP, Abeling NGGM, et al. A Korean case of β-ureidopropionase deficiency presenting with intractable seizure, global developmental delay, and microcephaly. JIMD Rep 2015; 19: 117~21.

증례 10-3

경련과 진행하는 발달지연이 동반된 β-Ureidopropionase 결핍 환자

(성균관의대 소아청소년과 이준화 교수 제공 : Lee JH, van Kuilenburg ABP, Abeling NGGM, et al., A Korean case of β-ureidopropionase deficiency presenting with intractable seizure, global developmental delay, and microcephaly. JIMD Rep. 2015; 19: 117~21.)

1. 내원 동기가 된 주 증상

경련

2. 발병 시 연령/성별

3개월/여자

3. 병력 및 임상 증상

재태연령 41주, 3,140 g으로 정상 분만한 여자로 생후 3개월경 전신성 근간대성 경련으로 내원하였다.
특별한 가족력은 없었다.

4. 진찰 소견

진찰 소견상 키, 신장, 두위는 정상범위였으나 두위만 약간 작았다(15백분위수). 발달 상태는 역연령에 비하여 약간 지체되었다. 특별한 기형이나 얼굴모양 이상은 없었다.

5. 검사 소견

(1) 생화학적 검사

혈청 전해질, 갑상선 기능 검사, tandem mass spectrometry는 정상이었다. 혈청, 소변, 뇌척수액에서 N-carbamyl-β-amino acid가 증가되어 있었으며 혈장과 뇌척수액에서 dihydrothymine이 경도의 증가를 보였다.

	소변(μmol/mmolCr)		혈장(μM)		뇌척수액(μM)	
Pyridimine metabolites	환자	참고치	환자	참고치	환자	참고치
N-carbamyl-β-alanine	248	11.0±9.2	6.81	0.2±0.3	0.90	0.1±0.3
N-carbamyl-β-aminoiso-butyric acid	186	1.8±2.3	25.15	0.1±0.2	1.60	0.01±0.04
Dihydrouracil	16	6.3±5.3	0.81	1.3±0.8	1.60	2.1±1.0
Dihydrothymine	47	3.1±2.1	3.58	0.9±0.3	4.30	1.1±0.3
Uracil	4	11.8±9.1	<0.6	0.2±0.4	0.20	0.1±0.2
Thymine	1	0.5±0.6	<0.08	0.05±0.03	<0.1	<0.1

(2) 분자유전학 검사

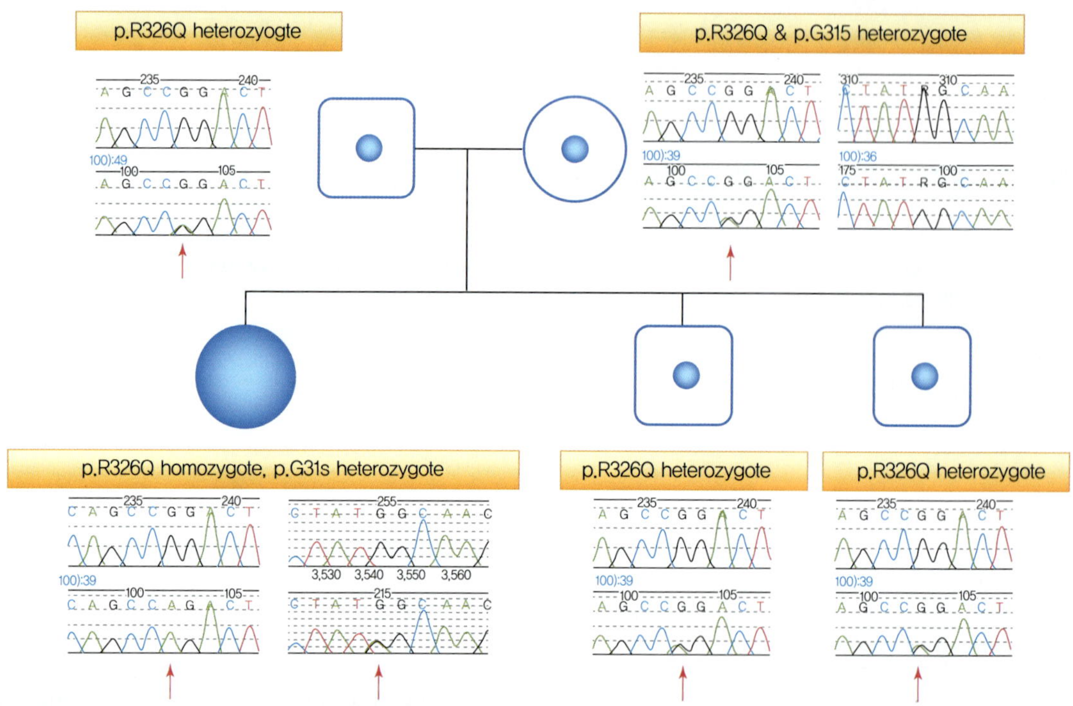

그림 10-5 *UPB1* 유전자 분석에서 c.977G>A(p.Arg326Gln) 돌연변이가 동형접합자로 발견되었다. 엄마, 아빠는 모두 c.977G>A(p.Arg436Gln)에 대해 이형접합자였다.

(3) 영상 소견

뇌파, 뇌 핵자기공명영상은 특이 소견이 없었다.

7. 치료경과

Phenobarbital을 투여하면서 경련은 조절되었다. 생후 12개월경 경련이 재발할 때까지 경도의 운동 발달지연을 보였다. 생후 12개월에는 valproic acid, carbamazepinem clobazam을 투여하였으나 경련은 잘 조절되지 않았다. 뇌파, 뇌 핵자기공명영상과 탠덤매스를 다시 시행하였으나 정상이었다. 생후 17개월에 경련이 조절되지 않아 valproic acid, topiramate, pyridoxine으로 변경하였고 심한 발달지연 및 소두증이 나타났다. 생후 27개월에 인지-적응 4개월, 조대운동 6개월로 심한 발달지연을 보였다. 만 3세에 경련 지속 상태를 보여 Rett 증후군, Prader-Willi 증후군, 사립체 근병증에 대한 검사를 시행하였으나 정상이었다. 만 4세경 경련이 지속되어 케톤 식이를 시작하면서 topiramate, lamotrigine, levetiracetam으로 변경하였다. 만 8세경 근긴장도가 저하되고 혼자 앉거나 서지 못하고 말도 하지 못하게 되었다. 만 8세 10개월에 체중 11.2 kg(<3백분위수), 키 103 cm(<3백분위수), 두위 44.5 cm(<3백분위수)였다. 9세 1개월부터 purine과 pyrimidine 제한 식이를 시작하였으며 경련의 횟수가 감소하기 시작하였다.

8. 요약

β-Ureidopropionase 결핍은 드문 질환으로 무증상에서부터 근긴장도의 저하, 경련, 비뇨생식기계의 기형, 성장 지연, 소두증, 안면기형을 보일 수 있으며 양측성 소안구증, 신증후군, 색소성 망막병증, 시신경 위축, 심한 발달지연 등이 동반될 수 있다.

CHAPTER 11

Heme 대사장애

CONTENTS

1 급성 신경병형 포르피리아 (Acute neuropathic porphyria)

1) 원인

급성 간헐성 포르피리아(acute intermittent porphyria, AIP)는 hydroxymethylbilane synthase (HMBS) 결핍, porphyria variegata는 protoporphyrinogen oxidase (PROX) 결핍, hereditary coproporphyria는 coproporphyrinogen oxidase (CPOX) 결핍, aminolevulinic acid dehydratase porphyria는 porphobilinogen synthase (ALD) 결핍에 의한다.

2) 유전적 이상

Aminolevulinic acid dehydratase 결핍은 *ALAD* 유전자 돌연변이에 의해 초래되며 이 질환 만 상염색체 열성 유전방식으로 유전하며 다른 질환들은 상염색체 유전방식과 다양한 penetrance로 유전된다. 예를 들면 급성 간헐성 포르피리아는 *HMBS* 유전자 이상에 의하고 10~20%의 penetrance를 보인다. Porphyria variegata는 *PROX* 유전자 변이에 의하며 50% penetrance를 보인다. Hereditary coproporphyria는 *CPOX* 유전자 이상에 의한다.

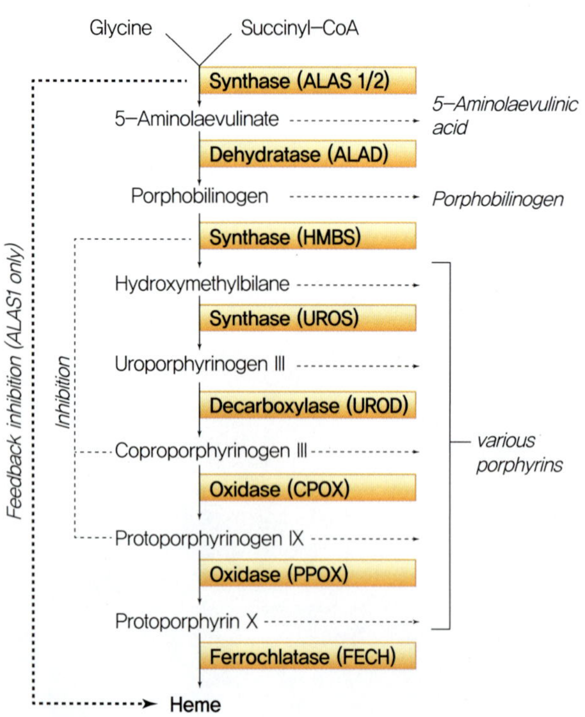

그림 11-1 Heme의 생화학적 대사단계와 관여 효소들

3) 발병 빈도

급성간헐성 포르피리아가 흔하며 20,000명당 1명의 발병빈도를 보인다. 연령, 환경적 요인에 의해 발생하는 penetrance는 다양하다. 한국인에서도 여러 증례가 보고되어 있다. 기타의 포르피리아 빈도는 잘 알려져 있지 않으나 porphyria variegata는 *PROX* 유전자의 founder mutation 때문에 South Africa에 비교적 흔한 것으로 알려져 있다.

4) 생화학적 병태생리

Heme은 glycine과 succinyl-CoA로부터 합성되는데, 여덟 가지 효소가 필요하다. 80%의 합성은 골수에서 일어나고 15%는 간에서 합성된다. 각 효소의 결핍은 다양한 임상 증상을 나타내는 porphyria병을 유발한다. 첫 단계에 관여하는 5-amino-levulinate synthase는 두 개의 유전자에 그 정보가 있는데, 적혈구에 특이적인 *ALAS2*(X-염색체연관)와 모든 조직에 발현하는 *ALAS1* 유전자이다.

*ALAS1*은 세포 내의 heme 농도에 의해 음성 되먹이기 되는 rate-limiting 효소이다. ALAS2는 heme 합성을 위해 발현이 유도된다. 이는 철분농도에 의해 조절된다. 약물, 음식, 호르몬 등 간에서 heme 합성의 요구가 증가할 때 이 효소의 발현이 촉진되어 하위 단계 효소 결핍에 의해 축적되는 대사산물들이 다량으로 혈액에 증가하며 소변, 대변으로 배출되는데, 효소 결핍 종류에 따라 특정 포르피린이 배출된다. 일반적으로 소변의 porphobilinogen 배설량을 측정함으로 스크리닝할 수

있다. 축적된 5-aminolevulinic acid와 porphobilinogen은 신경독성이 있다.

5) 임상 증상

AIP는 20~40대 여자에서 호발한다. 급작스런 복통, 사지의 동통, 교감신경계 과흥분 증상(빈맥, 수축기 고혈압, 진전)과 구토, 변비와 의식의 변화 등이 주 증상이다. 전해질의 불균형(저나트륨혈증)이나 말초신경병증, 경련과 무력감이 수일에서 수주 간 지속된다. 특히 여러 약물(P450계 효소를 유도하는 약물들), progesterone, 저탄수화물 식이, 음주, 흡연, 스트레스 등이 증상 유발 요인이다. 심부건사가 감소한다. 급성기에 잘 치료하면 예후는 매우 좋으나 드물게 만성신부전이 동반되기도 한다. 경련의 치료 시 사용하는 많은 항경련제들이 AIP를 악화시킬 수 있음으로 항경련제 선택에 매우 주의해야 한다. Porphyria variegata는 자외선 노출 시 악화되는 수포성 피부질환은 흔한 증상이고 60%의 환자에서는 유일한 증상일 수 있다. Hereditary coproporphyria는 자외선에 의해 초래된 수포성 피부질환은 비교적 드물다.

6) 진단 및 검사 소견

임상 증상으로 의심한다. 급성기에 소변에서 porphobilinogen (PBG)과 5-delta aminolevulinic acid (delta-ALA), uroporphyrin, coproporphyrin 등 전반적인 porphyrin precursor가 증가하여 소변으로 배설된다. 적혈구에서 특정 효소의 활성도를 측정한다. 원인 유전자들의 유전자 분석을 시행하여 확진할 수 있다. Porphyria variegata의 경우 대변의 coproporphyrin과 protoporphyrin이 증가한다. Hereditary coproporphyria에서도 대변의 coproporphyrin이 증가한다.

7) 치료 및 관리

급성기에는 집중치료가 필요하며 고농도의 포도당을 투여하고(4~6 gm/kg/일), 증상을 유발하거나 악화시킬 수 있는 약물을 중지한다. 필요하면 진통제(opiate, chlorpromazine)와 항구토제(promazine)를 투여한다. 단기간(4일 정도) hemin을 3~4 mg/kg/일 용량으로 투여한다. 급성기에서 회복되면 증상을 유발하는 약물과 환경을 피하도록 한다.

8) 예후

급성기에서 조기 진단, 치료하고 회복 후에 증상발현을 장기적으로 예방한다면 예후는 매우 양호하다.

••• 참고문헌 •••

1. Kauppinen R, Mustajoki P. Prognosis of acute porphyria : occurrence of acute attacks, precipitating factors, and associated diseases. Medicine 1992; 71: 1~13.
2. Anderson KE, Bloomer JR, Bonkovsky HL, et al. Recommendations for the diagnosis and treatment of the acute porphyrias. Ann Intern Med 2005; 142: 439~50.
3. Zschocke J, Hoffmann GF. Diagnosis and treatment of inborn errors of metabolism. 3rd ed. Heidelberg : Schattauer, 2011: 121~3.
4. Yoo HW, Warner CA, Chen CH, et al. Hydroxymethylbilane synthase : complete genomic sequence and amplifiable polymophisms in the human gene. Genomics 1993; 15: 21~9.
5. Park MR, Seo JK, Ko JS, et al. Acute intermittent porphyria presented with recurrent abdominal pain and hypertension. Korean J Pediatr Gastroenterol Nutr 2011; 14: 81~5.

증례 11-1 간헐적 복통과 구통 및 의식변화로 진단된 급성간헐성 포르피리아

1. 내원 동기가 된 주 증상

생리적 반복적으로 발생하는 복통, 구토 및 의식변화

2. 발병연령/성별

24세/여성

3. 가족력

1남 1녀의 장녀이고 부모님들은 무증상이고 특별한 가족력이 없었다.

4. 병력 및 임상 증상

초등학교시절부터 잦은 복통과 변비가 있었으나 큰 문제없이 지내 왔다. 초경은 만 13세에 시작되었으나 생리 전 복통이 심하여 월경 전 긴장증후군으로 생각되어 진통제 복용하였으나 호전이 없었다. 때로는 의식변화도 동반되었으나 경련은 없었다. 복통은 체중감량을 위해 저칼로리식이를 시작하면서 공복 시 새벽에 발생하는 경우도 자주 있었다. 복통에 대한 검사위해 입원하였다.

5. 진찰 소견

의식은 졸린 듯하였으나 시간 및 장소에 대한 지남력은 명확하였다. 동공은 대칭적이었고 정상적인 직 · 간접 광반사 반응을 보였다. 혈압은 140/100 mmHg로 고혈압이 관찰되었다. 맥박은 분당 98회였다. 전반적으로 복부는 팽창되어 보였으나 장운동은 정상이었다. 복부 촉진상 하복부 전반에 걸쳐 압통이 있었으나 반발통은 없었다. 간, 비장은 촉지되지 않았다. 신경학적 검사상 운동, 감각신경은 정상이었다. 심부 건반사는 약간 감소하였다. 전신적인 근육통을 호소하였다.

6. 검사 소견

(1) 일반 혈액 및 생화학적 검사

혈색소 10.3 gm/dL, 백혈구 13,500/mm^3, 혈소판 230,000/mm^3, CRP 음성, ESR 12 mm/hr, Na 135 mEq/L, K 4.1 mEq/L, Cl 98 mEq/L, BUN 15 mg/dL, Cr 0.85 mg/dL, 혈당 75 mg/dL, 콜레스테롤 175 mg/dL, AST/ALT 32/28 IU/L, CK 127 IU/L, 아밀라제 142 U/L, 리파제 38U/L로 정상소견이었다. 일반 소변검사상 소변색은 진한 갈색이었으며 단백(−), 잠혈반응(−), glucose(−), 백혈구(−)이었다. urobilinogen(++)이었다. 소변을 암실에서 자외선에 노출시켰을 때 형광발색이 관찰되었다. 갑상선 기능검사는 정상이었다. 혈중 epinephrine 28 pg/mL, norepinephrine 98 pg/mL로 정상 소견이었다.

① 24시간 소변의 포르피린전구체(porphyrin precursor) 분석

- delta ALA : 54.3 μmol/Cr mmol(참고치; <9.1)
- PBG : 35.7 μmol/Cr mmol(참고치; <1.4)
- Uroporphyrin : 317.2 nmol/Cr mmol(참고치; <6)
- Coproporphyrin I : 68.1 nmol/Cr mmol(참고치; <10)
- Coproporphrin III : 139.6 nmol/Cr mmol(참고치; <20)으로 모든 porphyrin precursor의 소변배설량이 증가

하여 급성간헐성 포르피리아가 의심되었다.

(2) 분자유전학 검사

HMBS 효소 분석은 시행하지 못했고 분자유전학적 검사상 *HMBS*의 p.R225* 돌연변이가 관찰되었으며 부모는 이 부위 염기서열이 정상이어서 *de novo* 돌연변이로 간주되었다.

(3) 영상검사

위내시경 및 대장내시경 검사는 정상이었다. 복부, 신장 도플러 초음파도 특이 소견은 없었다.

7. 치료경과

10% D/W를 투여하였고 희귀약품센터에서 Hemin (hematin)을 구입하여 3 mg/kg/일로 매일 4일간 정맥 주사하였다. 복통은 완화되었고 혈압도 정상화되었다. 장시간의 공복을 피하고 고탄수화물 식이를 권장하였다. 피해야 할 약물을 교육하였고 금주, 금연을 권하였다. 생리주기와 일치해서 너무 자주 재발하는 경우에는 성선자극호르몬 방출호르몬 유사체(Gondotrophin releasing hormone agonist, GnRHa)를 사용해보는 것도 고려하기로 했다.

8. 요약

급성 복통의 경우 반드시 급성 간헐성 포르피리아가 감별진단에 포함되어야 한다. 급성기에는 일반적인 소변검사에서도 uroporphyrin 양성이고 소변색깔이 진한 갈색으로 변화함으로 쉽게 의심할 수 있다. 병력청취가 매우 중요한데, 복통과 연관된 다른 증상들(신경학적 변화, 활력증후)과 악화시키는 요인을 규명한다. 진단은 소변에서 전반적인 porphyrin precursor 배설이 증가함을 관찰함으로 의심하고 HMBS 효소 분석과 유전자 분석으로 확진한다. 급성기 치료는 고농도 포도당과 hemin을 정주함으로 간의 *ALAS1* 유전자와 효소발현을 억제시킨다. 장시간의 공복을 피하고 금주, 금연 및 피해야 할 약물을 교육시킨다.

2 자외선에 민감한 미란성 피부병변을 동반하는 포르피리아(Porphyria with erosive photodermatosis)

1) 원인 및 유전적 이상

Porphyria cutanea tarda (PCT)는 uroporphyrinogen-III decarboxylase의 결핍에 의해 초래되며 우성유전이나 산발적으로 발생한다. 1형과 2형으로 구분한다. 상염색체 열성유전방식으로 유전될 경우는 증상이 더 심한 heptoerythropoietic porphyria를 유발한다. *UROD* 유전자의 돌연변이에 의해 질병이 초래되나 PCT 1형의 경우 *UROD* 유전자의 돌연변이는 발견되지 않으나 PCT의 20%를 차지하는 2형의 경우는 유전자 이상이 관찰된다. 심한 피부병변을 초래하는 또 다른 포르피리아는 uroporphyrinogen-III synthase 결핍에 의해 초래되는 congenital erythropoietic porphyria (CEP) 등인데 CEP는 *UROS* 유전자의 돌연변이로 상염색체 열성 유전방식으로 유전된다. 드물게 porphyria variegata, hereditary coproporphy에서도 피부병변이 동반된다.

2) 발병빈도

Porphyria cutanea tarda (PCT)가 가장 흔한 포르피리아이다. 대개는 성인기에 발병한다.

3) 임상 증상

햇빛에 노출되는 피부에 수포가 형성되고 벗겨지며, 가피가 형성된다. 피부 착색이 심해지고 상처가 형성된다. 피부에 털이 많아진다. 간기능 장애가 동반되기도 한다. PCT는 성인기에 발병하며 음주, 에스트로젠, C형간염, 유전적인 hemochromatosis에 의해 증상이 악화한다. CEP는 PCT보다 어린연령에 증상이 시작되는데, 신생아시기부터 소아기에 발병한다. 피부병변과 용혈성 빈혈에 의한 hydrops fetalis, 치아와 뼈의 변화, 각막의 상처, 기저귀가 갈색이거나 붉은색으로 물든다.

4) 진단 및 검사 소견

PCT는 소변에서 uroporphyrin과 hepatoporphyrin 대변에서 isocoproporphyrin이 증가한다. CEP는 혈장과 소변에서 uroporphyrin I과 coproporphyrin I이 증가한다. 대변에서도 coproporphyrin I이 증가한다. 그러나 prorphyrin 전구물질들은 증가하지 않는다. 특정 효소의 분석과 유전자 분석으로 확진할 수 있다.

5) 치료 및 관리

햇빛을 피하는 것이 최상의 치료이고 자외선 차단제, 큰 모자 등을 사용하여 햇빛을 차단하려고 노력한다. 음주, 흡연, 증상유발 약물이나 호르몬투여를 피한다. PCT의 경우 chloroquine을 125 mg을 주2회 복용한다. 철분이 축적되면 phlebotomy를 시행한다. CEP의 경우는 수혈과 hydroxyurea로 조혈과 porphyrin 합성을 억제하거나 골수이식을 시행한다.

3 자외선에 민감한 급성 통증의 피부 병변을 동반하는 포르피리아 (Porphyria with acute painful photosensitivity)

1) 원인 및 유전적 이상

Heme 합성의 마지막 단계로 8번째 효소인 ferrochelatase 결핍에 의한 erythropoeitic protoporphyria가 흔한 원인 중 하나이고 이는 *FECH* 유전자 돌연변이에 의해 발생한다. 상염색체 우성의 유전방식을 취한다. 드물게 ferrochelatase 결핍 없이 *ALAS2* 유전자의 기능증가 돌연변이에 의해서도 발생하는데, 이는 성염색체 열성유전방식을 취한다.

2) 발병빈도

Erythropoietic protoporphyria는 3번째로 흔한 포르피리아이고 소아에 가장 흔한 포르피리아이다.

3) 생화학적 병태생리

Ferrochelatase 결핍은 골수, 적혈구, 혈장, 담즙, 대변에 protoporphyrin이 축적되거나 증가한다. 이 효소는 골수망상적혈구에서 protopoprhyrin 대사의 중요한 rate-limiting 효소로 작용하여 protoporphyrin 증가는 대부분 골수에서 발생한다. 일부는 적혈구, 간에서 발생한다. 축적되는 과량의 protoporphyrin은 혈장으로 운반되어 담즙과 대변으로 배설된다. 이들은 대부분 아연이온이 결합되지 않은 유리 protoporphyrin이다. Ferrochelatase는 zinc- protoporphyrin 합성에도 관여한다. 담즙으로 배설된 protoporphyrin은 장간순환(enteroheptaic circulation)으로 흡수되어 담즙정체를 유발하거나 간독성을 나타낸다. 또한 골수에서 유래된 protoporphyrin이 간에 축적되며 간기능 부전에 이르게 된다.

4) 임상 증상

피부 증상은 소아기부터 나타나는데, 햇빛에 노출된 피부가 가렵고, 아프고, 빨개지며 부풀어 오르기도 한다. 피부의 태선화(lichenification)가 생긴다. 다른 포르피리아에서와는 달리 물집, 상처, 과발모 등은 심하지 않다. 경한 빈혈이 있는데 microcytic hypochromic하다. 담석이 동반되기도 한다. 일부 환자(증례환자)에게는 프로토포르피리아 간병증(protoporphyric hepatopathy)으로 간경화가 발생하며 간기능부전 시에는 간이식을 필요로 한다. 운동신경장애가 드물게 동반되기도 한다.

5) 진단 및 검사 소견

적혈구의 total protoporphyrin을 측정하는 것이 가장 민감한 선별검사이다. 이후 유리 protoporphyrin의 분획을 측정한다. 유리형이 증가한다. 혈장의 porphyrin 농도가 모든 예에서 증가한다. 특히 혈장의 증가된 protoporphyrin은 자외선에 예민하다. 대변의 protoporphyrin이 증가하나 간기능이 정상이라면 소변의 porphyrin 배설은 정상이다.

6) 치료 및 관리

자외선에 민감함으로 자외선을 피한다. 경구용 β-carotene이나 cysteine이 활성산소를 제거하는 데 도움이 될 수 있다. 피부의 착색을 촉진시킴으로써 자외선 관용도를 항진시키는 요법들을 개발 중이다. 콜레스티라민을 사용하여 장간순환으로 재흡수되는 protoporphyrin양을 감소시키려고 시도할 수 있다. 철분 결핍을 적극 치료한다. 약제, 특히 내분비 약제에 주의해야 한다. 비타민 D, 칼슘복용, 간염예방접종을 권한다. 간기능장애가 있을 때 수혈, hemin 투여 등으로 적혈구와 간에서 생성되는 protophorphyrin을 억제하고 혈장교환, cholestyramine, ursodeoxycholic acid, 비타민 E를 투여한다. 간기능부전 시에는 간이식을 고려해볼 수 있으나 다시 간기능 악화가 재발할 수 있음으로 젊은 환자에게는 이차적인 조혈모세포 이식이 필요하다.

7) 예후

삶의 질이 문제가 된다. 간기능 부전이 동반된 경우는 예후가 좋지 않다.

참고문헌

1. Holme SA, Anstey AV, Finlay AY, et al. Erythropoietic protoporphyria in the U.K. : clinical features and effect on quality of life. Br J Dermatol 2006; 155: 574~81.
2. Rand EB, Bunin N, Cochran W, et al. Sequential liver and bone marrow transplantation for treatment of erythropoietic protoporphyria Pediatr 2006; 118: e1896~9.
3. Park PJ, Hwang S, Choi YI, et al. Liver transplantation for acute-on-chronic liver failure from erythropoietic protoporphyria. Clin Mol Hepatol 2012; 18: 411~5.

증례 11-2

간이식을 필요로 했던 Erythropoietic protoporphyria 환자

1. 내원 동기가 된 주 증상(주소)

광과민증(photosensitivity)

2. 발병 시 연령/성별

31세/남자

3. 가족력

환자의 어머니와 외가 식구들(이모, 외삼촌)이 광과민성(photosensitivity)이 있다고 하였다. 모계를 통한 상염색체 우성 유전을 시사하였다.

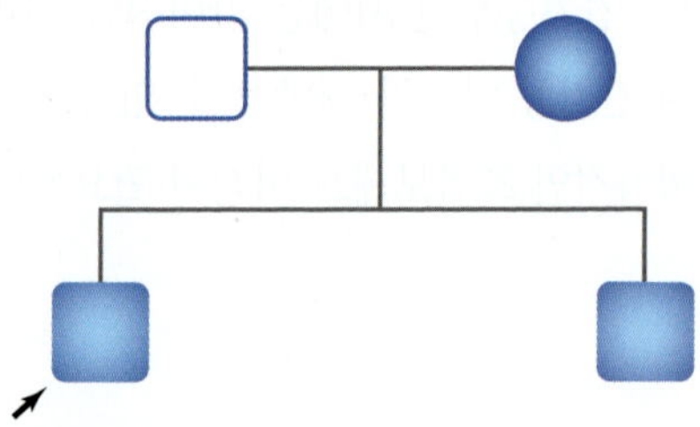

4. 병력 및 임상 증상

어릴 때부터 광과민성으로 피부과를 다닌 적이 있다. 29세경 타 병원에서 피부 및 조직검사 후 porphyria와 간경변증이 있다고 들었다. Hydroxyurea, ursodeoxycholic acid를 복용하였으나 호전되지 않았고, 31세경 피로감과 복부 팽만이 심해졌다. 손발에 피부 병변은 없으나 지속적으로 화끈거리는 느낌을 호소하였다.

5. 진찰 소견

얼굴색이 아주 검은 청동색이었다. 간은 크게 만져지지 않았으나 좌측늑골하연으로 비장이 크게 만져졌다. 복부는 팽만되었으며 복수가 의심되었다. 하지부종이 있었다.

6. 검사 소견

(1) 생화학적 검사

혈색소 8.1 g/dL, 적혈구 용적률 25%, 혈소판 72,000/mm^3, AST/ALT 346/125 IU/L, 포도당 88 mg/dL, 칼슘 8.3 mg/dL, 총/직접빌리루빈 11.1/6.3 mg/dL, alkaline phosphatase 220 IU/L, gamma-glutamyltransferase 303 IU/L(8~61)이었다. 혈액응고 검사에서 PT/aPTT 18.3(1.71 INR)/36.3 sec였다. 총단백은 4.3 gm/dL, 알부민 1.8 gm/dL, total porphyrin, coproporphyrin, uroporphyrin은 모두 양성이었다.

(2) 분자유전학 검사

FECH 유전자의 염기서열 분석 결과 c.386del(p.Gly129Aspfs*16) 돌연변이의 이형접합체 환자로 확인되었다.

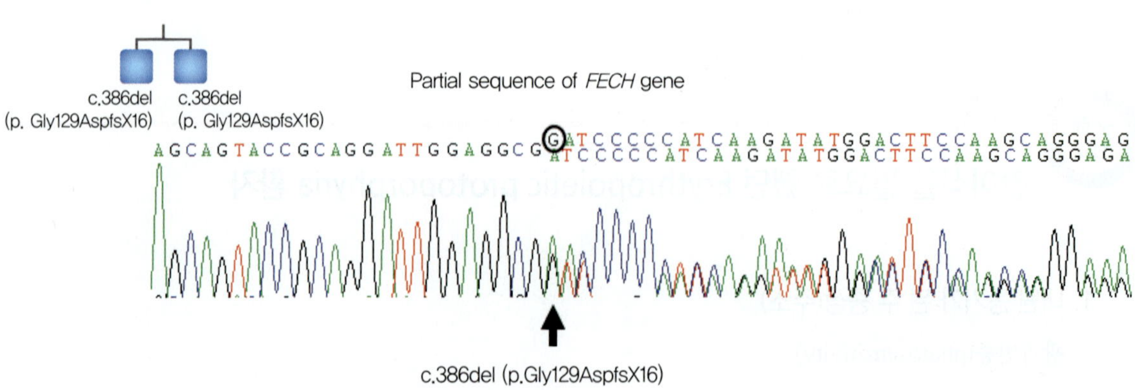

(3) 영상 소견

위내시경에서는 중부 식도에서 위식도 접합부까지 nodular venous distention이 관찰되며 하부식도에서 식도 정맥류가 관찰되었다.

(4) 조직검사

타 병원에서 시행한 간 조직검사에서 어두운 갈색의 색소와 담즙 색소가 미만성으로 침착되어 있었으며 간세포의 변성과 격막의 섬유화를 보여 erythropoetic protoporphyria를 시사하는 소견이었다.

피부 조직검사에서는 피하에 중성구가 침착된 수포성 피부염 소견을 보였다. 골수검사에서는 저세포성 골수를 보여 간 질환에 의한 빈혈을 시사하였다.

7. 치료경과

(1) 간경변증이 호전되지 않아 간 이식을 하기로 하였으며 이후 반복적인 간성 혼수가 발생하였다. 2차례에 걸쳐 내시경적 식도정맥류 결찰술을 받았다. 총빌리루빈 25.4 mg/dL, 알부민 2.2 g/dL, creatinine 2.5 mg/dL, prothrombin time 2.71 INR로 간 부전과 간-신장 증후군(hepatorenal syndrome)으로 진행되어 만 32세경 뇌사자로부터 간이식 수술을 받았다. 수술시 간은 검은 갈녹색이었으며 간경변 결절(cirrhotic nodule)이 나수 발견되었다.

광학현미경에서는 재생성 간괴사(regenerative submassive hepatic necrosis)와 검은 색소 침착과 함께 심한 담즙 정체를 보였다. 유극 현미경(polarized microscopy)에서는 이들 색소 침착이 몰타 십자가 양상(Maltese cross pattern)의 노란색과 빨간색의 복굴절되는 패턴을 보였다.

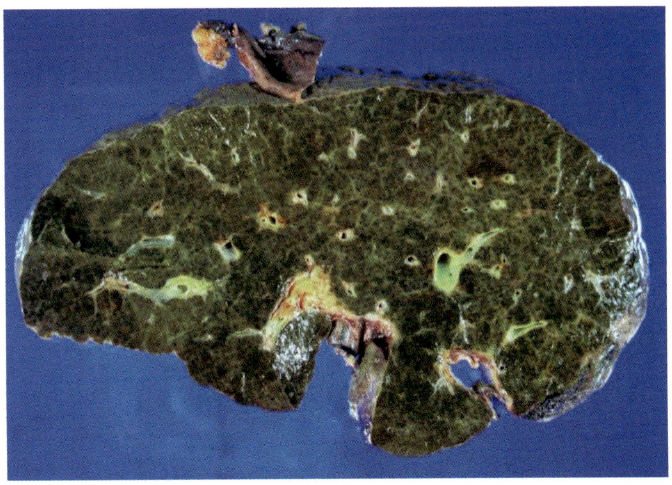

그림 11-2 간 경변과 색소 침착을 동반한 간 조직 소견

간 이식 후 의식이 서서히 회복되었으나 수술 18일째 기관 절개를 하여 인공호흡을 하였고 42일째 인공호흡기를 제거하였다. 수술 후 2개월간 신장 기능이 회복될 때까지 혈액 투석을 지속하였다. 수술 후 3개월째 재활 치료를 하면서 걸을 수 있게 되었고 24개월 째 합병증 없이 잘 지내고 있다.

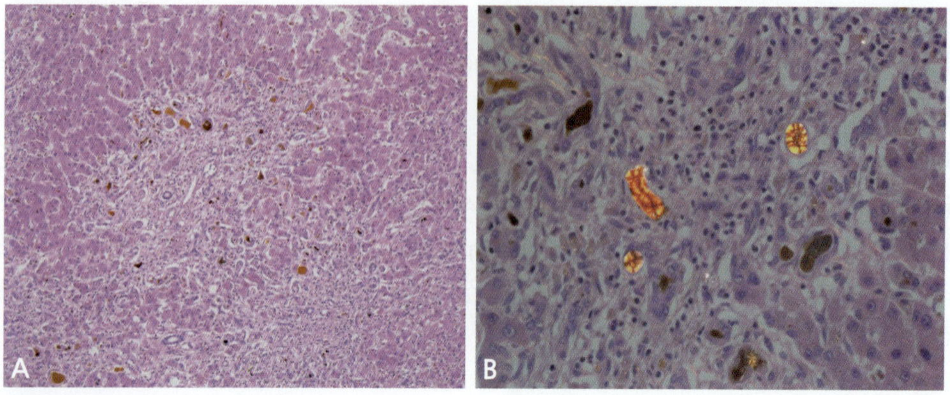

그림 11-3 절제한 간의 광학현미경 소견(A) 및 유극현미경 소견(B)

8. 요약

광과민증이 소아기에 시작되며 일부에서 protoporphyrin이 간에 축적되어 간경변, 전격성 간부전으로 진행하기도 한다. 간, 비장의 비대, 복수, 황달, 간성 혼수, 신경병증을 동반하며 호흡부전, 식도 정맥류의 출혈 등이 발생하기도 한다.

CHAPTER 12

미네랄대사장애

CONTENTS

1 윌슨병(Wilson disease)

1) 원인

윌슨병은 ATP7B 단백의 기능 장애에 의하며 간에서 담즙으로의 구리 이송에 결함이 발생한다. 따라서 처음에는 구리가 간에 침착되다가 점진적으로 뇌, 신장, 각막 등 다른 장기에 침착되는 질환이다. 담즙으로의 구리 배출이 원활하지 않기 때문에 이차적으로 소변으로의 구리 배출이 증가하게 된다. 가장 주된 임상 양상은 간과 신경 증상이다.

2) 유전적 이상

상염색체 열성으로 유전되는데, 원인이 되는 유전자는 *ATP7B*로 멘케스병에서와 같이 P-type ATPase가 이 유전자의 산물이다. *ATP7B* 유전자는 주로 간과 신장에서 발현되며 뇌와 폐, 태반에서도 일부 발현된다. 유전자는 염색체 13q14 부위에 위치한다. 현재까지 320여 종 이상의 돌연변이가 밝혀져 있으며 p.His1069Gln(p.H1069Q) 돌연변이는 유럽인에서, p.Arg778Leu(p.R778L) 돌연변이는 아시아인에서 대표적으로 발견된다. 대부분의 환자가 복합 이형접합자이기 때문에 임상형과 유전자형 간의 상관관계를 밝히기가 쉽지 않으나, p.H1069Q 돌연변이는 20대에 주로 신경학적 증상으로 발현되는 경우가 흔하다고 알려져 있다. 한국인의 경우는 p.Arg778Leu(36.5%), p.Ala874Val(9.9%), p.Asn1270Ser(8.0%), p.Lys838SerfsX35(4.2%), p.Leu1083Phe(4.0%)의 다섯 가지 돌연변이가 전체의 63%를 차지한다.

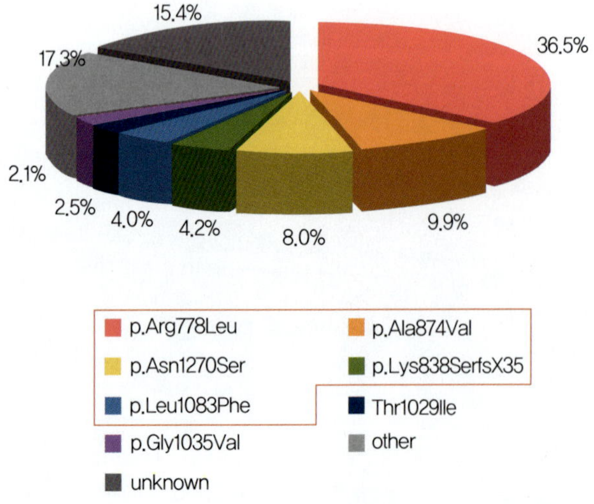

그림 12-1 한국인 윌슨병 환자의 *ATP7B* 유전자 돌연변이 스펙트럼

3) 발병 빈도

전 세계적으로 3만 5천 명에서 10만 명당 한 명의 빈도로 출생한다. 우리나라의 경우는 약 1/30,000 빈도로 추산된다. 우리나라에서 흔한 유전성 대사질환의 하나이다. 현재 약 800여 명의 환자가 진단되어 생존해 있다.

4) 생화학적 병태생리

인체는 체중 kg당 1.4~2.1 mg의 구리를 보유하고 있다. 정상 성인의 경우 하루 적정 섭취량은 2 mg이다. 구리는 장에서 흡수되어 간으로 이동한다. 윌슨병은 간에서 담즙으로 구리를 배출시키는 기능과 ceruloplasmin에 구리를 포함시키는 기능에 문제가 생기는 질환으로 처리되지 못한 구리는 간, 뇌, 신장, 각막에 침착하게 된다. 구리가 간에서 담즙으로 배출되고 ceruloplasmin에 결합되어 혈장으로 분비되는 것이 우리 몸에서 구리를 배설하는 가장 중요한 두가지 경로이다.

간세포의 세포질에 구리가 침착되면 세포의 괴사가 초래되고 구리가 혈중으로 누출되고, 과도한 구리의 누출로 뇌 특히 기저핵과 각막의 가장자리 등에 구리가 침착된다. 정상에서는 혈중 구리의 약 95%가 ceruloplasmin과 결합되어 있는데, 윌슨병에서는 높은 구리 농도 자체가 apoceruloplasmin의 합성에 영향을 미치는 것 때문이 아니라 apoceruloplasmin의 반감기가 4~5일에서 4~5시간으로 단축되기 때문에 혈중 ceruloplasmin 농도가 낮게 된다. 따라서 간세포 내부의 구리는 배출되지 못하고 활성산소에 의한 손상을 초래한다고 여겨진다.

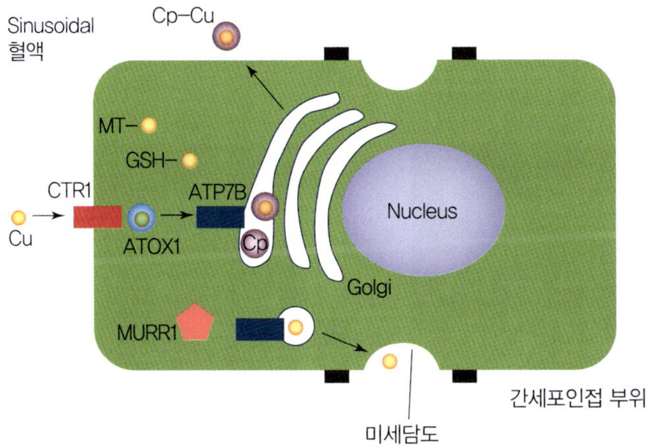

그림 12-2 간에서의 구리대사 경로(Adapted from Lancet 2007; 369: 397~408)
(Cu=copper, CTR1=copper transporter 1, MT=metallothioneins, GSH=glutathione, Cp=ceruloplasmin)

5) 임상 증상

간증상이 소아기에 나타나는 가장 흔한 증상이며, 성인에서는 주로 신경 혹은 정신과적 증상이 첫 증상으로 나타나게 된다. 약 40~50%의 환자는 간 증상으로 진단되고, 35~50%의 환자는 신경증상으로 진단된다. 간증상은 다양한데, 대부분 8세에서 20세 사이에 간효소 수치의 증가 등으로 증상이 나타나기 시작한다.

만성 간질환 및 간경변증으로 진행하기도 하고 급성 전격성 간염의 형태로 나타나기도 한다. 신경증상은 파킨슨병에서 볼 수 있는 강직성과 구음장애, 진전, 얼굴의 운동이상증 등이 대표적이다.

정신분열증, 조증, 심한 감정의 기복, 인격의 변화 등 정신과적 증상도 흔하다. 신경증상은 서서히 진행하는 만성 간질환이 있는 경우에 진단이 늦어져서 더 흔히 동반된다.

눈의 증상은 Kayser-Fleischer 환이 대표적인데 각막

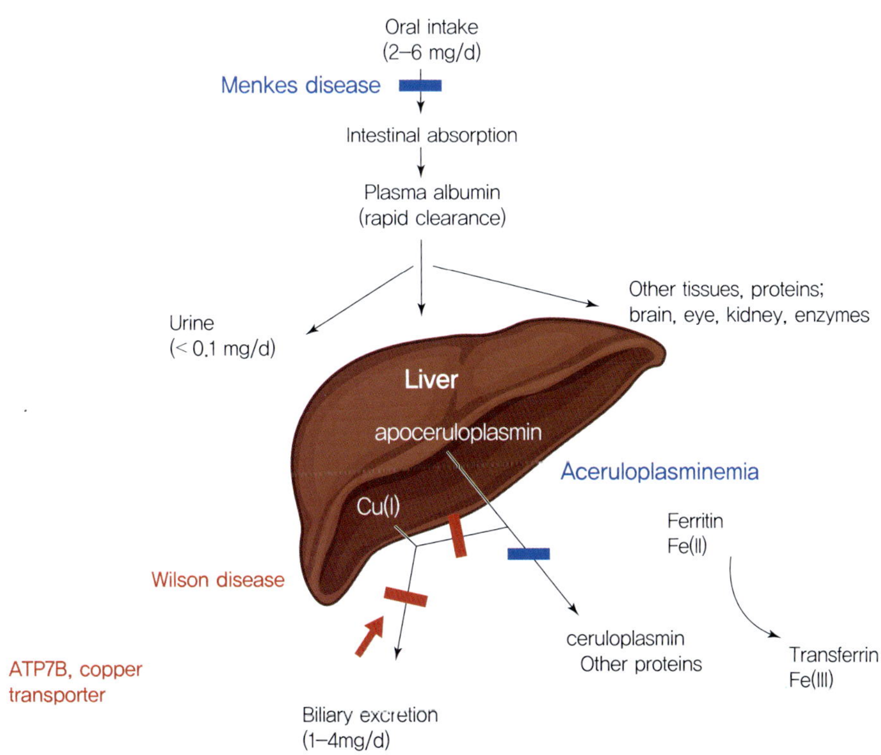

그림 12-3 인체내 구리대사와 유전적 구리대사장애 질환(Adapted from Cox DW. Am J Hum Genet 1995; 56: 828-34.)

- Hyperintensity in lentiform nuclei and mesencephalic regions on T_1 are most common initial MRI abnormality.
- T_2 hyperintensity is also seen typically involving basal ganglia; putamen, globus pallidus, caudate nucleus, ventrolateral aspect of thalamus.
- There may be T_2 hyperintensity in the outer rim of the deep gray matter, and/or T_1 hyperintensity.

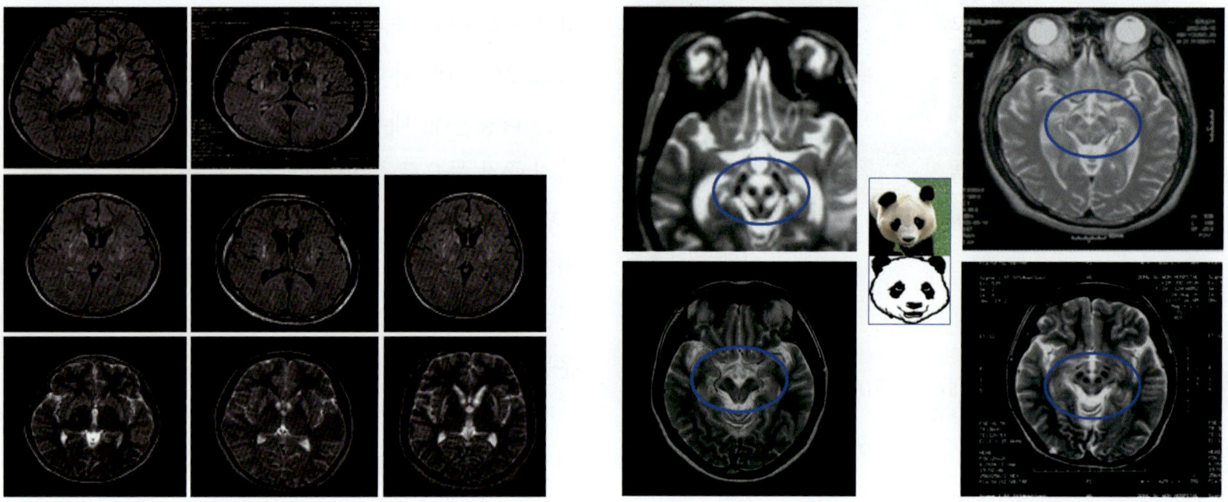

The appearance of the midbrain : "Panda face" sign

- The red nucleus and substantia nigra are surrounded by high T_2 signal
- A combination of high signal intensity in the tegmentum, normal signals in the red nuclei and pars reticulata of the substantia nigra, and hypointensity of the superior coliiculi

그림 12-4 윌슨병 환자의 뇌 MRI 소견(Adapted from www.eurorad.org)

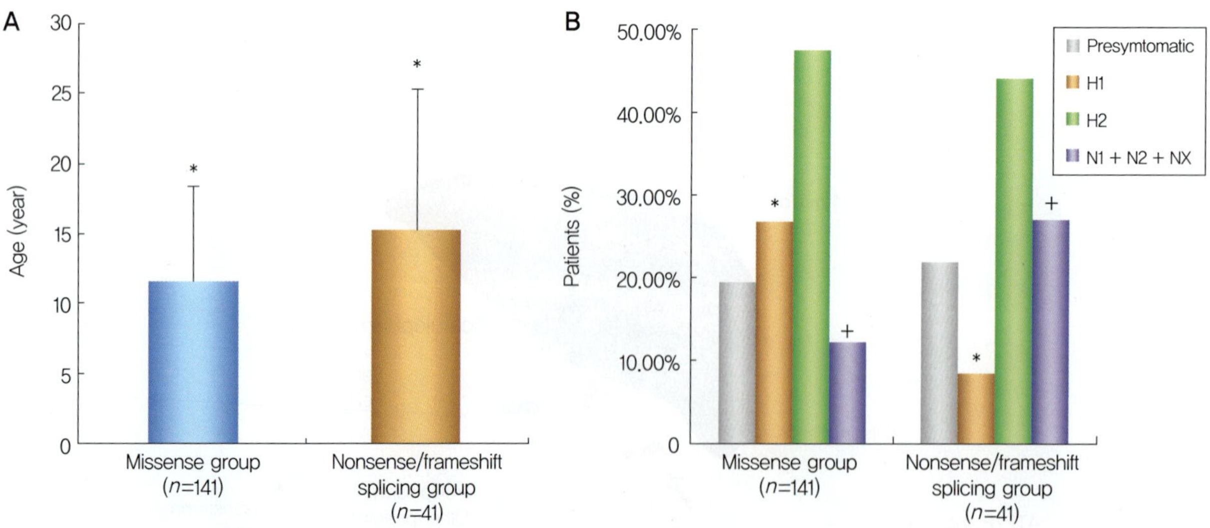

그림 12-5 유전자형과 표현형과의 연관성 서울아산병원 의학유전학센터.(Liver Int. 2011; 31(6): 833~41)
hepatic-acute(H1) or hepatic-chronic(H2), or neurological associated with liver disease(N1), neurological not associated with liver disease(N2) or neurological with unknown liver disease association(Nx).

의 가장자리에 생기는 노랗거나 갈색의 환으로 세극 등 현미경 검사에서 잘 보이며, 신경증상이 있는 거의 대부분의 환자에서 볼 수 있다. 혈중에 구리 농도가 높아지면 급성 용혈성 빈혈을 초래할 수 있으며 반복되면 담석이 생길 수 있다. 신장도 약 반수의 환자에서 침범하는데 미세 혈뇨, 아미노산뇨, 인산뇨 등도 보일 수 있고, 드물게는 관절염과 심근염, 골다공증을 유발하기도 한다.

6) 진단 및 검사 소견

진단은 간 및 신경 증상과 Kayser-Fleischer 환의 존재, 낮은 ceruloplasmin 농도, 높은 소변 구리 배출량 등을 종합하여 내리게 되며, 95%의 환자에게서 ceruloplasmin의 농도가 10~20 mg/dL 이하이나 활동성 간염을 앓고 있거나 피임약을 복용하고 있는 여성의 경우에는 정상일 수 있다.

혈중 총 구리의 농도는 정상이거나 낮으며(대개 <75

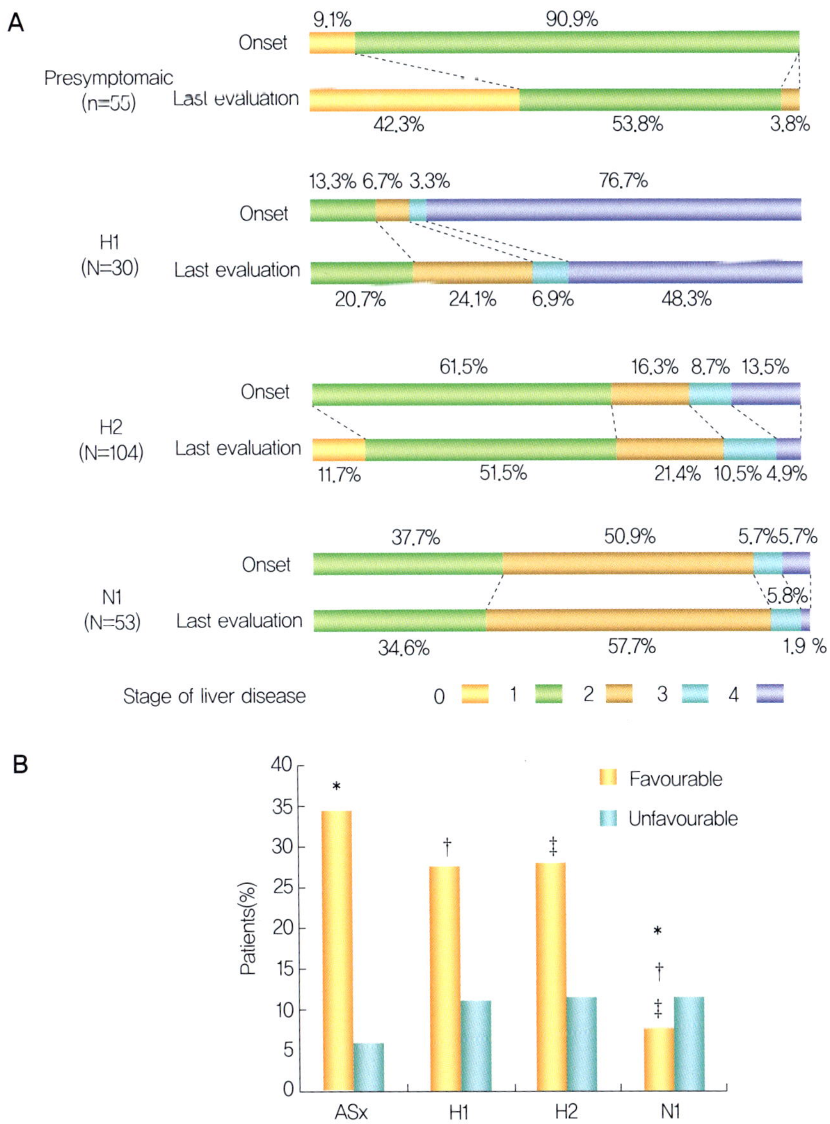

그림 12-6 윌슨병의 자연경과(서울아산병원 의학유전학센터. Liver Int. 2011; 31(6): 833~41)

표 12-1. Ferenci Scoring System에 따른 윌슨병의 진단

Symptoms & Signs	Points ≥ 4 : highly diagnostic, 2-3 : probable, 0-1 : unlikely		
K-F ring	Present (2)	Absent (0)	
Neuropsychiatric Symptoms Suggestive of WD	Yes (2)	No (0)	
Coombs negative hemolytic anemia	Yes (1)	No (0)	
24hrs urine copper excretion	Normal (0)	1-2× ULN (1)	>×2 ULN or normal, but >×5 after challenge with 2×0.5 g D-enicillamine (2)
Quantitation of liver copper	Normal (-1) (<50 ug/g dry wt.)	<×5 ULN (1)	>×5 ULN (2)
Rhodanine (+) hepatocytes	Present (1)	Absent (1)	
Serum ceruloplasmin	Normal (0)	10-20 mg/dL (1)	<10 mg/dL (2)
ATP7B mutation analysis	No mutation detected (0)	One allele identified (1)	Both mutant alleles identified (4)

8th international meeting of WD & MKD, Leipzig 2002, Liver Int 2003;23;141, ULN: upper limit of normal

표 12-2. 임상형에 따른 진단시 검사소견 (서울아산병원 의학유전학센터. Liver Int. 2011;31(6): 833-41.

	발현 임상형					
	Hepatic(n=134)		Neurological(n=55)			Presymptomatic (n=55)
	H1(n=30)	H2(n=104)	N1(n=53)	N2(n=1)	NX(n=1)	
진단시 연령(year)	14.4±6.4 (5.6~37.4)	15.7±11.2 (1.0~48.6)a	19.7±8.4 (6.6~44.5)b	14.7	19.1	8.8±7.2 (1.2~37.5)a,b
혈청 ceruloplasmin 농도(mg/dl)	3.4±3.6 (1.1~26.8)	6.4±4.4 (0.5~14.2)	3.5±2.8 (1.6~18.9)	2.2	2.2	2.7±1.4 (0.5~7.6)
소변구리배설량(μg/day)	336.7±366.5 (81.0~1923.0)	1928.1±1844.8 (121.0~6850.0)	512.0±626.6 (81.0~3503.0)	544.0	708.9	545.0±489.0 (91.0~2183.0)
Kayser-Fleischer rings (%)	91.7	48.2	93.5	(+)	(+)	11.9

[a,b] $p<0.05$

ug/dL), 24시간 동안의 소변에 배출되는 구리의 양은 100 ug 이상이다. 소아나 증상이 없는 환자는 정상일 수 있어서 D-penicillamine 경구 투여 후에 소변을 재수집하는 방법이 진단에 도움이 될 수 있다. 이외에도 신장의 침범으로 인한 고칼슘뇨증과 이차적인 판코니 증후군, 용혈성 빈혈, 간효소 수치의 상승이 있을 수 있다.

생화학적 검사 소견이 애매한 경우는 간 조직의 구리 정량분석이나 *ATP7B* 유전자 분석이 진단에 도움이 된다. 그러나 환자의 경우에도 유전자 검사 소견상 돌연변이가 발견되는 빈도는 약 85% 정도이다.

7) 치료 및 관리

1956년에 D-penicillamine이 처음으로 치료에 도입되었고 소변으로의 구리 배출이 현저히 증가하는 효과가 있으나 간에 침착된 구리의 제거가 용이하지 않고, 발진, 열, 두드러기, 림프절병증, 백혈구 감소증, 혈소판 감소증, 단백뇨, 신증후군, 홍반성 낭창, 재생불량성 빈혈, 심한 관절염, 결체조직의 이완성, 초기 신경증상의 악화 등의 부작용이 약 30% 이상의 환자에서 발견되어 신경증상이 심한 환자, 소아 및 증상이 없는 환자의 초기 치료법으로는 권장되지 않는다.

용량은 소아의 경우 25 mg/kg/일이고 3~4회 분복 복용한다. 성인의 경우 1~1.5 gm/일의 용량이나 0.5~1.0 gm/일까지 감량도 가능하다. 피리독신 25 mg/일을 함께 처방해야 한다. 트리엔틴(Trientine, Triethylene tetraminehydrochloride) 또한 구리의 킬레이트 약제이나 부작용이 적다. 용량은 penicillamine과 거의 동일하나 조금 많은 용량이 필요한 경우가 많다. 약 4~6개월에 걸쳐 급성구리독성이 제거되고 소변 구리배설량이

표 12-3. 윌슨병의 약물 치료

약물	용량	고려할 사항	부작용	복용순응도감시
D-Penicillamine	• Adult : 750-1,500 mg/d • Children : 20 mg/kg/d • Adminstration in 3 doses	• Administration 1hr before or 3 hr after meal • Slow dose increase during initiation of Tx(to avoid neurologic worsening) • Off therapy for 2-3 months prior to surgery	• Nephritic syndrome • Skin lesion • Lupus like reaction • Serous retinitis • Hepatotoxicity • Leukotoxicity, thrombocytopenla • Loss of taste • Myasthenia like syndrome • Hepatic iron overload	• Urinary copper excretion 200-500 ug/24hr(at beginning > 1000) • Free copper 5~15 ug/dL(total copper-ceruloplamin×3.15) • Normalization of urinary copper excretion 2 day after stopping Tx
Trientine	• Adult : 900~2,700 mg/d(maintenance 900~1,500) • Children : 20 mg/kg/d • Adminstration in 2~3 doses	• Administration 1hr before or 3 hr after meal • Tx with iron should be avoided	• Gastritis • Sideroblastic anemia • Lupus like reactions • Loss of taste	• The same as above • Kept in refrigerator • No co-administration with iron
Zinc salts	• Adult : 150 mg of elemental zinc/d • Children(<50 kg) : 75 mg/d • Adminstration in 3 doses	• Administration > 30 min before meals	• Gastritis • Biochemical pancreatitis • Immunosuppression • Bone marrow depression	• Copper urinary excretion < 75 hg/24hr • Serum free copper 5-15 ug/dL(>12 mo of Tx)

<150 ug/일로 유지되면 감량하여 유지요법을 시행할 수 있다. 경구 아연제제(zinc acetate)는 위장관 세포의 metallothionein 발현을 증가시켜 음식에서 섭취된 장관 내의 구리와 결합되어 대변으로 배설시킨다. 속쓰림, 철 결핍성 빈혈 이외에 부작용이 거의 없는 안전한 약제이나 급성기의 치료에는 권장되지 않는다.

성인에 대한 권장량은 1일 3회 50 mg이다. 10세 어린이, 고령자 또는 임산부에서 1일 3회 25 mg도 효과가 있으므로 환자가 치료에 대하여 순응을 잘하면 1일 3회 25 mg을 투여하는 것도 권장할 수 있다. 임신 중 구리가 지나치게 결핍되어도 태아 뇌형성에 영향을 줄 수 있음으로 과도한 구리결핍은 피해야 한다. 관찰 결과 만일 조절 정도가 적어지면 용량을 1일 3회 50 mg까지 증량할 수 있다. Non-ceruloplasmin 혈장 구리 농도가 25 ug/dL 미만이면 유지요법을 한다. 정신과적 증상과 많은 신경 증상들은 치료에 잘 반응하지만 만성 간질환으로 이미 진행된 경우나 급성 전격성 간염의 경우에는 간 이식이 최후의 치료법이다.

8) 예후

대개 치료 시작 후 5～6개월에 증세의 호전이 보이고 24개월 정도까지 호전이 지속되며, 치료 24개월경에도 남아 있는 경우에는 영구적으로 남을 가능성이 크다.

참고문헌

1. Brewer GJ, Askari FK. Wilson's disease : clinical management and therapy. J Hepatol 2005; 42: S13～21.
2. Lee BH, Kim JH, Lee SY, et al. Distinct clinical courses according to presenting phenotypes and their correlations to ATP7B mutations in a large Wilson's disease cohort. Liver Int 2011; 31(6): 833～41.
3. Ala A, Walker AP, Ashkan K, Dooley JS, et al. Wilson's disease. Lancet 2007; 369: 397～408.
4. Kitzberger R, Madl C, Ferenci P. Wilson disease. Metab Brain Dis 2005; 20: 295～312.
5. Brewer GJ, Askari FK. Wilson's disease : clinical management and therapy. Hepatol 2005; 42: S13～S21.
6. Park S, ParkJY, Kim GH, et al. Identification of novel ATP7B gene mutations and their functional roles in Korean patients with Wilson disease. Hum Mutat 2007; 28: 1108～13.
7. Kim GH, Yang JY, Park JY, et al. Estimation of Wilson's disease incidence and carrier frequency in the Korean population by screening ATP7B major mutations in newborn filter papers using the SYBR green intercalator method based on the amplification refractory mutation system. Genet Test 2008; 12: 395～9.
8. Lee IS, Koh YY, Moon HR. Clinical assessment on Wilson's disease. J Korean Pediatr Soc 1981; 24: 1165～72.
9. Kim JW, Myung HJ. A clinical study of 24 patients with Wilson's Disease. J Korean Neurol Assoc 1987; 5: 171～80.

증례 12-1

우연히 발견된 간기능 이상으로 진단된 무증상 윌슨병 환자

1. 내원의 동기가 된 주 증상

우연히 발견된 간 기능 이상

2. 임상 증상

10세 남자 환자로 내원 3개월 전 상복부 불편감 및 구토 증상으로 타 병원에서 시행한 검사에서 AST 38 IU/L, ALT 64 IU/L의 경도 상승을 보여 시행한 검사에서 세룰로플라스민 5 mg/dL로 감소, 24시간 소변 구리 배설량 157 μg으로 증가되어 있어 윌슨병으로 페니실라민 복용 중이던 환자로 본원에서 추적 관찰을 원해 내원하였다.

3. 진찰 소견

신체 검진에서 카이제르-플라이셔각막륜은 관찰되지 않았고 다른 특이소견도 보이지 않았고, 신경학적 검진에서도 이상 소견은 보이지 않았다.

4. 검사 소견

(1) 생화학적 검사

일반 혈액 검사에서 백혈구 5,900/mm^3, Hb 12.8 g/dL, 혈소판 291,000/mm^3, PT 93.6%, aPTT 38.6 sec, AST 76 IU/L, ALT 129 IU/L, 빌리루민 0.7 mg/dL, 세룰로플라스민은 1.9 mg/dL로 확인되었다. 페니실라민 복용 중으로 24시간 소변 구리 배설량은 1,069 μg로 많은 양의 구리가 소변으로 배출되고 있었다.

(2) 분자유전학 검사

ATP7B 유전자의 c.[2333G>T]; [2513del],(p.[Arg778Leu]; [Lys838Serfs*35])의 복합이형접합자로 확인되었다.

(3) 영상 검사

뇌 자기공명영상에서 특이소견 보이지 않았고 복부 초음파에서도 비장비대 혹은 간경변을 의심할 소견은 보이지 않았다.

5. 치료 경과

초기에 구리제한 식이(2 mg/day 미만)를 권장하였고 zinc acetate 25 mg bid를 처방하였다. 현재는 50 mg tid를 복용하고 있다. 진단 이후 약 15년간 외래에서 추적 관찰하고 있다. 현재 간기능 정상, 신경증상은 전혀 없고 눈의 KF-ring도 보이지 않았다.

증례 12-2

급성 전격성 간염으로 내원하여 간이식을 받았던 윌슨병 환자

1. 내원의 동기가 된 주 증상

내원 3일 전 발생한 복부 불편감 및 구토, 심한 황달

2. 임상 증상

11세 남자 환아로 다른 가족력은 없었다. 내원 약 2년 전 학교 검진에서 간수치가 100대 정도로 높다고 들어 내원 약 1년 전 타원에서 복부 CT를 시행하였으나 특이소견은 보이지 않아 간기능 검사만 시행하며 경과를 관찰하던 중 내원 약 한 달 전부터 지혈이 잘 되지 않고 내원 약 3일 전 복부 불편감 및 구토가 발생하여 타원에서 시행한 검사에서 혈액응고장애 및 황달이 확인되어 전격성 간염에 대한 추가적인 검사 및 치료를 위해 전원되었다.

3. 진찰 소견

맥박수 분당 105회, 호흡수 분당 34회, 체온 37.1 ℃, 혈압 109/67 mmHg로 확인되었다. 환아는 급성 병색을 보였고 전신 부종이 관찰되었다. 출혈반이나 점상출혈은 보이지 않았다. 심한 복부 팽만을 보였고 간 및 비장비대는 명확하지 않았다. 안과검진에서 카이저-플라이셔 고리가 확인되었다. 의식은 명료하였고 신경학적 이상도 관찰되지 않았다.

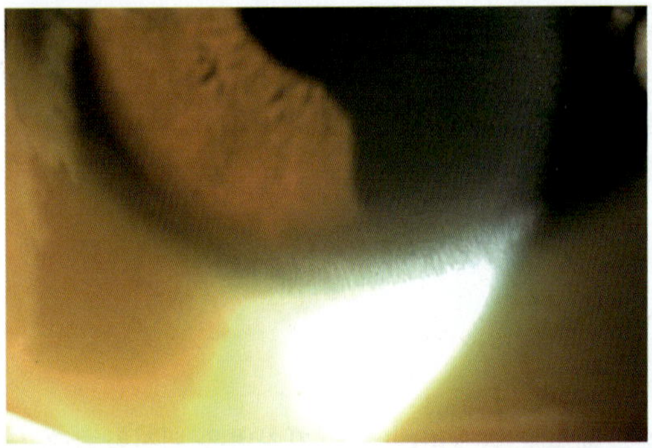

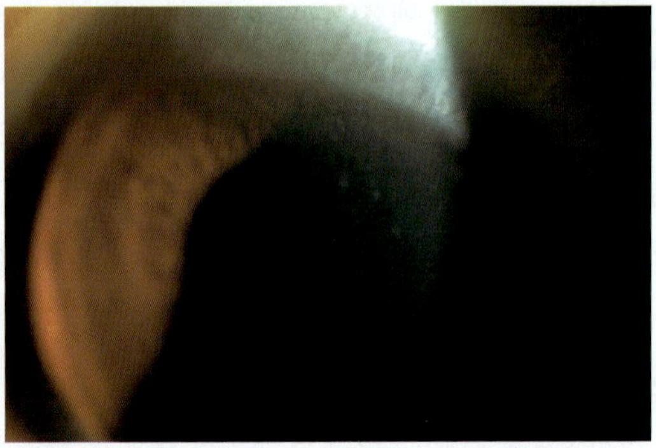

4. 검사 소견

(1) 생화학적 검사

일반 혈액 검사에서 백혈구 7,100/mm^3, Hb 9.3 g/dL, 혈소판 54,000/mm^3, PT 18.3%(INR 3.90), aPTT 74.1 sec, AST 93 IU/L, ALT 39 IU/L, 총 빌리루민 13.9 mg/dL, 직접빌리루빈 8.5 mg/dL로 확인되었다. 혈청 합토글로빈이 7.6 mg/dL 미만(참고치; 16~200)으로 감소되어 있었고, 혈청 헤모글로빈은 50.3 mg/dL(참고치; <5)으로 상승되어 용혈성 빈혈이 있었다. 혈청 세룰로플라즈민 5.8 mg/dL(참고치; 16.5~31.5), 혈중 구리 66.0 μg/dL(참고치; 70~130)으로 감소, 24시간 소변 구리배설량 1,936 μg으로 증가되어 있었다.

(2) 분자유전학 검사

ATP7B 유전자의 c.[2333G>T]; [2513del](p.[Arg778Leu]; [Lys838Serfs*35])로 확인되었다.

(3) 영상 검사

뇌 자기공명영상에서는 구리의 침착을 의심할 만한 소견은 보이지 않았다. 복부 전산화 단층촬영에서 간경변과 함께 비장비대를 보였고 식도정맥류를 포함한 간문맥압 항진과 연관된 변화가 확인되었다.

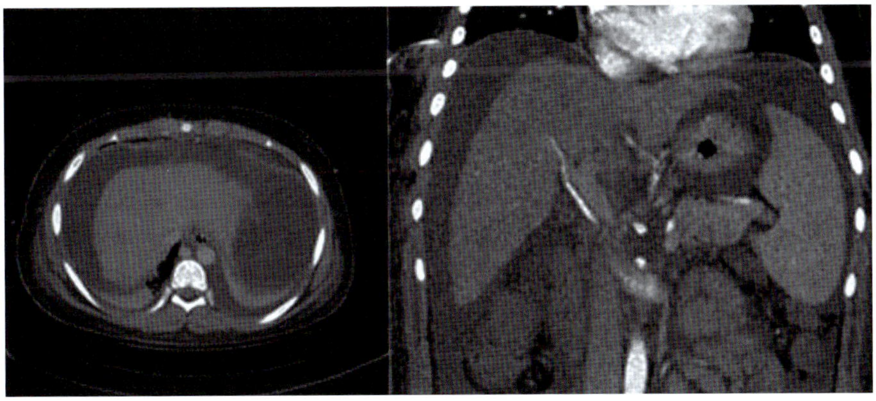

5. 치료 경과

보존적인 치료 중에도 간기능이 회복되지 않아 혈액응고 장애 지속 및 빌리루빈 상승을 보여 뇌사자 기능 간이식을 시행 받았다.

증례 12-3

상지의 멈추지 않는 진전으로 내원한 윌슨병 환자

1. 내원의 동기가 된 주 증상

멈추지 않는 오른손의 진전

2. 임상 증상

17세 남자 환자로 동생도 윌슨병으로 진단받았다. 출생 후 특이소견 없이 지내던 환아로 내원 약 5개월 전부터 오른손 떨림이 있었고 글씨가 점점 작아져 글씨 쓰기 힘든 증상이 발생하였고 내원 약 4개월 전부터 왼쪽 팔과 다리도 떨리는 증상이 발생하였다. 타원에서 진전에 대하여 검사 시행 후 윌슨병으로 진단받고 페니실라민을 복용하였으나 효과를 보이지 않고 점차 악화되는 양상으로 본원에서 추가 검사 및 치료를 원해 내원하였다.

3. 진찰 소견

신체검진에서 비장이 2횡지 정도 촉지되는 것 이외에 다른 특이소견은 보이지 않았다. 신경학적 검진에서 의식은 명료하였고 각막에 카이저-플라이셔 고리가 확인되었다. 발음은 정확하고 혀의 떨림은 관찰되지 않았다. 몸의 강직(rigidity)이나 서동(bradykinesia)은 보이지 않았다. 양손의 진전(flapping tremor)이 고진폭으로 관찰되었고 양팔과 양다리에서도 안정 시와 운동 시 떨림을 보였다. 기분변화나 성격변화 등은 관찰되지 않았다.

4. 검사 소견

(1) 생화학적 검사

일반 혈액 검사에서 백혈구 6,400/mm^3, Hb 14.9 g/dL, 혈소판 103,000/mm^3, PT 79.2%(INR 1.22), aPTT 38.8 sec, AST 22 IU/L, ALT 21 IU/L, 총 빌리루빈 1.0 mg/dL으로 확인되었다. 일반 소변 검사에서 이상소견은 보이지 않았다. 혈청 세룰로플라즈민 2.2 mg/dL 미만(참고치; 16.5~31.5), 혈중 구리 10.0 μg/dL(참고치; 70~130)으로 감소되었고 24시간 소변 구리배설량 534 μg으로 증가되었다.

(2) 분자유전학 검사

ATP7B 유전자에서 [p.L1083F]+[p.N1270S]의 복합이형접합자로 확인되었다.

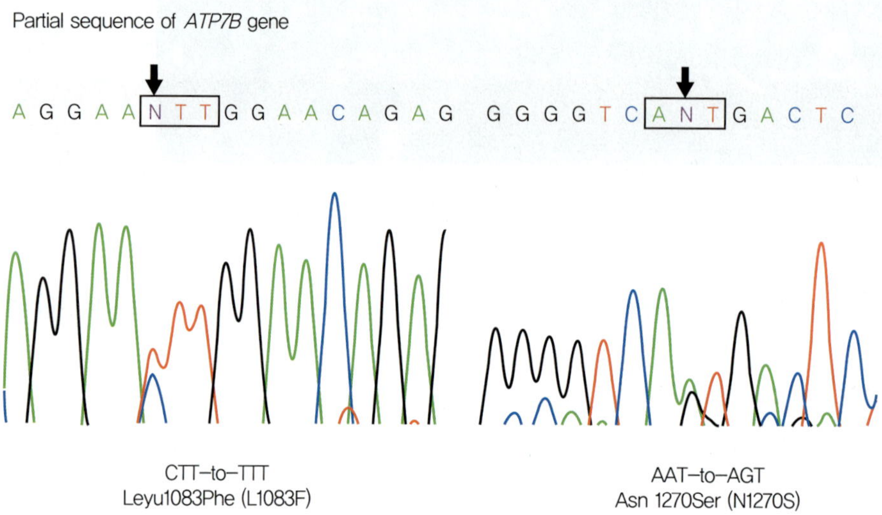

(3) 영상 검사

간 초음파 검사에서 간경변성 결절 및 비장비대가 확인되었다.

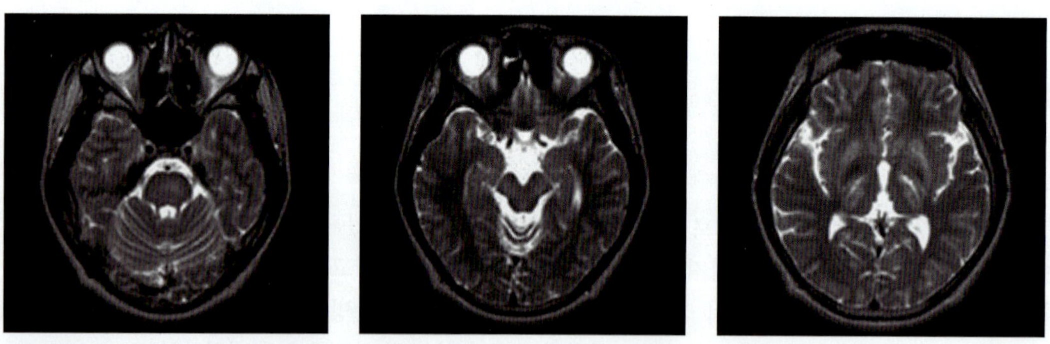

그림 12-7 뇌 자기공명영상. 뇌교, 중뇌, 속섬유막의 뒤쪽 부위(posterior limb of internal capsule)에 T2 증강 영상에서 신호강도 증가를 보인다.

5. 치료 경과

윌슨병에 대한 치료로 trientine 500 mg 하루 3회와 함께 진전 증상의 조절을 위해 trihexine 4 mg 하루 3번, rivotril, propranolol의 투여를 시작하였다.

약물을 복용하면서 신경학적 증상은 점차 호전을 보여 약물 복용 3년째부터는 진전에 대한 약물은 투여 중단하고 trientine만 복용하고 있다.

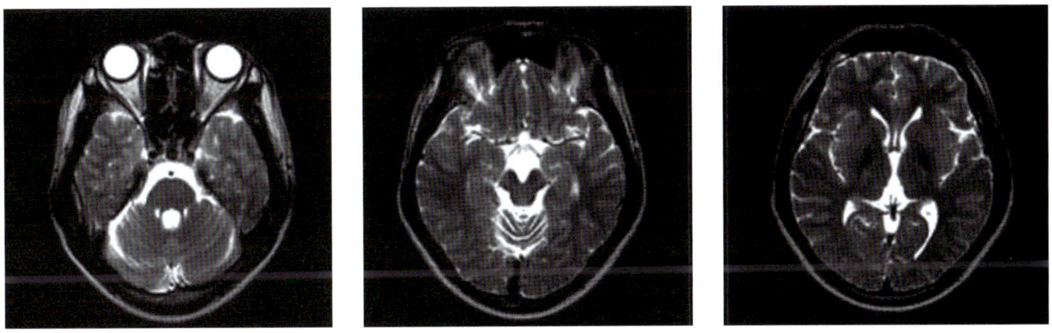

그림 12-8 치료 후 4년째 추적 관찰한 뇌 자기공명영상. 이전에 보이던 T2 T2 증강 영상에서 신호강도 증가를 보이던 부분의 호전을 확인할 수 있다.

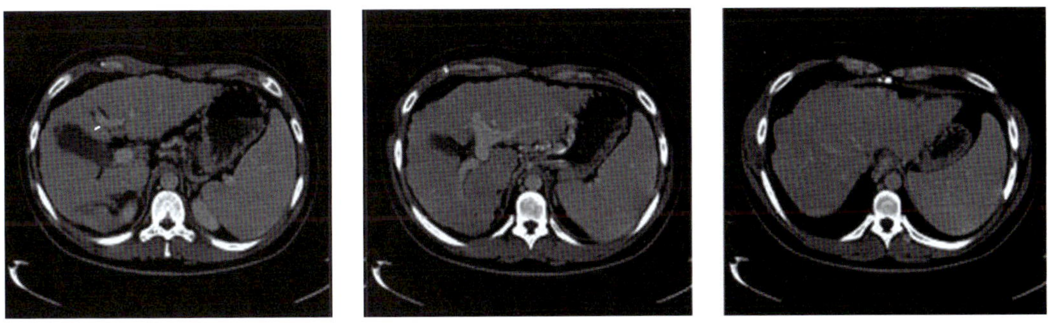

그림 12-9 치료 후 11년째 시행한 복부 전산화 단층촬영 영상. 간경변성 결절과 비장비대를 확인할 수 있다.

6. 요약

윌슨병은 구리가 담즙으로 배설되지 않아 간, 뇌, 신장, 눈 등에 구리가 침착됨으로써 발생하게 된다. 간기능 이상은 보통 5세 이후에 나타나며 경미한 간기능 이상에서부터 전격성 간염으로 나타나기도 한다. 신경 증상은 대개 15세 이후에 손떨림, 구음 장애 등이 나타날 수 있다. 혈청 세룰로플라스민의 감소와 24시간 소변 구리 배출의 증가, 카이저-플라이셔 고리를 확인하여 진단할 수 있다. 진단이 애매한 경우 간 조직의 구리함량, *ATP7B* 유전자 분석이 도움이 된다. 치료는 구리를 소변으로 배설시키는 페니실라민, 트리엔틴 등을 사용하거나, 장에서 구리의 흡수를 억제하는 아연을 사용할 수 있다.

2 멘케스병(Menkes disease)

1) 원인

멘케스병은 꼬인 머리카락병으로도 알려져 있으며, 구리 이송의 장애로 인해 퇴행성 신경병증이 생기는 성염색체 연관성 유전 질환이다. 1962년에 멘케스에 의해 처음으로 기술되었으며 1972년에 이 질병이 구리 대사의 장애에 의해 발생한다는 것이 밝혀졌다. 구리는 미량 원소로서 cytochrome C oxidase, superoxide dismutase, lysyl oxidase, tyrosinase, ascorbic acid oxidase, ceruloplsmin, dopamine β hydroxylase 등의 많은 효소 체계에 필수적인데, 구리가 결핍되어 이들 효소 체계의 기능에 장애가 생기면 멘케스병에서 볼 수 있는 여러 임상 증상들이 생기게 된다.

2) 유전적 이상

멘케스병과 원인 유전자는 *ATP7A* 유전자로 염색체 Xq13.3에 위치하며, 이 유전자의 산물은 1,500 아미노산으로 구성된 P형 adenosine triphosphatase (ATPase)이다. 멘케스병과 윌슨병의 원인 유전자는 55%의 아미노산이 동일하다. 이 두 병에서의 ATPase는 공통적인 생화학적 메커니즘을 이용하지만, 특별한 조직에서 발현의 차이를 보인다. 윌슨병 유전자인 *ATP7B*는 간에서 주로 발현되지만, 멘케스 유전자인 *ATP7A*는 간에서는 발현되지 않고 주로 태반, 위장관, 혈액-뇌 장벽에서 발현된다. 현재까지 130종 이상의 돌연변이가 밝혀져 있다. 대부분의 돌연변이는 가족마다 다른 "private mutation"이다. 돌연변이의 종류도 missense mutation보다는 nonsense, frame-shift, splicing mutation들이 흔하다.

3) 발병 빈도

전 세계적으로 5~25만 명당 한 명의 빈도로 발생하며, 일본에서는 백만 명당 약 5명의 남아가 이환되어 태어나는 것으로 보고되었다.

4) 생화학적 병태생리

멘케스병에서는 장 점막에서 구리를 흡수하지 못하기 때문에 혈중 구리의 농도는 낮아지며, 구리 이송의 결함에 의해 십이지장 세포, 신장, 췌장, 근육 및 태반 등에 역설적으로 구리가 침착된다. Cytochrome C oxidase의 기능 저하가 대부분의 신경학적 증상과 관련된다고 생각되며, lysyl oxidase 결핍은 멘케스병에서 볼 수 있는 결체조직과 혈관의 취약성과 연관된다.

Tyrosinase 결핍은 멜라닌 생합성 과정에 관련되므로 피부와 머리카락의 저색소증을 유발한다. Dopamine

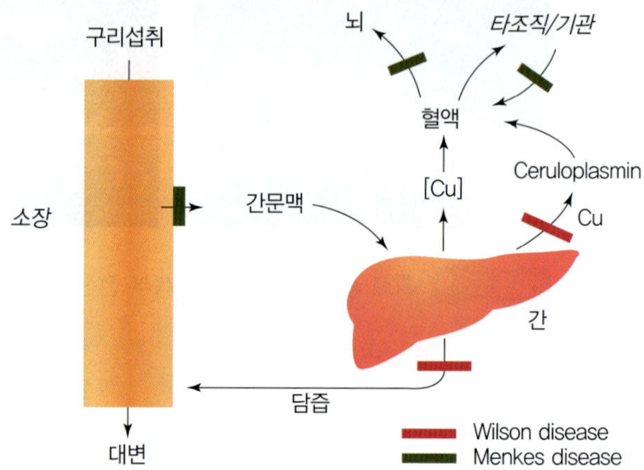

그림 12-10 Menke병과 윌슨병의 생화학적 병태생리

표 12-4. 한국인 멘케스병의 분자유전학적 소견

환자	가족	*ATP7A* 유전자 돌연변이		유전방식	참고문헌
		염기서열변화	아미노산변화		
1	1	c.121-930_2626+488del	exon3-12del	Maternal	
2, 10	2	c.3744_4123+576del	exon19-21del	Maternal	
3	3	c.3352G>A	p.Gly118Ser	Maternal	(Kaler et al. 2008; Kapur et al. 1987)
4	4	c.4005+5G>A	IVS20+5G>A	Maternal	(Kaler et al. 2008, 2009)
5	5	c.2743C>T	p.Gln915*	De novo	(Kim et al. 2003)
6	6	c.601C>T	p.Arg201*	Maternal	(Kaler et al. 1995)
7	7	c.2473_2474del	p.Leu825fs*1	De novo	
8	8	c.1870-?_2172+?del	exon8-9del	Maternal	(Kaler et al. 2008)
9	9	c.3511+1G>A	IVS17+1G>A	Maternal	(Kaler et al. 2008, 2009)
11	10	c.2056_2059del	p.Asn686fs*1	Maternal	
12	11	c.3257del	p.His1086Profs*3	De novo	

(Adpated from Kim JH, et al. Metab Brain Dis. 2015; 30: 75-81.)

β hydroxylase 결핍은 카테콜아민의 저하를 유발하고, ascorbic acid oxidase 활성도의 저하는 비타민 C 결핍증에서 보이는 골의 변화를 초래한다. 단지 정상의 2~5% 정도의 활성도만 존재하더라도 증상은 매우 경해져 후두각(occipital horn) 증후군 등을 유발하게 되지만, 90~95%의 환자는 전형적이고 치명적인 임상 양상을 보인다.

5) 임상 증상

전형적으로 생후 2~3개월경에 발달지연 및 퇴행, 심한 몸통의 저긴장증, 영아 연축 등의 경련을 보이게 되며 약 1/3의 환자는 조기 양막파수 때문에 제태연령 37주 이전 혹은 2.5 kg 이하로 태어나게 된다.

머리카락과 눈썹이 특징적인데 짧고, 성글며, 꼬여 있고 저색소침착으로 대개 밝은 색을 띤다. 얼굴 모양은 군턱이 발달하고 볼과 귀가 늘어져 있으며, 콧등이 낮고 입천장이 높다. 점진적으로 뇌 기능의 퇴행이 진행하는데, 발달의 지연 및 퇴행, 경련, 심한 몸통의 저긴장증과 사지의 긴장증을 보인다. 안검하수, 빛에 대한 동공반사의 저하, 시신경 원판의 창백, 홍채의 저색소침착 등 눈의 증상이 있을 수 있고, 결체 조직이 취약하여 관절이 유연하고 피부가 늘어지고 배꼽 및 서혜부 탈장과 방광의 게실, 요관의 확장 등이 생길 수 있다.

혈관의 이상도 흔한데 동맥의 파열, 요골동맥과 장골동맥의 동맥류와 혈전증을 동반하기도 한다. 골격의 변화는 다양한데 다수의 선천적 골절과 변형, 골다공증, 골간단의 비후, 오목가슴(pectus excavatum) 등을 보일 수 있다. 보다 경한 형태인 후두각 증후군은 주로 결체조직과 골의 변화를 보이며, 특징적으로 등세모근(trapezius muscle)의 후두골 부착 부위에 쐐기 모양의 석회화가 생기는데, 이를 후두각이라 칭한다. 이외에도 멘케스 증후군의 경한 변종은 소뇌 실조와 경한 지능 저하 증상만을 보이기도 한다.

6) 진단 및 검사 소견

혈중 구리의 농도는 보통 70 ug/dL 이하로 낮으며, 혈중 ceruloplasmin 농도 또한 20 mg/dL 이하이다. Dopamine β hydroxylase의 활성도 저하로 인하

표 12-5. 한국인 멘케스병환자의 예후

환자	가족	성별	발병시 연령 (개월)	발병증상	진단시 연령 (개월)	구리치료 시작연령 (개월)	혈청 구리농도 (참고치; 70-130 μg/dL)	혈청 ceruloplasmin (참고치; 16.5-31.5 mg/dL)	Clinical outcomes (age at last evaluation)
1	1	M		Presymptomatic	0.5	1	8	<3	Bed ridden (1.1 y)
2	2	M		Presymptomatic	0.5	0.5	34.7	7	Death (2 mo)
3	3	M	5	Seizures	5	16	41.5	12	Unknown Bed ridden (3 y)
4	4	M	4	Hypotonia	4.5	27	17	7.3	Death (4.7 y)
5	5	M	3	Seizures	8	9	9	5.6	Death (1.1 y)
6	6	M	5	Hypotonia	5	6	7	4.1	Death (2.6 y)
7	7	M	5	Seizures	6	7	9	5.5	Death (2.2 y)
8	8	M	2	Seizures	2.5	4	1.5	3.9	Death (4.8 y)
9	9	M	2	Hypotonia	2	3	18.8	3	Death (2.3 y)
10	2	M	4	Seizures	4	4	7	6	Bed ridden (1.11 y)
11	10	M	2	Seizures	2	3	4.2	3	Bed ridden (1.6 y)
12	11	F		Hypotonia	18	24	66	19.3	Global developmental delays (4.5 y)

- Adapted from Kim JH, et al. Metab Brain Dis. 2015; 30: 75-81.

- Delayed copper-histidine treatment until 7.5±7.5 months (range, 18 days-25 months)
- Dosage regimen of copper-histidine-250㎍ twice a daily to 1 year of age and 250㎍ once daily thereafter
- 머리카락 색깔은 검은색으로 변화하나 이미 뇌혈관 손상으로 초래된 신경학 증상의 호전은 없음.

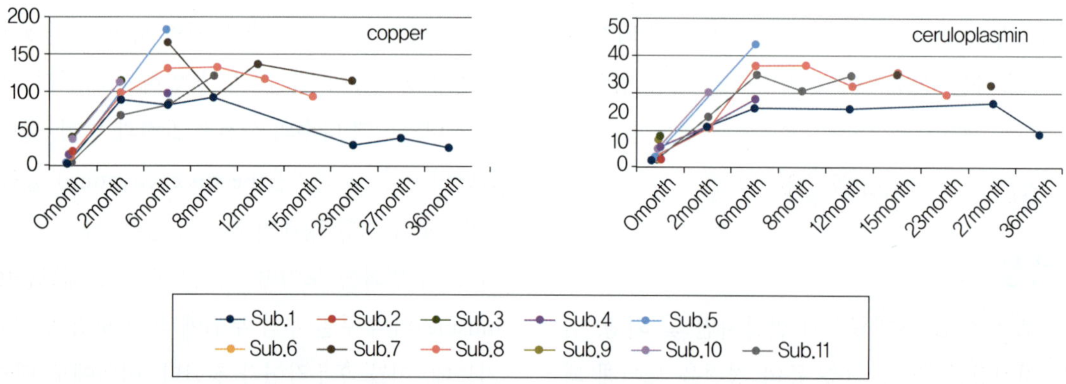

그림 12-11 한국인 멘케병 환자의 copper histitidine 치료경과

여 혈액 및 뇌척수액의 노르에피네프린의 농도는 낮고 dopamine과 dihydroxyphenylglycol (DHPG)의 비율은 상승한다.

위장관과 신장 세포 내에 구리가 침착되고 간에서의 구리 농도는 감소된다. 뇌 CT 및 MRI 소견에서는 백질의 탈수초화와 꼬여 있는 혈관을 관찰할 수 있다.

7) 치료 및 관리

치료제로는 copper chloride와 L-histidine을 350~500 ug/day 혹은 격일로 투여하는 방법이 대표적인데, 정맥주사하거나 피하로 주사하게 되면 투여 6주 이후에는 혈장 및 뇌척수액의 구리 농도가 정상화된다. 이 치료로 골증상 및 카테콜아민의 농도 비는 호전되지만, 결체 조직 증상은 치료에 반응이 없다.

신생아나 태아 시기부터 copper-histidine 치료를 시작하면 신경학적 증상의 발현을 막을 수 있으나, 이미 신경학적 증상이 생기게 된 후에는 치료에 잘 반응을 하지 않는다.

8) 예후

치료를 받지 않는 경우 대부분의 전형적인 멘케스병 환자가 3세 이전에 폐렴 등으로 사망하게 된다.

참고문헌

1. Moon HR, Chi JG, Yeon KM, et al. Menkes disease-an autopsy case with metal analysis of hair. J Korean Med Sci 1987; 2(1): 75~83.
2. Kodama H, Murata Y, Kobayashi M. Clinical manifestations and treatment of Menkes disease and its variants. Pediatr Int 1999; 41: 423~9.
3. Chung SH, Lee MH, Yoon HK, et al. Neuroradiological findings in a case of Menke's disease, J Korean Child Neurol Soc. 1998; 6: 106~12.
4. Lee YS, Park SW, Cha BH, et al. A case of kinky hair disease, J Korean Child Neurol Soc 2001; 9: 164~70.
5. You JH, Paek H, Jung K, et al. 3Year follow-up of a Menkes disease patient, J Korean Child Neurol Soc 2007; 15: 94~101.

6. Choi JH, Kim GH, Yoo HW. Identification of novel mutations of the ATP7A gene and prenatal diagnosis of Menkes disease by mutation analysis, J Genet Med 2007; 4: 38~44.

7. Kim JH, Lee BH, Kim YM, et al. Novel mutations and clinical outcomes of copper-histidine therapy in Menkes disease patients. Metab Brain Dis 2015; 30: 75~81.

증례 12-4

경련과 발달지연으로 내원한 Menkes병 환아

1. 내원의 동기가 된 주 증상

내원 당일 발생한 경련

2. 임상 증상

72일된 남아로 다른 가족력은 없었다. 재대연령 37주 3일, 2,340 g, 이란성 쌍둥이 중 두 번째 아이로 선천성 내사 이상 질환 검사에서 이상 소견은 없었다. 출생 후 특이소견 없이 지내던 중 내원 5일 전부터 식이량이 평소의 절반 정도로 감소하고 처지는 양상이 있었으며 내원 당일부터 오른쪽 상지의 강직 및 눈을 찡긋거리는 경련이 반복되어 내원하였다.

3. 진찰 소견

두위 39 cm(50~75백분위수), 키 56.5 cm(25~50백분위수), 체중 5.3 kg(50~75백분위수)으로 측정되었고 머리카락 색깔이 옅고 꼬여 있었으며 쉽게 부스러졌다. 근긴장도는 감소하였다. 심부건반사는 증가하였다.

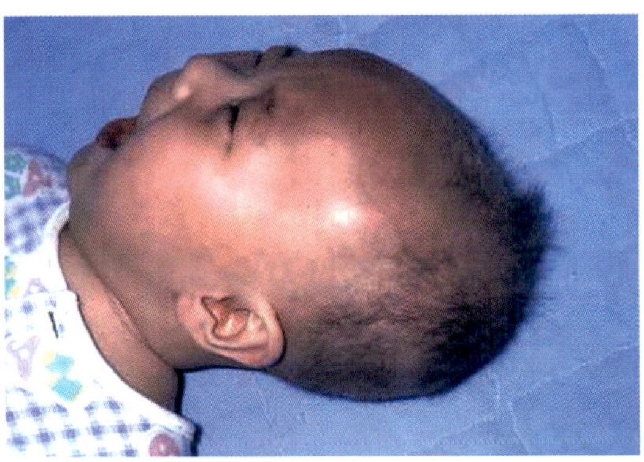

그림 12-12 뇌손상으로 머리 크기는 작고 모발은 황갈색이며 잘게 부스러지고 뻣뻣(steely)하다.

4. 검사 소견

(1) 일반 혈액검사에서 백혈구 4,400/mm^3, 혈색소 9.9 g/dL, 혈소판 298K/mm^3, 나트륨 136 mEq/L, 칼륨 4.3 mEq/L, AST 27 IU/L, ALT 15 IU/L, 암모니아 94 μmol/L, 젖산 35 mmol/L으로 측정되었다. 혈청 구리 15.0 μg/dL, 세룰로플라스민 3.9 mg/dL으로 측정되었다.

(2) 분자유전학 검사

ATP7A 유전자의 exon8과 exon9의 결실이 확인되었으며 어머니는 정상인 de novo 돌연변이이거나 germinal mosaicism을 배제할 수 없었다.

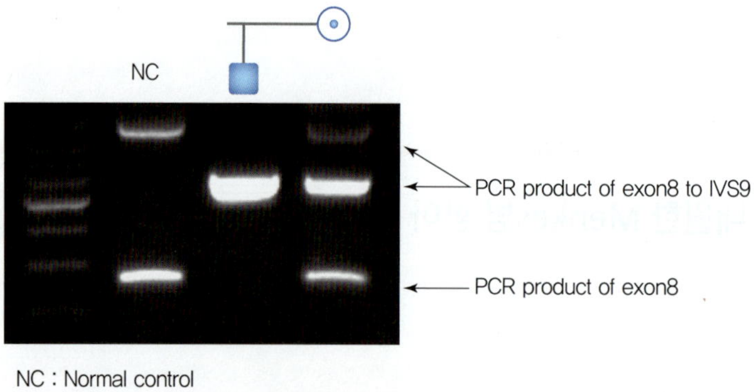

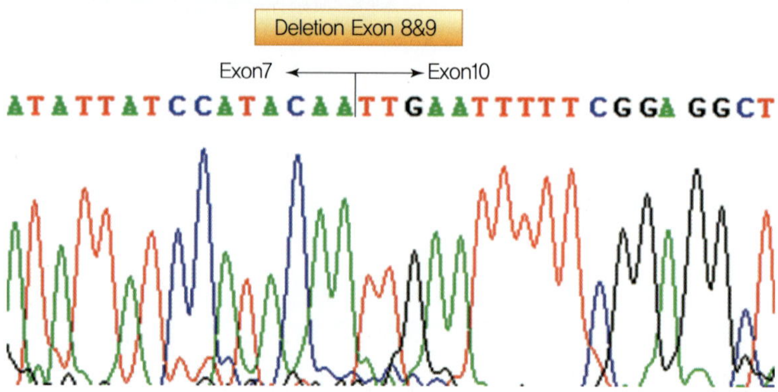

(3) 영상검사

뇌 MRI와 혈관조영술

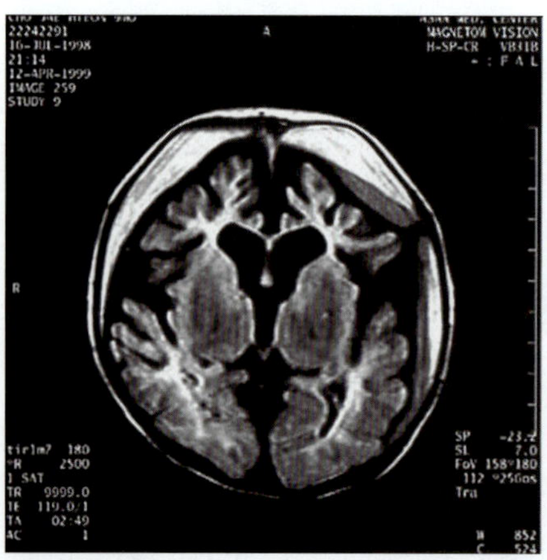

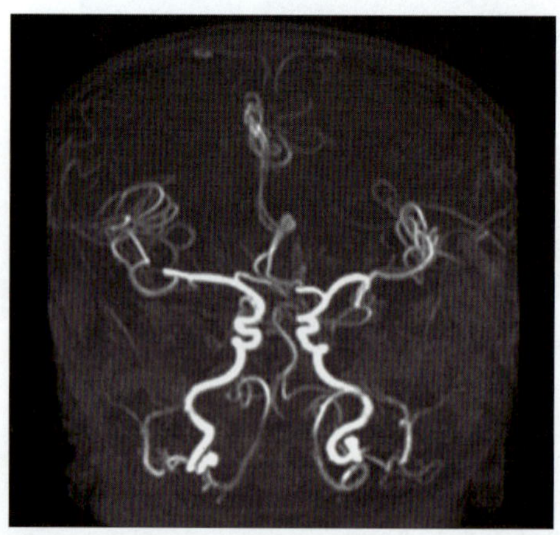

그림 12-13 뇌경색에 의한 심한 뇌위축과 비정상적으로 꾸불꾸불한 왼쪽 뇌저동맥과 왼쪽 중대뇌 동맥을 확인할 수 있다.

5. 치료경과

진단 이후 생후 3개월경부터 copper histidine을 매일 750 μg 피하 주사하기 시작하였다. 이후 머리 색깔이 좀 더 짙어지고 부스러지는 것은 호전되었으나 항경련제 투여에도 경련은 잘 조절되지 않고 뇌 자기공명영상에서 뇌의 위축은 점차 진행되었다.

진단 당시에는 근긴장도 감소를 보였으나 이후 점차 강직이 심해졌다. 누워 지내는 상태로 체중이 잘 늘지 않고 흡인성 폐렴이 반복되었으나 위루관, 기관절개술은 보호자가 동의하지 않아 시행하지 않았다. 3세 이후에는 주로 가정 간호를 통하여 대증 요법으로 치료하며 경과 관찰하던 중 4세 9개월에 폐렴으로 사망하였다.

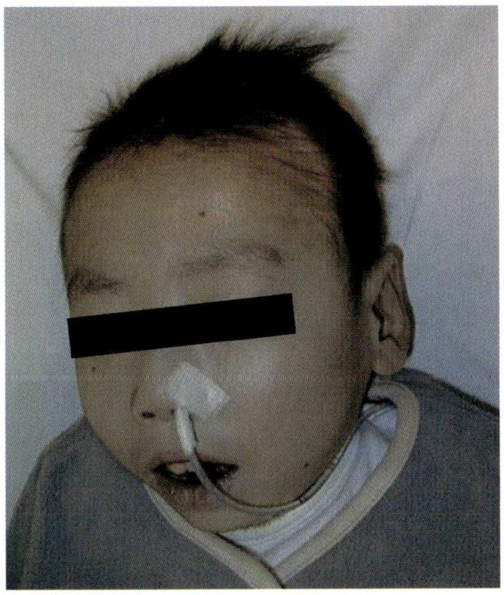

그림 12-14 Copper histidine 투여로 모발은 검은색으로 변화했으나 뇌경색에 의한 신경학적 손상으로 삼킴이 되지 않아 비위관 영양을 하고 있다.

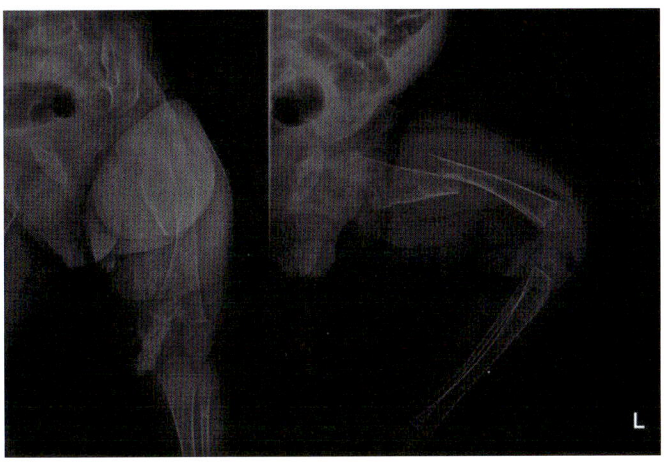

그림 12-15 구리의 결핍은 심한 골밀도 저하를 초래하여 재활 치료 시의 가벼운 압력에도 골절이 발생함으로 매우 주의해야 한다.

6. 요약

출생 후 특이소견이 없던 남자 아기가 생후 2~3개월부터 저긴장증, 경련을 보이면서 체중 증가가 잘 일어나지 않으며 잘 부스러지고 꼬여 있는 머리카락과 잘 늘어지는 피부를 보이면서 혈청 구리와 셀룰로플라즈민의 감소가 관찰된다. 뇌 혈관 조영 자기공명영상에서 좁고, 꼬불꼬불한 혈관을 관찰할 수 있다. 구리 주사제로 치료를 해볼 수 있으나 신경 증상의 호전은 보이지 않아 대부분 생후 2~3년 내에 사망한다.

3 유전성 아연흡수장애에 의한 장성 선단 피부염(Acrodermatitis enteropathica)

1) 원인

아연은 100여 개 효소의 조효소로 작용한다. 아연의 항상성은 세포 내로의 아연의 유입을 촉진하는 SLC39 계열의 수송체와 세포외로 배출을 도모하는 SLC30 계열의 수송체의 균형적인 작용에 의해 유지된다. 유전적 아연 흡수장애는 *SLC39A4* 유전자의 변이에 의한 장세포에서의 아연수송체에 장애에 의해 아연이 흡수되지 않아서 결핍을 일으킨다.

2) 유전적 이상

상염색체열성 유전방식으로 유전되며 *SLC39A4* 유전자 돌연변이에 의해 발생한다. 유전자좌는 염색체 8q24.3이고 ZIP4라는 아연수송체 단백의 유전정보를 지니고 있다. 장피세포의 apical membrane에 주로 발현한다. 30여 종의 돌연변이가 보고되어 있다.

3) 발병 빈도

정확한 발병빈도는 불분명하나 주로 유럽, 중동, 북부 아프리카에서 보고되었다.

4) 생화학적 병태생리

부분적인 아연흡수장애가 일반적이다. 장피세포에서의 흡수가 저하되어 있다. 이는 ZIP4 단백의 기능장애에 의한다. 아연 결핍은 아연이 조효소로 작용하는 여러 효소의 기능장애를 초래한다. 세포의 분열이 빠른 피부, 장피세포, 림프계가 주로 침범된다.

5) 임상 증상

모유수유를 하는 동안에는 별증상이 없을 수 있으나 이유를 시작하면서 영아기에 증상이 나타난다. 입 및 항문주위의 피부가 벗겨지고 홍반이 동반된다. 이차적인 진균 및 세균감염도 흔하다. 모든 환자에서 간헐적인 설사가 동반된다. 성장이 저해되며 머리카락 색깔이 회색으로 탈색되거나 탈모도 동반될 수 있다. 감정의 변화도 생겨서 우울하거나 무감각해지고 영아기에는 많이 보챈다. 잦은 감염이 동반된다. 안과적인 증상으로는 결막염과 광민감성이 나타난다.

6) 진단 및 검사 소견

혈청 아연농도가 저하된다(2~12 μmol/L). 소변의 아연배설량도 저하된다. 이차적 소견으로는 alkaline phosphatase가 낮고 β-lipoprotein이 감소한다. 면역기능이 저하되어 있다. 확진은 *SLC39A4* 유전자 분석으로 할 수 있다.

7) 치료 및 관리

일반적으로 Zinc sulfate 150~400 mg/일(elemental zinc 35~90 mg/일)을 복용시킨다. 수일 내에 임상적 호전을 경험할 수 있다. 사춘기의 급성장시기, 임신 시에는 요구량이 증가한다. 혈청 아연 및 구리농도, 소변의 아연 배설량을 정기적으로 측정한다. 특히 빈혈과 구리 결핍이 아연치료의 부작용으로 발생할 수 있어 주의를 요한다,

8) 예후

예후는 일반적으로 아주 양호하다.

참고문헌

1. Schmitt S, Kury S, Giraud M, et al. An Update on Mutations of the SLC39A4 Gene in Acrodermatitis Enteropathica. Hum Mutat 2009; 30: 926~33.
2. Aggett PJ. Acrodermatitis enteropathica J Inherit Metab Dis 1983; 6: 39S~43S.
3. Rhim KJ, Choi DY, Son SJ, et al. Acrodermatitis enteropathica in two siblings : treated with zinc sulfate. Korean J Dermatol 1980; 18: 287~97.
4. Park CH, Lee MJ, Kim HJ, et al. Congenital zinc deficiency from mutations of the SLC39A4 gene as the genetic background of acrodermatitis enteropathica. J Korean Med Sci 2010; 25: 1818~20.

증례 12-5

유전적 아연흡수장애에 의한 장성 선단 피부염(Acrodermatitis enteropathica)

1. 내원의 동기가 된 주 증상

압력 받는 부위에 주로 발생한 피부염

2. 임상 증상

9세 남아로 다른 가족력은 없었다. 환아는 재태연령 39주 2.8 kg으로 출생하여 다른 병력은 없었다. 돌 전후부터 목뒤 부분에 습진양의 피부 병면 발생하여 타원 피부과에서 조직검사 후 아연 결핍으로 치료하였으나 병변 호전을 보이지 않아 내원하였다.

3. 진찰 소견

키 117.5 cm(<3백분위수), 몸무게 22.5 kg(<3백분위수)으로 측정되었고 눈꺼풀, 손가락마디, 무릎 뒷부분 및 항문 주위 피부에 과각화를 동반한 습진양 피부병변과 손톱의 이형성이 있었다.

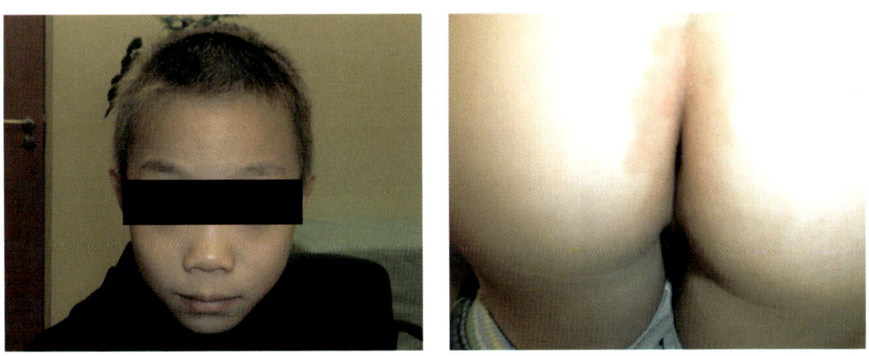

그림 12-16 모발이 회색이며 항문주위의 과각화 및 습진양 피부병변을 보였다.

4. 검사 소견

(1) 생화학적 검사 소견

일반혈액검사에서 백혈구 7,700/uL, 혈색소 15.0 g/dL, 혈소판 267K/ul, AST 33 IU/L, ALT 13 IU/L,

ALP 39 IU/L, creatinine 0.52 mg/dL, prealbumin 21.2 mg/dL로 확인되었다. 혈중 아연이 17.0 μg/dL(참고치; 70~121 μg/dL), 구리가 102.0 μg/dL(참고치; 70~130 μg/dL)로 확인되었다.

(2) 분자유전학 검사 소견

SLC39A4 유전자의 c.833_834ins(A) p.Gln278fs*115의 동형접합자로 확인되었다.

Partial seq. of *SLC39A4* gene

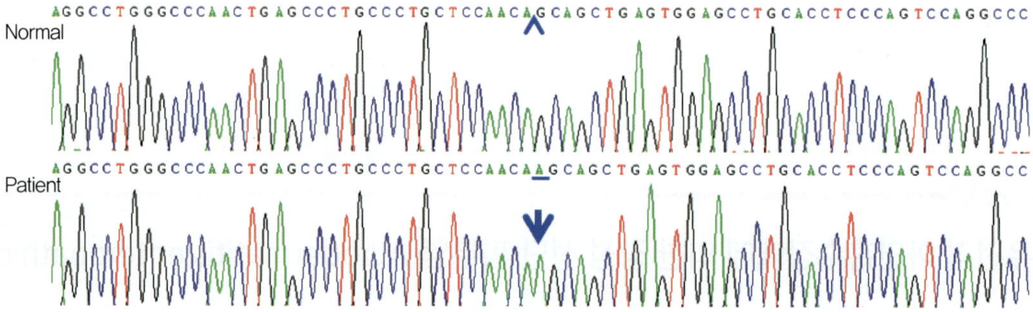

c.833_834ins(A) (p.Gln278fs*115), homozygote

5. 치료경과

하루 elemental zinc 50 mg (2mg/kg/일)의 투여를 시작하였고 투여 후 1달 이내에 환아의 피부, 손톱 증상은 모두 호전을 보였고 혈액검사에서 아연의 정상화 및 ALP의 정상으로 상승되었다. 키와 체중도 25백분위수로 따라잡기 성장을 시작하였으며 정상 성장속도를 보이고 있다.

6. 요약

보통 모유 수유를 중단한 수주 이후부터 발생하는 손발 끝, 입, 항문 주위의 피부염, 설사, 탈모 등의 증상을 보이고 성장 부전을 보인다. 혈중 아연의 감소를 보이고 아연 복용을 시작하면 수일 내에 증상의 호전을 보인다.

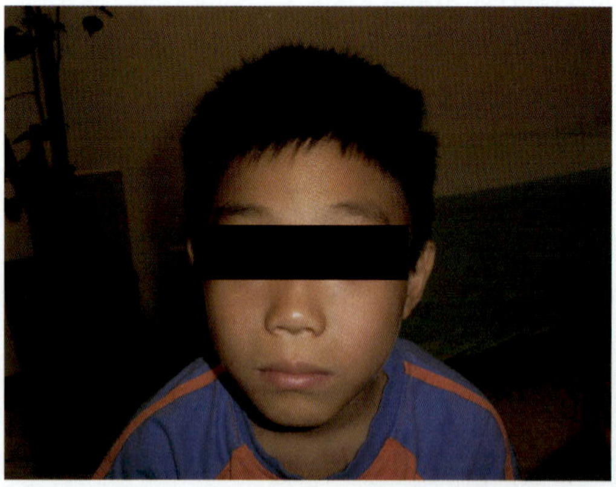

그림 12-17 아연 치료 후 모발이 검은 색으로 변하고, 피부병변도 소실되었다. 따라잡기 성장이 이루어졌다.

4 Pantothenate kinase-associated neurodegeneration (Hallervorden-Spatz disease)

1) 원인

뇌에 철분이 축적되어 뇌의 퇴행성 변성을 초래하는 질환, neurodegeneration with brain iron accumulation (NBIA)으로 불리는 질환이 10종류 알려져 있다. 이들의 50%는 pantothenate kinase 장애와 연관된 질환(pantothenate kinase-associated neurodegeneration, PKAN)이다. 이전에는 Hallervorden-Spatz 증후군으로 불려졌다.

2) 유전적 이상

상염색체 열성유전방식으로 유전되며 유전좌는 염색체 20번의 단완 p13에 위치하며 유전자 이름은 *PANK2*로 panthothenate kinase의 유전정보를 부호화하고 있다.

표 12-6. NBIA의 여러가지 형, 원인유전자 및 유전방식

NBIA subtype	Gene	Mode of Inheritance
Pantothenate kinase-associated neurodegeneration (PKAN)	*PANK2*	Autosomal recessive
Phospholipase A2-associated neurodegeneration (PLAN)	*PLA2G6*	Autosomal recessive
Mitochondrial membrane protein-associated neurodegeneration (MPAN)	*C19orf12*	Autosomal recessive
Beta-propeller protein-associated neurodegeneration (BPAN)	*WDR45*	X-linked dominant
Fatty acid hydroxylase-associated neurodegeneration (FAHN)	*FA2H*	Autosomal recessive
Coenzyme A synthase protein-associated neurodegeneration (CoPAN)	*COASY*	Autosomal recessive
Kufor-Rakeb syndrome	*ATP13A2*	Autosomal recessive
Woodhouse-Sakati syndrome	*DCAF17*	Autosomal recessive
Neuroferritinopathy	*FTL*	Autosomal dominant
Aceruloplasminemia	*CP*	Autosomal recessive

NBIA : neurodegeneration with brain iron accumulation.

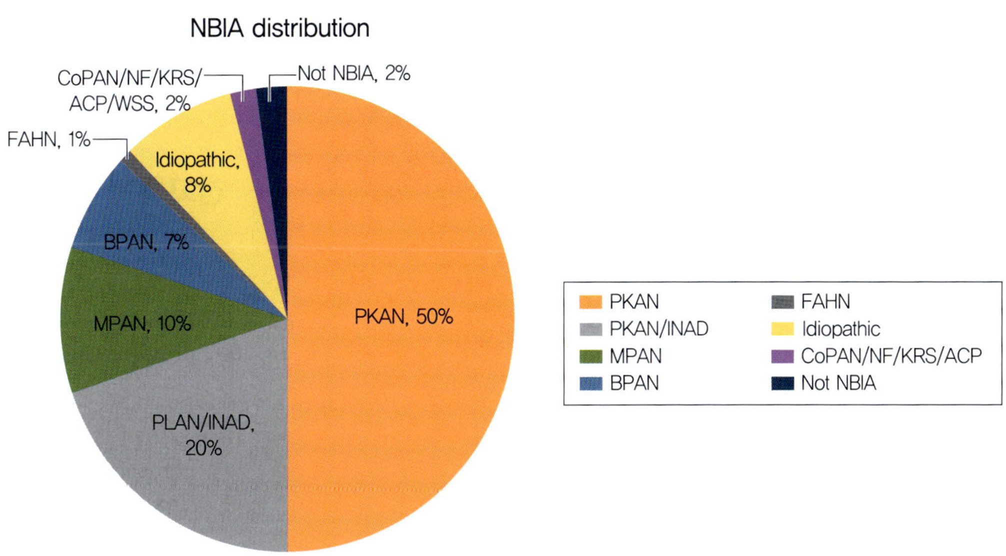

그림 12-18 NBIA의 원인에 따른 발병빈도 분포(Adapted from 참고문헌 4)

3) 발병빈도

극희귀질환으로 10종류의 neurodegeneration with brain iron accumulation (NBIA)을 모두 포함해도 백만명당 1명 정도의 발생빈도를 보인다.

4) 생화학적 병태생리

지방산 대사에 중요한 중간 대사 물질인 coenzyme A의 합성에는 vitamin B5, N-panthothenoyl cysteine, pantetheine의 인산화가 필수적인데, pantothenate kinase 결핍으로 인산화가 되지 않아서 coenzyme A의 합성에 장애가 발생한다. 따라서 지방산 β산화 대사장애를 초래하며, 이는 산화 스트레스(oxidative stress)로 작용하여 뇌에 손상을 준다고 여겨진다. 그러나 왜 뇌에 철분이 침착되고 뇌의 퇴행성 병변이 진행되는지 그 기전이 불분명하다.

5) 임상 증상

전형적인 PKAN과 비정형적인 PKAN으로 구분하는데, 전형적인 PKAN은 대개 6세 이전 소아기에 근긴장이상(dystonia) 증상으로 발병한다. 걸음걸이가 이상하고 잘 넘어진다. 하지의 dystonia가 심하나 점차 체간부로 진행하게 되면 후궁반장자세(opisthotonic posture)를 취하게 된다. 심부건반사가 증가하며 근긴장도, 강직이 증가한다. 망막의 색소성병선이 진행되어 야맹증이 동반된다. 시신경위축이 동반되기도 한다. 청소년기 이전에 wheel-chair bound되는 경우가 흔하며 연수근육침범으로 연하곤란이 발생하며 폐렴 등으로 사망한다. 비전형적인 PKAN의 경우는 발생연령도 늦고 서서히 진행하며 근긴장이상과 더불어 발음장애, 신경정신과적 증상 및 파킨슨병 양상을 띠는 등 매우 다양하다.

6) 진단 및 검사 소견

진단은 젊은 연령에 발생하는 전형적인 추체외로 증상과 안과적 증상 및 가족력이 진단을 의심하는 데 도움이 된다. 뇌 MRI는 매우 특징적인 소견을 보이며 진단에 도움이 된다. T2-weighted 뇌 MRI 소견상 globus pallidus의 중심부에 밝은 음영이 증가하고 이를 둘러싸고 있는 부위는 음영이 감소하여 마치 호랑이의 눈('eye of the tiger' sign)과 같은 영상소견을 보인다. 뇌조직 병리 소견상 globus pallidus에 철분이 축적된 소견을 보인다. 확진은 *PANK2* 유전자 분석으로 한다.

7) 치료 및 관리

현재까지의 가능한 치료는 대증적 치료이다. 근긴장도 이상과 강직을 완화시키기 위하여 baclofen, 항 콜린제, 벤조다이제펜계 약물을 사용하기도 한다. 보툴리눔독소나 뇌 심부 전기자극이 이용되기도 하나 효과는 제한적이다. 철과 결합하여 배설을 촉진시티는 약물의 효과는 임상 증상의 개선과는 상관이 없다.

8) 예후

삶의 질이 저하되고 신경학적 퇴행이 진행되어 예후가 불량하다. 주 사망원인은 폐렴 등 호흡기 감염이다.

참고문헌

1. Kim DW, Choi YI, Kim KJ, et al. Hallervorden-Spatz syndrome in two siblings diagnosed by the clinical features and magnetic resonance imaging(MRI). J Korean Med Sci 1993; 8: 329~33.

2. Lee SY, Lyoo CH, Seo KD, et al. Three patients with classic and atypical neurodegeneration with brain iron accumulation. J Korean Neurol Assoc 2008; 26: 243~6.
3. Seo JH, Song SK, Lee PH. A novel PANK2 mutation in a patient with atypical pantothenate-kinase-associated neurodegeneration presenting with adult-onset Parkinsonism. J Clin Neurol 2009; 5: 192~4.
4. Hogarth P. Neurodegeneration with brain iron accumulation; diagnosis and management. J Mov Dis 2015; 8: 1~13.

증례 12-6

근긴장이상을 주소로 내원한 Pantothenate kinase-associated neurodegeneration (Hallervorden-Spatz disease)

1. 내원의 동기가 된 주 증상

오른손의 근긴장이상증

2. 임상 증상

25세 남자 환자로 다른 가족력은 없었다.
내원 약 4년 전부터 오른손의 사용이 불편해졌다. 가만히 있는 경우에는 특별한 증상이 없었다. 그러나 글씨쓰기, 젓가락질을 하는 경우에 손이 급격하게 떨리는 증상(jerky movement)을 보여 추가적인 검사를 위해 내원하였다.

3. 진찰 소견

신체 검진에서 다른 특이 소견은 없었다. 최근 짜증이 늘어난 것 이외의 다른 성격 변화는 보이지 않았다. 신경학적 검사에서 의식은 명료하였고 구음장애와 근력 저하, 감각 이상도 보이지 않았다. 양측 무릎의 심부건반사의 항진과 오른쪽 발목의 간대성경련(ankle clonus)이 관찰되었다. 가만히 있을 때 오른쪽 엄지손가락의 약한 떨림이 확인되었고 손을 올릴 때 오른쪽 손목이 굽어지고 규칙적인 간대경련을 보이는 근긴장이상을 보였다. 안과 검진에서 망막, 시신경의 이상은 보이지 않았다.

4. 검사 소견

(1) 생화학적 검사 소견

일반혈액검사에서 백혈구 5,800/mm^3, 혈색소 14.2 g/dL, 혈소판 169,000/mm^{3}로 확인되었고 AST 12 IU/L, ALT 11 IU/L, creatinine 0.9 mg/dL로 측정되었다. HbA1c 5.2%, 혈중 구리 63.0 μg/dL(참고치; 70~155), 24시간 소변 구리배설량 3.1 μg/일(참고치; 15~30), 세룰로프라스민 16.5 mg/dL(참고치; 16.5~31.5), 혈중 철 116 μg/dL(참고치; 50~170), TIBC 258 μg/dL(참고치; 280~400), ferritin 27.7 ng/mL(참고치; 20~320)으로 확인되어 특별한 이상은 보이지 않았다.

(2) 분자유전학 검사

PANK2 유전자의 c.673A>G(p.Lys225Glu) 동형접합자로 확인되었다.

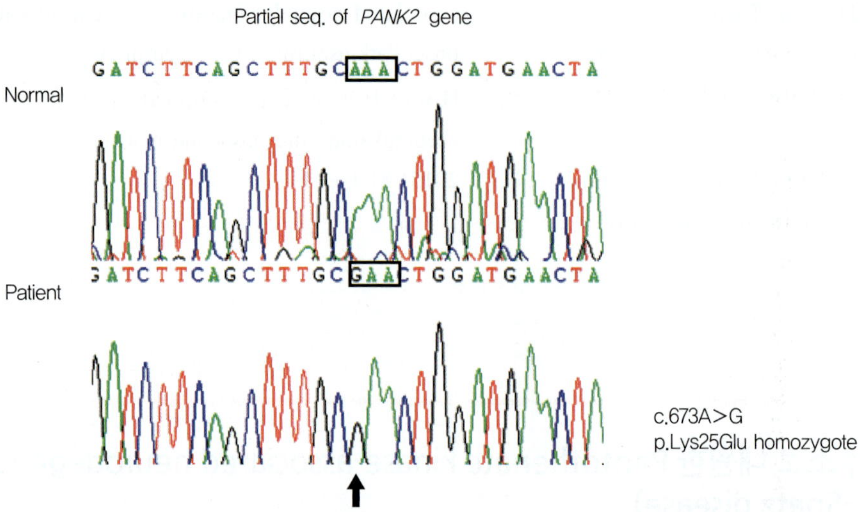

(3) 영상소견

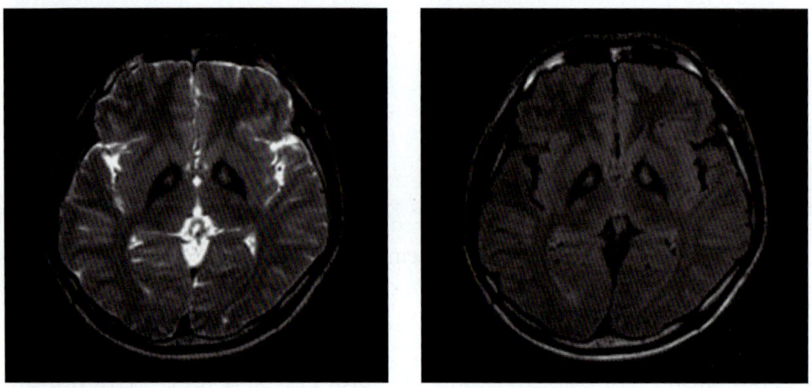

그림 12-19 T2 강조 영상과 FLAIR에서 양측 기저핵의 창백핵(globus pallidus)에서 신호증강과 인접한 주위의 신호 감소가 대칭적으로 나타나 전형적인 '호랑이 눈' 모양을 보이고 있다.

5. 치료경과

근긴장이상에 대해서 baclofen, trihexyphenidil 투여를 시작하였으나 약물 복용 후 위장 장애 및 잠을 많이 자는 등의 부작용으로 약물 복용을 제대로 하지 않고 약 1년 이후부터 추적 관찰되지 않았다.

31세에 재내원 하였을 당시 증상이 악화되어 전신적인 근긴장이상을 보였다. 글씨 쓰기가 불가능하고 자주 넘어지며 말이 어눌해졌으며 기억력 저하 등의 증상을 보였다.

약물 복용을 다시 시작하였으나 약물에 반응을 보이지 않아 뇌심부자극술(Deep Brain Stimulation)을 시행하였다. 긴장할 때 글씨가 잘 안 써지고, 가끔 넘어지는 증상은 여전히 남아 있으나 일상생활이 가능할 정도의 호전을 보이고 있다.

증례 12-7

양손의 진전을 주소로 내원한 Pantothenate kinase-associated neurodegeneration (Hallervorden-Spatz disease)

1. 내원의 동기가 된 주 증상

2~3년 전부터 발생한 양손의 떨림

2. 임상 증상

54세 남아 환자로 다른 가족력은 없었다. 내원 약 2~3년 전부터 발생한 양손의 떨림을 주소로 내원하였다.

3. 진찰 소견

환자는 가만히 있을 때는 떨림이 없으나 움직일 때 조금 더 심하였으며 걸음걸이는 정상이었다. 양쪽 상지의 서동(bradykinesia)과 강직(rigidity)이 있었고 발음이 부정확하였으나 정확한 발생 시기는 알지 못하였다.

4. 검사 소견

(1) 생화학적 검사 소견

일반혈액 검사에서 백혈구 8,500/mm^3, 혈색소 15.9 g/dL, 혈소판 238,000/mm^{3}로 확인되었고 AST 21 IU/L, ALT 23 IU/L, creatinine 0.9 mg/dL로 측정되었다.

(2) 분자유전학 검사

PANK2 유전자의 c.[1133A>G]+[1319G>C] p.[D268G]+[R330P] 이형접합자로 확인되었다.

Partial seq. of *PANK2* gene

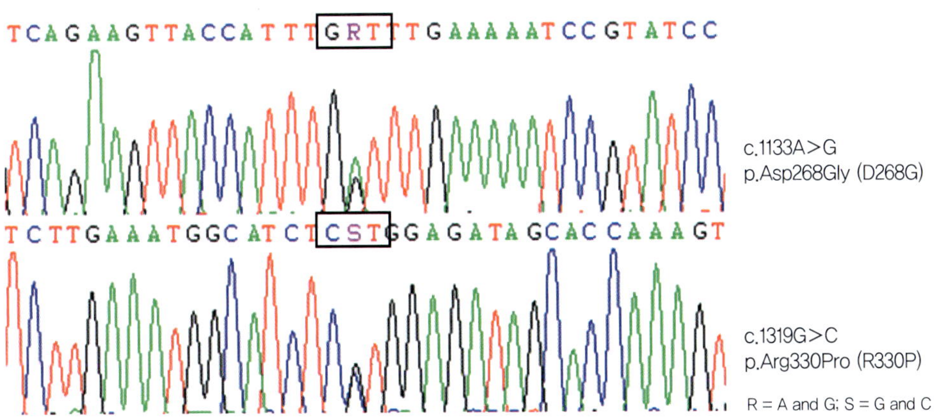

(3) 영상소견

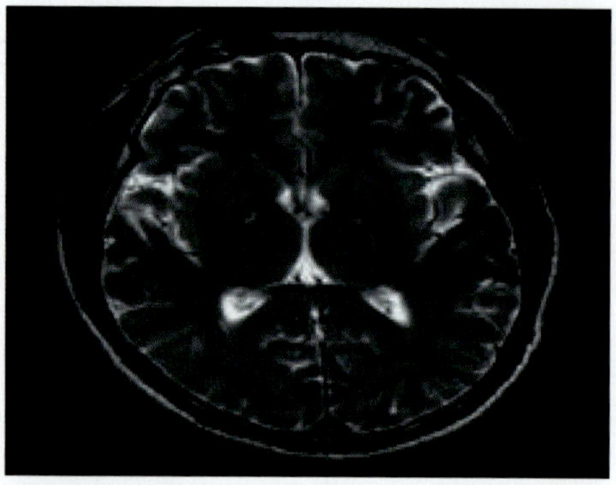
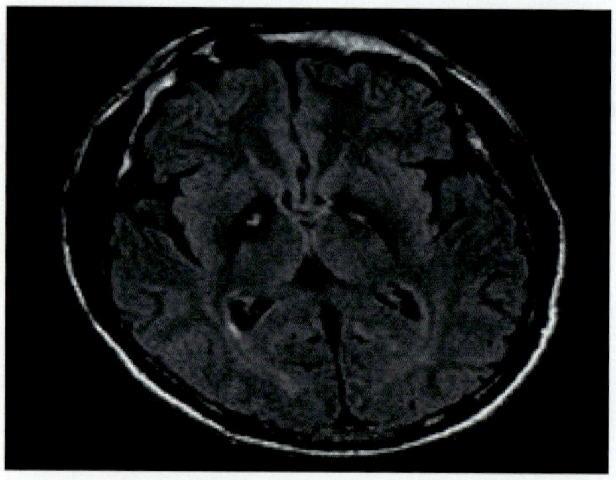

그림 12-20 T2-weighted 뇌 MRI 소견상 globus pallidus의 중심부에 밝은 음영이 증가하고 이를 둘러싸고 있는 부위는 음영이 감소하여 마치 호랑이의 눈('eye of the tiger' sign)과 같은 영상소견을 보인다.

5. 치료경과

환자의 떨림과 구음장애, 강직(rigidity)에 대해서 L-dopa, propranolol, clonazepam으로 치료하며 7년가량 추적 관찰 중이다. 증상은 점차 악화되어 걸음걸이가 불안정해지고 자주 넘어지며, 기억력 감소를 보이고 있다.

6. 요약

전형적인 환자의 경우 6세 이전에, 비전형적인 경우에는 이보다 늦은 나이에 점차 악화되는 근긴장이상증, 강직, 무도증 등의 증상이 발생한다. 혈액 검사에서 이상은 보이지 않으며 뇌 자기공명영상에서 기저핵의 창백핵 부위의 신호 변화로 호랑이 눈처럼 보이는 것이 특징이다. *PANK2* 유전자 검사로 확진할 수 있고 대증요법으로 치료한다.

CHAPTER 13

뮤코다당체, 뮤코지질체, 소당류축적증

CONTENTS

1 뮤코다당체축적증 (Mucopolysaccharidoses)

1) 서론

뮤코다당체축적증은 acid mucopolysaccharide 즉, 화학적으로 glycosaminoglycan으로 알려진 물질이 조직에 침착하고 소변으로 다량 배설되는 질환이다. 전신의 여러 장기에 모두 침착되므로 장기의 변형과 얼굴 모습의 특징적인 변화를 보인다. 헐러증후군(Hurler syndrome)에서는 중추 신경계 및 심혈관계의 축적으로 인해 10세 이전에 정신 지체 및 사망에 이르게 되나, 결핍된 효소 및 돌연변이의 양상에 따라 다양한 중증도 및 임상 양상을 보인다. 최근에 이 질병에 대한 연구로 인하여 각 뮤코다당체축적증의 형태에 따른 분자적인 원인이 밝혀지게 되었다. Fratantoni, Hall 및 Neufeld에 의해 뮤코다당체축적증 환자의 세포에서는 세포 내에 섭취된 acid mucopolysaccharide가 분해되지 못함이 처음으로 밝혀지게 되었고, 헐러증후군 환자의 세포와 헌터증후군(Hunter syndrome) 환자의 세포를 같이 배양한 결과 헐러증후군 환자의 세포 결함이 소실됨을 알게 되었다. 그러나 샤이증후군(Scheie syndrome)과 같이 배양하였을 경우에 헐러증후군 세포의 결합이 소실되지

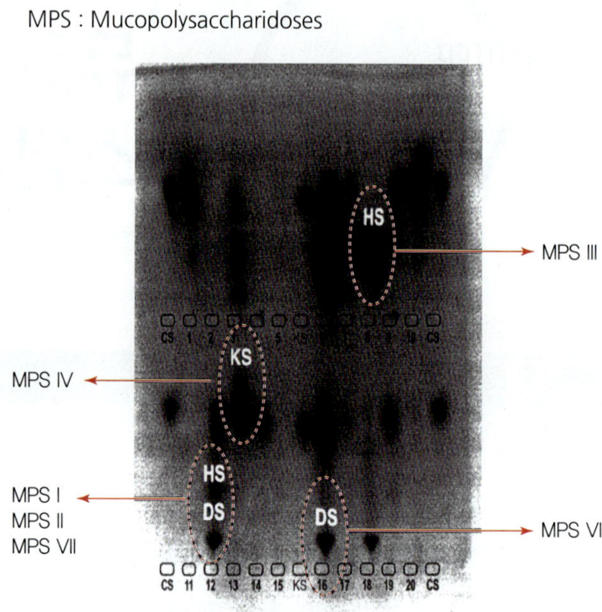

그림 13-1 소변의 Glycosaminoglycans (GAG) 분석; thin layer chromatogram(TLC) 후의 toluidine blue 염색(DS : dermatan sulfate, HS : heparan sulfate, KS : keratan sulfate)

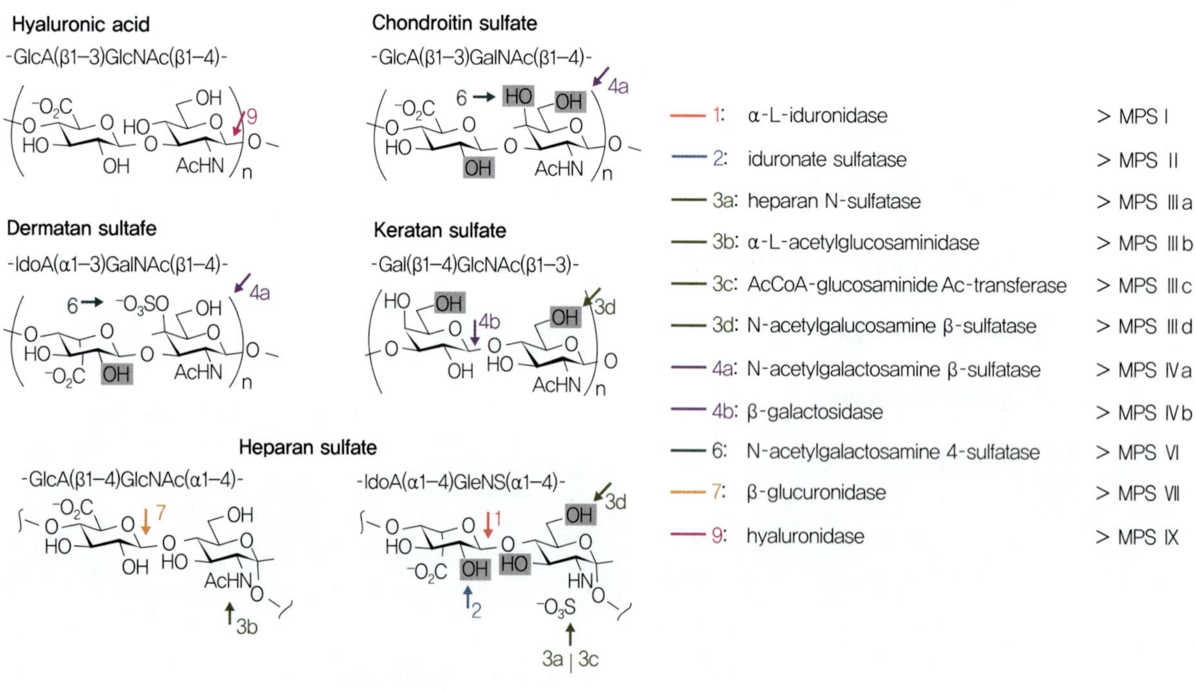

그림 13-2 뮤코다당체축적증의 생화학적 병태생리

않았다. 따라서 샤이 및 헐러증후군은 같은 효소에 서로 다른 결함을 가지는 질환임을 알게 되었다. 이러한 연구들 이후에 직접적인 효소의 분석으로 질환을 진단하게 되었고, 현재 일부의 아형에서 시행하고 있는 효소 보충요법의 근간을 이루게 되었다.

헐러증후군은 전통적으로 뮤코다당체축적증 I 형으로 분류되고 α-L-iduronidase의 결함으로 발생하는데 추후에 이 효소는 샤이증후군의 원인으로도 밝혀지게 되었다. 따라서 이후에 헐러증후군은 IH, 샤이증후군은 IS로 표기하게 되었다. 자세한 뮤코다당체축적증 아형의 분류는 표 13-1에 정리되어 있다. 현재까지 일곱 가지의 아형과 열 가지의 특징적 효소 결핍이 보고되었다. 임상적으로 뮤코다당체축적증이 의심되면 소변으로의 뮤코다당체 배설을 화학적으로 측정하는 방법이 손쉬운 방법이

표 13-1. 뮤코다당체축적증의 분류 및 임상 양상

Number	Eponym	임상 증상	결핍 효소 및 효소대치요법	Glycosaminoglycan
MPS I H	Hurler	각막 혼탁, 장기 비대, dysostosis multiplex, 심장 판막 비후, 정신지체	α-L-Iduronidase (? 효소대치요법가능)	Dermatan sulfate, Heparan sulfate
MPS I S	Scheie	각막 혼탁, 관절 강직, 지능 정상, 정상 생존 수명	α-L-Iduronidase (효소대치요법가능)	Dermatan sulfate, Heparan sulfate
MPS I H/S	Hurler -Scheie	표현형이 IH와 IS의 중간	α-L-Iduronidase (효소대치요법가능)	Dermatan sulfate, Heparan sulfate
MPS II (severe)	Hunter (severe)	Dysostosis multiplex, 장기비대, 각막 혼탁 없음. 정신지체, 15세 이전 사망	Iduronate sulfatase (? 효소대치요법가능)	Dermatan sulfate, Heparan sulfate
MPS II (mild)	Hunter (mild)	지능 정상, 저신장, 어른까지 생존 가능	Iduronate sulfatase (효소대치요법가능)	Dermatan sulfate, Heparan sulfate
MPS III A	Sanfilippo A	심한 정신지체, 과잉 행동, 다른 신체부위 증상은 경함.	Heparan-N-sulfatase (sulfamidase)	Heparan sulfate
MPS III B	Sanfilippo B	표현형은 III A와 같음.	α-N-Acetylglucosaminidase	Heparan sulfate
MPS III C	Sanfilippo C	표현형은 III A와 같음.	Acetyl CoA : α-glucosaminidase Acetyltransferase	Heparan sulfate
MPS III D	Sanfilippo D	표현형은 III A와 같음.	N-Acetylglucosamine 6-sulfatase	Heparan sulfate
MPS IV A	Morquio A	특징적인 골격 변형, 각막 혼탁, odontoid hypoplasia	Galactose 6-sulfatase (N-acetylgalactosamine 6-sulfatase) (효소대치요법가능)	Keratan sulfate, chondroitin 6-sulfate
MPS IV B	Morquio B	표현형은 IV A와 같음.	β-Galactosidase	Keratan sulfate
MPS VI	Maroteaux -Lamy	Dysostosis multiplex, 각막 혼탁, 정상 지능	N-Acetylgalactosamine 4-sulfatase (arylsulfatase B) (효소대치요법가능)	Dermatan sulfate
MPS VII	Sly	Dysostosis multiplex, 간비비대	β-Glucuronidase	Dermatan sulfate, heparan sulfate chondroitin 4-, 6-sulfates

MPS : Mucopolysaccharidoses

지만, 단 한 번의 소변 측정은 신빙성이 낮고 가음성의 확률이 높다. 따라서 가장 좋은 확진법으로는 백혈구 및 피부 섬유모세포 내의 리소좀 효소의 활성도를 반드시 측정해야 한다.

뮤코다당증의 흔한 임상 양상은 X-ray 소견의 이상으로, 보통 dysostosis multiplex로 알려져 있고 헐러증후군에서 가장 특징적이나 산필립포증후군(Sanfilippo syndrome)에서는 찾아볼 수 없으며 GM1 gangliosidosis와 mucolipidoses에서도 나타날 수 있으므로 감별을 요한다.

2 Hurler 증후군, Scheie 증후군, Hurler-Scheie 증후군/뮤코다당체축적증 I 형(Mucopolysaccharidosis type I H, I S, I H/S)

1) 원인

리소좀 효소인 α-L-iduronidase (IDUA)의 결핍이 Hurler 증후군의 원인이다. 뮤코다당체축적증(Mucopolysaccharidosis type, MPS) I형은 모두 α-L-iduronidase 효소의 결핍으로 발생하지만, 임상적으로 심각한 정도에 따라 가장 심한 형태인 Hurler 증후군(MPS I H)부터 가장 경한 형태인 Scheie (MPS I S) 증후군까지 다양한 표현형을 보이고, 그 중간 형태는 Hurler-Scheie (MPS I H/S) 증후군으로 구분된다.

Hurler 증후군은 뮤코다당체축적증 I 형뿐만 아니라 뮤코다당체축적증 전체를 통틀어 가장 전형적인 형태를 보이는 질환이다.

2) 유전적 이상

염색체 4p16.3에 위치하는 *IDUA* 유전자의 돌연변이에 의하여 발생하며 상염색체 열성으로 유전된다. 14개의 exon으로 구성된다.

돌연변이의 종류에 따라 표현형 및 중증도가 달라지며, 현재까지 100여 종의 돌연변이가 밝혀져 있다. 백인의 경우 p.W402* 돌연변이 대립유전자 빈도가 40% 이상으로 매우 흔하다. 다음으로는 p.Q70*이 흔하며 임상 표현형은 MPS I H형이다.

3) 발병 빈도

뮤코다당체축적증은 매우 드문 질환으로, 이 중 I형은 0.69~3.8/100,000의 빈도를 보이는 것으로 알려져 있다. 한국인은 서양인보다는 빈도가 낮은 것 같다.

4) 생화학적 병태생리

리소좀 효소인 α-L-iduronidase는 dermatan sulfate와 heparan sulfate의 말단에 위치한 L-iduronic acid를 분해하는 데 관여하는 효소이다. Hurler 증후군을 포함한 뮤코다당체축적증 I형에서는 이 효소가 결핍되어 있어 전신의 여러 장기에 분해되지 못한 dermatan sulfate와 heparan sulfate가 축적되어 증상을 나타내게 된다. 이는 이차적으로 GM2, GM3 등의 ganglioside의 축적을 초래한다. 또한 이들 glycosaminoglycans (GAG)의 축적은 염증반응을 일으킨다. 이는 이차적 산화스트레스를 조장한다. 또한 리소좀막의 변화를 초래하여 여러 전해질(칼슘, 칼륨) 등의 대사 불균형 때문에 예정세포사(apoptosis)를 조장한다. 조직특이적인 GAG의 축적은 세포신호전달체계를 교란시킴으로 병태생리 기전에 기여하기도 한다.

5) 임상 증상

Hurler 증후군 환자는 출생 시에는 정상으로 보이나 생후 1년 이내에 얼굴 모양이 거칠어지고 혀가 크며, 목이 짧고, 털이 많으며 머리가 상대적으로 커진다. 지속적인 호흡기 감염과 기침, 가래, 콧물을 보이며 간과 비장이 뮤코다당체의 축적으로 인해 커지고 배꼽 및 서혜부 탈장이 생기며 척추후만증이 생긴다.

각막의 혼탁은 약 1세경부터 진행되며, 이 이후에는 성장이 부진하고 정신 지체가 뚜렷해진다. Hurler 증후군은 뮤코다당체축적증 I형 중에서 가장 심한 형태로 빨리 진행한다. 심장, 골격, 수두증, 정신 지체, 간, 비장, 각막 등의 전신 장기에 침착하며 질병의 말기에는 관절의 구축과 경직으로 인해 몸을 움직일 수 없게 된다. 이외에도 청력 장애가 흔히 동반되는데, 전도성 및 신경성 난청이 모두 생길 수 있다.

Scheie 증후군은 얼굴 모습이 매우 경하게 변하기 때문에 심한 각막혼탁 때문에 안과적 검진을 하다가 진단되는 경우가 흔하다. 5세경까지는 관절의 이상이 나타나기 시작하나, 수명은 심장 합병증이 없다면 정상이고, 신경학적인 증상도 드물다.

Hurler-Scheie 증후군은 Hurler 증후군과 Scheie 증후군의 중간 양상을 띤다. Hurler 증후군에서 볼 수 있는 증상이 모두 나타날 수 있으나 진행이 느리고 경하며, 지능은 정상인 경우가 많다.

6) 진단 및 검사 소견

Dermatan sulfate, heparan sulfate 및 glycosaminoglycan (GAG) 분절들이 다른 경로를 통하여 소변으로 과다 배출되게 되므로 소변에서의 GAG 측정이 가장 손쉬운 진단법이나 가음성 및 가양성이 많은 단점이 있어, GAG의 전기영동법이나 혈액 내 백혈구 및 섬유모세포를 이용한 효소 분석과 *IDUA* 유전자 분석으로 확진한다.

7) 치료 및 관리

호흡기 및 심혈관계 합병증, 청력 소실, 수두증의 발생에 주의하여야 한다. 각막의 혼탁은 각막 이식으로 좋은 결과를 보인다.

골수이식으로 뮤코다당체축적증의 임상 경과를 변화시킬 수 있다는 많은 연구 결과가 보고되었다. 특히 뮤코다당체축적증 I 형 및 일부 경한 II 형과 VI 형의 경우에 매우 성공적인 결과를 보인다.

그러나 임상형, 이식 시의 나이, 공여자의 상태 등에 따라 그 효과에 편차가 심하며 Hurler 증후군의 경우 정신 지체가 진행되기 이전인 2세 이전에 골수이식을 하는 것이 가장 효과적이다. 골수이식이 성공적으로 이루어지면 간비비대, 관절구축, 기도 협착, 심기능 등의 호전을 보이며 지적 능력 또한 보존된다. 그러나 골수이식으로도 골격 및 망막의 기능을 되돌리지는 못한다. 재조합 α-L-iduronidase의 효소대치요법(Aldurazyme)이 뮤코다당체축적증 I형의 치료에 사용되면서 많은 증상의 호전을 보이게 되었다. 2003년 4월에 미국 FDA의 공인을 받은 후 현재는 뮤코다당체축적증 I형의 Scheie(S) 형 혹은 I H/S의 치료에 사용된다.

IH는 2세 이전에 골수이식이 권장되면 골수이식 전후 효소대치요법을 병용한다. 조기에 진단, 치료함으로 증상의 비가역적인 손상을 예방할 수 있다. 현재 동물을 이용한 유전자 치료 또한 시도되고 있다.

8) 예후

예후는 임상표현형에 따라 다르나 치료 받지 않는 경우 IH형 대부분의 환자는 10세 이전에 빈번한 호흡기 감염과 심부전 등으로 사망에 이르게 된다. 그러나 골수이식, 효소대치요법 등으로 증상의 경감 및 수명 연장이 가능하게 되었다. 반면 IS, IH/S형의 경우 효소대치요법만으로 삶의 질이 개선되고 정상적인 생활을 영위할 가능성이 높아졌다.

••• 참고문헌 •••

1. Vijay S, Wraith JE. Clinical presentation and follow-up of patients with the attenuated phenotype of mucopolysaccharidosis type I. Acta Pediatr 2005; 94: 872~7.

2. Beesley CE, Meaney CA, Greenland G, et al. Mutational analysis of 85 mucopolysaccharidosis type I families : frequency of known mutations, identification of 17 novel mutations and in vitro expression of missense mutations. Hum Genet 2001; 109: 503~11.
3. Campos D, Monaga M. Mucopolysaccharidosis type I : current knowledge on its pathophysiological mechanisms. Metab Brain Dis 2012; 27: 121~9.
4. de Ru MH, Teunissen QGA, van der Lee JH, et al. Capturing phenotypic heterogeneity in MPS I : results of an international consensus procedure. Orphan J Rare Dis 2012; 7: 22~30.
5. Lee IJ, Hwang SH, Jeon BH, et al. Mutational analysis of the alpha-L-iduronidase gene in 10 unrelated Korean type I mucopolysaccharidosis patients : Identification of four novel mutations. Clin Genet 2004; 66: 575~6.
6. Sohn WY, Lee JH, Paik KH, et al. Clinical and laboratory features of Korean mucopolysaccharidoses (MPSs). Korean J Pediatr 2005; 48: 1132~8.
7. Muenzer J. The mucopolysaccharidoses : a heterogeneous group of disorders with variable pediatric presentations. J Pediatr 2004; 144(5 Suppl): S27~34.

증례 13-1

잦은 중이염으로 내원하여 진단받은 Hurler 증후군(Mucopolysaccharidosis type I H)

1. 내원 동기가 된 주 증상(주소)

거친 안면 모양과 잦은 중이염

2. 발병 시 연령/성별

4개월/남자

3. 가족력

없음

4. 병력 및 임상 증상

재태연령 39주, 4.1 kg, 정상질식분만으로 출생하였으며 흉곽의 비대칭 및 안면기형으로 내원하였다. 잦은 중이염과 폐렴을 반복하였다. 당시 시행한 척추 X-ray에서 척추체의 anterior beaking 소견을 보여 뮤코다당체축적증을 의심하여 전원되었다.

5. 진찰 소견

키 67 cm(75~90백분위수), 체중 6.4 kg(10~25백분위수), 두위 42 cm(50백분위수)였으며, 좁은 이마, 배꼽 탈장, 다모증이 있었다. 전신에 몽고반점이 현저하게 잔존하였다. 간은 우측 늑골연하 2횡지 정도 만져졌고 비장이 좌측 늑골연하로 1횡지 정도 만져졌다. 척추만곡증이 현저하였다.

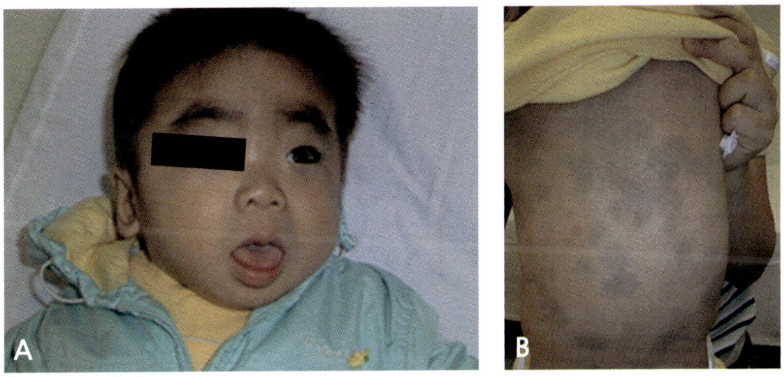

그림 13-3 A. 거친 안면 모습과 비교적 큰 혀 이마의 다모증을 보인다.
B. 현저한 몽고반점이 잔존해 있으며 요추 후만증 및 'gibbus'가 현저하다.

6. 검사 소견

(1) 생화학적 검사

혈색소 9 5 g/dL., 백혈구 7,900/mm^3, 혈소판 288,000/mm^3, AST/ALT 119/159 IU/L, 포도당 112 mg/dL, 칼슘/인 10.9/7.9 mg/dL, 총빌리루빈 0.3 mg/dL, alkaline phosphatase 219 IU/L이었다. 소변 CTAB test에서 양성을 보였다. 피부 섬유모세포의 α-iduronidase 활성도를 분석한 결과 0.2 nmole/hr/mg(참고치; 40 nmole/hr/mg)으로 거의 효소 활성도가 없었다. 소변 glycosaminoglycan 83.4 μg/mL(참고치; <26)로 증가되어 있었다.

(2) 분자유전학 검사

IDUA 유전자의 염기 서열 분석 결과 p.W92*와 c.503_509del 돌연변이가 복합이형접합자로 발견되었다.

Partial sequence of *IDUA* gene

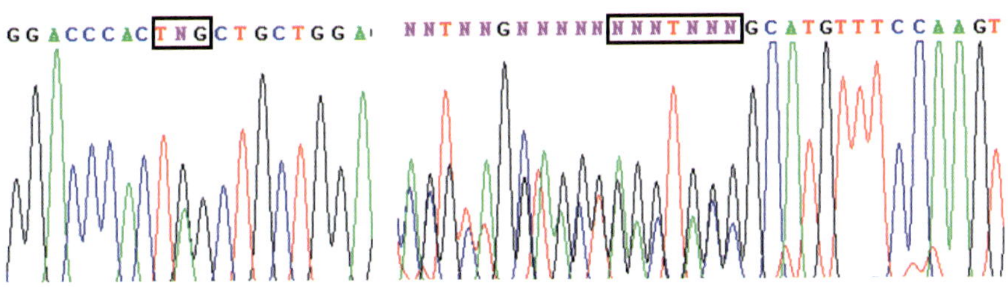

c.275G>A (p.Trp92Ter) c.503_509del (p.Leu169Metfs*23)

c.[275G>A];[503_509del] (p.[Trp92*];[Leu169Metfs*23])

(3) 영상 소견

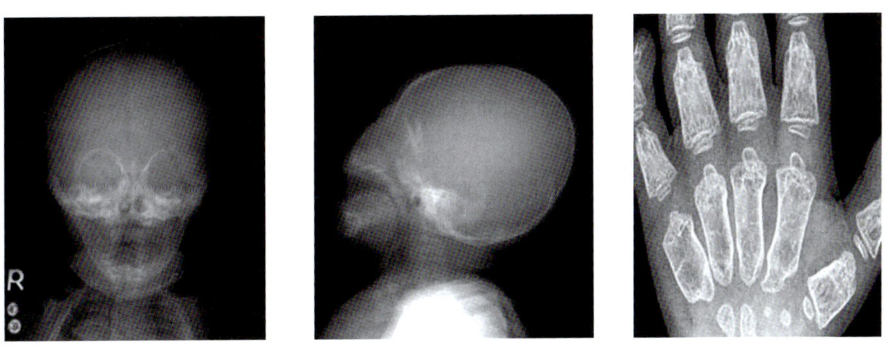

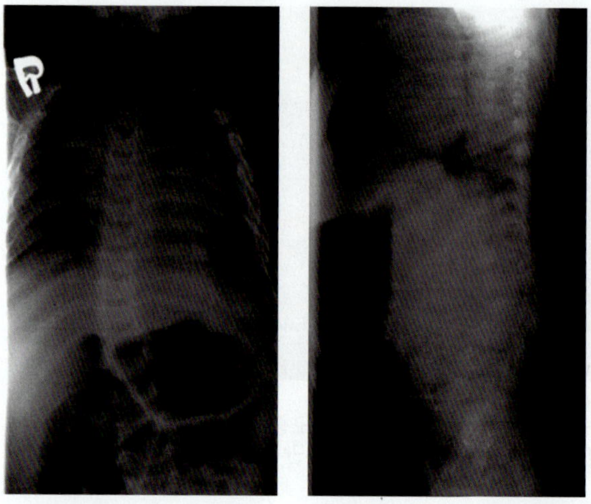

그림 13-4 두개골 X-선 소견상 'J-모양의 sella trucica 소견을 보인다. 손가락의 metaphalangeal bone의 근위부가 뾰족한 'bullet모양'의 소견을 보인다. 흉부X-선 소견상 요추 L2, L3의 전하부 방향의 beaking을 보이며 부분적인 후만증을 보인다.

7. 치료경과

뒤집기가 생후 15개월경부터 가능하였다. 조혈모세포 이식을 권유하였으나 보호자가 거부하여 생후 15개월부터 효소 보충 요법을 시행하고 있으나 반복적인 폐렴으로 수차례 입원 치료하였다. 현재 만 9세로 키 110 cm(<3백분위수), 체중 24 kg(5백분위수)으로 저신장과 발달지연, 정신 지체를 보이며 관절운동의 제한으로 어깨, 무릎 관절의 굴신 운동에 장애가 있다. 각막혼탁과 안구진탕이 지속적으로 동반되어 있다. 각막 이식 수술을 받았으나 재발하여 여전히 각막혼탁이 있다.

8. 투여 약제/용량

생후 15개월부터 Aldurazyme 0.58 mg/kg IV 1주 간격으로 주사 치료하기 시작하였다.

9. 요약

안면의 coarseness, 정신 지체, 각막혼탁, 간과 비장의 비대, 저신장, dysostosis multiplex, 소변으로 dermatan sulfate와 heparan sulfate의 배설이 증가하며 α-L-iduronidase 효소의 활성도가 감소된 것으로 확진할 수 있다. Hurler 증후군(MPS I H)은 효소대치요법의 임상적 효과가 제한적이며 적극적인 조혈모세포 이식이 권장된다.

증례 13-2

뇌수종이 동반된 Hurler-Scheie 증후군(Mucopolysaccharidosis I H/S)

1. 내원 동기가 된 주 증상(주소)

뇌수종, 각막혼탁

2. 발병 시 연령/성별

13세/남자

3. 가족력

없음

4. 병력 및 임상 증상

생후 1개월에 뇌수종으로 타 병원을 다니던 중 3세경 뇌실-복강 우회술(venriculoperitoneal shunt)을 시행하였다. 반복적인 중이염을 앓았으며 1년 전부터 보청기를 착용하고 있었다. 생후 2세경 서혜부 탈장 수술을 한 병력이 있다. 타원에서 뮤코다당체축적증이라 듣고 효소 대치 요법 위해 내원하였다. 정상적인 지능을 보였으며 정상적인 학교생활 및 성적을 보였다.

5. 진찰 소견

키는 126.2 cm(<3백분위수), 체중은 26.8 kg(<3백분위수)으로 왜소한 체구를 보였으며 특히 심한 저신장을 보였다. 간은 우측 늑골하 4횡지 정도 만져졌다. 안과 검진에서 각막혼탁을 보였다. 관절구축으로 인한 관절운동의 제한으로 무릎 관절 160°, 어깨 관절 80° 정도의 운동 범위를 보였다. 양측 고환은 3 mL로 이차성징이 없었다. 지능은 정상이었다.

6. 검사 소견

(1) 생화학적 검사

혈색소 12.5 g/dL, 백혈구 3,900/mm^3, 혈소판 179,000/mm^3, AST/ALT 22/19 IU/L, 포도당 112 mg/dL, 칼슘/인 9.3/5.0 mg/dL, 총빌리루빈 0.8 mg/dL, alkaline phosphatase 277 IU/L, creatine kinase 49 IU/L이었다. 혈액응고 검사에서 PT/aPTT 13.0(1.10 INR)/35.6초였다. 소변의 glycosaminoglycan 20.5 μg/mL(참고치; <26)으로 정상 범위를 보였다. α-iduronidase 활성도를 분석한 결과 6.2 nmole/hr/mg(참고치; 40 nmole/hr/mg)로 잔존효소 활성도를 보였다.

(2) 분자유전학 검사

IDUA 유전자의 염기 서열 분석 결과 c.236C>T(p.Ala79Val)와 c.1037T>G(p.Leu346Arg) 돌연변이가 복합이형접합자로 발견되었다.

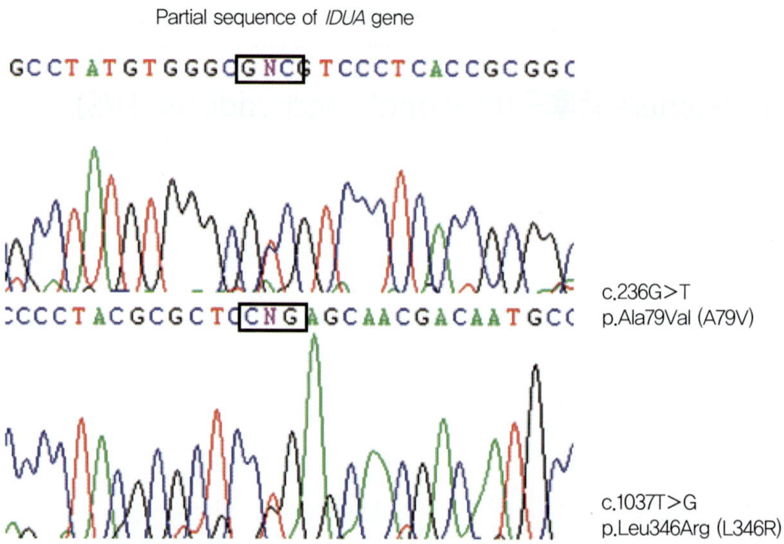

(3) 영상 소견

심장초음파에서 승모판이 약간 두꺼워져 있었고 경도의 좌심실 비대를 보였다. 복부 초음파에서는 간 비대가 보였고 비장은 정상 크기였다.

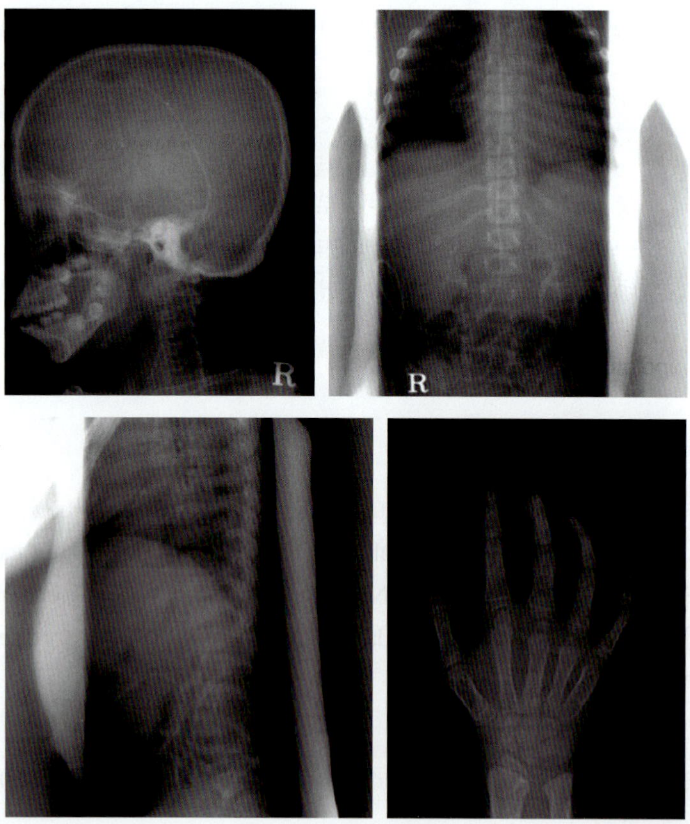

그림 13-5 두개골 X-선 영상소견상 상대적인 거두증과 VP shunt 선이 보인다. 'J-모양'의 sella turcica가 현저하다. 척추 X-선 소견상 척추의 후만증은 심하지 않으나 요추가 전방으로 파인 모양과 경미한 metaphalangeal bone의 'pin pointing'을 보여 'dysostosis multiplex' 양상을 보인다.

(4) 기타 검사

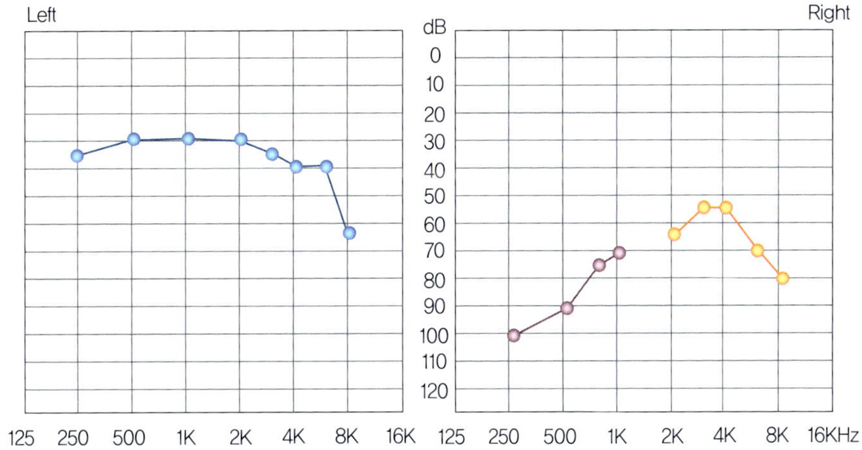

그림 13-6 Pure tone audiometry에서 진행성의 양측 청력의 감소를 보였다.

7. 치료경과

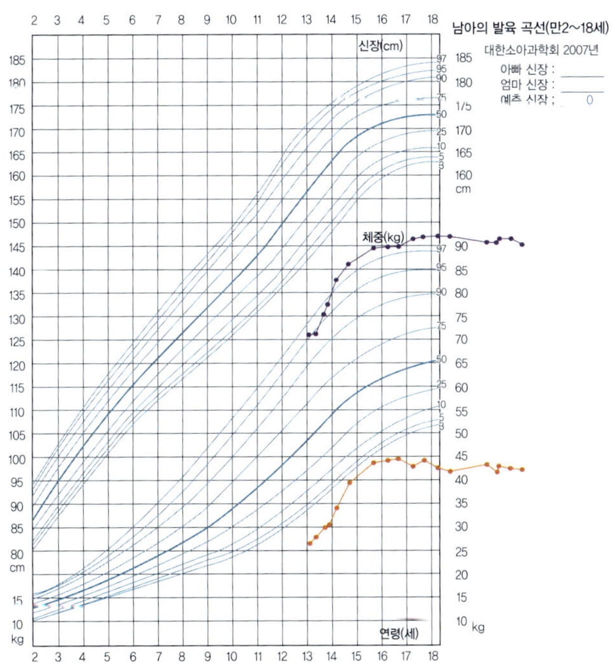

13세경 효소대치요법을 시작하면서 이차성징이 나타나 체중과 신장이 급성장하기 시작하였으나 최종 성인신장은 매우 작다. 20세경 각막혼탁에 대하여 좌측의 각막 이식을 시행하였으며 우측도 이식 대기 중이다. Aldurazyme으로 효소대치요법을 하면서 관절의 강직은 점차 호전을 보이고 있으며 심장초음파 및 청력 검사에서는 큰 변화를 보이지 않고 있다. 보청기를 사용하고 있다. 현재 대학교에 재학 중으로 정상 지능을 보인다.

8. 투여 약제/용량

Aldurazyme 0.58 mg/kg IV 1주 간격으로 주사 치료 시작하였다.

9. 요약

Hurler-Scheie 증후군은 관절의 강직, 각막의 혼탁, 대동맥판막의 이상, dysostosis multiplex를 보이며 지능은 정상이다. Hurler-Scheie disease는 Hurler disease와 Scheie disease의 중간 형태이다. 조기에 발견하여 효소대치요법을 시행함이 저신장 및 골격계의 변형을 예방하는 데 중요하다.

3 Hunter 증후군/뮤코다당체축적증 II형

1) 원인

Hunter 증후군은 1917년 처음으로 형제에서 보고되었다. 한국인에게는 가장 흔한 뮤코다당체축적증으로 알려져 있다. Hunter 증후군 환자는 뮤코다당체 분해 과정에서 가장 처음 단계에 작용하는 효소인 iduronate-2-sulfatase가 결핍되어 발생한다.

2) 유전적 이상

모든 뮤코다당체축적증 중에서 유일하게 X-염색체 연관 열성 유전을 하며, 원인이 되는 유전자는 Xq28에 위치하는 *IDS* 유전자이다. 이 유전자는 9개의 엑손과 24kb의 크기를 가지며, 현재까지 300여 종 이상의 돌연변이가 밝혀져 있다. 돌연변이의 종류에 따라서 잔존 효소의 농도 및 임상 증상이 달라진다. 대부분 'private mutation'이고 엄마가 보인자일 확률은 80% 정도이다. 가성유전자인 *IDS2*가 진성유전자인 *IDS*의 X-염색체 말단 telomere쪽 90 kb에 위치한다. 이에 따라 Hunter 증후군 환자의 13%에서는 이 두 유전자 사이의 유전자 재조합에 의해 결실, 중복 등의 돌연변이가 발생한다.

3) 발병 빈도

영국에서는 약 10만 명당 한 명의 빈도로 알려져 있다. 유태인은 약 3만 6천 명당 한 명의 빈도를 보인다고 한다. 일반적으로는 0.69~1.19/100,000로 알려져 있다. X 연관성 유전을 하기 때문에 이론적으로는 남자에게만 발생하는 질병이지만, 소수의 여자 환자도 보고되어 있다. 이는 X염색체와 상염색체 간의 전위(translocation)가 있는 환자에게서 정상 X염색체의 비균형적인 불활성화 등에 의해 초래될 수 있다.

한국 및 일본에서는 뮤코다당체축적증증이 가장 흔한 질환이다. 국내에 50여 명 이상의 환자들이 효소대치요법을 받고 있다.

4) 생화학적 병태생리

Iduronate sulfatase는 dermatan sulfate와 heparin sulfate에서 sulfate기를 분해하는 작용을 하는 효소로 뮤코다당체 분해의 가장 첫 단계에서 작용한다. Hunter 증후군 환자는 이 효소의 부족으로 분해되지 못한 뮤코다당체가 전신에 축적되어 증상을 나타내게 되나 Hurler 증후군의 경우보다는 경하다.

5) 임상 증상

Hunter 증후군은 임상적으로 매우 다양한 임상 양상을 보이게 된다. 임상적으로는 경한 형과 심한 형의 두 가지 그룹으로 분류할 수 있다. 심한 형의 환자는 각막 혼탁이 없는 것을 제외하고는 거의 Hurler 증후군과 유사한 양상을 띤다. 그러나 증상의 진행 및 발병 시기는 Hurler 증후군보다 느리다. 경한 형(attenuated form)의 환자는 다른 형의 뮤코다당체축적증에서는 볼 수 없는 특징적인 피부 증상인 자갈 모양의 울퉁불퉁한 피부 소견(pebbling)을 보이는데, 특히 양 견갑부 및 상완, 대퇴부의 외측 면에 주로 관찰된다. 호흡기 증상, 반복적인 중이염, 탈장, 만성 설사, 관절구축 및 간비비대는 Hurler 증후군과 비슷하나 각막혼탁은 드물어 매우 늦게 나타나거나 검안경을 통해서만 관찰할 수 있는 정도이다.

신경 증상은 뇌척수압 상승에 의한 마비, 수두증 및 유두 부종 등으로 심할 경우에는 뇌실-복강 단락술을 요하는 경우도 있다. 지능의 저하는 점차 진행하지만 Hurler 증후군에서보다 느리고 경하며, 심장판막부전 및 심근에의 침착으로 인한 심부전이 생길 수 있다.

6) 진단 및 검사 소견

Dermatan sulfate, heparan sulfate 및 glycosaminoglycan (GAG) 분절들이 다른 경로를 통하여 소변으로 과다 배출되게 되므로 소변에서의 GAG 측정이 가장 손쉬운 진단법이나 가음성 및 가양성이 많은 단점이 있어, GAG의 전기영동법이나 혈액 내 백혈구 및 섬유모세포를 이용한 효소 분석과 *IDS* 유전자 분석으로 확진한다.

7) 치료 및 관리

Hunter 증후군에서의 효소대치요법은 2006년 미국 FDA에서 Elaprase (idursulfase)를 허가한 이래 지난 10년간 사용되어 왔다.

국내에서도 2012년 Hunterase를 개발하여 효소대치요법에 사용하고 있다. 조혈모세포 이식은 Hurler 증후군 환자에게서 더 좋은 결과를 보이고 있으며, Hunter 증후군에서는 추천되지 않고 있다. 그러나 일본에서의 보고는 비교적 고무적인 것으로 되어 있다. 조기 진단하여 효소대치요법을 시행하면 비교적 예후가 좋으나 진단이 늦어져 비가역적인 장기의 기능장애가 동반되는 경우 효소대치요법은 별 효과가 없다. 대개 여러 장기의 합병증으로 사망에 이르게 되는 만큼, 다방면의 보존적 치료법으로 생존 기간을 연장시키고 삶의 질을 향상시킬 수 있어 심장, 폐, 뇌, 청력 등의 관리가 중요하다.

최근 환자의 척수강이나 뇌실에 직접 효소를 주입하는 치료법이 임상시험 중이다.

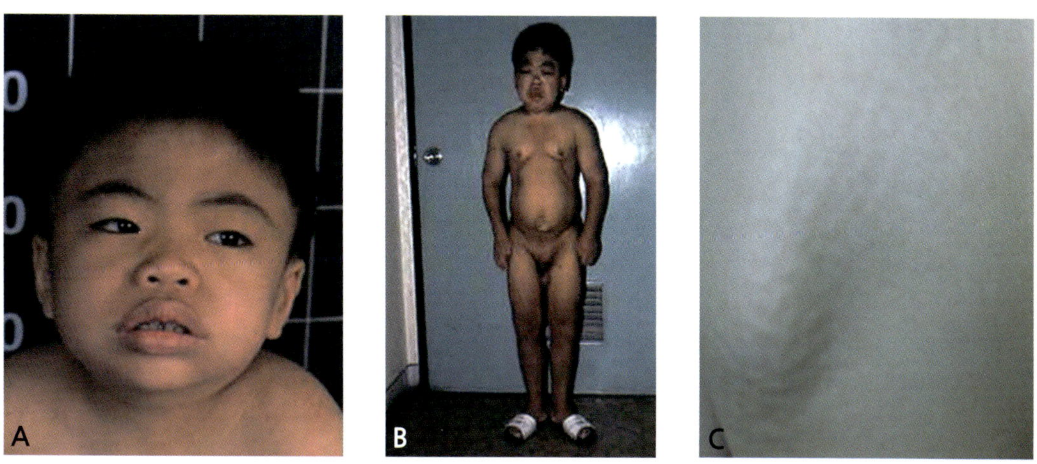

그림 13-7 A. 거친 얼굴모습(coarse facial feature) B. 사지관절의 구축과 제대 및 서혜부 탈장이 흔하다. C. 견갑골 부위 피부의 자갈밭 같은('pebble stone like') 피부병변 이는 피부에 GAG 축적에 의한다.

8) 예후

대부분의 심한 형의 환자에서는 5~6세 이후에 점차적으로 신체 기능의 퇴행을 보이게 되며, 반복적인 호흡기 감염이 가장 흔한 사망의 원인이다. 전신 경련 또한 질병의 말기에 보일 수 있으며 15세를 전후하여 심장 및 호흡기 합병증으로 사망에 이르게 된다. 그러나 경한 형에서는 85세 이상까지도 생존한 보고가 있으며, 골격계의 구축은 잘 동반되나 지능은 정상이기도 하다. 임상 증상은 하나의 스펙트럼으로 잔존효소 농도에 따라 심한 형에서 거의 정상인 경우까지 매우 다양하다.

참고문헌

1. Kim HJ, Yoon SH, Kim YH, et al. A case of pulmonary edema which developed after difficult endotracheal intubation of Hunter syndrome : A case report. Korean J Crit Care Med 2005; 20: 187~91.
2. Chun EY, Kim HS, Lee JS, et al. Extensive mongolian spots associated with Hunter syndrome. Korean J Dermatol 2002; 40: 820~4.
3. Tuschl K, Gal A, Paschke E, et al. Mucopolysaccharidosis type II in females : case report and review of literature. Pediatr Neurol 2005; 32: 270~2.
4. Lee OJ, Kim SJ, Sohn YB, et al. A study of the relationship between clinical phenotypes and plasma iduronate-2-sulfatase enzyme activities in Hunter syndrome patients. Korean J Pediatr 2012; 55: 88~92.
5. Cho SY, Huh R, Chang MS, et al. Impact of enzyme replacement therapy on linear growth in Korean patients with mucopolysaccharidosis type II(Hunter syndrome). J Korean Med Sci 2014; 29: 254~60.
6. Sohn YB, Cho SY, Park SW, et al. Phase I/II clinical trial of enzyme replacement therapy with idursulfase beta in patients with mucopolysaccharidosis II(Hunter syndrome). Orphan J Rare Dis 2013; 8: 42.
7. Sohn YB, Cho SY, Lee J, et al. Safety and efficacy of enzyme replacement therapy with idursulfase beta in children aged younger than 6 years with Hunter syndrome. Mol Genet Metab 2015; 114: 156~60.

증례 13-3 경미한 정신지체가 동반된 성인 attenuated형 Hunter 증후군

1. 내원 동기가 된 주 증상(주소)

안면기형

2. 발병 시 연령/성별

31세/남자

3. 가족력

없음

4. 병력 및 임상 증상

출생 직후 특별한 문제가 없었다. 3세 이후 혼자 걷기가 가능하고 엄마, 아빠 등의 단어는 5세경부터 말하기 시작하였으며 6세 이후부터 의사소통이 가능하였다. 3세 이후부터 얼굴 모양의 변화가 있었다고 하며 6세부터 관절구축(joint contracture)이 발생하였고 중학교 때부터 잦은 중이염을 앓았다. 내원 4개월 전 거설증(macroglossia), 안면의 coarseness로 타 병원에서 Hunter disease로 진단 받았으며 효소대치요법 위해 내원하였다.

5. 진찰 소견

키 144.5 cm(<3백분위수), 체중 56 kg(10백분위수)이었으며, 머리는 커보였고 양쪽 청력이 떨어져 있었고 우측에 보청기를 착용 중이었다. 간은 우측 늑골연하에서 5횡지 정도 만져졌다. 갈퀴손 변형(claw hand deformity)이 있었으며 관절운동의 제한으로 무릎 굴신 운동(knee flexion) 90°, 팔꿈치 굴신 90°, 어깨 거상 운동 95° 정도였다.

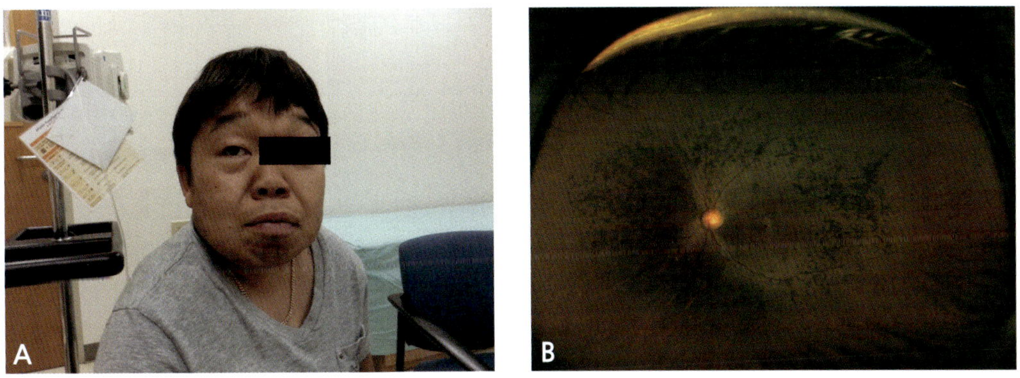

그림 13-8 A. 환자의 얼굴모습 B. 망막의 색소 변성 소견을 보인다.

6. 검사 소견

(1) 생화학적 검사

혈색소 15.1 g/dL, 적혈구 용적률 42.7%, 혈소판 103,000/mm^3, AST/ALT 38/27 IU/L, 포도당 98 mg/dL, 칼슘/인 9.3/4.4 mg/dL, 총빌리루빈 1.9 mg/dL, alkaline phosphatase 98 IU/L, creatine kinase 56 IU/L이었다. 소변 glycosaminoglycan 27.2 μg/mL(참고치; <26)으로 약간 증가되어 있었다. 효소 분석상 iduronate-2-sulfatase의 활성도는 피부세포 주에서는 2.7 nmol/hour/mg protein(참고치; >15)로 감소되었고 말초 백혈구에서도 1.3 nmol/hour/mg protein(참고치; > 6.4)으로 감소되어 있었다.

(2) 분자유전학 검사

IDS 유전자의 염기 서열 분석 결과 c.103+1G>A(IVS(+1)G>A) 돌연변이가 발견되었다.

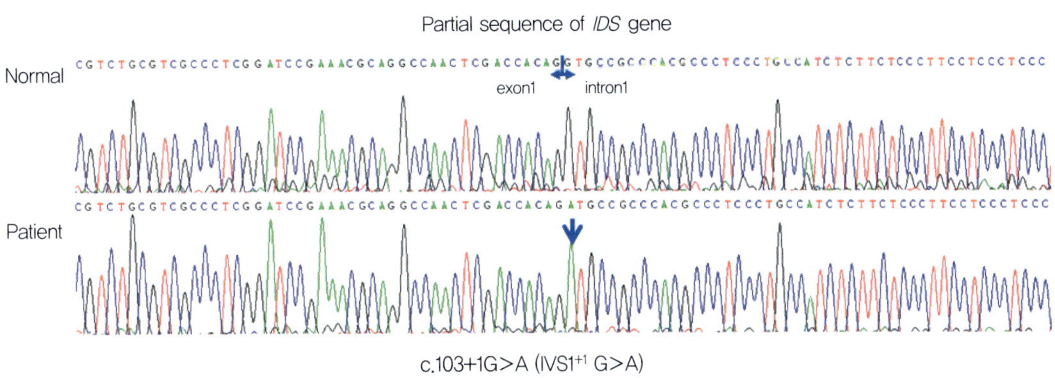

(3) 영상 소견

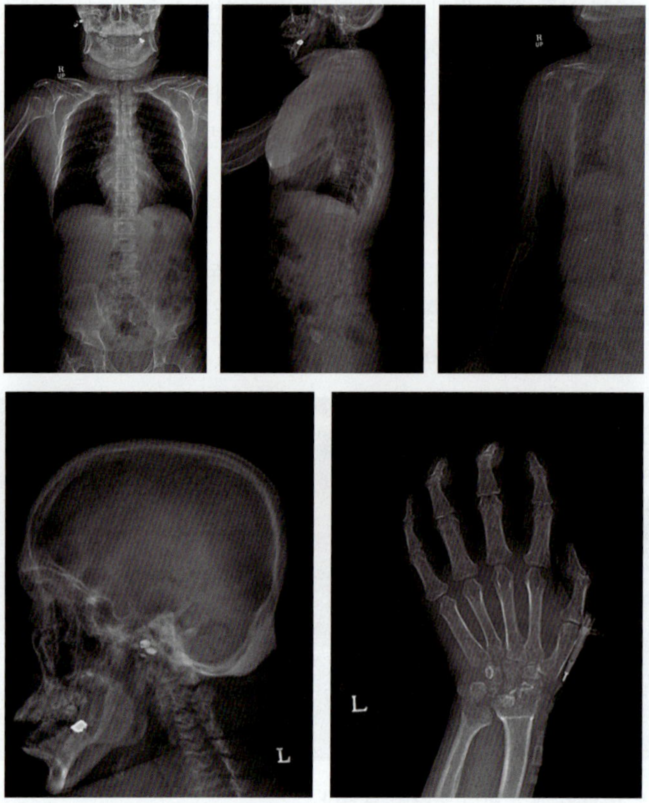

그림 13-9 • 하지 및 척추 X-선 영상소견 : 좁고 긴 골반, 대퇴골의 내반고(coxa vara)를 보인다. 흉부 X-선 영상소견 : 두꺼운 늑골, 쇄골을 보이며 표면이 불규칙한 상완골을 보인다. 두개골 X-선 영상소견 : 두개골 두께가 두껍고 장두증을 보인다. 'J-모양'의 터키안(sellar turcica) 모양을 보인다.
• 손의 X-선 영상소견 : 작고 불규칙한 수골, 뾰족한 수골의 근위부, 요골쪽 손목 관절의 'V-모양'의 경사를 보인다.

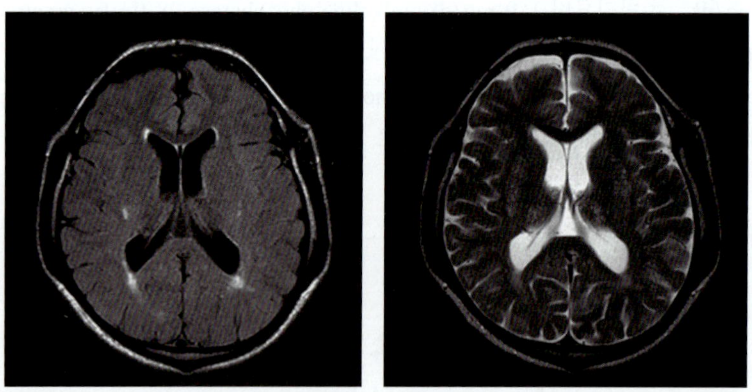

그림 13-10 뇌 MRI 소견상 3차 및 측뇌실의 확대를 보이고 고랑(sulci)이 현저하다. T2WI 양상 소견에서 피질하부, 뇌실을 둘러싼 백질부위, 기저핵 및 시상에 음영이 증가된 부위들이 존재한다.

복부 컴퓨터 촬영에서 간과 비장의 크기는 정상 범위였으며 splenorenal shunt가 관찰되었다. 심장 초음파에서는 승모판의 점액성 변화(myxomatous change of mitral valve)와 승모판 전엽 중간부의 경미한 탈출증과 승모판 역류(mild prolapse of middle portion of anterior mitral valve leaflet with mild mitral regurgitation)가 관찰되었다.

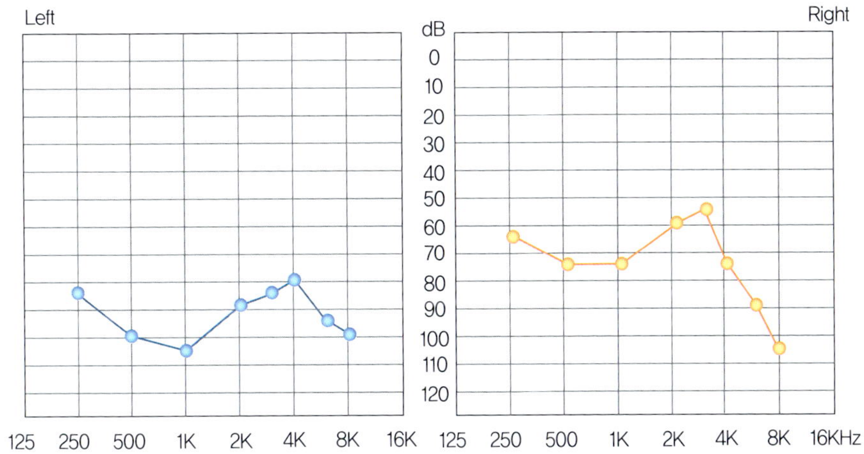

그림 13-11 Pure tone audiometry에서는 양측 귀의 심한 청력 저하를 보였다.

(4) 기타 검사

근전도 및 신경전도 검사에서 양측의 수근골 증후군을 시사하는 소견이었다.

7. 치료경과

31세부터 Elaprase 30 mg(0.5 mg/kg) IV 2주 간격으로 효소대치요법을 시작하였다. 정기적으로 시행한 골격계 X-선 검사, 심장 초음파, 6-min walk test, 근전도 소견은 변화가 없었다. 지능은 IQ 70 정도의 경계선 지적장애로 일상적인 사회생활은 가능하였다.

8. 요약

X-염색체 열성 유전을 하는 뮤코다당체축적증으로 한국인에게 가장 흔한 형이다. 증상은 아주 심한 경우부터 지능이 정상에 이르기까지 매우 다양하다. 안면의 coarseness, 관절 강직, 저신장, 정신 지체, 간과 비장의 비대, 심장 비대, 어깨 부위의 결절성 또는 두꺼워진 피부 병변, dysostosis multiplex가 주 증상으로 dermatan sulfate와 heparan sulfate가 축적된다. Iduronate sulfatase의 효소 활성도가 감소되어 있다. 조기에 진단하여 효소대치요법을 시행하여야 성장, 발달의 정상화를 기대할 수 있다. 조혈모세포 이식의 효과는 논란이 많다.

4 Sanfilippo 증후군/뮤코다당체축적증 III형

1) 원인

Sanfilippo 증후군은 1961년에 처음으로 보고되었으며, 특징적으로 소변에서 heparan sulfate가 다량으로 배설되고, 심한 신경 증상에 비해 관절, 골격 및 얼굴 모습은 보다 경한 것이 특징이다. 이 질병은 다시 A부터 D까지 네 가지의 아형으로 분류되는데, 아형에 따라 원인이 되는 효소가 각각 다르다. III A 아형은 heparan-N-sulfatase, III B 아형은 N-acetylglucosaminidase, III C 아형은 acetyltransferase, III D 아형은

N-acetylglucosamine-6-sulfatase 효소의 결핍에 의해 발생한다.

2) 유전적 이상

네 가지 아형 모두 상염색체 열성으로 유전된다. III A 아형에서 결핍되는 heparan-N-sulfatase는 염색체 17q25.3, III B 아형의 N-acetylglucosaminidase는 염색체 17q21, III C 아형의 acetyltransferase는 염색체 8p11, III D 아형의 N-acetylglucosamine-6-sulfatase는 염색체 12q14에 위치하는 것으로 알려져 있다.

3) 발병 빈도

일반적으로는 0.28~4/1000,000의 발생빈도를 보여 민족과 지역에 따라 큰 차이를 보인다. 네덜란드에서는 약 2만 4천 명당 한 명의 빈도로 발생한다고 알려져 있으며, 영국과 네덜란드에서 모두 III A 아형이 가장 흔하나 그리스에서는 III B 아형이 더 흔하다. 케이맨 제도에서는 III A 아형의 보인자 빈도가 10명 중 한 명으로 보고되어 매우 높은 빈도를 보인다. 한국인 뮤코다당체축적증 중 2번째로 흔한 형이다. 국내에도 수십여 명의 환자가 보고되었다.

4) 생화학적 병태생리

Heparan sulfate 분자는 glucuronic산과 iduronic산 분자의 연결로 이루어져 있다. Glucosamine의 amino nitrogen은 sulfate기가 붙어 있거나 acetyl기가 붙어 있다. 이러한 heparan sulfate 분해의 복잡한 각 과정에 관여하는 각각의 효소에 돌연변이가 생겨 heparan sulfate가 분해되지 못하고 쌓이게 되면 증상이 발생하고 소변으로 다양한 형태의 heparan sulfate가 다량으로 배설되게 된다. 그러나 다른 glucosaminoglycan (GAG)의 대사에는 전혀 문제가 없다.

5) 임상 증상

임상적으로 네 가지 아형을 구분할 수는 없다. 출생 시 및 생후 1년까지는 정상 발달을 보이다가 생후 1~2년 경에 발달이 지연되어 병원을 찾게 된다. 점차적으로 언어 및 음식 섭취도 불가능하게 되며 반복적인 흡인 및 호흡기 감염을 보인다. 지능 저하가 가장 특징적이고 진행하나, 얼굴 모습 등의 골격 및 외형의 변화는 경하며 저신장은 드물다. 경련을 동반하는 경우도 있으나 항경련제에 잘 반응하지 않으며 공격적인 행동과 과잉행동이 흔하여 소아정신과 진료실을 방문하는 경우도 있다. 병이 진행하면 퇴행성 정신신경 발달 장애로 bed-ridden 상태로 결국 위루관 혹은 비위관을 이용한 식이 공급이 필요하게 된다.

6) 진단 및 검사 소견

Heparan sulfate가 소변으로 과다 배출되지만, dermatan sulfate와 기타 GAG 분절들은 정상적으로 대사되어 소변으로 배출되지 않는 것이 특징이다. 소변에서의 heparan sulfate의 측정이 가장 손쉬운 진단법이나 가음성 및 가양성이 많은 단점이 있어, 전기영동법이나 혈액 내 백혈구 및 섬유모세포를 이용한 효소 분석으로 확진한다. 해당되는 형의 유전자 분석을 통해서도 확진이 가능하다.

7) 치료 및 관리

효과적인 치료법이 아직 없는 실정이다. IIIA형과 IIIB형에서 유전자 재조합술로 발현한 효소대치요법이 연구 중이다. 다른 뮤코다당체축적증에서와 같이 골수이식이 시도되고 있으나 결과는 그리 좋지 못하다. 따라서 현재까지는 흡인과 감염에 대한 적극적인 대증 치료가 주된 치료법이다.

8) 예후

심한 경련과 사지 마비가 발생할 수 있으며, 대개 20세 이전에 흡인성 폐렴으로 사망에 이르게 된다.

••• 참고문헌 •••

1. Cleary MA, Wraith JE. Management of mucopolysaccharidosis type III. Arch Dis Child 1993; 69: 403~6.
2. Yogalingam G, Hopwood JJ. Molecular genetics of mucopolysaccharidosis type IIIA and IIIB : diagnostic, clinical, and biological implications. Hum Mutat 2001; 18: 264~81.
3. Valstar MJ, Ruijter GJG, van Diggelen OP, et al. Sanfilippo syndrome : A mini-review. J Inherit Metab Dis 2008; 31: 240~52.

증례 13-4 언어 발달지연으로 내원한 Sanfilippo병 IIIB형 환아

1. 내원 동기가 된 주 증상(주소)

언어 발달지연

2. 발병 시 연령/성별

4세/남자

3. 가족력

없음

4. 병력 및 임상 증상

재태연령 40주, 2,900 gm으로 출생하였으며 만 3세까지는 정상 발달을 보였다. 만 4세에 언어 발달지연을 주소로 내원하였으며 진찰 소견 및 소변 glycosaminoglycan 양성으로 뮤코다당체축적증이 의심되었으나 이후 병원에 내원하지 않아 더 이상의 검사가 진행되지 못하였다.

만 13세경 흡인성 폐렴으로 내원하였으며 당시 공격적 성향, 불안, 수면 장애 등을 보이고 있었다. 안과 검사에서 각막혼탁은 발견되지 않았다. 이후 운동 기능이 점차 떨어져 혼자 앉거나 걷지 못하게 되었고 대화도 불가능하게 되었고 18세부터 경련이 시작되었다. 21세경 강직성 사지 마비와 심한 인지기능의 장애를 보이고 있었다.

5. 진찰 소견

체중 18.1 kg(25~50백분위수), 키 96 cm(3~10백분위수), 두위 52 cm(50~75백분위수)였다. 안면은 coarseness를 보였고 다모증(hypertrichosis)가 동반되었으며 간과 비장이 경미한 정도로 커져 있었다.

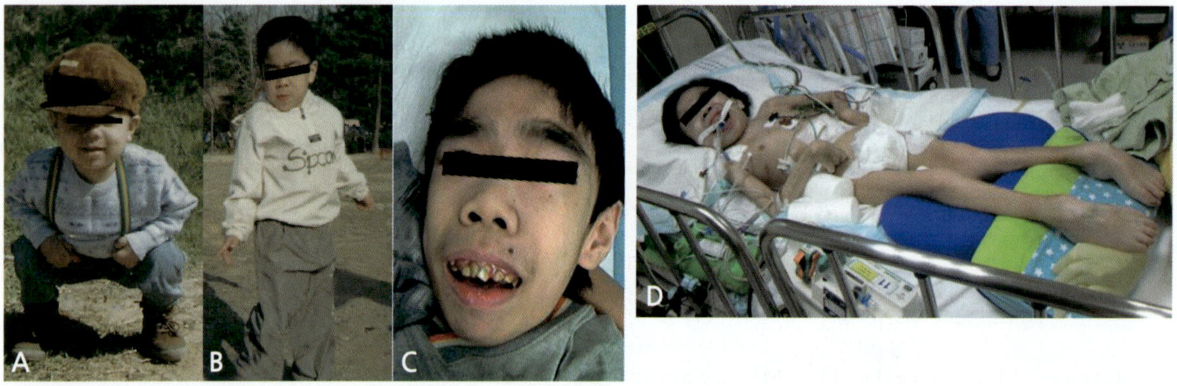

그림 13-12 Sanfilippo disease 환자의 안면 모습. 4세경에는 경미한 coarseness만 보이나(A), 13세(B), 18세(C)에 명확한 안면기형을 나타내 낮은 콧잔등과 짙은 눈썹, 부정 교합 등이 나타나며 21세(D)에는 사지 마비로 누워서 지내고 있다.

6. 검사 소견

(1) 생화학적 검사

혈색소 9.9 g/dL, 적혈구 용적률 30.9%, 혈소판 283,000/mm^3, AST/ALT 26/21 IU/L, 포도당 102 mg/dL, 칼슘/인 8.7/4.1 mg/dL, alkaline phosphatase 116 IU/L이었다. 소변 glycosaminoglycan은 양성이었다. α-N-acetyl-D-glucosaminidase (NAGLU) 효소 활성도가 백혈구에서는 측정되지 않았고(참고치; 0.9~1.51 nmol/hr/mg protein) 혈장에서는 0.14 nmol/hr/ml protein로 현저하게 감소되어 있었다(참고치; 22.3~60.9).

(2) 분자유전학 검사

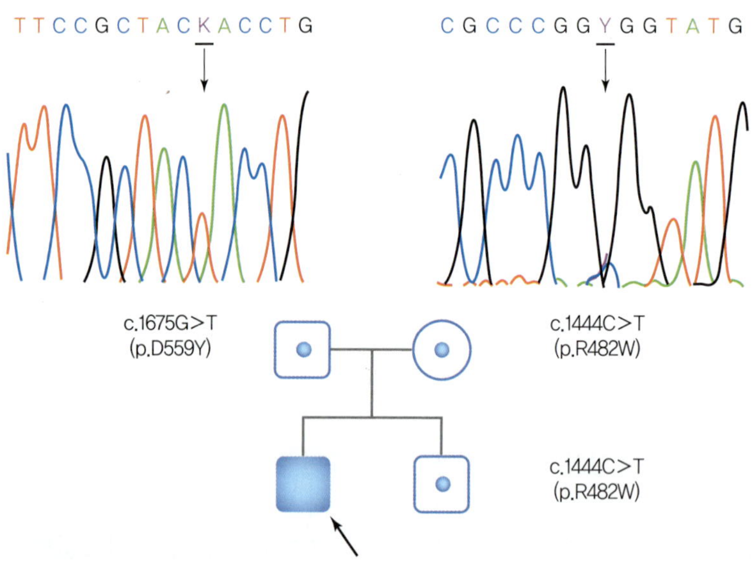

그림 13-13 *NAGLU* 유전자 분석에서 c.1444C>T(p.Arg482Trp)와 c.1675G>T(p.Asp559Tyr) 돌연변이를 복합 이형접합자로 보였다. 엄마와 아빠는 각각 보인자였으며 동생도 p.Arg482Trp 돌연변이를 가진 보인자였다.

(3) 영상 소견

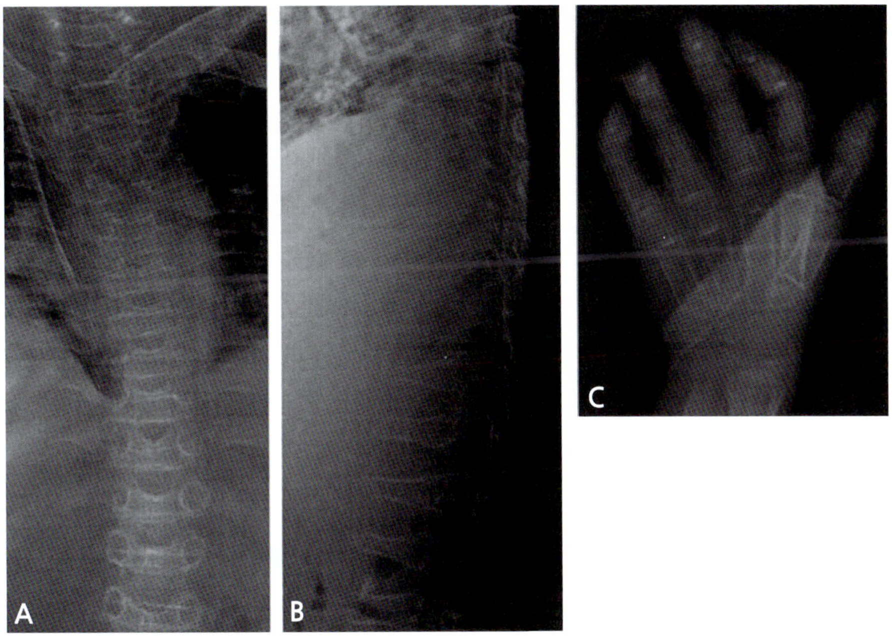

그림 13-14 Dysostosis multiplex를 보이는 X-선 소견으로 편평 척추(platyspondyly), 새의 부리 모양(anterior beaking)의 척추체와 근위 중수골(proximal metacarpal bone)의 bullet appearance를 보인다.

7. 치료경과

14세경 위루술 시행 후 보존적 치료를 하면서 관급식으로 식이 진행하고 있다.

8. 요약

초기에는 외모에는 큰 변화 없이 행동 장애, 수면 장애, 주의력 결핍 장애, 자폐증이 나타나며 점차 진행성으로 지능의 퇴행이 일어난다. 약간의 거친 얼굴모습과 다모증, 골격계 이상이 나타나며 소변으로 heparan sulfate의 배설이 증가된다. 간 비장 종대는 현저하지 않다. 효소 분석 및 유전자 분석으로 확진할 수 있다. 효소대치요법이 연구중이다.

5 Morquio 증후군/뮤코다당체축적증 IV형

1) 원인

Morquio 증후군은 1929년에 처음 기술된 질환으로 keratan sulfate가 소변으로 과량 배출되며 여러 기관에 축적되는 질환이다. 주로 축적되는 기관은 연골, 각막 등으로 정상적으로도 keratan sulfate가 많은 곳이다. Keratan sulfate의 분해에 관여하는 효소 중에 결핍되는 효소에 따라 두 가지 아형으로 구분되는데, IV A 아형은 N-acetylgalactosamine-6-sulfatase (GALNS)가 결핍되어 있고, IV B 아형은 lysosomal β-galactosidase가 결핍되어 발생한다.

2) 유전적 이상

Morquio 증후군은 상염색체 열성으로 유전된다. IV A 아형에서 결핍된 N-acetylgalactosamine-6-sulfatase 효

소의 유전자인 *GALNS* 유전자는 염색체 16q24.3에 위치하며 14개의 엑손과 522개의 아미노산으로 구성되며, IV B 아형에서 결핍된 lysosomal β-galactosidase 효소의 유전자(*GLB1*)는 염색체 3p21.33에 위치한다.

3) 발병 빈도

MPS IVA 발생빈도는 일반적으로 1/200,000~300,000으로 알려져 있으나 민족과 지역에 따라 다양하다. 예를 들면 북아일랜드의 경우 1/76,000으로 흔하고 호주 서부지역의 조사에서는 1/640,000으로 매우 드물다. MPS IVB형은 매우 드문 것으로 알려져 있다.

4) 생화학적 병태생리

Morquio 증후군 환자는 특징적으로 소변에서 keratan sulfate의 농도가 높게 관찰된다. N-acetylgalactosamine-6-sulfatase는 galactose와 acetylgalactosamine으로부터 6-sulfate 조각을 제거하는 효소이며, lysosomal β-galactosidase는 keratan sulfate의 분해 과정 중 가장 마지막으로 작용하여 최종 galactose를 분해하는 역할을 한다. Keratan sulfate가 분해되지 못하면 주로 연골, 각막 등 정상적으로 keratan sulfate가 많은 조직에 침착되어 증상을 일으키게 된다. Lysosomal β-galactosidase 효소의 결핍은 두 가지 임상질환을 초래하는 GM1 gangliosidosis와 MPS IVB이다. *GLB1* 유전자 돌연변이에 따라 임상형이 다르다. 전자의 경우 약 80여 종의 변이가 후자의 경우는 약 10여 종의 변이가 알려져 있다. IVB를 유발하는 변이들은 missense 돌연변이로 GM1 ganglioside를 분해하는 데 문제는 없지만 keratan sulfate를 분해하지 못한다.

5) 임상 증상

IV A 아형 환자는 심한 저신장, 관절구축, 척추측만증, 각막혼탁을 보이나 지능은 정상이다. 특히 상체가 하체에 비해 작다. 척추 영상 소견상 편평 척추가 현저하다. 얼굴은 거칠지 않지만 콧잔등이 낮다. 간장과 비장의 비대는 현저하지 않다.

IV B 아형 환자는 보다 경과가 경하다고 알려져 있다. GM1-gangliosidosis도 같은 효소의 결핍으로 발생하지만, 중추 신경계의 침범이 심하고 진행하는 신경 증상을 보이는 것이 이 병과 다르다. Morquio 증후군에서는 지능의 저하 및 중추 신경계 증상은 없다. 나이가 들면서 대동맥 판막의 역류와 신경성 난청이 발생하고 진행할 수 있다.

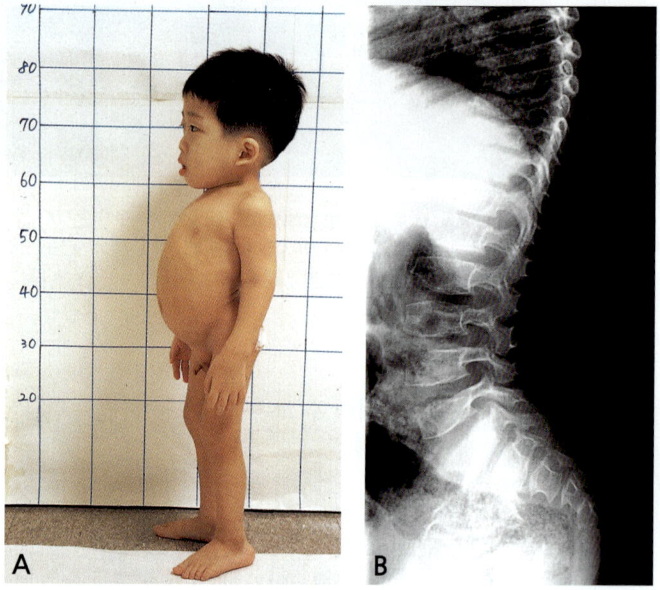

그림 13-15 A. 상절과 하절의 비율이 비정상적인 심한 저신장을 보이나 지능은 정상이다. B. 척추X-선 영상 소견상 편평척추를 보인다.

6) 진단 및 검사 소견

척추 X-선 영상소견상 심한 platyspondyly를 보인다. keratan sulfate가 소변으로 과다 배출되지만, 기타 GAG 분절들은 정상적으로 대사되어 소변으로 배출되지 않는 것이 특징이다. 소변에서의 keratan sulfate의 측정이 가장 손쉬운 진단법이나 가음성 및 가양성이 많은 단점이 있다. 전기영동법이나 혈액 내 백혈구 및 섬유모세포를 이용한 효소 분석으로 확진한다. IV A형은 유전자 분석이 가능하다.

7) 치료 및 관리

2014년부터 IVA형에서는 효소대치요법이 가능하게 되었다. 유전자 재조합술로 만든 human N-acetylgalactosamine-6-sulfatase(GALNS)인 Vimizim (elosulfase alpha)을 2 mg/kg를 매주 투여함으로 6분 걷기시험으로 그 효과가 인정되어 미국 FDA 승인을 받았다. 국내에서도 치료가 가능하다. 가장 심하고 위중한 합병증은 골격 변형으로 인한 경추 부위의 척수 압박으로 사지 마비에 이르는 것이다. 이를 방지하기 위하여 경추의 수술적 고정 및 감압이 필요할 수 있다. 남자 환자에서보다 여자 환자에서 더 좋은 예후를 보이며, 외반슬에 대한 수술적 치료가 유용하다. 수술 시에는 골격의 변형으로 인한 심폐기능의 불안정성을 항시 고려하여야 한다.

8) 예후

조기 진단하여 효소대치요법을 함으로 정상적인 성장과 골격계 변형에 의한 합병증을 예방할 수 있다. 척수의 압박이나 심장 합병증이 발생하는 경우에는 20세 이전에 사망할 수 있으나 이보다 경한 환자의 경우에는 정상 수명을 보인다.

••• 참고문헌 •••

1. Mikles M, Stanton RP. A review of Morquio syndrome. Am J Orthop 1997; 26: 533~40.
2. Hur J, Lee HJ, Whang JH, Kim HJ, et al. Morquio' s syndrome accompanied by respiratory failure. J Korean Pediatr Soc 1997; 40: 1015~20.
3. Sohn WY, Lee JH, Paik KH, et al. Clinical and laboratory features of Korean mucopolysaccharidoses(MPSs). Korean J Pediatr 2005; 48: 1132~8.
4. Lee NH, Cho SY, Maeng SH, et al. Clinical, radiologic, and genetic features of Korean patients with Mucopolysaccharidosis IVA. Korean J Pediatr 2012; 55: 430~7.
5. Hendriksz CJ, Harmatz P, Beck M, et al. Review of clinical presentation and diagnosis of mucopolysaccharidosis IVA Mol Genet Metab 2013; 110: 54~64.

증례 13-5

심한 저신장과 척추 측만증을 동반한 Morquio 증후군(MPS IV A형)

1. 내원 동기가 된 주 증상(주소)

척추측만증

2. 발병 시 연령/성별

6세/남자

3. 가족력

없음

4. 병력 및 임상 증상

만 3세경 척추측만증으로 타 병원에서 검사 시행하였으나 경과를 관찰하기로 하고 지내오던 중 내원 1년 전 누두흉(pectus excavatum)에 대한 수술을 받고 뮤코다당체 축적증이 의심된다는 말을 듣고 검사를 위해 내원하였다.

5. 진찰 소견

안면의 coarseness를 보이고 있었고 머리는 큰 편이었고 손은 갈퀴손(claw hand) 모양이었으며 팔꿈치와 무릎 관절 구축, 누두흉(pectus excavatum)을 보이고 있었다. 안과적 진찰에서 경미한 각막혼탁이 관찰되었다.

6. 검사 소견

(1) 생화학적 검사

혈색소 12.8 gm/dL, 혈소판 211,000/mm^3, AST/ALT 30/18 mg/dL, 포도당 78 mg/dL, 칼슘 9.3 mg/dL, alkaline phosphatase 323 IU/L이었다. 소변 glycosaminoglycan 88.9 μg/mL(참고치; <36.2)으로 증가되어 있었고 N-acetylgalactosamine-6-sulfatase (GALNS) 활성도는 0.75 nmol/hr/mg(참고치; 31.1)로 감소되어 있었다.

(2) 분자유전학 검사

시행하지 않음

(3) 영상 소견

심장초음파는 정상이었으며 복부초음파에서 간과 비장도 커져 있지 않았다.

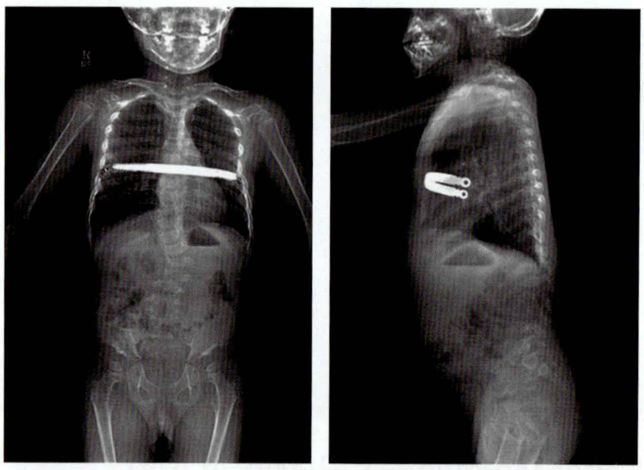

그림 13-16 척추 X-선 영상 소견상 흉추 및 요추의 측만증, 편평척추 및 전하방 beaking을 보인다. 하지의 외반고(coxa valga)를 보인다.

7. 치료경과

정형외과적인 보존적 치료만을 시행하였으며 Vimizim을 매주 2 mg/kg을 투여할 예정이다.

8. 요약

저신장을 비롯한 골격계 이상이 특징으로, 누두흉(pectus carinatum), 척추후만증, 각막혼탁, 치아의 이상, 외반슬(genu valgum), 대동맥판의 이상이 발생한다. 골격계 기형은 낭가 들면서 점점 진행하나 지능은 정상이다. 소변으로 keratan sulfate의 증가가 특징이며 백혈구 또는 섬유모세포에서 효소 분석으로 확진할 수 있다. 효소대치요법이 가능하다.

6 Maroteaux-Lamy 증후군/뮤코다당체축적증 VI형

1) 원인

Maroteaux-Lamy 증후군은 1963년에 처음 기술된 질환으로 주로 dermatan sulfate가 소변으로 과량 배출되며 여러 기관에 축적되는 질환이다. 원인이 되는 효소는 N-acetylgalactosamine-4-sulfatase (arylsulfatase B)이며, dermatan sulfate와 chondroitin-4-sulfate로부터 sulfate기를 제거하는 역할을 한다. 다양한 중증도와 임상 양상을 보인다.

2) 유전적 이상

Maroteaux-Lamy 증후군은 상염색체 열성으로 유전된다. 원인이 되는 효소인 N-acetylgalactosamine-4-sulfatase의 유전자는 *ARSB* 유전자이며 염색체 5q14.1에 위치하고 8개의 엑손으로 533개의 아미노산의 유전정보를 지닌다. 현재까지 130여 종 이상의 돌연변이가 보고되었으며 대부분이 염치 치환 돌연변이이고 유전자형과 표현형 간의 상관관계도 밝혀져 있다.

3) 발병 빈도

매우 드물다. 독일의 터키 이민자에서 1/43,261, 스웨덴에서는 1/1,505,160의 발생 빈도에 관한 보고가 있다. 국내에는 5명 미만의 환자가 보고되었다. 브라질의 특정 지역에 환자가 많다.

4) 생화학적 병태생리

리소좀 이화대사에서 N-acetylgalactosamine-4-sulfatase는 dermatan sulfate and chondroitin sulfate의 비환원 말단 glycosaminoglycans(GAGs)의 N-acetylgalactosamine sugar residue에서 C4 sulfate ester group을 제거하는 역할을 한다. 이 과정에 문제가 생기면 관절에 주로 dermatan sulfate가 축적되며 소변에서 다량 검출되나, chondroitin-4-sulfate는 또 다른 효소인 hyaluronidase에 의해 분해가 가능하기 때문에 소변에서 검출되지 않는다. 잔존하는 효소의 활성도에 따라 중증도가 결정되며 20% 이상의 효소 활성도가 남아 있는 경우에는 증상이 없다.

5) 임상 증상

전형적인 증상은 심한 저신장이다. 종종 2~3세경에 저신장으로 병원을 처음 방문하게 되며, 거친 얼굴 모습과 몸통 및 사지의 관절 침범이 생기나, 표현형은 Hurler 증후군에 비해 경하다. 몸통에 비해 머리가 크고 다모증, 짧은 체간과 튀어나온 배, 척추후만증을 흔히 보인다. 혀가 크고 서혜부 및 제대 탈장이 동반되기도 한다. 관절의 증상은 점차 진행하며 무릎의 내반슬 및 잘 펴지지 않는 자세가 특징이다. 간비비대는 6세 이후에 관찰되며, 심장의 침범으로 대동맥 판막 및 승모판이 두꺼워지고 딱딱해지며 심부전으로 사망할 수 있다. 각막의 혼탁도 나이가 들면서 진행하며 난청도 흔한 증상이다. 안압이 상승되고 시신경의 유두부종이 동반되기도 한다. 그러나 지능은 정상이다. 지능 이외의 중추신경계 증상은 다양하게 발생할 수 있고, 특히 수두증과 척수증은 수술이 필요할 수 있다.

6) 진단 및 검사 소견

Dermatan sulfate가 주로 소변으로 과다 배출되어 소변에서의 dermatan sulfate의 측정이 가장 손쉬운 진단법이나 가음성 및 가양성이 많은 단점이 있어, 전기영동법이나 혈액 내 백혈구 및 섬유모세포를 이용한 효소 분석이나 *ARSB* 유전자 분석으로 확진한다.

7) 치료 및 관리

수근관 증후군(carpal tunnel syndrome), 관절, 각

막 등에 대해 수술 치료가 도움이 될 수 있다. 심장 판막 교체술 또한 효과적이며, 골수이식 수술로 간비종대 및 심폐기능의 정상화를 보인 보고가 있다. 2006년에 Maroteaux-Lamy 증후군의 원인 효소인 N-acetylgalactosamine-4-sulfatase (Naglazyme)가 Biomarin 사에서 유전자 재조합술로의 효소대치요법이 개발되어 국내에서는 2008년부터 효소대치요법이 시행되고 있다. 효과는 긍정적이다.

8) 예후

전형적인 Maroteaux-Lamy 증후군 환자는 대부분 30세 이전에 심폐부전으로 사망한다고 알려져 있으나, 환자마다 다양한 중증도를 보인다.

참고문헌

1. Litjens T, Hopwood JJ. Mucopolysaccharidosis type VI: structural and clinical implications of mutations in N-acetylgalactosamine-4-Sulfatase. Hum Mutat 2001; 18: 282~295.
2. Sohn YB, Park SW, Kim SH, et al. Enzyme replacement therapy improves joint motion and outcome of the 12-min walk test in a mucopolysaccharidosis type VI patient previously treated with bone marrow transplantation. Am J Med Genet A 2012; 158A: 1158~63.
3. Valayannopoulos V, Nicely H, Harmatz P, et al. Mucoplysacchridosis VI. Orphan Rare Dis 2010; 5: 5~24.

증례 13-6 심한 저신장과 녹내장이 동반된 성인 Maroteaux-Lamy 증후군 환자

1. 내원 동기가 된 주 증상(주소)

저신장

2. 발병 시 연령/성별

24세/여자

3. 가족력

없음

4. 병력 및 임상 증상

어릴 때부터 키가 작았다고 하며 초등학교 6학년 이후로 자라지 않아 타 병원에서 검사하였으나 진단 받지 못하고 지내왔다. 잦은 중이염을 앓았으며 각막혼탁과 시력 저하가 있었다. 손가락과 발가락이 짧고 키가 작아 이에 대해 검사를 위해 내원하였다.

5. 진찰 소견

키는 127 cm(<3백분위수), 체중 40.1 kg(<3백분위수)이었다. 안면의 coarseness를 보였고 혀가 컸으며 관절이 뻣뻣하였다. 손가락은 갈퀴 손가락(claw finger) 모양이었다. 심청진에서 범수축기 심잡음이 들였으며 간은 우측 늑골

연하에서 4횡지, 비장은 좌측 늑골연하에서 3횡지 만져졌다. 지능은 정상이었다. 안과적 진찰에서 각막혼탁이 있었고 안압이 높아 녹내장이 의심되었다. 시신경의 유두부종이 있었다.

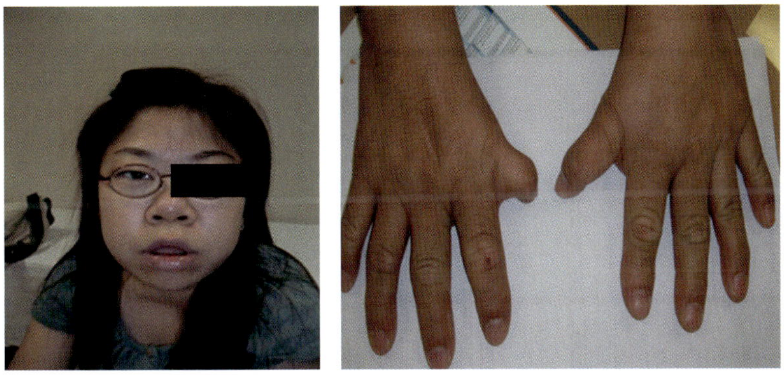

그림 13-17 얼굴이 거칠고 녹내장과 유두부종으로 시력이 약화되어 안경을 쓰고 있다(좌). 손가락관절의 구축으로 claw finger를 보인다.(우) 심한 저신장이 동반되지만 지능은 정상이다.

6. 검사 소견

(1) 일반혈액 및 생화학적 검사

혈색소 10.6 gm/dL, 혈소판 178,000/mm^3, AST/ALT 11/6 IU/L, 포도당 87 mg/dL, 칼슘/인 8.6/5.5 mg/dL, alkaline phosphatase 51 IU/L, creatine kinase 37 IU/L이었다. 혈액응고 검사에서 PT/aPTT 12.5 sec(1.02 INR)/32.0 sec였다. C3 109 mg/dL(참고치; 88~201), C4 17.5 mg/dL(참고치; 16~47)이었다. 갑상선자극호르몬 2.3 μU/mL, free T4 1.4 ng/dL(참고치; 0.8~1.9), IGF-1 334 ng/mL, IGFBP-3 5,571 ng/mL이었다. 소변 thin layer chromatography상 dermatan sulfate 양성이었다. Toluidine blue test에서도 양성이었다. 수변 cerylpyridinium chloride (CPC) test도 양성소견을 보였다. 소변의 glycosaminoglycan은 0.0 μg/mL로 정상 소견을 보였다. N-acetylgalactosamine-4-sulfatase (arylsulfatase B) 효소 분석 소견은 다음과 같다.

	Arylsulfatase B 활성도	참고치
환자	28	115~226 nmol/hr/mg protein
정상 대조군	217	115~226 nmol/hr/mg protein

(2) 분자유전학 검사

ARSB 유전자의 염기 서열 분석 결과 c.512G>A(p.Gly171Asp) 돌연변이를 동형접합자로 보였다.

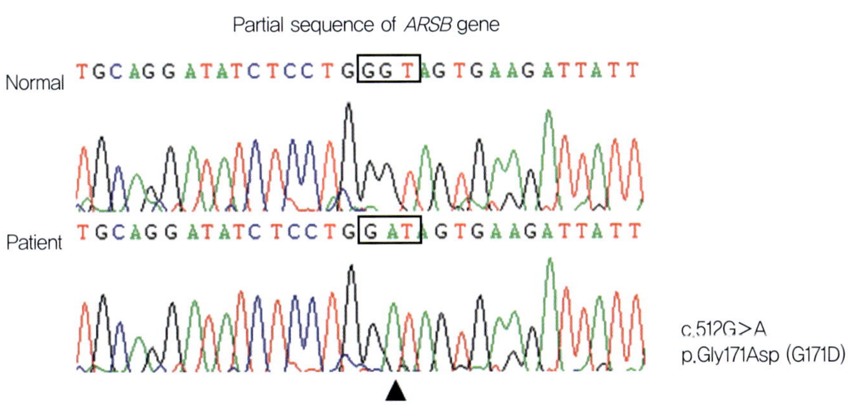

(3) 영상 소견

심장초음파에서 중등도의 대동맥판 협착과 승모판 역류를 보였다. 복부초음파에서 간과 비장의 크기는 정상이었다.

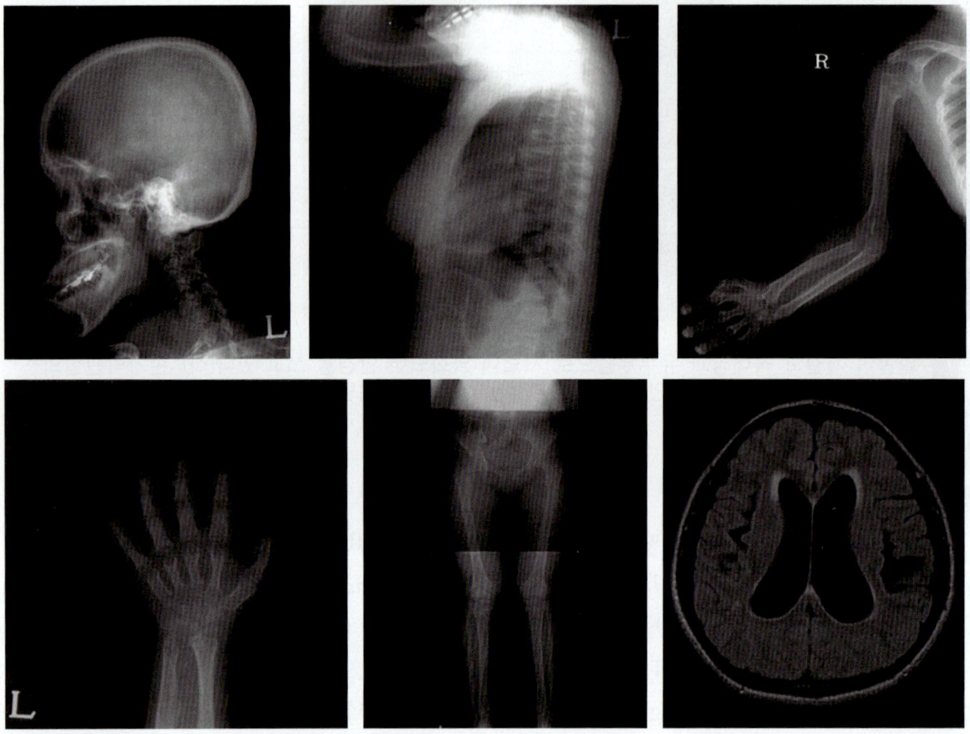

그림 13-18 두개골 X-선 영상소견상 넓은 터키안과 두개골 두께가 두꺼움을 보여준다. 척추 X-선 소견은 요추의 'gibbus'와 beaking을 보인다. 상지 X-선 소견은 상완골의 중간이 넓고 불규칙적이다. 손의 X-선 영상소견: 작고 불규칙한 수골, 뾰족한 수골의 근위부, 요골쪽 손목 관절의 'V-모양'의 경사를 보인다. 하지 X-선 소견상 대퇴골두의 탈구 및 관골지붕(acetabular roof)이 가파르다. 뇌 MRI 소견상 측뇌실의 확대를 보이며 뇌수종을 시사한다.

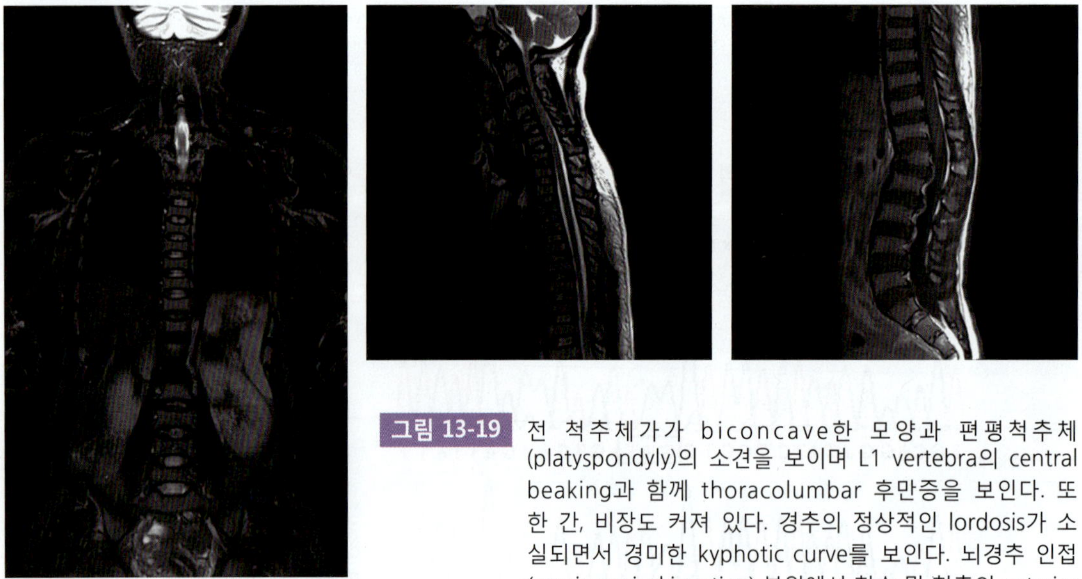

그림 13-19 전 척추체가가 biconcave한 모양과 편평척추체(platyspondyly)의 소견을 보이며 L1 vertebra의 central beaking과 함께 thoracolumbar 후만증을 보인다. 또한 간, 비장도 커져 있다. 경추의 정상적인 lordosis가 소실되면서 경미한 kyphotic curve를 보인다. 뇌경추 인접(craniocervical junction) 부위에서 척수 및 척추의 anterior and posterior aspect로 두꺼워진 dura와 ligament가 현저하여 compressive myelopathy 가능성을 시사한다.

(4) 기타 검사

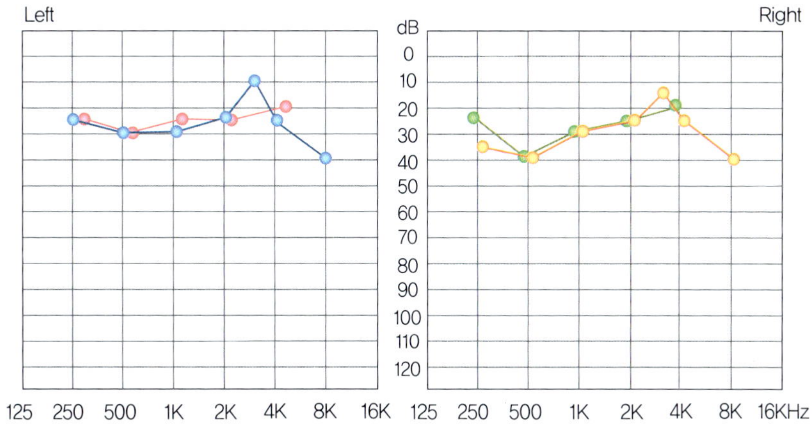

그림 13-20 Pure tone audiometry에서 high frequency에서 auditory acuity의 감소를 보였다.

7. 치료경과

27세부터 Naglazyme 1 mg/kg 2주 간격으로 정맥 주사 치료 시작하였다. 7년간 효소대치 요법 중이며 골격계의 변형 호전은 없었지만 악화하지도 않았다. 척수신경압박에 의한 신경증상은 없었고 안과증상도 더 진행하지는 않았다. 그러나 간혹 수근관 증후군(carpal tunnel syndrome)의 증상을 호소하였다.

8. 요약

저신장, 관절운동의 장애, 각막혼탁, 간비장비대, dysostosis multiplex를 보이며 소변에서 dermatan sulfate의 배설이 증가된다. N-acetylgalactosamine-4-sulfatase(arylsulfatase B)의 효소 분석으로 확진할 수 있다. 효소대치요법이 가능하다.

7 I-cell 병 / (Mucolipidosis II)

1) 원인

뮤코리피드증은 뮤코다당체축적증과 지방증의 임상 증상을 모두 보이는 질환이며, 축적되는 물질들은 뮤코다당체와 당지질이다. I-cell병 환자에서는 다수의 리소좀 효소가 결핍되어 있으나 환자의 혈청에는 오히려 리소좀 효소의 농도가 높게 측정되어, 리소좀 효소의 세포 내로의 이동 및 분포에 결함이 있다. 소변으로의 뮤코다당체의 배설량은 그리 많지 않다. 이는 N-acetylglucosaminyl-1-phosphotransferase (GlcNAc-1-phosphotransferase) 효소 결핍에 의해 발생한다. 이 효소 결핍은 리소좀 가수분해효소들의 말단에 mannose-6-phosphate 인식 표지자를 형성하는 데에 장애를 초래한다.

2) 유전적 이상

I-cell병은 상염색체 열성으로 유전되며 원인 유전자는 N-acetylglucosaminyl-1-phosphotransferase 효소 α/β

아단위 유전자인 *GNPTAB*이다. 염색체 12q23.3에 위치가 밝혀져 있다. 산전 진단은 양수천자로 얻은 양막 세포의 배양으로 효소의 활성도를 측정하는 등의 방법이 이용된다. 보인자의 경우에는 효소의 활성도가 중등도 정도로 감소되어 있다.

3) 발병 빈도

일반적으로 1/100,000~400,000 빈도로 발생하는 것으로 알려져 있다. 한국인의 빈도는 확실히 알려져 있지 않으나 여러 증례가 보고되었다.

4) 생화학적 병태생리

I-cell병은 많은 리소좀 효소가 모두 결핍되는 질환이다. 주로 결핍되는 효소들은 β-glucuronidase, β-galactosidase, α-mannosidase, α-fucosidase, N-acetyl-β-galactosiaminidase, arylsulfatase-A이다. 그러나 같은 효소들의 농도가 환자의 혈장에서는 오히려 높게 측정되며, 소변으로의 뮤코다당체 배설은 정상적이다. 이 질환에서는 리소좀 효소의 세포 내로의 이동 및 분포에 결함이 있기 때문이다.

N-acetylglucosaminyl phosphotransferase의 기능장애는 리소좀 가수분해효소(hydrolase)들의 탄수화물인식표지자를 형성하는 데 장애를 초래한다. 즉 phosphomannosyl signal을 합성하는 데 장애가 있다. 세포로 흡수되기 위해서는 세포막의 mannose-6-phosphate 수용체에 결합할 수 있어야 하고 정상적으로 효소들이 리소좀에 운반되기 위해서도 mannose-6-phosphate가 반드시 필요하다. 마치 우편이 제대로 배달되기 위한 우편번호와 같은 역할을 한다.

리소좀 가수분해효소들의 인산화는 두 가지 과정을 거쳐서 완성되는데, 처음과정은 N-acetylglucosminyl phosphate가 당단백효소의 노출된 mannose residue에 덧붙여져야 한다. 이 과정을 촉매하는 것이 UDP-N-acetylglucosamine : 리소좀 N-acetylglucosaminyl phosphotransferase이다. Mannose-6-phosphate 인지부위를 형성하는 데 필요한 또 다른 효소는 glucosaminidase로서 N-acetylglucosmaine를 제거하여 mannose-6-phosphate를 노출시킨다. 이 효소의 활성도는 환자들의 세포에서는 정상이거나 오히려 상승되어 있다. 따라서 리소좀의 가수분해효소들이 세포 내에서는 결핍되고 혈장이나 세포배양액에서는 오히려 증가한다. 리소좀 가수분해효소는 ER에서 합성되고 Golgi체로 전달되고 리소좀에 이동되기 전 인산화가 되어야 한다. 즉 첫 과정인 인산화의 장애는 이 효소들이 리소좀에 이르지 못하게 한다. 따라서 다양한 종류의 지질과 뮤코다당체가 축적되고, cystine과 sialic acid 등도 축적된다.

5) 임상 증상

I-cell병은 표현형과 방사선 소견 모두 심한 Hurler 증후군과 비슷한 양상이다. 이 중에 가장 심한 형은 태아수종을 일으킬 수 있다. 환자는 험한 얼굴, 각막혼탁이 있으며 때로는 거대각막을 보이는 녹내장이 동반된다. 관절은 구축되며 피부는 두껍고 잇몸의 비후가 있다. 두개골의 봉합이 일찍 닫히며 선천성 고관절 탈구, 발의 변형, 발가락 기형을 보이고, 전신적으로는 근긴장도가 저하되며 간비대가 있다. 발달지연은 점차 진행한다.

6) 진단 및 검사 소견

뮤코다당체축적증과의 감별점은 이 질환에서는 소변으로 뮤코다당체가 나오지 않는 점이다. 배양된 섬유모세포에서 리소좀 효소를 분석하여 결핍되어 있거나, 혈장에서의 농도와 비교하여 10~20배 이상 차이가 날 경우에 진단할 수 있다. 또한 혈장에서의 glycosylasparaginase 분석 및 백혈구와 섬유모세포의 N-acetylglucosaminyl phosphotransferase 분석이 진단에 유용하다.

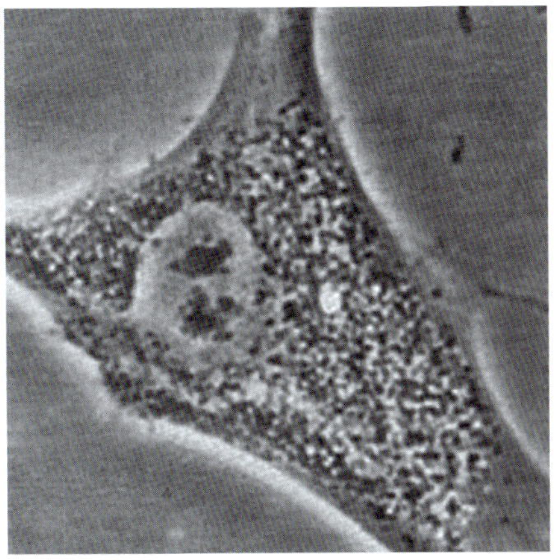

그림 13-21 위상차(phase-contrast) 현미경소견상 배양된 피부세포의 세포질안에 점모양의 많은 phase dense 봉입체(inclusion body)들을 보이는 것이 뮤코지질축적증 II형의 특징이다. 대사되지 못한 탄수화물, 지방, 단백질로 여겨진다.

7) 치료 및 관리

특별한 치료법이 없어 대증 치료에 의존한다. 2명의 환자에서 골수이식을 시도하였으나 결과는 그리 좋지 못하다.

8) 예후

대부분의 환자가 2세에서 8세 사이에 폐렴 및 심부전으로 사망하게 된다.

••• 참고문헌 •••

1. Kudo M, Brem MS, Canfield MW. Mucolipidosis II(I-Cell Disease) and mucolipidosis IIIA(classical pseudo-Hurler polydystrophy) are caused by mutations in the GlcNAc-phosphotransferase α/β-subunits precursor Gene. Am J Hum Genet 2006; 78: 451~63.
2. Paik KH, Song SM, Ki CS, et al. Identification of mutations in the GNPTA(MGC4170) gene coding for GlcNAc-phosphotransferase α/β subunits in Korean patients with mucolipidosis Type II or Type IIIA. Hum Mutat 2005; 26: 308~14.

증례 13-7

I-cell disease/Mucolipidosis II

1. 내원 동기가 된 주 증상(주소)

안면기형

2. 발병 시 연령/성별

4개월/남자

3. 가족력

없음

4. 병력 및 임상 증상

재태연령 38+3주, 2.4 kg으로 출생 후 좌측 서혜부 탈장, 방광요관역류로 타 병원 다니던 중 안면기형에 대해 평가 위해 전원되었다.

5. 진찰 소견

머리숱이 별로 없고 안면은 coarseness를 보이고 있었고 잇몸의 비후를 보였다. 간은 우측 늑골연에서 1횡지 정도 만져졌다.

6. 검사 소견

(1) 생화학적 검사

혈색소 11.2 g/dL, 적혈구 용적률 34%, 혈소판 378,000/mm^3, AST/ALT 42/13 IU/L, 포도당 95 mg/dL, 칼슘/인 9.9/6.1 mg/dL, alkaline phosphatase 457 IU/L였다.

소변 sulfate glycosaminoglycan (GAG) 54.7 μg/mL(참고치; <26)로 증가되어 있었다. Lysosomal hydrolases를 측정하기 위하여 환자의 말초혈액으로부터 분리한 백혈구와 혈장에서 hexosaminidase A/B, β-galactosidase, arylsulfatase A의 활성도를 분석한 결과 백혈구에서는 hexosaminidase A/B, β-galactosidase, arylsulfatase A의 활성도가 정상 대조군의 활성도와 유사한 결과를 보인 반면 혈장에서는 정상 대조군 활성도의 3~18배 높은 활성도를 보였다.

표 13-2. 리소좀 효소 활성도

		Hexosaminidase A/B	Hexosaminidase B	β-galactosidase	Arylsulfatase A
백혈구 nmol/h/mg protein	정상인	165.0	85.0	101.4	141.5
	환자	295.8	85.0	64.7	184.5
혈장 nmol/h/mg protein	정상인	1.0	0.0	0.7	1.8
	환자	18.3	0.0	1.7	28.3

(2) 분자유전학 검사

GNPTAB 유전자 분석 소견상 두 개의 nonsense mutation인 p.W894*와 p. R1189* 복합이형접합체 환자였다.

(3) 영상 소견

심장초음파에서 대동맥판이 늘어나 보여 추후에 추적 검사하기로 하였다.

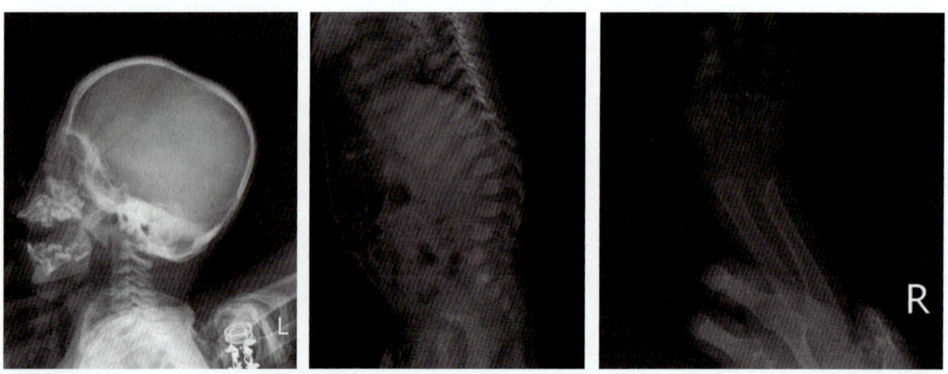

그림 13-22 Dysostosis multiplex를 보이는 X-선 소견으로 'J-모양'의 터키안(sellar turcica) 모양을 보인다. 새의 부리 모양 (anterior beaking)의 척추체를 보인다. 척골과 요골 근위부 말단의 불규칙한 모양을 보인다.

7. 치료경과

4개월째에 목가누기가 불완전하였다. 생후 18개월에 시행한 한국형 영유아 검사에서 조대운동 5개월, 미세운동 3개월, 개인–사회성 8개월, 언어 8개월, 인지–적응 6개월로 발달 지체를 보였다. 특별한 치료 없이 재활 치료 중이나 골격계 변형과 gingival hypertrophy의 증가가 현저하다.

8. 요약

안면의 coarseness, 저신장, 발달지연, 관절운동의 제한, 다발성 이골증(dysostosis multiplex) 등의 증상이 나타나며 뮤코다당체축적증과의 감별이 필요하다. 혈장과 백혈구의 여러 리소좀 효소들을 분석 비교함으로서 확진할 수 있다. 아직 특별한 치료가 없다.

8 Sialidosis(Mucolipidosis I)

1) 원인

리소좀 α-N-acetyl neuraminidase (sialidase) 결핍에 의해 발생한다. 사람에는 세 가지 종류의 neuraminidase가 있는데, 각각 세포질, 세포막, 리소좀에 위치한다. Sialidosis는 이 중 리소좀에 위치하는 neuraminidase 기능장애에 의해 발생한다. 아래와 같이 여러 가지 질환으로 불린다. α-N-acetyl neuraminidase 결핍, cherry red spot & myoclonus syndrome, glycoprotein neuraminidase 결핍, lipomucopolysaccharidosis type I, mucolipidosis I, mucolopidosis type I, neuraminidase 결핍, sialidase 결핍.

2) 유전학적 이상

리소좀 α-N-acetyl neuraminidase(sialidase) 유전자(*NEU1*)는 염색체 6p21에 위치한다. 상염색체 열성유전방식으로 유전된다. 40여 종의 돌연변이가 보고되어 있다.

3) 발병빈도

매우 드문 질환으로 알려져 있다. 일반적인 발생빈도는 sialisosis I, II형 모두 합하여 1/5,000,000~1/1,500,000로 알려져 있다. 네덜란드의 보고에서는 1/2,175,000의 발생빈도를 기술하고 있다. 한국인에서 분자유전학적, 생화학적으로 확진된 증례가 1례 있다. 이 질환은 pan-ethnic하게 발생하는 것으로 알려져 있다.

4) 생화학적 병태생리

리소좀 α-N-acetyl neuraminidase (sialidase) 결핍은 lysosomal LAMP-1 membrane protein의 세포 내 trafficking에 장애를 초래한다. LAMP-1은 lysosome의 exocytosis에 중요하다. 따라서 LAMP-1의 세포 내 이동장애는 세포의 기질적, 구조적 변화를 초래한다. 또한 효소의 결핍은 sialic acid residues를 포함한 glycoproteins의 정상적인 분해를 방해한다. 따라서 세포 내에 sialyloligosaccharides이 축적된다. 모든 종류의 세포 내에서 공포로 관찰된다. 특히 중추신경계, 골격계, 세망내피계(reticuloendothelial system)를 침범한다.

5) 임상 증상

Sialidosis는 얼굴과 골격의 기형 유무에 따라 임상적으로 두 가지 형(sialidosis type I, II)으로 나뉜다. I 형은'cherry-red spot myoclonus' 증후군으로 불리기도 하

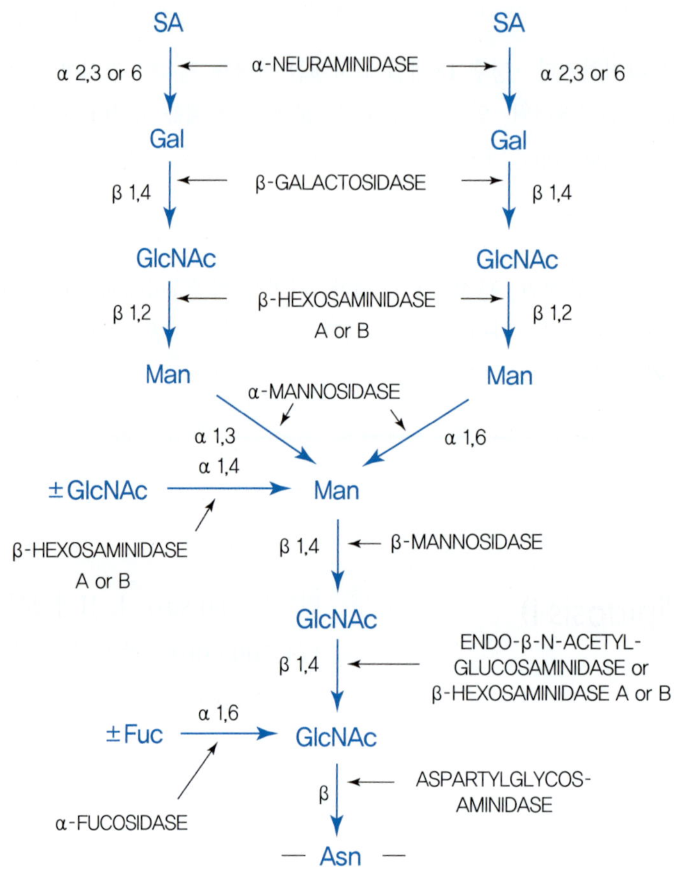

그림 13-23 당 단백의 생화학적 대사 경로와 효소들

는데 간대성 근경련(myoclonic epilepsy), 안과적 문제와 10~20대에 시작되는 운동실조 등의 신경증상이 특징이다. 예외 없이 안저 황반(macula)에서 cherry-red spot이 관찰된다.

간대성 근경련은 악화되며 항경련제에 잘 반응하지 않는다. 흡연, 월경 등으로 더욱 심해지기도 한다. 지능은 일반적으로 정상이다. II형은 얼굴과 골격의 기형이 어린 연령에 동반되며 진행한다. 심한 저신장을 보인다. II 형은 태아수종(hydrops fetalis)을 동반하는 선천성(congenital)형, 1세 미만에 Hurler-like한 얼굴과 간비대, 다발성 이골증(dysostosis multiplex)을 동반하는 영아형으로 구분한다. 이들의 3/4 미만에서만 안저 황반에서 cherry-red spot이 관찰된다. 몇 명의 환자에서는 sialidosis type 2와 β-galactosidase 결핍이 동시에 동반되는 경우도 있다. 이는 galactosialidosis라는 질환으로 두 효소에 보호 작용을 지니는 단백(cathepsin A)의 기능장애에 의해 발생한다. 이는 *CTSA*라는 유전자 돌연변이에 의한다. 또한 free sialic acid storage 질환과도 혼동해서는 안 된다. 이는 AST (anion and sugar transporter) 유전자 돌연변이에 의해 free sialic acid의 리소좀 이동장애에 의해 발생한다.

임상 증상을 요약하면 ① 신경학적 증상으로는 발달지연, 정신지체, 시력소실, 근긴장도 저하, myoclonic epilepsy, 안구진탕, 운동실조 ② 얼굴기형으로는 이마가 넓고(high forehead), 눈꺼풀이 두툼하고(puffy eyelid), 내안각 췌피(epicanthic fold)가 있고, 콧등이 납작하며(flat nasal bridge), 들창코(anteverted nares)이고, 잇몸이 비후하며(gingival hypertrophy), 혀가 크고(macroglossia), 인중이 길다(long philtrum). ③ 골격계 기형으로는 요추의 gibbus deformity, 만곡 및 측만증이고, 관절의 경직 및 구축이다. ④ 안과적 증상으로는 cherry-red macula, 각막, 수정체 혼탁이다. 기타 증상으로는 간과 비장의 비대, 태아수종, 신생아 복수, 서혜부 탈장 등이다.

6) 진단 및 검사 소견

진단은 임상적으로 질환을 의심하는 것이고 Hurler 증후군과 다른 sialic acid 대사질환과 감별해야 한다. 황반의 cherry-red spot, 영상의학 소견상 다발성 이골증 소견, 말초혈액 림프구나 골수세포 등에서 세포 내 공포(cytoplasmia vacuole)가 관찰되면 소변의 oligosaccharides 패턴을 분석한다. 최종적인 진단은 amniocytes, 백혈구, 배양된 섬유모세포등에서 α-N-acetyl neuraminidase(sialidase)의 활성도를 측정하고 *NEU1* 유전자 분석으로 확진할 수 있다.

7) 치료 및 관리

특별한 치료방법이 없다. 최근 실험실적 연구로서 면역 억제제와 proteosomal inhibitor를 병합하여 효소의 활성도를 증가시키려는 시도가 있다.

8) 예후

II형 sialidosis의 예후는 좋지 않다. 특히 발병연령이 빠를수록 예후가 나쁘다. I형의 경우는 myoclonic epilepsy의 조절이 어려워 삶의 질이 떨어진다. 진행성 신경학적 장애가 예후를 결정짓는다. 정기적인 소변 단백을 정량하고 신기능을 평가하는 것이 중요하다.

••• 참고문헌 •••

1. Yogalingam G, Bonten EJ, van de Vlekkert D, et al. Neuraminidase 1 is a negative regulator of lysosomal exocytosis. Dev Cell 2008; 15: 74~86.
2. Bonten EJ, Arts WF, Beck M, et al. Novel mutations in lysosomal neuraminidase identify functional domains and determine clinical severity in sialidosis. Hum Mol Genet 2000; 9: 2715~25.
3. Coutinho MF, Lacerda L, Macedo-Ribeiro S, et al. Lysosomal multienzymatic complex-related diseases : a genetic study among Portuguese patients Clin Genet 2012; 81: 379~93.
4. Fowler DJ, Anderson G, Vellodi A, et al. Electron microscopy of chorionic villus samples for prenatal diagnosis of lysosomal storage disorders. Ultrastruct Pathol 2007; 31: 15~21.
5. O'Leary EM, Igdoura SA. The therapeutic potential of pharmacological chaperones and proteosomal inhibitors, Celastrol and MG132 in the treatment of sialidosis. Mol Genet Metab 2012; 107: 173~85.
6. Pattison S, Pankarican M, Rupar CA, et al. Five novel mutations in the lysosomal sialidase gene(NEU1) in type II sialidosis patients and assessment of their impact on enzyme activity and intracellular targeting using adenovirus-mediated expression. Hum Mutat 2004; 23: 32~9.
7. Lee BH, Kim YM, Kim JH, et al. Histological, biochemical, and genetic characterization of early-onset fulminating sialidosis type 2 in a Korean neonate with hydrops fetalis. Brain Dev 2014; 36: 171~175.

증례 13-8

태아수증(hydrops fetalis)을 동반한 Sialidosis II형

1. 내원 동기가 된 주 증상

재태 연령 22주경 발견된 태아수증

2. 발병연령 및 성별

재태 연령 22주, 여아

3. 가족력

비혈연관계의 한국인 부부의 첫 아이로 가족력 없었다.

4. 병력 및 임상 증상

재태 연령 22주경 고해상 초음파로 발견된 태아의 복수, 흉수증, 심낭삼출액, 심비대가 발견되었다. 태아치료센터에서 심낭 및 흉곽천자를 시행하였다. 그러나 재태연령 26~30주에 태아수증이 악화되어 태아 abdominal-amniotic shunt 시술과 amnioinfusion을 시행하였다.

5. 진찰 소견

환아는 재태연령 31주로 조산되었으며 출생 시 체중 2,060 gm, 신장 40 cm(10~25th percentile), 두위는 31 cm(90th percentile)이었다. 피부는 하얗고 머리카락은 밝은 갈색이었으며 모발이 적었다. 치은비대증(gingival hypertrophy)이 의심되었다. 안검은 부석하였다. 간과 비장이 2횡지 정도로 촉지되어 비대하였다. 복부는 팽만되어 있고 복수가 의심되었다. 전반적으로 근긴장도는 저하되어 있었다. 흉부 청진상 지속성 심잡음이 늑골좌측 상연에서 청취되었다.

6. 검사 소견

(1) 일반혈액 및 생화학적 검사

혈색소 14.1 gm/dL, 혈소판 90,000/mm^3, 혈청 albumin 1.5 gm/dL이었다. toxoplasma, rubella, cytomegalovirus, herpes simplex에 대한 항체검사는 음성이었다. Coombs 검사, 항혈소판 항체도 음성이었다. 염색체 검사는 46, XX였다. 탬덤매스 신생아 대사질환 선별검사는 특별한 이상이 없었다. 혈장 acid phosphatase 8.2 IU/L(참고치; 5.1~0 IU/L), angiotension-converting enzyme 55.7 U/L(참고치; 9.0~7.0 U/L), chitotriosidase 활성도 10.5 nmol/h/mL(참고치; 4.0~6.0 nmol/h/mL)이었다. 소변 glycosaminoglycan 13.0 mg/mmol Cr(참고치; <53.0 mg/mmol Cr)이었다. 백혈구의 Hexosaminidase A/B, β-galactosidase, arylsulfatase A는 모두 정상 활성도를 보였다. LC-MS/MS로 측정한 소변의 결합 sialic acid의 배설이 515.0 mmol/mol Cr(참고치; 111.5 ±97.2 mmol/mol Cr)로 증가하였다.

(2) 조직병리학적 검사

태반의 조직의 광학현미경 검사상 syncytiotrophoblasts, Hofbauer cells, amniocytes, intermediate trophoblasts 등이 cytoplasmic vacuoles에 의해 미만성으로 팽창된 소견을 보였다. 전자 현미경 소견상 수초성 모양(myelin-like)의 물질로 팽창된 리소좀이 관찰되었다. 간 생검 조직에서도 동일한 소견을 보였다. 말초혈액 림프구에서도 cytoplasmic vacuoles이 관찰되었다.

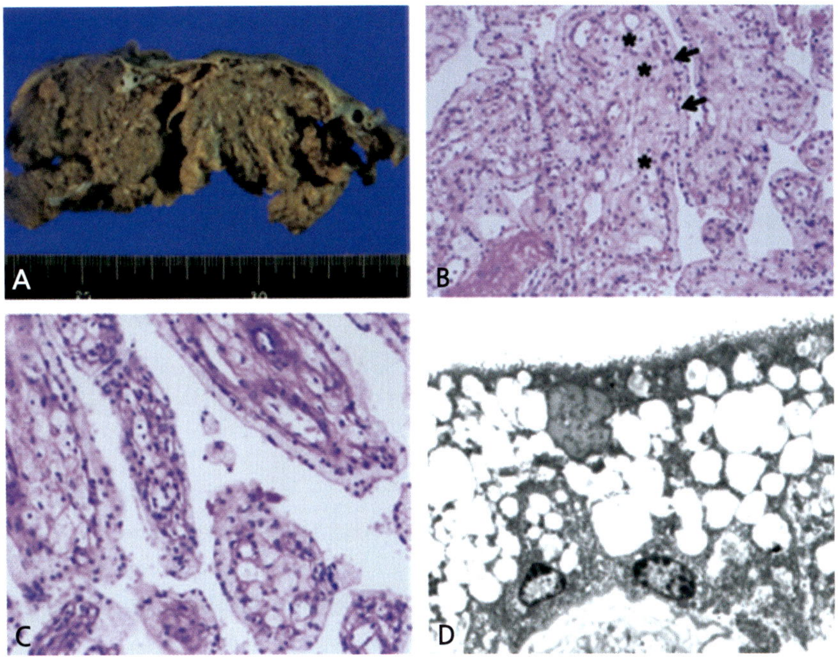

그림 13-24 태반의 병리학적 소견(A) 태반의 단면, 무게가 641 gm이었다(B) syncytiotrophoblasts(arrows), Hofbauer cells(asterisks)이 미만성으로 팽창되어 있다.(H&E, X200). (C) vacuolated placental cells는 periodic acid Schiff(PAS) 염색에 음성반응을 보였다.(PAS, X100). (D) 전자현미경 소견상 syncytiotrophoblasts 에는 솜털모양의 물질로 팽창된 리소좀이 많이 관찰되었다.(X3000)

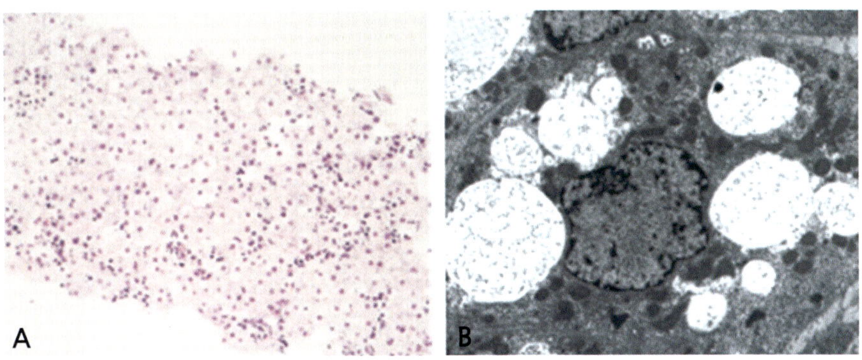

그림 13-25 간생검조직의 병리소견 (A) 간세포의 미만성 팽창과 국소적인 골수외 조혈현상을 보인다.(H&E, X40). (B) 전자현미경 소견상 간세포는 솜털모양의 물질로 팽창된 리소좀을 보인다.(X6000).

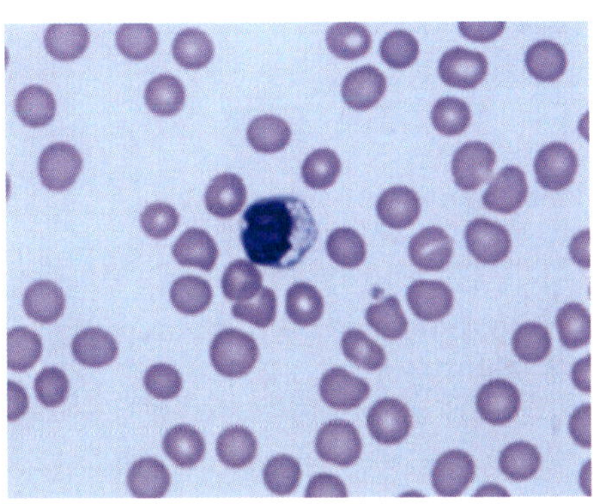

그림 13-26 말초혈액 림프구에서 cytoplasmic vacuoles이 관찰되었다.

(3) 분자유전학 검사

NEU1 유전자 분석상 c.239C>T(p.Pro80Leu) 동형접합자 소견을 보였고 부모는 각각 동일 유전자형의 보인자였다.

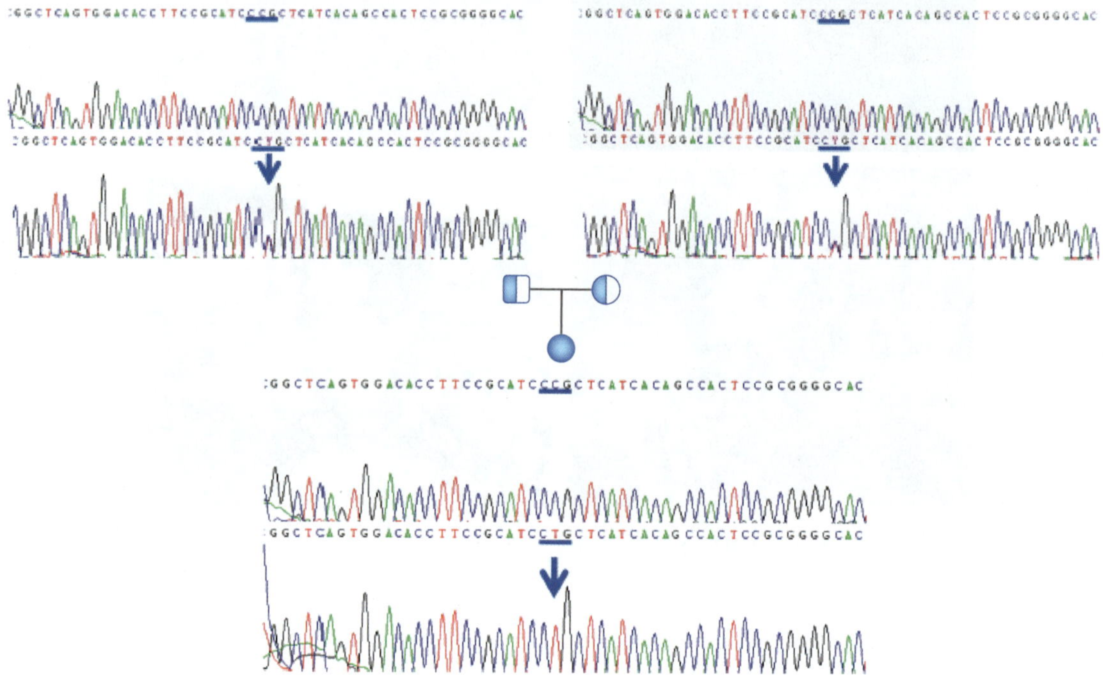

7. 치료 및 경과

출생 후 2일부터 심한 복수, 심비대 등으로 호흡장애와 서맥, 청색증으로 인공환기를 시작하였다. 동맥관 개존증은 3일간의 ibuprofen 투여로 생후 2주경 폐쇄되었다. 심부전증 치료에도 불구하고 전신부종은 지속되었다. 생후 2개월경 심한 성장장애가 있고 눈을 맞추지 못하였다. 얼굴이 거칠어지고 치은비대(gingival hypertrophy)도 확연해졌다. 간, 비장의 비대와 척추의 gibbus 기형도 진행되었다. 생후 3개월경 심부전과 폐렴으로 사망하였다. 환자의 부모는 추후 산전 진단을 통하여 건강한 아이를 출산하였다.

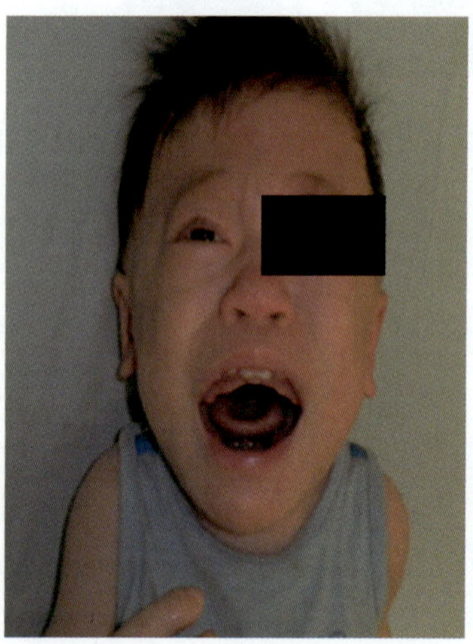

그림 13-27 생후 2개월의 얼굴 모습은 두툼한 안검과 거친 얼굴, 갈색의 적은 모발, 치은비대를 보였다.

8. 요약

Sialidosis는 리소좀 α-N-acetyl neuraminidase (sialidase) 결핍에 발생하며 다양한 임상상을 보이며 I, II형으로 구분한다. II형은 본 증례와 같은 선천성형과 영아형으로 나뉜다. 예후가 불량하며 Hurler 증후군과의 감별진단을 요한다. 소변 GAG 농도가 정상이다. 말초혈액 림프구나 골수세포 등에서 세포 내 공포(cytoplasmia vacuole)가 관찰되면 소변의 oligosaccharides 패턴을 분석한다. 최종적인 진단은 amniocytes, 백혈구, 배양된 fibroblasts 등에서 α-N-acetyl neuraminidase (sialidase)의 활성도를 측정하고 *NEU1* 유전자 분석으로 확진할 수 있다.

9 Infantile free sialic acid storage disease (ISSD)

1) 원인

Free sialic acid의 리소좀의 운반수송체인 sialin 단백의 결함에 의해 발생한다. 임상증상은 심한 정도에 따라 세 가지 형으로 구분하는데 가장 경한 증상을 보이는 Salla disease, 가장 심한 증상을 보이는 infantile free sialic acid storage disease (ISSD), 그 중간형인 intermediate severe Salla disease로 구분한다.

2) 유전학적 이상

상염색체 열성 유전 방식으로 유전된다. *SLC17A5* 유전자의 돌연변이에 의한다. 염색체 6q13에 위치한다. 13개의 exon으로 구성된다. 핀란드와 스웨덴에서는 p.Arg39Cys 돌연변이의 founder effect가 있다. 이 대립유전자는 경미한 임상형인 Salla disease와 관련이 있다. 유전자형-표현형 연관관계가 있다. p.Arg39Cys의 동형접합자이면 Salla disease, 이것과 다른 유전자형의 복합이형접합자이면 intermediate severe Salla disease, 다른 유전자형들의 경우에는 대개 ISSD와 연관된다.

3) 발병빈도

SLC17A5 유전자 변이에 의한 임상형은 세 가지가 존재하는데 가장 경미한 형인 Salla disease는 주로 핀란드와 스웨덴에서 보고된다. 돌연변이 p.Arg39Cys의 founder effect 때문에 이 대립유전자의 보인자가 1/100이라고 한다. 그러나 다른 유전자형에 의한 ISSD는 매우 드물고 전 세계적으로 50례 미만이 보고되어 있다. 발병률이 1/528,000 정도로 매우 드문 희귀질환이다.

4) 생화학적 병태생리

SLC17A5 유전자는 두 가지의 기능을 지닌 단백의 유전정보를 가지고 있는데 sialin은 중추신경계의 연접소포(synaptic vesicle)에 존재할 때는 vesicular excitatory amino acid transporter (VEAT)로서 aspartate와 glutamate의 저장, exocytosis의 기능을 한다. 리소좀에서는 수소이온과 연계된 sialic acid exporter로 작용을 한다. 병리학적으로는 sialic acid가 세포질보다는 주로 리소좀에 축적된다. 소변에 free sialic acid 배설이 크게 증가한다.

5) 임상증상

세 종류의 임상형이 있는데 이는 *SLC17A5* 유전자형과 연관이 있다.

(1) Salla disease

비교적 진행이 느린 임상형으로 발달지연, 근긴장도저하, 체간 실조증이 1세전에 뚜렷해진다. 소아기에는 성장장애와 발달지연 및 정신지체가 현저하다. 언어발달이 거의 되지 않고 1/3 정도만 걸을 수 있으나 결국은 퇴행하게 된다. 성인기에는 얼굴이 조악질 수 있으나 아주 경미하고, 간이나 비장의 비대도 없다. 골격계이상도 경의 없다. 경련성 질환, 운동실조, 사지경직, 심한 인지장애, 수초화 장애, 뇌백질 변성 등이 동반된다. 말초신경병증도 동반될 수 있다.

(2) Infantile free sialic acid storage disease (ISSD)

매우 증상이 심한 임상형으로 이미 태반에도 sialic acid가 축적이 되고 태아수증이 동반되며 출생하면 간, 비장의 종대, 뇌 신경의 수초화장애가 현저하다. 심장이 비대해지거나 골격계의 다발성 이골증이 동반되기도 한다. 신증후군이 동반된 예도 보고되어 있다.

(3) Intermediate severe Salla disease

ISSD와 Salla disease의 중간형이다.

6) 진단 및 검사소견

Sialic acid는 N-acetylneuraminic acid의 일종으로 음이온이다. 진단은 소변에서의 free sialic acid의 배설이 증가한 것을 증명해야 한다. TLC, mass spectrometry, HPLC/tandem mass spectrometry 등으로 정성, 정량분석할 수 있다. Salla disease에서는 정상의 10배, ISSD의 경우는 100배 정도 증가한다. 피부조직의 섬유모세포배양에서도 free sialic acid의 농도가 증가한다. 피부조직, 간조직, 태반조직에서 전자현미경을 이용한 전자현미경 소견 상 free sialic acid가 리소좀에 축적된 것을 증명할 수 있다. 확진은 *SLC17A5* 유전자 분석으로 가능하다. 뇌 MRI 소견은 저수초화(hypomelination) 현상을 보인다. 뇌척수액에서도 silaic acid가 증가할 수 있다. 감별진단에 포함시켜야 할 질환은 sialuria이다. 이는 sialic acid 생합성 단계 중 *GNE* 유전자 이상으로 CMP-sialic acid에 의한 UDP-GlcNAc-2-epimerase의 음성되먹이기 작용이 저해되어 발생한다. Free sialic acid가 소변으로 배설되고 조직에 축적되나 리소좀보다는 세포질에 주로 축적된다. 또한 neuraminidase 결핍에 의한 sialidosis와 galactosidase 결핍에 의한 galactosialidosis를 감별해야 한다.

7) 치료 및 관리

특별한 치료방법은 없다. 경련의 치료, 재활치료 등 보존적 요법이 필요하다. 조혈모세포이식은 이론적으로 가능하나 임상적 효용성에 관한 보고는 없다.

8) 예후

ISSD 환자는 호흡기 감염 등으로 1~2세 이전에 사망한다. Salla disease는 성인기까지 생존가능하나 심한 신경학적 장애를 동반한다.

●●● 참고문헌 ●●●

1. Aula N, Salomaki P, Timonen R, et al. The spectrum of SLC17A5-gene mutations resulting in free sialic acid-storage diseases indicates some genotype-phenotype correlation. Am J Hum Genet 2000; 67: 832~40.
2. Kleta R, Aughton DJ, Rivkin MJ, et al. Biochemical and molecular analyses of infantile free sialic acid storage disease in North American children. Am J Med Genet 2003; 120A: 28~33.
3. Kleta R, Morse RP, Orvisky E, et al. Clinical, biochemical, and molecular diagnosis of a free sialic acid storage disease patient of moderate severity. Mol Genet Metab 2004; 82: 137~43.

증례 13-9

태아수증(hydrops fetalis)을 동반한 Infantile free sialic acid storage disease

1. 내원 동기가 된 주 증상

재태 연령 21주경 발견된 복수

2. 발병연령 및 성별

재태 연령 21주, 여아

3. 가족력

비혈연관계의 한국인 부부의 첫 아이로 가족력 없었다.

4. 병력 및 임상증상

재태 연령 21주경 고해상 초음파로 태아의 복수, 횡격막탈장(위, 비장)이 발견되었다. 태아치료센터에서 복수천자를 시행하고 호전되었다. 그러나 재태연령 25주에 양측 흉막삼출이 발생하여 태아 thoracic-amniotic shunt 시술을 시행하였다

5. 진찰소견

환아는 재태연령 33주로 조산되었으며 출생 시 체중 2,170 gm, 신장 44 cm (10~25th percentile), 두위는 33.5 cm (90th percentile)이었다. 전반적으로 부종이 있고 얼굴 형태가 거칠었으며 아래턱이 작고 머리카락은 밝은 갈색이었다. 내안각주름이 있었으며 귀가 정상보다 아래에 위치하고 귓바퀴가 잘 형성되지 않았다. 간이 2횡지 정도로 촉지되어 비대하였다.

6. 검사소견

(1) 일반혈액 및 생화학적 검사

	시료	Sialic acid (SA) (uM)	Creatinine (mg/dL)	SA(uM)/Creatinine (mg/dL)	SA(umole)/ Creatinine(mg)
Free sialic acid	정상인 소변-1	18	8.5	2.05	0.20
	정상인 소변-1	21	15.0	1.38	0.14
	환아 소변	337	19.2	17.59	1.76
Total sialic acid	정상인 소변-1 가수분해	41		4.82	0.48
	정상인 소변-2 가수분해	74		4.92	0.49
	환아 소변 가수분해	664		34.67	3.47

혈색소 17.9 gm/dL, 혈소판 143,000/lL, 혈청 albumin 1.6 gm/dL이었다. Toxoplasma, rubella, cytomegalovirus, herpes simplex에 대한 항체검사는 음성이었다. 염색체검사는 46, XX였다. 탠덤매스 신생아 대사질환선별검사는 특별한 이상이 없었다. 혈장 acid phosphatase 10.1 IU/L (참고치; 5.1~10 IU/L), angiotension-converting enzyme 28.7 U/L (참고치; 7.5~53 U/L), chitotriosidase 활성도 10.0 nmol/h/ mL (참고치; 4.0~76.0 nmol/h/mL)이었다. 소변 glycosaminoglycan 44.8 ug/mL (참고치; <26 ug/mL)이었다. LC-MS/MS로 측정한 소변의 free sialic acid 의 배설이 정상인에 비해 10배 이상으로 증가하였다.

(2) 조직병리학적 검사

태반의 조직의 광학현미경 검사 상 syncytiotrophoblasts, Hofbauer cells가 cytoplasmic vacuoles에 의해 미만성으로 팽창된 소견을 보였다. 말초혈액 림프구에는 특이 소견이 발견되지 않았다.

(3) 영상의학적 검사

뇌초음파상에서는 뇌백질과 기저핵, 시상의 비정상적인 음영을 관찰할 수 있었다. X-ray 상에서는 전반적으로 불규칙한 골단면, 손목뼈(carpal bone)와 발목뼈(tarsal bone), 엉치뼈(sacral bone)의 형성저하 등과 같이 다발성 골형성이상을 시사하는 소견을 관찰할 수 있었다.

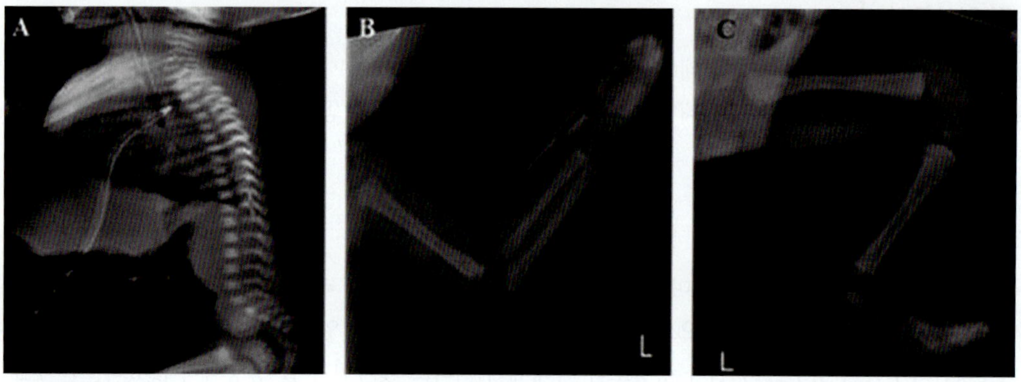

그림 13-28 X-ray 소견 (A) 엉치뼈의 형성저하 (B),(C) 불규칙한 골단면과 손목뼈, 발목뼈의 형성저하

(4) 분자유전학 검사

SLC17A5 유전자 분석 상 c.908G>A (p.Trp303Ter)와 c.1529+5G>T의 이형접합자 소견을 보였다.

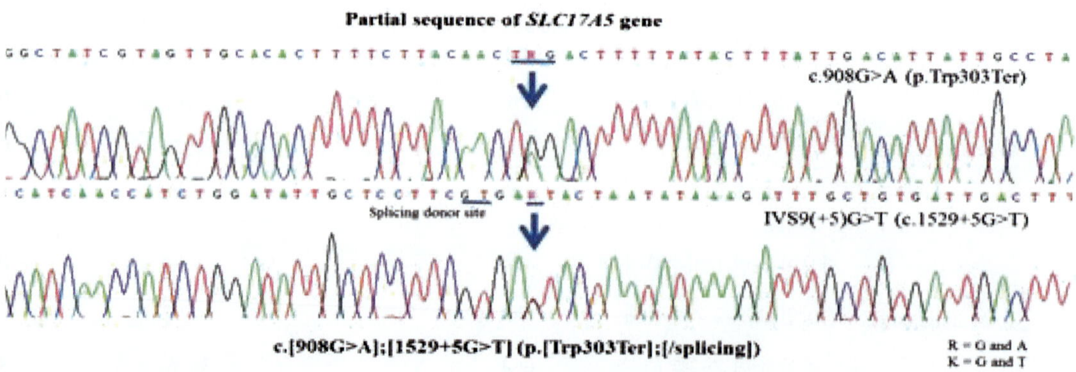

7. 치료 및 경과

출생 당시부터 흉막삼출, 폐고혈압 등으로 호흡장애와 청색증을 보여 인공환기요법을 시작하였다. 강심제, 산화질소 치료에도 불구하고 폐고혈압 악화되며 폐부전, 전신부종 점차 심해져 환아는 생후 2개월에 심정지로 사망하였다.

8. 요약

리소좀 축적질환의 심한 형태는 태아수종으로 발현한다. 여러 원인 중 infantile free sialic acid storage disease를 감별해야 한다. 소변의 free sialic acid 배설량이 정상의10~100배 이상 증가한다. 조직세포 내의 리소좀에 sialic acid가 축적된다. *SLC17A5* 유전자 분석으로 확진할 수 있다. 예후는 매우 불량하다.

10 Galactosialidosis

1) 원인

두 가지 리소좀 효소인 β-galactosidase와 neuraminidase의 결핍에 의해 발생하거나, protective protein/cathepsin A (PPCA)의 결함에 의해 2차적으로 발생한다.

2) 유전적 이상

상염색체 열성으로 유전되며 cathepsin A 유전자(*CTSA*)는 염색체 20q13.1에 위치하며 15개의 exon으로 구성된다.

3) 발병 빈도

드문 질환으로 100여 증례가 보고되었다. 이들 중 60%는 연소형/성인형으로 일본인에서 호발한다. 국내 보고는 있으나 드물다.

4) 생화학적 병태생리

Galactosialidosis는 protective protein/cathepsin A (PPCA)가 없거나 부족하여 lysosome 효소인 β-galactosidase와 neuraminidase가 생성되지 않아 발생한다. 이 protective protein은 섬유모세포에 의해 54-kDa의 전구체로서 합성된 후, lysosome으로 세포 내 이송에 필요한 mannose-6-phosphate를 포함하는 32-kDa의 다단백으로 된다. 나머지 20-kDa은 이황화 결합으로 부착하게 된다. Protective protein은 두 가지 기능을 가지는데, 단량체의 β-galactosidase를 결합시켜 고분자의 β-galactosidase의 합성에 필요할 뿐만 아니라, neuraminidase의 안정과 활성에도 관여한다. 그래서 이 protective protein이 없으면 neuraminidase는 불안정하여 점차 세포에 의해 분해되므로 sialidase가 부족하게 된다. 그러나 단량체의 β-galactosidase는 잔여 활성이 있기 때문에 생체 내에서 GM1-ganglioside 대사가 정상으로 나타날 수 있다. 초기 영아형에서는 protective protein 54-kDa의 합성이 거의 없기 때문에 32-kDa 형태도 결핍을 보인다. 후기 영아형에서는 54-kDa 전구체의 양은 정상이지만 유전적으로 변형되어 32-kD으로 전환되지 못한다. 연소/성인형에서도 54-kDa의 전구체는 다소 더 많이 생성되지만 32-kDa은 형성되지 못한다. 즉 PPCA는 neuraminidase와 β-galactosidase와 함께 응집되어 단백 분해에 저항하는 방어 인자로 작용한다. 요약하면 Cathepsin-A와 같은 작용을 가지는 방어 단백질의 기능 이상에 의해 β-galactosidase와 neuraminidase의 결핍에 의해 야기되어 GM1 gangliosidosis와 sialidosis

의 양상을 보이게 된다. 조직에 GM1 ganglioside와 GM3를 포함한 다른 gangliosides, sialylated storage compounds가 축적된다.

5) 임상 증상

대뇌 지질 침착증(cerebral lipidosis)과 뮤코다당체축적증의 양상을 보이나 mucopolysacchariduria는 없는 환자들에서 mucolipidosis를 의심할 수 있다.

(1) 조기 영아형은 가장 심한 형태로 태아수증으로 사산되거나 신생아 초기에 사망할 수도 있다. 출생 시부터 근긴장저하, 안면 부종, 거친 얼굴, 간비종대를 보이며 서혜부 탈장이 흔하다. 정신운동발달은 지연되고 평균 7개월경에 사망한다. 다발성 골발생이상, 모세혈관확장증, 각막혼탁, cherry red spot이 나타난다. 단백뇨가 신장 기능 이상의 첫 증상으로 나타난다. 심장의 침윤으로 심중격이 두꺼워지고 심비대, 심부전이 생후 첫 주부터 시작될 수 있다. 혈소판감소증, 자반증, 빈혈이 동반되기도 한다.

(2) 후기 영아형은 생후 1개월 내에 발현하며 거친 얼굴, 간비종대, 다발성 골발생이상, cherry red spot, 각막혼탁이 나타나고 경한 정신 지체를 보인다. 승모판과 대동맥판이 두꺼워지고 청력 손실, 척추의 병변으로 인한 저신장, 근육 위축이 있다.

(3) 연소형/성인형은 다양한 경중을 보인다. 거친 얼굴, 골격 이형성증, 각막혼탁, 정신 지체, cherry red spot, 근간대성 경련, 청력 손실, 혈관각화종이 있으나 간비장의 비대는 없다. 증상의 발현은 1~40세 사이에 일어난다. 연소/성인형의 보고는 일본인이 대부분으로 알려져 있는데, 임상 증상이 나타나는 시기와 경과가 다양하다.

6) 진단 및 검사 소견

Cherry red spot을 보이나 간비종대는 없는 환자에서 의심할 수 있다. 골수에서 거품 세포가, 말초 혈액에서는 공포화된 백혈구가 관찰된다. Kupfer cell에도 공포가 관찰된다. 병리 소견상 대뇌의 위축이 보인다. 뇌파 검사에서는 정상이거나 다발성의 극서파를 포함한 미만성의 서파를 보이나 특징적인 소견은 아니다. 시각과 뇌간 청각 유발 전위 검사에서 잠복기(latency)가 증가되어 있거나 전기적 활동이 보이지 않는다.

성인형에서는 망막 세포절이 파괴되어 망발전위유발검사에서 전위가 나타나지 않는다. 근전도 검사는 정상이다. 심전도에서는 좌심실 비대나 양심실 비대를 보인다. 골격계 방사선 검사에서 척추 측만증, 납작해진 흉추와 요추, 흉추체와 요추체의 새부리양 변화가 관찰된다. 골격계 이형성이 심해지면 비구개의 이형성증(acetabular dysplasia)이 생길 수 있다. 뇌 단층촬영과 뇌 자기공명영상에서는 피질의 위축과 백질의 미만성 변화가 관찰될 수 있다. Sialyl-oligosaccharides가 리소좀에 축적되고 소변으로 배설된다. 효소 분석과 유전자 분석으로 확진할 수 있다.

7) 치료 및 관리

연소/성인형에서는 진행이 비교적 느리기 때문에 교육과 물리 치료가 효과적일 수 있으나 영아형에서는 치료가 어렵다. 특히 경련이 동반된 경우 조절하기가 무척 힘들다. 골수이식이 galactosialidosis의 치료로 제안되고 있으나 아직 정립된 바가 없다. 효과적인 치료는 없다.

8) 예후

영아형은 예후가 불량하나 연소/성인형은 병의 진행 속도가 느리다.

참고문헌

1. Nobeyama Y, Honda M, Niimura M. A case of galactosialidosis. Br J Dermatol 2003; 149: 405~9.

2. de Geest N, Bonten E, Mann L, et al. Systemic and neurologic abnormalities distinguish the lysosomal disorders sialidosis and galactosialidosis in mice. Hum Mol Genet 2002; 11: 1455~64.
3. Claeys M, Van der Hoeven M, de Die-Smulders C, et al. Early-infantile type of galactosialidosis as a cause of heart failure and neonatal ascites. J Inherit Metab Dis 1999; 22: 666~7.
4. Leimig T, Mann L, Martin Mdel P, et al. Functional amelioration of murine galactosialidosis by genetically modified bone marrow hematopoietic progenitor cells. Blood 2002; 99: 3169~78.
5. Zammarchi E, Donati MA, Morrone A, et al. Early-infantile galactosialidosis : clinical, biochemical, and molecular observations in a new patient. Am J Med Genet 1996; 23; 64: 453~8.
6. Im SJ, Nam SW. Galactosialidosis with a family history in a sibling. J Korean Society of Inherit Metab Dis 2006; 6: 32~9.

증례 13-10

남매에서 발생한 galactosialidosis

(부산의대 소아청소년과 남상욱 교수 제공 : J Korean Society of Inherit Metab Dis 2006; 6: 32~9.)

1. 내원 동기가 된 주 증상

지적 능력과 운동 발달의 퇴행

2. 가족력

환아의 누나가 생후 7개월까지는 정상 발달을 보였으나 점차 앉지 못하고, 허리 부위의 돌출이 있어 타 병원에 입원하여 요추 뼈 촬영 결과 요추의 새부리양(beaking) 변화가 보여 뮤코다당체침착증을 의심하고 소변, 혈액을 채취하여 관련된 검사를 시행하였으나 음성 소견을 나타내었고 정확한 진단을 할 수 없었다. 이후 경련이 발생하여 항경련제를 복용하다가 임의로 중단하고 지내던 중, 생후 25개월경 경련 발작과 호흡 부전으로 사망하였다.

3. 병력 및 임상 증상

재태 기간 40주, 3,650 gm으로 제왕 절개술로 출생한 환아로 출생 시 특별한 문제는 없었다. 생후 6개월까지 정상 발달을 보이던 환아는 점점 목을 가누지 못하고 물건을 잡지 못하는 등의 운동 발달이 퇴행하고, 엄마 소리를 하였으나 최근에는 말을 하지 못하고 까꿍하면 웃지 않으며 낯가림이 없어지는 등 발달의 퇴행을 보여 내원하였다. 생후 10개월경에 폐렴으로 타 대학 병원에 입원하면서 시행한 뇌 자기공명영상에서 양쪽 시상에 약간의 고강도 신호의 증가가 있었으나 그 외는 정상 소견이었고, 염색체 검사도 정상이었다. 생후 11개월, 12개월에도 폐렴으로 입원을 반복하였다. 지적 능력과 운동 발달의 퇴행에 대한 조사를 위해 생후 13개월에 본원에 내원하였다. 환아에게 실시한 덴버 발달 검사상 개인성, 사회성은 5개월, 미세운동 적응은 4개월, 언어 영역은 4개월, 전체 운동은 1개월로 전반적인 발달지연을 보였다. 생후 14개월에 폐렴으로 타 병원에 입원 치료를 하였다. 당시에 경련을 보여 케톤 식이를 시행하였으나 간간이 경련을 하였다고 하였다. 생후 20개월에 호흡 곤란과 청색증을 주소로 재입원하였다.

4. 진찰 소견

체중은 10 kg(50백분위수), 신장은 78.1 cm(25~50백분위수), 머리 둘레는 47 cm(50백분위수)였고, 활력 증후는 혈압 90/60 mmHg, 심박동수 110회/분, 호흡수 30회/분, 체온 35.7 ℃였다. 의식 상태는 명료하였고, 동공반사는 정상이었다. 심부건반사는 증가되어 있었고 병적반사는 보이지 않았다. 근력은 III/V 정도로 감소되어 있었고 강직성 사지마비가 관찰되었으며 감각 이상은 보이지 않았다. 흉부 청진상 양쪽 폐야에 수포음이 청진되었고 복부 촉진상 부드러웠으나 간비장비대가 관찰되었다.

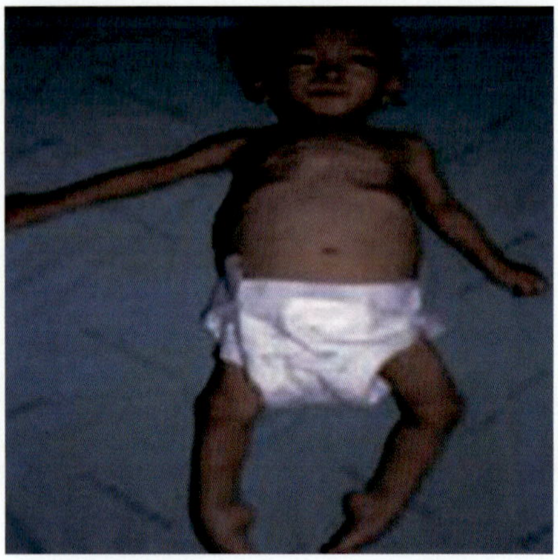

그림 13-29 환자의 진찰 소견상 강직성 사지마비와 간비장비대가 관찰되었다.

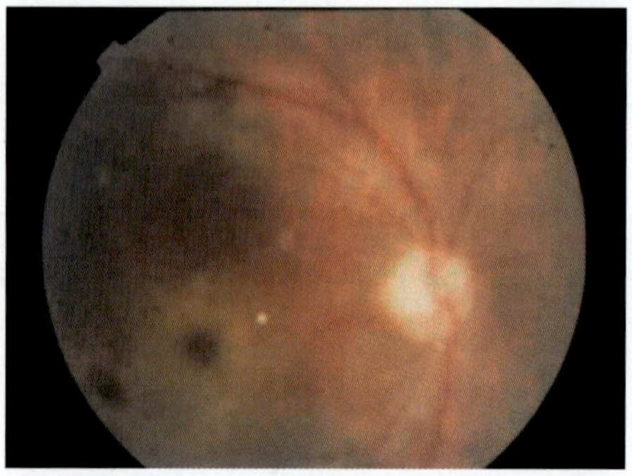

그림 13-30 안과 검사상 황반의 cherry red spot가 관찰되었다.

5. 검사 소견

생후 13개월에 첫 번째 입원하였을 때 시행한 혈액과 소변의 아미노산과 유기산 분석은 정상이었고, mucopolysacchariduria 소견도 보이지 않았다. 안과 검사에서 cherry-red spot이 관찰되었고 치과 검진에서 치아 발육의 지연이 보였다. 청력 검사에서 중등도의 청력 소실이 관찰되었다. 심장 초음파에서 좌심실의 비대가 경하게 관찰되었으나 판막의 이상 소견은 없었다.

생후 20개월에 재입원하였을 때 시행한 말초도말 검사에서 공포를 포함한 림프구들이 관찰되었고, 골수 검사에서 청색의 타원형의 세포질이 특징적으로 관찰되는 조직구(histiocytes, foam cell)의 침윤이 있어, lysosome 축적 질환 소견에 합당하였다. 효소 검사에서 β-galactosidase가 거의 검출되지 않았고 hexosaminidase A, B는 정상이었다. 뇌 자기공명영상상 T2-강조 영상에서 양측 시상 부위에 약간의 신호 강도 증강이 관찰되었으나 이외는 정상 소견이었다. 요추 방사선 사진에서 요추의 새부리양 변화가 관찰되었다.

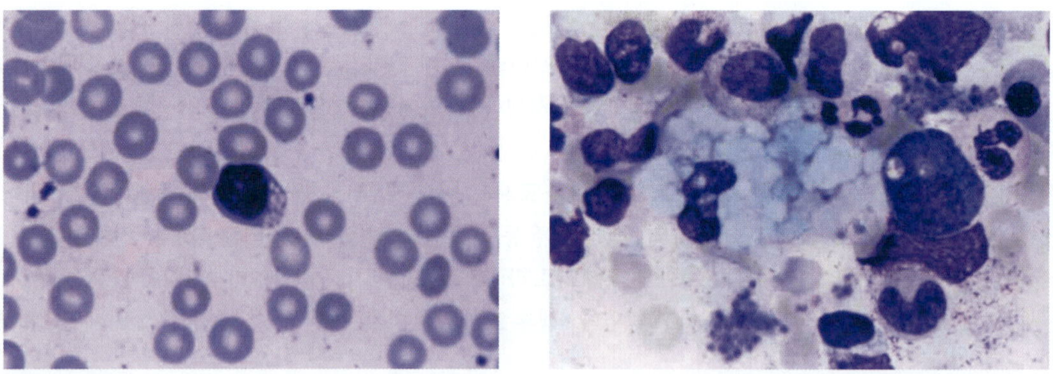

그림 13-31 말초혈액도말 검사에서 공포를 포함한 림프구들이 관찰되었고(좌), 골수 검사에서 청색의 타원형의 세포질이 특징적으로 관찰되는 조직구(histiocytes, foam cell)의 침윤이 있었다(우).

6. 치료 및 경과

폐렴으로 재입원하여 18일 동안 항생제 요법을 시행하고 인공호흡기 치료하여 임상 증상의 호전을 보였다. 경련에 대해 vigabatrin, phenytoin, phenobarbital, carbamazepine을 투여하여 조절되는 양상을 보였다. 효소 검사에서 GM1-gangliosidosis type 1을 진단하였고, 환아는 전신 소견의 호전을 보이며 25일 만에 퇴원하였다. 생후 22개월에 호흡 곤란과 경련 지속으로 다시 입원하였고 폐 조직검사에서 폐포와 간질에 foam cell 소견을 보여 GM1-gangliosidosis type 1의 폐침범으로 확인되었다. 생후 27개월에 폐렴으로 재입원하였을 당시 시행한 α-neuramidase 검사에서 환아의 효소 활성도가 대조군의 42.9%로 낮게 나와 β-galactosidase와 α-neuramidase 두 효소가 결핍된 galactosialidosis로 진단하였다. 환아는 생후 29개월에 호흡 곤란과 경련으로 치료 도중 사망하였다.

7. 요약

β-galactosidase와 α-neuraminidase가 동시에 결핍되어 있는 galactosialidosis는 상염색체 열성으로 유전하는 신경퇴행성 질환으로, 의식과 운동 발달의 퇴행, 거친 얼굴 생김새, 각막혼탁, 청력 저하, 골격계 이형성증, 장기 비대의 임상 특징을 보인다. 뮤코다당체침착증의 증상을 보이는 환아에 mucopolysacchariduria가 없을 때 의심해 볼 수 있고, 말초도말 검사에서 림프구와 단구의 공포화(vacuolization)와 골격계 방사선 촬영이 도움이 되며 림프구와 피부 섬유 모세포에서 효소 결핍을 확인함으로써 진단할 수 있다. Galactosialidosis는 증상의 발현과 심한 정도에 따라 초기 영아형, 후기 영아형과 연소/성인형의 세 가지 표현형으로 분류된다. 특별한 치료가 없다.

11 α-Mannosidosis

1) 원인

α-Mannosidase의 결핍에 의해 발생한다.

2) 유전적 이상

상염색체 열성으로 유전되며 유전자(*MAN2B1*)는 염색체 19p13.2에 위치하며 24개의 exon으로 구성된다.

3) 발병 빈도

일반적인 빈도는 1/500,000이다. 국내에 확진된 보고는 없다.

4) 생화학적 병태생리

α-Mannosidase 효소 결핍으로 인해 여러 가지 당단백과 당단백 유래의 올리고당이 축적된다. 면역기능이 저하한다.

5) 임상 증상

임상 표현형은 다양하여 중증 영아형(II형)과 지발형(I형), 주산기형(III형)으로 나뉜다. 형제간에도 표현형이 다를 수 있다. II형은 조기에(10세 미만) 발현하며 뮤코다당체축적증과 비슷한 양상을 보인다. 탈장이 초기에 나타나며 얼굴은 거칠고 피부는 두꺼워지고 간비종대가 뚜렷하다. 면역기능저하로 인한 잦은 호흡기 감염, 대두증, 튀어나온 이마, 정신 발달 지체, 청각 장애로 인한 언어 발달 장애, 다발성 골발생이상, J-모양의 sella turcica가 보이고 척추체의 저형성과 새부리 모양의 변형을 보인다. 각막혼탁과 백내장이 있다. 안저의 cherry red spot은 없다.

I형은 천천히 진행하며 정신 지체와 청력 손실이 주된 증상으로 성인기까지 생존한다. 척추후측만증과 무릎의

건염이 있으며 간비종대는 없다. 수두증, 식이 과다가 있으며 공포화된 백혈구가 말초 혈액에서 보이고 골수에서는 거품화된 대식 세포가 관찰된다.

III형은 출생전후에 심한 증상을 보여 조기에 사망한다.

6) 진단 및 검사 소견

뮤코다당체축적증의 임상 양상과 비슷하나 mucopolysaccharaduria는 없다. 감별이 필요하다. 환자는 mannose-rich oligosaccharides의 소변 배설이 증가한다. 특히 aspartylglucosaminuria를 보이고 혈청에서 dolichol이 증가한다. 진단은 림프구에서 α-mannosidase의 활성도를 측정한다. *MAN2B1* 유전자 분석으로 확진이 가능하다.

7) 치료 및 관리

효과적인 치료법은 아직 없으며 골수이식이 연구되고 있다. 뇌수종, 잦은 중이염에 의한 청력장애예방을 위한 여러 보존적 치료가 필요하다.

8) 예후

I 형에서는 3~10세경 폐렴으로 사망한다. II 형은 성인기까지 생존할 수 있다.

참고문헌

1. Gutschalk A, Harting I, Cantz M, et al. Adult alpha-mannosidosis : clinical progression in the absence of demyelination. Neurology 2004; 63: 1744~6.
2. Roces DP, Lullmann-Rauch R, Peng J, et al. Efficacy of enzyme replacement therapy in alpha-mannosidosis mice : a preclinical animal study. Hum Mol Genet 2004; 13: 1979~1988.
3. Grewal SS, Shapiro EG, Krivit W, et al. Effective treatment of alpha-mannosidosis by allogeneic hematopoietic stem cell transplantation. J Pediatr 2004; 144: 569~73.
4. Sun H, Wolfe JH. Recent progress in lysosomal alpha-mannosidase and its deficiency. Exp Mol Med 2001; 33: 1~7.

12 Fucosidosis

1) 원인

Lysosomal hydrolase α-fucosidase의 결핍에 의해 발생한다.

2) 유전적 이상

상염색체 열성으로 유전되며 *FUCA1* 유전자는 염색체 1p34에 위치하고 8개의 exon으로 구성된다.

3) 발병 빈도

매우 드문 질환으로 지금까지 세계적으로 100예 정도 보고되어 있다. 국내 경험은 아직 없다.

4) 생화학적 병태생리

Fucose는 deoxysugar로 말단부 CH_2OH가 메틸기로 치환된 aldohexose이다. Fucose는 갈락토오스 또는 N-acetylglucosamine으로 연결된 말단부 올리고당으로 당단백과 당지질로부터 합성된다.

5) 임상 증상

I 형(영아형)은 Hurler 증후군과 비슷한 양상을 보인다. 출생 시에는 정상으로 보이나 영아 후기부터 성장

발달이 지연되며 신경계 퇴행이 동반되어 치매, 근강직으로 진행된다. 간비장 종대로 복부 팽만이 있고 방사선 소견상 다발성 골발생이상(dysostosis multiplex), 대뇌 위축이 관찰된다. 땀에서 염소 농도가 높고 호흡기 감염이 잘 걸린다.

II 형(indolent type)에서는 생후 6개월~4세경에 피부 각화종(angiokeratoma)이 엉덩이와 생식기 주변에 나타난다. 색소성 망막병증이 관찰되며 결막 혈관이 꾸불꾸불해진다. 피부는 두꺼워지고 얼굴은 거칠어지며 땀이 잘 나지 않는다. 정신 지체는 성인기까지 천천히 진행되며 근강직, 심부건반사 증가, 양성 바빈스키 반응이 나타나고 일부에서는 경련도 일어난다. 골격계 이상으로 다발성 골발생이상, 척추 후측만증, 장골의 몸통이 넓어진다. 다른 형태로 척추말단골단 이형성증(spondyloepiphyseal metaphyseal dysplasia)이 있는데, 저신장을 보이며 정신지체는 없다.

6) 진단 및 검사 소견

말초 혈액에서 공포화된 백혈구가 관찰되며 간 조식검사상 거품화된 세포질과 공포, 층판 구조의 세포가 관찰된다. 골수에서도 거품 세포가 관찰되며 피부 조직검사상 땀샘에서 공포가 관찰된다. 진단은 백혈구나 배양된 섬유모세포를 이용하여 fluorometric 또는 colorimetric analysis로 효소 분석을 시행한다. *FUCA1* 유전자 분석으로 확진할 수 있다.

7) 치료 및 관리

대증적인 치료만이 가능하나 골수이식이 시도되고 있다.

8) 예후

영아형은 신경계 퇴행 및 제뇌 경직으로 진행되어 10대 이전에 사망에 이른다. Ⅱ형에서는 20세 이후까지 생존하는 경우도 있다.

••• 참고문헌 •••

1. Tsukadaira A, Hirose Y, Aoki H, Ichikawa K, et al. Diagnosis of fucosidosis through a skin rash. Intern Med 2005; 44: 907~8.
2. Sulzenbacher G, Bignon C, Nishimura T, et al. Crystal structure of Thermotoga maritima alpha-L-fucosidase. Insights into the catalytic mechanism and the molecular basis for fucosidosis. J Biol Chem 2004; 279: 13119~28.
3. Willems PJ, Seo HC, Coucke P, et al. Spectrum of mutations in fucosidosis. Eur J Hum Genet 1999; 7: 60~7.

CHAPTER 14

스핑고지질증

CONTENTS

1 GM1 gangliosidosis/ β-Galactosidase 결핍증

1) 원인

β-Galactosidase의 결핍으로 발생한다. 이 효소는 8 kD 단백질로 합성되어 당화된 64 kD의 단량체 단백으로 전환된다. 이 전구 단백질은 700 kDa의 온중합체(homopolymer)를 형성한다.

2) 유전적 이상

GLB1 유전자가 현재까지 알려진 유일한 GM1 gangliosidosis의 원인유전자로, 염색체 3p21.33에 위치하며 16개의 엑손으로 구성된다. 상염색체 열성으로 유전된다. 대부분은 missense 돌연변이이다. 가족 중에 여러 환자가 있는 경우에도 임상 표현형이 다를 수도 있다. Morquio 증후군 B형은 GM1 gangliosidosis의 대립유전자 질환(allelic disorder)으로 동일한 *GLB1* 유전자의

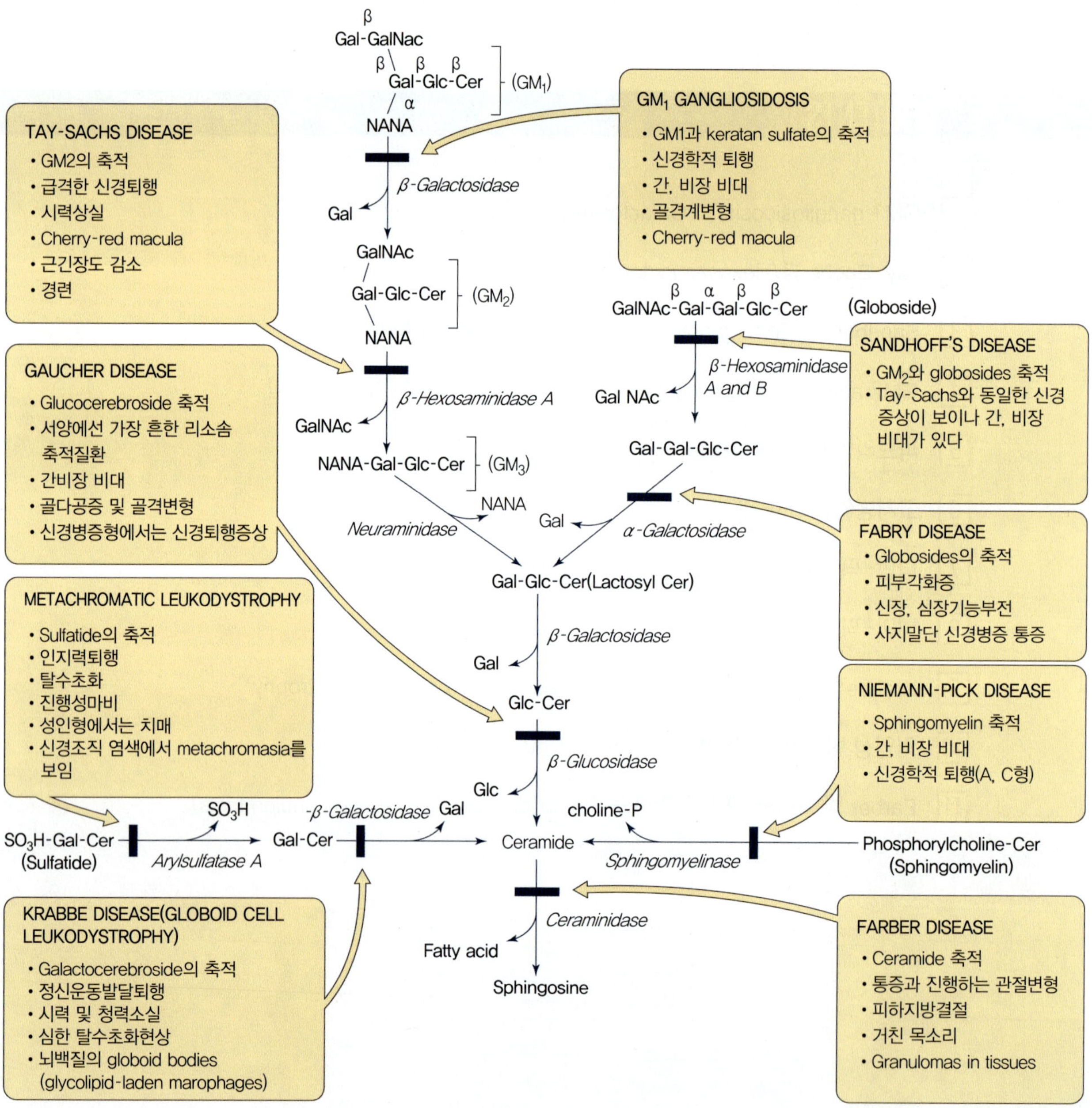

그림 14-1 스핑고지질증의 종류와 생화학적 장애 및 임상 증상

돌연변이에 의해 질병이 발생하지만 신경 증상 없이 골격계 증상만을 나타내는 경우이다.

3) 발병 빈도

매우 드문 질환으로 빈도는 알려져 있지 않으며 영아형이 가장 흔하다. GM1 gangliosidosis는 전 세계적으로 1/100,000~200,000의 빈도를 보인다고 알려져 있다. 제1형이 다른 형에 비해 흔하며, 대부분의 제3형은 일본인에서 주로 보고되고 있다.

4) 생화학적 병태생리

β-Galactosidase은 8 kD 단백질로 합성되어 당화된 64 kD의 단량체 단백으로 전환된다. 이 전구 단백질은 700 kDa의 온중합체(homopolymer)를 형성한다. 중합체로 만들기 위해서는 32 kDa단백이 필수적인데, 이는 protective protein/cathepsin A (PPCA)이다. PPCA의 장애는 galactosialidosis라는 질병을 유발한다. GM1 gangliosidosis의 경우는 GM1 ganglioside가 뇌와 장에 축적되는 리소좀 축적 질환이다. 돌연변이에 따라 잔존효소 활성도가 다르다. 임상상은 잔존효소 농도에 따라 중증도의 스펙트럼을 보인다. 임상적으로는 1형(영아형), 2형(연소형), 3형(성인형)으로 구분한다. Morquio양 증후군에서 척추골단 이형성증과 정상 지능으로 보이는 경우 β-galactosidase의 결핍이 발견된다. β-galactosidase는 GM1에서 말단부 갈락토스를 가수분해하고 asialo-GM1, lactosylceramide, keratan sulfate, lactose에서 말단부 갈락토스를 분리한다. 효소 결핍의 결과 ganglioside가 뇌에, keratan sulfate가 뼈와 조직에 축적된다. 갈락토스를 함유한 올리고당이 장에 축적되고 소변으로 배설됨으로 진단에 도움이 된다.

5) 임상 증상

(1) 1형(영아형)

GM1 gangliosidosis는 퇴행성 뇌병변으로 인해 2세 이전에 사망한다. 출생 시부터 증상이 나타나는 점이 다른 축적 질환과 다른 점이다. 첫 증상은 안면 부종, 사지의 함요 부종, 복수, 운동 발달지연, 성장 부전으로 나타나며 태아수종을 보이는 경우도 있다. 영아기에는 근긴장 저하, 거친 얼굴, 멍한 표정을 보이며 안면 모양은 전두엽 돌출, 이마의 솜털, 낮은 콧잔등, 크고 낮게 위치한 귀, 긴 인중을 보인다. 잇몸과 혀가 비대되며 황반에 cherry red spot이 나타난다. 간 비대가 현저하게 나타난다. 8개월이 되어서야 목을 가눌 수 있게 되고 대두증이 나타나지만 Tay-Sachs병보다 심하지는 않다. 심부건반사는 증가되어 있고 청각과민(hyperacusis)이 나타난다. 근력 약화가 진행되다가 근경직으로 진행하고 생후 1년이 지나면 급속히 악화되어 경련, 식이 곤란이 나타나며 16개월이 되면 시력과 청력이 소실된다. 골격계 증상으로 손가락이 짧고 뭉뚝하며 관절이 뻣뻣하고 팔꿈치와 무릎에는 굴곡 구축과 요추의 척추후만증이 발생한다.

(2) 2형(후기 영아형/연소형) GM1 gangliosidosis

GM1 ganglioside가 영아 후기 및 소아기에 축적되어 진행성 신경계 퇴행이 생후 1세 이후에 나타난다. 운동실조로 시작되어 전반적인 근력 약화, 정신 운동 지체가 빠르게 진행된다. 근육 경직과 경축, 경련, 간대성근경련이 나타난다. 임상상은 다양하며 연소형에서는 거친 얼굴과 간비종대가 나타나지 않을 수도 있다. 안저 검사상 대개 cherry red spot는 보이지 않고 뇌영상 소견상 대뇌위축이 나타난다. 골수 검사상 공포화된 세포와 sea blue histiocytes가 관찰된다.

(3) 3형(만성/성인형) GM1 gangliosidosis

진행하는 소뇌성 구음 장애, 운동실조, 근간대성경련, 경직, 근육긴장이상이 나타나며 지능 저하는 경미하다. 보행 장애, 언어 장애가 동반되고 cherry red spot은 보이지 않는다. 경련이나 시력 상실은 동반되지 않으며 뇌기저핵에 주 병변을 보인다.

(4) Morquio B병

심한 전신 골격계 이형성을 보이며 신경계 침범은 없는 질환으로 뮤코다당체축적증 ⅣB형 또는 Morquio 증후군 B형으로 불린다. 각막혼탁, 저신장, 새가슴(pectus carinatum), 척추 후측만증을 보이며 후기에는 척수 압박이 나타난다. 간비대는 없고 지능은 정상이다.

6) 진단 및 검사 소견

X-선상 다발성 이골증(dysostosis multiplex)이 Hurler 증후군보다 더 조기에 심하게 나타난다. 뇌영상 소견상 백질부 위축, 기저핵의 석회화가 보인다. 뇌 조직 검사상 신경세포의 지질증(neuronal lipidosis)이 보이며 간세포에서는 조직구 증식과 공포(vacuole)가 관찰된다. 말초혈액에서는 공포화된 백혈구, 골수에서는 거품화된 조직구(foamy histiocytes)가 관찰된다.

효소 분석은 *p*-nitrophenylgalactoside와 4-methylumbelliferylgalactoside를 기질로 하여 측정할 수 있으며 간, 뇌, 백혈구에서 모두 감소된다. 연소형에서는 영아형보다 높은 활성도를 보이며 성인형에서는 정상의 5~10% 정도를 보인다. *GLB1* 유전자 분석으로 확진할 수 있다.

7) 치료 및 관리

효과적인 치료법은 아직 없다. 동종 조혈모세포 이식, 양막세포 이식이 동물실험에서 시행되었으나 효과가 없었다. Trihexyphenidyl이 근긴장이상을 조절하는 데 도움이 되는 것으로 보인다. 유전자 치료는 동물실험 중이다. N-butyldeoxygalactonojirimycin (Zavesca®)를 이용한 기질제거가 동물실험에서 뇌에 축적된 GM1 ganglioside를 제거하는 데 효과적인 것으로 보고되었다. N-octyl-4-epi-β-valienamine (NOEV)이 β-galactosidase 억제제로 알려져 있으나 낮은 농도에서는 효소 활성도를 회복시키는 것으로 보고되어 연구 중이다.

8) 예후

영아형은 후기에 전신 강직과 관절구축으로 침상 생활을 하게 되며 대개 2세경 폐렴으로 사망하고, 후기 영아형/연소형은 대개 3~7세 사이에 사망한다.

참고문헌

1. Callahan JW. Molecular basis of GM1 gangliosidosis and Morquio disease, type B. Structure-function studies of lysosomal β-galactosidase and the non-lysosomal beta-galactosidase-like protein. Biochim Biophys Acta 1999; 1455: 85~103.
2. Muthane U, Chickabasaviah Y, Kaneski C, et al. Clinical features of adult GM1 gangliosidosis : report of three Indian patients and review of 40 cases. Mov Disord 2004; 19: 1334~41.
3. Suzuki Y, Nanba E, Matsuda J, et al. β-Galactosidase deficiency(β-Galactosidosis) : GM1 gangliosidosis and Morquio B disease. In : Valle D, Beaudet AL, Vogelstein B, Kinzler KW, Antonarakis SE, Ballabio A, Gibson K, Mitchell G, eds. The Online Metabolic and Molecular Bases of Inherited Disease(OMMBID), McGraw-Hill, New York, 2014.
4. Brunetti-Pierri N, Scaglia F. GM1 gangliosidosis : review of clinical, molecular, and therapeutic aspects. Mol Genet Metab 2008; 94: 391~6.

증례 14-1

발달의 퇴행을 보여 진단된 2형 GM1 gangliosidosis

(서울의대 소아청소년과 고정민 교수 제공: Ko JM, Cho TJ, Chae JH. Type 2 GM1 Gangliosidosis presented with developmental regression: A case report. Korean J Inherit Metab Dis 2014; 14(2): 182~5.)

1. 내원 동기가 된 주 증상

발달장애

2. 발병 시 연령/성별

16개월/여아

3. 가족력 및 과거력

환아는 만삭에 정상질식분만으로 출생하였으며 출생체중은 2.9 kg(10~25백분위수)이었고 특별한 주산기 가사의 병력은 없었다. 가족력상 특별한 병력은 없었으며 환아의 오빠는 3세로 건강하였다.

4. 병력 및 임상 증상

발달력상 생후 3개월에 목가누기, 생후 6개월에 뒤집기가 가능하였으며, 배밀이 및 낯가림을 보이는 등 정상적인 발달의 단계를 보이다가, 생후 7개월 이후 서서히 뒤집기 빈도가 줄었고 뒤집어 놓아도 배밀이를 하지 않게 되어 생후 9개월에 타 병원을 방문하였다.

척수성 근위축(spinal muscular atrophy)을 의심하고 SMN 유전자 검사 및 근전도 검사를 실시하였으나 이상 소견은 확인되지 않았다. 뇌 사기공명영상에서는 뇌수초화의 지연 소견이 보였고, 뇌파에서는 수면 중 서파가 관찰되었다. 이에 생후 16개월까지 물리 및 작업 치료 실시하였으나, 발달의 호전 보이지 않고 오히려 점차 퇴행하여 병원을 방문하였다.

5. 진찰 소견

신장은 80.8 cm(25~50백분위수), 체중은 10.0 kg(25~50백분위수), 두위는 46.0 cm(25~50백분위수)으로 측정되었으며 얼굴은 거칠지 않았고 전신 관절의 구축은 확인되지 않았다.

신경학적 검진상 하지 근력의 항진 및 심부건반사의 항진이 관찰되었으며, 목가누기 및 뒤집기가 불가능하였고 눈맞춤도 잘되지 않는 상태였다. 안저 검사에서는 체리색 반점(cherry-red spot)이 확인되지 않았으며, 각막의 혼탁 또한 없었다. 이비인후과 검진에서는 양측성 삼출성 중이염 소견이 관찰되었다.

6. 검사 소견

(1) 영상 및 기타 검사

타 병원에서 촬영한 뇌자기공명영상의 본원 재판독상 J 모양의 터키 안장이 확인되어 골격계 단순 촬영을 실시하였으며, 노(paddle) 모양의 갈비뼈, 고관절 비구의 이형성 및 대퇴골두의 외반(coxa valga) 변형, 뾰족한 척추뼈, 끝으로 갈수록 가늘어지는 손바닥뼈 등이 관찰되어 뮤코다당증에서 주로 보이는 다발성 골이상증(dysostosis multiplex)으로 판단하였다. 감별진단을 위해 혈액과 소변의 생화학적 검사, 복부 및 심장 초음파 검사, 안과 및 이비인후과 검진을 실시하였다. 복부 초음파에서 간 및 비장의 비대는 없었으며, 심장 초음파 소견은 정상이었다.

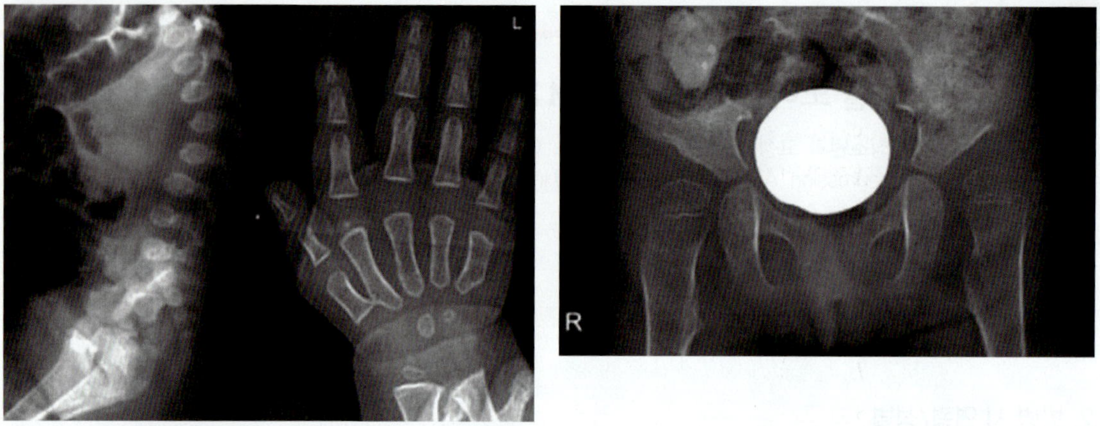

그림 14-2 척추, 손, 고관절 X-ray 소견상 다발성 이골증(dysostosis multiplex) 소견을 보인다.

(2) 생화학적, 분자유전학 검사

소변 glycosaminoglycans 선별검사는 약양성으로 확인되었으며, β-galactosidase 효소 활성도는 1.5 nmol/hr/mg protein(참고치; 80~140 nmol/hr/mg protein)으로 심하게 감소되어 있었다. *GLB1* 유전자 분석에서, p.Arg68Gln 및 p.Asp448Val 돌연변이가 확인되었고 부모 및 오빠는 모두 각각 하나씩의 돌연변이를 보유한 보인자로 확인되었다.

7. 치료경과

물리치료를 지속하면서 지내오던 중, 생후 20개월에 전신성 긴장 간대성 발작이 10여 분간 지속되어 응급실에 내원하였으며, 당시 실시한 뇌파에서 왼쪽 전두엽에 극파 및 극서파 복합 패턴이 관찰되어 항경련제 치료를 시작하였다. 이후에도 잦은 흡인에 의한 폐렴으로 입원 치료를 받은 바 있으며, 항경련제를 증량 및 추가하여 투여하고 있으나 현재 하루 10회 가량의 경련이 지속되고 사지의 강직이 관찰되고 있는 상태이다.

8. 요약

GM1 gangliosidosis는 β-galactosidase의 결핍으로 발생하고 Morquio 증후군 B형은 *GLB1* 대립유전자 질환이다. GM1 gangliosidosis은 퇴행성 신경발달장애, 다발성 이골증, cherry-red spot 등이 동반된다. 그러나 잔존효소 농도에 따라 임상 증상이 매우 다양하다. 발달지연이 동반되는 여러 뮤코다당체축적증, 소당류축적증, 스핑고지질증과의 감별을 필요로 한다. 특별한 치료는 아직 없다.

2 Tay-Sachs 병/ Hexosaminidase A 결핍증

1) 원인

GM2 gangliosidosis는 GM2 ganglioside와 이와 관련된 glycolipid가 주로 신경원 세포의 리소좀에 축적되는 질환이다. GM2 ganglioside의 가수분해에는 기질과 특정 cofactor인 GM2 activator가 필요하다. 두 가지 isoenzyme이 있는데, hexosaminidase A와 B가 있으며 hexoxaminidase A는 GM2 ganglioside/GM2 activator complex에 작용한다. Tay-Sachs병은 hexosaminidase A의 결핍에 의해 발생한다. Hexosaminidase B의 결핍에 의한 Sandhoff병과 GM2 activator 단백장애 또한 GM2 gangliosidosis를 유발한다.

2) 유전적 이상

GM2 gangliosidosis의 발생에는 세 가지 유전자가 관여한다. *HEXA* 유전자는 hexoxaminidase A의 α-아단위에 암호화되어 있으며, *HEXB* 유전자는 hexoxaminidase A의 β-아단위와 hexosaminidase B에, *GM2A* 유전자는 GM2 activator에 암호화되어 있다. Tay-Sachs병은 *HEXA* 유전자의 α-아단위에 돌연변이로 발생하며 상염색체 열성으로 유전된다. *HEXA* 유전자는 염색체 15q23에 위치하며 14개의 exon으로 구성된다.

3) 발병 빈도

Ashkenazi Jews에서 흔하게 발생하는데, 보인자 빈도는 1/30이며 연간 4,000명 출생 당 1명의 환자가 발생한다. 이는 founder effect 때문이다. 유태인은 exon 11의 4개의 염기서열이 삽입된 돌연변이가 가장 흔하며 이것을 포함한 3개의 돌연변이가 전체의 95% 이상을 차지한다. 다른 민족에서 보인자 빈도는 1/300이다. 한국인의 보고도 있으나 유전자형이 다양하고 Jewish 돌연변이는 없다.

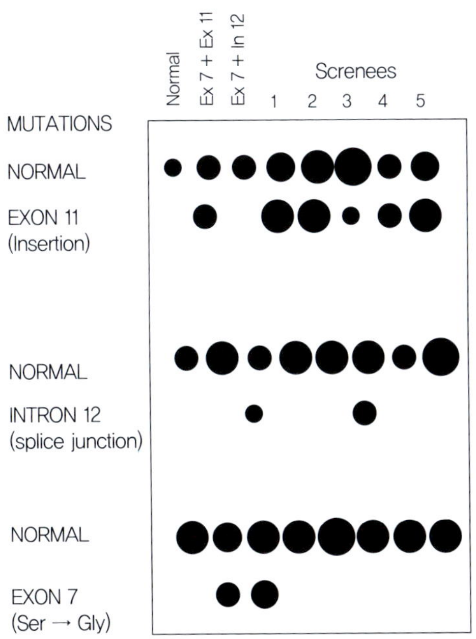

그림 14-3 유태인에 흔한 세 가지 종류의 *HEXA* 돌연변이 및 dot blot 방법을 스크리닝 검사(Adapted from 참고문헌 5)

4) 생화학적 병태생리

Sphingolipid는 장쇄염기 sphingosine을 포함하며 장쇄지방산과 아세틸화되어 ceramide를 형성한다. 전신성 gangliosidosis에서 축적되는 당지질인 GM1에서는 ceramide가 포도당과 갈락토오스와 연결되어 있으며, 이 말단부 갈락토오스가 β-galactosidase에 의해 분할되어 Tay-Sachs lipid인 GM2를 생성한다. 이는 말단부 GalNAc의 분할에 의해 GM3로 전환된다.

Hexosaminidase A의 결핍으로 GM2 ganglioside에서 말단부 N-acetylgalactosamine (GalNAc)를 분할하지 못한다. Tay-Sachs병에서 축적되는 GM2 ganglioside는 말단부 hexosamine을 함유한 산성의 glycosphingolipid인 GalNAc이다.

5) 임상 증상

출생 시에는 정상으로 보이며 임상 증상의 시작은 출생 후부터 생후 10개월 사이에 나타난다. 초기의 증상은 소리에 과도하게 놀라는 반응(hyperacusis)을 보여 발과 다리를 뻗는다. 근력 저하, 근긴장저하가 진행되며 안구진탕과 안저 검사상 황반의 cherry red spot이 영아기에 나타난다. 대뇌와 황반의 변성이 진행되며 12~18개월 사이에 시력 상실과 사지의 제뇌 경직 또는 이완을 보이고 심부 건반사는 증가된다. 삼키기가 곤란해 튜브로 식이를 진행하게 되고 경련과 근간대성 반사를 보인다. 인형 같은 얼굴 표정을 보이고 투명한 피부, 긴 눈썹, 가는 머리카락을 보이며 생후 15개월경 머리 크기는 증가한다. 뇌의 무게는 신경교 세포의 증식과 지질 침착으로 인해 사망 시에 정상보다 50% 정도 더 무겁다.

6) 진단 및 검사 소견

효소 분석은 백혈구, 눈물, 배양된 섬유모세포, 양수세포를 이용하여 methylumbelliferyl N-acetylgalactosamine 또는 N-acetylglucosamine을 기질로 하여 측정한다. 환자에서는 효소 활성도가 거의 정상의 0%이며 보인자는 평균 65% 정도의 효소 활성도를 가진다. 산전 진단은 양수 세포와 융모막에서의 효소 분석이나 유전자 분석으로 가능하다. 특징적인 세포의 변화는 신경계의 리소좀 내 축적 물질과 신경원의 부종이다. 피질 신경원 조직의 전자 현미경 소견상 신경원의 부종으로 핵이 말초 부위로 치우쳐진 거대신경돌기가 관찰되며 축삭의 변성과 탈수초화, 피질의 신경아교증이 동반된다.

7) 치료 및 관리

특별한 치료법이 없다. Ashkenazi 유태인에서는 산전 스크리닝으로 발병율을 현저히 낮추었다.

8) 예후

대개 2~4세경에 흡인성 폐렴으로 사망하게 된다.

참고문헌

1. Fernandes Filho JA, Shapiro BE. Tay-Sachs disease. Arch Neurol 2004; 61: 1466~8.
2 Desnick RJ, Kaback MM. Future perspectives for Tay-Sachs disease. Adv Genet 2001; 44: 349~56.
3. Jin HS, Choi JH, Yoo HW. A case of Tay-Sachs disease in Korea diagnosed by enzyme assay and DNA analysis. Korean J Pediatr 2004; 47: 1360~3.
4. Maegawa GHB, Stockley T, Tropak M, et al. The natural history of juvenile or subacute GM2 gangliosidosis : 21 new cases and literature review of 134 previously reported. Pediatr 2006; 118: e1550~62.
5. Yoo HW, Astrin KH, Desnick RJ. Comparison of enzyme and DNA analysis in a Tay-Sachs disease carrier screening program. J Korean Med Sci 1993; 8: 84~91.

증례 14-2

발달지연으로 내원하여 진단된 Tay-Sachs병 형제

1. 내원 동기가 된 주 증상)

발달지연

2. 발병 시 연령/성별

18개월/남아

3. 가족력

비근친혼 결혼을 한 부모님은 특이 소견 없었으나, 6개월경부터 발달지연 및 경련으로 3세 경에 흡인성 폐렴으로 사망한 형이 있다.

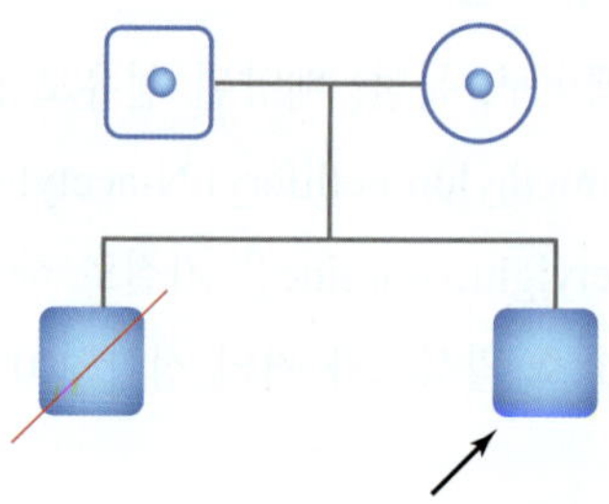

4. 임상 증상

재태연령 3.2 kg으로 정상질식분만으로 출생하였다. 생후 3개월 정도에 목가누기가 가능하였고, 생후 6개월경에는 뒤집기까지 가능한 정상 발달을 보였다. 이후 점차 발달의 퇴행을 보여 내원 당시 목가누기가 겨우 가능한 정도이며 거의 누워서 지내고 있다. 만 14개월경부터 경련을 보여 현재 항경련제를 복용하며 경련은 조절되고 있다. 재활 치료를 받으면서 지내던 중 추가 진단 및 치료를 위해 내원하였다.

5. 진찰 소견

내원 당시 급성 병색은 관찰되지 않았으며, 신체검진에서 체중은 10.1 kg(10~25백분위수), 신장 84 cm(75백분위수), 두위 48 cm(50백분위수)이었다. 눈 맞추기는 가능하였고, 흉부 진찰상 정상적인 호흡음으로 천명이나 나음이 들리지 않았다. 복부는 부드럽고 팽만되지 않았으며 간과 비장은 촉지되지 않았다. 신경학적 검사에서 의식은 명료하였고, 전반적으로 근력이 약화되어 있었고, 근긴장도와 심부건반사가 약간 항진돼 보였고, 조그만 자극이나 소리에도 깜짝 놀라는 청각 과민(hyperacusis) 소견과 가끔씩 반궁긴장을 보였다. 황반의 cherry red spot 소견이 관찰되었다.

6. 검사 소견

(1) 일반혈액 및 생화학 검사

백혈구 14,100 mm^3, 혈색소 12.6 g/dL, 혈소판 325,000/mm^3이었다. 생화학 검사에서 갈슘 10.1 mg/dL, 인 4.8 mg/dL, 나트륨 138 mEq/L, 포타슘 4.4 mEq/L, 염화 104 mEq/L, BUN/Cr 14/0.3 mg/dL, AST/ALT 195/15 IU/L이었다. 내원 당시 소변검사에는 특이 소견이 없었다. 신생아 선별검사에서는 정상이었다.

(2) 영상학적 검사 및 기타 검사

청각유발전위자극검사(brainstem auditory evoked potential)는 정상이었으며, 뇌 자기공명영상이 T2 강조 영상에서 뇌실 주위 백질, 기저핵과 시상하부에 음영 증가를 보였다. 또한 안저 검사에서 황반에 cherry red spot이 보였다.

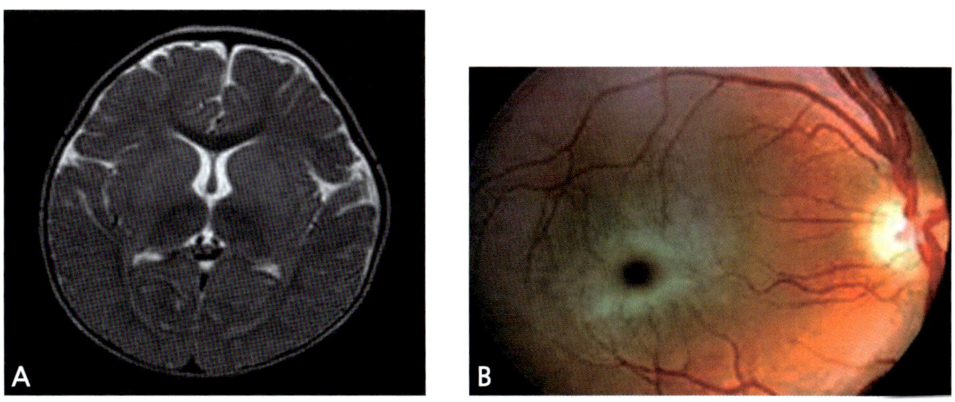

그림 14-4 A. 뇌 자기공명영상의 T2 강조 영상에서 뇌실 주위 백질, 기저핵과 시상하부에 음영 증가를 보였다.
B. 황반의 cherry red spot 소견이 관찰되었다.

(3) HEX A 효소 분석 및 분자유전학 검사

HEXA 유전자 검사에서 c.[1168C>T](p.[Q390X]) 돌연변이의 동형접합자 환자였다. Hexoaminidase A(Hex-A)에 대한 효소 분석은 Hex-A=(총 Hex−잔존Hex-B)/총 Hex로 계산하였고, 환아의 Hex-A 효소 분석상 0%이었다.

	Total Hex activity (nmoles/hr/mg)	Hex-B (nmoles/hr/mg)	Hex-A (%)
Normal	777	245	68%
Patient	287	301	-4%
Hex : hexosaminidase, Hex-A : hexosaminidase A, Hex-B : hexosaminidase B			

Partial seq. of HexA

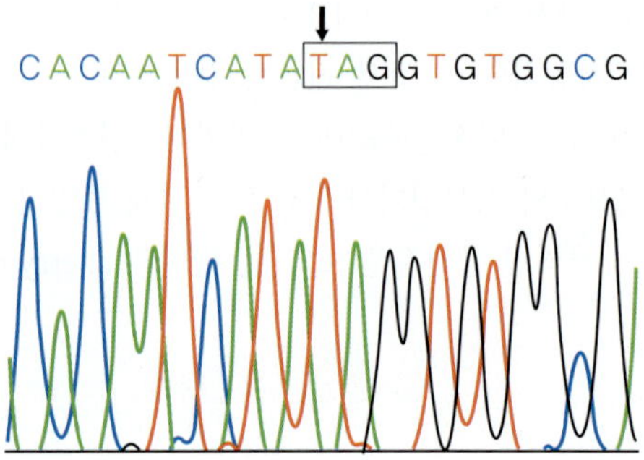

CAG-to-TAG
Q390X

7. 치료경과

초기 증상으로 소리에 과도하게 놀라는 반응을 보여 발과 다리를 뻗고 있었으며 안저 검사상 황반의 cherry red spot이 관찰되었다. 대부분 삼키기가 곤란해 튜브로 식이를 진행하였다. 경련과 근간대성 반사를 보였다. 항경련제(valproic acid)를 복용하며 경련 없이 지내나 목가누기 정도의 움직임만 가능한 정도로 거의 침상 생활을 하며 지내고 있으며, 재활 치료 등의 보존적 치료를 받았으나 3세경 흡입성 폐렴으로 사망하였다. 향후 부모는 착상전 진단법으로 임신하여 정상 남아를 출산하였다.

8. 요약

GM2 gangliosidosis는 hexosaminidase A, B 및 GM2 activator 단백의 결핍으로 발생한다. Tay-Sachs병은 이들 중 hexosaminidase A의 결핍에 의하며 영유아기형의 경우 진행성 위약감, 운동 능력 소실, 주의집중 감소, 주위 자극이 민감해지는 등의 특징적인 증상이 3~6개월경부터 나타난다. 경련, 강직과 같은 신경 증상의 퇴행이 진행되면 대체로 4세가 되기 전에 폐렴 등으로 사망하게 된다. 아급성형, 만성형은 발병 시기가 늦고 진행 경과가 다소 느린 편이다.

3 Sandhoff 병/GM2 gangliosidosis/Hexosaminidase A와 B 결핍증

1) 원인

Hexosaminidase B의 β-아단위의 결함으로 hexosaminidase A와 B의 효소 활성도가 모두 결핍됨으로 발생한다.

2) 유전적 이상

상염색체 열성으로 유전된다. *HEXB* 유전자는 염색체 5q13에 위치하며 14개의 exon으로 구성된다.

3) 발병 빈도

Jewish에서는 약 309,000명 출생 당 1명의 발생 빈도를 보인다고 한다. 유태인 민족 이외에서 더 흔히 보고된다. 국내의 보고도 있다.

4) 생화학적 병태생리

Hexosaminidase B는 당단백 동종중합체로 β2β2의 구조이다. Hexosaminidase A는 이종중합체로 α와 β-아단위로 구성된다. Sandhoff병에서는 β-아단위의 결함으로 Hex-A와 Hex-B의 활성도가 모두 결핍되어 있다. GM2 ganglioside가 뇌에 정상의 100~300배 정도 축적된다. GM2 ganglioside와 같은 아미노 말단을 가진 globoside가 간, 신장, 비장에 축적되며 소변과 혈장에서도 발견된다. GA2(asialo-derivative of GM2)도 뇌에 정상의 100배 이상 축적된다.

5) 임상 증상

Sandhoff병의 임상양상은 Tay-Sachs병과 구분하기 힘들지만 간비종대가 동반된다는 점이 다르다. Tay-Sachs병의 양상을 보이는 non-Jewish 환자들에서는 Sandhoff병을 의심해야 한다. 출생 시에는 정상으로 보이며 4~9개월까지는 정상적인 발달을 보이나 이후 근력 저하와 근긴장 저하가 나타난다. 영아기에 인형 같은 얼굴 표정, 긴 눈썹, 가는 머리카락, 창백하고 투명한 피부를 보이고 황반의 cherry red spot이 관찰된다. 시신경 위축이 진행되어 시력이 상실되고 청각 과민, 대두증, 경련이 나타난다. 뇌 컴퓨터 영상 촬영상 Turkish moustache sign이 나타난다. 2~10세경에 후기에 발현하는 형태인 연소형, 아급성 또는 성인형, 만성형도 소수에서 관찰되었다. 운동실조나 운동 부조화, 무도무정위운동(choreoathetosis), 근긴장이상이 나타나며 신경 퇴행이 진행되어 10~15세경에 사망한다.

6) 진단 및 검사 소견

Hexoxaminidase A와 B가 모두 결핍된 것으로 진단할 수 있으며 효소 분석은 nitrophenylacetylglucosaminide와 4-methylumbelliferyl-N-acetylglucosamine을 기질로 하여 혈청, 백혈구, 배양된 섬유모세포에서 측정한다. 전형적인 영아형에서 효소 활성도는 정상의 1~3% 정도이나 잔존 효소 농도와 임상 증상과는 상관관계가 없다. *HEXB* 유전자 분석으로 확진할 수 있고 산전 진단도 가능하다.

7) 치료 및 관리

대증적 요법으로 치료한다. 골수이식이 동물실험으로 행해졌으나 효과는 없었고 N-butyldeoxynojirimycin으로 기질을 제거하는 방법이 연구 중이다.

8) 예후

대개 1~4세경에 기관지폐렴이나 흡인으로 사망한다.

••• 참고문헌 •••

1. Hendriksz CJ, Corry PC, Wraith JE, et al. Juvenile Sandhoff disease-nine new cases and a review of the literature. J Inherit Metab Dis 2004; 27: 241~9.
2. Cordeiro P, Hechtman P, Kaplan F. The GM2 gangliosidoses databases : allelic variation at the HEXA, HEXB, and GM2A gene loci. Genet Med 2000; 2: 319~27.
3. Yun YM, Lee SN. A case report of Sandhoff disease. Korean J Ophthalmol 2005; 19: 68~72.
4. Choi SY, Park JH, Lee JS, et al. GM2 gangliosidosis. J Korean Child Neurol Soc 1999; 7: 244~9.

증례 14-3

조절되지 않는 경련으로 내원하여 진단된 Sandhoff병 환아

1. 내원의 동기가 된 주 증상

내원 2주전 발생한 경련

2. 발병연령/성별

9개월/남아

3. 가족력

건강한 부부의 첫아이로 특별한 가족력은 없다

4. 발달력 및 임상 증상

15개월 남아로 재태연령 38주 5일, 체중 3.6 kg로 출생하였고 출생 직후 수 분간 저산소증이 있었다. 신생아 황달로 광선치료를 받았으나 생후 6개월까지는 비교적 정상적으로 발달하여 뒤집기가 가능하였다. 이후 발달이 되지 않고 점차 퇴행하였고 생후 9개월경부터는 뒤집기, 목가누기 등이 모두 불가능하게 되었다. 발달의 퇴행에 대해 타 병원에서 검사 시행 후 원인은 찾지 못하고 재활 치료하며 경과 관찰 중으로 내원 약 2주 전부터 경련 발생하였다. 약 1주 전부터 경련 횟수의 증가를 보여 추가적인 검사 및 치료를 위해 내원하였다. 경련은 눈을 깜빡이다가 멍하게 쳐다보고 있다가 눈이 위쪽으로 치우치면서 긴장발작을 하는 양상으로 진행되었고 시간은 1분 이내였다.

5. 진찰 소견

키 80.2 cm(50~75백분위수), 몸무게 10.5 kg(25~50백분위수), 머리둘레 48.5 cm(90백분위수)로 측정되었다. 만성 병색을 보였고 두경부 및 흉복부 진찰상 특이소견은 없었고 간은 우측 늑골하연 2횡지 촉지되었으나 비장은 촉지되지 않았다. 전신 근긴장도는 감소되어 있었으나 심부건반사는 항진되었다. 눈맞춤은 되지 않았고 소리에 대해서 팔을 펴면서 깜짝 놀라는 청각과민 반응(hyperacusis)을 보였다. 안과 검진에서 cherry-red spot과 함께 주변부 망막 변성(peripheral retinal generation)이 관찰되었다.

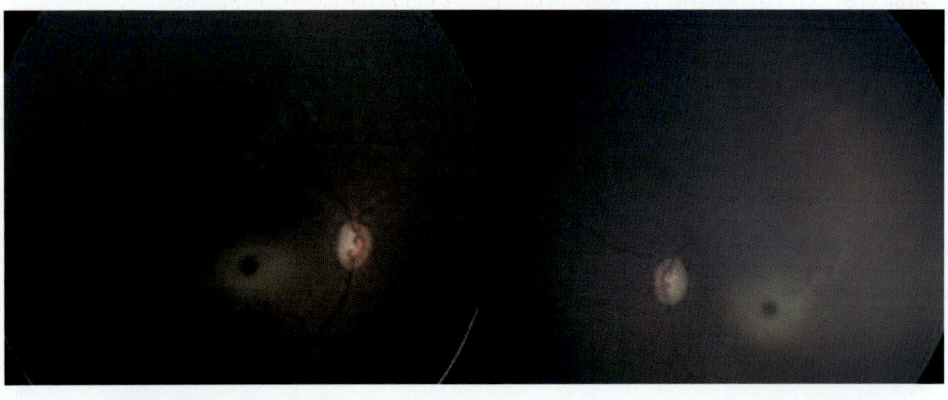

그림 14-5 황반 및 망막에 cherry-red spot과 주변부 망막 변성이 관찰되었다.

6. 검사 소견

(1) 일반혈액 및 생화학적 검사

백혈구 11,600/mm³, 혈색소 12.2 g/dL, 혈소판 321,000/mm³, AST 99 IU/L, ALT 18 IU/L, 총단백질 5.4 mg/dL, 알부민 3.6 g/dL, 총빌리루빈 0.5 mg/dL, 총 콜레스테롤 150 mg/dL로 측정되었다. 환자의 백혈구를 이용하여 hexosaminidase 효소의 활성도를 측정하였고 총 hexosaminidase 활성도는 74.9 nnmol/hr/mg(참고치; 211~600 nmoles/hr/mg), 열변성으로 HEXA 활성도를 배제한 HEXB 활성도는 0.09 nmole/hr/mg으로 확인되어 HEXA와 HEXB의 활성도가 모두 감소되어 있었다.

(2) 분자유전학 검사

HEXB 유전자 분석결과 p.Thr174Asn과 p.Arg533Cys의 복합이형접합자 환자로 확진되었다.

Partial cDNA seq. of *HEXB* gene

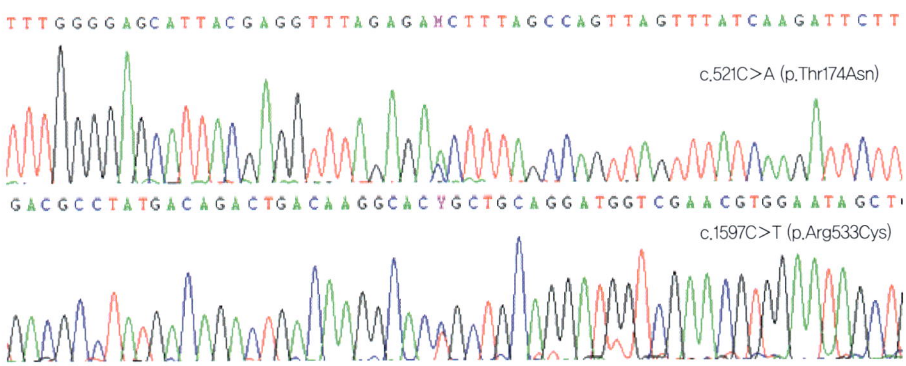

c.[521C>A];[1597C>T] (p.[Thr174Asn];[Arg533Cys])

(3) 영상 검사

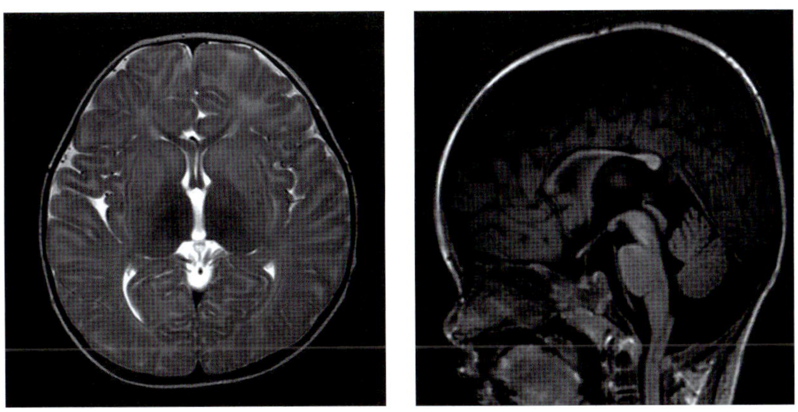

그림 14-6 T2 강조 영상에서 양측 기저핵의 신호증강과, 시상 부위의 신호 감소를 보였고 수초화의 지연(delayed myelination), 뇌량이 얇아진 것을 확인할 수 있었고 이는 GM2 gangliosidosis에 합당한 뇌 MRI 소견이다.

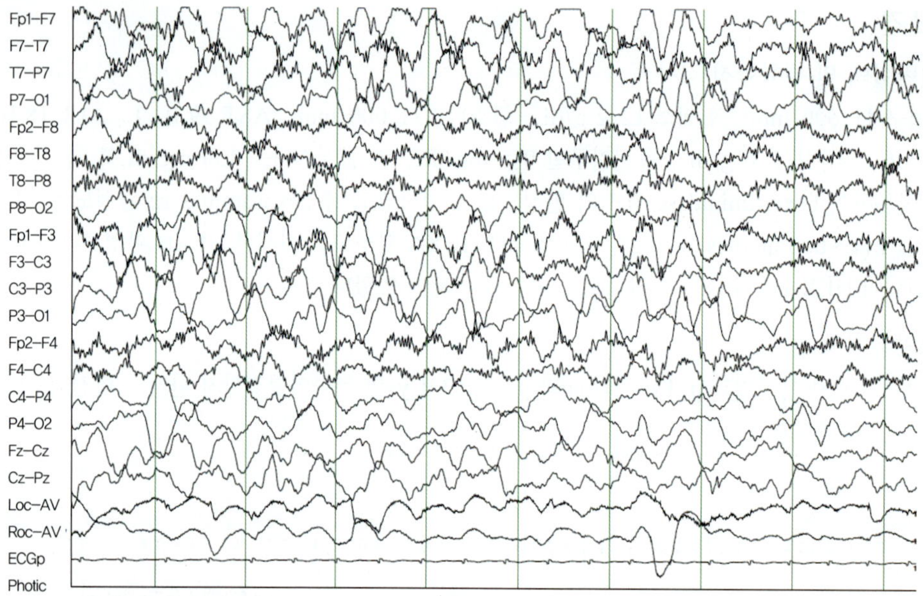

그림 14-7 뇌파 검사에서 왼쪽 반구의 delta slowing과 함께 양측반구의 비대칭성을 보였다.

7. 치료 경과

15개월부터 하루 수회 이상 경련이 지속되어 항경련제 치료를 시작하였고 항경련제 복용하면서 경련의 횟수는 줄어들었으나 급성 발열 질환 등이 있을 때 경련의 악화를 보였고 소리 자극에 myoclonic jerk는 지속되었다. 16개월에 시행한 videofluoroscopic swallow test에서 혀의 조절 기능 저하와 인두기의 삼킴 반사 저하, 근긴장도의 저하로 소량의 기도흡입이 되는 것이 확인되어 비위관을 통한 식이를 진행하기 시작하였다. 이후 추적 검사에서도 흡인 지속되는 것 확인되어 2세 4개월에 내시경을 통한 gastrostomy 시행하였다.

2세에 adenovirus 감염에 의한 폐렴, 3세에 2차례 흡인성 폐렴으로 기도삽관 및 인공호흡기 치료를 받았다. 3세 8개월에 입원 당시 extubation 잘 이루어지지 않아 기관절개술을 시행하였다. 이후에도 1년에 1~2차례 흡입성 폐렴으로 인공호흡기 치료를 필요로 하였고 다량의 침 분비 등에 의한 흡인 가능성에 대해 보톡스 주입을 시행하였으나 크게 효과는 보이지 않았다. 7세에 흡인성 폐렴으로 입원 당시 인공호흡기 이탈이 잘 진행되지 않아 home ventilator 적용을 시작하였다. 3세 8개월에 음모 발현, 고환크기 4 cc 이상으로 증가를 보여 시행한 GnRH 자극 검사를 시행하였고 LH 최저값 2.5 mIU/mL, 최고값 12.4 mIU/mL, FSH 최저값 0.11 mIU/mL, 최고값 0.17 mIU/mL으로 측정되어 진성성조숙증으로 GnRH agonist 치료 중이다. 현재 7세 6개월로 환아는 의식은 혼미한 상태이고 누워 지내는 상태로 제뇌강직자세(decerebrate posture)를 보이고 있으며 기관절개 및 home ventilator 사용 및 위루관을 통한 영양 공급 중이다.

8. 요약

생후 수개월간의 성장 및 발달은 정상이나 그 이후부터 지연 또는 퇴행하게 된다. 소리에 깜짝 놀라는 반응 및 망막의 cherry red spot이 특징으로 나타난다. 시력 소실, 삼킴 장애, 경련 등의 임상 증상이 동반된다. 뇌 MRI에서 T2 강조 영상에서 양측 기저핵의 신호증강과, 시상 부위의 신호 감소가 특징으로 보인다(CT 영상에서 시상부위 density가 증가되어 Turkish moustache sign을 보임). 진단은 hexosaminiadse A와 B가 모두 결핍된 것과, *HEXB* 유전자의 변이를 확인함으로써 내릴 수 있다. 현재까지는 알려진 치료방법이 없으며 각각의 증상에 대한 대증적 치료가 필요하다. 대부분 흡인성 폐렴으로 사망한다.

4 GM2 activator deficiency/GM2 gangliosidosis-GM2 활성단백 결함

1) 원인

Hexosaminidase A와 B는 정상이나 GM2 ganglioside/GM2 activator complex를 형성하지 못하여 발생한다.

2) 유전적 이상

GM2 activator protein의 유전자는 염색체 5q31에 위치하며 4개의 exon으로 구성된다. 현재까지 알려진 점 돌연변이는 activator protein의 조기 분해와 GM2 ganglioside의 축적을 야기한다.

3) 생화학적 병태생리

GM2 ganglioside가 축적되나 hexosaminidase A의 결핍은 없어서 GM2 gangliosidosis의 AB 변이로 불린다. GM2 activator protein은 sphingolipid activator protein의 일종으로 hexosaminidase A와 상호작용으로 GM2 ganglioside의 분해를 촉진시킨다. GM2 activator protein은 162개의 아미노산으로 구성된 산성의 단량체로 리소좀 내에 위치하여 기질 및 hexosaminidase A와 결합하여 GM2의 올리고당과 GA2의 당지질의 분할에 촉매 역할을 한다.

4) 임상 증상

임상상은 Tay-Sachs병과 유사하나 발현 연령과 진행은 약간 느리다. 출생 시에는 정상으로 보이며 생후 6개월까지는 정상 발달을 보이다가 이후에 신경계 퇴행이 빠르게 진행한다. 심부 건반사는 증가되고 바빈스키 반응이 양성이며 대두증을 보인다. 생후 1세경 시력이 상실되고 제뇌 강직을 보인다. 청각과민과 안저 검사상 cherry red spot이 보이고 경련이 흔하다.

5) 진단 및 검사 소견

뇌 조직 소견상 전형적인 신경원의 축적 및 피질하 백질의 탈수초화가 관찰된다. 전자현미경상 Tay-Sachs병에서 보이는 신경원의 lamellar membranous cytoplasmic body가 관찰되고, 일부 신경원에서는 zebra body가 관찰된다.

GM2 activator의 농도는 EIA로 측정 가능하고 유전자 분석으로 산전 진단 및 보인자 검사가 가능하다.

6) 치료 및 관리

대증적 치료만이 가능하다.

7) 예후

1~4세경 사망한다.

••• 참고문헌 •••

1. Mahuran DJ. The GM2 activator protein, its roles as a co-factor in GM2 hydrolysis and as a general glycolipid transport protein. Biochim Biophys Acta 1998; 1393: 1~18.
2. Sandhoff K, Kolter T, Van Echten-Deckert G. Sphingolipid metabolism. Sphingoid analogs, sphingolipid activator proteins, and the pathology of the cell. Ann N Y Acad Sci 1998; 845: 139~51.

5 파브리병(Fabry disease)

1) 원인

파브리병은 리소좀에 존재하는 50여 종의 가수분해 효소 중 하나인 α-galactosidase A의 결핍으로 발생한다. α-Galactosidase A는 398개의 아미노산으로 구성된 단일체이며 oligosaccharides, glycoproteins, glycolipids 등에서 galactose를 제거하는 데 필요한 효소이다. α-Galactosidase A의 결핍은 주요한 전구물질인 globotriaocylceramide (GL-3또는 Gb-3) 축적을 초래한다.

2) 유전적 이상

α-Galactosidase A의 유전정보는 7개의 exon으로 구성된 *GLA* 유전자에 존재하며, 이는 X염색체 장완(Xq22.1)에 위치한다. 따라서 이 질환은 성염색체 열성 방식으로 유전된다. 70~80% 정도에서 모계유전이 확인되며 20~30% 경우 모계를 비롯한 가족 중 병력이 없다. 이는 de novo 돌연변이 또는 germinal mosaicism 때문이다. 약 800여 종에 이르는 다양한 기능상실(loss of function)의 *GLA* 유전적 돌연변이가 알려져 있다. 돌연변이는 가계마다 매우 다르며('private mutation') 한국인의 경우 30% 정도는 CRIM (cross reactive immunological material)이 존재하지 않는 nonsense, frame shift, gene rearrangement, splicing 돌연변이들이다. 일반적으로는 약 57%가 missense mutation이고 11%가 nonsense mutation, 18%가 부분적 gene deletion, 6%가 insertion, 나머지 6% 정도가 splicing이다. 이러한 유전자 변이는 7개의 exon 모두에서 발견되는데, 상대적으로 exon 3, 4번에서 적게 발견되었다. 여러 개의 유전자 이상은 적어도 한 개 이상의 관련 없는 가계들에서 보고된 것들로 주로 CpG dinucleotides에서 발생하는데, 이것은 methylcytosine이 thymidine으로 탈 아미노화를 하는 부분으로 mutation hot spot으로 알려져 있다.

3) 발생빈도

일반적으로 전형적 파브리병(classical Fabry disease)은 남자 40,000명당 1명의 빈도로 발생하는 것으로 알려져 있다. 그러나 최근 신생아 선별검사 등을 통해서 빈도가 자세히 알려졌다. 대만, 이탈리아 등의 보고는 지발형 파브리병을 포함할 경우 약 1,300~3,000명의 신생아당 1명의 빈도이다. 특히 대만의 경우 IVS4+919G>A의 발생빈도가 1/1,250으로 매우 높다. 전형적 파브리병은 약 28,000~37,000명의 남자신생아당 1명의 빈도이다. 한국인의 경우 정확한 발생빈도를 모르나 현재 약 90가계 미만의 100여 명의 환자가 진단받은 상황이다.

4) 생화학적 병태생리

α-Galactosidase A의 결핍은 주요한 전구물질인 globotriaocylceramide(GL-3 또는 Gb-3) 축적을 초래한다. GL-3는 혈관내피세포에 주로 축적되어 미세혈관폐쇄를 유발할 뿐 아니라 다양한 세포 및 조직에도 침착된다. 예를 들면 심장근육조직, 땀샘, 신장의 세뇨관, mesangium, podocytes, 소화기관의 myenteric plexus, ganglion cells 등이다. 점증하는 GL-3의 축적으로 인해서 세포, 조직, 기관으로 손상의 범위 및 정도가 확대되는 기전으로 파브리병의 자연경과를 설명한다. 잔존효소 농도에 따라서 전형적인 파브리병(classical Fabry disease), 또는 지발형 파브리병(late onset Fabry disease) 등으로 임상경과를 다르게 취한다. 여자 보인자의 경우도 증상이 발현할 수 있는데, 이는 X 염색체의 불활성화가 비균형적으로 이루어지는 경우이다.(skewed X-chromosome inactivation)

파브리병에서 glycosphingolipid의 축적은 혈관 내피세포(vascular endothelial cells)와 민무늬 근육세포들(vascular smooth-muscle cells)에 아주 특징적이다. Endoplasmic reticulum에서는 번역동시당화(cotranslational glysylation)가 진행되는데, 이것은 폴리펩티드(polypeptide)와 변형된 테오리고당지질(theoligosaccharide)의 리소좀 안에서의 일련의 과정들이 있게 된다. 인 함유효소(phosphorylated enzyme)가 세포로부터 분비되고 이것은 형질막(plasma membrane)에 있는 mannose-6-phosphate 수용체를 통해서 수용체 매개 세포 내 섭취(receptor-mediated endocytosis)에 의해 흡수된다. 이러한 autophagy 형태로 주로 glycosphingolpid가 축적되고 내부 endogenous metabolism에 의한 과정은 주로 cornea나 신경절 같은 avascular 부분에서 일어난다. 순환하는 GL-3는 처음에는 LDL이나 HDL에 의해 운반된다. High affinity lipoprotein receptor mediated uptake pathway를 통하여 혈관내피세포나 민무늬 근육세포들로 들어간다. glycosphingolipid들이 축적되기 시작하면 급격하게 축적되며 결국 염증반응과 세포 섬유화 같은 세포 기능장애를 일으키게 된다. 이러한 과정들은 결국 여러 장기의 기능 이상을 일으키고 파브리병의 특징적인 임상 증상을 나타내게 된다. 하지만 이러한 증상은 적어도 조직에 비가역적인 손상을 입었을 경우에 발생하게 된다. 진행성 조직 손상의 기전은 glycosphingolipid들이 신장, 심장, 신경계, 피부의 혈관 내피세포에 단독 혹은 동시 다발적으로 축적되어서 생기는 부분적인 관류 이상에 의한 것으로 생각된다. 통증과 말단지각 이상 증상의 원인은 말초 신경의 관류 이상뿐 아니라 신경원(neuron), 뒤뿌리절(dorsal root ganglia), 척수(spinal cord)에 glycosphingolipid의 축적으로 인해 발생되는 작은 민말이집신경(unmyelinated nerve)의 위축으로 인한 것이다.

심장질환은 심근세포들(cardiomyocytes), 전도 시스템 세포들(conduction system cells), 판막 섬유모세포들(valvular fibroblasts), 내피세포들(endothelial cells), 혈관 민무늬 근육세포들(vascular smooth-muscle cells)과 같은 심장의 모든 구성세포들에 GL-3의 축적과 연관되어 있다. 하지만 심장에서의 이러한 복합 지질들의 축적은 전체 심장에서 단지 1~2% 정도의 부분에 해당하므로 다른 기전이 있을 것으로 생각된다. 이것은 아마도 신호 전달경로의 활성화의 결과로 비대(hypertrophy), 세포자멸(apoptosis), 괴사(necrosis), 섬유화(fibrosis)가 되는 것으로 생각된다. 특히 축적된 Lyso-GL3가 심장근육세포의 비후화를 촉진시키는 것으로 알려져 있다.

뇌졸중의 기전은 ① 심장성 색전증으로 인한 직접적인 작용, ② glycosphingolipid들의 축적으로 인한 혈관벽의 이차적인 변화와 비정상적인 반응 및 시그널들로 인한 혈액응고기전의 활성화로 인한 작용으로 생각된다. 따라서 전구 혈전성(prothrombotic) 위험인자를 가지는

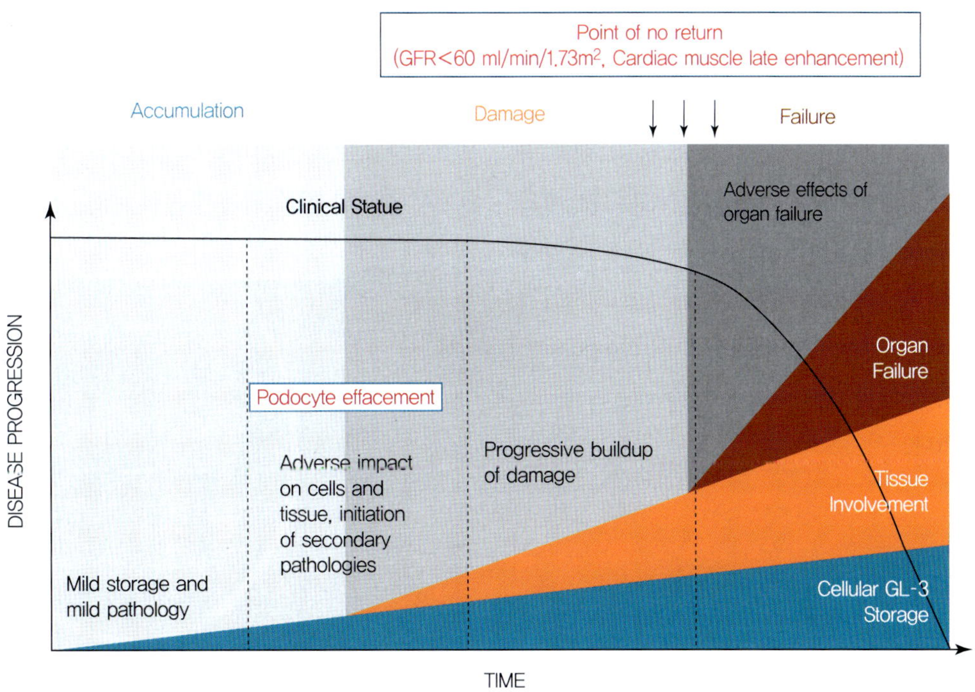

그림 14-8 파브리병의 임상경과 및 병태생리(Adapted from Eng CMet al, J Inherit Metab Dis 2007;30-184-192)

환자들에서는 파브리병의 급성 악화증상이 더 잘 나타나게 된다. 게다가 파브리병 환자들은 총경동맥 혈관내막(common carotid artery intima)의 비후가 두드러지며 뇌혈관 자동조절 기능 및 혈관반응성의 이상과 후대뇌동맥순환에서 지속되는 과 순환으로 인한 뇌혈관순환의 기능이상이 발생한다. 이러한 것들이 모두 파브리병의 신경 혈관성 질환의 병태생리학적 원인으로 고려된다.

신장의 혈관구조들, 발세포들(podocytes)의 내피세포에 GL-3의 축적과 혈관 사이 비대(mesangial thickening)는 잘 알려져 있지만 이들 각각의 작용이 어떻게 신 질환에 기여하는지는 아직 많이 알려져 있지 않다. 혈관내피세포에 추적되면 이것이 사구체경화증(glomerulosclerosis)을 일으키고 결국은 신부전을 일으키게 된다. 발세포(podocyte)에 축적되는 것은 비교적 잘 알려져 있지만 단백뇨와의 상관관계에 대해서는 아직 완전히 알려져 있지 않다. α-Galactosidase A가 확실히 감소되어 있고 GL-3가 축적이 되어 있어도 고셔병 같은 리소좀 축적대사질환들에 비해서 영아기 증상이 뚜렷하지 않은 것에 대한 확실한 연구 결과는 없었지만 GL-3의 역할 및 작용에 대한 여러 가지 연구들은 있다. 첫 번째는 리소좀에 GL-3가 많아지는 것이 세포질(cytoplasm)에 파열을 가지고 오고 이로 인해 세포사로 진행한다는 것, 두 번째는 GL-3의 축적의 이차적인 작용으로 염증 반응과정(inflammatory processes) 같은 병의 병리학적인 영향을 주는 것이다. 최근 GL-3가 세포의 자멸사(apoptosis)와 괴사(necrosis)에 중요한 역할을 하는 CD77과 동일한 역할을 한다는 연구 보고가 있었다. 마지막으로 GL-3의 축적은 산화 스트레스(oxidative stress)와 반응성 산화 물질(reactive oxygen species)을 유도한다는 것이다.

5) 임상 증상

(1) 신경증상

말초신경증상, 자율신경계증상, 중추신경증상으로 대별한다. 말초신경증상은 소아 연령기에 발생하는 아주 특징적인 증상으로 손가락, 발가락 말단의 심한 통증이다. 찌르는 듯하거나 화상을 입은 듯한 견딜 수 없는 통증이다. 이 통증은 성인이 되어서도 지속되거나 완화되기도 한다. Small unmyelinated nerve fiber (C-nerve fiber, A delta nerve fiber)의 밀도가 감소된다. 아마도 vasa vasorum의 폐쇄에 의한 손상 때문으로 여겨진다. 시간이 지나면서 온도감각에 대한 역치가 상승한다. 자율신경계 증상으로 가장 흔한 것은 무한증(anhidrosis), 저한증(hypohidrosis)이다. 기립성 저혈압, 발기부전 등도 동반될 수 있다. 중추신경증상으로는 젊은 연령층(20~50세)에서 일과성 허혈발작, 뇌졸중 등이 발생할 수 있다. 55세 미만 남자성인에서 발생한 원인 모르는 뇌졸중의 약 5%가 파브리병에 의한다는 보고도 있다. 뇌 MRI 소견도 비교적 특징적인 소견을 보일 수 있다. 대뇌 백질의 lacunar defect, vertebra-basilar artery의 dolichoectasy, thalalmus의 posterior region에서 T1에서 음영이 증가되는 'pulvinar sign' 등이다. 뇌혈류 속도(cerebral blood flow velocity; CBFV)가 정상인에서보다 증가되어 있다. 드물게는 진행하는 중추신경계 증상 때문에 다발성 경화증, 무균성뇌막염과 같은 양상을 보일 수도 있다. 일반적으로 인지능력에는 별 문제가 없으나 뇌졸중 등에 의해서 손상을 받을 수 있다. 청각장애도 동반되는데, 초기증상은 이명이다. 고주파영역의 청력손상을 보이는 전형적인 감각신경성 난청이다. 약 2/3에서 최소한 한쪽 귀에서 청력손상이 있다.

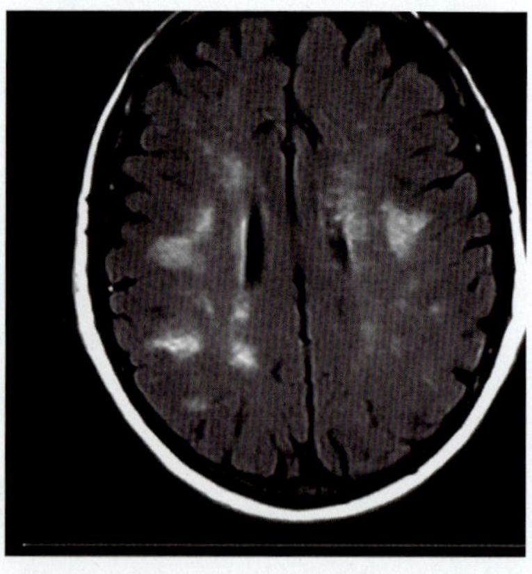

그림 14-9 뇌 MRI 소견: 대뇌 신경증상이 없는 환자의 대뇌백질의 다촛점성 연화증이 관찰된다.

(2) 신장증상

신장증상은 아주 대표적인 주 증상으로 초기진단이 늦어지면 10대 후반에서 20대에 원인 모르는 단백뇨로 우연히 신장조직검사에서 발견되기도 한다. 반복되는 혈뇨를 보일 수도 있다. 진단이 늦어지면 지속적인 사구체 여과율이 감소하여 30~50대에 말기신부전증에 이른다. 원인불명의 말기신부전증으로 혈액투석중인 남자 환자의 0.2~0.3%가 파브리병이다. 파브리병에 의한 신장기능의 자연경과는 진단 시의 사구체 여과율 및 단백뇨의 양에 따라 신기능소실 속도가 다르다. 진단 시 사구체 여과율이 60 ml/min/1.73 m2 이상인 경우 연간 사구체 여과율 소실속도는 남자 환자의 경우, 약 3 ml/min/1.73 m2/yr이나 60 ml/min/1.73 m2 미만인 경우 2배 이상 증가한다. 진단 시 24시간 단백뇨가 1 gm 이상이 되면 연간 사구체 여과율 소실속도는 남자 환자의 경우, 약 7 ml/min/1.73 m2/yr이나 100~1,000 mg인 경우 1/2로 속도가 감소한다. 따라서 적극적인 단백뇨 감소를 위한 치료가 필요하다. 단백뇨는 남자의 경우 10대 후반에 시작하지만 신장 병리조직에서 GL-3의 침착은 아주 어린 나이에도 이미 존재한다. GL-3는 신사구체의 mesangium, podocytes, 모세혈관내피세포, 신장의 신세뇨관, 간질(interstitium), 미세 동맥혈관의 내피세포, 평활근 등에 축적된다. 리소좀에 축적되는 물질은 전자 현미경뿐 아니라 일반 광학현미경에서도 쉽게 관찰된다. 특징적인 동심성의 층판성 소체(concentric lamellar inclusion body)가 보인다.

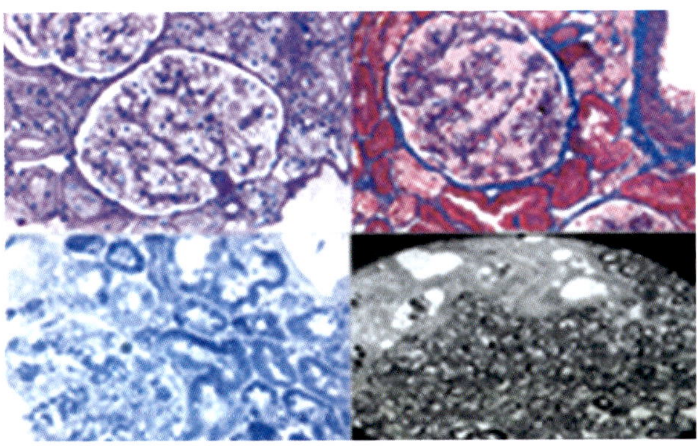

그림 14-10 신장조직의 광학현미경 및 전자현미경 소견

(3) 심장 및 순환기계 증상

초기에는 증상이 없으나 연령이 증가하며 심장이 비후해진다. 원인불명의 남자 좌심실비대의 약 1~4%, 여자의 1~12%가 파브리병이 원인이라는 보고가 있다. 진행되면 동심성 심근병증(concentric hypertrophic cardiomyopathy)이 발생한다. 좌심실이완 부전으로 심부전이 동반되기도 한다. 부정맥도 흔하며 동서맥(sinus bradycardia), 심방세동, 방실차단, 심각한 심실성 빈맥 등이 그 예이다. 기립성 저혈압이 나타나기도 한다. 심전도상 초기 징후는 PR 간격이 좁아지는 것이다. WPW 증후도 보인다. 드물게 작은 혈관, 관상동맥, 판막에 손상이 존재한다. 병태생리학적으로는 GL-3가 심근세포에 축적되면 심장비후를, 전도조직에 축적되면 부정맥을, 관상동맥에 축적되면 심근경색 및 협심증을 유발한다. 심장내막이 더 비후됨으로 심초음파상 'binary appearance'를 보이기도 한다. 진행하면 ejection fraction이 감소하고 좌심실 이완기 장애(left ventricular diastolic dysfunction)가 나타난다. 심장근육의 섬유화(fibrosis) 진행의 정도를 gadolinium 조영제를 사용하여 심장 MRI 영상으로 구별하기도 한다. 좌심실벽 기저 측하부(basal inferior lateral wall)에 고음영의 영상은 섬유화를 의미한다.

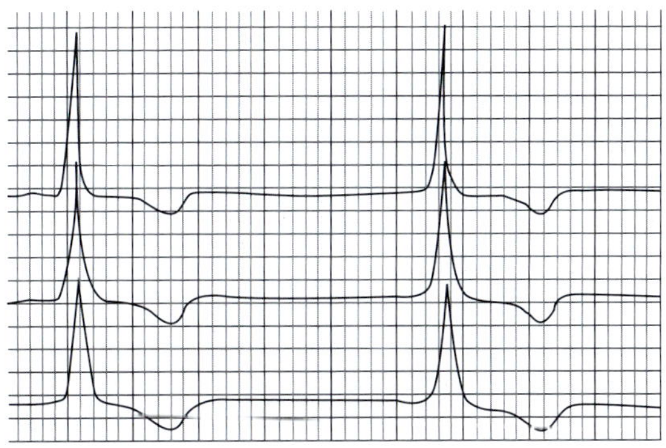

그림 14-11 좌심실비대, 서맥의 심전도 소견

(4) 피부증상

혈관각화종(angiokeratoma)이 가장 특징적인 소견이다. 피하조직의 모세혈관 확장에 따른 검붉은 빛을 보이

는 작은 반점들로 주로 배꼽주변, 허리, 엉덩이 등에 분포하나 입술, 혀, 손 발끝 등 다양한 부위에 나타난다. 아프거나 가렵지 않다.

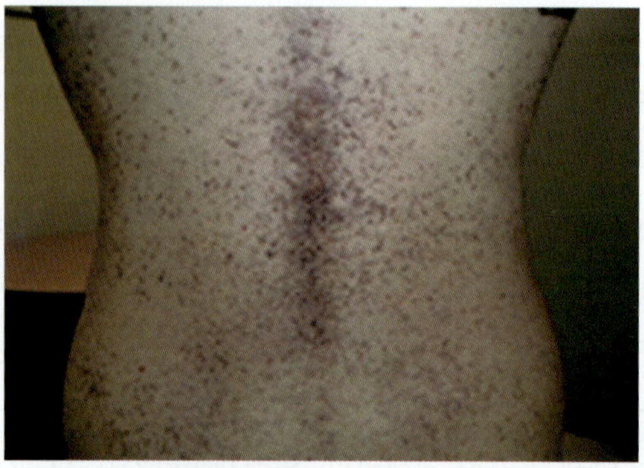

그림 14-12 혈관각화종

(5) 안과적 증상

특징적 모양의 각막혼탁이 거의 모든 남자 환자와 약 70%의 여자 보인자에서 나타난다. 선회하는 듯한 형태(whorled, whirl-like)의 혼탁으로 윤생각막, "cornea verticillata" 라고 한다. 시력에 영향을 주지 않는다. 수정체 혼탁(수정체 후면에 과립성 바퀴살 모양의 침착; granular spoke-like deposit)이나 망막, 결막의 미세혈관들이 사행성(tortuous)의, 소시지 모양의 확장이 발견되기도 한다.

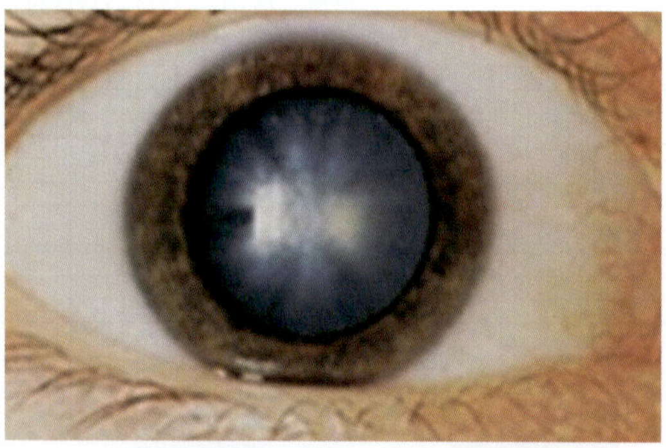

그림 14-13 각막의 whirl-like 혼탁

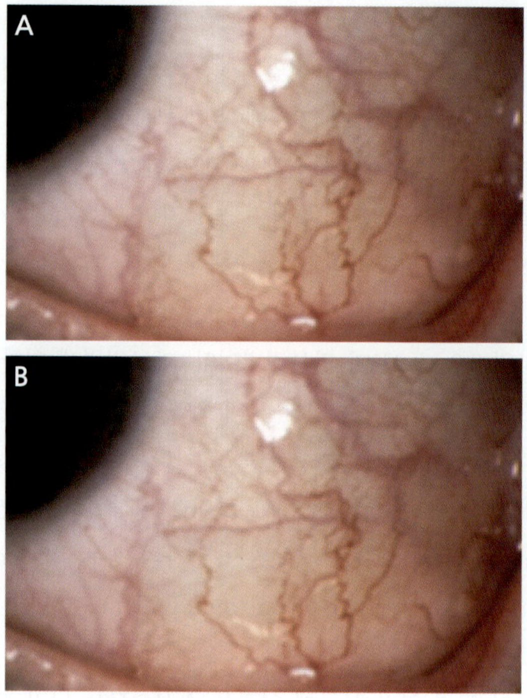

그림 14-14 결막의 미세혈관이상

(6) 이비인후과적 증상

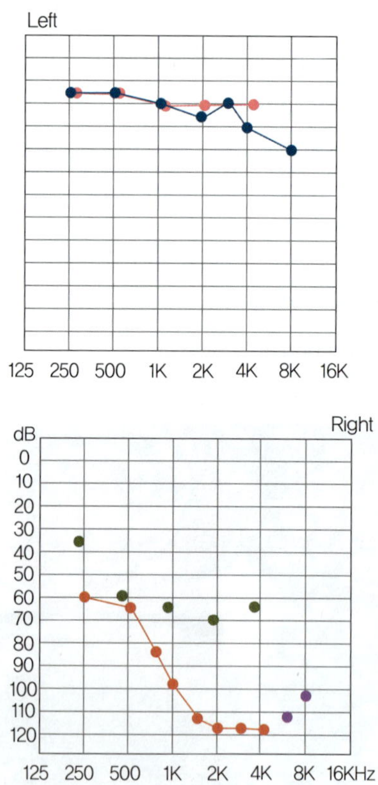

그림 14-15 고주파영역의 청력장애

청신경 자체 또는 미세혈관의 손상으로 이명과 감각신경성 난청이 동반된다.

(7) 소화기계 증상

소화기계 증상은 장간막 혈관벽과 장근육층 신경얼기(myenteric plexus) 자율신경절에 glycosphingolipid인 GL-3가 축적되어 발생하는 것으로 여겨진다. 간헐적인 설사, 식후 상복부 팽만감과 통증, 체중감소, 구토, 오심, 변비 등의 비특이적 증상이 나타난다. 음식의 위배출 시간이 지연된다. 특히 남자 소아 파브리병 환자의 60~70%에서 흔히 발견된다.

(8) 정신과적 문제

전신적으로 무력감을 느끼며, 우울감 등이 흔하다. 신경병성 통증을 완화시키기 위해 마약성 진통제, 음주 등에 탐닉하거나 의존성이 증가되어 약물남용(substance abuse)의 위험성이 높아진다.

(9) 기타 증상

폐쇄성 호흡기질환이 동반된다. 이는 기도계에 GL-3가 축적되기 때문이다. 나이가 들면서 발생빈도가 높아진다. 잦은 기관지염과 호기 시 천명 등의 증상이 나타난다. 유전자형-표현형과의 연관도 보고되어 있는데 p.D264V(264번째 글루타민산이 발린으로 치환됨) 점돌연변이의 경우 발생빈도가 높아진다. 적혈구 수명의 감소에 따른 빈혈, 혈소판응집능 증가 등의 혈액학적 이상도 보고된다. 근골격계의 증상으로는 근육통, 관절통이나 지절간 관절(interphalangeal joint)의 부종, 동통, 변형이 동반되기도 한다. 림프부종 때문에 발등이나 하지가 종창되기도 한다.

(10) 소아기 증상

소아기에 쉽게 진단에 이를 수 있는 주 증상은 말초신경증상으로 아주 특징적인 손가락, 발가락 말단의 심한 통증이다. 찌르는 듯하거나 화상을 입은 듯한 견딜 수 없는 통증이다. 통증 때문에 비활동적이 된다. 간헐적인 설사 복통 등이 60~70%에서 동반된다. 성장장애가 동반되고 사춘기도 늦어지는 양상을 보인다. 남자환자의 경우 특징적 형태의 각막의 혼탁이 보인다. 나이가 들어가면서 단백뇨, 발한저하, 혈관각화종이 관찰된다.

(11) 여자 보인자의 증상

무증상의 성인 여자 보인자의 경우도 약 50% 이상에서 각막의 특징적이 혼탁(whorled, whirl-like)이 관찰되어 보인자 유무를 판별하는 임상적 소견이 된다.

성염색체 X의 불균형 불활성화로 여자의 보인자의 경우도 약 60~70%의 경우 증상이 발현하는데, 주 증상들은 남자환자에서 보다 늦게 발현하는 경향이나 가장 흔한 증상들은 손, 발끝의 신경병성 통증이다. 단백뇨도 1/3의 경우 관찰되고 약 20%의 경우에는 예측 사구체 여과율(e-GFR)이 <60 mL/min/1.73M2이고 드물게 신부전에 이르기도 한다. 좌심실 비대는 20~40%의 경우에 관찰된다. 저발한(hypohidrosis) 증상도 20~30%에서 발견된다.

2007년에 보고된 파브리병 등록(Fabry Registry) 데이터를 보면 증상발현 중간 나이(median age)와 진단 시의 중간나이가 각각 13세, 32세로 진단 받기까지 약 20년의 지연이 있다. 반면 남자환자의 경우 증상발현은 9세경, 진단은 23세로 유증상 여자 보인자 보다 빠르다.

6) 진단 및 검사 소견

(1) 증상에 근거한 감별진단

임상적으로 증상이 있는 환자에서 파브리병을 의심하는 것이 중요하다. 관절통과 발열, 적혈구 침강율 증가가 있을 때는 청소년기 류마티스성 관절염 또는 류마티스열 등으로 오진되기도 한다.

온도변화에 따른 사지의 동통은 Raynaud 증후군을 의심케 한다. 사지 말단의 신경성 동통은 erythromelagia, 성장통, 심인성 장애 등으로 잘못 진단되기도 한다. 뇌졸중이나 진행하는 신경장애는 다발성 경화증으로 오인되기도 한다. 단백뇨는 여러 종류의 신장염으로, 심근 비대는 다른 원인으로 인한 심장비대로, 소화기계 증상은 염증성 장염 등과 자주 혼동된다. 비교적 특징적인 각막혼탁인 cornea vericillata도 amiodarone, chloroquine 투약 부작용으로 나타날 수 있다. 따라서 특징적인 신경병성 사지 말단의 동통이 있고 단백뇨, 발한 장애, 혈관각화종, 각막혼탁 등이 있을 때는 반드시 파브리병을 의심해야 한다. 특히 가족력상 모계 쪽의 신장병, 순환기계 질환이 병력이 있으면 더욱 파브리병을 의심한다.

(2) 효소 분석

형광 분광 흡광법(fluorospectrometry)에 의한 분석방법이 전통적인 방법이다. α-Galactosidase B 억제제인 GalNAc과 인공 기질(artificial substrate)인 4-methyllumbelliferyl-D-galactopyranoside(4-MU) 등이 함유된 완충액에서 반응시키고 형광반응물의 형광정도를 360~415 nm에서 측정하여 AGA 효소의 특이적 활성도로 표시한다. AGA 효소의 활성 측정은 37 ℃, 1분의 반응 조건에서 1 μmole의 nitrophenyl-α-D-galactopyranoside를 분해하는 양으로 정의된다. 계산방법은 아래와 같다.

lysate activity=fluorescence of(sample − blank tube) X2(nmoles/hr/mg) mg protein per assay X fluorescence of 1 nmole of 4-MU 일반적으로 백혈구에서 측정한다. 그러나 혈장, 피부 세포주에서도 측정이 가능하다. 전형적 파브리병에서는 α-galactosidase A의 잔존 효소농도가 없으나 비전형적 파브리병에서는 존재한다. 최근 tandem mass spectrometry에 의한 검사도 가능하다.

(3) 유전자 분석

α-Galactosidase A 유전자(GLA)는 12 kb 정도의 비교적 작은 유전자로 X 염색체 장완 Xq22.1에 존재하며 7개의 exon으로 이루어져 있다. 작은 결실, 삽입돌연변이들에 의한 frame-shift 돌연변이, splicing 돌연변이나

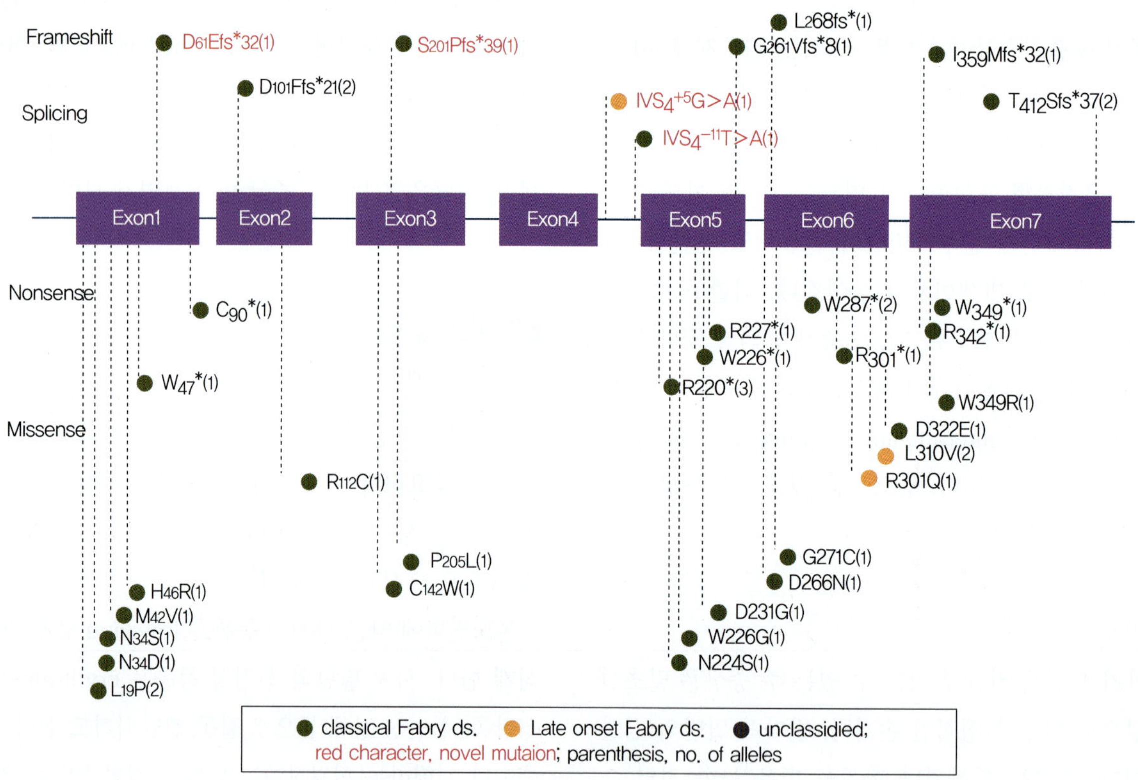

그림 14-16 한국인 파브리병 환자의 분자유전학적 소견

nonsense 돌연변이도 흔해서 대부분의 전형적 파브리병은 CRIM (cross reactive immunological material) 음성이다. 따라서 효소 치료 시 많은 환자에서 항체가 형성된다. 일반적으로 각 exon을 PCR로 증폭하여 염기서열을 분석한다. 유전자재배열에 의한 큰 결실, 중복 등을 검사하기 위해 MLPA 검사를 하기도 한다.

(4) 파브리병 환자에게 필요한 임상적 평가 항목들

일단 파브리병으로 진단받으면 다음과 같은 검사를 한다.

- 전반적인 진찰 소견 : 병력 및 가계도, 이학적 소견, 활력증후, 통증점수(BPI), 삶의 질 평가(SF-36 또는 EQ5D), severity score index (MSSI)
- 순환기계 : 심전도(24시간 심전도 포함), 심초음파, 운동부하 검사
- 신장계 : 사구체 여과율(Cr51EDTA 또는 24시간 소변 크레아티닌 청소율), 24시간 소변 단백, spot urine Alb/Cr 비율, 신조직 생검(필요에 따라)
- 신경계 : 뇌 MRI, 발한의 QSART 평가(가능하면), 근전도 검사(신경병증 의심 시)
- 안과계 : slit lamp 검사(cornea verticillata 검사), retroillumination(백내장 검사), 망막검사(혈관이상 검사)
- 청력 : pure tone audiometry
- 검사실 검사 : 일반혈액, 전해질 및 신기능, 간기능, 지질, 혈장 GL-3/Lyso GL-3, 소변 albumin/creatinine ratio, 소변 GL-3/Lyso GL-3

(5) 생물학적 지표(Biomarker)

소변 및 혈장의 GL-3가 현재로선 가장 많이 사용되는 생물학적 지표이다. 효소대치요법을 받기 시작하면 치료 후 대개 3~9개월 이내에 정상수치로 돌아와서 지속적인 치료효과 감시를 위한 생물학적 지표로 사용하는 데는 제한이 있다. 효소대치요법 중에 소변의 GL-3가 정상화되지 않고 장기간 상승되어 있다면 중화항체의 역가가 매우 높을 가능성이 있어서 반드시 효소에 대한 Ig G 중화항체 역가를 측정한다. Lyso-GL-3의 경우는 ERT의 효과를 판정하기 위한 지표로 쓰이기도 한다. 또한 남자 환자에서는 대뇌 백질 이상 여부에 대한 지표로 사용될 수도 있으며 여자 보인자에서는

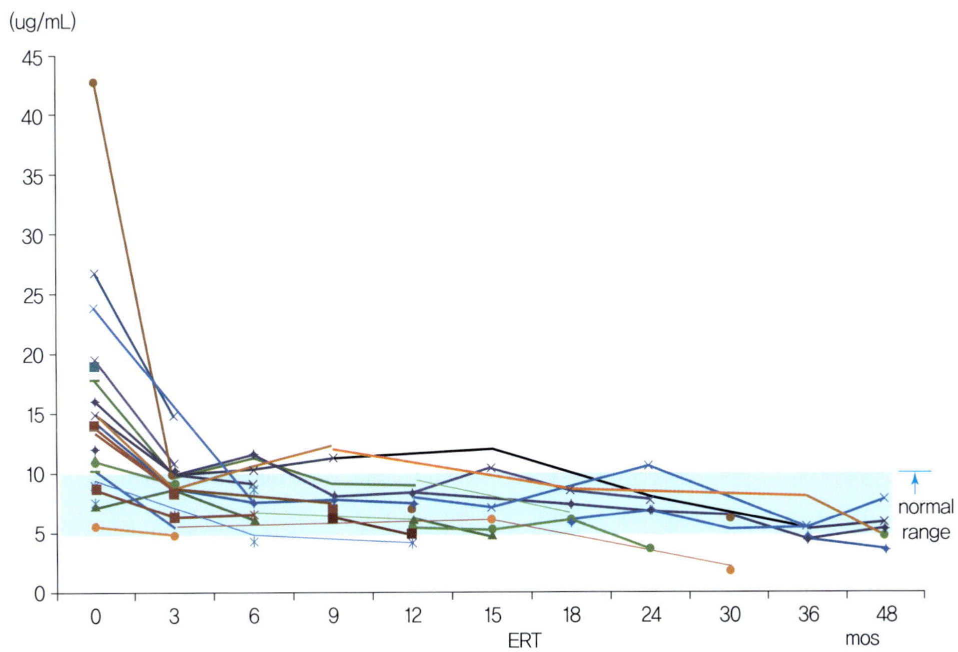

그림 14-17 효소대치요법 전 후의 혈장 GL-3 농도의 변화

혈장 Lyso-GL-3의 농도가 질병의 중증도와 관련이 있다는 보고도 있다. 혈장 Lyso-GL-3은 GL-3에 비해 기본적으로 높은 농도를 보이다가 효소대치요법(enzyme replacement therapy, ERT) 후에 훨씬 더 많이 떨어지는 경향을 보여 가능성 있는 biomarker로 제시되고 있다. 또한 사구체 손상이 있는 경우, 소변의 Lyso-GL-3도 가능한 biomarker로 주목을 받고 있다. 소변과 혈장의 Lyso GL-3은 GL-3보다 더욱 빠르게 정상화된다. 여자 보인자의 경우에 Lyso GL-3의 상승이 더 잘 관찰되어 여자 보인자에서 유용한 예민한 지표로도 여겨진다. Sphingosine-1-phosphate (S1P)도 최근 Fabry 병 환자의 심혈관계 remodeling에 관여하는 활성화된 성장 촉진 인자로 인식되고 있으며 남자 환자에서는 정상에 비해 훨씬 높은 혈장 S1P 농도를 보이며 LVM index와 밀접한 관계가 있는 것으로 알려져 있다.

(6) 고위험 집단군의 선별검사

원인불명의 말기신부전증으로 혈액투석중인 남자 환자의 0.2~0.3%가 파브리병이며 원인불명의 남자 좌심실비대의 약 1~4%, 여자의 1~12%가 파브리병이 원인이라는 보고가 있다. 55세 미만 남자성인에게서 발생한 원인 모르는 뇌졸중의 약 5%가 파브리병에 의한다는 보고도 있다.

(7) 신생아 선별검사

형광 분광 흡광법이나 tandem mass spectrometry에 의한 신생아 선별검사가 실험적으로 이루어지고 있는데 일본, 대만, 이탈리아 등의 보고에서는 지발형 파브리병을 포함할 경우 약 1,300~3,000명의 신생아당 1명의 빈도이다. 전형적 파브리병은 약 28,000~37,000명의 남자신생아 당 1명의 빈도이다. 그러나 신생아 선별검사는 여러 윤리 · 사회적 문제를 내포하고 있는데, 지발형의 경우 어떻게 관리할 것인지, 신생아시기에 진단 받은 남아 환자는 언제부터 치료를 시작해야 되는지에 관한 명확한 가이드라인이 없는 형편이다.

7) 치료 및 관리

(1) 효소대치요법

① 개요

유전자 재조합술에 의해 개발된 3종류의 효소치료제가 존재한다. Genzyme사에 의해 개발된 CHO 세포 유래 agalsidase beta인 Fabrazyme과 이 제품의 바이오시밀러인 한국 ISUAbxis의 Fabagal, Shire HGT (Human Genetic Therapies)사에 개발한 human fibrosarcoma 세포 유래인 agalsidase alpha인 Replagal이다. Fabrazyme은 미국 FDA, 유럽 EMA에 의해 각각 2003, 2001년도에 승인되었으나 Replagal은 유럽 EMA에 의해서만 2001년도에 승인되었다. Fabrazyme은 1 mg/kg의 용량을 500 mL의 생리식염수에 섞어서 4시간에 걸쳐 매 2주마다 정주한다. 잘 적응되면 90분 정도에 정주를 완료할 수도 있다. Replagal은 0.2 mg/kg의 용량을 100 mL의 생리식염수에 섞어서 40분에 걸쳐 매 2주마다 정주한다. 항체형성은 Fabrazyme 투여 시 더 높은 빈도로 발생하나 상대적인 고용량을 사용함으로써 신장, 심장으로의 도달이 더 효과적인 것으로 알려져 있다. 특히 신장기능의 유지, 호전과 통증완화에 대한 임상적 효과가 Fabrazyme에서 더 인정되고 있다.

② 적응증

ⓐ 신경병성 통증, ⓑ 사구체 여과율의 감소(<80 mL/min), 단백뇨(>300 mg/24hrs), 신장 조직검사상 GL-3 침착이 있는 미세 알부민뇨, ⓒ 심전도상 좌심실비대, PR 단축, 1, 2, 3 정도의 방실차단 등의 전도장애, 심장초음파상 left ventricular mass 증가(relative wall thickness>0.4514, LVMI in male>134 gm/M2, in female>110 gm/M2), 좌심실벽두께 증가(left ventricular wall thickness>13 mm), 좌심방 비대, 판막비후 및 부전, 좌심실 ejection fraction 감소(<50%), 이완기 장애, 24시간 심전도감시상 서맥, 심방 및 심실성 부정맥, 허혈성 심질환을 시사하는 운동부하검사 소견, 뇌졸중이나 transient ischemic attack, 뇌 ⓓ MRI 소견상 진행하는 병변, ⓔ 삶의 질을 저해할 정도의 복통, 구

토, 배변습관변화 등의 소화기증상(성인에게는 이것만 가지고는 적응이 되지 않으나 소아환자의 경우는 효소치료의 적응증이 된다.), ⓕ 발작적인 어지러움증, ⓖ 청력장애 등이 효소대치요법의 적응증이 된다.

16세 이상의 남자 환자에게는 진단 즉시 효소대치요법을 시작한다. 16세 미만의 소아청소년에서는 증상이 있으면 치료를 시작한다. 증상이 없다면 10~13세경부터 치료를 시작하기 권하나 최근에는 5~6세 경부터 시작하기를 권하는 견해도 있다. 이는 무증상이라 하더라도 아주 어린 연령에 이미 신장에 GL-3의 축적이 있다는 보고에 근거한다. 그러나 논란의 여지는 있다. 여자 보인자의 경우에는 증상이 있거나 GL-3의 축적이 확인되면 시작한다.

③ 비적응증

임신 중이거나 수유중인 환자, 파브리병 이외의 다른 불가역적인 치명적인 질환이 동반된 경우, 파브리병 자체가 너무 진행하여 비가역적 손상이 있는 환자로서 효소대치요법이 도움이 안 된다고 여겨지는 환자 등이다.

④ 효소대치요법 중의 추적관찰 사항

가. 매 효소주입 시 : 활력증후, 부작용, 동시 투약약물

나. 매 3개월 : 병력, 진찰, 활력증후, 통증점수(BPI), 삶의 질 점수(SF-36 또는 EQ5D), severity score index-MSSI, 혈액검사(CBC, 간기능, 신기능, 전해질, 지질), 소변검사(albumin/creatinine ratio, 소변단백), 혈청 및 소변의 GL-3와 Lyso GL-3 등이다(치료시작 후 첫 1년, 이후 년)

다. 매 12개월 : 사구체여과율, 24시간 소변 단백량, 심장초음파, 24시간 심전도, 치료 전 뇌 MRI 이상이 있었다면 재검사, 없었다면 2년마다 검사, 청력검사, 삶의 질 점수, anti-alpha galactosidase A antibodies, 소변과 혈장의 GL-3와 Lyso GL-3

라. 효소대치요법 효과의 목적(efficacy end-points): 다음 항목들의 개선과 악화의 예방이다.

신장기능(GFR이나 24시간 소변 creatinine 청소율, 소변 단백 배설량), 소변과 혈장의 GL-3 와 Lyso GL-3 통증 점수, 나이에 적합한 삶의 질(QoL) 점수, 심장의 구조 및 기능변화, 신경학적 증상, 소아의 경우 성장과 발달지표, severity score index 변화 등이다.

(2) 대증적 치료법

① 신경병성 통증 : 만성적인 통증에는 carbamazepine, gabapentin, pheytoin을 사용하며 급성 파브리 위기 시에는 비스테로이드성 소염제 또는 opiate를 사용한다. 운동을 피하고 주위온도를 조절하며 정서적 스트레스를 경감시킨다.

② 혈관각화종 : Argon laser 등으로 제거하기도 한다.

③ 신장질환 : 초기 질환에는 ACE 억제제를 사용한다. 소변 단백량이 감소하지 않으면 ARB 제제도 병합투여할 수 있다. 말기 신부전증에는 혈액투석 및 신장이식이 필요하다.

④ 심혈관계질환 : 협심증에는 Α7-차단제, 칼슘채널 차단제, nitrate를 사용하고 심부전시에는 이뇨제, ACE 억제제, Α7-차단제를 사용한다. 심방, 심실부정맥은 항부정맥제제 및 항응고제를 사용한다. 증상이 있는 심한 서맥의 경우 심박동기를 이식한다.

⑤ 소화기계증상 : 저지방식을 추천한다. 식사는 적은 양을 자주 하도록 권장한다. 장운동촉진제를 사용할 수도 있다.

⑥ 고혈압 : 철저하게 관리하도록 한다. ACE억제제가 추천되나 베타 차단제는 서맥을 악화시킴으로 주의해서 사용한다.

⑦ 고지질혈증 : statin 제제를 사용한다.

⑧ 뇌혈관질환 : aspirin, clopidogrel을 사용한다.

(3) 임상시험 중인 약제

현재 chemical chaperone인 migalastat hydrochloride를 이용한 파브리병 치료 효과에 대한 임상연구 제3상이 진행 중이다. 기질감소(substrate reduction) 법도 임상시험 중이다.

8) 예후

지발형의 경우는 비교적 예후가 양호하나 비후성 심근병이 문제가 된다. 전형적인 남자환자의 경우 약 40대에 만성신부전에 이르러 신장 이식이 필요할 수 있다. 심부정맥, 뇌졸중 등이 동반된다. 효소대치요법을 조기에 시작하면(소아청소년기 이전) 예후가 양호하다. 치료시기가 늦어지면 효소대치요법을 하더라도 병의 전반적 진행을 되돌리기가 어렵다.

●●● 참고문헌 ●●●

1. Eng CM, Germain DP, Banikazemi M, et al. Fabry disease : Guidelines for the evaluation and management of multi-system involvement. Genet Med 2006; 8: 539~48.
2. Desnick RJ, Schuchman EH. Enzyme replacement therapy for lysosomal storage disease : Lesson form 20 years of experience and remaining challenges. Annu Rev Genomics Hum Genet 2012; 13: 307~35.
3. Eng CM, Fletcher J, Wilcox WR, et al. Fabry disease : baseline medical characteristics of a cohort of 1765 males and females in the Fabry registry. J Inherit Metab Dis 2007; 30: 184~92.
4. Ries M, Gupta S, Moore DF, et al. Pediatric Fabry disease. Pediatrics 2005; 115: e344~55.
5. Desnick RJ, Brady R, Barranger J, et al. Ann Intern Med 2003; 138: 338~46.
6. Chimenti C, Pieroni M, Morgante E, et al. Prevalence of Fabry disease in female patients with late-onset hypertrophic cardiomyopathy. Circulation 2004; 110: 1047~53.
7. Choi JH, Cho YM, Suh KS, et al. Short-term efficacy of enzyme replacement therapy in Korean patients with Fabry disease. J Korean Med Sci 2008; 23: 243~50.
8. Ichinose M, Nakayama M, Ohashi T, et al. Significance of screening for Fabry disease among male dialysis patients. Clin Exp Nephrol 2005; 9: 228~32.
9. Bersano A, Lanfranconi S, Valcarenghi C, et al. Neurological features of Fabry disease : clinical, pathophysiological aspects and therapy. Acta Neurol Scand 2012; 126: 77~97.
10. Weidemann F, Niemann M, Sommer C, et al. Interdisciplinary approach towards female patients with Fabry disease. Eur J Clin Invest 2011; 1: 1~8.
11. Hoffmann B, Beck M, Sunder-Plassmann G, et al. Nature and prevalence of pain in Fabry disease and its response to enzyme replacement therapy-A retrospective analysis from the Fabry outcome survey. Clin J Pain 2007; 23: 535~542.
12. Hoffmann B. Fabry disease : recent advances in pathology, diagnosis, treatment and monitoring. Orphan J Rare Dis 2009; 4: 21~9.
13. Warnock DG. Fabry disease : diagnosis and management, with emphasis on the renal manifestations. Curr Opin Nephrol Hypertens 2005; 14: 87~95.
14. Kim JH, Lee BH, Cho JH, et al. Long-term enzyme replacement therapy for Fabry disease : efficacy and unmet needs in cardiac and renal outcomes. J Hum Genet 2016, June

증례 14-4

장기간의 효소대치요법에도 불구하고 조절되지 않는 심한 단백뇨 때문에 만성신부전증에 이른 파브리병 환자

1. 내원 동기가 된 주 증상(주소)

손발 통증

2. 발병 시 연령/성별

10세/남자

3.가족력

외삼촌 신부전으로 사망 병력이 진단되었다.

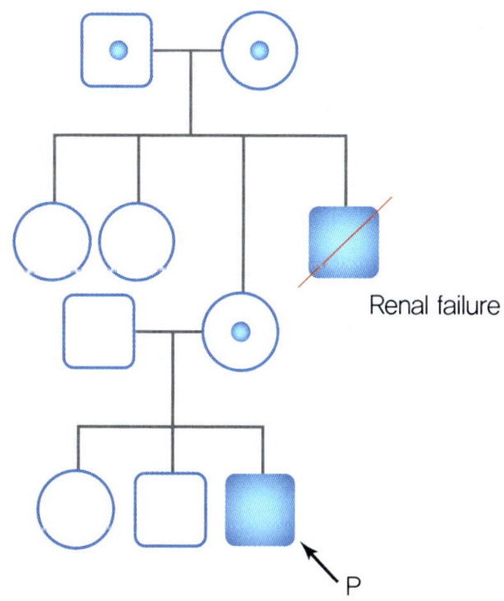

4. 임상 증상

상기 환자는 초등학교 저학년부터 손발이 따끔거리고 저리는 증상이 시속되었고 고능학교 때 타 대학병원에서 근전도 검사를 시행한 후 파브리병 의심하에 치료 받아오던 중이었으며, 평소보다 심한 운동과 같은 스트레스에 의해 악화되는 저리고 타는듯한 통증과 함께 단백뇨가 지속되어 추가적인 진단 및 치료를 위해 전원되었다.

5. 진찰 소견

내원 당시 급성 병색은 관찰되지 않았으며, 신체검진에서 흉부 진찰상 정상적인 호흡음으로 천명이나 나음이 들리지 않았다. 심박동수는 분당 52회로 서맥이었으나 부정맥은 없었다. 복부는 부드럽고 팽만되지 않았으며 간비종대는 없었다. 다른 신경학적 검사에서 특이 소견 없었다. 피부에서 엉덩이, 음낭, 등, 허벅지 등에 혈관각화종(angiokeratoma)은 관찰되지 않았다. 안과 검진상 윤상의 각막혼탁이 관찰되었다. 이과적 문진상 이명을 호소하였으나 난청은 의심되지 않았다. 땀이 잘 나지 않았으며 사지 말단의 통증 및 감각예민을 호소하였다.

6. 검사 소견

(1) 일반혈액 및 생화학 검사

백혈구 6,900/mm^3, 혈색소 13.9 g/dL, 혈소판 225,000/mm^3이었다. 생하학 검사에서 Na/K/Cl 137/3.8/112 mmol/L, BUN/Cr 8/0.6 mg/dL, AST/ALT 19/19 IU/L이었다. 내원 당시 소변검사에는 알부민 2+며, 24시간 뇨 단백 1,483 mg/day(33.8 mg/m^2/hr, BSA 1.83), 소변 creatinine 7.7 mg/dL, 크레아티닌 청소율(creatinine clearance)146.3 ml/min로 과여과 상태였다. α-Galactosidase A 검사에서 활성도 없음을(정상군에 대한 활성도비 : 6%) 확인하였다. GL-3 농도는 혈장 17.8 ug/mL(참고치; 3.88~9.87 ug/mL), 소변 10.529 ug/mg Cr(참고치; 0.01~0.90 ug/mg Cr)으로 현저히 증가되었다.

(2) 분자유전학 검사

GLA 유전자 검사에서 c.[1024C>T](p.[Arg342*]) 반접합자 돌연변이로 해당된다.

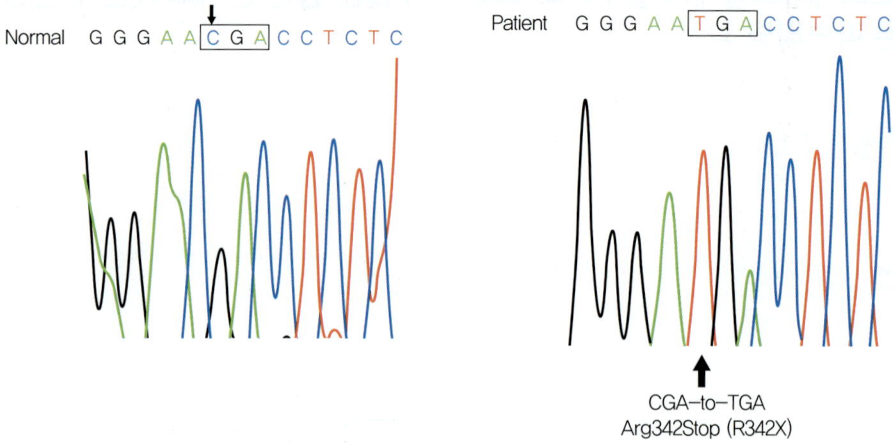

7. 치료경과

(1) 치료에 따른 검사 소견 변화

만 31세경 만성 중이염으로 고막절개술을 실시했던 병력이 있었고 가족력 상에서 신부전으로 사망한 외삼촌이 있었다. 이미 환자는 안과적으로 관찰되는 결막 혈관 확장이 동반되고 있었으며, 청력 검사에서도 감각신경성 난청이 의심되는 상태였다. 심초음파에서도 경미한 좌심실비대가 동반되었고, 신장 조직검사에서 세포질 내에 작은 공포질이 가득 차 있는 모습을 보였다. 원위 세뇨관 상피세포들의 일부에서도 세포질 내에 미세한 공포들이 다수 관찰되었다. 전자현미경 검사상 세포질 내의 봉입체가 층판구조를 보이는 특징적인 얼룩말 무늬를 볼 수 있었다. 신경전도검사에서 특이한 신경 이상이 보이지 않았다.

환자는 만 31세 3개월경 Fabrazyme 70 mg(1 mg/kg)의 투여를 시작하였다. 지속적인 효소 치료에도 불구하고 단백뇨가 진행되었고, 특히 효소 생산 중단으로 2009~2011년 동안 0.5 mg/kg 감량하여 투여하였다. 그 결과, 심전도에서 1도 심방심실 차단 및 좌심실 비대 및 심초음파에서 LVMi 68.1g/m2.7로 동심비대(concentric hypertrophy)가 관찰되었다. 또한 급격한 신장 기능의 악화로 인하여 급격한 BUN/Cr 상승과 함께 사구체 여과율 감소로 인하여 만 41세 2개월경 혈액투석을 시작하였다. 이후 만 43세경 신장 이식을 생체장기제공자(친 누나)를 통해 시행 후 신장 부전 증상은 없이 비교적 안정적인 경과를 유지 중이다.

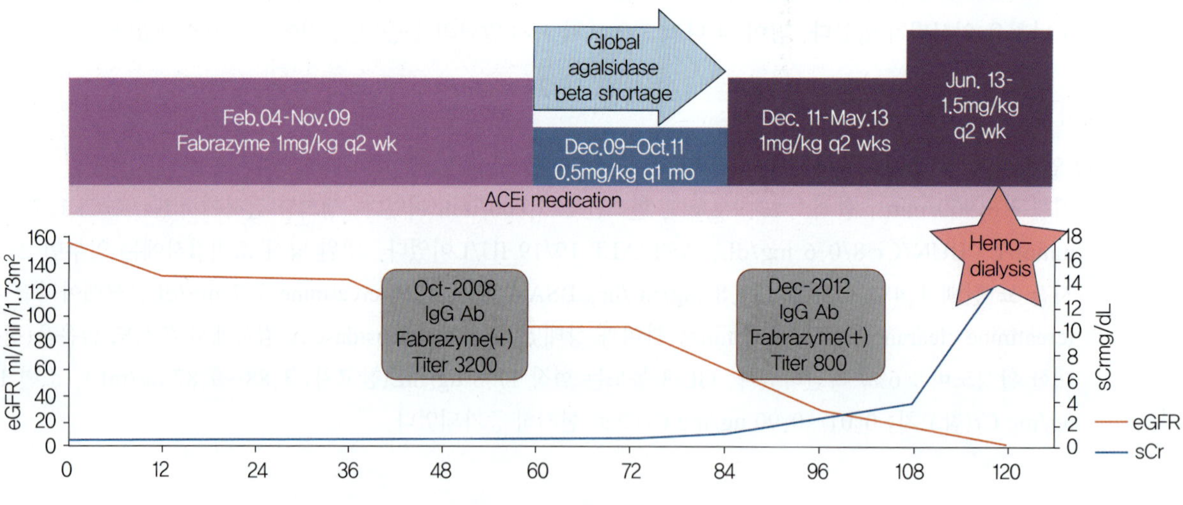

After ERT	0	12	24	36	48	60	72	84	96	108	120
BUN(mg/dl)	10	9	10	14	13	12	21	22.6	35	44.8	76
Cr(mg/dl)	0.6	0.7	0.7	0.7	0.9	0.9	0.9	1.4	2.5	3.77	15.9
eGFR(ml/min/1.73m^2)	156.1	129.9	129.1	128.3	95.5	95	92.1	56.4	29	17.8	3.4
24hr U Pro(mg/dl)	1483	1713	1746.4	1209	1419	2206		2047.8	4124.2		
GL-3 plasma(참고치; 3.88~9.87 ug/mL)	21.3	10.2	12.1	7.8	8.8	5.9	17.1		13.8	5.8	11.9
GL-3 urine(참고치; 0.01~0.90 ug/mg Cr)	15.1	6.0	9.6	10.5	22.7	3.9	0.9	4.4		0.1	0.4

(2) 투여 약제/용량

재조합 α-galactosidase를 이용한 효소 대치 요법으로 Agalsiade beta인 Fabrazyme 70 mg(1mg/kg) 투여를 시작하였다. 효소 생산 중단으로 2009~2011년 동안은 0.5 mg/kg 감량하여 투여하였다. Angiotensin converting enzyme inhibitor 또는 angiotensin receptor blocker를 단독 또는 일시적으로 병용 투여하며 최대한 용량을 증량하였으나 단백뇨는 개선되지 않았다. 고지질혈증과 경미한 고혈압이 있어서 체중 감량과 저지방식이를 권유하고 단백섭취를 제한하였다.

증례 14-5

가족력으로 소아기에 진단받은 파브리병 환아

1. 내원 동기가 된 주 증상

파브리병 가족력

2. 발병 시 연령/성별

7세/남아

3. 가족력

외할아버지 신부전으로 사망 병력이 있으며, 외오촌이 먼저 파브리병 진단되었다.

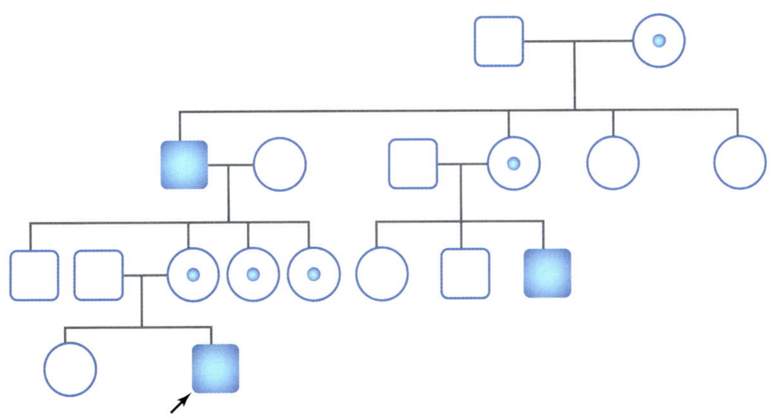

4. 임상 증상

출생체중 3.2 kg으로 출생한 환아로 생후 특이 소견 없었으며, 파브리 질환의 가족력이 있는 환아로서, 만 7세경부터 운동 시 악화되는 발끝 통증을 주로 호소하였으며, 최근 손끝도 저리고 가만히 있을 때도 동반된 통증 및 땀의 분비가 줄어서 체온 조절이 잘 되지 않으며 얼굴 홍조가 오래 지속되고 식후 구토나 설사 등의 소화기 증상이 현저하지는 않지만 약간은 지속되는 불편감으로 추가 진단 및 치료를 위해 전원되었다.

5. 진찰 소견

내원 당시 급성 병색은 관찰되지 않았으며, 신체검진에서 흉부 진찰상 정상적인 호흡음으로 천명이나 나음이 들리지 않았다. 복부는 부드럽고 팽만되지 않았으며 간비종대는 없었다. 다른 신경학적 검사에서 특이 소견 없었다. 피부에서 엉덩이, 음낭, 등, 허벅지 등에 혈관각화종(angiokeratoma)은 관찰되지 않았다.

6. 검사 소견

(1) 일반혈액 및 생화학 검사

내원 당시 백혈구 5,700/mm^3(중성구 51.1%), 혈색소 12.0 g/dL, 혈소판 231,000/mm^{3}이었다. 생화학 검사에서 칼슘 9.1 mg/dL, 나트륨 140 mEq/L, 칼륨 3.9 mEq/L, 염화 105 mEq/L, BUN/Cr 12/0.5 mg/dL, AST/ALT 22/24 IU/L, cystatin-C GFR 117 ml/min/1.73m^{2}이었다. 내원 당시 소변검사에는 특이 소견이 없었으며, 24시간 뇨 Protein 97.4 mg/day, Creatinine 0.8 g/day로 정상 범위였다. α-galactosidase A 검사에서 활성도 없음을 확인하였다(참고치; 39~97 nmoles/hr/mg). GL-3 농도는 혈장 28.76 ug/mL(참고치; 3.88~9.87 ug/mL), 소변 7.796 ug/mg Cr(참고치; 0.01~0.90 ug/mg Cr)으로 매우 증가되었다.

(2) 분자유전학 검사

GLA 유전자 검사에서 c.[1024C>T](p.[Arg342*]) 반접합자 돌연변이로 해당된다.
가족력 검사에서 환아 모가 보인자, 환아 누나는 정상이었다.

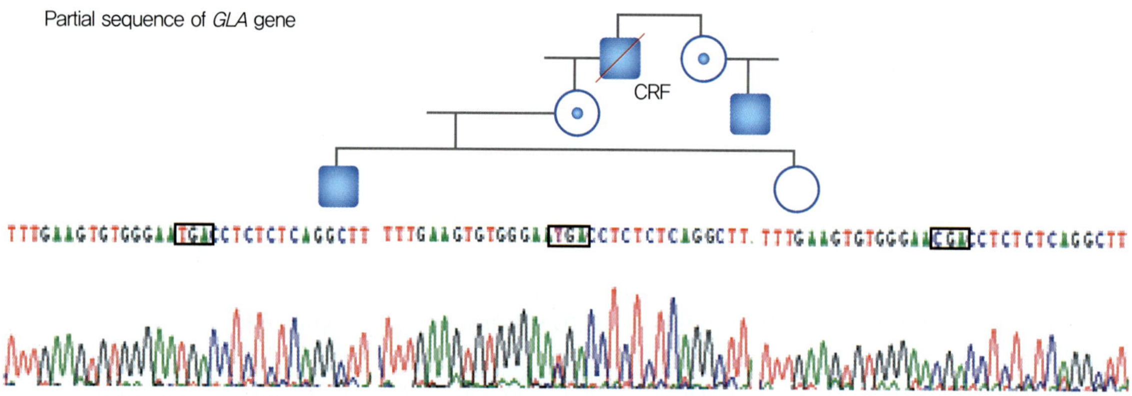

7. 치료경과

(1) 치료에 따른 검사 소견 변화

상기 환자의 병력에서 발가락의 타는 듯한 통증을 만 7세경부터 호소하였고 특히 더위나 운동과 같은 스트레스에 의해 악화되었다. 이후 가족력 선별검사를 통해 진단되었다. 환자는 만 8세 6개월경 Fabrazyme 1 mg/kg 투여를 시작하였다.

이른 시기 효소 대치요법을 시작한 결과, 현재까지 정상적인 신장기능을 보이고 단백뇨도 없다. 심전도와 심초음파 소견은 정상이다. 사지의 통증도 완화되었다. 감각성 난청이나 각막혼탁은 없다.

(2) 투여 약제/용량

재조합 α-galactosidase를 이용한 효소 대치 요법이 리소좀 내 축적된 지질을 제거하는 데 효과적이며, 현재 Fabrazyme 50 mg(1 mg/kg) 정맥투여 중이며 안정적인 신장 및 심장 기능을 유지하고 있다. 통증에 대한 대증요법으로 diphenylhydantoin, carbamazepine 및 gabapentin(neurontin)을 일시적으로 투여하였다.

증례 14-6

사지 말단의 통증을 호소하는 청소년기의 여자 파브리병 보인자

1. 내원 동기가 된 주 증상

말단지각이상(acroparesthesia)

2. 발병 시 연령/성별

12세/여아

3. 가족력

환아의 아버지, 삼촌이 파브리병으로 진단되었으며, 다음과 같은 가족력이 있다.

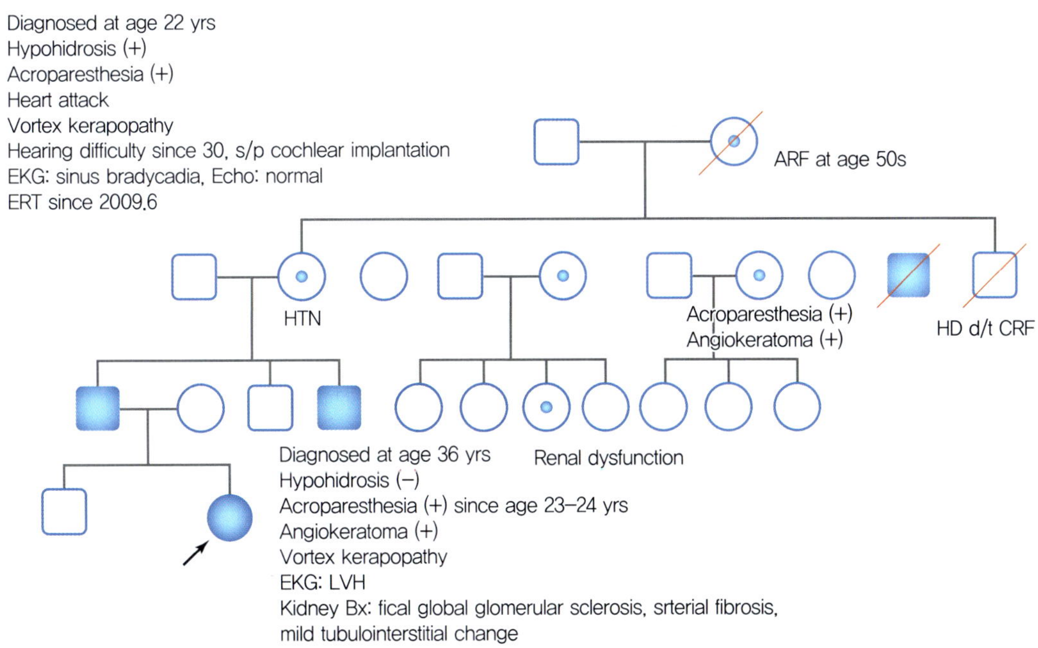

4. 임상 증상

생후 특이 소견 없었으며 파브리 질환의 가족력이 있는 환아로서, 만 11세경부터 운동 시 악화되는 발끝 통증을 주로 호소하였으며, 경도의 운동 후에는 통증이 금방 호전되었으나, 장거리 달리기와 같은 중등도 이상의 운동 후에는 통증이 오래 지속되어 추가 진단 및 치료를 위해 전원되었다.

5. 진찰 소견

내원 당시 급성 병색은 관찰되지 않았으며, 신체검진에서 흉부 진찰상 정상적인 호흡음으로 천명이나 나음이 들리지 않았다. 심박동수는 정상이었고 부정맥은 없었다. 복부는 부드럽고 팽만되지 않았으며 간비종대는 없었다. 다른 신경학적 검사에서 특이 소견 없었다. 피부에 혈관각화종(angiokeratoma)은 관찰되지 않았다. 안과 검진 소견상 윤상의 각막혼탁이 관찰되었다.

6. 검사 소견

(1) 일반혈액 및 생화학 검사

당시 백혈구 8,700/mm^3, 혈색소 12.6 g/dL, 혈소판 266,000/mm^{3}이었다. 생화학 검사에서 칼슘 9.4 mg/dL, 인 3.6 mg/dL, 나트륨 140 mEq/L, 칼륨 4.2 mEq/L, 염화 105 mEq/L, BUN/Cr 10/0.61 mg/dL, AST/ALT 15/7 IU/L, cystatin-C GFR 139 ml/min/1.73m2이었다. 내원 당시 소변검사에는 특이 소견이 없었으며, albumin/creatinine 4.6 mg/g로 정상 범위였다.

α-galactosidase A 검사에서 28.4(참고치; 33.5~103.8 nmoles/hr/mg)로 경도의 감소되어 있었으며, GL-3 농도는 혈장 7.28 ug/mL(참고치; 3.88~9.87 ug/mL), 소변 0.18 ug/mgCr(참고치; 0.01~0.90 ug/mgCr)으로 정상이었다.

(2) 분자유전학 검사

GLA 유전자 검사에서 c.[297_298del](p.[Gln99fsX23]) 돌연변이의 보인자였다.

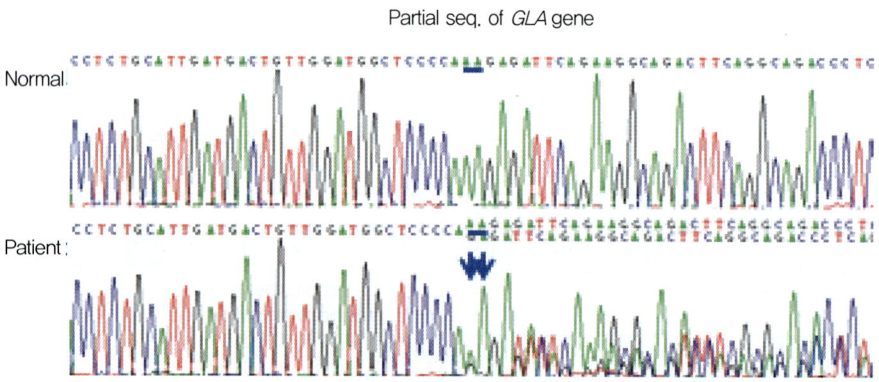

c.297_298del (p.Gln99fsX23), heterozygote

7. 치료경과

(1) 치료에 따른 검사 소견 변화

상기 환자의 파브리 가족력과 함께 유전자 검사에서 확인되어 경과 관찰 중 청력 검사에서도 감각신경성 난청은 관찰되지 않았고, 심전도와 심초음파 상에서 관찰되는 심비대 및 심부전 증상은 없었다. 안과적으로는 경도의 윤생각막병증(vortex keratopaphy)이 진행되었다.

미세단백뇨는 없었지만 정확한 신장 침범 정도를 확인하기 위해 신장 생검을 시행하였고, 헤마톡실린-에오신염색(Hematotoxylin and eosin stain), 톨루엔 블루염색(Toluene blue stain), 마슨 삼색염색(Masson's trichrome stain) 및 PAS 염색(Periodic Acid Schiff's stain)에서 전반적인 경화나 세뇨관 및 간질에 침착은 없으나 족세포(Podocyte)가 전반적으로 부푼 형태였으며, 전자현미경에서 Zebra body뿐만 아니라 Foot process가 붙은 소견이 관찰되어 이미 진행된 상태를 확인하였고, Fabrazyme 1 mg/kg 효소 치료를 시작하였다.

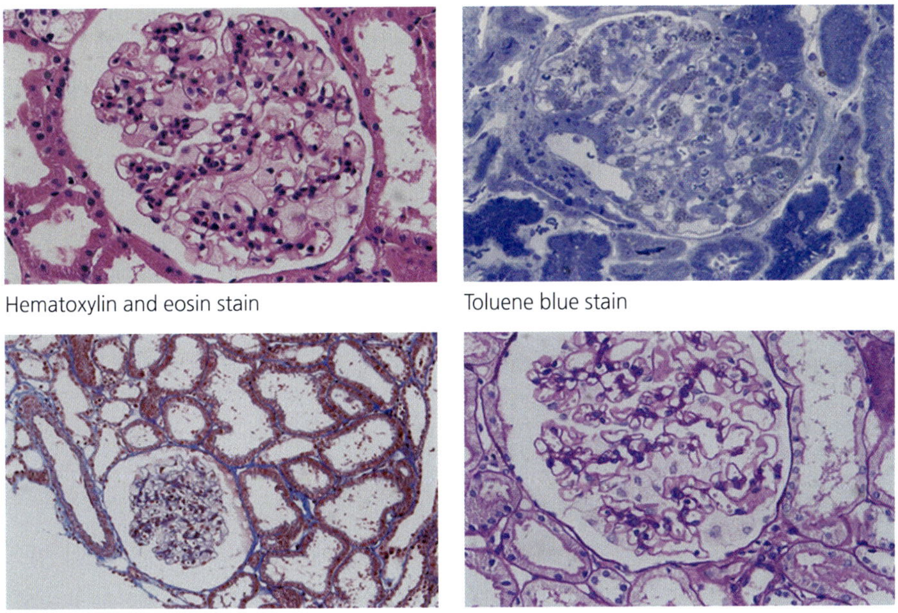

그림 14-18 신생검조직의 광학현미경 소견 : 전반적인 경화, 섬유화는 없고 세뇨관 및 간질에 침착은 없으나 족세포(podocyte)가 전반적으로 부푼 형태를 보인다.

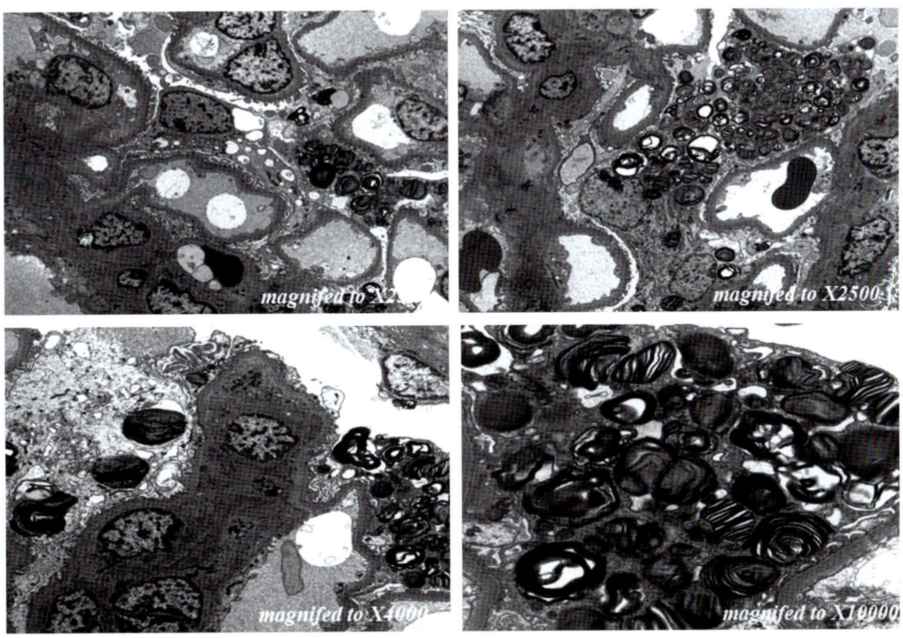

그림 14-19 신생검조직의 전자현미경 소견 : Zebra body 모양의 소체가 간질(mesangium), 혈관내피세포, 족세포(podocyte) 등에 축적되어 GL-3 침착이 심함을 시사한다. 족세포의 융합, effacement도 부분적으로 관찰된다.

(2) 투여 약제/용량

생화학적인 변화가 없음에도 불구하고 증상을 보인 여성 환자에서 이미 신장의 변화가 진행되어 이른 효소대치요법이 필요하다. 신경병증말단 동통을 완화시키기 위해 심한 운동과 너무 덥거나 추운 환경을 피하는 것을 권하였다. 아울러 필요 시 carbamazepine과 diphenylhydantoin을 처방하였다.

8. 요약

파브리병의 증상은 매우 다양하여 조기진단이 어려울 수 있으나 비가역적인 주요장기 손상을 예방하기 위해서는 조기진단 및 효소대치요법이 빠를수록 예후가 좋다. 전형적인 파브리병(classic Fabry disease)의 경우 남자의 경우 무증상이라 하더라도 초등학교 연령에서 효소대치요법을 시작하는 것이 점차 권장되고 있다. 성인의 경우 진단 즉시 효소대치요법을 시작해야 하지만 단백뇨의 조절과 고혈압, 고지질혈증 등에 대한 보존적 치료도 중요하다.
다학제 간 협진으로 환자에 대한 다면적 평가가 중요하다. 여자 보인자의 경우 증상이 있을 시에 효소대치요법을 시작하는 것이 권장되는데 신경병증 말단사지의 통증, 1일 300 mg 이상의 단백뇨, 심전도 및 심초음파상의 심근비대 등이 일반적인 적응증이다. 대만에 호발하는 지발형의 경우는 아직 일치된 가이드라인이 없는 형편이나 30~40대 이후에 치료가 필요한 것으로 인정된다.

6 고셔병(Gaucher disease)

1) 원인

고셔병이란 Philippe Charles Ernest Gaucher라는 프랑스 의사가 환자를 처음 학계에 보고 해서 붙여진 병명이다. 고셔가 처음으로 1882년 의과대학생으로 박사학위 논문에 어려서부터 비장이 매우 커지고 나중에 빈혈이나 잦은 출혈, 감염으로 고생했던 여자 환자에 대한 보고를 하면서 이 병의 존재가 알려졌다. 고셔병이라는 이름은 1905년에 Brill이라는 사람이 이 병으로 사망한 환자를 부검하고 나서 처음 이 질환을 보고한 고셔의 이름을 따라서 명명하기 시작한 것이 처음이며 1959년에 이르러서야 상염색체 열성유전을 하는 유전병이라는 것이 알려졌다. 고셔병의 원인으로 1965년도에 글루코세리브로사이다제(glucocerebrosidase)가 결핍되어서 발생하는 것으로 알려졌다. 1991년에 태반에서 유래된 효소치료제가 처음 나왔고 1994년에는 유전자재조합술방법으로 만든 효소치료제가 개발되어 사용된다.

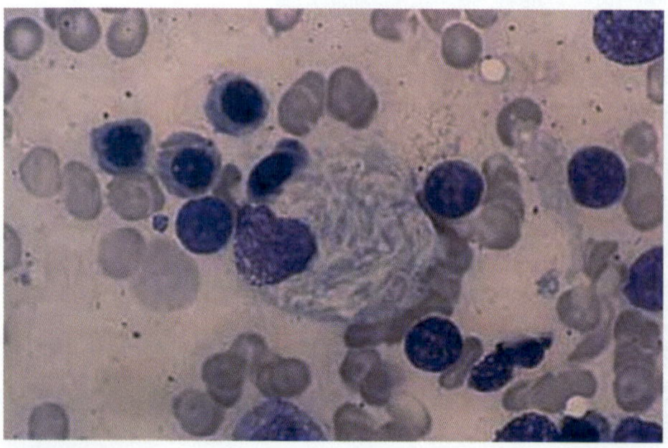

그림 14-20 골수의 고셔 세포(Gaucher cell)(골수흡인도말, Wright 염색, x1000)

2) 유전적 이상

고셔병은 β-glucocerebrosidase, acid (GBA) 효소의 결핍에 의한 상염색체 열성유전의 질환이다. β-Glucocerebrosidase, acid는 *GBA* 유전자에 의해 발현되며, *GBA* 유전자는 염색체 1q21에 약 6.8kb의 크기로 위치하며, 11개의 엑손으로 구성된다.

GBA 유전자는 염색체 중심절쪽으로 약 15kb 떨어진 거리에 96%의 상동성을 보이는 가성유전자 *GBAP*를 나란히 가지고 있어, 고셔병을 유발하는 돌연변이로 염

기의 치환에 의한 점돌연변이 이외에 두 유전자 간의 재조합에 의한 돌연변이 allele이 12%를 차지하는 것으로 보고된다. GBA 단백질은 536개의 아미노산으로 구성되며, GBA 단백질 발현을 위한 mRNA는 2.3kb의 크기를 갖는다. 현재까지 알려진 *GBA* 유전자의 돌연변이는 440여 종 이상이 알려져 있다(HGMD : http://www.hgmd.org).

돌연변이의 분포는 민족마다 차이를 보이는데, 유럽 및 유대인(Askenazi Jewish) 등에서는 p.N370S가 높은 빈도로 보이는 반면, 한국, 중국, 일본을 포함한 극동 아시아에서는 거의 발견되지 않는다. p.L444P는 민족 간 차이 없이 공통적으로 발견되는 돌연변이이나, 북유럽, 한국 등 아시아에서 높은 빈도로 발견된다. p.L444P 이외에 한국은 p.G46E, 일본은 p.F213I, 그리고 중국은 p.R353W가 다음으로 높은 빈도로 나타난다.

GBA 유전자의 돌연변이는 임상상과의 상관관계를 보이는데, 한국인에게서 발견된 돌연변이중, p.L444P는 1, 2, 3형 고셔병에서 모두 관찰되며, 주로 3형에서 보이는 돌연변이이다. p.N370S, p.N188S, p.D409H는 1형 고셔병, p.F213I는 3형 고셔병, 그리고, c.630del 및 재조합돌연변이는 2형 고셔병 환자에게서 관찰되는 돌연변이이다.

3) 발생빈도

고셔병의 발생빈도는 인종마다 다른데, 전 세계적으로 볼 때는 인구 40,000~60,000명당 1명꼴로 발생하는 매우 희귀한 질환이다. 그런데 아쉬케나지 유태인(특히 흑해연안에 거주했던 유태인에서 유래됨)들의 경우는 850명당 1명의 빈도로 발생하는(보인자 빈도는 17명당 1명) 매우 흔한 질환이며 비신경형인 1형이 가장 흔하다. 2형은 인종에 따른 발병률 차이는 없으나 1/500,000으로 매우 드물다. 한국인에서의 발생빈도에 관한 정확한 통계적인 수치는 없지만 2016년 현재까지 약 60여 가족의 80여 명 정도가 진단되어 매우 드문 질환임은 틀림없다. 한국인을 비롯한 아시아계 민족의 경우 신경증상이 동반되는 2~3형이 약 60% 정도를 차지하여 예후가 별로 좋지 않다. 그러나 서양인의 경우에는 90% 이상이 1형이어서 신경증상이 없고 치료도 가능하여 예후가 좋다.

4) 생화학적 병태생리

산성 베타글루코시다제(acid-β-glucosidase)라고 불리는 효소는 497개의 아미노산으로 이루어진 단백질로 리소좀에 존재한다. 글루코세리브로사이드(또는 글루코실 세라미이드, glucocerebroside, glucosyl ceramide)를 포도당과 세라마이드로 분해한다.

글루코세리브로사이드는 주로 적혈구나 백혈구의 세

표 14-1. 한국인 고셔병의 인구학적 특징(2014년도 기준)

임상표현형	환자수 (가족수)	치료방법		추적관찰결과		
		ERT	BMT	생존	추적불능	사망
Type1 : Non-neuronopathic	29(27)	25	0	25	3	1
Type2 : Neuronopathic/acute	14(13)	0	0	0	0	14
Type3A : Neuronopathic/myoclonic seizures	16(14)	14	1	8	2	6
Type3B : Neuronopathic/oculomotorapraxia	12(12)	12	2	6	0	6
Total No. of Patients	71(66)	51	3	39	5	27

* Non-neuronopathic vs. Neuronopathic = 29(40.8%) vs. 42(59.2%) (acute 19% chronic 40%)
Ko JM, 2014, 2nd Bone conference of GD, ERT: enzyme replacement therapy, BMT:bone marrow transplantation

포막에 많이 존재한다. 이들 세포의 수명은 20~30일이고 글루코세리브로사이드는 세포가 노화되어서 없어지면 새로운 세포가 만들어지는 데 재활용된다. 이렇게 세포막의 성분으로 재활용되고 남는 글루코세리브로사이드는 주로 대식세포(macrophage)의 리소좀에서 글루코세리브로사이다제에 의해 포도당과 세라마이드로 분해된다. 매일 백혈구에서는 350 mg, 적혈구에서는 10 mg의 글루코세리브로사이드가 생산, 분해, 재활용된다(daily turn-over rate). 글루코세리브로사이다제가 결핍되면 이 지방물질이 대식세포에 쌓이게 되고 이를 "고셔 세포"라 한다. 특히 글루코실스핑고신(glucosylsphingosine)이 200배, 글루코세리브로사이드가 3배 정도 증가한다. 파펜하이머 특수염색을 하여 현미경으로 보면 커다란 세포 내에 마치 종이를 구겨 놓은 듯한 보라색의 세포질을 나타낸다. "고셔 세포"들은 주로 망상내피계인 간, 비장, 골수, 폐 등에 침윤되어서 증상을 일으키게 된다. 간과 비장이 커져서 적혈구나 혈소판을 파괴시켜서 빈혈이나 출혈경향을 유발한다. 골밀도가 떨어지고 골다공증, 무혈성고관절괴사, 병적골절, 골통 및 골위기가 동반되기도 한다. 소아의 경우에는 성장장애가 동반된다. 단지 고셔 세포가 몸에 축적되는 것만으로 고셔병의 모든 증상을 설명할 수는 없는데, 고셔세포는 몸에 축적되어서 세포와 조직을 파괴시킬 뿐 아니라 여러 염증성 cytokine을 분비하기도 한다. 특히 인터류킨-6는 뼈를 더 빨리 파괴시키는 데 기여한다. 면역글로빈이상 같은 면역체계의 교란과 종양발생 위험도도 증가한다.

동양인의 고셔병의 60%는 신경병형으로 중추신경계 증상문제가 심각하다. 아직 구체적인 발병기전을 잘 모르나 글루코세리브로사이드가 뇌 조직에 쌓여서 증상을 유발한다고 여겨진다. 특히 글루코세리브로사이드의 1%도 안 되는 글루코실스핑고신이 신경독성물질이라는 견해도 있다.

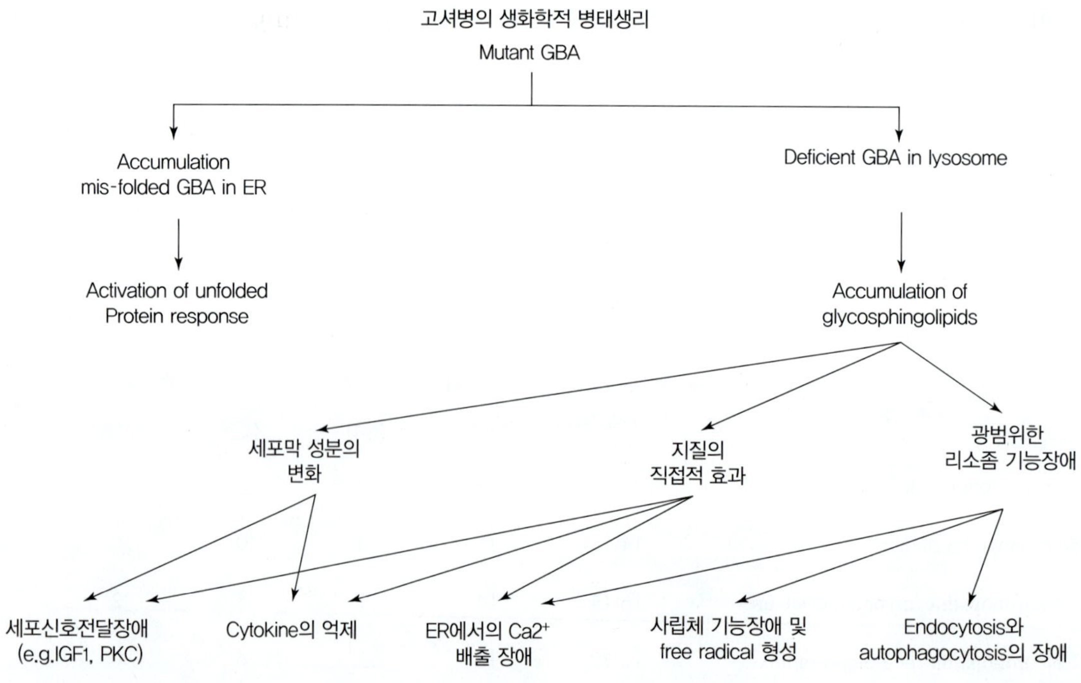

그림 14-21 고셔병의 생화학적 병태생리(Adapted from British J Hematol 2014;165:427-440)

5) 임상 증상

과거에는 증상의 진행정도와 신경증상이 동반되는 것에 따라 제1형, 제2형, 제3형 구분하였다. 1형은 신경증상이 없고, 2형과 3형은 신경증상이 동반된다. 2형은 급격하게 진행해서 결국 2~3세 이전에 폐렴 등으로 사망하게 된다. 1형의 경우 발병연령이 매우 다양한데, 1살 이전에 비장이 커지고 빈혈이나 혈소판 감소로 출혈경향이 심해져서 아주 어린나이에 진단되는 경우부터 청소년기 이후 성인이 되어 경미한 빈혈이나 혈소판 감소 때문에 우연히 진단되거나 뼈가 약해져서 골절되어 진단되는 경우까지 매우 다양하다. 그러나 지능이 저하되어 학업능력이 떨어지거나 경련이나 손떨림, 눈의 움직임 이상 등은 없다. 2형의 경우는 대개 2세 이전에 진단된다. 간과 비장이 커져서 빈혈이나 혈소판 감소도 보이지만 발달이 아주 느려져서 걷거나 앉지도 못하고 몸은 잦은 경직이 있어서 허리와 머리를 자꾸 뒤로 젖히는 후반궁 자세를 취한다. 사시가 자주 동반되기도 하여 시선의 초점이 잘 맞지 않는다. 폐렴 등으로 3세 이전에 사망하게 된다. 3형의 경우는 처음은 1형과 매우 비슷하다. 그러나 나이가 들어가면서 신경증상이 나타나는데, 급격히 진행하는 경우와 서서히 진행하다가 안정화되는 경우 등 매우 다양하다. 신경증상은 안구 운동이 원활하지 않아서 눈을 위로 치켜뜨거나 눈알을 좌우로 움직이는 것이 매우 어렵다. 그리고 눈을 자꾸 흘겨 뜨는듯한 모습을 보인다. 진행하는 경우 몸을 급격히 떨구는 myoclonic 경련발작을 하고 보행이 어렵다. 사지가 매우 떨리고 경직이 된다. 점차 인지 기능이 감소하여 치매 같은 증상을 보이기도 한다. 그러나 임상 증상이 항상 구분되는 것은 아니어서 지금은 더 이상 고셔병을 1, 2, 3형으로 구분하지 않고 신경증상이 없는 비신경형(non-neuronopathic), 급성신경형(acute neuronopathic), 만성신경형(chronic neuronopathic)으로 구분한다. 이는 잔존효소 농도 및 유전자형과 밀접한 관계가 있다.

가장 흔한 초기 증상을 몇 가지로 요약해 볼 수 있다. (1) 출혈경향 : 쉽게 멍이 들고 코피도 잘나고 월경을 하는 성인 여자의 경우 월경의 양이 많고 오랫동안 지속된다. (2) 골격계 증상 : 골통, 관절통이 심하거나, 고관절 무혈성 괴사, 병적인 골절이 발생한다. (3) 소모성 증상 : 성장하는 소아청소년들의 경우에는 키가 잘 안자라

표 14-2. 고셔병의 임상적 분류

<table>
<tr><th rowspan="2"></th><th rowspan="2">Non-neuronopathic (Type 1)</th><th colspan="3">Neuronopathic</th></tr>
<tr><th>Acute (Type 2)</th><th colspan="2">Chronic (Type 3)</th></tr>
<tr><td>prevalence</td><td>1/50,000(pan-ethnic) 1/500(Ashkenazi Jews)</td><td>1/100,000 (pan-ethnic)</td><td>1/100,000 (pan-ethnic)</td><td rowspan="7">Type 3a : Myoclonic seizures dominate

Type 3b : associated with the L444p allele and characterized by visceral disease, thoracic kyphosis and slow/static CNS involvement, horizontal supranucleargaze palsy(Norrbottnian type)

Type 3c : D409H homozygote mutation and typified by calcific heart disease and hydrocephalaus</td></tr>
<tr><td>Age at presentation</td><td>Any</td><td>Infancy</td><td>Childhood</td></tr>
<tr><td>Life span</td><td>6~>80 yrs</td><td>< 2 yrs</td><td>~60 yrs</td></tr>
<tr><td>Hematologic abnormalities</td><td>mild to severe</td><td>severe</td><td>mild to severe</td></tr>
<tr><td>Visceromegaly</td><td>mild to severe</td><td>moderate to severe</td><td>mild to severe</td></tr>
<tr><td>Skeletal abnormalities</td><td>none to severe</td><td>none</td><td>none to severe</td></tr>
<tr><td>Neurodegenetation</td><td>none</td><td>severe</td><td>mild to severe</td></tr>
</table>

고 성인의 경우에는 근육량도 줄어든다. (4) 간과비장의 종대 : 배가 유난히 튀어나와 진찰하다가 간이나 비장이 크게 만져지기도 한다. (5) 소화기 증상 : 배가 아프거나 소화가 잘 안되어서 설사를 하기도 한다. (6) 전신증상 : 쉽게 피곤해 하고 지치며 낮잠을 길게 자기도 하는 등 막연한 피로를 호소하기도 한다.

(1) 혈액학적 증상 및 변화

글루코세리브로사이드가 대사되지 않고 저장되어 비대하게 된 대식세포침윤이 여러 장기의 비대를 초래한다. 비장이 몸무게의 0.2% 이상으로 커질 때 비대하다고 정의한다. 비장에 고셔 세포가 축적되면 비장 크기가 정상크기의 수 배, 심지어는 15배까지도 커져서 배가 튀어 나오게 되고 쉽게 손으로 만질 수 있게 된다. 비장이 커지면 비장의 기능이 필요이상으로 활동하게 되어 적혈구 세포를 생산하는 것보다 더 빨리 파괴시켜서 빈혈을 초래한다. 정상적인 적혈구보다 수명이 짧기도 해서 빈혈이 더 심해진다. 빈혈이 있게 되면 안색이 창백해지고 숨이 차며 쉽게 피로해진다. 과활성화한 비장은 혈소판을 소모시켜서 혈소판 감소증을 초래한다. 출혈경향들은 혈소판이 감소해서 생길 뿐 아니라 때로는 혈액응고인자가 감소해서 더욱 심해지기도 한다. 왜 혈액응고인자 감소하는지 잘 모르지만 세포 내에 축적된 글루코세리브로사이드에 흡착되거나 비대해진 비장에서 빨리 제거되어서 감소한다고 생각된다. 이외에도 비장이 커지고 과활성화 됨으로써 백혈구도 파괴되어 백혈구 감소증이 동반되기도 한다. 드물게는 면역체계의 약화 때문에 혈액(예 : 다발성 골수종)이나 림프구의 암 발생위험도가 증가한다.

(2) 간 및 비장의 종대

간비대는 간기능의 이상을 유발하거나 간경화증까지 진행하기도 한다. 총콜레스테롤, 고밀도 및 저밀도 콜레스테롤 모두가 감소하게 된다. 고셔병 환자는 담석이 자주 발생할 위험이 크며, 드물게 간암이 되는 경우도 보고된다. 때로는 대량의 고셔 세포가 비장의 혈관들을 눌러서 비장괴사나 경색을 일으켜 영상학적으로 전이된 암을 의심케 하기도 한다. 간비장의 종대는 복부 초음파 검사를 하면 간단히 알 수도 있지만 정확히 부피를 측정하기는 힘들다. 복부의 전산화단층촬영(CT)으로 정확히 용적을 잴 수 있으나 방사선 조사량이 커서 자주하기는 어렵다. 경제적으로 비싸기는 하지만 자기공명영상(MRI)으로 측정하기를 권장한다.

(3) 골격계 증상

골수에 고셔 세포가 축적 침윤되고 osteoblast에 글루코세리브로사이드가 축적되면 여러 가지 기전으로 뼈에 손상을 줄 수 있다. 고셔 세포의 축적은 뼈로 가는 혈류

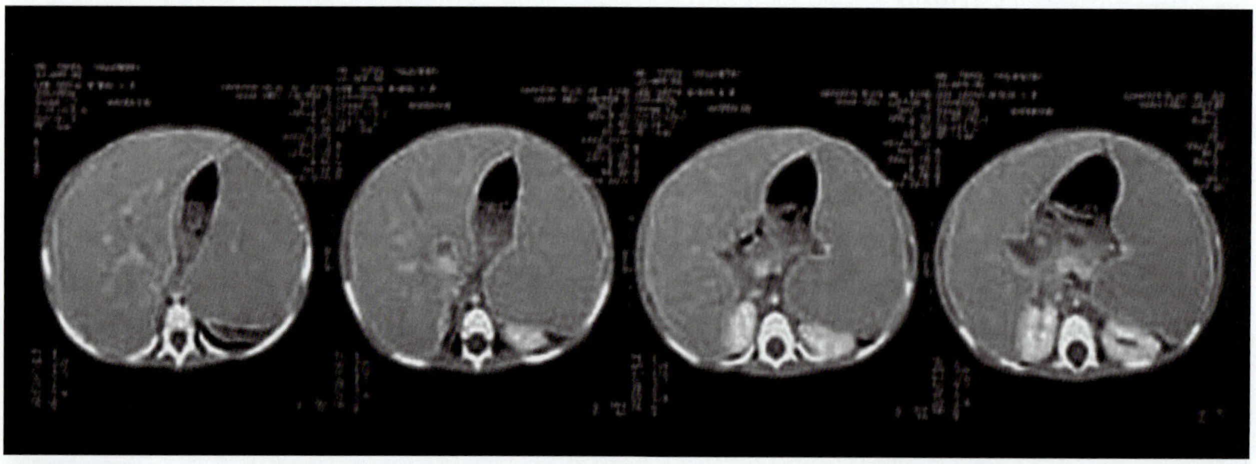

그림 14-22 고셔병 환자의 간과 비장의 비대와 효소대치요법에 따른(좌에서 우로) 용적의 변화 (volumetric CT 영상사진)

를 방해하여 뼈조직을 파괴하는데, 고관절 말단에 무균성 괴사가 발생하여 심한 고관절 통증과 보행장애가 동반된다. 골질량이 감소하여 뼈의 강도가 약해지고 뼈가 가늘고 약해져서 쉽게 골절되기도 한다. 이런 현상은 고셔 세포가 골수에 축적되어 발생하기도 하지만 활성화된 고셔 세포에서 여러 종류의 염증반응물질들을 방출함으로써 야기되기도 한다.

고셔 세포의 뼈 침범은 초기에는 척추 뼈부터 시작된다. 다음에 대퇴골 몸통부분 및 간단에서 시작하여 뼈끝으로 진행한다. 뼈가 약해져서 관절질환과 함께 뼈 말단 부분이 와해되고 뼈가 재형성되지 않게 된다. 고셔병 환자에서 가장 일반적으로 볼 수 있는 골격계 변형은 엘렌메이어 플라스크 변형(Erlenmyer flask deformity)으로 대퇴골의 원위부와 경골의 근위부가 둥근모양의 정상 뼈보다는 나팔꽃 모양으로 넓게 벌어지며 납작한 모양을 보인다. 뼈 안쪽 및 뼈 주위의 부종과 고셔 세포가 정상적인 혈액의 흐름을 방해하면 산소부족으로 마치 뼈의 심장마비라고 할 만큼 몇 시간 내지 며칠 동안 강렬한 통증이 지속되는 현상이 발생하기도 한다. 이를 "뼈의 위기(bone cirsis)"라고 한다. 성인보다는 아이들에게 흔한데, 열이나 오한 등이 동반되기도 한다. 이런 경우는 통증이 너무 심해서 강력한 진통제를 사용해야만 한다. 하지 및 고관절 X-ray 검사로서 엘렌메이어 플라스크 변화 등의 골변형, 골연화, 고관절 무혈성 괴사도 발견할 수 있다. 척추 X-ray 검사도 척추의 압박골절이나 변형 등을 발견할 수 있다. 그러나 아주 초기의 경미한 변화나 효소대치 요법을 하면서 호전되는지를 알아보려면 더욱 정밀한 검사가 필요하다. 뼈의 자기공명검사가 가장 정확하고 예민한 검사이다. 특히 고셔 세포의 골수 침윤정도를 자세히 알 수 있는 검사이다. 이중에너지 방사선 흡수검사(dual energy X-ray absorptiometry : DEXA)로 골밀도를 정확히 측정할 수 있고 뼈주사(bone scan) 검사는 "뼈 위기(bone crisis)"를 뼈의 괴사(osteonecrosis)와 감별하는 데 이용된다.

(4) 성장장애

성장, 발달 중인 아이들에게 고셔병은 키가 잘 자라게 하지 않아 연간 키가 4 cm 이내로 자라기도 하고, 활동량이 많은 아이들이기 때문에 골절도 흔하다. 흉부척추의 만곡증이나 측만증이 특히 만성신경병형은 3b 형에서 흔히 관찰된다. 또한 소아나 청소년들에게서는 에너지 소비량이 정상인보다 크고(과항진대사), 간과 비장이 커져서 배가 불러져서 금방 포만감을 느끼게 되어 잘 먹지 않고 설사도 자주하여 체중이 잘 늘지 않게 된다. 그리고 만성적

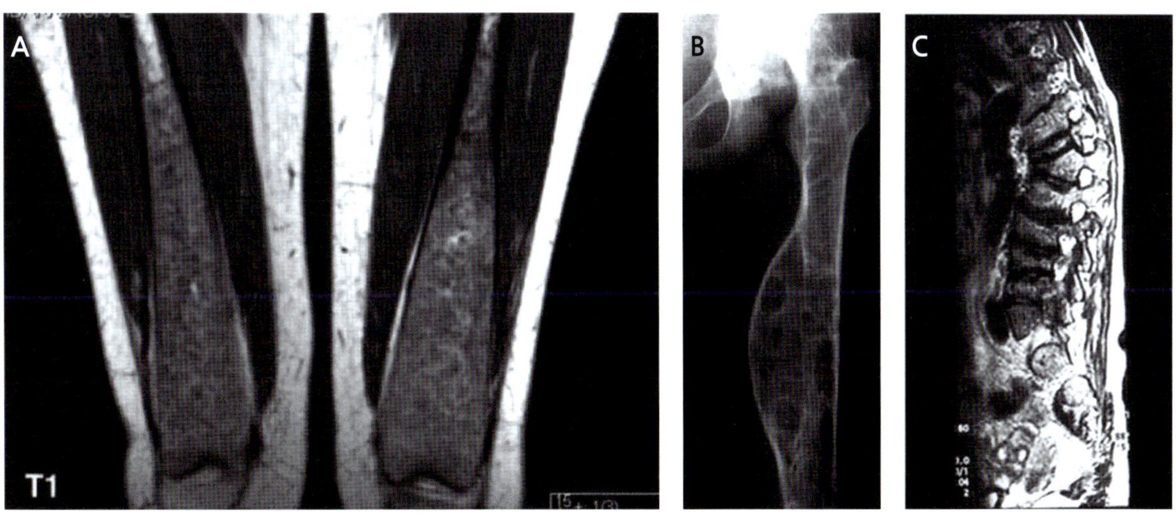

그림 14-23 고셔병 환자의 골 변화 : A. 대퇴골 원위부의 'Erlenmyer flask'변형, B. 고셔 세포침윤에 의한 상완골의 'ballooning' C. 척추의 골격계 변형

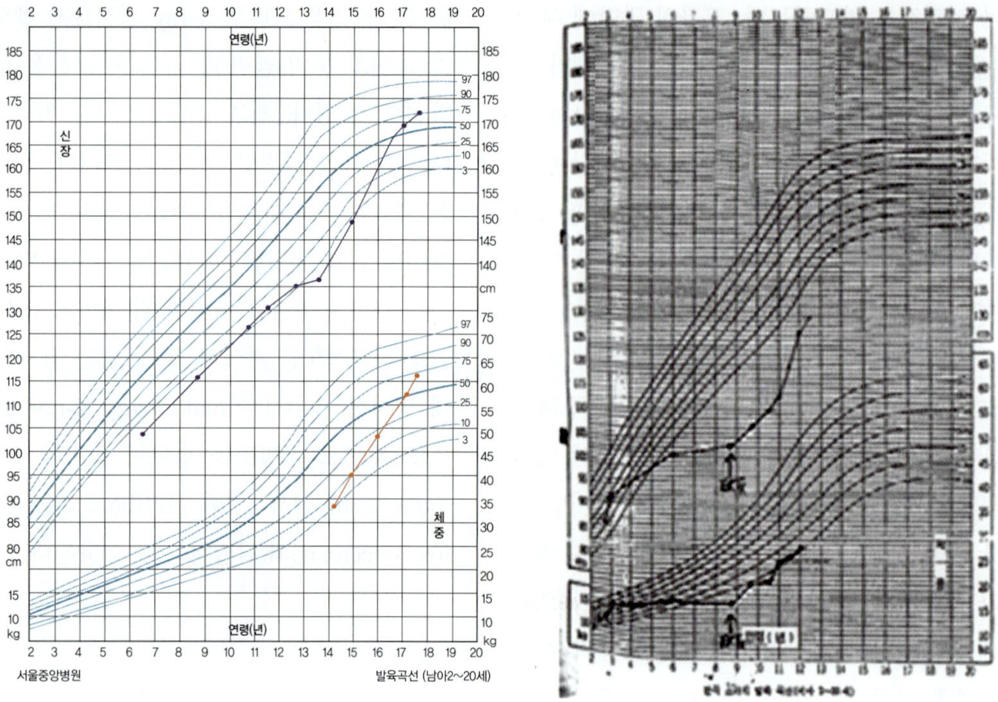

그림 14-24 고셔병 환아들의 심한 성장장애와 효소대치요법 후의 따라잡기 성장

인 빈혈이 있어서 사춘기의 시작도 매우 느리다. '뼈 위기'도 어른에서보다는 더 자주 경험하기도 한다.

(5) 신경계 증상

한국인이나 아시아계 인종에서는 서양인에 비해 신경증상이 없는 1형에 비해 신경증상이 있는 2, 3형 환자가 훨씬 많다. 현재는 2형은 급성신경형, 3형은 만성신경형으로 구분하고 있는데, 2형은 급성신경형으로 생후 1세 미만, 특히 6개월 이내에 증상이 나타난다. 간, 비장이 커져서 복부팽만이 동반된다. 빈혈, 혈소판 감소가 발견되지만 무엇보다도 신경증상이 특징적이다. 몸이 경직되고 목을 뒤로 젖히고 음식을 삼키기가 힘들어진다. 입을 벌리기 힘든 경우도 있다. 심부건반사는 항진되고, 사시가 동반되며, 눈동자의 자유로운 움직임이 어렵다. 때로는 후두천명 같은 호흡곤란이 발생하기도 한다. 결국에는 3세 이전에 폐렴 등으로 사망하게 된다. 지금은 만성신경형으로 불리고 과거에는 3형으로 불렸던 고셔병에서는 과거에 3a, 3b, 3c로 다시 세분화해서 구분했다. 3a형은 간, 비장비대, 뼈의 문제가 모두 동반되기는 하나 신경증상에 비하면 덜 심한 듯하다.

신경 증상은 소아기에 나타나고 처음 증상은 눈동자의 수평이동이 잘 안되어 눈을 자꾸 옆으로 힐끗 힐끗 훔쳐보는 듯한 모양(saccadic eye movement; horizontal saccade-initiation failure)을 보인다. 눈을 깜빡거리고 머리 전체를 자꾸 옆으로 돌리게 되고, 책 읽기가 어려워진다. 눈을 위로 올려보는 것도 어려워지고(vertical gaze failure), 물체를 눈으로 천천히 따라 보게 된다. 눈이 가운데로 몰리는 현상이 발생한다(convergent squint). 나이가 들어가면서 신경증상은 심해져서 몸 전체에 힘이 빠지면서 몸을 떨구는 경련(myoclonic seizure)이 동반되어 갑자기 쓰러지면 크게 다칠 수도 있다. 인지기능이 저하되어 지능도 떨어지고 몸의 경직이 와서 걷기가 어려워진다. 결국 10~20대에 이르러 신경계 퇴행 때문에 사망하게 된다. 3b형은 L444P 유전자형과 연관이 많고, 어린 나이에 간과 비장이 커지고 신경증상은 안구운동이 자유롭지 못하다. 눈동자를 상하, 좌우 자유롭게 움직일 수 없게 되고(horizontal supranuclear gaze palsy), 경련은 3a만큼 심하지 않다.

흉곽 기형 및 척추만곡 및 측만증이 동반된다. L444P 유전자형은 스웨덴 북부지방의 Norrbottnian에 founder effect가 있는 것으로 알려져 있다. 신경증상은 빠르게 진행하지 않으나 다른 장기의 증상이 심해 간문맥압이나 폐동맥 고혈압 등으로 소아기나 청소년기에 사망에 이르게 된다.

3c형은 글루코세리브로사이다제(glucocerebrosidase) 유전자의 특정 돌연변이(450번째 아미노산 아스파라긴산이 히스티딘으로 치환된 D450H 동형접합자) 때문에 발생한다. 특별한 임상 양상을 보이는데, 한국인에게는 드물고 이집트 등 중동의 환자들에게서 많이 보고된다. 뇌수종, 지능저하, 심장판막과 대동맥의 석회화, 각막의 혼탁과 안구운동의 제한(안구운동실행증 : oculomotor apraxia)이 주 증상이다. 부정맥 및 심부전으로 사망하게 된다. 이러한 구분들이 이제는 더 이상 사용되지 않고 신경 증상이 없는 1형과 신경증상이 있는 급성신경형과 만성신경형으로만 구분한다. 왜냐하면 앞에서 기술한 바와 같이 환자를 정확히 임상 증상만으로 구분하기가 쉽지 않고 파킨슨병 같은 증세나 신체의 경직증세를 보이는 비정형적인 형도 있을 뿐 아니라 서로 비슷한 증상이 겹쳐서 나타나기 때문이다. 그래서 신경증상의 심한 정도와 진행속도에 따른 구분만 하는 경향이다.

(6) 호흡기 증상

고셔병 환자들은 폐에도 고셔 세포가 축적되어 숨이 차거나 폐기능이 감소하기도 한다. X-ray나 컴퓨터 단층 촬영에서 비정상적인 음영을 보이기도 한다. 폐동맥고혈압이 동반되기도 한다. 이는 폐혈관 안과 밖에 고셔 세포가 침윤하여 혈액의 흐름을 막아서 생기기도 하고 폐 조직에 섬유화가 일어나서 발생한다. 또한 잦은 세균이나 바이러스에 의한 폐렴이나 신경장애로 인한 흡인성 폐렴이 이를 악화시킨다.

도플러심장초음파 검사를 하면 우측 심장의 삼첨판을 통해서 피가 역류되는 속도를 측정해서 어느 정도 쉽게 알 수 있지만, 정확하게 심한 정도를 알기 위해서는 우심실에 카테터를 넣어서 압력을 측정해만 한다. 간폐증후군(hepatopulmonary syndrome)이 발생하여 동맥혈 산소포화도 감소로 청색증과 곤봉지가 동반되는 심한 증례도 있다.

(7) 기타 증상

(1) D405H 동형접합자의 경우는 고셔병 3c형으로 심장의 판막과 대동맥에 석회화를 일으키기도 하며 심부전 및 부정맥이 발생하기도 한다. 뇌실이 커지는 뇌수종이 동반되기도 한다. 안구의 각막혼탁과 망막에 고셔 세포가 침윤하여 시력장애를 초래하기도 한다.

(2) 담석증의 빈도가 증가한다. 고셔병 환자에서 5배 정도 위험도가 증가하는데, 특히 비장 절제술을 받을 때, 여자의 경우나 LDL-cholesterol 농도 및 연령이 높을수록 그러하다. 고셔병 환자의 1/3에서 담석이 발견되며 이 중 약 40% 정도에서 담낭제거술이 필요할 정도로 증상이 심하다. 이는 고셔병 환자에서의 지방대사장애와 연관이 있다. 일반적으로 콜레스테롤 농도가 낮으며 특히 낮은 HDL-cholesterol은 담즙으로의 콜레스테롤 역배설을 촉진시키는 것으로 알려져 있다.

(3) 신장의 여러 조직에서도 고셔 세포 침윤이 발견된다. 드물게 비장을 제거한 환자에서 신장에 고셔 세포가 축적되어 신장기능이 지속적으로 저하되고 단백뇨가 생기는 경우도 보고되어 있다.

(4) 림프절에 고셔 세포가 축적되는 것도 문제인데 특히 장간막에 있는 림프절이 커져서 장을 누르기도 하여 단백질이 장으로 소실되거나 영양분의 흡수를 방해하기도 한다.

(5) 흥미로운 것은 고셔병 환자는 전반적으로 대사작용이 과항진 상태이다. 쉬는 상태에서도 에너지 소비량이 커서 체중이 잘 늘지 않고 키도 잘 안자란다. 드물지만 만성적으로 고셔병을 앓고 있는 성인은 말랐지만 당뇨병도 잘 생기는데, 이는 고셔 세포가 간을 자극하여 포도당 생성을 촉진시키기 때문으로 여겨진다. 효소대치 요법 후 체중이 늘면서 2형 당뇨병의 위험도도 높아진다.

(6) 종양의 발생위험도 증가 : 다발성 골수종, 림프암, 만성림프구성 백혈병 등 혈액이나 림프구에 종양이 발

생할 위험이 정상인에 비해 높다. 특히 다발성 골수종은 25~51배 정도로 위험도가 높아진다.

간암의 발생빈도가 비장을 절제한 환자에서 증가한다. 이는 면역체계의 변화, 비장절제, 인슐린저항성, 철분대사 장애, ER 스트레스, 종양발생과 관련 있는 다른 유전자의 돌연변이(예 : MSH6 유전자 돌연변이)와 연관이 있다고 여겨진다.

(7) 면역체계에도 변화 : 심각한 전신감염질환의 위험도가 높아진다. 특히 비장을 절제한 경우 더욱 그러하다. 여러 면역세포(CD4, natural killer cell, dendritic cell) 숫자가 감소하고 대식세포 능력도 감소한다고 보고된다. Interleukin-8, 18 등이 증가한다는 보고도 있다.

(8) 파킨슨씨병 : *GBA* 유전자 돌연변이 보인자의 경우 파킨슨병의 빈도가 높고 더 어린 연령에 발병한다. 한국인을 대상으로 한 연구에서는 위험도가 대조군에 비해 20배 높았다. 이는 autophage의 기능장애에 의한 단백의 응집 때문으로 여겨진다. 일부 고셔병 환자에서는 파킨슨씨병과 같은 증상을 보인다.

(9) 신생아형 : 아주 드물게 발생한다. 태어났을 때부터 증상이 있는 신생아 급성신경형도 보고되어 있다. 이 경우에는 피부 병변이 특징적인데, 피부가 화상 입은 것처럼 물집이 잡혀 벗겨지고(collodion baby) 심한 빈혈로 심부전증이 초래되어 태아수종(hydrops fetalis; 신생아가 심한 부종을 태아시기부터 보이는 현상)을 나타내기도 한다.

6) 진단 및 검사 소견

고셔병은 증상이 너무 다양하여 유사한 여러 질병을 감별해 내야 한다. 고셔병 등록사업 보고에 따르면 실제 증상이 나타나서 진단 받는 데 13년 정도 걸린다.

(1) 병력 청취 및 진단

가족력 유무를 확인하고 진찰할 때 간이나 비장이 커져 있는지, 안색은 창백하지 않은지, 피부에 멍이 든 데는 없는지, 뼈의 골절이나 변형은 없는지, 눈동자의 움직임은 자유로운지, 다른 신경증상은 없는지 자세히 진찰하여야 한다.

(2) 혈액학적 검사

우선 일반적인 혈액검사에서 빈혈이나 혈소판 수가 감소하면 골수 검사를 하게 된다. 고셔 세포가 관찰되면 고셔병을 의심할 수 있다. 글루코세리부로사이드라는 지방물질이 대식세포에 쌓이게 되고 지방물질이 가득차서 커진 대식세포를 "고셔 세포"라고 한다. 파펜하이머라는 특수염색을 하여 현미경으로 보면 커다란 세포 내에 마치 종이를 구겨 놓은 듯한(wrinkled tissue paper) 보라색의 세포질을 나타낸다.

(3) 생화학적 검사(효소 분석)

고셔병의 확진을 위해서는 말초혈액의 림프구나 피부조직을 떼어서 배양한 후에 피부아세포에서 글루쿠로세리브로사이다제 또는 베타글루코시다제라는 효소의 활성도를 측정한다. 정상치보다 현저히 감소한 경우 진단이 가능하다. 대개는 정상인의 30% 미만으로 크게 활성도가 감소한다. 그러나 보인자의 진단은 효소측정만으로는 어렵다. β-glucocerebrosidase, acid(GBA) 효소는 리소좀 내에서 D-glucosyl- N-acylsphingosine을 분해하는 기능을 하며, 결핍 시에는 리소좀 내의 glucocerebroside가 축척되면서 질병이 야기된다. 생체 내의 GBA 효소 활성도를 측정함으로써 고셔병의 진단이 가능하다. GBA 효소의 활성도는 생체 내 기질인 D-glucosyl-N-acylsphingosine의 유사물질이면서, 형광분광측정기기(fluorescence spectrophotometer)로 측정 가능한 4-methylumbelliferyl이 부착된 4-MU-β-D-glucopyranoside를 기질로 사용한다. 효소의 활성도가 있으면, 기질로 사용된 4-MU-β-D-glucopyranoside가 GBA에 의해 분해되면서 4-MU가 형광을 띠어 형광분광측정기에서 높은 형광도를 보이고, GBA 효소가 결핍되어 있으면, 기질에 부착된 4-MU가 형광을 띠지 않으므로 형광분광측정기사에서 낮은 형광도를 보여 효소의 결핍 여부를 확인할 수 있다. GBA 효소 활성도 측정을 위해 말초혈액으로부터의 백혈구 세포(white blood cell)나 배양된 섬유모세포를 사용한다. pH4.4로 맞춰진 완충용액(phosphate-citrate) 내에 형광물질이 부착된 기질과 sonication으로 분쇄된 대상자의 세포부유물을 혼합하여 37℃에서 일정 시간 반응 후, glycin-carbonate 완충용액 등으로 pH를 높여 효소반응을 중지시키고 형광분광측정기로 형광도를 측정하여 효소의 활성도 유무를 확인한다. 이때, 세포 내에 잔존해 있는 glucocerebroside에 의해 형광물질이 붙은 기질과의 경쟁에 의해 GBA 효소의 활성도가 정상치에 비해 낮아지는 것으로 방지하기 위하여 glucocerebroside와 aggregation되는 oleic acid를 첨가함으로써 GBA의 보다 정확한 효소 활성도를 측정할 수 있다. 말초혈액이나 섬유모세포 이외에 dried blood spot(DBS)를 이용할 수도 있다. DBS는 이동과 보관을 용이하게 하기 위해 Guthrie card에 적혀진 혈액을 말려서 준비한 것으로, DBS에 포함된 백혈구 내의 GBA에 대한 활성도를 측정한다.

(4) 유전자 검사

유전자 검사는 진단을 위해 반드시 필요한 검사는 아니지만 여러 면에서 도움이 된다. 특히 효소 활성도 수치가 애매하여서 정확히 진단할 수 없는 경우, 보인자 여부를 알기 위한 경우, 아기가 태어나기 전에 진단하는 산전 진단의 경우 도움이 된다. 유전자형을 알게 되면 고셔병의 예후를 예측할 수도 있다. 예를 들면 유태인이나 백인의 경우 N370S(370번째 아미노산 아스파라긴이 세린으로 치환) 유전자형은 고셔병 1형에서만 관찰되어서 이 유전자형을 보이면 신경증상이 생길 걱정할 필요가 없다. 이 유전자형은 아시아계인종에서는 거의 발견되지 않는다. 흥미롭게 한국인에서는 G46E(46번째 글리신이 글루타민산으로 치환) 유전자형이 신경증상이 없는 고셔병 1형에서 흔히 발견된다. 반면에 L444P(444번째 아미노산 로이신이 프로린으로 치환) 유전자형은 신경증상이 동반되는 고셔병과 연관이 있다. 아시아계인종에서는 이 유전자형을 가진 환자들이 많다. 이런 이유로 아시아계 환자에서는 신경증상이 있는 고셔병 환자가 많다. 드물게 글루코세리브로사이다제 결핍은 없고 이 효소와 결합하여 효소를 활성화시켜 가수분해기능을 도와주는 사포신-C(Sapocin C)의 결핍 때문에도 고셔병 임상 증상이 발생하는데, 이런 경우에 정확한 진단에 도움이 된다.

유전자 검사는 환자의 말초혈액에서 분리한 DNA를 이용하여 *GBA* 활성유전자 내에서의 돌연변이 여부를 확인하기 위한, genomic Southern, Long-PCR, 및 PCR-sequencing 방법 등으로 이루어진다. *GBA* 유전자는 염색체 1q21에 약 6.8kb의 크기로 위치하며, 11개의 엑손으로 구성된다. *GBA* 유전자는 centromere 쪽으로 약 15kb 떨어진 거리에 96%의 상동성을 보이는 가성유전자 *GBAP*를 나란히 가지고 있어, 고셔병을 유발하는 돌연변이로 염기의 치환에 의한 점돌연변이 이외에 두 유전자 간의 재조합에 의한 돌연변이 allele이 12% 차지하는 것으로 보고된다. 활성유전자의 가성유전자와의 재조합 현상을 관찰하기 위해서는 Genomic Southern 분석법을 이용하여 재조합현상에 의한 정상과의 크기 변화를 관찰함으로써 확인이 가능하다. 또한, 가성유전자에 대한 primer pair와 활성유전자에 대한 primer pair를 교차로 이용하여 long-PCR 함으로써 가성유전자와 활성유전자 간의 재조합 및 fusion 현상을 관찰할 수 있다. 유전자의 엑손에 대한 PCR 산물을 얻은 후, 직접 염기서열 분석으로 돌연변이를 확인하는 보편적인 방법을 이용하면, 분석하고자 하는 *GBA* 유전자와 상동성을 가지는 *GBAP*가 PCR 증폭에서 함께 증폭되어, 염기서열 분석 결과, 위양성 결과의 위험성을 가진다. 염기서열 분석 결과에서 *GBAP*에 의한 위양성을 배제해주기 위헤, *GBA*에 대해 long-PCR로 선별적으로 증폭산물을 얻은 후, *GBA*의 엑손과 근접인트론 염기서열을 분석함으로써 활성유전자 내에서의 점돌연변이를 확인해야 한다. 이러한 염기서열 분석을 통하여, 유전체 Southern이나 교차 long PCR 방법으로 확인할 수 없는 segmental gene converion 현상도 확인이 가능하다.

7) 고셔병의 생물학적 지표(바이오마커)

고셔병의 심한 정도나 진행 정도, 또 효소대치요법 효과를 감시하는 생물학적 지표들은 크게 두 가지로 나눌 수 있다. 임상적인 생물학적 지표(clinical biomarker)와 혈액 내 순환하는 생물학적 지표(circulating biomarker)이다.

(1) 혈액 내 순환하는 생물학적 지표 (circulating biomarker)

예를 들면 키토트리오시다제(chitotriosidase) 농도는 고셔 세포가 환자 몸속에 얼마나 많은지(Gaucher cell burden)를 예측하는 좋은 지표이다. 그러나 서양인의 경우 5∼6%, 한국인의 경우 약 30%에서 고셔병이 있어도 전혀 키토트리오시다제가 증가하지 않는다. 이는 키토트리오사이다제 유전자 중복 동형접합자 빈도가 한국인에서 높기 때문이다. 따라서 한국인 고셔병 환자에게 유용한 생물학적 지표는 아니다. 이 외에도 타르트레이트 저항성 탈인산효소(tartrate-resistant acid phosphatase, TRAP), 안지오텐신 전환효소(angiotensin converting enzyme, ACE; 유전자다형성에 따라 수치의 영향을 받는다. 비장절제술을 받은 경우 수치가 상승한다), 베타헥소사미니다제(β-hexosaminidase) 등이 있는데, 이 효소들은 활성화된 고셔 세포에서 분비된다. 다른 생물학적 지표로는 CCL-18, Lyso-GL1 (glusosyl sphingosine), cathepsin K, ferritin, HDL cholesterol, glucocerebroside, immunoglobulin 등이 있다.

(2) 임상적 · 생물학적 지표

간 및 비장의 크기, 헤모글로빈, 혈소판 수치, BMB score, DEXA, DS3 scoring 방법이 있다. 간이나 비장의 크기나 골 침범을 평가하기 위해서는 핵자기공명검사(MRI)가 우선적으로 추천된다. 간 비장의 크기를 초음파, 전산화 단층촬영으로 평가하고 추적 관찰할 수도 있으나 부정확하거나 잦은 방사선 노출 때문에 잘 추천되지 않는다. 뼈의 침범 정도를 알기 위해서는 단순 X-ray는 권장되지 않는다. 역시 골 MRI가 우선적으로 추천되고 골밀도 검사 등을 할 수 있다. 폐 침윤정도를 알기 위해서는 고해상도 전산화 단층촬영이 필요하고 신경증상이 있는 경우 뇌 자기공명영상 검사가 필요하다. 아울러 안과 검사, 청력 검사도 필요하다. 특히 만성 신경병형의 경우 안과 검사가 중요하다.

8) 치료 및 관리

1991년도 태반에서 추출한 세레다제(Ceredase)가 개발되고 1994년 유전자 재조합술에 의해 세레자임(Cerezyme)이란 효소치료제를 이용한 효소대치요법이 가능하기 전까지는 특별한 치료가 없었다. 빈혈이나 혈소판감소증은 잦은 수혈로 치료했고 관절통이나 뼈가 너무 아픈 뼈 위기(bone crisis)의 경우 진통제를 사용한다. 골격계의 변형은 정형외과적인 보조적 치료를 필요로 하기도 한다. 비장 전절제술이나 부분 절제술이 사용되기도 했는데, 이는 뼈의 손상을 더 빨리 오게 하고 고셔 세포의 폐침윤을 심하게 하여 폐동맥고혈압을 유발하기도 한다. 또 면역체계가 약화되어 세균감염의 위험성과 종양발생위험도를 높인다. 담석증의 빈도도 증가시킨다. 신경증상이 있는 고셔 환자에게는 신경증상이 악화될 수 있어서 현재는 사용하지 않는 방법이다. 과거에는 신경증상이 있는 환자들에게 골수이식을 시행하기도 하였는데 신경증상의 진행속도가 늦어지고 안정화된다는 보고도 있지만 골수이식에 따르는 합병증 및 사망률 때문에 흔히 추천되지는 않는 방법이다.

(1) 효소대치요법

현재 신경증상이 없는 1형 고셔병에서는 효소대치요법이 최선이다. 인간의 정상 글루코세리브로사이다제 유전자로 재조합된 유전자를 CHO (Chinese Hamster Ovary) 세포주에서 발현시켜 제조한다. 효소가 고셔 세포인 대식 세포 내로 좀 더 잘 들어가려면 대식세포 표면에 있는 특수한 만노스(Mannose) 수용체에 잘 달라붙을 수 있어야 한다. CHO 세포에서 만들어진 세포는 이 수용체에 붙을 수 있는 만노스가 없어서 세 번에 걸친 특수한 처리로 효소 내에 숨겨져 있던 만노스를 노출시킨다. 이렇게 유전자재조합술과 단백가공과정을 거쳐 처음 만들어진 효소가 세레자임(이미글루세라제)이다. 이후에 여러 제품들이 출시 되었는데 한국에서 만든 Abcertin, 발현 숙주가 다른 Velaglucerase alfa, Taliglucerase alfa 등이다.

① 실제적 방법 및 용량의 결정

효소를 생리식염수에 섞어서 1~2시간 안에 투여를 종료할 수 있도록 주입속도를 조절한다. 주입속도는 1단위/몸무게 kg/분이 넘지 않도록 해야 한다. 매 2주 간격으로 주사하게 된다. 용량은 보통 60단위/몸무게 kg/2주로 시작해서 증상의 개선여부를 감시하면서 30단위/몸무게 kg/2주 정도로 낮출 수 있지만 뼈의 손상이 이미 있는 환자들은 60단위/몸무게 kg/2주로 지속하는 것이 권장된다. 효소는 혈관-뇌장벽(blood brain barrier)을 투과할 수 없기 때문에 신경증상이 있는 고셔병 환자의 신경증상을 완화시키는 데는 도움이 되지 않는다. 급성신경병형의 효소대치요법은 권장되지 않으나 만성신경병형에서는 신경증상을 안정화시킨다는 보고가 있으며 신경증상이 아직 나타나지 않은 3형 환자에서는 최소 60단위/몸무게 kg/2주의 용량을 유지해야 한다.

② 부작용

거의 20년 정도 사용되고 있지만 사실 특별한 부작용은 없다. 드물게 알레르기 반응을 일으킬 수 있지만 매우 드문 현상이고 치료가 가능하다. 효소대치요법 초기에는 효소에 대한 중화항체가 생기지만 치료효과를 감소시키지 않고 시간이 지나면 없어진다. 매 2주마다 1~2시간씩 정맥주사로 효소대치요법을 받아야 하기 때문에 학업이나 직장생활에 영향을 주기 때문에 외국에서는 가정에서 효소를 직접 자가 주사하고 병원에는 진찰과 효과판정을 위해 방문한다. 아직 우리나라에서는 여러 가지 여건상 시행되고 있지 못하다. 세레자임 투여가 동물실험에서 태아기형을 유발하는지 조사된 적도 없고 모유에 세레자임이 분비되는지도 잘 알려지지 않았다. 그러나 최근보고에 의하면 임신 시에 고셔병의 모든 증상(혈액학적, 골격계 변화)이 악화할 수 있음으로 임신 전후는 물론 임신기간 중에 반드시 효소치료를 권장한다. 또한 고셔병 환자가 효소치료를 받으면서 임신, 출산하고 수유를 성공적으로 한 보고도 있다.

③ 치료효과 감시

가. 혈액학적 변화

헤모글로빈수치가 6개월 이내에 빠르게 증가하여 빈

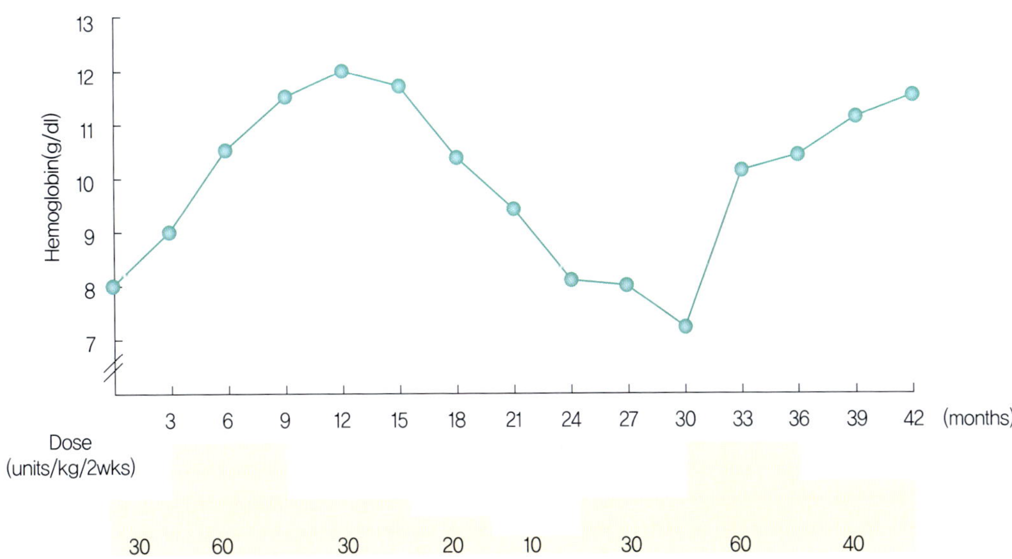

그림 14-25 효소대치요법의 용량에 따른 말초혈액 헤모글로빈 수치의 변화

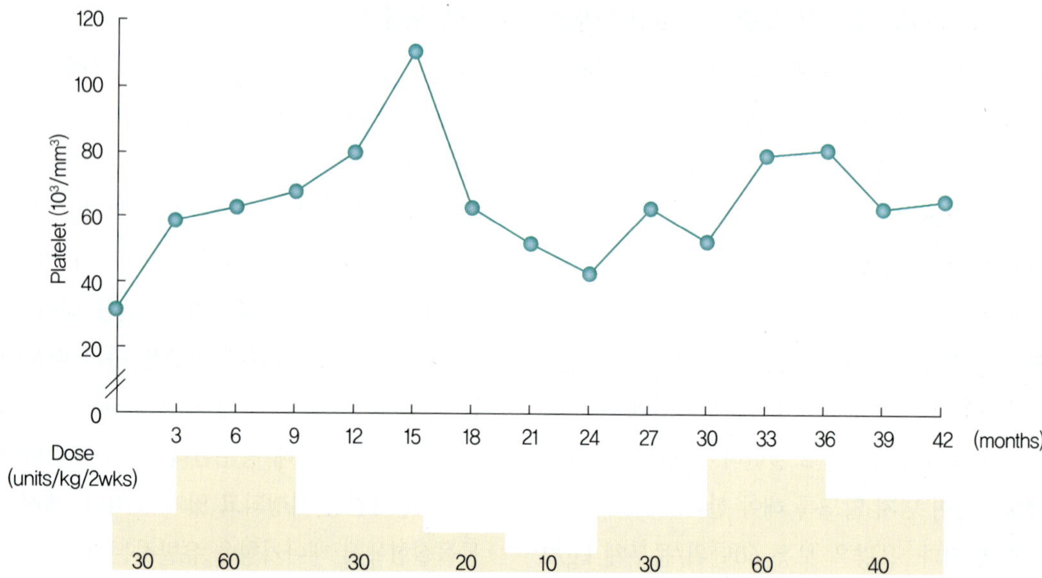

그림 14-26 효소대치요법의 용량에 따른 말초혈액 혈소판 수치의 변화

혈이 없어지고 1년 내에는 모든 환자에서 정상치를 보인다. 혈소판 수는 조금 더 늦게 정상화되는데, 만약 비장이 매우 크다면 혈소판 수는 증가는 하지만 정상인보다는 낮은 수치로 유지되기도 한다. 대개 3년 이내에 심하게 감소한 상태에서 경하게 감소한 상태로 일상생활에 문제가 없게 된다.

나. 간, 비장 크기의 감소

비장의 크기도 18개월 이내에 처음 크기의 반으로 급속히 감소하게 되고 5년쯤 지나면 거의 정상크기에 근접하게 된다. 그러나 치료 전에 이미 비장이 너무 커져 있었다면 비장크기가 많이 줄기는 해도 완전히 정상크기로 되지 않는 경우도 있다. 일상생활에는 전혀 문제가 되지 않는다. 간의 크기도 감소하는데 3년 이내에 처음 크기의 반으로 된다.

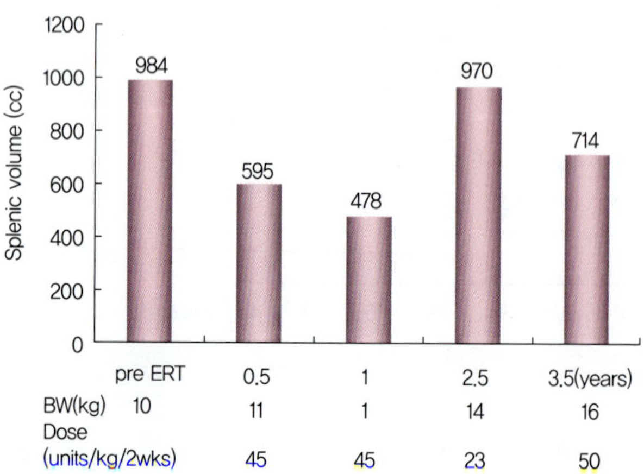

그림 14-27 효소대치요법의 용량에 따른 비장 용적의 변화

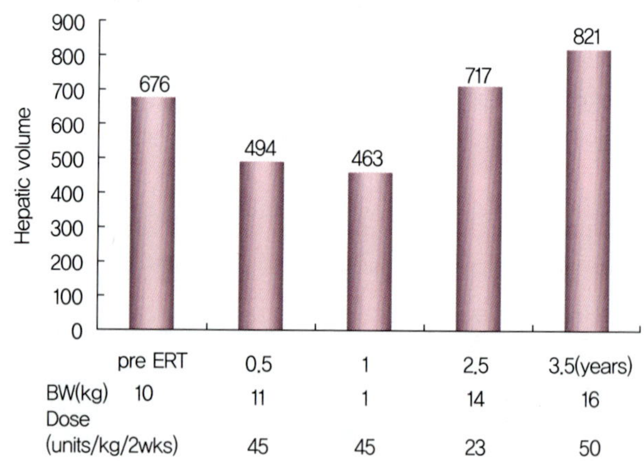

그림 14-28 효소대치요법의 용량에 따른 간 용적의 변화

다. 골격계의 변화

고셔병 환자들은 거의 모든 환자에서 진단 시에 뼈에 문제가 있다. 효소치료를 시작하면 1~2년 이내에 뼈가 아픈 증상이 없어지고 '뼈 위기'를 경험하지 않게 된다. 자라고 있는 소아 및 청소년들에서는 따라 잡기 성

장이 일어나서 1~2년 동안 성장 속도가 빨라지기도 한다. 치료초기에는 최소 60단위/몸무게 kg/2주의 용량을 사용해야 하고, 유지요법으로도 최소 30~60단위/몸무게 kg/2주의 용량을 사용해야만 한다. 특히 초기에 충분한 용량을 사용하는 것이 나중에 조금 낮은 용량으로도 유지요법을 하는데 도움이 된다. 뼈의 여러 가지 영상의학적인 소견이 좋아지려면 3~5년 이상의 장기간 지속적인 치료가 필요하다. 그러나 치료 전에 이미 골격계의 심한 변형이 있다면 완전히 정상화되기는 힘들어서 조기에 충분한 용량으로 치료를 시작하는 것이 중요하다.

라. 비가역적인 변화

이미 병이 진행되어 골격계에 심한 손상이 있다거나, 간경화, 간문맥고혈압 및 간 폐증후군(hepatomulmonary syndrome), 심한 비장 종대와 경색에 의한 괴사와 같이 이미 파괴되고 섬유화 등으로 병변이 진행된 경우는 효과가 없다. 3형의 경우 신경증상을 좋아지게 할 수는 없지만 안정화시키기도 한다.

마. 실험실적 검사들(laboratory tests)

효소대치요법 시작 전에 해야 할 혈액검사로서 헤모글로빈 수치, 혈소판수, 간기능 검사, 혈액응고 검사, 면역글로불린, 키토트리오시다제, ferritin, 타르트레이트저항성 탈인산효소, 안지오텐신전환효소, 효소 활성도, 유전자형이며, 향후 필요할지 모르는 효소에 대한 항체검사를 위하여 채혈보관이 필요하다. 간과 비장의 크기를 자기공명검사, 전산화단층촬영 등으로 측정한다. 척추와 대퇴골의 뼈 자기공명검사를 시행하고, DEXA를 이용한 골밀도 검사도 필요하다. 심장초음파, 흉부 X-ray, 심전도검사 등을 시행해야 하며 또한 삶의 질을 평가할 수 있는 설문평가 검사도 시행한다. 질환이 효소치료 후 안정화될 때까지(목포수치에 도달할 때까지)는 혈액의 헤모글로빈, 혈소판, 키토트리오사이다제는 매 3개월마다 검사한다.

이들 수치가 거의 정상의 치료목표에 도달하면 유지요법을 하면서 매 1~2년마다 상황에 따라 검사한다. 세레자임에 대한 항체 검사는 알레르기 반응 등의 부작용이 있거나 치료효과가 없으면 항체 검사를 의뢰하는데, 치료 전 시료가 필요하여 일단 채혈하여 보관해 둔다. 간이나 비장의 크기는 치료목표에 도달할 때까지는 매 1년마다 그 후에는 1~2년마다 검사한다. 뼈의 변화를 알기 위해서도 매 1년마다 X-ray, 자기공명검사, DEXA를 이용한 골밀도검사를 한다. 뼈의 변화를 평가하기 위해서는 자기공명검사가 가장 정확하다. 정량적으로 뼈의 변화를 자기공명검사로 분석하는 여러 방법들(semi-quantitative MRI methods)이 개발되었다. 예를 들면 Rosenthal score, 뒤셀도르프고셔 스코어(Dusseldorf Gaucher score), Terk-classification, vertebra-disc-ratio(VDR), bone marrow burden(BMB) score 등이 있다. 안정화되면 1~2년마다 조금 늦추어서 검사하기도 한다. 삶의 질이 개선되었는지 알아보는 검사도 하게 된다.

(2) 효소대치요법 이외의 다른 치료법

① 전구물질감량요법(substrate reduction therapy)

글루코실세라마이드합성효소(glucosylceramide synthase)를 억제하는 경구용 약제가 개발되었는데, 자베스카(Zavesca) 또는 미글루스타트(Miglustat)라고 한다. 이 약제는 생화학적 대사 단계에서 글루코실세리브로사이다제보다 전 단계에서 작용하여 글루코실세리브로사이다제가 분해해야 하는 전구물질의 양을 미리 줄여주는 역할을 한다. 말하자면 댐을 더 멀리 상류에 쌓아서 하류에 내려오는 물의 양을 줄여주는 이치이다. 이러한 치료 전략을 '전구물질감량요법(substrate reduction therapy)'이라고 한다. 주사하지 않고 입으로 먹을 수 있고 알레르기 반응도 없다는 점이 있지만, 이 약제는 1형 고셔병 환자의 알러지 반응 때문에 세레자임을 주사할 수 없는 경우 대체약품으로 사용할 수 있다. 증상이 심하지 않은 성인 환자에게도 유지요법으로 사용할 수 있지만 설사 등, 소화기 증상과 체중이 감소하는 등 부작용이 있다. 최근 임상시험이 성공적으로 수행되어 FDA 승인을 받은 Eliglustat tartrate (Cerdelga)는 아주 선택적으로 전구물질 합성을 억제하는 억제제이다. 이 약제는 주로 CYP2D6 cytochrome에 의해 대사되어서 이 효소 유전자형에 따른 투여 용량의 조절이 필요하다. 약물의 효과는 정맥주시 효소제와 거의 동등하며 뼈에 미치는 효과는 더 좋은 것으로 알려져 있다.

② 화학적 도우미(chemical chaperone) 치료법

여러 chemical chaperone들이 알려져 있으나 유전자형에 따른 반응이 다르고 실제 임상에서 사용되는 약제는 없으나 고용량의 ambroxol의 3형 환자의 임상시험이 진행되고 있다.

③ 조혈모세포 이식

효소대치요법 개발 전에는 많이 행해져 온 방법이나 조혈모세포 이식에 동반되는 여러 위험성 때문에 과거보다는 적게 시행하고 있다. 그러나 최근 면역억제 방법의 개발 등으로 개선된 성적을 보이고 있다. 특히 신경병형에서 증상 발현 전 조기에 시행하면 신경병형이라도 완치시킬 수 있는 장점이 있다.

(3) 보존적 치료요법

뼈 위기 시(bone crisis)에 통증을 완화시키기 위해 비스테로이드성 소염제를 사용한다. 골밀도가 심하게 감소한 경우 골절의 예방을 위해 bisphosphonate를 사용하기도 하나 효과에 관해서는 논란이 있다. 고관절의 무혈성 괴사의 경우 관절치환 수술이 필요하다. 빈혈의 경우 잦은 수혈보다는(이미 철분의 과부담 상태인 경우가 많다) Erythropoietin을 사용하기도 한다. 효소대치요법이 개발되기 전에는 비장절제술이 사용되기도 했는데 이것은 오히려 신경, 뼈나 폐의 증상을 악화시키고 암발생률(특히 간암)을 높인다.

담석증의 발생빈도도 높이며 면역장애를 유발해 심각한 감염질환을 유발하기도 하여 비장이 파열되어 심한 출혈 때문에 불가피하게 절제해야 할 경우를 제외하고는 금기사항이다.

(4) 연구되고 있는 고셔병의 다른 치료법

뇌혈관 장벽을 통과할 수 있는 더 나은 효소치료제의 개발, 유전자 치료요법, 줄기세포 치료, autophage의 기능장애를 개선하여 효소 활성도를 높이는 연구 등이 동물실험에서 연구되고 있다.

9) 예후

임상형에 따라 예후는 극명한 차이가 있다. 비신경형의 경우는 효소대치요법으로 정상적인 생활이 가능하다. 진단이 늦어 비가역적인 골격계 이상이 동반된 경우 삶의 질에 문제가 있을 수 있다. 신경증상이 동반된 경우 효소대치요법의 효과가 제한적이다. 만성 신경병증형의 경우 Norrbottnian형의 경우는 신경증상이 안정적으로 유지되는 경우가 흔하나 다른 만성신경병형의 경우 신경증상이 진행성이어서 예후가 불량하다. 특히 급성 신경병형의 경우 대개 2세 이전에 이차적인 폐렴 등으로 사망하게 된다.

참고문헌

1. Desnick RJ, Schuchman EH. Enzyme replacement therapy for lysosomal diseases : Lessons from 20 years of experience and remaining challenges. Ann Rev Genomics Hum Genet 2012; 13: 307~35.
2. Grabowski G. Gaucher disease and other storage disorders. Hematology 2012; 1: 13~8.
3. Nichols WC, Pankratz N, Marek DK, et al. Mutations in GBA are associated with familial Parkinson disease susceptibility and age at onset. Neurology 2009; 72: 310~6.
4. Kaplan P, Baris H, Meirleir LD, et al. Revised recommendations for the management of Gaucher disease in children. Eur J Pediatr 2013; 172: 447~58.
5. Tylki-Szymanska A, Vellodi A, El-Beshlawy A, et al. Neuronopathic Gaucher disease : demographic and clinical features of 131 patients enrolled in the International Collaborative Gaucher Group Neurological Outcomes Subregistry. J Inherit Metab Dis 2010; 33: 339~46.

6. Weinreb NJ, Charrow J, Andersson HC, et al. Effectiveness of enzyme replacement therapy in 1028 patients with type 1 Gaucher disease after 2 to 5 years of treatment : a report from the Gaucher Registry. Am J Med 2002; 113: 112~9.

7. Grabowski GA. Phenotype, diagnosis, and treatment of Gaucher's disease. Lancet 2008; 372: 1263~71.

8. Bendikov-Bar I, Horowitz M. Gaucher disease paradigm : From ERAD to comorbidity. Hum Mut 2012; 33: 1398~1407.

9. Jeong SY, Park SJ, Kim HJ. Clinical and genetic characteristics of Korean patients with Gaucher disease. Blood Cells Mol Dis 2011; 46: 11~4.

10. Lee JY, Lee BH, Kim GH, et al. Clinical and genetic characteristics of Gaucher disease accoring to phenotypic subgroups. Korean J Pediatr 2012; 55: 48~53.

11. Lee BH, Kim DY, Kim GH, et al. Progressive mesenteric lymphadenopathy with protein-losing enteropathy; a devastating complication in Gaucher disease. Mol Genet Metab 2012;105:522~4.

12. Park HW, Lee Y, Kim GH, et al. Novel frameshift mutation (Pro171fsX21) in neonatal type 2 Gaucher's disease. Gene 2012;507:170~3.

증례 14-7

미만성 B-세포 림프종이 동반된 비신경형(1형) 고셔병 환자

1. 내원의 동기가 된 주 증상

골수 검사에서 이상 소견

2. 임상 증상

46세 여자 환자로 특별한 가족력은 없었다. 내원 2년 전 허리통증으로 타 병원 내원하여 시행한 검사에서 양쪽 신장, 복강 및 종격동을 침범한 림프종(diffuse large B cell lymphoma)으로 진단받고 약 6개월간 항암치료 시행 후 경과관찰 중 림프종 진단으로 시행하였던 골수 검사에서 고셔 세포가 의심되었으나 추가적인 치료 없이 지내다 림프종 추적 검사를 위해 시행한 골수검사에서 고셔 세포수 증가 소견으로 추가적인 검사 및 치료 위해 내원하였다.

3. 진찰 소견

촉지되는 림프절은 없었고 간과 비장의 비대도 보이지 않았다. 신경학적 검사에서 외안근의 움직임을 비롯한 다른 소견은 모두 정상이었다. 골격계 통증 혹은 압통도 보이지 않았다.

4. 검사 소견

(1) 일반혈액 및 생화학적 검사 소견

백혈구 5,100/mm^3, 혈색소 13.2 g/dL, 혈소판 368,000/mm^3, AST 28 IU/L, ALT 35 IU/L, 총 단백 7.7 g/dL, 알부민 4.1 g/dL, LDH 162 IU/L으로 측정되었다. Acid phosphatase IU/L 15.2(참고치; 5.1~10.0), angiotensin converting enzyme 15.2 U/L(참고치; 9~47), chitotriosidase 449.1 nmol/hr/ml plasma(참고치; 4~76)으로 확인되었다. β-Glucocerebrosidase 활성도가 5.6 nmoles/hr/mg(참고치; 21.0~53.9 nmoles/hr/mg)으로 감소되어 있었다.

(2) 분자유전학 검사

GBA 유전자의 c.[946C>T]+[Rec1](p.[Arg316Cys]+[Rec1]의 복합이형접합자로 확인되었다.

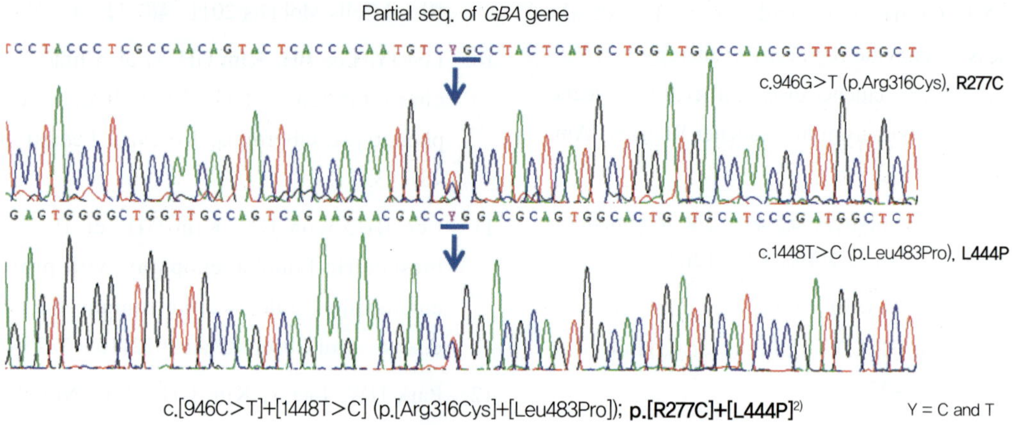

(3) 영상 검사

골밀도 검사에서는 T-score -0.4 이상으로 정상 골밀도소견을 보였다.

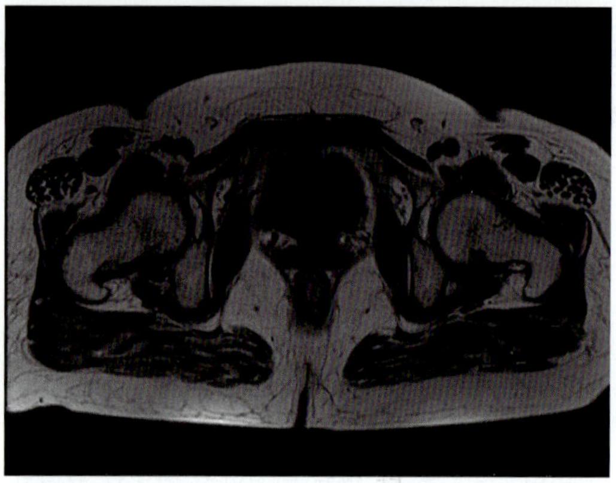

그림 14-29 골반 MRI에서 왼쪽 대퇴골두, 왼쪽 천장관절(SI joint) 부근의 장골에 작은 낭종성 병변이 있었다. 하지만 대퇴골두의 무혈성 괴사 등의 이상 소견은 보이지 않았다.

5. 치료 경과

Imiglucerase 60 U/kg로 2주 간격으로 투여를 시작하였고 투여 18개월부터 30 U/kg로 감량하여 현재까지 투여 중이다. 현재까지 간, 비장비대 혹은 안근 운동 장애 등의 증상은 없다.

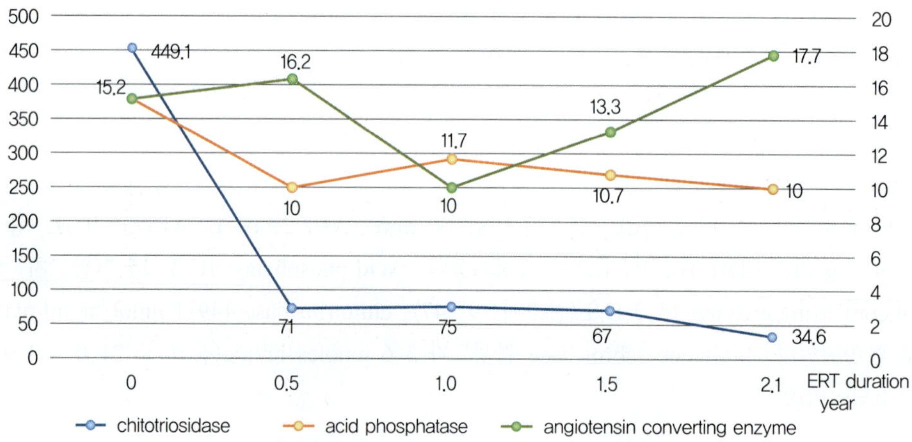

그림 14-30 치료에 따른 생물학적 지표의 변화

6. 요약

비신경형 고셔병의 임상 증상은 매우 다양하다. 서양인에 흔히 발견되는 p.N370S의 돌연변이를 지닌 환자의 경우 대개 성인기에 진단되며 골격계 증상이 심하다. 그러나 동양인에게는 이 유전자형이 발견되지 않는다. 오히려 p.L444P가 매우 흔하여 증상이 심한 편이다. 어린나이에 간, 비장종대로 진단되는 경우가 많다. 골격계 변형도 심하다. 그러나 증상이 경미하여 성인기에 뒤늦게 진단되기도 한다. 고셔병은 여러 합병증의 위험도를 높이는데, 예를 들면 혈액종양, 간종양, 파킨슨병, 담석증 등이다. 특히 비장을 절제한 여성의 경우 더욱 그러하다. 효소대치요법이 간 비장종대, 골격계의 증상을 완화시키고 삶의 질과 수명을 연장시키는 증거는 명확하지만 다른 동반되는 합병증의 발생 위험도를 감소시키는지는 아직 확실하지는 않다.

증례 14-8 간 비 종대와 발달지연이 동반되어 진단된 급성신경병형(태아-신생아) 고셔병 환자

1. 내원의 동기가 된 주 증상

산전 초음파에서 발견된 간비장비대

2. 임상 증상

재태주수 33주 2일, 체중 1.38 kg으로 출생한 남아이다. 형이 출생 당시부터 태아수종, 간비장비대, 직접빌리루빈혈증, 혈소판감소증으로 생후 21일에 사망한 가족력이 있었다. 산전 초음파에서 간비장비대 확인되어 본원 전원되었고 출생 당시 저긴장증 보이며 심박수 20~40회, 자발 호흡 약하여 기도삽관 후 신생아중환자실 입실하였다. 출생 직후부터 손발을 떠는 양상의 경련이 관찰되었다.

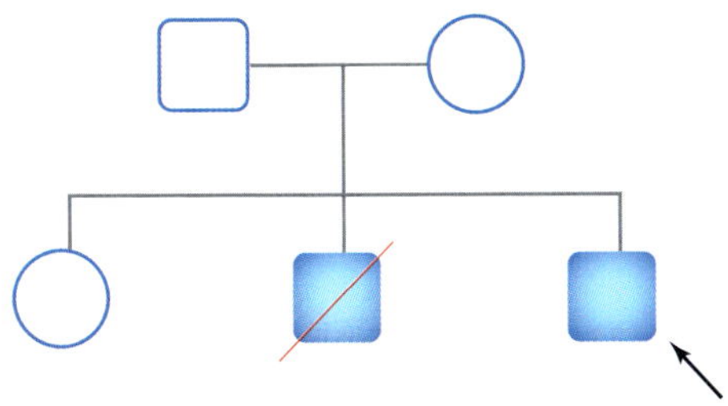

3. 진찰 소견

신장 39 cm(3백분위수 미만), 몸무게 1.38 kg(3~10백분위수), 두위 28 cm(3~10백분위수)였다. 전신 부종 및 청색증이 관찰되었고 전신 근긴장도 감소와 함께 무호흡이 지속되었다. 간이 2횡지, 비장이 2횡지 촉지되었고 손과 발, 관절의 굴곡부위에 피부박리를 보였다. 피부는 투명하였으면 밀랍성(waxy)이었다.

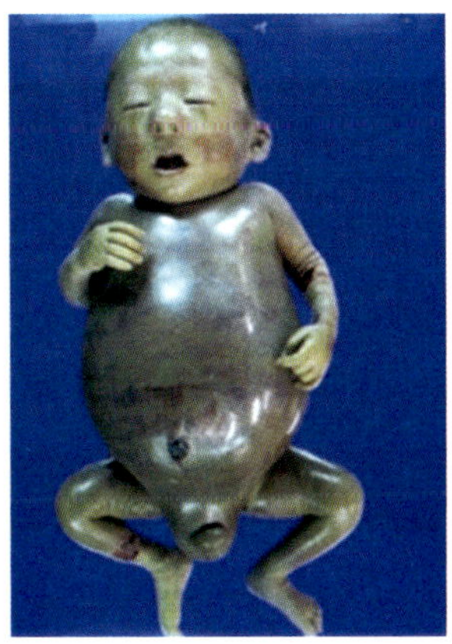

4. 검사 소견

(1) 일반혈액 및 생화학적 검사

출생 직후 백혈구 23500/mm^3, 혈색소 10.2 g/dL, 혈소판 14,000/mm^{3}으로 측정되었고 PT 30.2초(INR 2.75), aPTT 52.7초, 총빌리루빈 9.0 mg/dL, 직접빌리루빈 6.1 mg/dL, acid phosphatase 33.9 IU/L(참고치 6.1~11.0), angiotensin converting enzyme 47.9 U/L(참고치 8~52)로 확인되었다. β-Glucocerebrosidase 활성도가 1.6 nmoles/hr/mg(참고치 21.0~53.9 nmoles/hr/mg)으로 거의 측정되지 않았다.

(2) 분자유전학 검사

GBA 유전자 c.[630del]+[887G>A](p.[pro171fx*21]+[p.Arg257Gln]) 복합이형접합자로 확인되었다.

Partial seq. of *GBA* gene

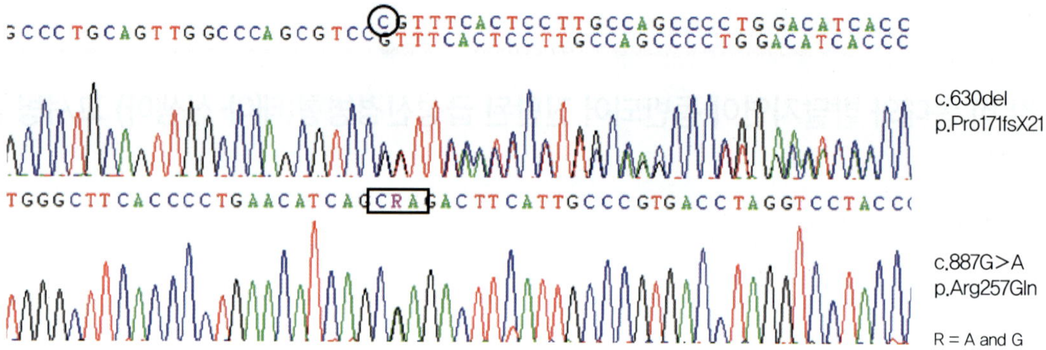

5. 치료 경과

출생 직후부터 무호흡 및 경련, 간기능 부전, 혈소판 감소 지속적으로 보여 신생아중환자실에서 인공호흡기 치료 및 항경련제 치료, 수혈 등 대증요법을 지속하였으나 증상의 호전은 보이지 않고 점차 진행하여 생후 42일째 사망하였다. 사망 당시까지 정확한 진단은 하지 못하였으며 부검을 통하여 고셔병이 의심되었고 이후 유전자 검사를 통하여 진단하였다. 부검에서 양측 폐, 흉선, 간, 비장, 부신, 위장관벽, 척추, 대퇴골, 복강 내 림프절뿐만 아니라, 대뇌 및 소뇌, 뇌간 모두에 조직구(vaculoated histiocytes) 침착을 확인할 수 있었다.

증례 14-9

잦은 흡인성 폐렴과 간 비장비대를 동반한 급성신경병형(2형) 고셔병 환자

1. 내원의 동기가 된 주 증상

간 및 비장비대

2. 임상 증상

18개월 여아로 다른 가족력은 없었다. 재태연령 37주, 체중 2.7 kg로 출생하였다. 생후 3개월부터 물체를 따라보는 것이 이상하였으나 다른 검사는 시행하지 않았고 생후 9개월에 모세기관지염으로 타원 입원 당시 심한 비장비대 및 간비대가 보였으나 추가적인 검사는 시행하지 않았다. 생후 14개월 및 16개월에 흡인성 폐렴으로 인하여 타원에서 치료 중 간 및 비장비대 지속되어 추가적인 검사 위해 본원으로 전원되었다. 발달력상 목가누기는 4개월, 뒤집기는 5개월, 혼자 앉기는 12개월에 가능하였고 15개월에 붙잡고 서기만 가능하여 발달지연을 보였다. 그러나 최근 2~3개월간 퇴행이 지속되어 목 가누기, 뒤집기 등이 불가능하게 되었다.

3. 진찰 소견

키 73.7 cm(3백분위수 미만), 몸무게 8.4 kg(3백분위수 미만), 머리둘레 45 cm(3~50백분위수)로 측정되었다. 폐음은 거칠었고 그렁거림(stridor)이 청진되었다. 간은 흉골하 10 cm, 비장은 16 cm 정도까지 내려와 있었고, 촉지되는 림프절은 없었다. 신경학적 검사상 후궁반장자세(opisthotonic posture)를 취하고 있었으며 심부 건반사는 항진되었다. 목을 가누지 못하고 눈의 동공이 가운데로 모아진 내사시를 보였고 안구운동의 움직임이 제한되어 있었다.

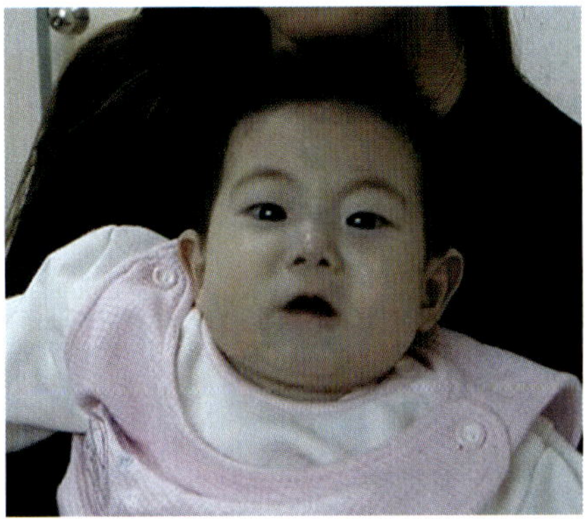

4. 검사 소견

(1) 일반혈액 및 생화학적 검사

백혈구 6,600/mm^3, 혈색소 9.4 g/dL, 혈소판 124,000/mm^{3}으로 측정되었다. Acid phosphatase 34.2 IU/L(참고치; 1.8~7.2), angiotensin converting enzyme 449.9 U/L 참고치; 8~52), 골수 검사에서 고셔 세포가 확인되었다. β-Glucocerebrosidase 활성도가 38.1 nmoles/hr/mg(참고치; 335.1 nmoles/hr/mg)으로 감소되어 있었다.

(2) 분자유전학 검사

GBA 유전자 c.[689T>G]+[1448T>C](p.[Val230Gly]+p.[Leu483Pro])의 복합이형접합자로 확인되었다.

Partial seq. of *GBA* gene

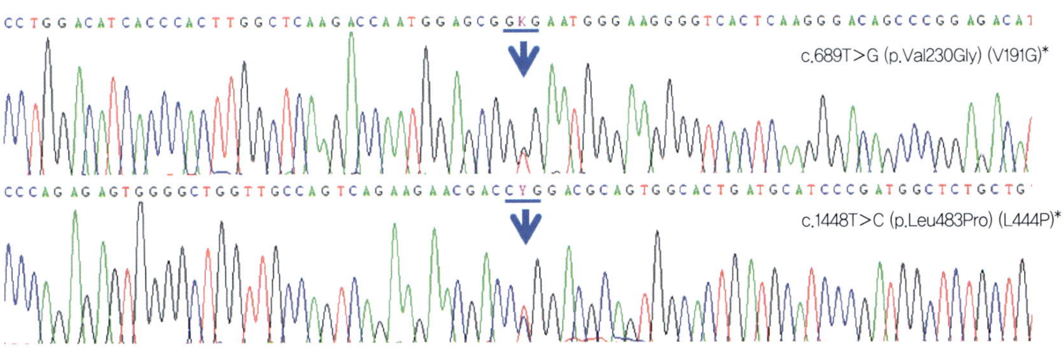

c.[689T>G];[1448T>C] (p.[Val230Gly(V191G)];[Leu483Pro(L444P)

K = T and G
Y = T and C

(3) 영상 검사

생후 26개월 시행한 자기공명 영상으로 T2 조영증강 영상에 골수의 신호강도 변화가 확인되었고 Erlenmeyer's flask 변화가 의심되었다.

5. 치료 경과

진단 직후 골수이식 권유하였으나 보호자가 거부하여 시행하지 않고 경과를 관찰하였고 생후 26개월(진단 10개월 후)부터 imiglucerase 60U/kg를 2주마다 투여하기 시작하였다. 효소대치요법 시작하면서 간과 비장의 크기는 감소하였으나, 당시부터 깜짝 놀라는 양상의 경련 발생하였고 뇌파에서 국소경련파 확인되어 항경련제 복용을 시작하였다. 생후 38개월경 폐렴으로 인한 호흡부전 및 조절되지 않는 경련으로 중환자실에서 인공호흡기 치료를 하였다. 지속적인 extubation 실패로 기관절개 등의 추가적인 치료를 권유하였으나 보호자가 거부하며 소극적 치료를 하기 원하여 연고지 병원으로 전원하였다.

6. 요약

2형 고셔병은 영아 초기에 간비비대 및 뇌간기능 장애를 보이며 사시, 연하 장애, 근육의 긴장 항진이 나타난다. 병의 증상이 진행하여 spasticity를 보이며 무호흡이 나타날 수 있고 체중 증가가 잘 이루어지지 않고 대부분 2세 이전에 폐렴 등의 합병증으로 사망하게 된다. 2형 고셔병 중 perinatal lethal form은 출생 당시부터 간비장비대, 골수부전, 피부 변화의 증상을 보이고 많은 경우 태아 수종이 동반된다.

증례 14-10

효소대치요법에도 불구하고 심한 장간막 림프절비대와 단백소실내장증후군이 동반된 만성신경병형(3형) 고셔병 환자

1. 내원의 동기가 된 주 증상

복부팽만

2. 임상 증상

5세 남아로 다른 가족력은 없었다. 1세에 간비장비대를 주소로 타원에서 시행한 간 조직검사 및 유전자 검사에서 고셔병으로 진단받아 타원에서 효소대치요법 치료 중이었다. 효소대치요법 시작 후 간비장비대는 호전을 보였으나 내원 약 1년 반 전부터 수평주시(horizontal gaze)에 이상 소견이 발생하였다. 약 6개월 전 복부 팽만 및 복강 내 림프절 비대로 타원에서 시행한 조직검사에서 고셔 세포 확인되어 효소용량 증량하였으나 점차 악화 보여 추가적인 검사 및 치료위해 본원으로 전원되었다.

3. 진찰 소견

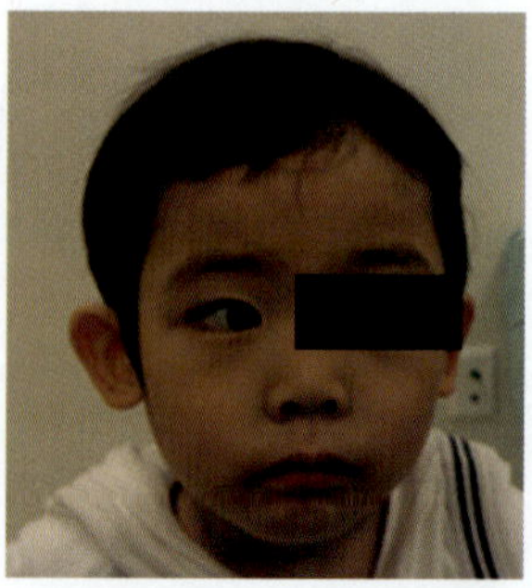

키 99.5 cm(3백분위수 이하), 몸무게 16 kg(10백분위수 이하)으로 측정되었다. 쇄골상부에 4 cm가량의 림프절을 비롯하여 경부에 다양한 크기의 림프절이 촉지되었다. 복부 팽만이 있었고 간이 2횡지, 비장이 1횡지 촉지되었다. 오른쪽 눈이 내사시가 있었다.

4. 검사 소견

(1) 일반혈액 및 생화학적 검사

백혈구 4,300/mm^3, 혈색소 13.0 g/dL, 혈소판 243,000/mm^3, AST 99IU/L, ALT 8 IU/L, 총 단백 6.7 g/dL, 알부민 3.6 g/dL, LDH 664 IU/L으로 측정되었다. Acid phosphatase 131 IU/L(참고치; 6.1~11.0), angiotensin converting enzyme 258 U/L(참고치; 8~52), chitotriosidase 906.6 nmol/hr/ml plasma(참고치; 4~76)로 확인되었다. β-Glucocerebrosidase 활성도가 5.6 nmoles/hr/mg(참고치; 10.3~41 nmoles/hr/mg)으로 감소되어 있었다.

(2) 분자유전학 검사

GBA 유전자의 c.1448T>C(p. Leu444Pro)의 동형접합자로 확인되었다.

Partial seq. of *GBA* gene

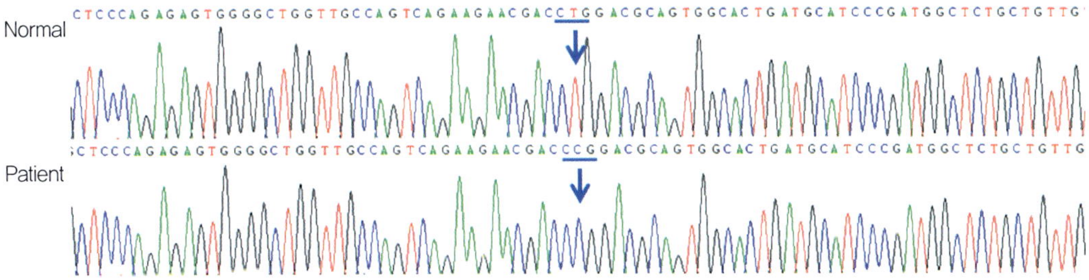

c.1448T>C (p.Leu483Pro) (L444P)*, homozygote

(3) 영상 검사

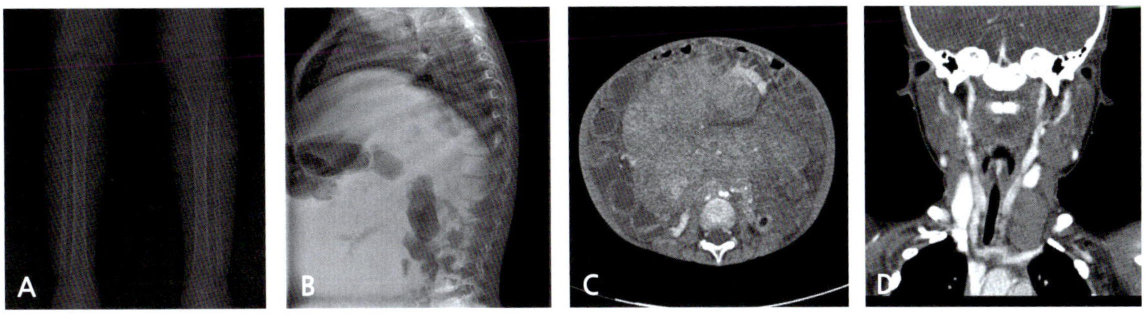

그림 14-31 A) 하지 X-ray, 특히 경골의 내측에 방사선 저음영이 확인되었다. B) 척추후만증과 함께 새가슴(pectus carinatum)이 확인되었다. C) 복부 CT에서 후복강림프절, 장관막림프절, 식도곁림프절의 크기가 커지면서 전체적으로 뭉쳐져 있었다. 특히 장관막림프절의 비대로 인해 장관막혈관 등이 눌려지는 것을 확인할 수 있었다. 간과 비장의 부피는 각각 819.3 ml(정상; < 596.5 ml), 147ml(정상; <93.2 ml)로 측정되었다. D) 경부 CT에서도 여러 개의 커진 림프절을 확인할 수 있었다.

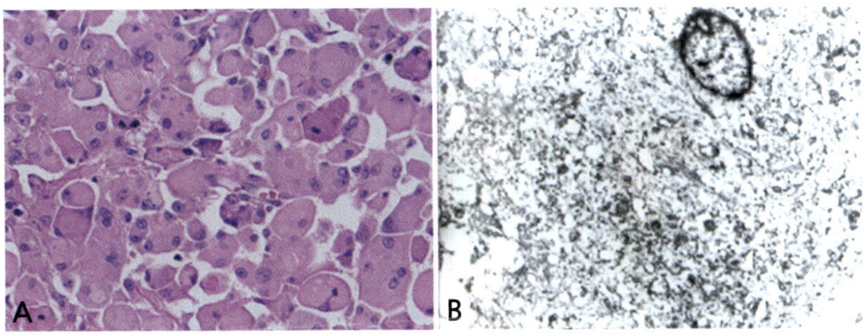

그림 14-32 경부림프절 조직검사에서 전반적인 조직구 침윤을 확인할 수 있었다.

5. 치료 경과

고셔 세포 침윤에 의한 림프절 비대가 효소 치료에 적절하게 반응하지 못하는 것으로 생각하여 2주마다 imiglucerase 120 IU/kg 투여하는 것으로 증량하였다. 5세 7개월에 환자는 복통과 함께 심한 설사가 발생하였고 당시 시행한 혈액검사에서 총 단백 4.4 g/dL, 알부민 2.4 g/dL로 감소, 대변 alpha-1-antitrypsin 105 mg/dL(<54 mg/dL), alpha-1-antitrypsin 제거율 112.0 ml/24hr(<27 ml/24hr)로 증가되어 있었고, 림프신티그래피에서 전반적으로 림프액이 복강내로 새고 있는 소견을 보여 단백소실 장증(protein losing enteropathy)이 있는 것이 확인되었다. 효소대치요법을 지속하며 대증치료를 시행하였고, 4~5차례에 걸쳐서 림프절 부분 절제를 시행하였으나 심한 설사와 복부 팽만으로 반복적으로 입원치료를 하였다.

8세경부터 근간대성 경련이 발생하여 항경련제를 복용하였다. 10세에 심한 복통 및 담즙성 구토를 주소로 내원하였고 림프절 비대로 인한 십이지장 압박이 확인되어 수술 시행하였으나 수술 후 20일째 심한 복통과 저혈압을 보이며 사망하였다.

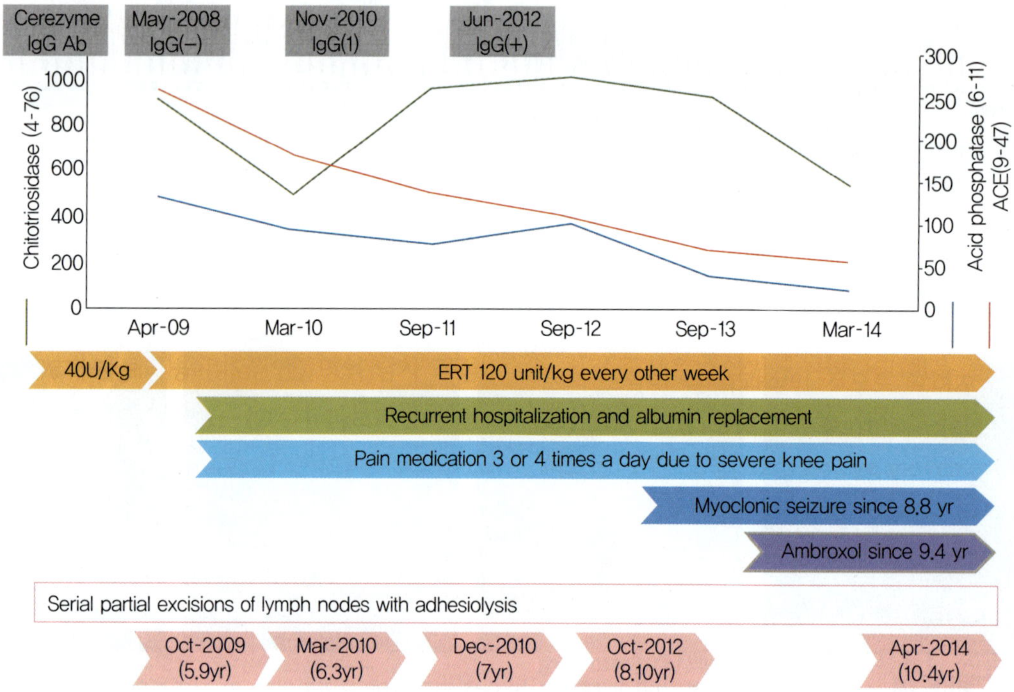

그림 14-33 환자의 임상경과

증례 14-11

진행하는 신경증상을 동반한 만성신경병형(3형) 고셔병 자매

1. 내원의 동기가 된 주 증상

혈소판 감소증

2. 임상 증상

15세 여자 환자로 여동생이 혈소판감소증으로 시행한 골수 검사에서 고셔병으로 진단받았다. 평소 건강하게 지내던 환자로 10세에 전신근간대성 경련 발생하여 타원에서 valproic acid 투여하였고 췌장염 발생으로 약물 변경하여 keppra, topamax, lamotrigin, clobazam 투여 중으로 혈소판 감소 지속 및 동생이 고셔병으로 진단받아 추가적인 검사 위해 내원하였다.

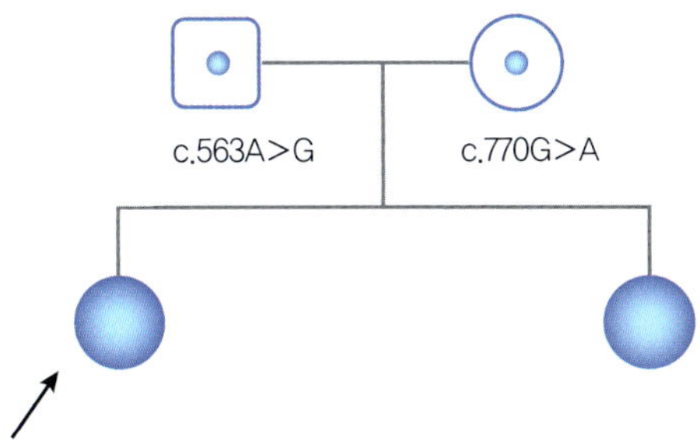

3. 진찰 소견

키 158.4 cm, 몸무게 44.25 kg로 측정되었다. 간 및 비장비대는 보이지 않았고 만져지는 림프절도 없었다. 신경학적 검사에서 의식은 명료하였으나 이전에 비해 인지능력이 떨어져 있었고 간헐적인 복시가 있었으나 외안근 장애는 뚜렷하지 않았다. 손떨림과 함께 파킨슨 양상의 걸음걸이를 보였다.

4. 검사 소견

(1) 일반혈액 및 생화학적 검사

백혈구 5,900/mm^3, 혈색소 12.4 g/dL, 혈소판 114,000/mm^3, AST 13 IU/L, ALT 10 IU/L, 총 단백 7.1 g/dL, 알부민 4.5 g/dL로 측정되었다. Acid phosphatase 19.3 IU/L(참고치; 5.1~10.0), angiotensin converting enzyme 89.2 U/L(참고치; 8~52), chitotriosidase 12.6 nmol/hr/ml plasma(참고치; 4~76)로 확인되었다. β-Glucocerebrosidase 활성도가 11.59 pmoles/min/mg(참고치; 20~80 pmoles/min/mg)으로 감소되어 있었다. 골수 검사에서 고셔 세포가 확인되었다.

(2) 분자유전학 검사

GBA 유전자의 c.[563A>G]+[770G>A](p.[Asn188Ser]+[Arg297Gln])의 복합이형접합자로 확인되었다. *CHIT1* 24 bp insertion test에서 MUT/MUT 형으로 확인되었다. 따라서 chitotriosidase 활성도는 낮은 농도로 측정되어 생물학적 지표로는 무의미하였다.

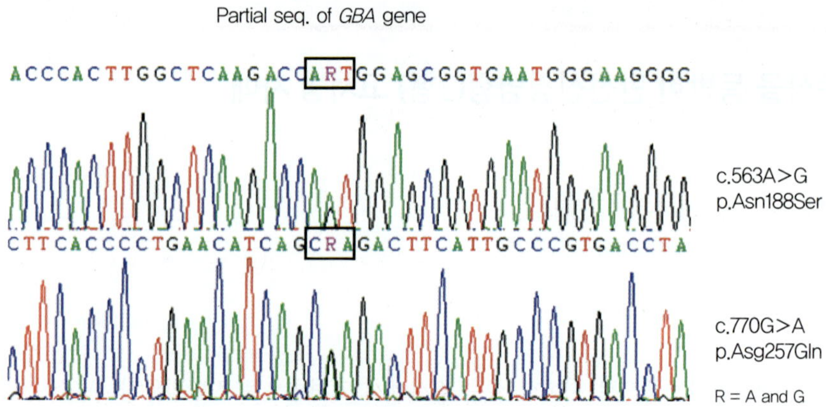

(3) 영상 검사

뇌 자기공명영상, 복부 초음파에서 특이소견 보이지 않았다.

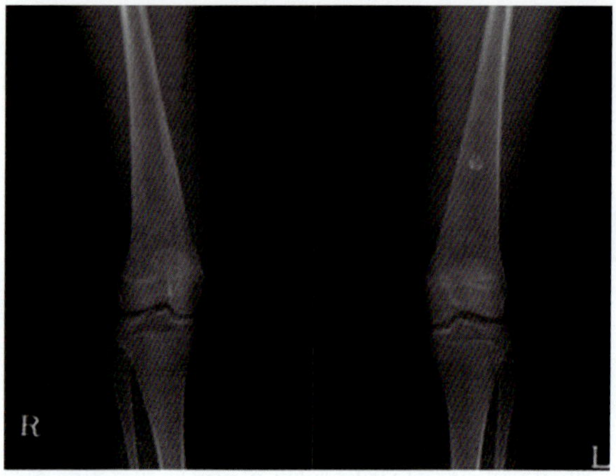

그림 14-34 대퇴골 원위부의 경미한 Erlenmeyer flask deformity 소견을 보였다.

5. 치료 경과

만성신경병형(3a형) 고셔병으로 진단하였고, imiglucerase 60 U/kg를 2주 간격으로 투여를 시작하였다. 투여 시작 후 혈소판, acid phosphate, angiotensin converting enzyme의 수치는 모두 정상화되었다. 하지만 항경련제 복용 중에도 2~3달의 한 번 정도의 경련은 지속되었고 치료 1년 이후부터는 경련의 횟수가 점차 증가하는 경향을 보이며 진단 3년째부터는 하루 2~3회 이상의 myoclonus가 지속되었다. 또한 이전에 비해 인지기능는 점차 진행성으로 저하되고 있었다. 안정 시 떨림이 악화되어 일상적인 생활이 힘들어졌고, 걸음걸이의 불안정도 점차 악화되어 혼자 걷기 힘들어 걸을 때 부축이 필요하게 되었다. 다른 여동생 자매도 동일한 임상경과를 보이고 있다. 임상연구목적으로 현재 고용량의 ambroxol을 효소대치요법과 병합하여 치료하고 있다.

6. 요약

아시아인, 특히 한국인에서는 신경병형 고셔병 환자가 전체 환자의 반수 이상을 차지하여 효소대치요법의 효과가 제한적이다. 만성 신경병형은 증상에 따라 세 가지 형으로 구분하기도 하나 반드시 명확한 것은 아니다. 유전자형-표현형과의 상관관계도 명확치 않다. 신경증상은 인지기능감소, 근간대성 발작(myoclonic seizure), 수평안구운동장해, 파킨슨병 양상의 운동장애, 정신과적 문제 등 매우 다양하다. 신경증상이 안정정인 경우도 있고 급속히 진행하는 경우도 있다. 효소대치요법으로 간, 비 종대, 골격계 이상 등은 완화되지만 신경증상의 완화에는 도움이 되지 않아 여러 치료법들이 연구되고 있다.

7 니만-픽병 A형과 B형(Niemann-Pick disease, types A and B)

1) 원인

Sphingomyelin을 ceramide와 phosphorylcholine으로 분해하는 acid sphingomyelinase (ASM)의 결핍으로 발생한다.

2) 유전적 이상

상염색체 열성으로 유전되며 *SMPD1* 유전자는 염색체 11p15.4에 위치한다.

6개의 exon으로 구성되며 629개의 아미노산을 발현한다. 100여 종 이상의 돌연변이가 알려져 있으며 민족마다 고유한 변이가 존재한다.

3) 발병 빈도

Ashkenazic Jewish에서 A형의 경우 보인자의 빈도는 1/90이며 발병률은 1/40,000으로 더 흔하며 B형은 상대적으로 적다. 다른 민족에서는 B형이 더 흔하며 정확한 빈도는 알려져 있지 않다. 국내에는 10예 미만의 환자가 보고되었다.

4) 생화학적 병태생리

Acid sphingomyelinase (ASM)는 sphingomyelin에서 phosphocholine을 분할하는 역할을 하며 pH 4.5에서 작용하는 리소좀 효소이다. 아연이온이 효소의 활성도에 매우 중요하다. Sphingomyelin은 콜레스테롤과 함께 모든 세포막의 구성 성분이다. 효소 결핍 시에 sphingomyelin이 세망내피 세포에 축적되는데, A형에서는 뇌에 축적되나 잔존효소 농도가 높은 B형에서는 뇌에는 축적되지 않는다. 콜레스테롤이 간에 축적되는데 A형에서 더 현저하다. 이차적으로 에스테릴화되지 않은 콜레스테롤이 증가한다. 또한 A형 환자의 뇌에서는 이차적으로 sphingosylphosphoryl choline이 상승되는데, 이것이 뇌 기능 장애의 원인으로 여겨진다.

5) 임상 증상

(1) 니만-픽병 A형

급성 영아형으로 간과 비장이 출생 시부터 비대되는 것으로 발현하며 신생아기에 부종과 태아수종을 보일 수도 있다. 복부는 돌출되어 있으며 고셔병과는 반대로 간이 비장보다 커진다. Transaminases와 alkaline phosphatase가 증가하며 신생아 황달이 오래 지속된다.

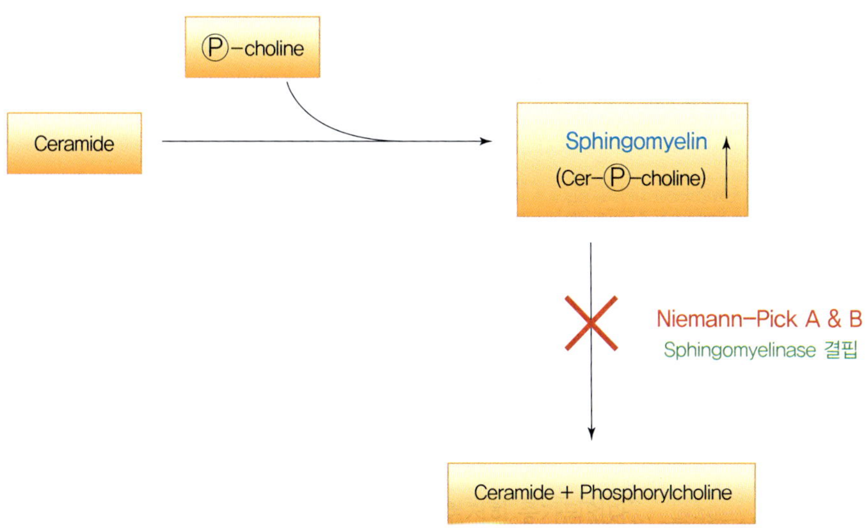

그림 14-35 Niemann-Pick A형과 B형의 생화학적 병태생리

cholesterol이 증가할 수도 있다. 생후 6개월이 되면 호흡 곤란이 반복되어 산소를 필요로 할 수 있으며 모세기관지염, 폐렴을 자주 앓고 X-선상 미만성 간질성 침윤을 보인다. 생후 8~9개월까지 성장 부전이 나타나고 구토, 설사, 변비가 동반된다. 정상 발달이 일어나지 않고 신경계 퇴행이 일어나서 눈을 맞추지 못하며 근긴장 저하, 강직성 마비를 보인다. 심부 건반사는 증가하나 경련은 발생하지 않는다. 황반의 cherry red spot이 관찰되고 피부색은 갈색-노란색으로 변색된다. 대부분 골다공증이 나타나고 빈혈, 혈소판 감소증, 백혈구 감소증이 진행하며 흡인성 폐렴 등으로 대개 3~4세 미만에 사망한다.

(2) 니만-픽병 B형

영아기에 간비대 또는 간비종대로 진단되거나 성인기에 진단되는 등 다양한 스펙트럼을 보인다. 성인기에 비장비대로 발견된 환자들은 골수에서 sea-blue histiocytes를 보이며 Lewis variant라고 하며 acid phosphatase가 증가되어 있다. 비장비대로 인한 범혈구 감소증으로 비장 절제를 요하기도 한다. 그러나 비장 절제는 금기이다. 대개 경미한 간기능 장애를 보이나 드물게 간경화나 간기능 부전으로 진행하기도 한다. 폐 영상 검사 소견상 폐 간질의 미만성 침윤이 가장 흔히 관찰되는 소견이다. 폐기능이상이 동반되기도 한다. 폐 성심(cor pulmonale)이 나타나기도 한다. 소아에서는 성장 및 사춘기 지연이 관찰된다. 콜레스테롤과 중성지방이 상승하며 HDL-콜레스테롤은 감소한다.

(3) A형과 B형의 중간형

소수의 환자에서 늦은 영아기, 소아기에 신경증상이 동반되어 진행하는 A형에 가까운 경우와 성인기에 신경증상이 발현하여 서서히 진행하면서 정신지체, 추체외로 징후, 소뇌 실조 등의 신경계 증상을 보이며 B형에 가까운 양상을 보이는 임상형도 존재한다.

6) 진단 및 검사 소견

Niemann-Pick 세포로 불리는 지방이 침착된 거품 세포(foam cell)가 관찰되는 것이 특징으로 골수 흡인에서 가장 흔하게 발견되며 비장, 간, 림프절, 폐 등의 세망내피 세포에서 발견된다. 지방 방울이 벌집 모양 또는 오디 모양으로 보이며 Wright 염색에서 세포질이 파랗게 염색되어 sea-blue histiocyte라고 부른다. 효소 결핍은 간, 신장, 뇌, 배양된 섬유모세포에서 증명할 수 있으며 임상적으로는 백혈구나 섬유모세포로 검사한다. A형에서는 정상의 5% 이내이며 B형에서는 다양하며 정상의 10%까지 측정된다. *SMPD1* 유전자 분석으로 확진할 수 있으며 흔한 돌연변이의 경우 표현형을 예측할 수 있다. 산전 진단은 효소 활성도를 융모막이나 양수 세포에서 측정하거나 돌연변이가 알려져 있는 가족이 있는 경우 유전자 분석을 시행할 수 있다.

7) 치료 및 관리

A형의 경우 특별한 치료법이 없고 비기능항진증과 폐 침윤에 대한 대증적 치료를 시행한다. 골수이식으로 간과 비장의 크기가 줄어들고 폐 침윤도 호전되었지만 A형에서의 신경학적 증상은 변화가 없다. B형은 효소 대치요법의 임상연구가 진행 중이다. 유전자 치료법이 연구 중이다.

8) 예후

A형은 대개 3세 이전에 사망하고 B형은 폐기능, 간기능 장애가 동반되기도 하고 비장 기능항진증으로 출혈 경향이 문제가 될 수 있다.

••• 참고문헌 •••

1. Kolodny EH. Niemann-Pick disease. Curr Opin Hematol 2000; 7: 48~52.
2. Lee CW, Goo HW. Three-year follow-up of Niemann-Pick disease with pulmonary involvement : A case report. J Korean Radiol Soc 2005; 52: 37~40.
3. Choi JH, Shin YL, Kim GH, et al. Treatment of hyperlipidemia associated with Niemann-Pick disease type B by fenofibrate. Eur J Pediatr 2006; 165: 138~9.
4. Cho YU, Chae JD, Lee WM, et al. A case of a Korean adult affected by type B Niemann-Pick disease : secondary sea-blue histiocytosis and molecular characterization. Korean J Lab Med 2009; 29: 97~103.
5. Yu HY, Oh JE, Park JS, et al. A case of Niemann-Pick disease type A., Korean J Pediatr 2006; 49: 1358~62.
6. Schuchman EH. The pathogenesis and treatment of acid sphingomyelinase-deficient Niemann-Pick disease. J Inherit Metab Dis 2007; 30: 654~63.

증례 14-12

기침과 만성적인 폐침윤으로 내원하여 진단된 Niemann-Pick disease B형 환자

1. 내원 동기가 된 주 증상

만성기침

2. 발병 시 연령/성별

5세/남아

3. 가족력 및 임상 증상

특별한 가족력 없이 생후 신생아 황달이 있었고 이후 별다른 문제없이 건강하게 지내오다가 만 3세경 발열을 동반한 기침이 지속되어 폐렴으로 대학병원에서 입원 당시 결핵 의심되어 6개월간 항결핵치료 병력이 있다. 이후에도 반복적인 가래 기침 증상으로 실시한 폐 단층촬영 검사에서 간질성 만성 폐질환 의심되어 추가 진단 및 치료를 위해 전원되었다.

4. 진찰 소견

내원 당시 급성 병색은 관찰되지 않았으며, 신체검진에서 흉부 진찰상 정상적인 호흡음으로 천명이나 나음이 들리지 않았다. 복부는 부드럽고 팽만되지 않았으며 간은 횡경막아래 3횡지 정도에서 만져졌고 비장은 끝부분이 만져졌다. 다른 신경학적 검사에서 특이 소견 없었다.

5. 검사 소견

(1) 일반혈액 및 생화학 검사

당시 백혈구 15,800 mm^3, 혈색소 13.8 g/dL, 혈소판 364,000/mm^3이었다. 생화학 검사에서 칼슘 10.2 mg/dL, 인 4.7 mg/dL, 나트륨 137 mEq/L, 포타슘 4.4 mEq/L, 염화 102 mEq/L, BUN/Cr 15/0.4 mg/dL, AST/ALT 139/135 IU/L이었다. 내원 당시 소변검사에는 특이 소견이 없었다. 면역혈청학적 검사에서 류마티스인자 및 항핵항체 역가가 정상으로 관찰되었다.

(2) 영상학적 검사

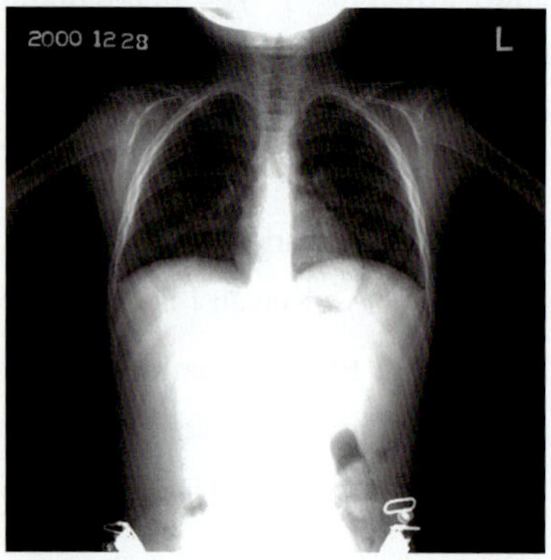

그림 14-36 단순흉부 X-ray상 전반적인 폐실질의 미세한 망상결절 형태(reticulonodular pattern)가 폐의 전 영역에 퍼져 있다

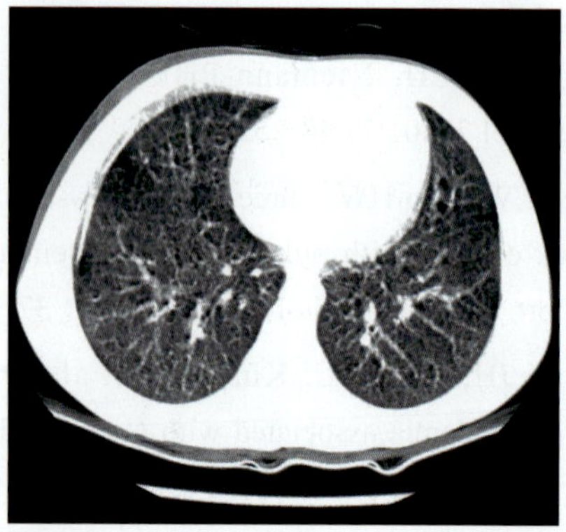

그림 14-37 고해상도 흉부 CT에서는 엽간 중격 및 엽내 기질의 비후 소견이 미만성으로 퍼져 있어 간질성 폐질환에 합당한 양상을 보였다.

(3) 폐조직 및 골수 생검소견상 'foamy histiocyte'가 관찰되었다

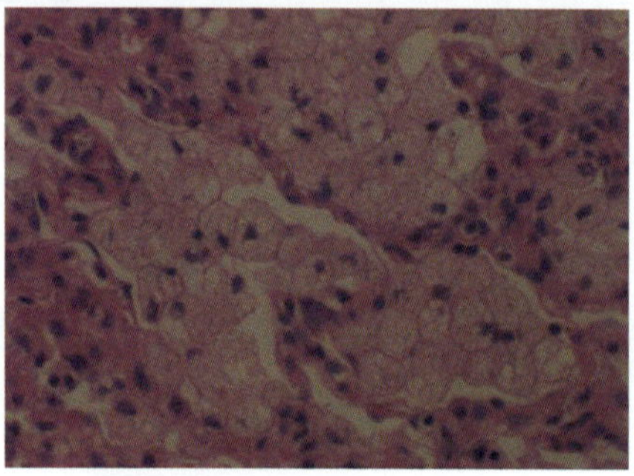

그림 14-38 폐조직 생검소견

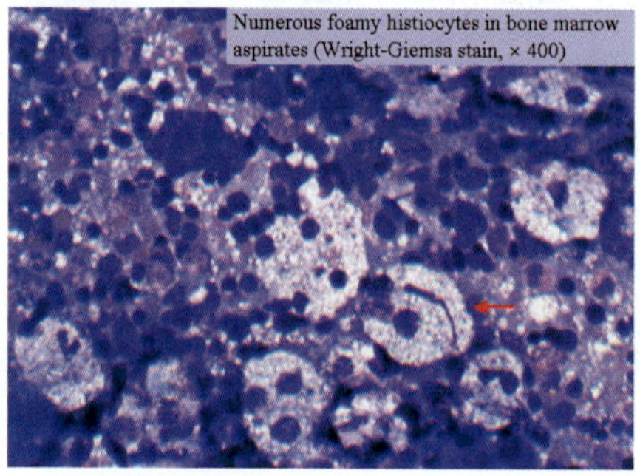

그림 14-39 골수 조직 생검소견

(4) 분자유전학 검사

SMPD1 유전자 분석에서 p.[Q21X/G508R]) 돌연변이의 복합이형접합자인 환자로 확인되었다.

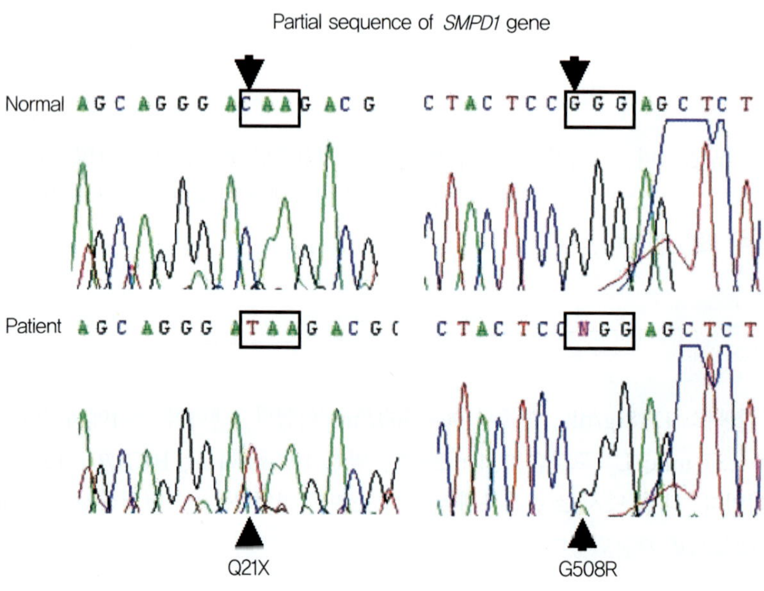

6. 치료경과

정확한 진단을 위해 쐐기절제술(wedge resection)을 통한 폐생검을 시행하였다. 전반적인 섬유화가 진행된 상태로 육안으로는 특이 소견이 관찰되지는 않았으나, lipid laden 대식세포가 폐포세포 내에서 관찰되었다. 원인을 밝히고자 시행한 골수의 흡인도말에서 정상 조혈세포와 함께 조직구의 증식이 관찰되었다. 증식된 조직구는 형태학적으로 미세한 공포성의 포말(foamed histiocyte) 형태로 Niemann-Pick 질환에 합당하였다. 생후 7세경 실시한 혈청지질검사에서 총 콜레스테롤 350 mg/dL, 중성지방 289 mg/dL, LDL-콜레스테롤 272 mg/dL로 매우 상승하고 HDL-콜레스테롤 20 mg/dL은 저하되었다. 항지질 강하제(fibric acid) 복용을 시작하였다. 만 20세 현재 정상적인 대학생으로 신장 175 cm(50백분위), 체중 71.5 kg(50~75백분위)으로 성인기까지 건강하게 생존하고 있으며 폐기능검사, 심장초음파 소견은 정상이다. 그러나 고지질혈증이 지속되고 있다. 경도의 간수치 증가가 지속되고 있다. 효소대치요법 임상시험에 참여할 예정이다.

증례 14-13

혈소판 감소와 고지질혈증으로 내원하여 진단된 Niemann-Pick disease B형 환자

1. 내원 동기가 된 주 증상

혈소판 감소증

2. 발병 시 연령/성별

40세/여자

3. 가족력 및 임상 증상

특별한 가족력은 없었다. 특이 소견 없이 지내오다가 불임으로 인한 산부인과 검진에서 혈소판 감소증, 간수치 상승 및 콜레스테롤 상승 발견되어 실시한 골수 검사 소견상 Niemann-Pick disease 의심되어 추가 진단 및 치료를 위해 전원되었다.

4. 진찰 소견

내원 당시 급성 병색은 관찰되지 않았으며, 신체검진에서 흉부 진찰상 정상적인 호흡음으로 천명이나 나음이 들리지 않았다. 복부는 부드럽고 팽만되지 않았으며 간은 횡경막아래 3횡지 크기로 만져졌고 비장은 끝부분이 만져졌다. 다른 신경학적 검사에서 특이 소견 없었다.

5. 검사 소견

(1) 일반혈액 및 생화학 검사

당시 백혈구 4,200 mm^3, 혈색소 12.8 g/dL, 혈소판 91,000/mm^3이었다. 생화학 검사에서 칼슘 9.3 mg/dL, Cr 0.6 mg/dL, AST/ALT 83/56 IU/L이었다. 혈중 콜레스테롤은 314 mg/dL, 중성지방은123 mg/dL이었다. Angiotensin converting enzyme 86.2 U/L(참고치; 8~52 U/L)로 증가되었다.

(2) 조직학적 병리검사 소견

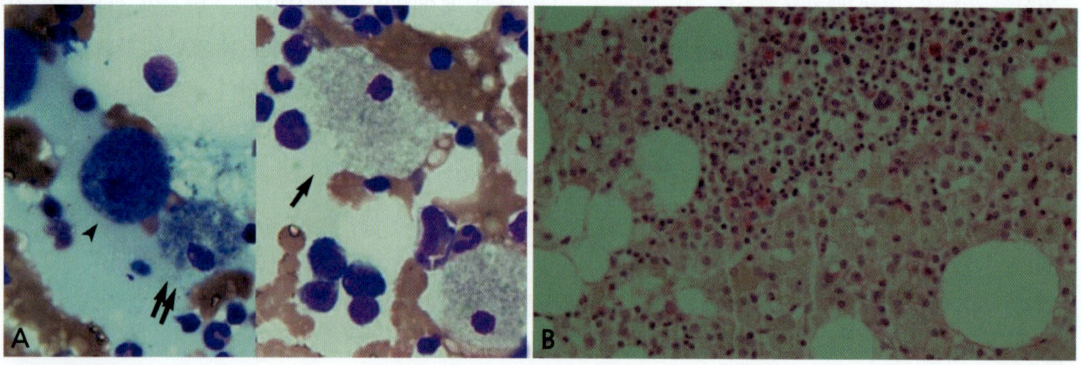

그림 14-40 A & B : 골수 조직 도말 소견에서 전형적인 'sea-blue histiocyte'소견을 보인다.

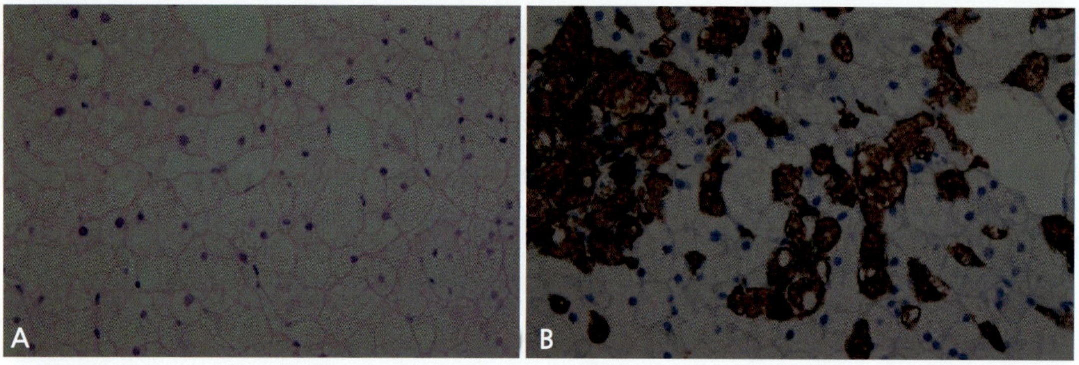

그림 14-41 A & B : (A) 간생검 조직검사 소견상 팽창된 간세포와 'foamy histiocyte'가 혼재된 양상을 보이며, (B) 이들은 CD68에 면역염색이 되는 histiocyte로 간세포 사이에 존재한다.

(3) 영상학적 검사

외부에서 실시한 고해상도 흉부 CT에서는 폐실질 및 폐엽간 전반의 비후 소견이 미만성으로 퍼져 있고, 간초음파 상에서 간비대 관찰되었다. 간 조직검사에서 퇴행하는 간세포조직과 간 동정맥을 따라 대식세포가 침범하였다. 이는 수포상 세포질(foamy cytoplasm)이나 관찰되어 storage disease가 의심되었다.

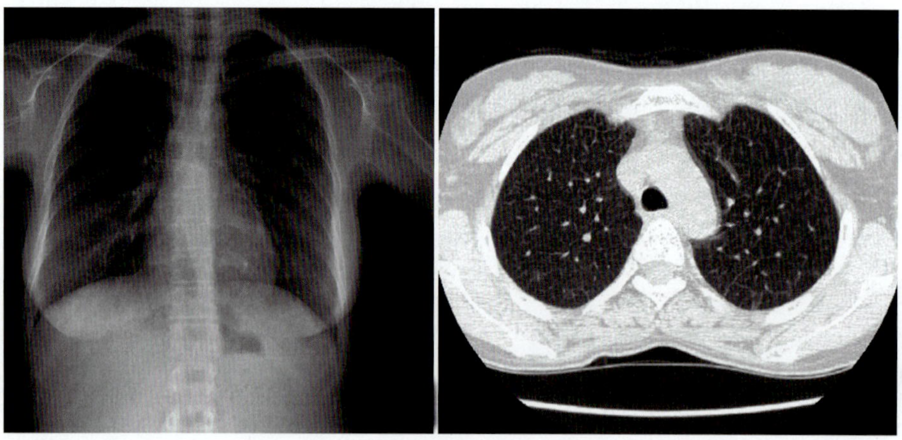

(4) 분자유전학 검사

SMPD1 유전자 검사에서 c.[736G>A]+[1070C>T](p.[Glu246Lys]+[Ala357Val]) 돌연변이의 복합이형접합체 환자로 확인되었다.

6. 치료경과

상기 환자 정확한 진단을 위해 골수 검사를 시행하였다. 증식된 조직구는 형태학적으로 미세한 공포성의 포말(foamed histiocyte) 형태로 Niemann-Pick 질환에 합당하였다. 지속적으로 혈청지질검사에서 총 콜레스테롤이 높은 편으로 237 mg/dL, 중성지방 132 mg/dL, LDL-콜레스테롤 182 mg/dL, HDL-콜레스테롤 28 mg/dL(참고치; 42~74)이었다. 고지혈증의 치료를 위해 rosuvastatin(1일 10 mg)을 현재까지 복용중이며 마지막 시행한 혈청지질검사에서는 총 콜레스테롤 175 mg/dL로 조절 상태였다. 만 40세 현재 신장 152.5 cm(3백분위), 체중 53.4 kg(50~75백분위)으로 성인기까지 생존하고 있으며 정상 신생아도 분만하였다.

7. 요약

Acid sphingomyelinase(ASM) 결핍은 신경병증(Niemann-Pick A형) 비신경병증(Niemann-Pick B형)으로 나뉜다. A형의 경우 주로 첫 증상이 간비종대로 3개월경 나타나고 점차 간비종대가 급격히 진행된다. 정신운동지연이 악화되며 12개월 이상 발달 수준을 관찰하기 어렵다. 특징적으로 망막에 cherry-red 반점이 관찰된다. 간질성 폐질환 역시 폐 대식세포에 침작되어 잦은 호흡기 감염과 호흡 부진의 원인이 되기도 한다. 대부분 3세 이전에 사망한다. 반면, 니만-픽 병 B형의 경우 A형에 비해 발생 시기도 느리고 경미한 편으로 간비종대가 관찰된다. 진행하는 비종대에 비해 간부전 없이 비교적 안정적이고, 이상지질혈증, 간질성폐질환, 골다공증 등의 증상을 호소한다. 보통 성인기까지 생존한다. 효소대치요법이 임상시험 중이다.

8 니만-픽병 C형(Niemann-Pick type C disease)

1) 원인

Sphingomyelinase 활성도는 정상이나 NPC1 단백과 NPC2 단백의 기능장애에 의해 세포지질, 특히 콜레스테롤 이동과정의 결함에 의한 이동장애, 축적이 원인이다.

2) 유전적 이상

상염색체 열성으로 유전되며 95%의 경우 *NPC1* 유전자의 돌연변이에 의해 발생한다. *NPC1* 유전자는 염색체 18q11에 위치하며 25개의 exon, 1278개의 아미노산으로 구성된다. 분자량이 크고 late endosome에 위치하는 큰 당화단백을 생산한다. 5%의 경우 *NPC2* 유전자의 돌연변이에 의한다. 염색체 14q24.3에 위치하고 콜레스테롤에 친화력이 있는 리소좀단백을 생산한다.

3) 발병 빈도

C1형과 C2형 합하여 약 1/100,000~150,000의 빈도로 발생한다. 이 중 C1 형이 95%로 대부분이다. 모든 민족에서 발병한다. 국내의 경우 소수의 영아형과 한 증례의 성인형이 보고되어 있다.

4) 생화학적 병태생리

Niemann-Pick병 C형은 엄밀한 의미에서 sphingolipidosis는 아니며 sphingomyelinase 활성도

는 정상이다. Sphingomyelin은 Niemann-Pick병 A형과 B형에서보다 적게 축적된다. 기본적인 결함은 NPC1 또는 NPC2 단백의 기능장애이다. 이로 인해 LDL-콜레스테롤의 세포 내 이동 장애, esterification 장애로 unesterified choleterol, sphingomyelin, phospholipids, glycolipids의 리소좀 내 축적, trans-Golgi cisternae 내 콜레스테롤의 축적을 보인다. 그러나 신경조직에서는 콜레스테롤의 축적보다 GM3, GM2와 같은 glycolipd의 축적이 더욱 많다. 자세한 신경학적 발병기전은 아직 확실하지 않다.

5) 임상 증상

(1) 주산기형

태아수종으로 이미 태아기에 증상을 보이기도 하며 출생 시에는 정상으로 보이나 신생아기에 간과 비장의 비대, 담즙정체성 황달, 간기능 부전, 비장비대가 신경학적 징후가 명확히 나타나기 전에 보인다. 간부전으로 6개월 이전에 사망할 수도 있다. 신경학적 증상은 발달지연으로 생후 9개월~2세 사이에 발현한다. 근긴장도가 저하된다. 전혀 발달이 정상적으로 진행하지 않으며 점차 퇴행하며 사지 경직을 보인다. 대개 5세 이내에 사망하게 된다.

(2) 영아후기 및 소아기형

전형적 NPC 환자의 2/3 정도가 이에 해당한다. 초기에는 담즙정체성 황달, 간과 비장의 비대가 심하나 점차 저명하지 않게 된다. 3~5세 사이에 진전, 진행성 운동실조가 나타나고 집중력이 떨어져 학교생활이 어려워진다. 특징적인 소견은 수직 핵상 안근 마비(vertical supranuclear gaze palsy)로 상측 주시의 마비가 첫 증상이며 이후 하부 주시 마비가 일어난다. 구음 장애, 근긴장이상이 진행되고 경련이 일어나며 조절하기가 어렵다. 대개 소아형의 경우는 이러한 신경증상은 6~15세 사이에 분명해진다. 비장 종대는 10~15%에서는 없다. 20%의 경우 'gelastic cataplexy'이 첫 증상일 수도 있다. 50%에서 경련이 발생하나 조절이 어렵다. 운동실조, 구음장애 및 연하장애가 진행하며 인지기능도 저하된다. 치매와 정신증으로 진행하고 점차 침상 생활만 하게 된

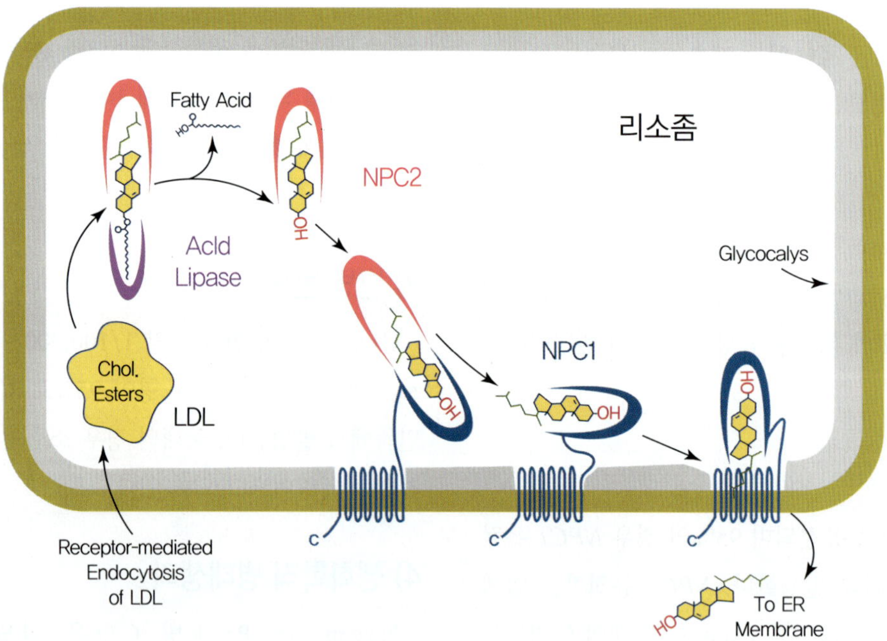

그림 14-42 리소좀 내의 NPC1과 NPC2 단백과 콜레스테롤 대사 및 이동(Adapted from Lipid Res 2011;52:2111-35.)

다. 연하곤란, 흡인성 폐렴 등이 발생하여 대개 7~12세에 사망하게 된다.

(3) 성인형

증상이 매우 서서히 발현하여 진행한다. 운동실조, 구음장애, 근긴장이상이 첫 증상일 수 있다. 진단이 늦어질 수도 있으며 조기에 발현하고 심한 경우일수록 신경학적 증상이 나타나기 전에 간 부전으로 사망하는 수도 있다. 영아기부터 발달지연을 보이다가 신경 퇴행이 약 3세부터 일어나는 경우도 있다. 가장 흔한 간 증상은 신생아기에 나타나는 담즙정체성 황달로 저절로 회복되기도 하지만 간 부전으로 진행되기도 한다. 후기 발현형 또는 성인기에 발현하는 경우도 보고되었다. 일부에서는 정신과적 증상을 보이는데, 정신증, 인지력 상실, 치매를 보인다.

6) 진단 및 검사 소견

골수 흡인에서 거품 세포를 관찰함으로써 진단할 수 있으며 sea-blue histiocytes가 관찰될 수도 있다. 거품세포는 간, 비장, 편도, 림프절에도 존재한다. 피부와 결막 생검상 polymorphous cytoplasmic bodies가 관찰된다. 신경원에서의 축적은 대뇌, 소뇌, 망막에서 볼 수 있으며 뇌의 위축이 동반된다.

진단은 LDL uptake중에 배양된 섬유모세포 내에서 콜레스테롤 esterification의 결함과 양성 filipin-cholesterol 염색의 특징적인 패턴을 규명하는 것이다. 그러나 최근에는 oxysterol을 측정하여 상승된 것을 확인하는 것으로 대체되고 있다. 고셔병에서 상승하는 chitotriosidase 활성도도 진단에 도움이 된다. 산전 진단은 양수 세포나 융모막 세포에서 생화학적 검사를 시행하거나 유전자 분석을 한다. *NPC1* 유전자 분석을 먼저 시행한다.

7) 치료 및 관리

특별한 치료법이 없으며 유전자 치료가 신경계 퇴행을 예방하고 수명을 연장시키는 데 도움이 될 것으로 생각되어 연구 중이다. Miglustat (Zavesca)가 신경증상을 안정화시킬 수 있다는 임상연구결과 때문에 한국을 포함한 일부 국가에서 치료제로 인정되었다.

경련, 근긴장이상, 허탈발작(cataplexy)에 대한 대증적 치료를 시행한다. 콜레스테롤을 낮추는 약물 요법을 시

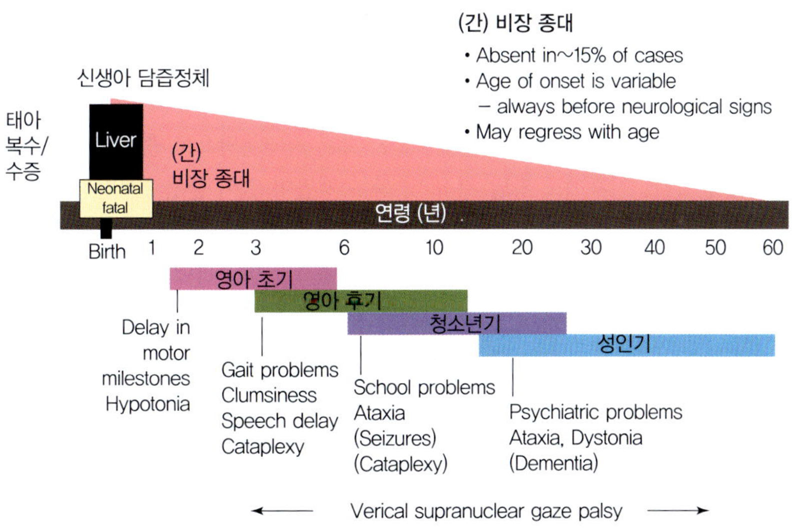

그림 14-43 Niemann-Pick C 형의 전신 신경임상증상의 경과
(Adapted from Vanier MT. Review Niemann-Pick disease type C. Orphan J Rare Dis 2010; 5: 16~33.)

행하기도 하지만 질환의 진행을 막지는 못한다. 동물모델에서 2-hydroxypropyl-β-cyclodextrin (HPBCD) 투여가 콜레스테롤을 낮추고 수명을 연장시킴이 보고되었고 임상시험 중이다.

8) 예후

주산기형이나 영아형은 예후가 매우 나쁘다. 십대나 성인기 초기에 호흡기 합병증으로 사망한다.

참고문헌

1. Patterson MC, Platt F. Therapy of Niemann-Pick disease, type C. Biochim Biophys Acta 2004; 1685: 77~82.
2. Vanier MT, Millat G. Niemann-Pick disease type C. Clin Genet 2003; 64: 269~81.
3. Mengel E, Klünemann HH, Lourenço CM, et al. Niemann-Pick disease type C symptomatology : an expert-based clinical description. Orphan J Rare Dis 2013; 8: 166~76.
4. Jeong MH, Ko JM, Kim GH, et al. Molecular diagnosis of Niemann-Pick type C presenting with neonatal cholestasis and hepatosplenomegaly. J Genet Med 2007; 4: 200~3.
5. Vanier MT. Review Niemann-Pick disease type C. Orphan J Rare Dis 2010; 5: 16~33.

증례 14-14

비장비대와 지속되는 담즙정체 때문에 진단된 니만-픽병 C형(Niemann-Pick type C disease)

1. 내원의 동기가 된 주 증상

비장비대

2. 병력 및 임상 증상

7개월 여아로 다른 가족력은 없었다. 재태연령 37주, 2.85 kg, 자연분만으로 출생하였고 생후 2일경 황달 있어 광선치료를 1주일간 시행 받았다. 이후에도 황달 지속 및 복부 팽만이 있어 출생 2개월경 본원 내원하여 시행한 검사에서 총 빌리루민 7.5 mg/dL, 직접빌리루민 4.0 mg/dL로 확인되었고 원인 검사에서 거대세포 바이러스에 의한 신생아 간염으로 치료 받았다. 이후 황달 및 간비대는 호전되었으나 비장비대가 지속되어 추가적인 검사를 위해 입원하였다.

3. 진찰 소견

키 69.1 cm(50백분위수), 몸무게 8 kg(50백분위수)으로 측정되었다. 얼굴의 이상 모양 혹은 동반된 기형은 관찰되지 않았다. 간은 거의 만져지지 않았으나 비장은 늑골하 11 cm 가량 촉지되었다. 목가누기를 할 수 있었고 완전하진 않지만 뒤집기가 가능하였다. 그 외 다른 신체 검진 및 신경학적 검사에서 이상 소견은 보이지 않았다.

4. 검사 소견

(1) 일반혈액 및 생화학적 검사

백혈구 9,600/mm^3, 혈색소 8.2 g/dL, 혈소판 261,000/mm^3, prothrombin time 14.0초, activated PTT 29.1초, AST 72 IU/L, ALT 32 IU/L, 총단백질 7.0 mg/dL, 알부민 4.5 g/dL, 총빌리루빈 1.2 mg/dL, 총콜레스테롤 84 mg/dL이었다. 혈청 철 20 ug/dL, TIBC 564 ug/dL, ferritin 7.3 ng/mL, acid phosphatase 22.1 IU/L(5.1~10.0), angiotensin convertine enzyme 38.6 U/L(8~52)로 측정되었다. 골수 검사를 시행하였고 골수 검사에서 Oil red O에 양성, PAS에 약양성, Sudan black B에 약양성을 보이는 foamy histiocyte가 다수 관찰되었다.

(2) 분자유전학 검사

NPC1 유전자 분석에서 c.451_452del에 의한 틀 이동 돌연변이와 c.1757+3_6 del에 의한 splicing 돌연변이가 규명되었고 이는 각각 부모로부터 유전되었음을 확인하였다. 단백형성이 안 될 것으로 예측되는 심한 유전자형의 복합이형접합체 환자로 확인되었다.

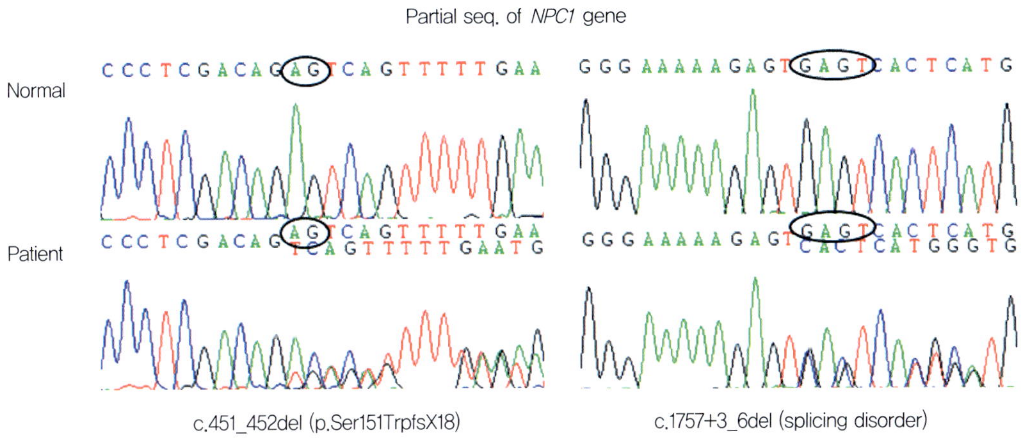

(3) 영상 및 병리조직학 검사

복부 초음파 검사상 비장의 비대를 보였고 간 비대는 없었으나 음영이 증가되었다. 간 조직검사상 간세포에 공포가 보였으며 문맥주위의 염증 소견을 보였다. 전자현미경 소견상 간세포의 리소좀에 콜레스테롤로 여겨지는 봉입체가 관찰되었다.

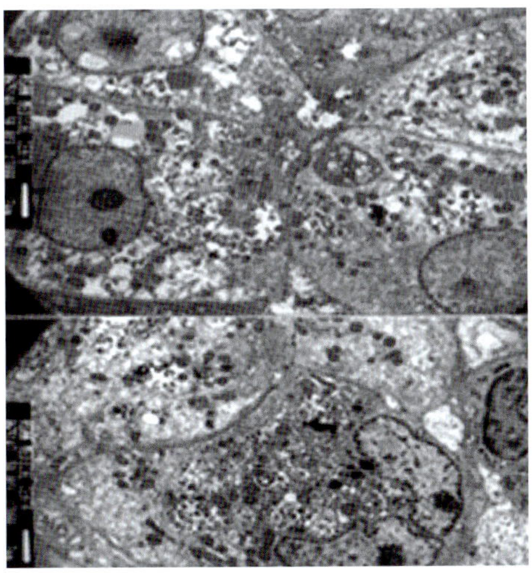

그림 14-44 간세포의 전자현미경 소견상 리소좀에 콜레스테롤로 여겨지는 검은 점 모양의 봉입체가 관찰된다.

5. 치료 경과

초기에는 CMV에 의한 신생아 간염이 의심되어 소아 소화기영양과에서 진료하던 중 비장이 계속 커지고 발달이 늦어 유전학적 평가를 필요로 하게 되었다. 결국 생후 7개월경에 Niemann-Pick Disease type C로 확진되었다. 생후 10개월에 잡아주면 발자국을 뗄 수 있었고 여러 단어를 말할 수 있었다. 18개월에는 잡아주면 걸을 수 있었으나 혼자 걷지는 못하였다. 언어는 발달하지 않았다. 20개월 이후 급격히 신경학적으로 퇴행하기 시작했다. 24개월에 내원하였을 때부터는 발달이 퇴행하여 혼자 안을 수는 있으나 잡아주면 겨우 설 수 있었고 30개월에는 목가누기, 뒤집기 등을 모두 할 수 없었고 전반적인 근긴장도 감소를 보였다. 3세 경에 Miglustat를 100 mg 투여하였으나 설사가 심하고 체중증가가 없었다. 발달의 개선도 관찰할 수 없었다. 3년 6개월경 마지막으로 내원하였을 당시 눈동자가 위쪽으로 편위(eyeball upward deviation)되어 있었고 제뇌 신전자세(decerebrate posture)를 보이고 있었다. 이후 더 이상 추적 관찰하지 못하였다.

6. 요약

Niemann-Pick Disease type C는 LDL 콜레스테롤의 세포 내 운반장애로 인해 발생하는 것으로 신생아기부터 노년기까지 다양한 시기 증상이 시작될 수 있다. 신생아기에 증상이 발생하는 경우 1/3 정도에서 간비비대를 동반한 담즙정체성 신생아 황달을 보이게 되나 대부분 황달은 호전되고 간비비대만 지속되게 된다. 이후 9개월~2세 사이에 발달지연과 저긴장증이 시작되고 점차 퇴행하여 나중에는 강직을 보이게 된다. 골수 검사에서 filipin 염색에 양성인 foamy histiocyte를 확인할 수 있다. 피부 fibroblast를 통해서 리소좀에 cholesterol의 침착을 확인할 수 있다. Oxysterol의 상승을 확인한다. *NPC1* 유전자와 *NPC2* 유전자의 변이를 확인하여 진단할 수 있다. Miglustat (Zavesca)가 신경증상을 안정화시킬 수 있다.경련, 근긴장이상, 허탈발작(cataplexy)에 대한 대증적 치료를 시행한다. 2-Hydroxypropyl-ß-cyclodextrin (HPBCD) 투여가 콜레스테롤을 낮추고 수명을 연장시킴이 보고되었고 임상시험중이다

9 Krabbe병/Galactosylceramide lipidosis/Globoid cell leukodystrophy

1) 원인

β-Galactosylceramidase(galactosylceramide-β-galactosidase)의 결핍에 의해 galactosylceremide가 축적되어 발생한다.

2) 유전적 이상

상염색체 열성으로 유전되며 *GALC* 유전자는 염색체 14q31에 위치하고 있으며 17 exons, 56 kb로 구성된다. 유전자형-표현형 연관관계가 알려져 있는데 c.857G>A 돌연변이는 지발형 Krabbe병을 유발한다. 또한 30 kb 정도의 큰 결실변이가 유럽계 백인의 Krabbe병 환자의 45%에서 보고된다.

3) 발병 빈도

영아형은 미국에서는 1/100,000, 스웨덴에서는 1/50,000, 일본에서는 1/100,000~200,000명의 빈도로 발생한다. 한국인에서도 여러 보고들이 있으나 정확한 발생 빈도는 모른다.

4) 생화학적 병태생리

Galactosylceremide는 중추신경계와 수초의 특징적인 cerebroside로 galactosylceramide-β-galactosidase에 의해 ceremide와 galactose로 분해된다.

효소의 결핍으로 독성 대사물인 psychosine(galactosylsphingosine)이 축적되어 핍지교세포(oligodendroglia)의 파괴를 야기한다.

대개 수두증을 보이며 대두증을 보이는 경우도 있다. 무릎 반사가 사라지고 말초 신경 분절의 탈수초화가 나타나고 신경전도 속도가 감소한다.

비전형적 후기 발현형은 10~20세경에 신경학적 징후가 시작되어 정신 운동 발달의 퇴행, 운동실조, 시력 상실이 나타나 점점 진행하여 증상 발현 후 대개 2년 내에 사망한다.

5) 임상 증상

출생 시는 정상으로 보이며 첫 수개월간은 정상 발달을 보인다. 첫 증상은 생후 3~6개월경 별다른 이유없이 보채고 우는 것으로 시작되고 신경계 퇴행이 급속히 진행된다. 전반적인 근육의 경직이 특징적이며 주먹은 쥐고 다리는 신전된 자세를 보인다. 구토가 조기에 나타난다. 소리, 빛, 촉각에 민감하게 반응하여 울면서 경직을 보인다. 발열, 경련이 동반되고 정신운동 발달이 지연된다. 뇌척수액의 단백이 증가하는데 주로 알부민과 β-글로불린이다. 심부 건반사는 감소되고 대광 반사는 느리다. 9~12개월이 되면 시력, 청력 상실과 근이완을 보이고 튜브로 식이를 진행해야 한다.

6) 진단 및 검사 소견

커다란 multinucleated globoid cell이 백질에서 발견된다. Cerebroside의 축적이 발견된다. 뇌영상촬영상 미만성 대뇌 위축과 뇌 조직검사상 수초의 미만성 손실, 성상세포의 신경아교증(astrocytic gliosis), multinucleated globoid cell의 침윤으로 인한 백질부의 경화가 나타난다.

Galactosylceramide/sulfatide 비가 비정상적으로 증가된다. 환자에서는 이 효소의 농도가 정상의 5~10% 정도이며 백혈구나 배양된 섬유모세포에서 분석이 가능하다. *GALC* 유전자 분석으로 확진과 산전진단이 가능하다.

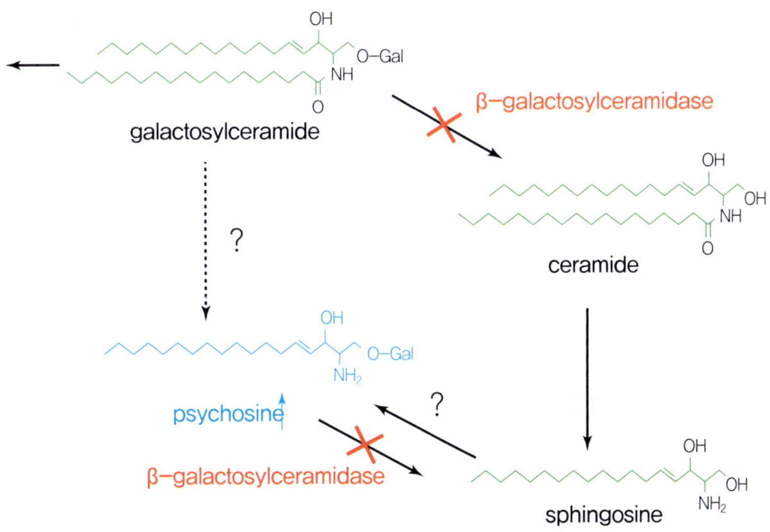

그림 14-45 Krabbe병의 생화학적 병태생리

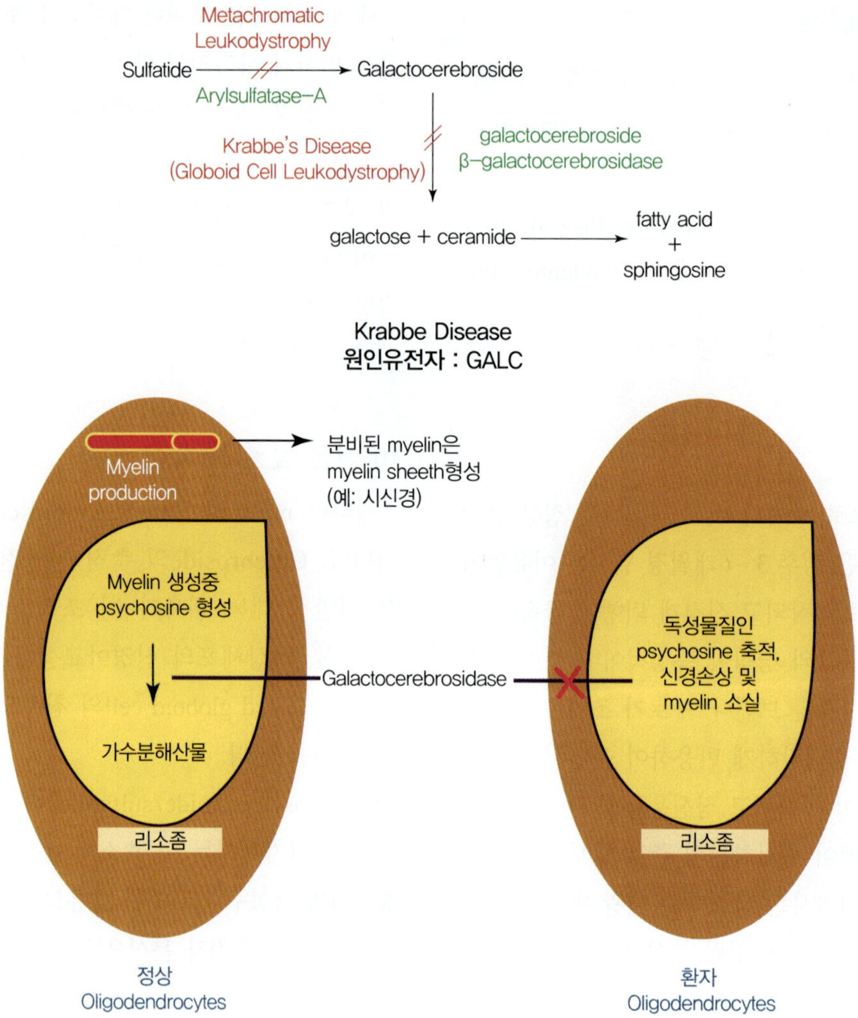

그림 14-46 Krabbe병의 중추신경계 증상발현의 병태생리

7) 치료 및 관리

효과적인 치료법은 아직 없다. 신경계 침범이 경미한 경우 조혈모세포 이식이 도움이 된다. 유전자 치료법 등이 연구되고 있다.

8) 예후

영아형은 2세경에 흡인성 폐렴으로 사망하며 후기 발현형과 성인형은 증상 발현 후 2년 내에 사망에 이른다.

참고문헌

1. Wenger DA, Rafi MA, Luzi P, Datto J, et al. Krabbe disease : genetic aspects and progress toward therapy. Mol Genet Metab 2000; 70: 1~9.
2. Nam KS, Rhu SH, Sung YH, et al. A case of Krabbe disease confirmed by identification of mutations in the galactocerbroside β-galactosidase gene (GALC). J Korean Neurol Assoc 2004; 22: 167~71.
3. Kim JK, Kim DH, Kang BY, et al. A case of Krabbe disease with infantile spasm. J Korean Pediatr Soc 2003; 46: 95~9.

4. Jung SY, Moon HK. A case of Krabbe disease. J Korean Child Neurol Soc 2001; 9: 411~5.

5. Kang SY, Yum MS, Choi HW, et al. Clinical manifestations of leukodystrophies : A single center study. J Korean Child Neurol Soc 2011; 19: 115~23.

증례 14-15

골수이식으로 신경학적 증상이 안정화를 보인 Krabbe병

1. 내원의 동기가 된 주 증상

내원 한 달 전 발생한 발달의 퇴행

2. 임상 증상

16개월 남아로 다른 가족력은 없었다. 재태연령 38주 5일, 출생체중 3.04 kg, 정상 질식 분만으로 출생한 환아로 정상 성장 및 발달 보였던 환아이다.

내원 약 2개월 전 오른쪽 팔의 강직을 보이면서 안쪽으로 휘어지면서 주먹을 쥐는 양상의 모습과, 오른쪽 다리도 강직을 보이는 증상이 시작되었고 이후 점차 혼자 걷지 못하고 잡아야 걸을 수 있는 보행 장애로 타원에서 시행한 뇌 자기공명 이상으로 추가적인 검사 및 치료 위해 내원하였다.

3. 진찰 소견

키 84.3 cm(90백분위수), 몸무게 11.7 kg(75백분위수), 두위 50 cm(97백분위수)로 측정되었다. 신경학적 검진에서 의식은 명료하였고 뇌신경 검사에서는 특이소견은 없었지만, 오른쪽 반신 마비와 함께, 오른쪽의 긴장도(rigidity)가 약간 증가되어 있었고 심부건반사의 항진을 보였다. 다른 신체 검진에서 특이소견은 보이지 않았다.

한국형 영유아 발달 검사에서 조대운동 9개월, 미세운동 18개월, 개인사회성 22개월, 언어 20개월, 인지-적응 22개월로 조대 운동의 퇴행이 두드러지게 보였다. 왼손으로 지탱하여 혼자 앉아 있을 수 있었다.

4. 검사 소견

(1) 일반혈액 및 생화학 검사

백혈구 6,700/mm^3, 혈색소 12.0 g/dL, 혈소판 211,000/mm^3, AST 42 IU/L, ALT 12IU/L, 총단백질 5.4 mg/dL, 알부민 3.5 g/dL, 총빌리루빈 0.5 mg/dL, 총콜레스테롤 155 mg/dL로 측정되었다. 타원에서 시행한 β-galactosylcerebrosidase 활성도가 0.1 nmol/hr/mg protein(참고치; 20~60)으로 감소되어 있었다.

(2) 분자유전학 검사

GALC 유전자 분석상 p.Pro302Ala와 p.Leu618Ser의 복합이형접합자임이 확인되었다.

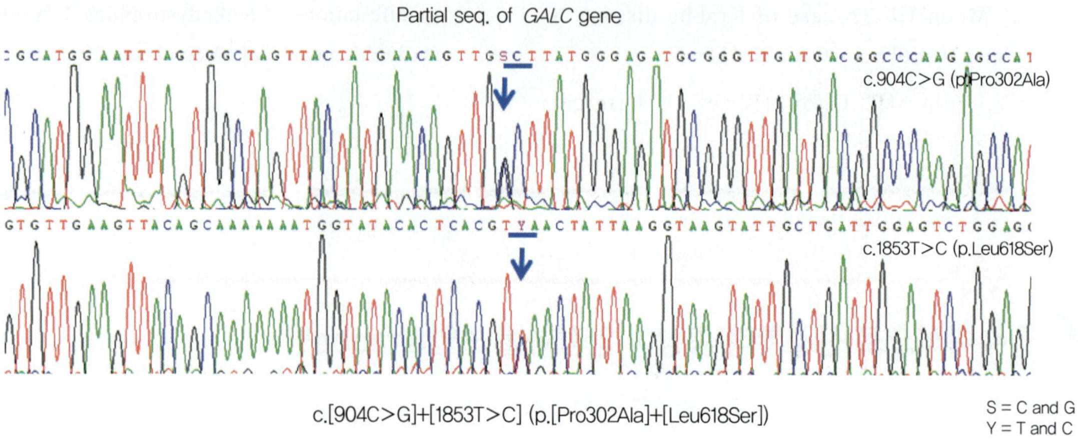

(3) 영상 검사

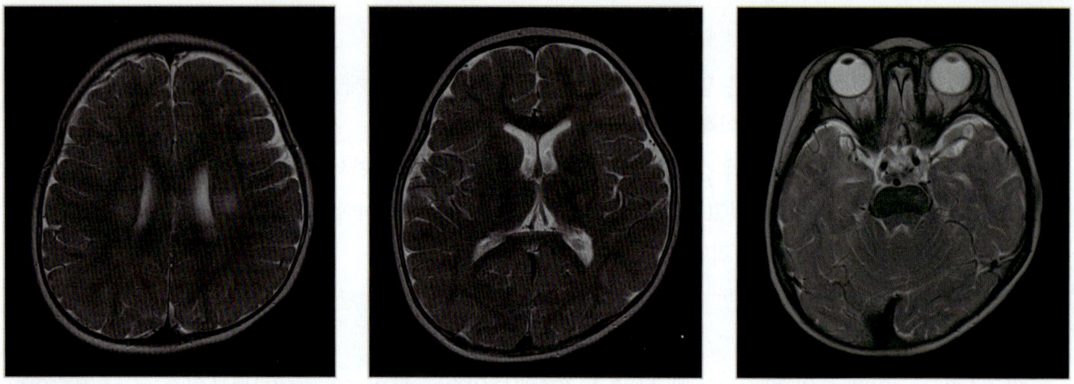

그림 14-47 뇌 자기공명영상 소견상 T2 강조 영상에서 corticospinal tract를 따라서, (즉 centrum semiovale과 internal capsule의 posterior limb, midbrain)의 신호증강이 확인되었다.

5. 치료 경과

환아는 본원 내원 한달 뒤에 골수이식을 시행하였다. 골수이식 전처치 기간 및 골수이식 생착 후에도 신경학적 증상은 점차 악화되어서 오른쪽 반신뿐 아니라, 왼쪽 발의 강직이 발생하여 혼자 앉아 있지 못하였다. 하지만 골수이식 2개월 후부터 점차 호전을 보이는 추세로 다리의 강직은 악화되는 양상이나 기대서 앉거나 손을 짚고 지탱하는 것은 가능하게 되었고 왼쪽은 정상과 크게 다르지 않았으나 오른쪽의 마비 및 강직은 지속되는 상태로 이후 증상의 악화 없이 안정적으로 유지되고 있는 상태이다.

이후 추적 관찰로 시행한 뇌 자기공명영상에서도 병변의 크기는 더 이상 증가하지 않고 잘 유지되고 있으며 현재는 지속적인 재활 치료를 시행하며 경과관찰 중이다.

60개월에 시행한 한국형 영유아 발달검사에서 조대운동 6개월, 미세운동 24개월, 개인-사회성 27개월, 언어 56개월, 인지-적응 60개월 이상으로 측정되었다.

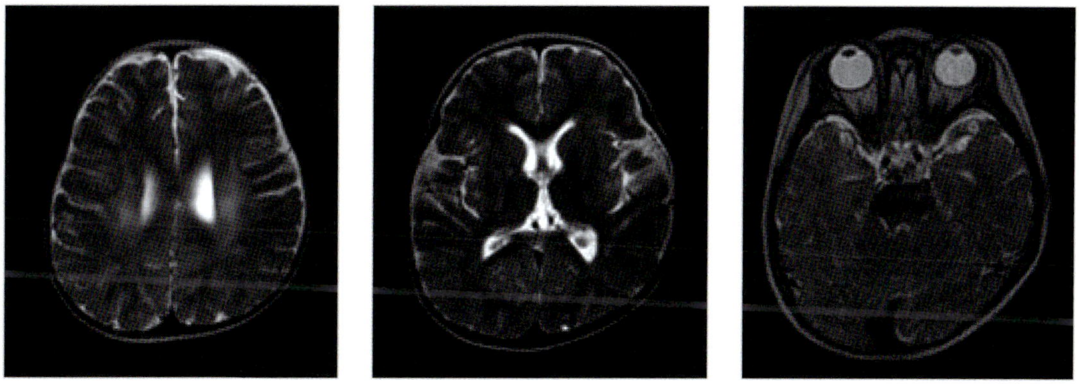

그림 14-48 골수이식 3개월째 시행한 뇌 자기공명영상. 골수이식 전과 비교하여서 뇌백질의 병변의 크기가 조금 더 커진 것을 확인할 수 있었다.

6. 요약

Krabbe병은 galactosylceramide-β-galactosidase의 결핍으로 중추신경계와 말초신경계의 탈수초화를 일으키는 질환이다. 후기 영아기 형태의 Krabbe병은 15개월에서 10세 사이의 나이에 첫 증상이 시작되며 이전에 정상 발달을 보이던 환아의 걸음걸이 이상을 나타내는 것이 대부분이다. 뇌 자기공명영상에서 T2 강조영상에서 탈수초화 혹은 globoid 세포가 침착된 곳에 신호증강을 보이는 것이 특징이다. 소뇌나 뇌회질의 침범은 드물다. 골수이식이 질환의 진행을 늦추는 것에 도움이 되나, 증상이 나타나기 전에 시행하지 않으면 증상이 있는 영아기 환자에서의 예후는 나쁜 것으로 보고되고 있다.

10 이염성 백질 이영양증 (Metachromatic leukodystrophy)

1) 원인

Arylsulfatase A의 결핍으로 발생한다.

2) 유전적 이상

상염색체 열성으로 유전되며 *ARSA* 유전자는 염색체 22q13.33에 위치한다. 백인의 경우 흔한 돌연변이는 c.465+1G>A, pIle181Ser, c.1210+1G>A, p.Pro428Leu 등이고 일본인에서는 c.302G>A이 흔하다. 한국인 환자의 경우는 c.1107+1G>T이 흔하다.

3) 발병 빈도

일반적인 발생빈도는 1/40,000~160,000으로 다양하다. 그러나 고립되고 근친결혼이 흔한 특정지역에서는 매우 흔하다. 예를 들면 남부아라비아에서 이스라엘로 귀환한 Habbanites 유태인에서는 1/75로 매우 흔하다고 한다. 국내에도 여러 증례가 보고되고 있다.

4) 생화학적 병태생리

Sulfatides (galactocerebroside sulfate)는 정상 수초의 구성 성분으로서 sulfate 결합을 가수분해하지 못하면 이염성백질이영양증과 같은 탈수초성 질환이 발생한다. 이염색성(metachromasia)은 sulfatides의 축적에 의해 발생한다. 리소좀 효소 cerebroside sulfatase는 열에 약한 arylsulfatase A와 열에 강한 saposin B의 두 부분으로 되어 있다. 흔한 원인은 arylsulfatase A의 결핍이며 드문 경우 heat stable factor인 saposin B의 결핍에 의해 sulfatide의 가수분해가 안 되어 발생하기도 한다.

5) 임상 증상

전체 환자의 50~60%를 차지하는 전형적 후기 영아형은 생후 30개월 이전에 발현되어 1~7세경 사망한다. 첫 증상은 운동 능력, 특히 보행 능력의 상실이다. 근긴장저하로 나타나 심부건반사가 감소되고 병발하는 감염에 운동실조, 근력 약화가 뒤따른다. 간헐적으로 다리의 심한 통증이 있다. 초기의 증상을 I기라 할 수 있고 II기가 되면 환자는 더 이상 서 있을 수 없으나 앉을 수는 있다. 운동실조와 몸통의 요동, 언어 장애가 나타나고 근긴장도와 심부건반사는 증가된다. 안구진탕, 시신경 위축, 망막과 황반의 변색이 나타난다. III기에는 강직성 사지마비로 침상에 누워서 지내게 되고 제뇌 또는 제피질 경직이 나타난다. 인두 근육의 부조화로 호흡과 연하 곤란이 발생하고 정신 발달의 퇴행이 지속되나 부모를 보고 웃는 반응은 보인다. IV기에는 시력이 상실되고 튜브로 식이를 진행해야 하며 폐렴으로 사망하게 된다.

전체 환자의 20~30%를 차지하는 연소형은 4~6세경에 학교 성적이 떨어지고 비정상적 행동을 보인다. 환아는 공상에 젖어 있는 것처럼 보이며 일부에서는 치매, 정신병증이 나타나고 어린 환자에서는 영아형처럼 보행장애가 나타난다. 근육 경직, 운동실조가 나타나고 1년 후에는 걷지 못하게 된다. 요실금이 나타날 수도 있고 드물게는 급성 담낭염, 만성 출혈성 췌장염, 복부 종괴, 위장관 출혈이 나타난다.

전체 환자의 15~20%를 차지하는 성인형은 사춘기 이후에 대개 15~62세 사이에 발현하여 기억력 감퇴 또는 지능 저하로 나타나 치매로 진행하고 정신분열증의 증상을 보인다. 감정의 불안정으로 불안, 무감정, 환청, 망상이 나타날 수 있다.

운동 장애는 보행 장애와 구음 장애로 나타나 근긴장도가 증가하고 심부건반사가 빨라진다. 운동실조, 근긴장이상이 진행되어 강직성 사지마비, 시신경 위축과 안구진탕이 발견된다.

Cerebroside sulfatase activator인 saposin B의 결핍에 의해 발생하는 질환은 연소형으로 발현한다.

6) 진단 및 검사 소견

양성 가성 결핍 대립유전자(benign pseudodeficiency allele)는 동형접합체로 부분적 효소 결핍(정상 활성도의 5~20%)을 야기하지만 증상이 없다. 진단시에 주의를 필요로 한다. 또한 효소 활성도는 정상이지만 saposin B 결핍으로 이염성백질이영양증이 발생할 수도 있어 주의

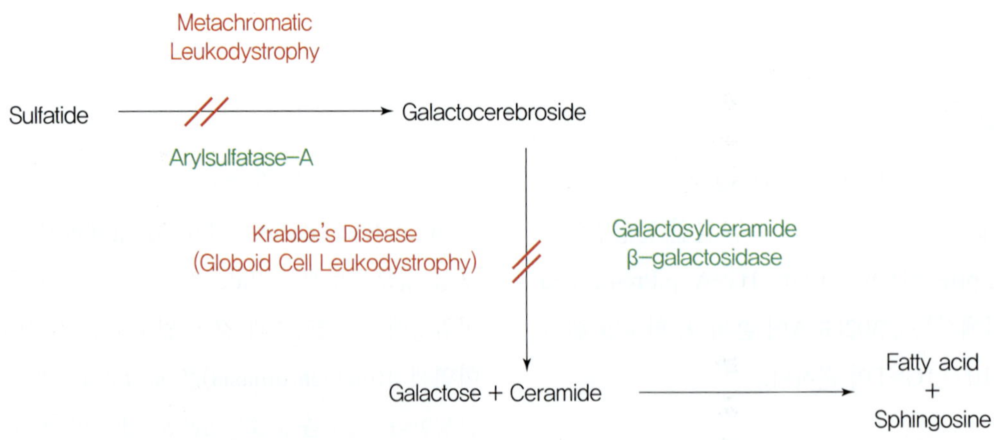

그림 14-49 이 염색성 백질 이영양증의 생화학적 병태 생리

를 요한다. 또한 multiple sulfatase 결핍도 임상양상이 비슷하여 감별해야 한다.

뇌척수액의 단백질 농도가 초기에는 정상이나 점점 상승하여 100 mg/dL에 이른다. 신경 전달 속도는 감소되어 있고 청신경유발검사, 시신경유발검사상 이상 소견을 보인다. 말초 신경 조직검사상 봉입체(inclusion body)를 보인다. 뇌영상촬영상 뇌실주변백질의 CT에서는 저밀도, MRI T2 조영증강영상에서는 고강도의 신호를 보이는 이영양증 소견을 보인다. MR spectroscopy에서는 N-acetylaspartate는 감소하고 myoinositol은 증가한다.

효소 결핍은 p-nitrocatechol sulfate를 기질로 하여 뇌, 배양된 섬유모세포, 백혈구, 소변에서 증명할 수 있다. *ARSA* 유전자 분석은 가성 결핍과의 감별진단에 도움이 된다.

7) 치료 및 관리

대증 요법으로 치료한다. 이염성백질이영양증은 2차적으로 γ-aminobutyric acid 결핍을 가져올 수 있어 Vigabatrin(glutamic acid transaminase inhibitor)이 근강직을 호전시키는 데 유용하다. 골수이식이 증상 발현 전이나 초기에 시행되면 진행을 막을 수 있으며 주로 연소형이나 성인형에서 도움이 된다. 조기에 증상이 발현되는 경우에는 추천되지 않는다. 유전자 치료법이 연구 중이다.

••• 참고문헌 •••

1. Gieselmann V. Metachromatic leukodystrophy : recent research developments. J Child Neurol. 2003; 18: 591~4.
2. Moon JS, Lee JH, Kim MJ, et al. A case of adult-onset metachromatic leukodystrophy with normal nerve conduction studies. J Korean Neurol Assoc 2006; 24: 286~90.
3. Lee JH, Min KB, Lee YM, et al. A case of metachromatic leukodystrophy confirmed by molecular genetic analysis. J Korean Child Neurol Soc 2011; 19: 272~6.
4. Han M, Jun SH, Lee YJ, et al. Biochemical and genetic analysis of seven Korean individuals with suspected metachromatic leukodystrophy. Ann Lab Med 2015; 35: 458~62.
5. Kang DH, Lee DH, Hong YH, et al. Identification of a novel splicing mutation in the ARSA gene in a patient with late-infantile form of metachromatic leukodystrophy. Korean J Lab Med 2010; 30: 516~20.
7. Park KS, Kim MH, Lee HB, Na DL, et al. A case of juvenile metachromatic leukodystrophy. J Korean Neurol Assoc 1994; 12: 800~3.

증례 14-16

퇴행성 발달장애로 내원한 이염성 백질 이영양증(Metachromatic leukodystrophy) 환아

1. 내원 동기가 된 주 증상(주소)

운동실조, 보행장애

2. 발병 시 연령/성별

23개월/여아

3. 가족력

특이 소견은 없었다.

4. 임상 증상

생후 특이 병력 없던 환아로 정상적인 발달을 보이던 중, 내원 전 가래기침을 동반하여 감기 증상 후 오른쪽 눈이 가운데로 몰리며, 스스로 걷지를 못하며 비틀거리고 자꾸 주저앉으면서 걸으려고 하지 않아 추가 진단 및 치료를 위해 내원하였다.

5. 진찰 소견

내원 당시 급성 병색은 관찰되지 않았으며, 신체검진에서 흉부 진찰상 정상적인 호흡음으로 천명이나 나음이 들리지 않았다. 복부는 부드럽고 팽만되지 않았으며 간과 비장은 촉지되지 않았다. 다른 신경학적 검사에서 의식은 명료하였고, 협조가 잘 되지 않아 시행하기 어려운 상태로 우측 안구 운동은 좌측으로 편위되었다. 운동 제한 및 근긴장도는 정상이었고, 심부 건반사는 항진되지 않았다.

6. 검사 소견

(1) 일반혈액 및 생화학적 검사

당시 백혈구 9,700 mm^3, 혈색소 14.3 g/dL, 혈소판 298,000/mm^3이었다. 생화학 검사에서 칼슘 9.6 mg/dL, 인 5.1 mg/dL, 나트륨 139 mEq/L, 포타슘 4.0 mEq/L, 염화 107 mEq/L, BUN/Cr 10/0.31 mg/dL, AST/ALT 43/19 IU/L이었다. 내원 당시 소변검사에는 특이 소견이 없었다. 뇌척수액 검사에서 적혈구 1062/uL, 백혈구 5/uL, 단백질 101 mg/dL, 당 70 mg/dL으로 단백질농도가 현저히 증가되어 있었다. Arylsulfatase A (ARSA) 활성도는 0.2(참고치; 0.5~1.5 nmol/min/mg protein)로 감소되었다. Krabbe병을 감별하기 위해 시행한 β-galactosylcerebrosidase 활성도 분석은 65.5(참고치; 50~160 nmol/min/mg protein)으로 정상이었다.

(2) 영상학적 검사 및 기타 검사

우측 비골(peroneal nerve) 신경 전달 속도는 감소되어 있고, 청신경유발전위 검사에서 양측 전도 지연 소견이 관찰되었고, 시신경유발전위 검사에서 특이 소견 없었다. 뇌 자기공명영상 촬영에서 뇌실주변백질의 T2 조영증강 영상에서는 고강도의 신호를 보여서 이영양증 소견이 의심되었다.

1년 후 재확인한 뇌 자기공명검사에서 뇌량(corpus callosum) T2 & FLAIR 영상에서 조영증강 정도가 악화되었다. 양측 뇌실 주변의 백질에만 이러한 조영증강이 관찰되어 metachromatic leukodystrophy의 가능성이 높았다. MR spectroscopy에서는 N-acetylaspartate는 감소하고 myoinositol은 증가하였다.

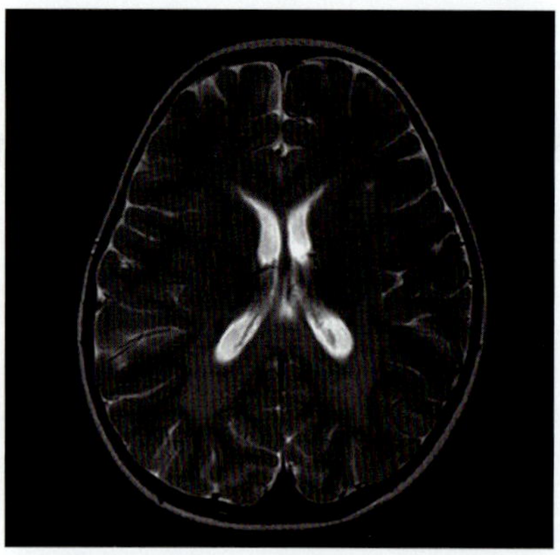

그림 14-50 뇌 자기공명검사 T2 & FLAIR 영상에서 양측 뇌실 주변의 백질에 조영증강이 관찰된다.

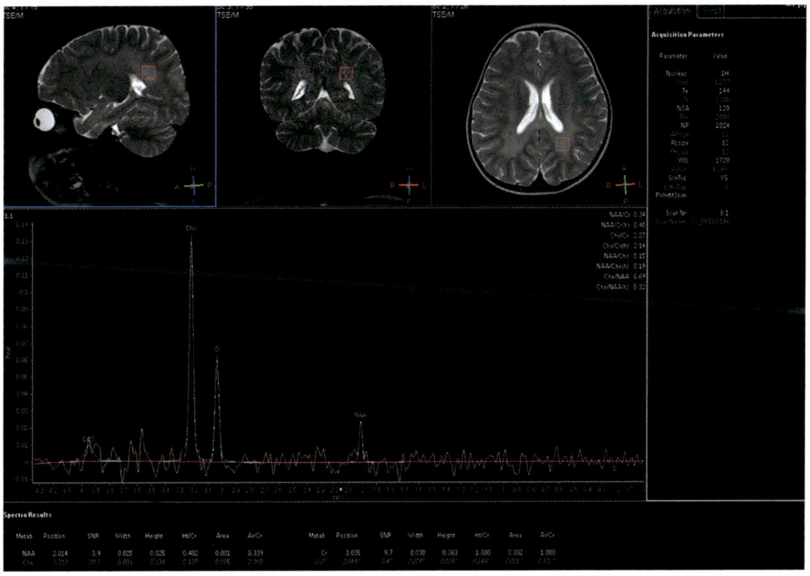

그림 14-51 MR spectroscopy에서는 N-acetylaspartate는 감소하고 myoinositol은 증가하였다.

(3) 분자유전학 검사

ARSA 유전자 검사에서 c.[443C>T]; [1101+1del](p.[Pro148Leu]; [splicing]) 복합이형접합자 돌연변이로 확인되었다.

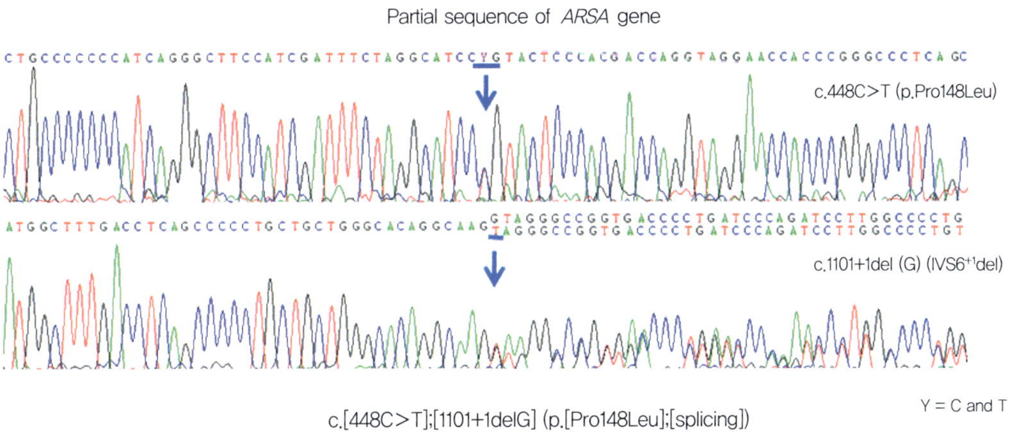

7. 치료경과

(1) 치료에 따른 임상 및 검사 소견의 변화

초기 신경전도 검사에서 acute inflammatory demyelinating polyneuropathy 의심되는 소견으로 면역글로불린(IVIG) 투여 후에도 증상의 호전이 없어 외래 경과 관찰하던 중, 이후 운동 실조는 다소 호전되었으나 안구운동 장애는 지속되었다.

한 달 간격으로 재실시한 신경전달 속도 및 유발전위 검사에서 여전히 이상 소견이 관찰되었다. 면역혈청학적 검사에서 ganglioside Ab IgG 98.92 mg/dL로 증가된 소견으로 길랑바레 증후군(Miller Fisher type) 의심하여 면역글로불린(IVIG)을 한차례 더 투여 받았다. 이후 발열 동반하여 전신 위약감 지속되어 스테로이드 pulse 치료하였으며 외래에서 경과를 관찰하였다.

만 2년 5개월 당시 재실시한 자기 공명검사에서 T2 & FLAIR 영상에서 조영증강 정도가 악화되었다. 양측 뇌실 주변의 백질에만 이러한 조영증강이 관찰되어 metachromatic leukodystrophy가 강력히 의심되어 시행한 효소검사에서 arylsulfatase A 감소가 확인되었고 유전자분석으로 확진되었다.

당시 환자의 안구운동 장애는 지속적으로 관찰되었으며, 두 단어 이상 문장 말하기 가능한 상태였고 특별히 관찰되는 언어 소견은 없었다. 잡고 서기, 잡고 걷기 가능하였고 보행 시에 양측 무릎 과신전 양상 보였다. 발달력 검사에서 인지-사회 20개월, 미세 운동 17개월, 언어 29개월, 조대 운동 10개월 수준을 보였다.

만 2세 7개월경 골수이식을 위해 입원하였으나 신경학적인 증상이 악화되어 현재까지 대증적 치료 중이다. 현재까지 경련은 없으나, 강직이 심해져서 이에 대한 약물치료 중이다.

병의 경과가 진행이 지속되어 만 6세에는 강직성 사지마비로 거의 침대에 누워있는 상태로 지내고 있다. 인두 근육의 부조화로 호흡과 연하 곤란이 발생하여 죽을 갈아 먹이고 정신 발달의 퇴행이 지속되나 컨디션이 좋으면 부모를 보고 웃는 등의 반응은 보이는 상태이다.

(2) 투여 약제/용량

이염성백질이영양증은 골수이식이 증상 발현 전이나 초기에 시행되면 진행을 막을 수 있으며 주로 연소형이나 성인형에서 도움이 되나 본 환자는 이미 신경학적인 증상이 악화되어 외래에서 강직과 관련되어 경과 관찰 중이다. 2차적으로 γ-aminobutyric acid 결핍을 가져올 수 있어 Vigabatrin(glutamic acid transaminase inhibitor)이 근강직을 호전시키는 데 유용하다.

증례 14-17

발달장애로 내원한 이염성 백질 이영양증(Metachromatic leukodystrophy) 환아

1. 내원 동기가 된 주 증상(주소)

발달지연

2. 발병 시 연령/성별

30개월/남아

3. 가족력

특이 소견 없었다.

4. 임상 증상

재태연령 34주 출생체중 2.5 kg으로 태어난 후, 머리 가누기(2개월), 혼자 앉기(6개월), 뒤집기(4개월), 기기(10~11개월), 붙잡고 서기(10개월) 등의 정상적인 발달을 보이던 중 생후 2세 경부터 걷기 등의 발달지연이 관찰되어 뇌성마비 의심된다는 소견으로 재활 치료를 받던 중 내원 3~4개월부터 붙잡고 서려고 하지 않고, 물건 잡으면 손 떨림 증상이 더 심해면서 발달이 퇴행하여 추가 진단 및 치료를 위해 내원하였다.

5. 진찰 소견

내원 당시 급성 병색은 관찰되지 않았으며, 신체검진에서 흉부 진찰상 정상적인 호흡음으로 천명이나 나음이 들리지 않았다. 복부는 부드럽고 팽만되지 않았으며 간과 비장은 정상이었다. 다른 신경학적 검사에서 의식은 명료하였고, 병적반사에서는 ankle clonus와 Babinski sign이 양측에서 관찰되었다. 심부건반사는 하지에서 항진되어 있었고, 환아 물건 잡을 때와 앉는 자세에서 경도의 운동실조가 관찰되었다.

6. 검사 소견

(1) 일반혈액 및 생화학 검사

당시 백혈구 8,600 mm^3, 혈색소 13.7 g/dL, 혈소판 409,000/mm^3이었다. 생화학 검사에서 칼슘 9.9 mg/dL, 인 5.1 mg/dL, 나트륨 138 mEq/L, 포타슘 4.6 mEq/L, 염화 106 mEq/L, BUN/Cr 10/0.3 mg/dL, AST/ALT 39/11 IU/L이었다. 내원 당시 소변검사에는 특이 소견이 없었다. Arylsulfatase A(ARSA) 효소 분석상 0.23(참고치; 0.5~1.5 nmol/min/mg protein)으로 감소되었다. Krabbe병을 감별하기 위한 β-galactosylcerebrosidase 효소 분석은 20.13(참고치; 14~35 nmol/min/mg protein)으로 정상이었다.

(2) 영상학적 검사 및 기타 검사

청신경유발전위 검사에서 전도 지연 소견이 관찰되었고, 시신경전도 검사에서 상하지에서 말초 신경병증이 의심되었다. 뇌 자기공명영상 촬영에서 뇌실주변백질의 T2 조영증강 영상에서는 고강도의 신호를 보여서 Krabbe병 및 이염성 백질이영양증이 의심되었다.

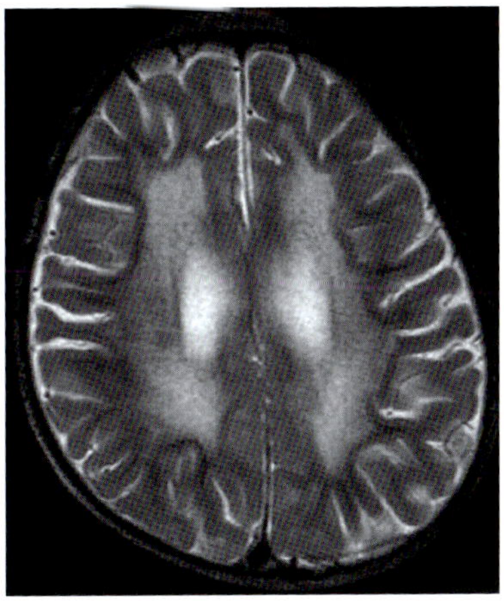

그림 14-52 뇌 MRI의 T2 조영증강 영상에서 뇌실주변 백질의 강한 조영증강이 관찰된다.

(3) 분자유전학 검사

ARSA 유전자 검사에서 c.[1101+1delG](p.[Lys367fsX54]) 동형 접합자 돌연변이가 발견되었다. *GALC* 유전자 검사에서 정상이었다.

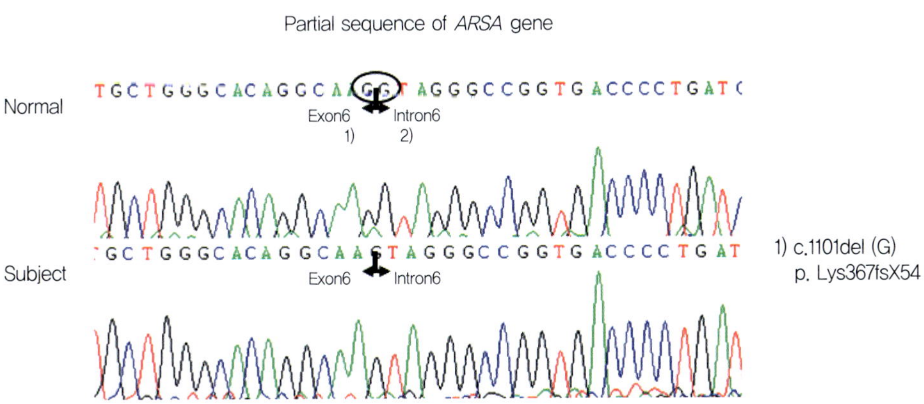

7. 치료경과

환자는 32개월 실시한 발달검사에서 인지 20개월, 언어(수용 24개월/표현 20~22개월), 사회성-20개월, 운동 5~6개월 수준으로 조대 운동에서 발달 장애가 심하게 관찰되었다. 효소 분석과 유전자 검사로 확진 후 골수이식을 위해 내원 예정이었으나 지속적으로 추적되지 않았다.

8. 요약

이염성 백질이영양증(arylsufatase A deficiency, metachromatic leukodystrophy)은 임상 양상에 따라 후기 영아형(50~60%), 연소형(20~30%), 성인형(15~20%)으로 나뉜다. 전형적 후기 영아형은 생후 1~2세경 발현되어 1~7세경 사망한다. 첫 증상은 운동 능력, 특히 보행 능력의 상실이다. 근긴장저하로 나타나 심부건반사가 감소되고 병발하는 감염에 운동실조, 근력 약화가 뒤따른다. 증상이 진행되면 더 이상 서 있을 수 없으나 앉을 수는 있다. 운동실조와 몸통의 요동, 언어 장애가 나타나고 근긴장도와 심부건반사는 증가된다. 안구진탕, 시신경 위축, 망막과 황반의 변색이 나타난다. 강직성 사지마비로 침상에 누워서 지내게 되고 제뇌 또는 제피질 경직이 나타난다. 시력이 상실되고 튜브로 식이를 진행해야 하며 폐렴으로 사망하게 된다.

연소형은 4~6세경에 학교 성적이 떨어지고 행동장애가 관찰된다. 환아는 점차 보행장애, 발음이 둔화되거나 이상행동을 보이게 된다. 경련이 발생한다. 어린 환자에서는 영아형처럼 보행 장애가 나타난다. 근육 경직, 운동실조가 나타나고 1년 후에는 걷지 못하게 된다.

성인형은 사춘기 이후에 대개 20세 이후에서 30~40세 사이에 발현하여 기억력 감퇴 또는 지능 저하로 나타나 치매로 진행하고 정신분열증의 증상을 보인다. 감정의 불안정으로 불안, 무감정, 환청, 망상이 나타날 수 있다. 운동 장애는 보행 장애와 구음 장애로 나타나 운동실조, 근긴장이상이 진행되어 강직성 사지마비, 시신경 위축과 안구진탕이 발견된다. 말초신경병증이 가장 흔하다. 조기 골수이식이 도움이 될 수 있으며 유전자치료법이 연구중이다.

11 Farber 병, Farber 지방육아종증 (Farber disease, Farber lipogranulomtosis)

1) 원인

리소좀의 acid ceramidase의 결핍으로 발생한다.

2) 유전적 이상

상염색체 열성으로 유전되며 *ASAH1* 유전자는 염색체 8p22에 위치한다. 14개의 exon으로 구성되어 있다. 25 종류 미만의 돌연변이가 보고되어 있다.

3) 발병 빈도

매우 드문 질환으로 전 세계적으로 100예 미만 정도가 보고되었다. 국내에는 2례의 보고가 있다. 극희귀질환이다.

4) 생화학적 병태생리

Acid ceramidase의 결핍으로 ceramide가 여러 조직에 축적된다. Ceramide는 생체막 지방이중층(lipid bilayer)을 구성하는 sphingomyelin의 주성분이다. 지방육아종 형성의 병인 기전은 단순한 ceramide 축적 자체 때문이라기 보다는 축적된 cermide 의한 세포내 신호 전달체계의 교란으로 초래된 백혈구의 기능장애 때문이라 여겨진다. 또한 수용체매개 세포자멸현상도 ceramide에 의해 저해되어 육아종을 형성한다고 여겨진다.

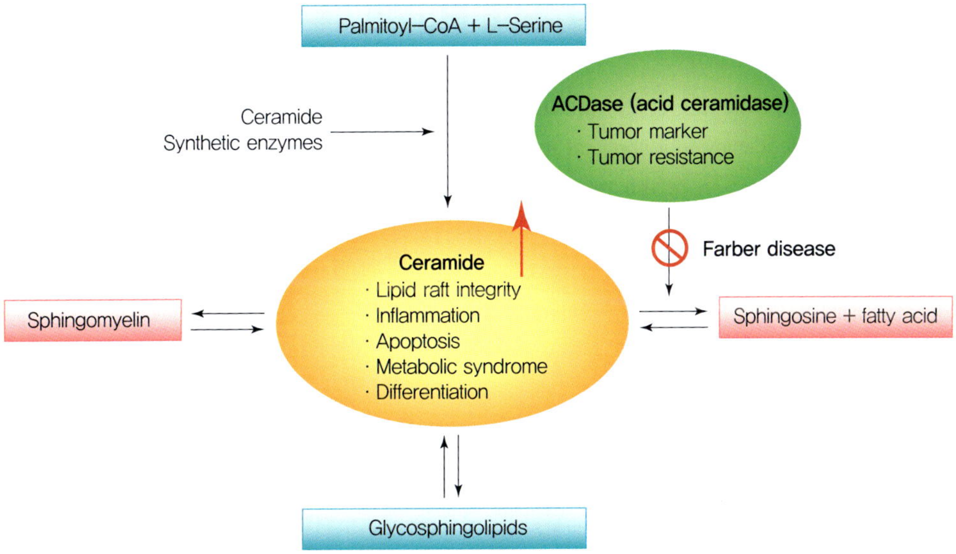

그림 14-53 Farber병의 병태생리(Adapted from 참고문헌 5)

5) 임상 증상

임상증상의 전형적인 triad는 1) 피하조직의 통증이 동반되는 결절 2) 손가락, 발목, 팔목 관절 부위의 결절과 관절 구축 3) 후두결절에 의한 음성변화(거친 목소리)이다. 이런 증상과 함께 발달이 심하게 지연된다. 간의 비대나 안저의 "cherry red spot"도 보일 수 있다. Farber병의 임상형은 1형-7형으로 구분한다. 1형이 제일 흔한 형태인데 생후 수개월부터 상기한 triad 증상과 더불어 발달지연, 폐질환이 동반된다. 대개 소아 초기에 사망한다. 2, 3형은 1형보다는 증상이 경미하나 위의 triad 증상이 있고 대개 발달지연은 없으나 청소년기 이전에 사망한다. 4형은 매우 심한 임상형으로 심한 발달 지연과 더불어 지방육아종이 여러 장기에 발생한다. 1세 전에 사망한다. 5형도 신경증상이 심하다. 경련, 사지마비가 동반되며 소아기에 사망한다. 6, 7형은 매우 드문 형태로 Farber 지방육아종과 더불어 다른 질환들이 동반된다.

6) 진단 및 검사 소견

피부나 결절의 조직병리검사의 전자현미경 소견 상 조직구나 Schwann 세포 내, 특히 리소좀에 전형적인 curvilinear body인 "banana bodies(바나나 모양의 소체)"가 관찰된다. Acid ceramidase 효소 분석에는 특별한 기질을 사용해야한다. 확진은 *ASAH1* 유전자 분석으로 가능하다. 진단은 임상적으로 의심하는 것이 매우 중요하다.

7) 치료 및 관리

아직 특별한 치료가 없으나 효소대치요법이 개발 중이다. 신경증상이 동반되지 않은 환자에서 조혈모세포이식으로 성공적으로 치료했다는 보고가 있다.

8) 예후

전형적인 Farber병은 예후가 나쁘다. 폐렴이나 후두의 결절로 호흡기에 의존하다가 호흡 부전증 등으로 사망한다.

참고문헌

1. Alves MQ, Le Trionnaire E, Ribeiro I, et al. Molecular basis of acid ceramidase deficiency in a neonatal form of Farber disease : identification of the first large deletion in ASAH1 gene. Mol Genet Metab 2013; 109: 276~81.
2. Kim SY, Choi SA, Lee S, et al. Atypical presentation of infantile-onset Farber disease with novel ASAH1 mutations. Am J Med Genet Part A 2016; 9999A: 1~5.
3. Bar J, Link, T, Ferlinz K, et al. Molecular analysis of acid ceramidase deficiency in patients with Farber disease. Hum Mutat 2001; 17: 199~209.
4. Devi AR, Gopikrishna M, Ratheesh R, et al. Farber lipogranulomatosis : clinical and molecular genetic analysis reveals a novel mutation in an Indian family. J Hum Genet 2006; 51: 811~4.
5. Sands MS. Farber disease : understanding a fatal childhood disorder and dissecting ceramide biology. EMBO Mol Med 2013; 5: 799~801.

증례 14-18

심한 발달지연 및 재발하는 다발성 피부 결절로 내원하여 전장엑솜(whole exome) 염기서열분석으로 진단된 Farber병

(서울의대 소아청소년과 채종희, 고정민 교수 제공 증례; Kim SY, Choi SA, Lee S, et al. Atypical presentation of infantile-onset Farber disease with novel ASAH1 mutations. Am J Med Genet Part A 2016;9999A:1–5.)

1. 내원 동기가 된 주 증상(주소)

심한 발달지연 및 재발하는 다발성 피부 종괴

2. 발병 시 연령/성별

생후 1개월/여아

3. 가족력

비 근친혼 부모에서 태어나 첫째아이로 특이 사항 없었다.

4. 임상증상

환자는 임신주수 37주에 3.4 kg의 출생체중으로 태어났다. 선천성 심장기형(심방, 심실 중격결손) 및 호흡곤란으로 신생아중환자실에서 2개월간 입원하였다. 생후 1개월에 심장수술을 하였으나 호흡곤란, 경련, 심한 근긴장도 저하 및 발달지연을 보였다. 호흡곤란 때문에 기관지 절개수술을 시행하였다. 생후 11개월경 정확한 진단과 치료를 위해 서울대학병원 소아신경과에 회송되었다.

5. 진찰 소견

두위, 신장, 체중 모두 3백분위수 미만이었다. 머리를 가눌 수 없었고 심부 건반사는 정상반응을 보였으나 심한 근긴장도 저하를 보였다. 안구진탕이 있었다. 언어발달이 없었으며 목소리는 거칠었다. 입천장이 높았고(high arched palate), 턱은 작았으며 귀는 낮게 위치한 경미한 dysmorphism을 보였다. 천골부위(sacral region) 피하에 직경 10 cm 정도의 원형 종괴가 있었고 이 종괴는 3차에 걸친 수술에도 불구하고 자주 재발하였다. 병리학적 소견은

"hemangioendothelioma"로 보고되었다. 간, 비장 종대는 없었다. 안저검사도 정상이었다. 손가락의 굴지증이 있었고 손, 발의 지골간관절(interphalangeal joint) 부위의 피하에 적색의 결절이 관찰되었다. 이러한 결절은 턱, 귓불 등에서도 관찰되었다. 붉은 색을 띄었고 압통이 있었다.

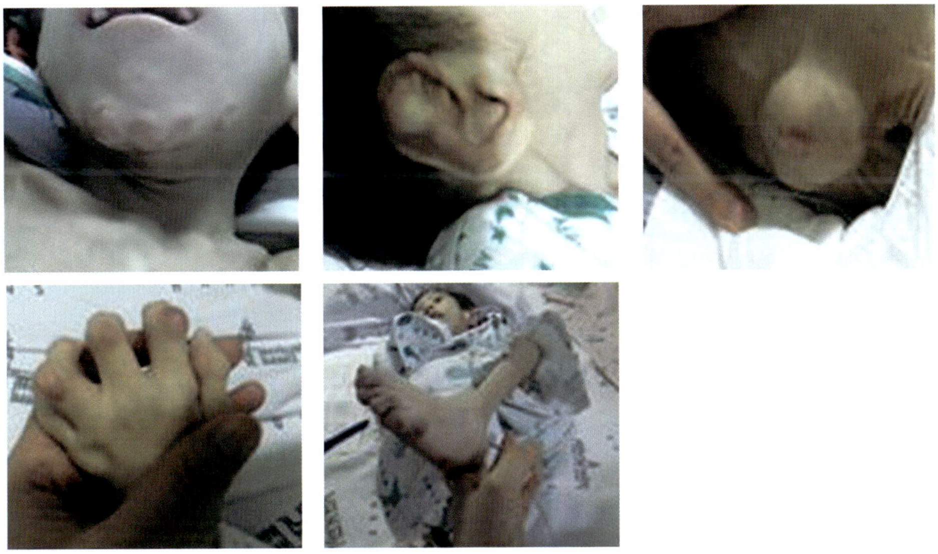

그림 14-54 환자의 얼굴 및 손, 발의 관절 및 천골부위 피하의 종양

6. 검사소견

(1) 유전학, 생화학적 검사

염색체 검사 및 chromosome microarray는 정상 여아 소견을 보였다. 프라더-윌리증후군, 척수성 근위축증, 근긴장성 근이영양증 유전자 검사는 특이 소견이 없었다. 소변과 혈장의 아미노산, 유기산 분석 소견도 특이 소견이 없었다.

(2) 병리학적 검사

천골부위(sacral region) 피하 결절의 수술병리 소견은 광학현미경 배율에서는 교원질의 배경에 방추체 모양(spindle-shaped)의 세포가 관찰되었고 세포질은 호산구성(eosinophilic)이고 포말성(foamy)이었다. 전자현미경 소견은 소포체 및 리소좀이 팽창되어 있고 그 안에는 많은 "curvilinear bodies"가 관찰되었다. 초기의 병리학적 진단인 "hemangioendothelioma"는 재수정되어 "lipogranulomatosis"로 변경되어 보고되었다.

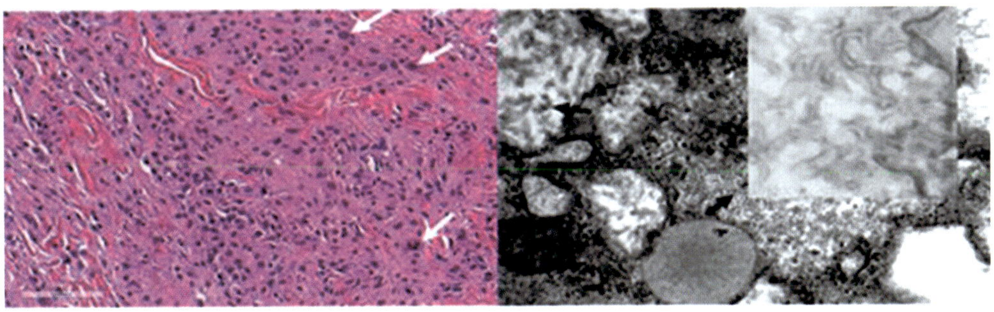

그림 14-55 피하종양의 병리학적 소견(좌 : 광학현미경배율, 우 : 전자현미경배율, × 60,000)

(3) 영상학적 소견

생후 10개월과 25개월에 촬영한 뇌 MRI 영상 소견상 뇌량의 저형성과 수초화 지연현상을 보였다. 뇌의 위축도 진행된 소견을 보였다. 하지의 단순 영상소견상 슬관절 주위의 피하결절과 대퇴골 양간단의 widening을 보였다.

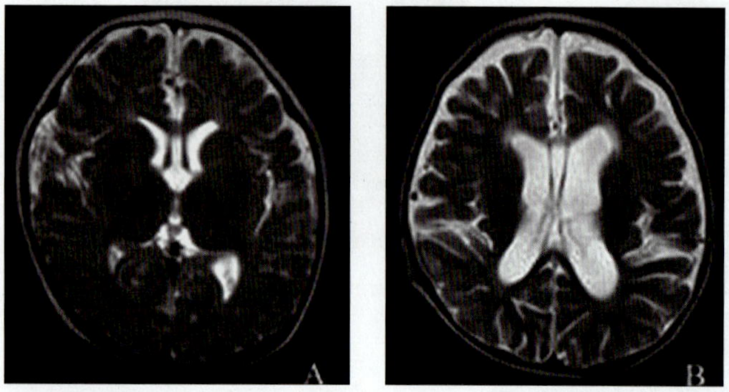

그림 14-56 뇌 MRI의 소견 (A. 생후 10개월; B. 생후 25개월)

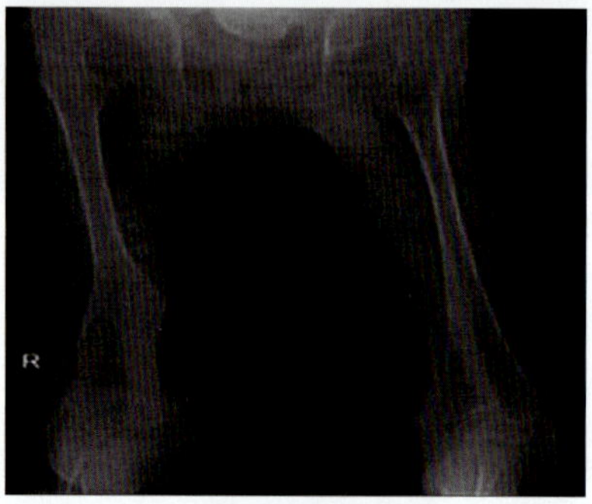

그림 14-57 대퇴골 단순 영상 소견

(4) 분자유전학 검사

정확한 진단을 위해 부모와 환자의 trio exome의 염기 서열을 분석하였다. 환자는 acid ceramidase의 유전자인 *ASAH1* 유전자의 c.[702G>C]; [997C>T] (p.[Gly235Arg]; [Arg333Cys])복합 이형 접합자 돌연변이로 확인되었다. Acid ceramidase 효소분석은 시행하지 않았다.

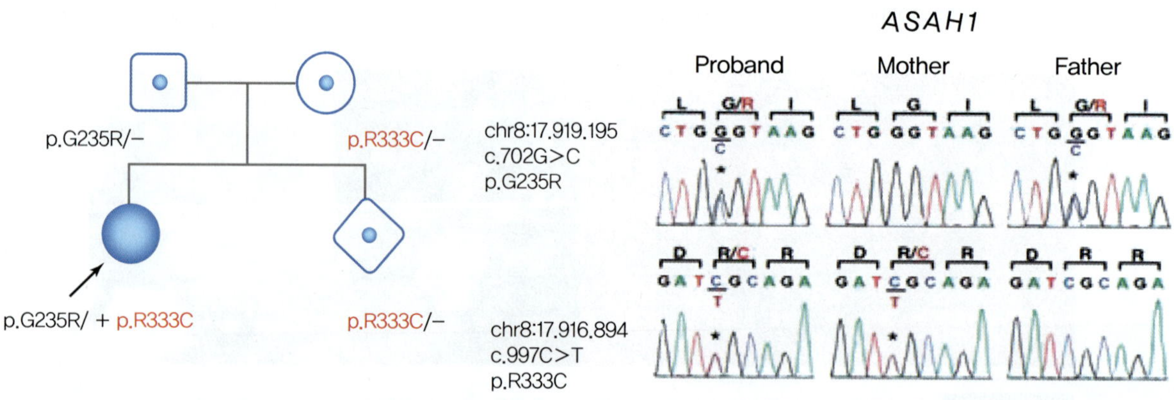

7. 치료경과

환자는 천골부위(sacral region) 피하 결절의 수술을 2차에 걸쳐 받았으나 재발하였고 interferon-α, prednisone, cyclophosphamide를 사용해 보았으나 별 효과 없었다. 피하의 결절은 턱, 손가락 및 발가락 관절, 후두부위, 엉덩이, 등, 귓불에 진행성으로 관찰되었고 외과적 절제를 시행하였으나 재발하였다. 4세경에는 관절구축이 완연해졌고 bed-ridden 상태가 되었다. 4년 6개월된 재발하는 폐렴, 호흡곤란으로 기관지절개술을 다시 시행하고 home ventilator를 적용하였으나 생후 5세경 사망하였다.

8. 요약

발달지연이 동반된 환자에서 통증이 동반된 관절구축 및 관절을 포함한 여러 부위의 피하결절, 기도 내의 결절 때문에 발생하는 거친 목소리가 있을 때는 Farber병을 감별진단에 반드시 포함시켜야 한다. 진단은 acid ceramidase 효소분석과 *ASAH1* 유전자를 분석함으로 가능하나 아직 효과적인 치료법은 없으며 보존적 치료를 시행한다. 신경증상이 없는 경미한 임상형에서는 조혈모세포 이식을 고려해 볼 수 있다. 효소대치요법이 개발 중이다.

CHAPTER 15

페록시좀 대사질환

CONTENTS

1 페록시좀 대사장애(Peroximal disorders)의 개요

1) 페록시좀의 기능

과산화소체(페록시좀, peroxisome)는 과산화수소를 산소와 물로 전환시키는 카탈라제(catalase)가 존재하는 데서 명칭이 유래한 세포 기관이다. 리소좀과 마찬가지로 적혈구를 제외한 모든 인간세포에서 발견된다. 그러나 리소좀과는 반대로 동화와 이화 작용을 동시에 가진다. 페록시좀은 주로 지방 대사와 관련되어 있다. 페록시좀은 플라즈미노겐(plasminogen)이라는 인지질을 합성하는데 이는 세포막과 수삭(myelin)의 중요한 구성 성분이 된다. 초장쇄지방산(very long-chain fatty acid)을 mevalonate 경로를 통해 β-산화시키고, 콜레스테롤, 담즙산과 다른 유도체인 dolichol, ubiquinone의 합성에 관여한다. 페록시좀은 또한 chlorophyl 유도체인 phytanic acid의 산화와도 연관되어 있다. 그리고 glyoxylate의 이화 작용과 pipecolic acid, glutaric acid를 통해 lysine의 이화 작용을 방해한다.

2) 개요

페록시좀 장애(peroxisomal disorders)는 이형증(dysmorphism), 신경학적 이상, 간-장관 기능 이상으로 나타난다. 다양한 양상은 다음과 같다.

- 두개 안면 이상, 골격 기형, 짧은 근위부 사지, 골단의 석회화
- 뇌증, 경련, 말초 신경병증, 비정상적 보행, 근긴장 저하
- 망막병증, 시신경 이형성, 백내장과 같은 안과적 이상
- 간-장관 기능 장애, 간비대와 담즙 정체

3) 임상 증상

현재 약 21종의 임상적 생화학적 이질성을 보이는 페록시좀 기능장애와 연관된 질환들이 기술되어 있다. 발병은 일반적으로 급성이 아닐 뿐더러 일반적인 검사 소견은 정상을 보인다. 대부분의 증상은 유아가 시작될 때나 유년시절에 만성 뇌증이 있거나 학교를 다닐 시기에 시작되는 진행성 신경 증세를 나타낸다. 임상적, 생화학적인 페록시좀 장애의 다양성을 비추어 볼 때, 환자의 연령과 동반되는 주된 증상(기형, 신경 기능 장애, 간, 소화기계 증상)들에 근거하여 임상적으로 진단하는 편이 낫다.

(1) 다발성 선천성 기형 및 얼굴 이상

얼굴 기형(large fontanelles, high forehead, epicanthus, abnormal ears)을 포함한)은 다운증후군과 같은 염색체 변이로 잘못 인식될 수 있다. 흔히 동반되는 선천성기형으로는 rhizomelic chondrodysplasia punctata (RCDP)에서 관찰되는 rhizomelic shortening of limbs과 RCDP와 classical Zellweger 증후군(CZ)에서 관찰되는 stippled calcifications of epiphyses, CZ에서 관찰되는 신장의 낭종, 혹은 신경세포이동 이상(gyral abnormalities, neuronal heterotopias), cerebral myelination 장애 등이다. 이들 선천성 징후는 태아의 에너지 형성과정에 영향을 끼치는 선천성대사이상이나 임신한 산모의 대사장애에서 관찰할 수 있듯이, 태아형성 시 기형성을 암시한다.

(2) 신경계 이상

출생 시의 주된 증상은 주로 근신경계 장애로 오인할 수 있는 심각한 근긴장도 저하, 중추신경계, 자율신경계 그리고 기형증후군이다. 일반적인 검사와 생화학적 검사에서 이상이 없는 경우도 임상적으로 유전성 대사질환을 의심할 수가 있어야 한다.

증세가 심한 axial hypotonia가 경련과 동반되어 나타나기도 하며 또한 팔다리(사지)는 hypertonia를 나타내는 신경학적인 장애를 보이기도 한다. 사립체 호흡연쇄 복합체 질환과 구분하기는 어려울 수 있으나, 페록시좀 기능장애는 급성 대사성 발현이나 대사성 산혈증이나

젖산혈증과 같은 비정상적인 검사 소견을 보이지 않는다는 것이 중요한 차이점이다.

(3) 간 및 소화기계 이상

주된 증상으로는 간비대, 담즙 정체, 고빌리루빈혈증, 지속적인 황달 특히, di-, trihydroxycholestanoic aciduria 등이다.

(4) 신생아시기에 발현하는 peroxisome 대사장애

신생아의 경우 두 가지 대표적인 질환은 classical Zellweger 증후군(CZ)와 rhizomelic chondrodysplasia punctata (RCDP)이다. 다른 질환들은 neonatal adrenoleukodystrophy (NALD), hyperpipecolic aciduria, di- and trihydroxycholestanoic aciduria와 mevalonic aciduria. 등이 있다.

① CZ의 임상 증상

- 기형 증후군
- 심각한 신경 장애(일반적인 hypotonia와 경련)
- 감각신경성 청력장애
- 안과적 이상
- 퇴행성질환
- 성장 장애 및 간, 소화기증상
- 간 조직의 정상적인 페록시좀 부재(peroxisomal 'ghosts')
- 영아기에 사망함

환자는 전형적으로 안면기형이 있다. 1년 이상 생존한 환자라면 얼굴 모습은 다를 수 있다. 발달 면에서 발달은 진행되나 단지 소수의 나이든 CZ 환자만 주변의 도움 없이 앉을 수 있다. 그러나 대부분 말초의 근긴장도의 항진을 보인다.

② Classical rhizomelic chondrodysplasia punctata (RCDP)

전형적인 RCDP의 특징은 사지가 짧고 안면기형과 백내장, 정신운동지체, 척추체의 coronal clefts 그리고 2살쯤에는 사라지는 stippled foci of calcification of the epiphyses 등이 있다. Chondrodysplasia punctata는 CZ보다 더 광범위한 질병이고 골격계 이외의 이상을 동반하기도 한다. 어떤 환자는 어린선(ichthyosis)이 있다. 페록시좀의 구조는 섬유모세포에서 원형상태로 보존되어 있지만 간 조직에서는 없거나 그 수가 현저하게 감소되어 있고 크기도 비대하다. 다양한 chondrodysplasia punctata variant들이 있는데, 이들은 classical RCDP에서 볼 수 있는 페록시좀의 기능 손상과 관련이 있다. 하지만 사지의 rhizomelic shortening이 없다. 반대로 어떤 환자들은 classical RCDP의 전형적인 임상적인 표현형을 나타내지만 단일효소 결핍증이 원인인 경우도 있다. Classical RCDP와 그 variant는 Conradi-Huenermann syndrome, X 염색체 우성, 열성형 chondrodysplasia punctata처럼 다른 형태의 chondrodysplasia punctata와 감별되어야 한다.

③ 신생아형 부신백질이영양증 (Neonatal adrenoleukodystrophy, NALD)

NALD 환자는 CZ 환자보다 다소 심각하지는 않다. 안면기형은 항상 나타나는 것은 아니지만 어떤 환자는 어느 정도 발달을 보인 후에 진행성 퇴행이 시작된다. 이런 경우 대개는 6세쯤에 사망하게 된다. 어떤 환자는 Werdnig-Hoffmann 증후군과 비슷하다. Cerebral demyelination는 dysmyelination과 gray-matter heterotopia보다 좀 더 흔한 편이다. 뇌를 CT 촬영해 보면 demyelination 주변부위가 비정상적으로 보인다. Chondrodysplasia punctata와 신장의 낭종은 보이지 않는다.

단일 효소 결핍환자이지만 임상적인 증세가 NALD와 비슷한 pseudo-NALD, acyl-coenzyme A (CoA)-oxidase deficiency, bi(tri)functional-thiolase deficiency, pseudo-Zellweger 증후군, peroxisomal-thiolase 결핍 등이 있다. 간의 페록시좀은 정상적이거나(multifunctional-enzyme deficiency) 크기가 비대한 (acyl-CoA oxidase와 peroxsomal-thiolase deficiency)

반면에, CZ 증후군과 NALD 질환은 형태학적으로 페록시좀이 없거나 그 수가 현격하게 감소되어 있다.

④ Hyperpipecolic aciduria

Hyperpipecolic acduria는 전형적인 페록시좀 결핍이 밝혀지기 전에 pipecolic acid의 축적을 보이는 환자를 지칭한 용어였다. 그러나 hyperpipecolic aciduria는 체액 내에 pipecolic acid가 증가하지만 다른 증후군이 없는 경우에만 해당하는 환자이다. Joubert 증후군과 연관된 hyperpipecolic aciduria가 3명의 형제에서 보고되었다.

⑤ Di- and trihydroxycholestanoic acidurias

신경학적 장애와 간질환이 두드러진 환자에서 이러한 질환이 보고되었다.

⑥ Mevalonic aciduria

Mevalonic aciduria는 기형적 얼굴 특징과 백내장이 있고 페록시좀 내에 현저하게 높은 mevalonate kinase 때문에 페록시좀 기능 장애로 여겨지는 병이다.

(5) 생후 첫 6개월 이내에 발현하는 페록시좀 대사장애

이 기간 동안 주 증상은 장기간의 황달, 심부전, 그리고 비특이적 소화불량(식욕부진, 구토, 설사), 결국에는 성장장애와 골다공증을 일으키는 간비대이다. 저콜레스테롤혈증, 저지방단백질증, 그리고 지용성비타민의 낮은 수치, 흡수장애증상과 비슷한 증상도 종종 나타난다. 이러한 환자는 당화의 선천적인 결함(congenital defect of glycosylation)을 가지고 있는 것으로 잘못 진단할 수가 있다. 대부분의 CZ 환자는 간비대와 경련을 나타내고 이 기간에 사망한다.

① Infantile refsum disease (IRD)

Infantile refsum disease는 생화학적으로 CZ와 비슷하고 간에서 페록시좀이 없거나 그 수가 적다. 그러나 IRD 환자는 CZ 환자와는 분명히 다르다. IRD는 증상 발현이 늦고 중추 신경계 침범이 경미해서 생존기간도 더 길다. 초기 유아기에는 안면기형이 관찰되지 않으며 초기 발달과정이 정상적이고 1세에서 3세 사이에 증상이 나타난다. 이후 몇몇의 환자에서 자폐적 행동과 동반되어 발달이 완전히 정지한다. 대부분의 환자는 3세 이전에 홀로 걸을 수 있다. IRD와 비슷한 유사 IRD, 그러나 생화학적으로는 다른 경우도 보고되었다.

(6) 생후 6개월에서 4세 사이에 발현하는 peroxisome 대사장애

이 기간 동안에는 심한 정신운동성 지체가 나타난다. 감각신경의 청각장애는 뇌간의 장애와 관련이 있다.

신경세포 위축, 색소성 망막염, 백내장, 녹내장, brush-field spot 등 다양한 안과적 장애도 관찰되며 망막전도 검사와 시각적 반응전위검사에 이상이 있다. 이러한 기능적 변화는 안저 이상보다 먼저 나타난다. 청각기능 손실과 동반된 색소성망막염, 발달 지체, 그리고 기형은 선천성 기형증후군을 포함한 다른 질환으로 오진될 수 있다. 이러한 사실은 Conradi-Hunermann 증후군과 Smith-Lemli-Opitz 증후군이 콜레스테롤 합성 장애에서 초래됨을 보아도 알 수 있다. 대부분의 NALD 환자는 이 기간에 사망한다.

(7) 4세 이후에 발현하는 peroxisome 대사장애

① 성염색체 연관 부신백질이영양증 (X-linked adrenoleukodystrophy)과 Adrenomyeloneuropathy

가장 보편적인 페록시좀 질환이다. 같은 가족에서도 다양한 임상 증상이 나타나며 유아기의 형태는 5세에서 10세 사이에 신경 증상이 시작되고 결국에는 수년 내에 식물인간이 된다. 증상이 나타난 남성의 경우는 초기에 학교에 적응을 할 수가 없으며 하나에 집중을 할 수가 없고, 행동에 변화가 나타나며 후에 시각적인 장애와 사지마비가 되고 일반적으로 경련은 후기에 나타난다. 저혈당 발작과 피부가 검게 변하는 것은 부신피질호르몬이 부족하다는 것을 반영하며 이것은 신경증상을 동반하거나 또는 신경증상 발현 전, 후로 나타난다. 대부분의 유아기 환자는 전두엽의 백질과 후두엽을 포함하는 CT나 MRI에서 특징적이며 대칭적인 소견을 나타낸다. 방사선 조영제를 혈관주입 후, CT에서 저밀도음 음영부위의 주위에서 화환 같은(garland-like) contrast enhancement가 나타난다. 중추신경계의 탈수초화의 대부분의 caudorostral progression을 한다. 간의 페록시좀은 정상이다. 시각 장애와 관련이 되는 행동의 변화는 초기에 정신장애로 잘못 진단을 할 수 있다. 이 시기의 지적능력의 퇴행은 Sanfilippo 병, Niemmann-Pick disease type C, Wilson 병, subacute sclerosing panencepalitis, 다발성 골수종, 그리고 ceroid lipofuscinosis를 포함하는 퇴행성 뇌질환에서도 보임으로 이들을 감별해야 한다.

② Classical refsum disease

Classical refsum disease는 취학 시기에 발생하는 다른 페록시좀 대사질환이다. 주 증상은 색소성 망막염, 말초성신경질환, 소뇌실조, 그리고 뇌척수액 단백의 상승을 보인다.

감각신경성 청력장애, anosmia, ichthyosis, 골격계 및 심장의 이상을 나타내기도 한다. 정신지체나 간의 기능장애나 기형은 나타나지 않는다. 증상의 발현 시기는

표 15-1. 발병 연령에 따른 페록시좀 대사질환과 임상증상

임상증상	페록시좀 대사질환
신생아시기	
근긴장도 저하, 경련	ZS, ZS variants[a]
얼굴 기형	Neonatal ALD
골격계 기형	Acyl-CoA oxidase deficiency, multifunctional enzyme deficiency,
직접형 황달	RCDP (typical/atypical), THC aciduria, pipecolic aciduria, mevalonic aciduria
6개월 미만의 영아	
성장장애	IRD, pseudo-IRD
간 비대, 지속적 황달	Pipecolic aciduria, neonatal ALD, milder forms of ZS
소화기장애 및 저콜레스테롤혈증	Atypical chondrodysplasia
비타민 E 결핍	Mevalonic aciduria
시력장애	
6개월~4세	
성장장애	IRD, pseudo-IRD
신경증상	Pipecolic aciduria, neonatal
청력, 시력 장애(ERG, VEP, BAEP)	ALD, milder forms of ZS
골밀도 저하	Atypical chondrodysplasia, THC aciduria
4세 이후	
행동장애, 인지기능저하, 대뇌백질의 탈수초화	X-linked ALD
청력, 시력 장애	
말초신경병증, 보행장애	Classical Refsum disease
	Atypical biogenesis defects

ALD : adrenoleukodystrophy, BAEP : brain auditory-evoked potentials, ERG : electroretinogram, IRD : infantile refsum disease, RCDP : rhizomelic chondrodysplasia punctata, THC : trihydroxycholestanoic, VEP : visual-evoked potentials, ZS : Zellweger syndrome

[a]ZS variants include ZS-like disease and pseudo-ZS (peroxisomal thiolase)

유아기에서 40대까지 다양하다. 최근 atypical refsum disease 환자가 보고되었으며 phytanic acid의 혈장농도가 증가할 뿐 아니라, pipecolic acid와 pristanic acid의 증가를 보인다.

4) 생화학적 병태 생리

생화학적인 관점으로는 페록시좀 대사 질환은 두 그룹으로 나뉘는데 여러 다양한 페록시좀 효소 결핍('peroxisome assembly deficiency')에 의한 페록시좀 biogenesis disorder (PBD)와 단일 페록시좀 효소 결핍이다. 페록시좀 대사장애의 병인을 찾아내는 것은 상당히 어려운 일이다. 왜냐하면 유사한 생화학적 장애에 의해서 여러 임상 증상이 다양한 질환이 발생하기도 하며 동시에 비슷한 임상 증상이 여러 다른 생화학적 결함에 의해서 나타나기 때문이다. 예를 들어, classical CZ 증후군과 IRD는 일반적으로 비슷한 효소의 결핍을 나타낸다. 그리고 RCDP는 peroxisome assembly 장애와 단일 효소결핍에서도 발생한다.

최근 페록시좀에 존재하는 효소가 페록시좀 안으로 들어오기 위해서는 합성된 효소에 peroxosome-targeting signal (PTS)이라고 불리는 짧은 이미노산 서열이 있어야 함이 밝혀졌다. 이러한 signal amino acid는 페록시좀에 존재하는 수용체가 인지하고 효소가 들어가도록 하는 데 중요한 역할을 한다. 이러한 PTS 수용체는 *PEX* 라고 불리는 유전자에 그 유전정보가 위치한다.

(1) Peroxisomal assembly 장애–Peroxisome biogenesis disorder (PBD)

여러 개의 페록시좀 효소를 인지하는 PTS 수용체 를 encoding하는 *PEX* 유전자의 결함에 원인이 있음이 밝혀졌다. 페록시좀에 들어가는 것에 실패한 효소는 대부분 세포질에서 분해된다. Catalase와 thiolase는 예외로 후자는 44kDa로 존재하며 classicla RCDP나 variant RCDP 환자의 간과 피부섬유모세포에서 unprocessed form으로 존재한다. 여러 효소가 결핍된 경우는 정상

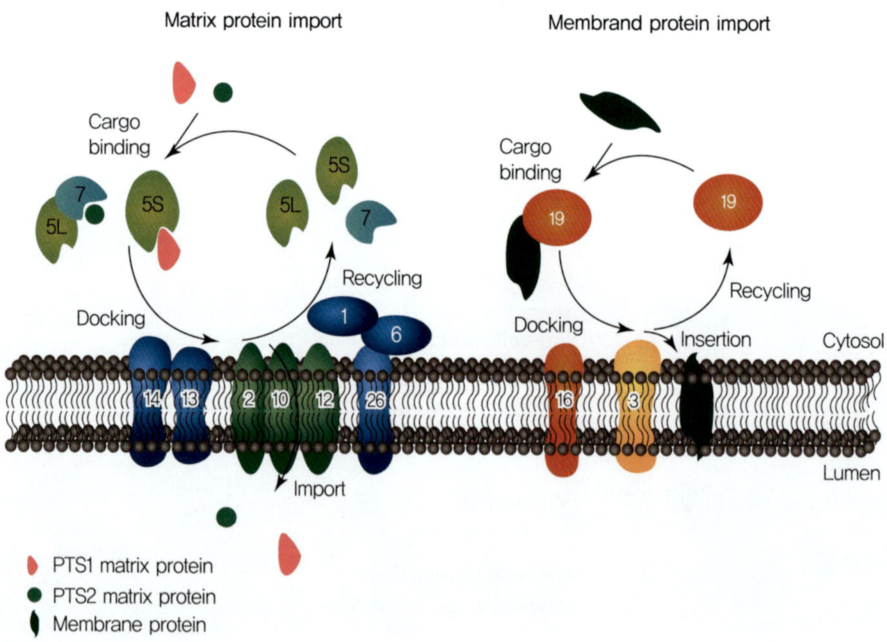

그림 15-1 페록시좀 단백의 'Import Machinery'. 페록시좀 matrix와 membrane 단백의 import를 위한 13개의 'Peroxin' 단백의 역할(Waterham HR, Ebberink MS. Genetics and molecular basis of human peroxisome biogenesis disorders. Biochimica et Biophysica Acta 2012; 1822: 1430~41.)

인에서 0.2~1um의 크기로 현미경에서 관찰이 되는 페록시좀이 없거나 ghost 형태로 보인다. 이러한 현상은 페록시좀의 크기가 정상인 경우 뇌나 culturede skin fibroblast보다 간, 신장에서 크게 관찰됨으로 환자의 경우 간과 신장에서 특징적으로 보여진다. RDCP의 임상적 증상은 대부분 PTS2 receptor와 관련이 있으며 또한 단일효소결핍을 가지고 있는 환자에게도 발견이 된다.

(2) 단일효소 결핍(single-enzyme deficiencies)

페록시좀 안으로 단일 효소가 들어가게 하는데 필요한 PTS 수용체를 encoding하는 유전자 *PEX*의 결함이 원인이 된다. 또한 다른 원인으로는 효소를 부호화하는 유전자의 결함인 경우도 있다. 이 경우 페록시좀은 형태학적으로 정상이거나 혹은 다양한 모습을 보일 수도 있다. X-linked ALD의 경우, 결함이 세포막에 존재하는 VLCFA-CoA synthase와 관련이 있거나 페록시좀 막에 존재하는 VLCFA-CoA synthase의 이동에 관여하는 단백질에 있을 수 있다. 미토콘드리아로 페록시좀단백의 잘못된 이동은 hyperoxaluria type I의 환자에서 보고된 바 있다. 페록시좀 효소의 결핍은 여러 가지 중요한 생리적 기능에 영향을 준다.

① Plasmalogen 생합성

페록시좀 효소인 dehydroxyacetone phosphate acyltransferase (DHAPAT)와 alkyl-DHAP synthase는 plasmalogen의 합성에 반드시 필요하다. 비록 생리적인 기능이 완전히 알려지지는 않았지만 혈소판의 활성화와 free-radical scavenging에 관여하는 것으로 알려져 있다.

② 지방산의 β-oxidation

Straight-chain VLCFA, branched-chain fatty acid, trihydroxycholestanoic acid (THCA)는 길이를 짧게 하기 위해 페록시좀 β-산화계가 필요하다. VLCFA는 acyl-CoA synthases의해서 acyl-CoA ester로 바뀌고 acyl-CoA oxidase와 multifunctional protein (enoyl-CoA hydratase, 3-OH-acyl-CoA dehydrogenase, isomerase), peroxisomal 3-ketoacyl-CoA thiolase I으로 구성된 β-산화대사를 통해서 질페록시좀실질에서 분해된다.

③ Phytanic acid 산화

Branched chain fatty acid인 phytanic acid의 분해는 phetanoyl-CoA의 활성화가 우선 포함된다. 이것은 3단계의 산화작용을 통하여 pristanic acid를 형성하고 결과적으로 pristanic acid는 pristanoyl-CoA를 활성화시키고 acyl-CoA oxidase II, multifunctional protein II 그리고 thiolase II에 의해 β-산화를 거친다.

④ 담즙산과 cholesterol 합성

콜레스테롤에서 담즙산(bile acids)을 합성하기 위한 중간물질인 THCA의 β-oxidation은 pristanoyl-CoA의 β-oxidation을 행하는 같은 효소가 관여한다. Phosphomevalonate kinase와 sterol carrier인 protein X가 존재함으로 페록시좀은 콜레스테롤의 합성에도 관여한다.

⑤ 리신의 이화작용

Lysine 이화작용은 saccharopine을 거치는 주 경로와 pipecolic acid를 거치는 보조 경로가 있다. Pipecolic acid의 분해에서 처음단계는 L-pipecolic acid oxidase에 의한 반응이다. Saccharopine과 pipecolic acid의 이화작용은 peroximal glutaryl-CoA oxidase도 또한 존재하는 상태에서 glutaric acid와 mitochondrial glutaryl-CoA dehydrogenase를 통해서 이루어진다.

⑥ Glyoxylate 대사

Oxalate의 가장 중요한 전구체인 glyoxylate는 간의 페록시좀에서 vitamin-B6-requiring enzyme과 alanine : glyoxylate aminotransferase로 촉매되는 반응에서 glycine으로 transamination될 수 있다.

표 15-2. 페록시좀 대사장애의 분류

	페록시좀	효소결핍
페록시좀 assembly 장애		
Classical Zellweger syndrome	-	Generalized
Neonatal adrenoleukodystrophy		
Infantile Refsum disease		
Pseudo-infantile Fefsum disease	-	Generalized
Zellweger-like syndrome	+	VLCFA oxidation, THCA oxidation, DHAPAT, phytanic acid oxidation
Rhizomelic chondrodysplasia punctata (classical/atypical phenotype), Atypical Refsum disease	+(비정상)	
페록시좀 단일효소결핍		
Rhizomelic chondrodysplasia punctata		Isolated DHAPAT or alkyl DHAP synthase, Phytanic acid oxidase
X-linked adrenoleukodystropy	정상	VLCFA-phytanic acid oxidase
Pseudo-neonatal adrenoleukodystrophy	비대	Acyl-CoA oxidase
Bifunctional enzyme deficiency	정상	Bi(tri)functional enzyme
Pseudo-Zellweger syndrome	비대	Peroxisomal thiolase
Trihydroxycholestanoic acidemia		THCA-CoA oxidase
Isolated pipecolic acidemia	비정상	Pipecolic acid oxidase
Mevalonic aciduria		Mevalonate kinase
Classical Refsum disease		Phytanoyl-CoA hydroxylase
Glutaric aciduria type III	정상	Peroxisomal glutaryl-CoA oxidase
Hyperoxaluria type I	감소	Alanine; glyoxylate amino-transferase mistargeting
Acatalasemia	정상	Catalase

CoA : coenzyme A, DHAP : dihydroxyacetone phosphate, DHAPAT : dihydroxyacetone phosphate acyltransferase, THCA : trihydroxycholestanoic acid, VLCFA : very long chain fatty acids

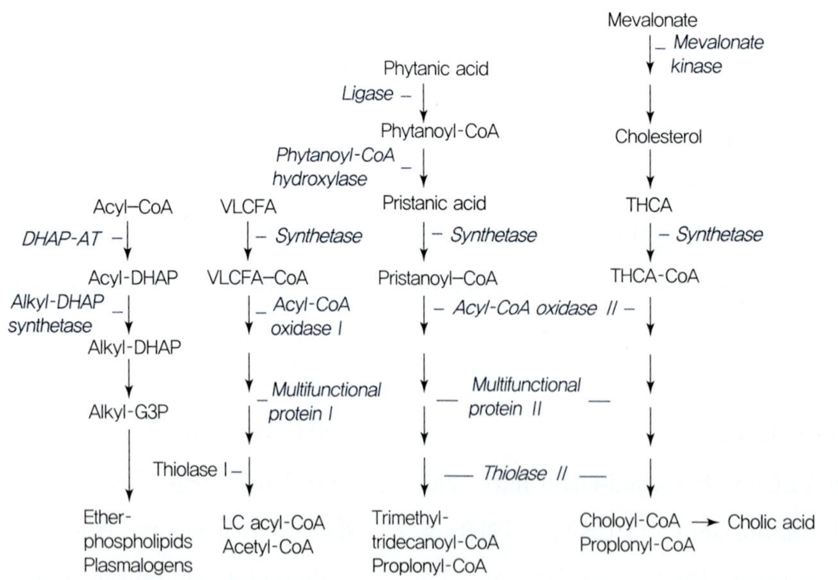

alkyl-G3P, alkyl glycerol-3-phosphate; DHAP, dihydroxyacetone phosphate; DHAPAT, dihydroxyacetone phosphate acylIransferase; I.C, long chain; THCA, trihydroxy-cholestanoic acid; VI.CFA-CoA, very-long-chain fatty acid-coenzyme A

그림 15-2 페록시좀의 주요 대사기능

5) 진단

(1) 생화학적 방법

다양한 생화학적 분석을 통해 페록시좀 대사질환이 밝혀졌다. 소변으로의 pipecolic-acid의 배설, medium-, long-chain dicarboxylic acid 배설, hyperoxaluria와 mevalonic aciduria를 선별 검사함이 중요하다. 신경 증상이 동반되는 17개의 페록시좀 대사질환 중 12개는 VLCFA의 축적과 동시에/또는, ether phospholipids (plasmalogens)의 de novo 합성 장애가 초래된다. 따라서 페록시좀 대사장애를 진단하기 위해서는 혈장 VLCFA와 적혈구의 plasmalogens 분석이 주된 검사 방법이 된다. 만일 결과가 양쪽 전부 비정상적이라면, peroxisome biogenesis 장애에 의한 질환은 혈장, 간 그리고 섬유모세포에서 훨씬 더 적당한 분석으로 진단한다. 만일 VLCFA assay만이 비정상적이라면, 이는 acyl-CoA oxsidase, multifuctional protein 또는 thiolase의 단계에서 peroxisomal β-oxidation의 결함을 보여 주는 것이다. 따라서 혈장(bile acids, phytanic acids와 pristanic acids)에서 추가적인 분석 및 간과 섬유모세포에서의 검사가 실행되어야 한다. 만일 VLCFA 농도가 정상이고 plasmagen assay가 비정상이라면 chondrodysplasias의 group의 질환이 의심된다. 즉 혈장의 phytanic acids와, 섬유모세포에서 DHAPAT와 alkyl-DHAP synthase를 분석해야 한다.

전형적인 RCDP (phytanic acid와 plasmagens 농도가 비정상적임)와 clsssic Refsum (phytanic acid 농도가 비정상적임)은 다른 질환과 쉽게 구별되어 진단에 어려움이 없다. 환자의 혈장에서 VLCFA의 축적이 peroxisome biogenesis 장애의 결과인지 페록시좀 β-oxidation 효소 중 하나의 결핍 때문인지를 감별하기 위해서, 추가적인 분석절차가 필요한데 특히 plasmalogen 농도의 분석과 페록시좀 β-oxidation 단백의 immunoblotting 수행되어야 한다. 따라서 단순히 혈장 VLCFA screening으로 모든 페록시좀질환을 진단할 수 없다. 정확한 감별진단을 위해서는 혈장에서 bile-acid 중간 대사산물, phytanic, pristanic과 pipecolic acid를 분석하고 배양된 섬유모세포에서 DHAPAT와 alkyl-DHAP synthase 활성도를 측정하며, 적혈구세포에서 plasmalogens을 측정해야 한다. 변이형의 페록시좀 대사질환에서 간혹 효소의 결핍은 단지 간에서만 발견되는데(배양된 섬유모세포는 결핍이 증명 안됨), 이는 심지어 임상 증상이 매우 전형적일 때도 비전형적인 생화학적 표현형과 연관되어져 있을지 모르기 때문에 광범위한 검사가 필수적이다. 간혹 환자의 뇌척수액에서 간혹 여러 대사산물이 증가하기도 하지만 대개는 정상임으로 혈장에서 VLCFA, bile acids, phytanic acids을 측정한다. 어떤 경우에는 신생아 대사질환 검진 혈흔 여과지를 이용하여 후향적으로 진단이 이루어지기도 한다.

(2) 조직학적 진단

Diaminobenzidine 염색(이는 peroxisomal marker 효소인 catalase와 반응한다)과 matrix와 membrane peroxisomal protein에 대한 항체를 이용한 면역화학법적 기법은 페록시좀의 조직학적 검색을 가능하게 하였다. 간 소직의 페록시좀의 양, 크기 그리고 크기가 연구되었다. 페록시좀에 장애가 있을 때, 실질적으로 모든 catalase는 입자분획 대신에 세포질 분획에 존재한다. 경미한 비정형 환자에서는 간과 섬유모세포에서 peroxisome mosaicism이 관찰된다.

(3) 산전 진단

거의 모든 페록시좀 대사질환에서는 배양된 융모막 혹은 양막세포를 사용하여, amniotic fluid에서 bile-acid intermediates와 VLCFA의 농도의 직접적인 분석함으로 산전진단이 가능하다. VLCFA의 측정과 plasmalogen 합성 분석이 THCA-CoA oxidase 결핍, isolated pipecolic aciduria, glutaric aciduria type III와 hyperoxaluria type I(태아 간 생체검사에서 관찰)의 경우를 제외하고는 가장 유용한 산전진단 방법이다. 다른 방법은 융모막생검에서 페록시좀의 조직화학염색법과 돌연변이 분석 등이다.

표 15-3. 페록시좀 대사장애의 생화학적 진단 지표

페록시좀 대사질환	시료	생화학적 진단 지표
Classical ZS Neonatal ALD Infantile Refsum disease Pseudo-infantile Refsum disease	혈장	VLCFA, bile acids, phytanic acid, pristanic acid, pipecolic acid, polyunsaturated fatty acids
	적혈구	Plasmalogens
	섬유모세포	DHAPAT, alkyl DHAP synthase Particle-bound catalse VLCFA b-oxidation Immunoblotting β-oxidation proteins, phytanic-acid oxidation
Rhizomelic chondrodysplasia punctat (classical/atypical phenotypes)	혈장	Phytanic acid
	적혈구	Plasmalogens
	섬유모세포	DHAPAT, alkyl DHAP, synthase, phytanic-acid oxidation
Isolated peroxisomal β-oxidation defects	혈장	VLCFA, bile acids
	섬유모세포	VLCFAβ-oxidation, immunoblotting β-oxidation proteins
Isoalted defect of bile-acid synthesis	혈장	Bile acids
	간	THCA-CoA oxidase
Isolated pipecolic aciduria	혈장	Pipecolic acid
	간	pipecolic-acid oxidase
Mevalonic aciduria	혈장, 소변	Organic acids
	섬유모세포, 림프구	Mevalonate kinase
Classical Refsum	혈장	Phytanic acid
	섬유모세포	Phytanic-acid oxidation
Glutaric aciduria type III	소변	Organic acids
	간	Glutaryl-CoA oxidase
Hyperoxaluria type I	소변	Organic acids
	간	AGT
Actalasemia	적혈구	Gatalse

AGT : alanine;glyoxylate aminotransferase, DHAP : dihydroxyacetone phosphate, DHAPAT : dihydroxyacetone phosphate acyltransferase, RBCs : red blood cells, THCA : trihydroxycholestanoic acid, VLCFA : very-long-chian fatty acids

(4) 보인자 진단

이형 접합체 동정은 X-linked ALD 환자에서 VLCFA 분석, DNA-linkage 분석 혹은 돌연변이 분석을 사용함으로 가능하다.

6) 치료 및 예후

전형적 Refsum 병에서는 low-phytanate diet(특히 ruminant meats와 ruminant fats의 금식)에 의한 혈장 phytanic acid 농도를 감소시킴으로 plasmapheresis를 동시에 사용하거나 또는 사용하지 않더라도 말초성 신경병변의 진행을 멈추는 데 성공적이다. Phytanic acids는 단지 외부에서 얻어지기 때문에 식이제한이 너무 엄격하면 에너지 섭취의 감소로 체중소실, 역설적으로 phytanic acid의 상승을 초래하여 임상 증상이 나빠질 수 있다. 이는 지방조직의 저장된 지질로부터 phytanate

의 이동에 기인하다.

X-linked ALD 환자에서는 중성지방 형태의 단일 포화지방산(올리브기름, 평지씨앗기름으로부터 추출한 oleic-and erucic-acid와 glyceroltrioleate/glyceroltrierucate)을 보조적으로 투여하면서 지방제한식을 함으로 VLCFA 농도를 정상화시킬 수 있으나 임상적 증상을 호전시키는 데는 별로 도움이 되지 않는다. 골수이식이 X-linked ALD의 소아기 환자에서 조심스럽게 장려되고 있다. 부신피질기능저하증은 부신피질호르몬 투여로 치료해야 한다.

비정상적인 페록시좀 생성과 태아시기에서부터 기원된 장애를 가지고 있는 환자는 치료가능성이 매우 희박하다. Docosahexaenoic acid 또는 다른 식이요법이 현재 경미한 증상을 보이는 다발성 페록시좀 기능장애 환

표 15-4. 페록시좀 합성과 관여하는 유전자 및 단백의 특성

유전자	유전자좌	엑손수	크기 (kB)	cDNA (kb)	단백 (amino acids)	단백크기 (kDa)	생물학적 기능
PEX1	7q21.2	24	41.5	4.3	1283	142.9	Cytosolic AAA protein (ATPase associated with diverse cellular activities), part of PEX1-PEX6-PEX26 export complex.
PEX2	8q21.1	4	24.8	4.4	305	34.8	Peroxisomal membrane protein, ring-finger protein, part of PEX2-PEX10-PEX12 ubiquitin ligase complex.
PEX3	6q24.2	12	39	2.0	373	42.1	Peroxisomal membrane protein, docking protein for PEX19.
PEX5	12p13.31	16	29.9	3.2/3.3	631/654	69.8/72.3	Cytosolic receptor protein for PTS1-targeted matrix proteins. Long form mediates PTS1 and PTS2 import; short form only PTS1 import.
PEX6	6p21.1	17	15.1	3.2	980	104	Cytosolic AAA protein (ATPase associated with diverse cellular activities), part of PEX1-PEX6-PEX26 export complex.
PEX7	6q21-q22.2	10	91	1.5	323	35.9	Cytosolic receptor protein for PTS2-targeted matrix proteins.
PEX10	1p36.32	6	7.8	1	326/346	37/39.2	Peroxisomal membrane protein, ring-finger protein, part of PEX2-PEX10-PEX12 ubiquitin ligase complex.
PEX11β	1q21.1	4	7.4	1.6	259	28.4	Peroxisomal membrane protein, member of PEX11 protein family, involved in peroxisome division.
PEX12	17q12	3	3.8	2.6	359	40.8	Peroxisomal membrane protein, ring-finger protein, part of PEX2-PEX10-PEX12 ubiquitin ligase complex.
PEX13	2p14-p16	4	31.2	1.4	403	44.1	Peroxisomal membrane protein, part of PEX13-PEX14 docking complex.
PEX14	1p36.22	9	155.8	1.9	377	41.2	Peroxisomal membrane protein, farnesylated, part of PEX13-PEX14 docking complex.
PEX16	11p11.2	11	8.4	1.7	336/346	38.6/39.3	Peroxisomal membrane protein, required for peroxisome membrane protein import.
PEX19	1q22	8	8.3	0.9	299/209	32.8/23.3	Cytosolic farnesylated receptor protein for peroxisomal membrane proteins.
PEX26	22q11.21	6	11	0.9	305	33.9	Peroxisomal membrane protein, part of PEX1-PEX6-PEX26 export complex.

(Adapted from Waterham HR, Ebberink MS. Genetics and molecular basis of human peroxisome biogenesis disorders. Biochimica et Biophysica Acta 2012;1822:1430－41.)

자와 비정형 chondrodysplasis punctata의 형태를 보이는 환자에서 실험되고 있다. 주된 치료법은 결국 지지적인 치료법뿐이다.

7) 유전

X-linked ALD를 제외하고, 페록시좀 대사질환의 유전의 형태는 상염색체 열성 유전방식을 따른다. 지금까지 대부분의 페록시좀 대사질환의 유전적 분석은 complementation 분석에 의해서 이루어졌다. 환자의 섬유모세포를 이용한 somatic cell fusion 실험으로 적어도 10개의 complemetation groups을 동정하였다. 이들 중 어떤 것은 *PEX* 유전자 돌연변이와 연관되어 있다고 이미 알려져 있다. 다양한 *PEX* 유전자들의 돌연변이가 규명되었다, 이는 환자의 다양한 임상상을 이해하는 데 도움이 된다.

참고문헌

1. Shin YL, Yoo HW. A case of neonatal adrenoleukodystrophy with seizure. J Korean Inherit Metab Dis 2002; 2: 15~9.
2. Baumgartner MR, Poll-The BT, Jakobs C et al. Clinical approach to inherited peroxisomal disorders. Consecutive series of 27 patients. Ann Neurol 1998; 44: 720~30.
3. Fournier B, Smeitink JAM, Dorland L et al. Peroxisomal disorders; a review. J Inherit Metab Dis 1994; 17: 470~86.
4. Wanders RJA, Waterham HR. Peroxisomal disorders I : biochemistry and genetics of peroxisome biogenesis disorders. Clin Genet 2004; 67: 107~33.
5. Faust PL, Banka D, Siriratsivawong B, et al. Peroxisome biogenesis disorders : The role of peroxisomes and metabolic dysfunction in developing brain. J Inherit Metab Dis 2005; 28: 369~83.
6. Choi J, You SJ, Ko TS, et al. A case of neonatal adrenoleukodystrophy presented with neonatal seizure. J Korean Child Neurol Soc 2005; 13: 99~103.
7. Kim SS, An YH, Chang YS, et al. Zellweger syndrome : First confirmed neonatal case in Korea, J Korean Pediatr Soc 2001; 44: 694~8.
8. Park SJ, Oh JY, Jung E, et al. Abnormal prenatal sonographic findings in two cases of Zellweger syndrome, Korean J Perinatol 2005; 16: 54~9.
9. Braverman NE, D'Agostino MD, MacLean GE. Peroxisome biogenesis disorders : Biological perspectives. Dev Disabil Res Rev 2013; 17: 187~96.
10. Waterham HR, Ebberink MS. Genetics and molecular basis of human peroxisome biogenesis disorders. Biochim Biophys Acta 2012; 1822: 1430~41.

2 Zellweger syndrome spectrum (ZSS)[페록시좀 생합성 장애질환 : Peroxisome biogenesis disorder (PBD)]

1) 원인

Zellweger syndrome spectrum은 Zellweger 증후군, 신생아형 부신백질이영양증(neonatal adrenoleukodystrophy (NALD), 영아 Refsum병을 포함한다. 이들은 페록시좀 생합성 장애에 기인한다. Peroxisome biogenesis disorder (PBD)로도 불린다. 신생아형 부신 백질 이영양증은 매우 드물어 현재까지도 보고된 증례의 수가 많지 않고, X 연관형 부신 백질 이영양증과 같이 초장쇄지방산(very long chain fatty acid)의 축적이 페록시좀 기능 저하의 지표가 된다. 그러나 X 연관성 부신 백질 이영양증이 페록시좀 모양 및 수에는 이상을 보이지 않는 반면, 신생아형에서는 페록시좀 자체가 없거나 수가 감소되어 있는 것이 다른 점이다. Refsum병, Zellweger 증후군, hyperpipecolic aciduria

와 더불어 페록시좀 생합성 과정에서 발생하는 질환 군에 속해 있다. 이들 중 Zellweger 증후군과 신생아형 부신 백질 이영양증이 매우 심한 임상 양상을 나타낸다. 이러한 페록시좀 생합성 과정의 결함을 가진 환자들은 모든 페록시좀의 기능에 문제가 생기지만 특히 지방산의 베타산화(β-oxidation) 작용에 문제가 생긴다.

2) 유전적 이상

ZSS, PBD를 유발하는 유전자들은 매우 다양하다. 이 중 염색체 7q21.2에 위치한 *PEX1* 유전자 돌연변이가 가장 흔하다. 약 60~70%에서 이 유전자의 돌연변이가 발견된다. 다음으로 *PEX6* 유전자에서 10~16%, *PEX12* 4~9%, *PEX26* 3~7%, *PEX10* 3~5%, *PXMP3*(*PEX2*) 1~4%의 순으로 유전자 돌연변이 발견 빈도가 높다. 이외에도 *PEX3*, *PEX5*, *PEX13*, *PEX14*, *PEX16*, *PEX19*, *PEX3*, *PEX5*, *PEX13*, *PEX14*, *PEX16*, *PEX19* 등의 유전자에서 1% 미만으로 발견된다. Panel testing이 필요하다.

3) 발병 빈도

1/50,000명의 빈도로 발생한다. 여러 증례의 국내 보고가 있다.

4) 생화학적 병태생리

페록시좀 생합성 과정의 장애를 보이는 질환들은 페록시좀 조립 과정의 장애로 여러 가지 효소의 결핍이 발생하며, 공통적으로 초장쇄지방산, phytanic 산, pipecolic 산과 그 대사산물이 증가하여 축적된다. 혈소판 활성화와 유리기(free radical) 소거제의 기능을 한다고 생각되는 plasmalogen이 감소한다.

5) 임상 증상

(1) 신생아형 부신 백질 이영양증 환자는 얼굴 모양의 기형은 없으나, 임상 증상이 심하여 증상의 발현 이전에 약간의 발달을 보일 수 있으나 이내 빠르게 진행하여 보통 6세 이전에 사망에 이르게 된다. 일부의 환자는 척수성 근위축증 I형(Werdnig-Hoffmann 증후군)의 임상 경과와 비슷하여 신생아시기에는 심한 근긴장도 저하를 보이며 진전(tremor) 및 경련을 일으킬 수 있다. 소뇌의 회백질보다 백질의 탈수초화가 보다 저명하고 간비대, 청력 이상, 망막색소변성도 생길 수 있다.

(2) 영아형 Refsum 병은 페록시좀 생합성 장애 중 가장 증상이 경하다. 환자들은 생후 6개월까지는 정상 발달을 보이며 발병 후 20대까지도 생존이 가능하다. 과다한 phytanic 산의 축적 때문에 phytanic 산 축적 질환이라고 불리기도 한다. 신생아 경련, 근긴장도 저하, 소뇌 실조, 정신 지체가 주된 증상이며 간비대, 망막색소변성, 신경성 난청 등도 생길 수 있다.

(3) Zellweger 증후군은 임상 증상이 페록시좀 생합성 장애 질환 중 가장 심하며, 뇌, 간, 신장 등 여러 기관을 침범한다. 근긴장도가 심하게 저하되어 있고 신생아기부터 경련이 시작된다.

후두부가 납작하고 이마는 돌출되며, 눈에 안내각주름(epicathal fold), 안와상융기(supraorbital ridges) 및 중앙안면부발육부전증(midface hypoplasia)을 보이는 특징적인 얼굴 모양을 하고 있다. 간비대, 정신 발달의 지연, 청력 장애가 동반되고 백내장, 녹내장, 시신경 발달지연 및 망막색소변성을 보일 수 있고, 잘 자리지 못하다가 생 후 수개월 이내에 사망한다.

6) 진단 및 검사 소견

혈장 내의 초장쇄지방산, 담즙산, phytanic 산, pristanic 산, pipecolic 산, 포화지방산이 상승되어 있고 적혈구에서는 감소된 plasmalogen 농도를 보인다.

피부의 섬유모세포에서 DPAPAT, alkyl DHAP

synthase, particle-bound catalase 등의 페록시좀 내 여러 효소의 결핍을 확인할 수 있다. 특히 Zellweger 증후군의 경우에는 골격 방사선 소견의 이상을 동반하며 점상 연골 이형성증(chondrodysplasia punctata), 슬개골의 점상 석회 침착(punctate patellar calcification) 소견을 볼 수 있다. *PEX* 유전자 분석으로 확진 및 산전진단이 가능하다.

7) 치료 및 관리

페록시좀 생합성 과정의 장애를 보이는 질환들의 치료는 매우 어렵다. Docosahexanoic acid (DHA) 등의 보충요법이 보다 경한 형태의 환자에서 시도되고 있으나 효과는 불확실하고, 지지요법이 치료의 주요한 방침이 된다.

8) 예후

경한 Refsum 병의 경우에는 20대까지도 생존이 가능할 수 있으나, 주로 생후 수개월에서 5~6세 사이에 사망에 이르게 된다.

참고문헌

1. Wanders RJA, Waterham HR. Peroxisomal disorders I : biochemistry and genetics of peroxisome biogenesis disorders. Clin Genet 2004; 67: 107~33.
2. Faust PL, Banka D, Siriratsivawong B, et al. Peroxisome biogenesis disorders : The role of peroxisomes and metabolic dysfunction in developing brain. J Inherit Metab Dis 2005; 28: 369~83.
3. Choi J, You SJ, Ko TS, et al. A case of neonatal adrenoleukodystrophy presented with neonatal seizure. J Korean Child Neurol Soc 2005; 13: 99~103.
4. Kim SS, An YH, Chang YS, et al. Zellweger Syndrome : First confirmed neonatal case in Korea, J Korean Pediatr Soc 2001; 44: 694~8.
5. Park SJ, Oh JY, Jung E, et al. Abnormal prenatal sonographic findings in two cases of Zellweger syndrome, Korean J Perinatol 2005; 16: 54~9.
6. Braverman NE, D'Agostino MD, MacLean GE. Peroxisome biogenesis disorders : Biological perspectives. Dev Disabil Res Rev 2013; 17: 187~96.

증례 15-1 Zellweger 증후군

1. 내원의 동기가 된 증상

출생 직후부터 보인 청색증 및 저긴장증

2. 임상 증상

다른 가족력은 없었다. 재태연령 36주, 3,000 g으로 출생하였고 35주경 산전 초음파상 양수 과다증 및 태변 복막염이 의심되었다. 출생 당시 전신 태변 착색 및 경련 있었으며 이후 지속적으로 산소 포화도 감소 및 전신저긴장증 관찰되어 신생아 중환자실 입원하였다.

3. 진찰 소견

키 49 cm(50~90백분위수), 몸무게 3.0 kg(50~90백분위수), 두위 34.3 cm(90백분위수)로 측정되었다. 의식은 명료하였으나 움직임이 약간 떨어지며 전신 저긴장을 보였다. 대천문은 4 cm 정도로 크게 만져졌으나 팽창되지 않았다. 얼굴 중앙부의 형성 부전이 있었고 하악이 작아 보였고 구개궁이 높았으며 뒷목주름이 두텁게 만져졌다. 환아는 모로반사를 보이지 않았고 빠는 힘이 약하였다. 안과 검진에서 시신경 유두가 약간 작아 보여 시신경 형성 부전이 의심되었다. 생후 2일째부터 황달이 발생하였고 이후 호전 없이 직접빌리루빈의 상승이 지속적으로 관찰되었다. 생후 2개월째 시행한 간 조직의 전자현미경 소견에서 미토콘드리아에 비해서 페록시좀의 수가 매우 감소되어 있어 Zellweger 증후군에 합당한 소견으로 보였다.

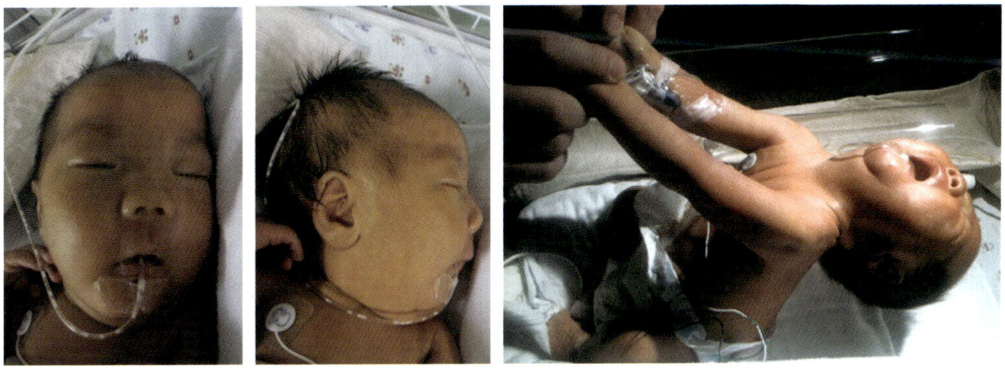

그림 15-3 담즙정체성 황달, "box-like" 얼굴, 심한 근기장도 저하를 보인다.

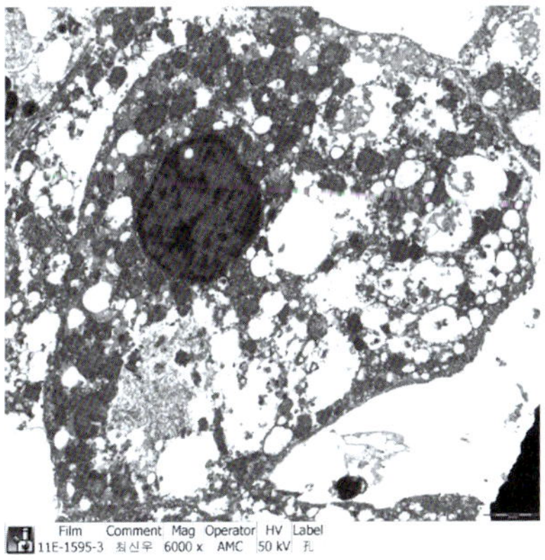

그림 15-4 간조직의 전자현미경 소견상 페록시좀의 수가 감소되어 있다.

4. 검사 소견

(1) 생화학적 검사 소견

Very long chain fatty acid (VLCFA) 검사에서 C22:0 14.12 μmol/L(참고치; ≤96.3), C24:0 16.03 μmol/L(참고치; ≤91.4), C26:0 2.39 μmol/L(참고치; ≤1.3) C24:0/C22:0 1.14(참고치; ≤1.39), C26:0/C22:0 0.169(참고치; ≤0.023)로 C26:0, C26:0/C22:0의 비증가가 확인되었다. Phytanic acid는 2.4 μmol/L(참고치; <10)로 확인되었다. 부신피질 호르몬은 ACTH 81.6 pg/mL, cortisol 9.6 mcg/dL, renin 14.8 ng/mL/hr, aldosterone 21.0 ng/dL으로 측정되었다.

(2) 분자유전학 검사

PEX10 유전자의 c.[221G>A](p.Glu71Lys)과 c.[776+1G>A](splicing mutation)의 복합이형접합자로 확인되었다.

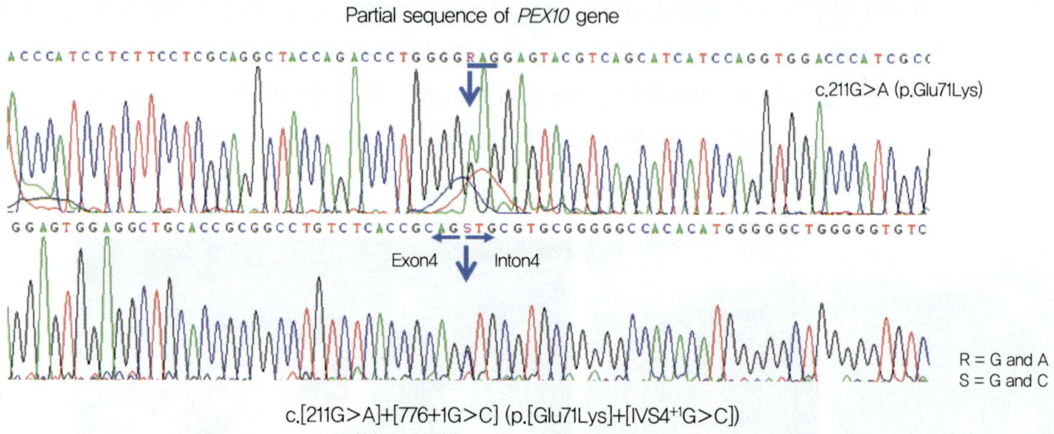

(3) 영상검사

뇌 MRI에서 전두엽 특히 실비안열(sylvian fissure) 주위에 다소뇌회증을 보여 신경세포의 이주 이상이 의심되었고, 왼쪽 뇌실막밑 낭종(subependymal cyst)이 관찰되었다.

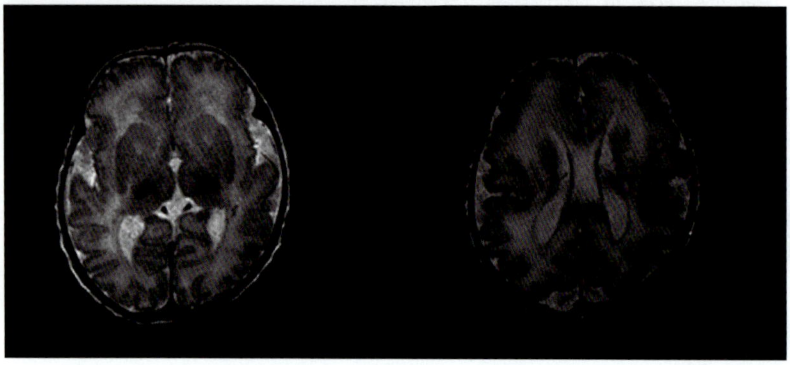

5. 치료경과

환아는 출생 직후 자발 호흡이 약하여 기도 삽관하여 인공호흡기 치료하다가 생후 10일경 기도 삽관 제거하였으나 간간히 무호흡으로 인한 청색증이 관찰되었다. 생후 1일째 이후 임상적인 경련은 관찰되지 않다가 생후 1개월경부터 임상적인 경련이 다시 발생하여 페노바르비탈 투여를 시작하였다. 경련이 완전하게 조절되지는 않아 생후 3개월경부터 레비티라세탐 추가하여 투여하였다. 환자는 생후 7일째 복부 팽만 및 복막염 발생하여 수술을 시행하였고 소장의 괴사가 확인되어 소장 절제 및 공장루(jejunostomy)를 시행하였다. 단장 증후군으로 총정맥영양을 시행하며 식이를 증량하였으나 설사량이 많아 총정맥영양의 감량은 잘 이루어지지 않았다.

출생 이후부터 황달은 지속되었으며 간비대 역시 점차 진행하였다. 생후 3개월 이후 복수가 증가하면서 총빌리루빈 30 mg/dL, 직접빌리루빈 16.6 mg/dL로 상승보이며 응고장애가 동반되었다. 수혈을 통한 응고 장애의 교정을 비롯하여 대증적 치료를 시행하였으나 호전 보이지 않고 생후 4개월에 호흡부전으로 사망하였다.

6. 요약

이마가 튀어나오고, 대천문의 크기가 크며, 안면 중앙부 형성 부전 등의 특징적인 얼굴 모양을 보이면서 심한 근긴장도 저하 및 모로반사, 빠는 힘이 약하며 생후 첫날부터 경련을 보이는 경우에 Zellweger 증후군을 의심할 수 있다. 진단은 혈장 VLCFA의 상승 및 *PEX* 유전자 분석으로 가능하다.

증례 15-2

신생아 부신백질이영양증(Neonatal adrenoleukodystrophy)

1. 내원의 동기가 된 주 증상

심한 탈수 및 전신 부종

2. 임상 증상

44개월 여아로 다른 가족력은 없었다. 재태연령 37주 2일, 체중 2.46 kg로 출생하여 생후 7일경부터 하루 10회 이상의 강직성 발작 및 청색증이 동반된 경련으로 생후 14일부터 본원 내원하였고 당시 시행하였던 혈액 검사 및 뇌척수액 검사는 정상 이었고, 혈장 아미노산 분석과 소변 유기산 분석 결과도 정상이었다. 뇌 자기공명영상 촬영 검사에서 실비우스 주변 피질 이형성증이 의심되었으나 10개월에 재시행한 검사에서는 internal capsule의 anterior limb의 신호증강과 피질의 부피 감소가 확인되었다.

뇌파에서 경련파가 관찰되어 항경련제 치료 시작하였다. 이후 조절되지 않는 경련과 반복적인 흡인성 폐렴으로 입원 치료 받았고 생후 14개월경 경피적 위루 설치술, 생후 30개월경부터 장기간 인공호흡기 치료로 기관 절개술 시행 받았고 이후 자가인공호흡기로 치료 및 관급식 시행 중이었다. 언어 및 인시 능력은 거의 발달 되지 않았고 출생시부터 지속된 근긴장 저하로 계속 누워 지내는 상태로 내원 3~4일전부터 소변량 감소 및 전신 부종 발생하여 내원하였다.

3. 진찰 소견

키 100.9 cm(50~75백분위수), 몸무게 18.2 kg(90백분위수), 두위 cm(백분위수)로 측정되었다. 환아는 눈 사이가 간격이 멀어 보이는 것 이외에 다른 얼굴 모양의 이상은 보이지 않았다. 겨드랑이, 유두부 주위, 손금, 구강 점막의 피부에 전반적인 색소 침착이 되어 있었고 간이 2횡지 정도 촉지되었다. 전반적인 근긴장도 감소와 심부건반사의 감소를 보였다. 각막혼탁이 관찰되었고 망막 검진에서는 다른 특이소견은 보이지 않았다.

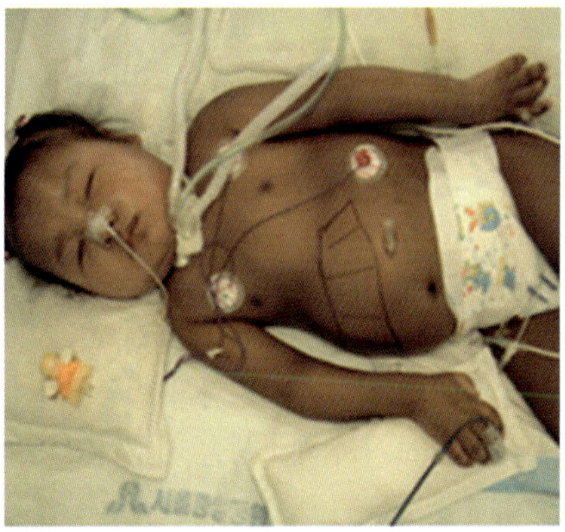

그림 15-5 피부의 색소침착, 간종대를 보인다.

4. 검사 소견

(1) 생화학적 검사 소견

말초혈액검사에서 나트륨 119 mEq/L, 칼륨 3.7 mEq/L로 측정되었고 AST 24 IU/L, ALT 4 IU/L, 총빌리루빈 1.1 mg/dL, ACTH 5,420 pg/mL, cortisol < 1.0 μg/dL로 측정되었다.

Very long chain fatty acid (VLCFA) 검사에서 C22:0 0.539 μg/ml(참고치; 0.57~1.79), C24:0 1.304 μg/mL(참고치; 0.46~1.1), C26:0 2.506 μg/mL(참고치; 0.15~0.51) C24:0/C22:0 2.419(참고치; 0.76~0.92), C26:0/C22:0 0.145(참고치; ≤0.02)로 C26:0, C26:0/C22:0의 비증가가 확인되었다.
Pipecolic acid 8.3 μmol/L(참고치; 0.54~2.46 μmol/L), phytanic acid는 0.4 μg/mL(참고치; 0~3 μg/mL)로 확인되었다.

표 15-5. 혈장 VLCFA, pipecolic acid, phytanic acid 농도

	환자	정상 참고치
VLCFA		
C22:0	0.539	0.57~1.79
C24:0	1.304	0.46~1.10
C26:0	2.506 (μg/mL)	0.15~0.51 (μg/mL)
C24/C22	2.419	0.76~0.92
C26/C22	0.145	<0.02
pipecolic acid	8.3 (μmol/L)	0.54~2.46 (μmol/L)
phytanic acid	0.40 (μg/mL)	0.03~3.00 (μg/mL)

VLCFA: very long-chain fatty acids

(2) 영상검사

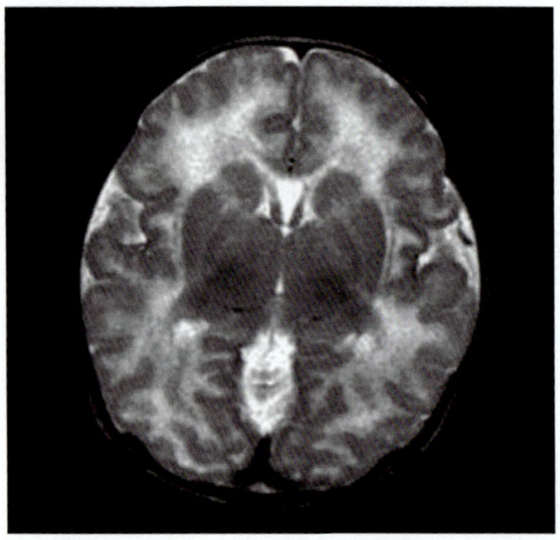

그림 15-6 Internal capsule의 anterior limb의 신호증강과 양측 periSylvian cortical dysplasia 확인되었다

5. 치료 경과

환자는 이전에 복용하던 항경련제를 지속하면서 hydrocortisone 15~20 mg/m²/일 및 fludrocortisone 0.1 mg QD 복용을 시작하면서 전해질이 정상화되었고 색소 침착도 호전을 보였다. 가정 간호 및 자가 인공호흡기 치료 지속하면서 지내던 중 5세 10개월에 수일 전부터 소변량 감소 및 혈압 감소를 보여 심폐소생술 시행하였으나 회복되지 않고 사망하였다.

6. 요약

신생아 부신백질이영양증은 신생아 경련 및 저긴장증의 증상을 보일 수 있으나 Zellweger 증후군에 비해서 얼굴 모양의 이상은 잘 동반되지 않는다. 나이가 들면서 부신 기능 저하가 동반될 수 있다. 생화학적 검사는 Zellweger 증후군과 동일하여 VLCFA의 상승 및 *PEX* 유전자 이상이 발견된다.

3 X 연관성 부신 백질 이영양증 (X-linked adrenoleukodystrophy)

1) 원인

부신 백질 이영양증은 뇌의 신경 세포인 뉴런을 싸고 있는 수초에 손상을 일으키는 백질 이영양증의 한 종류이다. 탈수초 현상 및 점진적인 부신 기능의 부전이 부신 백질 이영양증의 특징이며 유전 양식에 따라 두 가지로 분류되는데, 가장 흔한 페록시좀 질환인 X 연관성 부신 백질 이영양증과 상염색체 열성 부신 백질 이영양증이 그것이다. X 연관성 부신 백질 이영양증 환자는 very long chain acyl CoA synthetase의 활성도 저하에 의해 발생하며, 정상적인 지방산의 처리 능력의 장애로 인해 포화된 초장쇄지방산(very long chain fatty acid)이 뇌와 부신에 고농도로 축적된다.

2) 유전적 이상

X 연관성 부신 백질 이영양증은 성염색체 열성으로 유전되며, 페록시좀 막에 위치하는 운송 단백질(peroxisomal transmembrane protein : ALDP)의 이상에 의해 발생하는데 Xq28에 위치하는 *ABCD1* (ATP binding cassette) 유전자에 의해 발현된다. 현재까지 700가지 이상의 돌연변이가 보고되어 있고 이 중에 50%가 missense 돌연변이이다. 유전자형-표현형 연관성은 별로 없다. 약 5~20%의 경우 모계로부터 유전됨이 없이 de novo로 발생한다.

3) 발병 빈도

가장 흔한 페록시좀 대사장애로서 1/20,000~1/50,000 빈도를 보인다. 남자환자의 빈도는 1:21,000이고, 여자 보인자까지 포함 경우 1/16,800의 빈도로 매우 흔하다.

4) 생화학적 병태생리

페록시좀 막에 위치한 ATP binding membrane transporter 단백질인 ALDP의 결핍으로 인하여 very long chain acyl CoA (VLCFA-CoA)를 페록시좀 안으로 운송하는 데 장애가 초래된다. 따라서 초장쇄지방산(C26:0)의 베타산화(β-oxidation)가 이루어지지 않는다. 세포질에 축적된 VLCFA-CoA ester는 ELOVL1이라는 elongase에 의해 더욱 더 증폭되어 초장쇄지방산이 특히 뇌와 부신, 고환에 축적된다. *ABCD1* 유전자는 여러 조직에서 발현하지만 VLCFA는 거의 모든 조직에서 상승한다. 특히 내분비기관인 부신, 고환과 신경조직인 대뇌, 척수, 말초신경이 손상에 취약한데, 그 기전은 명확하지 않다.

5) 임상 증상

대개 3세 이전에는 무증상이나 전형적인 X 연관성 부신 백질 이영양증은 4세에서 8세 사이에 증상이 나타나며 뇌백질의 변성으로 보행 장애, 시력 장애, 청력 장애, 경련, 경직성 마비, 지능 장애 등을 초래하며 진행한다. 피부의 색소 침착, 부신 피질 기능 부전의 증상이 신경증상보다 선행하여 나타날 수도 있다. 남자 환자의 40%는 18세전에 대뇌 탈수초(cerebral demyelination)를 보이는 cerebral ALD이다. 성인기에 증상이 나타나는 경한 형은 주로 20~30대에 점진적인 신체 강직과 하지의 마비 및 보행 장애로 나타나는데, 전형적인 형보다 진행이 느리다. 이는 만성적인 myelopathy 때문이다. 대개는 부신기능저하와 말초신경병리증상도 있는데, 이를 'adrenomyeloneuropathy (AMN)'이라 한다. 이들 환자의 약 10%에서 cerebral ALD로 진행한다. 감염이나 두부손상이 이를 촉발시키기도 하나 뚜렷한 촉발인자 없이도 진행한다.

여성 보인자의 80% 정도에서도 60세 이후까지 경한 형태의 만성적인 myelopathy와 말초신경병리를 포함하는 adrenomyeloneuropathy의 임상 증상이 나타날 수 있다. 유전자형으로 임상 증상의 경과를 예측하기는 어렵다. 결국 이 질환은 임상 증상이 진행하는 한 스펙트럼으로 이해하는 경향이다.

6) 진단 및 검사 소견

지방산의 처리 능력의 장애로 인하여 초장쇄지방산의 혈중 농도가 상승한다. 임상적인 증상과 함께 혈중 초장쇄지방산의 비정상적 증가, 특히 C26:0 포화지방산(hexacosanoic acid)의 증가 및 C26:C22와 C24:C22 비율의 증가가 있으면 진단이 가능하다. 뇌 MRI 상에서는 후두부에서 시작하여 전방으로 진행하는 뇌실 주위의 백질 탈수초화가 특징적이다. 부신 기능의 부전은 서서히 진행하므로 진단을 위해서는 ACTH 자극 검사를 실시하여 혈중 코티솔(cortisol) 및 소변 17-hydroxysteroid의 농도 상승이 없는 것을 확인하는 방법이 가장 유용하다. 혈중 ACTH는 상승되어 있으나 전해질의 이상은 없는 것이 보통이다. *ABCD1* 유전자 검사로 확진할 수 있으며 유전상담에 도움이 된다.

VLCFA	정상	남자 환자	여자 보인자
C26:0 μg/mL	0.23±0.09	1.30±0.45	0.68±0.29
C24:0/C22:0	0.84±0.10	1.71±0.23	1.30±0.19
C26:0/C22:0	0.01±0.004	0.07±0.03	0.04±0.02

7) 치료 및 관리

치료로는 식이요법과 골수이식이 알려져 있다. 로렌조 오일로 알려진 glyceryl troleate와 glyceryl trierucate의 4:1 혼합제제를 6세 미만의 뇌 MRI의 이상이 아직 생기지 않은 신경학적 무증상 환아에게 투여 시에 신경증상 발생의 빈도를 낮추는 예방적인 효과가 있음이 이미 밝혀져 있다. 혈소판감소 및 필수지방산 결핍이 부작

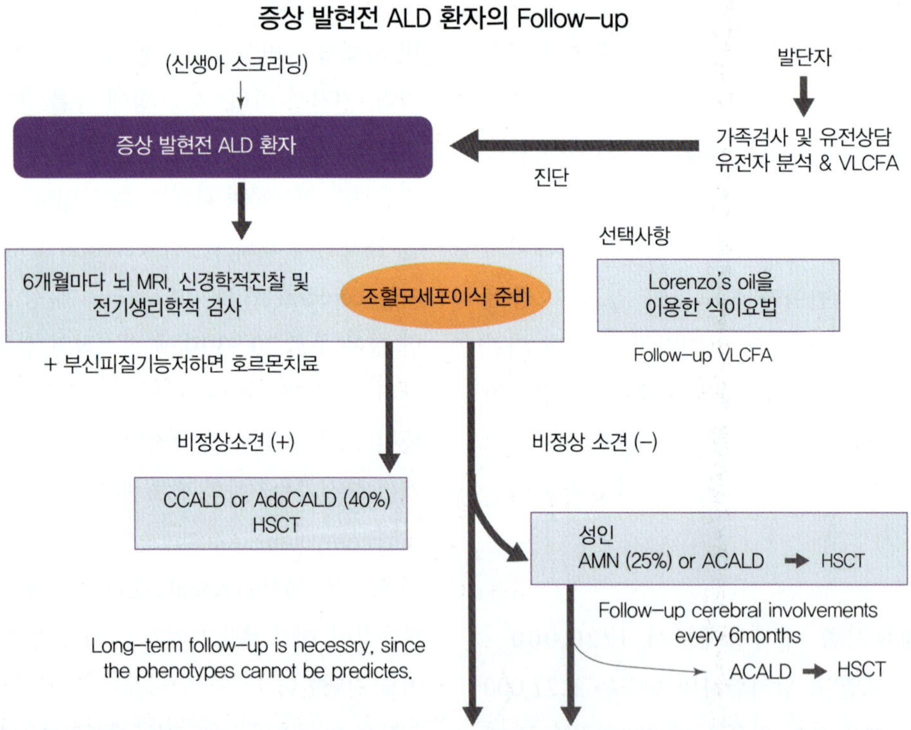

그림 15-7 일본에서의 무증상 부신백질이영양증의 진단 및 치료 가이드라인(Shimozawa N, Honda A, Kajiwara N, et al., X-linked adrenoleukodystrophy : Diagnostic and follow-up system in Japan. J Hum Genet 2011; 56: 106~9.)
ACALD, adult cerebral form ALD; AdoCALD, adolescent cerebral form ALD; AMN, adrenomyeloneuropathy; CCALD, childhood cerebral form ALD; HSCT, hematopoietic stem cell transplantation; MRI, magnetic resonance imaging; VLCFA, very long-chain fatty acids.

용이다. 그러나 증상이 이미 발생한 환자의 치료에는 효과가 없다. 골수이식은 발병 초기단계에 시행해야 효과적이다. 초기단계는 행동지능 80 이상이고 뇌 MRI 상 거의 병변이 보이지 않는 경우(Loes 점수 9점 이하) 예후가 매우 좋으며 사망률은 5% 미만으로 보고된다. 이식 후 6개월이 지나야 임상 증상이 안정화된다. 만성적인 myelopathy는 골수이식 후에도 진행한다는 보고가 있다. 이미 진행된 증상을 보이는 환자는 효과가 없고 오히려 증상을 악화시킬 수도 있다. 이외에 HMG-CoA reductase억제제인 lovastatin과 docosahexanoic acid (DHA), 4-phenylbutyrate의 투여가 시도되고 있으나 임상적 효과는 의문시된다. 부신 기능 부전은 당질코르티코이드의 투여로 치료한다.

8) 예후

소아에 전형적으로 발생하는 cerebral ALD는 골수이식을 시행하지 않으면 환자의 예후는 나쁘다. 보통 증상 발병 이후 10년 이내에 사망하는 경우가 대부분이다. 그러나 성인 남자의 AMN 및 여자 보인자의 경우 만성적인 경과를 취하며 삶의 질을 저하시킨다.

••• 참고문헌 •••

1. Moser H, Dubey P, Fatemi A. Progress in X-linked adrenoleukodystrophy. Curr Opin Neurol 2004; 17: 263~9.
2. Kim HJ, Kim EY, Woo YJ, et al. Lorenzo's Oil Treatment in X-linked adrenoleukodystrophy. Korean J Pediatr 2005; 48(11): 1232~8.
3. Engelen M, Kemp S, Poll-The, BT. X-linked adrenoleukodystrophy : pathogenesis and treatment. Curr Neurol Neurosci Rep 2014; 14: 486~93.
4. Kemp S, Berger J, Aubourg P. X-linked adrenoleukodystrophy : Clinical, metabolic, genetic and pathophysiological aspects. Biochimica et Biophysica Acta 2012; 1822: 1465~74.
5. Yang KS, Bae ST, Kim HB, et al. A case of adrenoleukodystrophy, J Korean Pediatr Soc 1989 Mar; 32(3): 430~7.
6. Park SC, Kim CS, Chung KH, et al. Three cases of adrenoleukodystrophy, J Korean Neurol Assoc 1995; 13: 657~64.
7. Shimozawa N, Honda A, Kajiwara N, et al. X-linked adrenoleukodystrophy : Diagnostic and follow-up system in Japan. J Hum Genet 2011; 56: 106~9.

증례 15-3

피부가 검어져서 진단된 X염색체 연관 부신백질이영양증 환자

1. 내원의 동기가 된 주 증상

피부 착색의 증가

2. 임상 증상

5세 11개월 남아로 다른 가족력은 없었다. 무릎 주위의 짙은 피부색이 관찰되었으나 경과 관찰하던 중 3세경부터 피부가 더 검어지고 약 1년 전부터 유두, 치주, 입술, 성기 부위의 피부색이 짙어졌으며 내원 약 5개월 전 감기 증상으로 타 병원에서 시행한 혈액 검사에서 혈당 47 mg/dL 측정되어 치료를 받았다. 피부 착색 증가로 타 병원에서 시행한 검사에서 ACTH 2,000 pg/mL 이상, 코티솔 6.44 ug/dL, 17-alpha-hydroxyprogestrone 1.23 ng/mL으로 측정되어 1차성 부신 기능 결핍증으로 hydrocortisone 투여 중으로 추가적인 검사를 위해 본원 내원하였다.

3. 진찰 소견

키 110.3 cm(10~25백분위수), 몸무게 17.2 kg(5~10백분위수)으로 측정되었다. 피부가 전반적으로 검게 착색되어 있었고 치주, 유두, 입술, 성기 주위, 팔꿈치, 무릎 등의 부위가 좀 더 검게 보였다. 양쪽 고환은 1 mL로 측정되었고 음모의 발달이나 성기의 크기 변화는 보이지 않았다. 주의력 결핍 혹은 다른 성격의 변화는 관찰되지 않았고 다른 신체 검진 및 신경학적 검진에서 특이소견은 보이지 않았다.

4. 검사 소견

(1) 생화학적 검사

ACTH 507 pg/mL(참고치; 0~60), cortisol 2.5 ug/dL, 17-α-hydroxyprogesterone 0.16 ng/mL, renin 2.5 ng/mL/hr, aldosterone 14.0 ng/dL, testosterone 0.04 ng/mL으로 측정되었다. Very long chain fatty acid (VLCFA) 검사에서 C22:0 32.23 μmol/L(참고치; ≤96.3), C24:0 65.07 μmol/L(참고치; ≤91.4), C26:0 3.76 μmol/L(참고치; ≤1.3) C24:0/C22:0 2.02(참고치; ≤1.39), C26:0/C22:0 0.117(참고치; ≤0.023)로 C26:0, C24:0/C22:0 비, C26:0/C22:0의 비 증가가 확인되었다.

(2) 분자유전학 검사

ABCD1 유전자의 c1415_1416del(p.Gln472Argfs*83)의 frameshift 돌연변이로 확인되었다.

Partial sequence of *ABCD1* gene

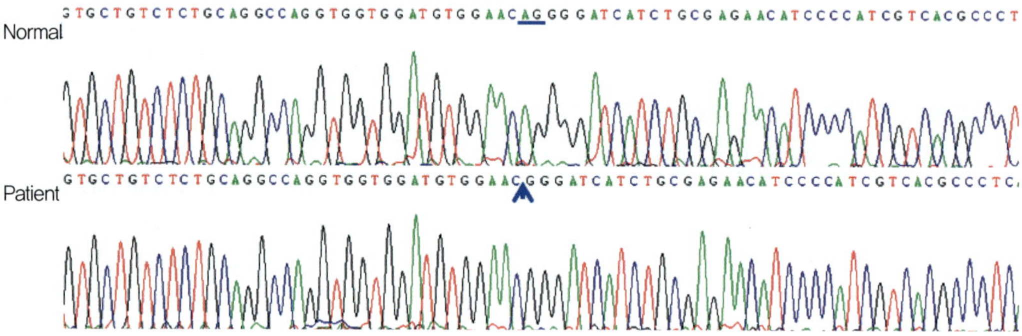

c.1415_1416del (p.Gln472Argfs*83), hemizygote

(3) 영상의학검사

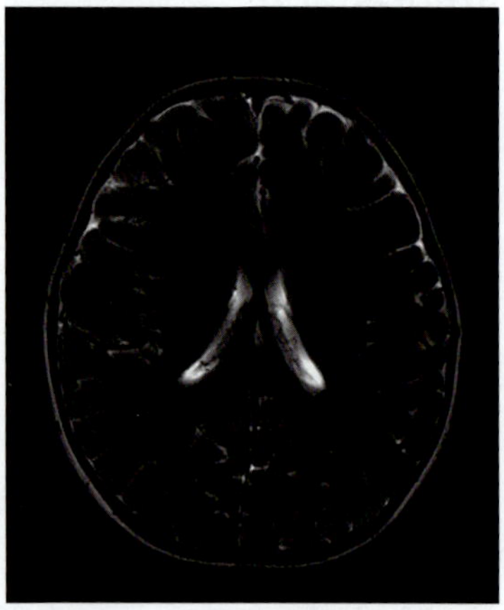

그림 15-8 뇌 MRI 검사에서 특이소견은 보이지 않았다.

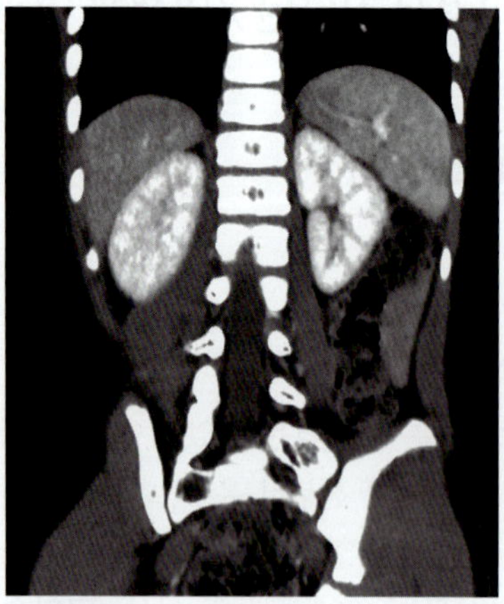

그림 15-9 복부 CT에서 양측 부신이 잘 보이지 않았다.

5. 치료경과

하이드로코티손(3.3 mg TID 13.7 mg/m²/day) 투여 중에도 ACTH의 상승이 지속되어 하이드로코티손 증량하여 ACTH 감소 및 피부 착색은 호전되었다. 로렌조 오일 1 mg/kg 용량으로 하루 두 번 복용 중으로 골수이식을 고려 중이다.

증례 15-4

부신피질기능장애와 행동장애로 진단된 X염색체 연관 부신백질이영양증 환자

1. 내원의 동기가 된 주 증상

부신피질 기능 결핍과 이상행동

2. 임상 증상

7세 남아로 큰 외삼촌은 모야모야병으로 38세에 사망하였고, 외삼촌(엄마의 남동생)이 원인이 알 수 없는 피부 색소 침착 및 뇌의 이상으로 13세에 사망하였다. 돌이 지나면서 잇몸 및 혀의 색소 침착이 발생하였고 점차 악화되어 4세에 본원 내원하여 시행한 검사에서 ACTH 9,630 pg/ml, cortisol <1 ug/dL로 측정되어 일차성 부신 기능 부족증(Addison's disease)으로 하이드로코티손 투여하며 경과 관찰 중이던 환아로 성장할수록 산만해지고 학습이 힘들었으며 내원 3개월 전부터 했던 말을 반복하고 물건을 자꾸 입에 넣는 등의 이상행동을 보여 시행한 뇌 MRI에서 이상 소견 보여 추가 검사 위해 내원하였다.

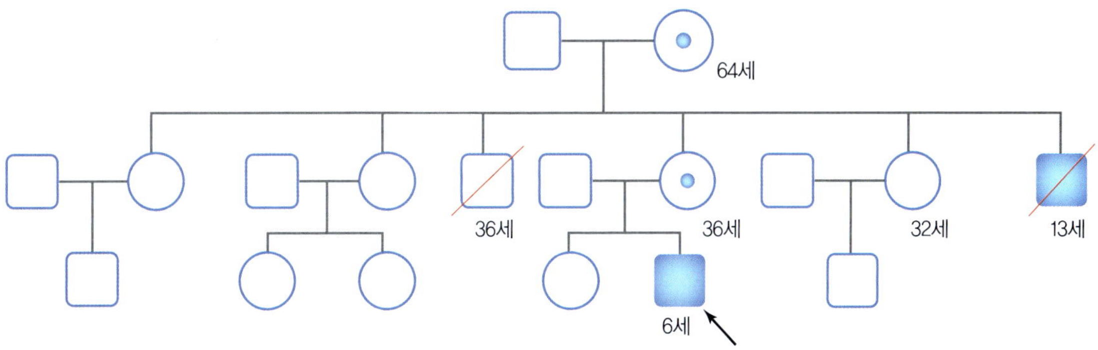

3. 신체 검진

키는 123.7 cm(75~90백분위수), 몸무게 28 kg(75~90백분위수)로 측정되었다. 의식은 명료하였으나 매우 산만하여 가만히 있지 못하였고 피부의 색소 침착은 호전되어 거의 보이지 않는 상태였다. 왼쪽 눈의 외사시가 있었고 다른 뇌신경 검사에서는 특이소견 보이지 않았다. 근긴장도 및 근력은 정상이었으나 심부건반사가 항진되어 있었고, 다른 병적반사는 보이지 않았다.

4. 검사 소견

(1) 생화학적 소견

하이드로코티손 15 mg/일(15 mg/m²) 복용 중으로 ACTH 45.9 pg/mL(0~60), cortisol 17.9 ug/dL으로 측

정되었다. Very long chain fatty acid (VLCFA) 검사에서 C22:0 32.205 μmol/L(참고치; ≤96.0), C24:0 59.315 μmol/L(참고치; ≤91.4), C26:0 3.367 μmol/L(참고치; ≤1.31) C24:0/C22:0 1.842(참고치; ≤1.39), C26:0/C22:0 0.105(참고치; ≤0.023)로 C26:0, C24:0/C22:0 비, C26:0/C22:0의 비 증가가 확인되었다. 시각 유발전위 검사 및 청각 유발 전위 검사는 모두 정상으로 확인되었다.

(2) 분자유전학 검사

ABCD1 유전자의 c.1781-1G>T(IVS7-1G>T)로 mRNA의 splicing 이상 돌연변이로 확인되었다.

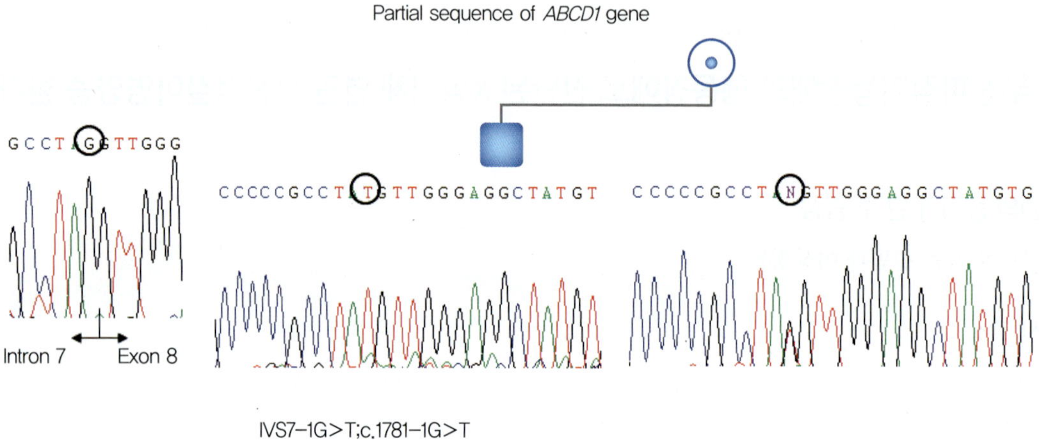

(3) 영상의학 검사

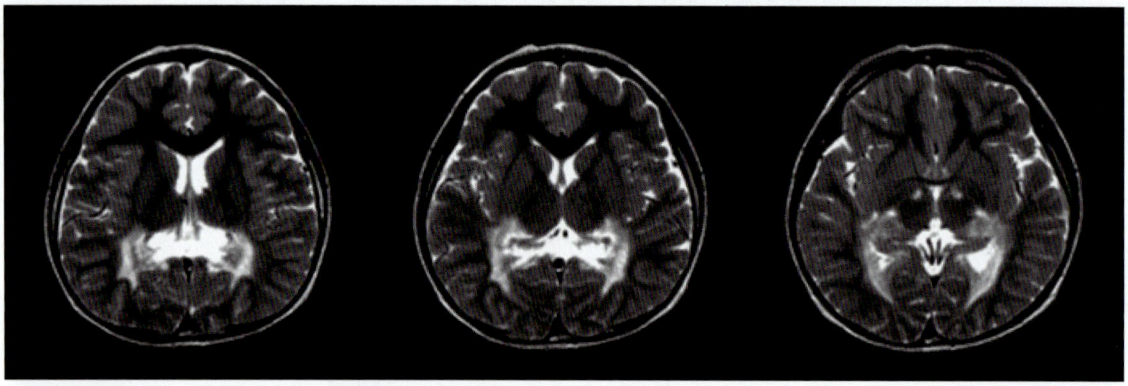

그림 15-10 뇌 MRI 뇌 후반부의 백질음영의 증가가 관찰된다.

5. 치료 경과

하이드로코티손과 함께 로렌조오일을 복용하기 시작하였다.

진단 약 1년 내에 급격한 악화를 보여 7세 6개월경 이후부터 시력 감소 및 청력 감소를 호소하였으며 점차 강직이 심해졌으며 로렌조 오일을 먹으면서 지질성 폐렴에 걸려 치료하면서 로렌조 오일의 복용은 중단하였다. 이후 점차 신경학적 증상이 진행하여 8세 이후 bed-ridden 상태이다. 8세에 위루관, 10세에 기관절개술 시행하였고 14세 이후에는 자발 호흡이 감소하여 가정용 인공호흡기 사용하고 있다.

6. 요약

주의력 결핍이나 행동의 변화가 classical ALD의 첫 증상으로 주로 나타나지만 1차성 부신 기능 부전이 신경학적 증상과 동시에 혹은 선행하여 나타날 수 있으므로 저혈당과 피부 착색 등의 1차성 부신 기능 저하의 증상이 있을 때 ALD의 가능성에 대한 고려를 해야 한다. 진단은 혈장 VLCFA 검사에서 C26의 상승, C26:C22의 비, C24:C22의 비가 상승되는 것으로 할 수 있다. 조기 진단하여 골수이식하면 좋은 예후를 기대할 수 있다.

4 일차성 과옥살산뇨증 (Primary hyperoxaluria)

1) 원인

유전적으로 발생하는 유전성 일차성 과옥살산뇨증(primary hyperoxaluria, PH)은 옥살산이 과다 생성되어 조직 내에 축적되는 드문 질환으로 세 가지 임상형이 알려져 있다. 1형(PH1)이 가장 흔하고 간의 페록시좀 효소인 alanine-glyoxylate aminotransferase (AGT) 결핍에 의해 발생한다. 2형(PH2)은 매우 드물며 간의 D-glycerate dehydrogenase (GD) 결핍으로 인한 hydropyruvate 대사장애로 인해 2차적으로 발생하고 신장 침범은 1형보다 심하지 않다. Glycolate 과다 배설은 나타나지 않고 수산염과 L-glycerate는 소변에서 증가되는 것이 1형과 감별점이다. 3형(PH3)은 4-hydroxy-2-oxoglutarate aldolase 1 결핍에 의해 장에서 수산염의 과다 흡수에 의해 발생하고 매우 드문 것으로 보인다.

2) 유전적 이상

AGXT, *GRHPR*, *HOGA1* 유전자가 각각 일차성 과옥살산뇨증 1, 2, 3형의 원인 유전자이다. *AGXT* 유전자는 염색체 2q37.3에 위치하며, 11개의 exons, 11,176 bp로 구성된다. *GRHPR* 유전자는 염색체 9q12, *HOGA1* 유전자는 10q24.1에 위치한다.

3) 발병빈도

일차성 과옥살산뇨증은 1/58,000의 빈도로 발생한다. 1형이 가장 흔하여 이 중 80%를 차지하고 2, 3형이 10%에 해당한다.

4) 생화학적 병태생리

옥살산(oxalate)은 여러 가지 아미노산(특히 glycine) 대사의 최종 산물로서 거의 불용성이다. 옥살산의 전구체는 glyoxylate와 glycolate으로 주로 간의 페록시좀에서 glyoxylate를 alanine-glyoxylate aminotransferase (AGT)에 의해 glycine으로 변환시킴으로써 생성된다. 세포질 내에서 glyoxylate는 lactic acid dehydrogenase (LDH)에 의해 옥살산으로 전환된다. Glyoxylate는 또한 glyoxylate reductase (GR)에 의해 glycine으로, glutamate- glyoxylate aminotransferase (GGT)에 의해 glycine으로 전환된다.

과옥살산뇨증(hyperoxaluria)의 원인에는 ethylene glycol 중독, 수산염을 많이 함유한 식품의 과다한 섭취(코코아, 차, 대황, 사탕무, 과일, 딸기류, 시금치), 만성 장 질환(소장 절제, 흡수 장애), 일차성 옥살산뇨증 등 여러 가지가 있다. 유전적으로 발생하는 유전성인 일차성 옥살산뇨증(primary hyperoxaluria, PH)은 옥살산이 과다 생성되어 조직 내에 축적되는 드문 질환으로 세 가지 임상형이 알려져 있다.

5) 임상 증상

일차성 과옥살산요증 1형(PH1)은 주로 80% 이상에서 측부 통증, 혈뇨, 요로 감염, 결석과 같은 요로계 증상

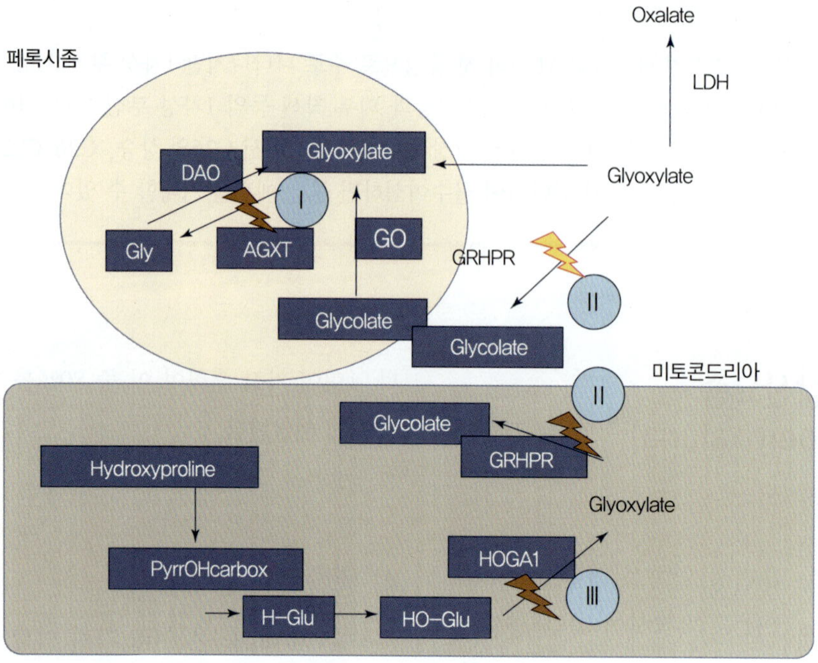

그림 15-11 간세포에서의 일차성 과옥살산요증 I, II, III형의 대사장애
alanine : glyoxylate-aminotransferase (AGT)
glyoxylate reductase/hydroxypyruvate reductase (GR/HPR)
4-hydroxy-2-oxoglutarate aldolase 1 (HOGA1)
glycolate oxidase (GO)
D-aminooxidase (DAO)

으로 발현된다. 칼슘 옥살산염으로 구성된 다발성, 양측성 결석과 신석회화가 단순 복부 촬영이나 초음파에서 발견된다. 증상이 발현되는 평균 연령은 5세이나 출생 직후부터 50대까지 다양하게 나타날 수 있고, 약 50%의 환자에서 15세까지 말기 신부전으로 진행한다. 영아형은 조기에 옥살산이 과다 침착되고 사구체 여과 기능이 미성숙하여 치명적일 수 있고 일부에서는 무증상일 수도 있다. 만성 신부전 상태에서는 옥살산 결정(oxalate crystals)이 세뇨관 내에 관찰되고 옥살산이 과다 배설되고 있을 때에는 옥살산 결정의 침착이 광범위하게 나타난다. 조직학적으로는 세뇨관 위축과 결정 침착을 동반한 간질 섬유화의 비특이적 소견을 보인다. 칼슘 옥살산염 결정은 광학 현미경 하에서 편평한 모양으로 관찰될 수 있으나, 이중굴절 편광 현미경하에서 더 잘 보인다. 결정이 세뇨관 내에서 간질로 파급되면서 심한 섬유화와 염증, 거대 세포 반응(giant cell reaction)이 발생한다. 칼슘 옥살산염은 주로 근위 세뇨관에 침착되고 결석이 신장의 신배(calyces)나 신우(pelvis)에서 발견된다. 사구체 경화는 간질 손상의 정도에 비례한다. PH1 환자에서 사구체 여과율이 40 mL/min/1.73 m^2 이하로 감소하면 간에서 옥살산의 지속적인 과다 생성과 신장으로의 배설 감소로 인해 골, 심장, 신경, 관절, 동맥, 피부, 연부 조직, 망막 등 다른 장기에도 수산염이 침착될 수 있다. 골 침범이 가장 심한 신장 외 증상이다

6) 진단 및 검사 소견

소변의 옥살산, glycolate, L-glycerate 등의 배설량을 측정한다. 혈장의 옥살산을 측정한다. 신석의 화학적 분석이 필요할 수도 있다.

PH1형의 진단은 간 조직에서 AGT 활성도의 측정과 *AGXT* 유전자의 돌연변이 분석으로 확진할 수 있다. 산

전 진단은 태아의 간 조직에서 효소 활성을 측정하거나, 돌연변이를 알고 있는 경우 융모막이나 양수 검사에서 *AGXT* 유전자 분석을 시행한다. 소변 내 수산염 농도가 0.4 mmol/L 이상이면 결석 형성의 위험도가 증가되고 칼슘 배설이 4 mmol/L 이상이면 위험도가 더 증가된다. 다른 형태의 과옥살산뇨증의 경우 추가적으로 *GRHPR*, *HOGA1* 유전자 분석이 필요하다.

7) 치료 및 관리

수산염과 칼슘 농도를 감소시키기 위한 대증 요법은 다량의 수분 섭취(>2 L/m2/일), 칼슘 옥살산염 결정화 억제제, 옥살산이 함유된 식품의 섭취를 제한하는 것이 도움이 될 수 있으며 조기에 시작되면 신장 기능을 연장시킬 수 있다. AGT의 cofactor인 피리독신을 조기에 투여하면 옥살산 배설을 감소시킬 수 있다. 결석을 수술로 치료하는 것은 사구체 여과율을 감소시킬 위험이 있어 제한적이고 체외 충격 쇄석술을 시행할 수 있다. Furosemide는 소변량을 증가시키지만 고칼슘뇨증을 야기할 수 있으므로 주의해야 하고, hydrochlorthiazide는 소변량의 증가는 뚜렷하지 않지만 칼슘 배설은 감소시킬 수 있어 이뇨제의 투여 시 두 가지를 병용하는 것이 추천되고 있다. 말기 신부전으로 진행한 경우 투석 요법을 장기간 시행하는 것은 옥살산의 침착이 진행되어 삶의 질이 저하되고 투석으로 충분한 양의 옥살산이 제거되지 않으므로 권장되지 않는다. 근치를 위해 수술 전

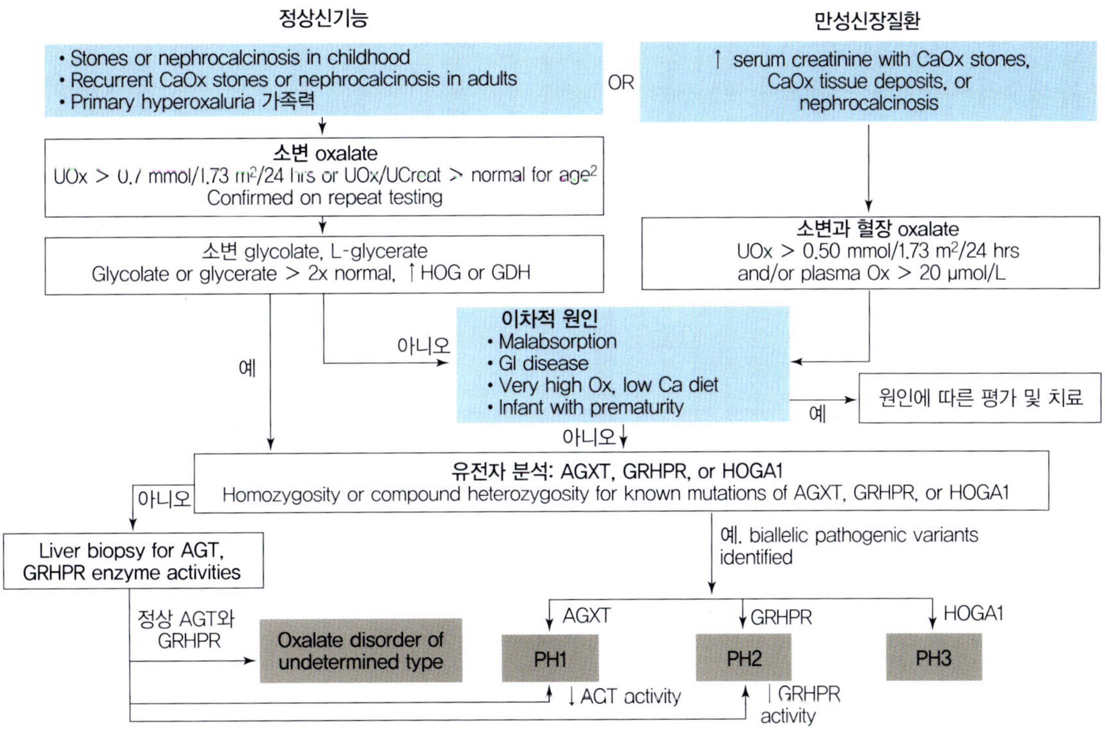

PH = primary hyperoxaluria GFR = glomerular filtration rate
Uox = urinary oxalate Pox = plasma oxalate
CaOx = calcium oxalate AGT = alanine : glyoxylate aminotransferase
AGXT = AGT gene GR/HPR = glyoxylate reductase/hydroxypyruvate reductase
HOGA1= 4-hydroxy-2-oxoglutarate aldolase 1 gene
(Adapted from Edvardsson VO, Goldfarb DS, Lieske JC, et al. Hereditary causes of kidney stones and chronic kidney disease. Pediatr Nephrol 2013; 28: 1923~42.)

그림 15-12 과옥살산뇨증의 감별진단

혈액 투석과 피리독신, 수액 요법으로 보조적인 치료를 적극적으로 시행하고, 간과 신장을 동시에 이식하는 것이 필요하다. 조기에 신장 이식만 시행하면 옥살산의 지속적인 침착과 수술 후 조직 내 옥살산의 활성화로 인해 이식신의 생존율이 낮다. 따라서 동시에 간 이식을 시행함으로 결핍된 효소를 공급할 수 있게 되어 옥살산의 생성을 감소시킬 수 있다. 간 이식 후 옥살산의 합성은 감소하고 배설은 증가되면서 조직 내의 옥살산이 재동원(remobilization)될 수 있어 혈중 옥살산의 농도는 정상으로 돌아오지만 옥살산뇨증은 수주 또는 수개월간 지속된다. 간과 신장을 동시에 이식하게 되므로 공여자를 찾기가 어려운 점이 문제가 될 수 있겠다.

8) 예후

영아형은 조기에 옥살산이 과다 침착되고 사구체 여과 기능이 미성숙하여 치명적일 수 있으나 지발형의 일부에서는 무증상일 수도 있다. 조기에 진단하여 신기능을 감시하는 것이 중요하다. 적응증이 된다면 성공적인 신장, 간 동시 이식으로 정상적인 생활을 할 수 있다.

참고문헌

1. Edvardsson VO, Goldfarb DS, Lieske JC, et al. Hereditary causes of kidney stones and chronic kidney disease. Pediatr Nephrol 2013; 28: 1923~42.
2. Harambat J, Fargue S, Bacchetta J, et al. Primary hyperoxaluria. Int J Nephrol 2011; 2011: 864580.
3. Jamieson NV. A 20-year experience of combined liver/kidney transplantation for primary hyperoxaluria(PH1): the European PH1 transplant registry experience 1984~2004. Am J Nephrol 2005; 25: 282~9.
4. Ellis SR, Hulton SA, McKiernan PJ, et al. Combined liver-kidney transplantation for primary hyperoxaluria type 1 in young children. Nephrol Dial Transplant 2001; 16: 348~54.
5. Choi JH, Kim GH, Lee JH, et al. A case of primary hyperoxaluria type 1 with chronic renal insufficiency. Korean J Inherit Metab Dis 2005; 5: 27~32.

증례 15-5

만성 신부전이 동반된 일차성 과옥살산뇨증 1형

1. 내원 동기가 된 주 증상

경련

2. 진단 시 연령 및 성별

10년 10개월, 남아

3. 병력 및 임상 증상

출생체중 2.7 kg, 정상 질식 분만으로 출생하였으며, 3세경 소변을 보기 힘들어하여 시행한 검사상 요로 결석(요관, 신장, 방광 결석)으로 진단 받고 요로 결석 제거 수술과 체외 충격 쇄석술을 시행하였다. 4세경 혈뇨, 복통으로 다시 요로결석 수술과 체외 충격 쇄석술을 시행하였다

7세경 신장에 남은 돌을 깨려고 체외 충격 쇄석술을 시행하였다. 요로 결석으로 수차례 체외 충격 쇄석술을 시행했던 환아로, 내원 3개월 전 얼굴이 붓고 기운이 없고 피곤한 증상을 보이다가 2일 후 30초 정도 지속되며 눈이 돌아가고 오른팔을 떠는 양상의 의식 소실을 동반하지 않은 경련이 발생하였다. 당시 2차 병원에서 급성 빈혈과 신부전증으로 진단 받고 다음날 3차 병원으로 전원 도중 눈이 돌아가고 양쪽 팔을 떠는 양상의 경련이 1시간 간격으로 1~2분 정도 지속되었다.

입원 후 고혈압성 뇌증을 동반한 만성 신부전으로 진단 받고 혈액 투석을 시작하였으며 항경련제를 투여하면서 입원 7일째부터 경련은 조절되기 시작하였다. 당시 소변 검사상 옥살산 결정(oxalate crystal)이 관찰되었으며 신장 조직검사상 옥살산증(oxalosis) 소견을 보였고 이후 복막 투석으로 변경하였다. 내원 20일 전 복통, 설사, 구토, 경련이 발생하여 고혈압성 뇌증으로 항고혈압제 투여하던 중 간, 신장 이식 위해 본원으로 전원되었다.

4. 진찰 소견

혈압 128/90 mmHg, 체온 36.5 ℃, 심박수 80/분, 호흡수 20/분이었으며, 체중 29kg(10~25백분위수), 신장 135 cm(25백분위수)이었다. 결막은 창백하였고, 안면기형은 없었으며 흉부, 복부 진찰상 특이 소견 없었으며 사지 부종은 없었다. 신경학적 검사상 이상 소견 보이지 않았다.

5. 검사 소견

(1) 일반혈액 및 화학 검사

일반 혈액 검사상 혈색소 10.6 g/dL, 백혈구 3,900/mm^3, 혈소판 301,000/mm^3였다. 생화학적 검사상 BUN/Cr 46/9.8 mg/dL, 칼슘 7.9 mg/dL, 인 6.8 mg/dL, Alkaline phosphatase 256 IU/L, 요산 6.4 mg/dL, 총단백 5.5 g/dL, 알부민 2.8 g/dL, Na/K/Cl/Total CO2 142/4.0/102/27.5 mEq/L였다. 요검사상 pH 8.2, 알부민(++), 케톤(-), 당(trace), 적혈구 many/HPF, 백혈구 many/HPF였다. 24시간 소변 검사상 Ccr 0.17 mL/min/1.73m^2, 단백 1 mg/일, 수산염(oxalate)은 검출되지 않았다. 부갑상선 호르몬 641 pg/mL(참고치; 10~65), 25-hydroxyvitamin D3(25(OH)D3) 18.9 ng/mL(참고치; 10~55)이었다.

(2) 영상검사

복부 단순 촬영상 양측 신장에 staghorn stone이 관찰되었다. 내원 2개월 전 외부 병원에서 시행한 복부 컴퓨터 단층촬영에서도 우측 신장에 신석회화를 동반한 staghorn stone이 관찰되었고 좌측 신장에도 다발성 석회화를 동반한 결석이 발견되었다.

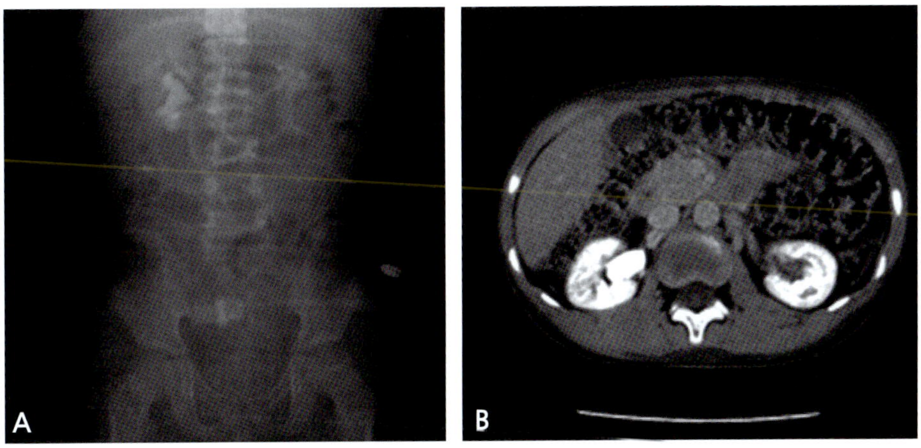

그림 15-13 단순 복부 X-선 검사(A)와 CT 스캔(B) 소견상 우측 신장에 staghorn stone과 신장의 석회화가 관찰되었고 좌측 신장에도 다발성 석회화가 존재했다.

(3) 신장 조직검사

신장 조직 검사상 세뇨관의 확장과 내부에 수산염 결정의 침착이 관찰되었다.

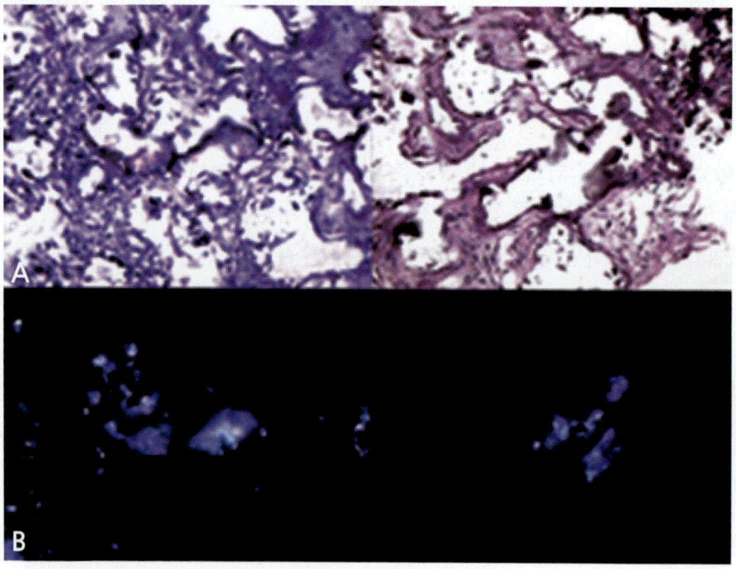

그림 15-14 A. 신장 조직 생검 소견상 광학현미경 검사상 세뇨관의 확장과 내부에 수산염 결정의 침착이 관찰되었다. B. 신장조직에 침착된 칼슘옥살산염 결정체(calcium oxalate crystals) 이중 굴절 편광현미경 하에서 관찰되었다.

(4) 분자유전학 검사

AGXT (alanine-glyoxylate aminotransferase) 유전자 분석에서 c.33-34insC(p.K12QfsX155)와 p.Gly116Arg의 복합 이형접합자인 일차성 과옥살산뇨증 1형 환자로 확진되었다.

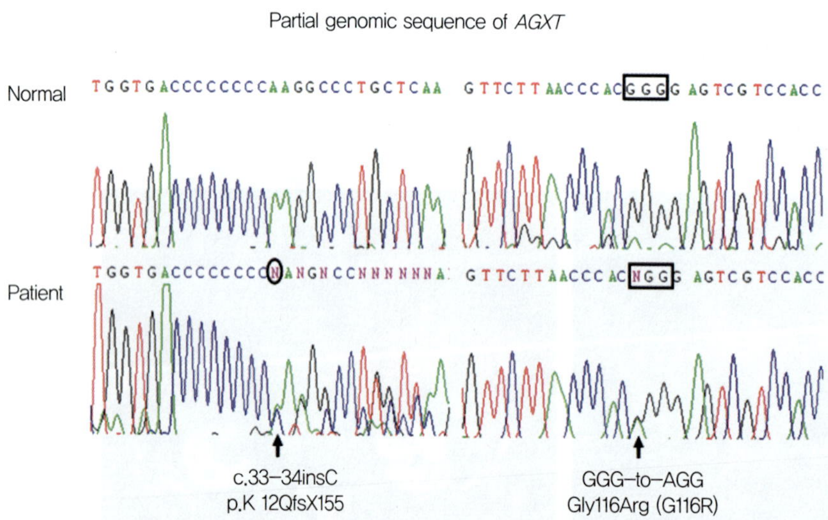

6. 치료 및 임상 경과

지속적 보행 복막 투석하면서 입원 7일째 퇴원하였다. 5개월 후(11년 3개월) 외래 추적 관찰시 혈압은 111/74 mmHg로 유지되고 있고 사지 부종 없으며 혈액 검사상 혈색소 10.7 g/dL, 백혈구 4,800/mm^3, 혈소판 296,000/mm^3, BUN/Cr 55/10.6 mg/dL, 칼슘 9.5 mg/dL, 인 8.9 mg/dL, alkaline phosphatase 687 IU/L, Na/K/Cl/Total CO_2 140/6.0/97/27.9 mEq/L, PTH 1,206 pg/mL였다. Renalmin 1T qd, calcitriol 0.25 g qd, calcium carbonate 1,000 mg tid, Feroba 1T qd, irbesartan 150 mg qd, minoxidil 5 mg qd, tenormin 25 mg qd, nicardipine 40 mg qd, human recombinant erythropoietin 4,000 unit SC 주 1회 투여하면서 지속적 보행행 복막 투석 진행하고 있다. 신장 및 간 이식 시행할 계획으로 HLA typing, 간 컴퓨터 단층촬영, 도플러 초음파, 심장 초음파 시행하고 공여자 대기 중이다.

7. 요약

일차성 과옥살산뇨증은 1형(PH1)이 가장 흔하고 심한 형태로 상염색체 열성으로 유전된다. 간의 페록시좀 효소인 alanine-glyoxylate aminotransferase (AGT) 결핍에 의해 발생한다. 칼슘 수산염 결정이 증가되어 신장에 침착되어 결석, 신석회화(nephrocalcinosis)를 유발하고 신장 기능을 쇠퇴시킨다. AGT의 cofactor인 피리독신을 조기에 투여하면 옥살산 배설을 감소시킬 수 있다. 결석을 수술로 치료하는 것은 사구체 여과율을 감소시킬 위험이 있어 제한적으로 사용한다. 체외 충격 쇄석술을 시행할 수 있다. Furosemide는 소변량을 증가시키지만 고칼슘뇨증을 야기할 수 있음으로 주의해야 한다. Hydrochlorthiazide는 소변량의 증가는 뚜렷하지 않지만 칼슘 배설은 감소시킬 수 있어 이뇨제의 투여 시 두 가지를 병용하는 것이 추천된다. 만성 신부전에 이르면 간, 신장을 동시에 이식해야만 한다.

CHAPTER 16

기타 유전성 대사질환

CONTENTS

1 선천성 당화 대사장애(Congenital disorder of glycosylation) 개요

1) 원인 및 생화학적 병태생리

많은 단백들과 지질들은 생물학적 기능을 발현하기 위해서는 단탕당이나 올리고당쇄(글리칸, glycan)가 부착하여 당화(glycosylation)되어야 한다.

당화작용에는 매우 광범위하고, 복잡하며, 다양한 기전들이 관여한다. 글리칸체(glycome)는 단백체(proteome)보다 10~10^4 정도 큰 것으로 여겨진다. 전사된 지놈(translated genome)의 2%가 당화된 단백질이나, 지질의 유전체이다. 이는 1,000개 이상의 분자 구조물을 생성해낸다. 또한 인체 단백질의 80% 이상이 당단백질로 구성되며, 인체 유전체의의 평균 1%가 glycan 합성이나 인식에 직 · 간접으로 관여한다고 알려져 있다. N-glycans는 asparagine의 amide이에 결합하며, O-glycans는 serine이나 threonine의 hydroxyl기에 결합한다. N-glycan의 생화학적 합성에는 세 가지 중요한 과정이 필요한데 nucleotide-linked sugar의 형성(formation), 조합(assembly), processing이다. O-glycan은 process 과정이 없다. 이러한 생화학적 대사는 Golgi체에서 이루어진다. 단백의 glycosylation뿐 아

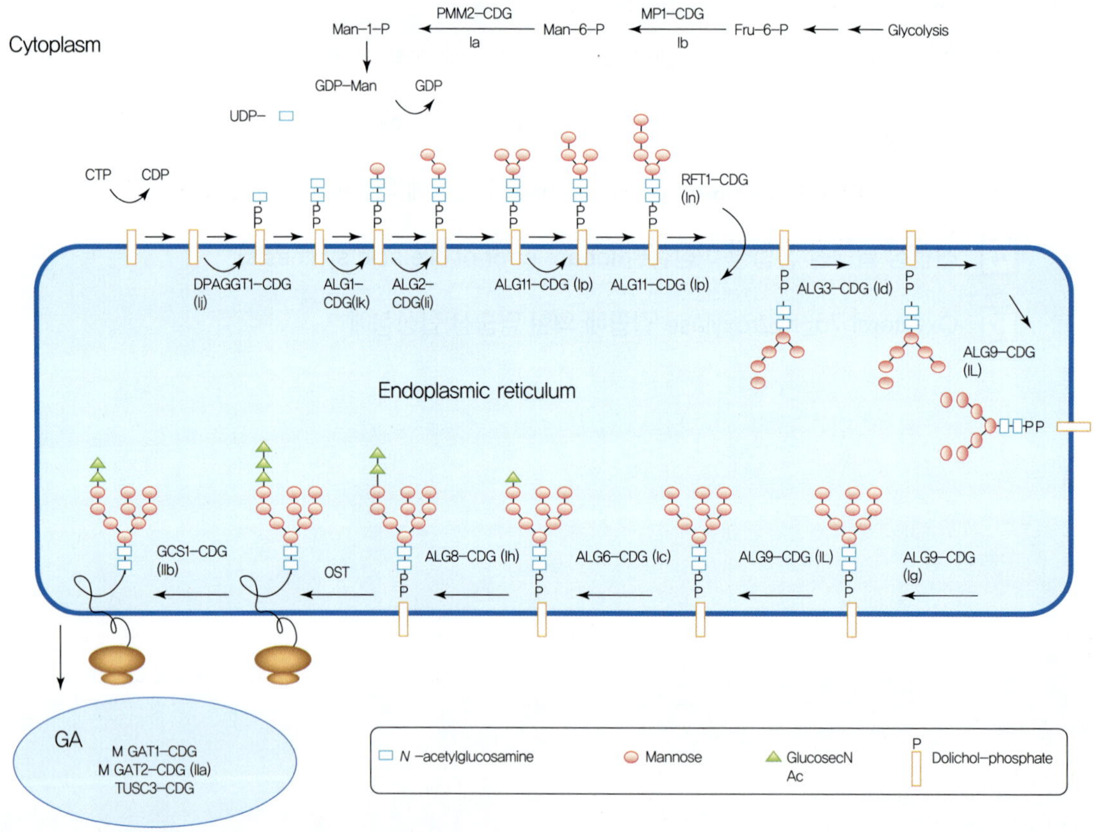

그림 16-1 N-linked glycan biosynthetic pathway와 단백질의 N-glycosylation 결합
(GlcNAc; N-acetylglucosamine, Fru; fructose, Man; mannose, GDP; guanidine diphosphate, UDP; uridine diphosphate, OST; oligosaccharyltransferase, PMM2; phosphomannomutase2, MPI; phosphomannose isomerase, ALG6; glucosyltransferase I, ALG3; mannosyltransferase VI, ALG12; mannosyltransferase VIII, ALG8; glucosyltransferase II, ALG2; mannosyltransferase II, DPAGT1; UDP-GlcNAc : Dol-P-GlcNAc-P transferase, ALG1; mannosyltransferase I, ALG9; mannosyltransferase VII/IX, ALG11; mannosyltransferase IV/V, RFT1; Flippase of Man5GlcNAc2-PP-Dol, MGAT2; N-Acetylglucosaminyltransferase II, GCS1; glucosidase I, TUSC3; oligosaccharyltransferase subunit, MAGT1; oligosaccharyltransferase subunit)
(Adapted from Biochemia Medica 2012; 22(2): 156~70, 참고문헌 4)

니라 지질의 glycosylation도 존재한다(예 : ceramide의 glycosylation은 ganglioside 합성에 매우 중요하다).

질환의 원인들로는 1) N-glycosylation pathway 장애가 제일 흔하며, 2) O-glycosylation pathway 장애, 3) lipid glycosylation 장애(예 : glycoshingolipid와 glycosylphosphatidylinositol의 anchor 장애), 4) multiple pathway 및 기타 pathway 장애 5) 올리고당쇄 processing의 장애(예 : 뮤코지질체 축적증 II, III 형) 등이 있다.

2) 질병의 분류

1980년 처음으로 심한 신경학적 비정상, 골격의 비정상, 지방이영양증(lipodystrophy), 혈액응고부전 등의 복합적 문제를 가지고 있는 일란성 쌍둥이 여아들에서 혈청과 뇌척수액 transferrin의 등전점 전기영동(isoelectric focusing electrophoresis, IEF) 분석을 하여 N-linked 올리고당의 갈락토스, N-acetylglucosamine (GlcNAc), 음이온성 단당류의 하나인 시알릭 산(sialic acid)이 결핍되어 있음을 밝혔다. 그리고 이러한 탄수화물 결핍이 대부분의 혈청 당단백질에 동일하게 나타나는 것을 관찰하였다. 즉 이 환자들이, 단백질의 glycosylation에 매우 중요한 영향을 미치는 어느 부분에 생화학적 장애를 가지고 있을 것이라는 예측이 가능하게 됨에 따라 'carbohydrate-deficient glycoprotein syndrome'이라는 병명이 상기 증상에 사용되기 시작하였다. 2000년대부터는 'congenital disorder of glycosylation (CDG)'을 공식적으로 사용하게 되었다.

CDG는 glycosylation 장애가 어느 부위에서 일어나는가에 따라 분류된다. 예전에는 IEF pattern과 임상적인 관찰에 따라 I-V까지 분류되었다. 1999년 이후로는 소포체 등 Golgi 이전 단계에서 발생하면 Type I, Golgi에서 일어나면 Type II로 대분류가 이루어지고, 유전적으로 원인이 밝혀진 순서대로 abc 순으로 소분류하였다. 2008년 이후의 새로운 질병 명명법은 발병 원인 유전자 이름을 대문자 정체로 쓴 후 '-CDG'로 한다. 예를 들면 과거 CDG-Ia로 불리던 phosphomannomutase-2 (PMM2) 결핍에 의한 질환을 PMM2-CDG로 명명한다. 또한 광의의 선천성 당화대사장애(CDG)는 1차성, 2차성으로 구분하기도 하는데, 광의의 1차성 CDG의 원인으로는 백혈구 부착 결핍 Type II (leukocyte adhesion deficiency), I-cell, 선천성 적혈구생성부전 빈혈인 type II (congenital dyserythropoietic anemia), 발작성 야간 혈색소뇨증(paroxysmal nocturnal hemoglobinuria), 선천성 당화 부전증(congenital disorder of glycosylation, CDG)이 있다. 광의의 2차성 CDG로는 갈락토스혈증이나 유전성 과당불내증 등이 있다.

3) 발병 빈도

현재 100여 종의 CDG가 알려져 있고, N-glycosylation pathway 장애가 가장 흔하며 그중에서도 PMM2-CDG가 가장 높은 빈도로 보고된다. 두 번째로는 glucosyltransferase I 결핍에 의한 ALG6-CDG가 흔하다. 그러나 새로운 질환이 발견되어 질환의 수가 빠르게 증가하는 추세이다. 전 세계적으로 거의 1,000여 명의 환자가 보고되었다. 국내에도 드물게 보고되고 있으나 진단적 검사의 제한 때문에 미진단사례가 많을 것이라고 생각된다.

4) 임상 증상

임상 증상은 원인에 따라 매우 다양하다. 신경학적 증상이 80%에서 존재한다. 대부분 환자들은 심한 정신지체와 기형적인 신체 발달, 소화기관 등의 문제(단백소실 장증후군)로 인한 발육부진이나 간병변 같은 증상을 복합적으로 가지며, AT III나 C 단백질(protein C) 같은 혈청 당단백질의 비정상 기능으로 인해 혈액응고가 잘 이루어지지 않는 경우도 있다. 많은 환자들은 신경학적, 운동발달 장애가 동반되어 사망률은 생후 2년에 약 15% 정도이다. 경련, stroke, 소뇌증, 색소성 망막염(retinitis pigmentosa), 저혈당증, 장내 단백질 소실, 구토, 설사, 혈전증세, 위장 상부에서의 출혈, 심한 정신운동 발달지연을 갖는 것이 특징이다. 특히 가장 흔한 phosphomannomutase-2 결핍에 의한 PMM2-CDG의 경우는 사시 및 눈동자의 비정상적인 움직임, 근긴장도 저하, 소뇌위축, inverted nipple, 엉덩이의 lipodystrophy (fat pad, orange peel skin), 말초신경변증, 간의 섬유화 및 steatosis, 색소성 망막염, 정신발달 지체(IQ 40~60), 귀의 기형, 성장장애 등이 특징이다. 치료가 가능한 phosphomannose-isomerase 결핍에 의한 MPI-CDG는 신경학적 증상은 경미하나 소화기 증상(반복되는 복통, 구토, 장출혈, 단백소실 장증후군)과 간 기능장애가 특징이다. 혈전증이 반복될 수 있다.

두 번째로 흔한 ALG6-CDG의 임상 증상은 사시, 근긴장도 저하, 경련은 PMM2-CDG와 유사하나 정신운동발달은 덜 심하다. 소뇌위축이나 색소성 망막염은 없다. 드물게 단백소실 장증후군이 동반되기도 한다. 기타 다른 N-glycosylation CDG에서는 어린선, macrothrombocytopenia가 특징적인 형이 있다. 넓게 위치한 유두, 뒤로 돌아간 귀, 앞쪽으로 튀어 나온 혀 등 약간의 기형을 동반하기도 한다. 때로는 사립체 대사질환과 유사하기도 하다. 원인 모르는 발달 및 정신지체에서는 반드시 감별진단에 포함해야 한다. O-glycosylation 장애는 hereditary multiple exostoses, chondrodysplasia, spondylocostal dysostosis와 같은 골격계 이상을 동반하기도 하고 Walker-Warburg 증후군(근이영양증, 뇌와 눈의 기형), muscle-eye-brain disease, 가족성 결정성 석회화 등을 초래한다.

5) 진단

CDG의 진단은 일차적으로 IEF를 통한 serum transferrin의 분리 형태를 감별함으로 이루어진다.

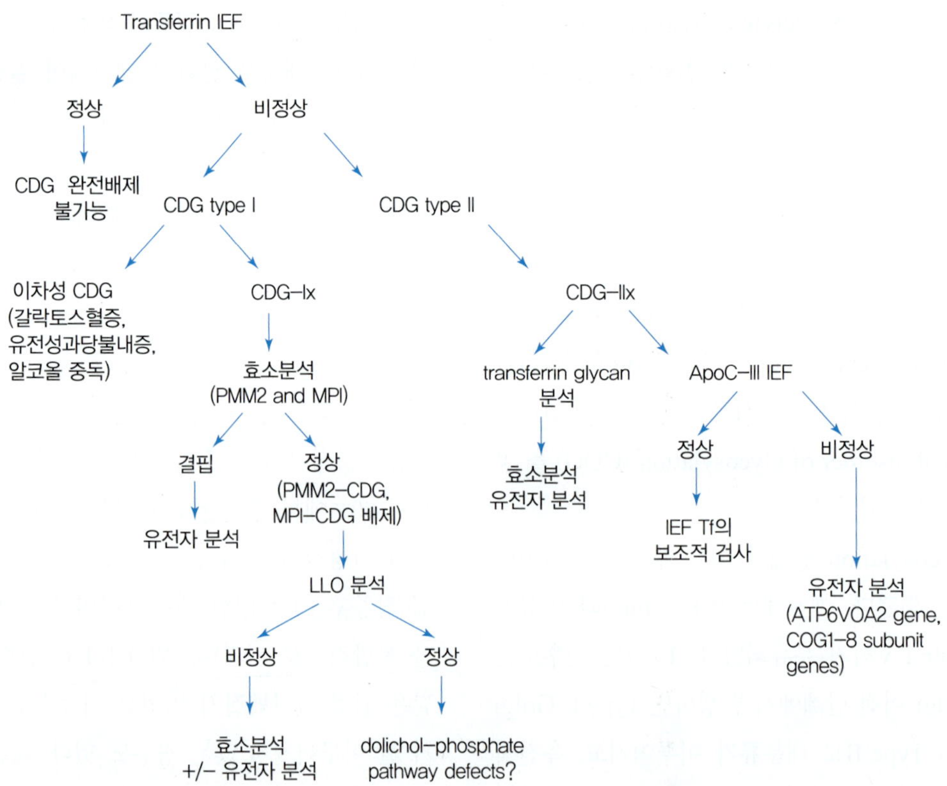

IEF; isolectric focusing, Tf; transferrin, ApoC-III; apolipoprotein C-III, LLO; lipid- linked oligosaccharides

그림 16-2 선천성 당화대사장애의 진단적 접근(Adapted from 참고문헌 4)

Transferrin은 철분을 운반하는 당단백질로 척추동물의 혈액이나 CSF에 존재하며, 성장조절과 비면역 반응에 의한 방어에 관여하는 것으로 알려져 있다. Transferrin은 유전적 다양성이나 올리고당 조성에 따라 여러 가지 형태가 존재하며 이러한 요소들이 IEF에서의 분리형태에 영향을 미친다. 기본적으로 2개의 N-glycosylation site를 가지며, 각각은 2개의 안테나 형태로 된 올리고당이, 그 끝에는 시알릭 산이 terminal sugar로 붙어 있는 S4가 주종을 이루고 있다. 시알릭 산의 숫자가 어떤 이유로 인해서 변하게 되면 전체 단백질의 등전점(pI)값이 변하게 되고, 이를 IEF와 항체반응을 통하여 검출하게 되는 것이다. 또한 1개나 2개 모두의 올리고당이 유실되면 분자량도 약 2,000~4,000 Da 정도 차이가 나므로 일반적인 SDS-PAGE를 통해서도 이를 확인할 수 있다. 상기한 IEF 분리 형태는 알코올 중독, 갈락토스혈증, 유전성 과당불내증, 용혈성 요독증후군 등에 의해서도 나타날 수 있다.

6) 치료

특별한 치료가 없는 CDG가 대부분이나, 가장 흔한 원인인 PMM2-CDG의 경우 mannose 투여가 피부섬유모세포에서 glycosylation을 호전시킨다. 임상적으로 가장 치료가 가능한 질환은 phosphomannose isomerase 결핍에 의한 MPI-CDG인데 mannose의 경구투여(1 gm/kg 체중)가 증상을 크게 개선시킨다.

••• 참고문헌 •••

1. Vodopiutz J, Bodamer OA. Congenital disorders of glycosylation-a challenging group of IEMs. J Inherit Metab Dis 2008; 31: 267~9.
2. Freeze HH, Eklund EA, Mg BG, et al. Neurological aspects of human glycosylation disorders. Ann Rev Neurosci 2015; 38: 105~25.
3. Van Scherpenzeel MV, Willems E, Lefeber DJ. Clinical diagnostics and therapy monitoring in the congenital disorders of glycosylation. Glycoconj J 2016; 33: 345~58.
4. Goreta SS, Dabelic S, Dumic J. Insights into complexity of congenital disorders of glycosylation. Biochemia Medica 2012; 22: 156~70.

증례 16-1 지속적인 간기능이상과 발달지연으로 내원하여 진단된 congenital disorder of glycosylation (CDG) II형

1. 내원 동기가 된 주 증상

지속되는 간기능이상과 발달지연

2. 발병 연령 및 성별

생후 3년 6개월경 발견된 간기능이상과 생후 1세경에 인지하게 된 발달지연/남아

3. 가족력

2녀 1남 중 막내로 발달지연의 가족력은 없었다.

4. 임상 증상 및 진찰 소견

환자는 생후 3년 6개월경 간기능이상이 발견되었고 생후 1세경에 발달지연을 인지하였다. 타병원에서 여러 가지 검사를 시행하였으나 원인을 몰라서 정확한 진단을 위하여 내원하였다. 진찰 소견상 외모는 정상이었다. 두위는 46 cm로 3백분위수 미만인 소뇌증을 보였다. 신장은 93 cm로 5백분위수, 체중은 12.5 kg으로 3백분위수로 성장장애를 보였다. 발달력은 머리를 들고, 뒤집고, 붙잡아주면 앉을 수 있는 정도이고 언어는 두 단어 정도 가능하였다. 이는 6~8개월의 발달을 보여 심한 전반적 발달지연(profound global developmental delay)을 보였다. 근긴장도는 저하되어 있었고 심부건반사는 약하였다. 간은 우측 늑골 하연 밑으로 1횡지 정도 만져졌지만 비장은 촉진되지 않았다. 'inverted nipple'이나 엉덩이 피부의 지방변성('gluteal lipodystrophy')은 관찰되지 않았다.

5. 검사 소견

(1) 일반혈액 및 일반화학 검사

말초혈액의 헤모글로빈 13.4 gm%, 백혈구 9,500/mm^3, 혈소판 293,000/mm^{3}로 정상이었다. 간기능검사상 AST/ALT 727/462 IU/L, alkaline phosphatase 323 IU/L, total bilirubin/direct bilirubin 1.2/0.4 mg%, PT 10초, aPTT 25초, protein/albumin 6.2/4.1 gm/dL이었다. HBsAg(-), HBsAb(+), rubella Ig M/Toxoplasmosis Ig M/CMV Ig M Ab : -/-/-, ceruloplasmin 20 mg%이었다.

(2) 특수생화학적 검사

혈장 acylcarnitine 농도, 혈장아미노산 검사, 소변 유기산 분석 검사상 특이 소견이 없었다. 혈장 암모니아 36 umol/L, 젖산 1.6 mmol/L, 피루빈산 1.7 mg%으로 정상이었다. 혈청을 이용한 transferrin isoelectric focusing (IEF) 검사에서 CDG II형 소견을 시사하였다.

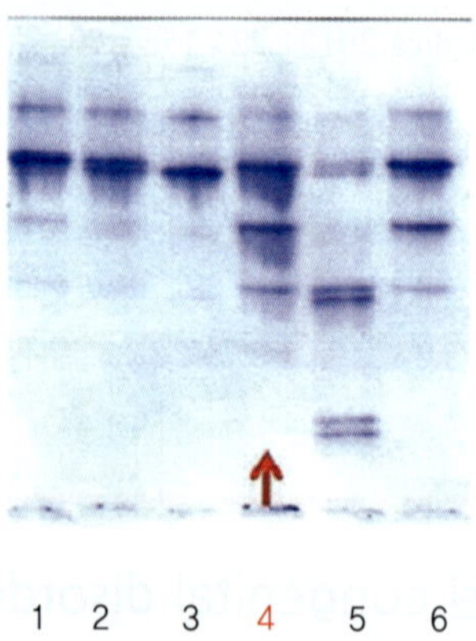

그림 16-3 환자의 혈청을 이용한 transferrin isoelectric focusing (TF IEF) 결과
열 1-3; 정상패턴, 열 4; 본 증례 환자, 열 5; CDG Ia형 양성혈청, 열 6; CDG II형 양성 혈청

(3) 영상검사

뇌 MRI 소견상 전반적인 소뇌의 위축이 보였다.

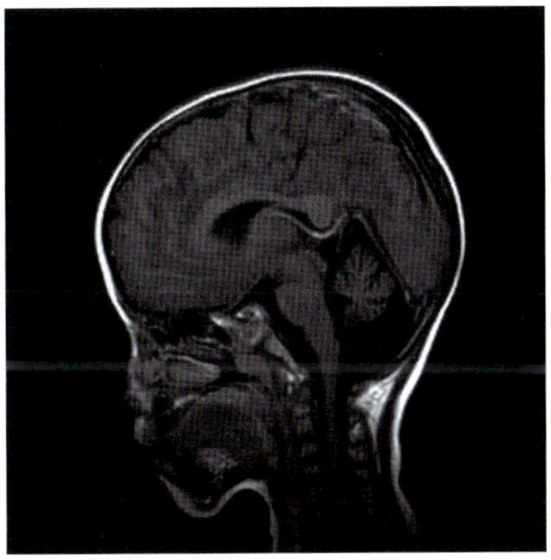

그림 16-4 뇌 MRI 소견 : 소뇌의 fissure가 저명하고 folia가 작아진 cerebellar atrophy의 소견을 보인다.

(4) 조직검사

간생검 조직 검사 소견상 경미한 염증소견을 보였으나 섬유화 소견은 없었다.

6. 치료에 따른 임상경과

특별한 치료 없이 재활치료만 받고 있으며 보행이 불가능하다. 척추측만증이 동반되어 있으며 현재 9세이다.

7. 요약

CDG의 임상 증상은 원인에 따라 매우 다양하다. 신경학적 증상이 80%에서 존재한다. 대부분의 환자들은 심한 정신박약과 기형적인 신체 발달, 소화기관 등의 문제(단백소실 장증후군)로 인한 발육부진이나 간병변 같은 증상을 복합직으로 가지며, 혈액응고기 잘 이루어지지 않는 경우도 있다. 근긴장도 저하, 소뇌위축, inverted nipple, 엉덩이의 lipodystrophy (fat pad, orange peel skin), 말초신경변증, 간의 섬유화 및 steatosis, 색소성 망막염, 정신발달지체를 보이는 PMM2-CDG가 가장 흔히 보고된다. 때로는 사립체 대사질환과 유사하기도하다. 원인 모르는 발달 및 정신지체에서는 반드시 감별진단에 포함해야 한다. CDG의 진단은 일차적으로 IEF를 통한 serum transferrin의 분리 형태를 감별함으로 이루어진다.

2 포도당 수송체-1 결핍 증후군 〈Glucose transporter deficiency syndrome (GLUT1 deficiency)〉

1) 원인

포도당 수송체-1(glucose transporter-1; GLUT1) 결핍에 의한다.

2) 유전적 이상

GLUT1 (*SLC2A1*) 유전자 돌연변이에 의한다. 염색체 1p34.2에 위치한다. 대부분 상염색체 우성유전방식으로 유전된다. 이 경우 90%는 de novo 돌연변이이다. 드물게 상염색체 열성방식으로 유전되기도 한다. 유전자형과 표현형과의 연관성이 존재한다. Missense mutation의 경우 비전형적인 증상이나 경미한 증상을 보이며 뇌척수액 포도당 농도가 상대적으로 높다.

3) 발병 빈도

호주에서의 보고는 1/90,000의 발생빈도를 보인다 한다. 1991년도에 이 질환이 처음 알려진 이래 전 세계적으로 500여 증례가 보고되어 아주 드문 질환이 아님을 알 수 있다. 국내에는 분자유전학적으로 진단된 1례의 증례만 있어서 진단되지 못한 환자가 있을 것으로 추정된다.

4) 생화학적 병태생리

GLUT1은 blood-brain barrier 내피 세포막에 걸쳐 존재하는 포도당 수송체로서 당화 단백이다. 이 단백의 결함은 뇌의 neuron과 glial cell에 포도당 공급을 하지 못하게 함으로 뇌조직의 발달을 저해하고 astorcytosis를 촉진한다. 혈당은 정상이지만 뇌척수액의 포도당은 낮은 수치를 보인다(hypoglycorrhachia). GLUT1은 또한 적혈구 세포막에도 다량 발현한다.

적혈구막 단백의 5%가 GLUT1이다. 이는 에너지 요구량을 증가시키는 격렬한 운동을 할 때에 용혈성 빈혈을 유발하는 이유이기도 하다.

5) 임상 증상

임상양상은 전형적인 형과 비전형적인 형으로 구분한다.

(1) 전형적 GLUT1 결핍증

환자의 90%가 전형적 임상양상을 보인다. 출생 후 1세 미만의 경련이 주 증상인데 항경련제에 잘 반응하지 않고 금식시간이 길수록 심해지는 것이 특징이다. 신생아시기에 안구운동이 불수의적으로 빠르고 불규칙적이다. 두위는 출생 시는 정상이나 점차 잘 자라지 않아서 소뇌증을 보이는 경우도 있다. 근긴장이상과 운동실조, 근간대성 발작이 동반되기도 한다. 전반적으로 심한 정신, 운동발달지체를 나타낸다.

(2) 비전형적 GLUT1 결핍증

약 10%의 환자는 비전형적인 임상양상을 보인다. 주 증상은 경련이 동반되지 않는 운동장애(movement disorder)이다. 운동실조 및 강직성 걸음걸이를 보인다. 사지의 근긴장이상 또는 무도증을 보이기도 한다. 진전이 나타나기도 한다. 간대성 근경련이 드물게 동반되기도 한다. 통합운동장애(dyspraxia), 발작적인 운동실조, 편측마비, 파킨슨 증상 등이 나타나기도 하며 금식이나 운동에 동반되거나 악화된다. 경한 예에서는 운동 시에만 근긴장이상의 증상이 나타나고 정상 두위를 보이기도 한다. 이러한 예에서는 척수의 포도당 농도가 경미하

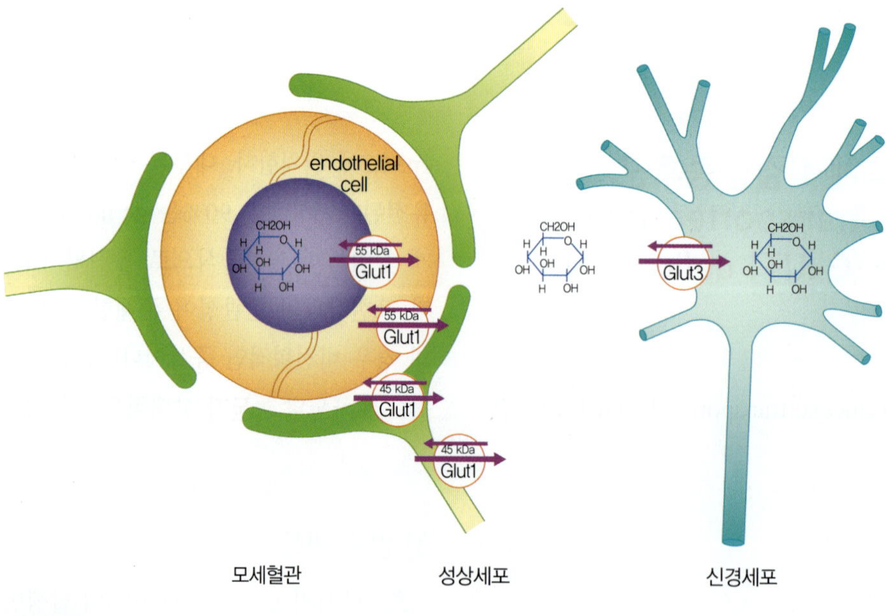

그림 16-5 뇌의 포도당 수송체-1과 수송체-3의 발현(Adapted from "Biochemistry for Medics")

게 감소하여 진단하지 못하는 경우도 있다. 이러한 다양한 증상의 중증도는 유전자형과 연관되는 것으로 여겨진다.

6) 진단 및 검사소견

뇌척수액의 포도당 농도가 45 mg/dL 미만인 경우 의심해야 한다. 60 mg/dL 이상이라면 정상으로 여겨진다. 환자의 경우는 전형적으로 뇌척수액의 포도당 농도가 16~52 mg/dL 이며 농도가 높을수록 증상이 경하거나 간헐적이고 발작적인 운동장애와 연관된다. 뇌척수액/혈액의 포도당 비가 진단에 매우 중요하다. 질환이 없는 경우에는 0.6 이상이다. 경련이 없고 안정된 대사 상태에 측정한 값이어야 한다. 환자의 경우는 0.5 미만이다. 대개 0.19~0.52이면서 저혈당이 없는 상태라면 진단적이다.

뇌척수액의 세포수, 단백, 젖산농도는 정상이어야 한다. 뇌파는 경련 사이에 정상 소견이다. 경미한 이상이 포도당 주입으로 정상화된다면 더욱 진단적이다. 경련 시에는 영아의 경우 부분적 서파 및 간질파, 소아의 경우 2.5~4 Hz spike-wave 형태의 뇌파소견을 보인다. 뇌의 구조적 이상은 없으나 PET scan에서 대뇌피질의 포도당 흡수가 감소되어 있다. 특히 대뇌 측두엽이 심하다. 확진은 *GLUT1* (*SLC2A1*) 유전자를 분석함으로 가능하다. 또는 적혈구 세포막에 발현하는 GLUT1 단백의 발현량을 Western 분석을 하면서 진단 가능하다.

7) 치료 및 관리

케톤식이(ketogenic diet)를 시행한다. 케톤체를 뇌의 연료로 사용할 수 있도록 한다. 전체 섭취열량에 차지하는 지방과 비지방의 비가 3:1~4:1의 비가 되도록 한다. 칼슘과 복합비타민을 복용시킨다.

케톤식이는 청소년기까지 지속한다. 항경련제의 선택에 주의를 기울여야한다. GLUT1을 억제하는 phenobarbital, chloralhydrate, diazepam은 피한다. 또한 methylxanthine, alcohol, 녹차 등도 피한다. 항경련제로는 carbamazepine, phenytoin, zonisamide 등이 추천된다. 항산화제의 투여는 과학적 근거가 아직 확실치 않다.

8) 예후

일반적으로 나이가 들면서 증상이 좋아지는 경향이 있다. 이는 뇌의 대사가 상대적으로 포도당을 영아기나 어린 유아기보다 덜 필요로 하기 때문으로 여겨진다. 증상도 안정화된다. 그러나 심한 경우 소두증, 경련, 지적 및 운동 장애 및 신경학적 손상이 합병증으로 지속되는 경우도 있다.

••• 참고문헌 •••

1. Brockmann K. The expanding phenotype of GLUT1-deficiency syndrome. Brain Dev 2009; 31: 545~52.
2. Klepper J. GLUT1 deficiency syndrome in clinical practice. Epilepsy Res 2012; 100: 272~7.
3. Wang D, Pascual JM, Yang H, et al. Glut-1 deficiency syndrome : clinical, genetic, and therapeutic aspects. Ann Neurol 2005; 57: 111~8.
4. Leen WG, Wevers RA, Kamsteeg EJ, et al. Cerebrospinal fluid analysis in the workup of GLUT1 deficiency syndrome : a systematic review. JAMA Neurol 2013 ; 70: 1440~4.
5. Shin JS, Lee MJ, Kim SH. et al. A case report of glucose transporter 1 deficiency syndrome with a novel splice site mutation (SLC2A1: c.680-2delA). J Korean Child Neurol Soc 2014; 22: 182~5.

증례 16-2

체간 운동실조와 잦은 경련이 동반된 GLUT1 결핍증 환자

(아주의대 소아청소년과 김성환 교수 제공 : Shin JS, Lee MJ, Kim SH, et al. A Case Report of Glucose Transporter 1 Deficiency Syndrome with a Novel Splice Site Mutation (SLC2A1 : c.680−2delA). J Korean Child Neurol Soc 2014; 22: 182~5.)

1. 내원 동기가 된 주 증상

잦은 경련과 운동 장애

2. 발병 연령 및 성별

4개월/남아

3. 병력 및 임상 증상

환자는 특별한 가족력 없이 만삭 정상 출생한 남아로 생후 4개월부터 눈을 빤히 고정시키고 청색증이 동반되는 경련이 발생했으나 뇌파에서는 경련파가 보이지 않았다. 3세가 되어서야 의미 있는 단어를 말할 수 있었고 5세가 되어서 혼자 걸을 수 있었다. 6세까지 잦은 경련이 동반되었다. 항경련제로는 phenobarbital과 추가로 valproic acid를 사용했다. 7세경부터는 월 3회 정도 간헐적이고 급작스런 atonic behavioral change가 발생하였다. 이는 식사 전이나 피곤할 때 더욱 악화되었다. 또한 걸음걸이가 불안정하고 뒤뚱거리는 ataxic gait를 보였다. 그 동안 사립체 대사 질환을 의심하고 치료하고 있었으나 호흡연쇄사슬 복합체 효소분석 소견은 이상이 없었다. 12세가 되어서야 GLUT1 결핍증을 의심하여 검사를 위해 입원하였다.

4. 진찰 소견

입원 시 진찰소견은 신경학적 검사상 truncal ataxia, intention tremor, dysmetria를 보였다. 지적 장애가 있었다. 두위는 정상으로 소뇌증은 없었다.

5. 검사 소견

(1) 생화학 검사

표 16-1. 혈장과 뇌척수액의 포도당 농도, 비율 및 젖산 농도

	혈당(mg/dL)	뇌척수액포도당(mg/dL)	뇌척수액/혈장 포도당 농도비	뇌척수액 젖산(mmol/L)
4개월	95	23	0.24	1.70
12세	105	33	0.31	0.83

(2) 분자유전학 검사

SLC2A1 유전자 분석상 c.680-2delA의 de novo 돌연변이를 보였다. 이는 intron 5의 splice acceptor 부위의 돌연변이로 aberrant splicing을 유발한다.

(3) 영상검사

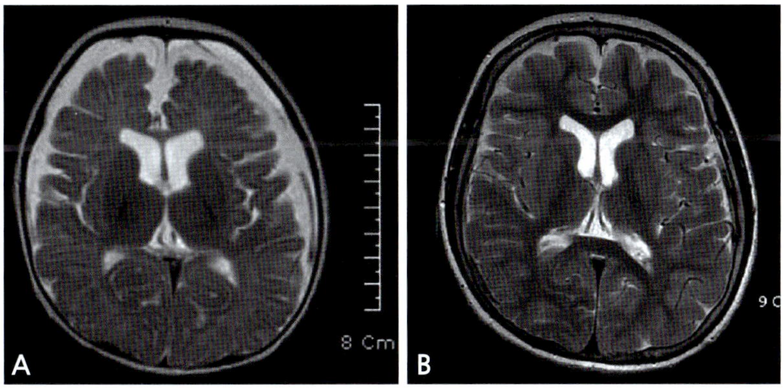

그림 16-6 뇌 MRI T2 weighted 영상소견에서 생후 4개월에는 미만성 대뇌피질의 위축과 뇌실의 확장을 보였다(A). 12세에 재촬영한 소견은 경미한 대뇌피질 위축과 양측 CSF 공간이 뚜렷하다(B).

6. 치료에 따른 임상경과

나이가 들면서 경련은 잘 조절되었으나 보행장애, 진전, atonic한 행동들이 자주 동반되었다. 진단 후 케톤식이(ketogenic diet)를 권장하였다. 심한 운동을 제한하고 장시간의 금식을 피하도록 했다.

7. 요약

원인 모르는 영아기에 시작된 경련, 특히 금식에 악화되고 케톤식이요법에 잘 반응하는 경우 GLUT1 결핍증을 의심하는 것이 중요하다. 뇌척수액과 혈장의 포도당의 농도와 비율을 측정함으로 진단할 수 있다. 따라서 영아기에 시작된 원인불명의 전간증과 경련과 경련사이 뇌파가 정상인 경우에는 침습적이기는 하지만 뇌척수천자가 필요하다. 나이가 들면서 발달 장애에 동반하여 운동실조, 진전 등의 movement disorder가 있으면서 장시간의 금식이나 운동 등으로 악화될 때에도 의심해 보아야 한다.

3 Guanosine triphosphate cyclohydrolase-1 결핍에 의한 Dopa 반응형 근긴장 이상

1) 원인

Guanosine triphosphate cyclohydrolase-1 (GTPCH-1)는 tetrahydrobiopterin (BH4) 합성의 첫 단계에 관여하며 rate-limiting step이다. 이 효소의 결핍에 의해 질환이 발생한다.

2) 유전적 이상

GTPCH-1 유전자인 *GCH1*의 돌연변이에 의한다. 상염색체 우성 유전방식으로 유전된다. 상염색체 열성 유전 시에는 BH4 결핍에 의한 비정형페닐케톤뇨증을 유발한다. 유전자는 염색체 14q22.2에 위치한다. 6개의 exon으로 구성되어 있다. 국내(아산병원 의학유전학센터) 환자의 유전사형은 c.410T>G (p.Met137Arg), c.577C>T (p.The186Ile), c.497+1 G>A, c.532_534del (p.Arg178del), c.534A>T (p.Arg178Ser), c.740_741del (p.L247fs), p.A74D, c.670G>A (p.G203R), p.R241Q 매우 다양하며 모두 private mutation이다.

3) 발병빈도

GTPCH-1 결핍에 의한 Dopa 반응형 근긴장 이상의 penetrance는 여자가 남자에 비해 높다. 남자의 경우 35~55% 정도이나 여자의 경우는 87~100%이다. 따라서 여자에게서 더 흔히 발병하며 3배 정도 더 호발한다. 유럽에서의 발병빈도는 1/1,000,000~1/200,000으로 매우 희귀한 질환으로 여겨진다. 그러나 국내의 보고는 매우 드물지 않다. 서울 아산병원 의학유전학센터에서 지난 20년간 약 13가족이 분자유전학적으로 진단되었다. 진단 시 연령은 7~62세까지 매우 다양하였다.

4) 생화학적 병태생리

Guanosine triphosphate cyclohydrolase-1 (GTPCH-1)는 tetrahydrobiopterin (BH4) 합성의 첫 단계에 관여하며 rate-limiting step이다. 이 효소의 결핍은 BH4의 부분적 결핍을 초래한다. BH4는tyrosine과 tryptophan으로부터 adrenaline, noradrenaline, dopamine, serotonin과 같은 monoamines을 합성하는 데 필요한 첫 단계인 tyrosine hydroxylase (TH), tryptophan hydroxylase (TPH)의 조효소로 작용한다. 따라서 이들 효소의 기능장애는 상기한 여러 monoamine 신경전달 물질의 대사장애를 일으킨다.

5) 임상증상

대개 10대 이전에 발병한다. 대개 초등학교 입학연령 즈음이나 신생아시기에 증상이 나타나는 심한 경우에서부터 50세 이후에 경미한 증상을 보이는 예까지 매우 다양하다. 하지의 근긴장이상(dystonia)이 처음의 주된 증상이다. L-dopa를 투여하지 않으면 근긴장이상은 전신으로 동반된다. 대개 편측성으로 나타나는 경우가 흔하다. 근긴장이상은 두 가지 형태로 구분하는데 postural dystonia type과 action dystonia type이다. 수면 후에는 근긴장이상이 완화되는 diurnal rhythm이 있는 것이 특징이다. 증상의 경감과 악화가 반복되기도 한다. 우울감, 편두통, oculogyric crisis, 운동에 의해서 유발되는 발작적 근긴장이상 등이 동반되기도 한다. 성인기에 발생하는 경우에는 손의 진전, 하지 근육의 경직에 의한 보행장애가 특징이다.

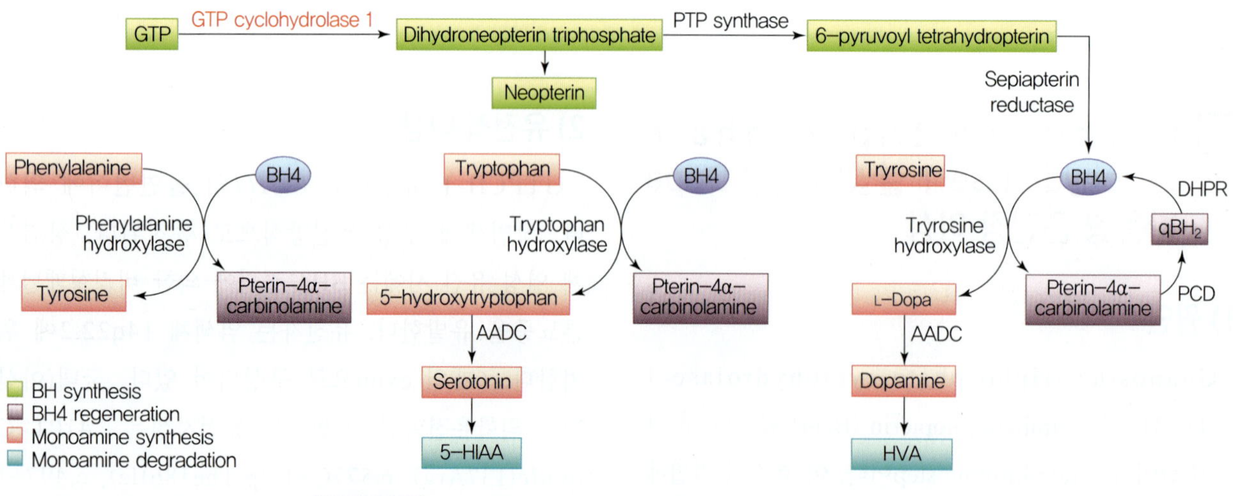

그림 16-7 BH4와 monoamine 신경전달물질의 생합성과 대사

6) 진단 및 검사소견

Dopa 반응형 근긴장이상(dopa responsive dystonia; DRD)은 다른 유전성 대사질환에 의해서도 발생함으로 감별이 필요하다. Dopa 반응형 근긴장이상(dopa responsive dystonia, DRD)은 tyrosine hydroxylase (TH)와 sepiapterin reductase (SR)의 결핍에 의해서도 유발되는데, 이는 상염색체 열성 유전 방식을 취한다. 또한 guanosine triphosphate cyclohydrolase-1 (GTPCH-1) 결핍의 상염색체 열성유전 질환에 의해서도 발생하는데, 이 경우 고페닐알라닌혈증(hypephenylalaninemia)이 동반된다. 상염색체 우성유전을 하는 GTPCH-1 결핍의 진단을 위해서는 1) 뇌척수액, 소변등의 pterin (biopterin, neopterin)을 정량 분석한다. 정상의 20~30%로 감소한다. 2) 뇌척수액의 신경전달 물질(HVA, 5-HIAA)을 측정한다. 대개 정상이거나 감소한다. 3) 페닐알라닌 부하검사를 하면 혈중 페닐알라닌 농도와 페닐알라닌/타이로신 농도비가 상승한다. Biopterin 농도는 더욱 감소한다. 4) 효소분석에서 감소한 결과를 보인다. 5) *GCH1* 유전자의 돌연변이를 규명한다.

7) 치료 및 관리

대부분의 환자는 저용량의 L-dopa (4~5 mg/kg/일)와 dopa-decarboxylase (carbidopa) (1~1.25 mg/kg/일) 억제제 혼합요법에 반응이 양호하다. 진단이 늦게 된 경우도 반응이 좋다. 그러나 성인기에 발병한 'action dystonia' 형의 경우에는 완전 관해가 어려운 경우가 흔하다.

8) 예후

치료가 가능한 근긴장이상 질환으로 반드시 정확한 진단이 필요하다. L-dopa에 반응함으로 일반적으로 예후는 양호하다. 그러나 성인기 발병한 action type dystonia의 경우 완치가 어려운 경우가 많다.

••• 참고문헌 •••

1. Wijemanne S, Jankovic J. Dopa-responsive dystonia; clinical and genetic heterogeneity. Nat Rev Neurol 2015; 11; 414~24
2. Lee JY, Yang HJ, Kim JM, et al. Novel GCH1 mutations and unusual long-lasting dyskinesias in Korean families with dopa-responsive dystonia. Parkinsonism Relat Disord 2013; 19: 1156~9.
3. Kurian MA, Gissen P, Smith M, et al. The monoamine neurotransmitter disorders : an expanding range of neurological syndromes. Lancet Neurol 2011; 10: 721~33.

증례 16-3

보행 장애와 근기장이상이 동반된 Guanosine triphosphate cyclohydrolase-1 결핍에 의한 Dopa 반응형 근긴장이상증

1. 내원 동기가 된 주 증상

5세경 발생한 보행장애

2. 발병 연령 및 성별

2세경/남아

3. 가족력

환아의 어머니와 이모는 모두 10대에 시작된 보행장애가 있었다. 엄마는 좌측 발이 끌리는 증상이 15세경부터 시작되었고 나이가 들면서 심해지는 양상은 아니었으나 피곤하거나 반복 동작으로 근육이 피곤해지면 증상이 발현되었다. 19세경부터 30세경까지 증상이 있었고 현재는 증상 나타나지 않았다. 피곤하면 양안이 좌측으로 편위되면서 고정되는 증상이 5~10분 정도 지속되었고 저절로 회복되기도 한다. 횟수는 한 달에 2~3회가량 있었다. 오른손이 미세하게 떨리는 진전 현상이 25세경 시작되어 점점 심해지는 양상으로 운동과의 관련성은 적고 긴장하거나 스트레스가 많으면 증상이 발현하였다. 이모는 양발을 모두 끄는 형태로 보행을 하고 손이 떨려서 글씨를 잘 못 썼던 일이 있었다.

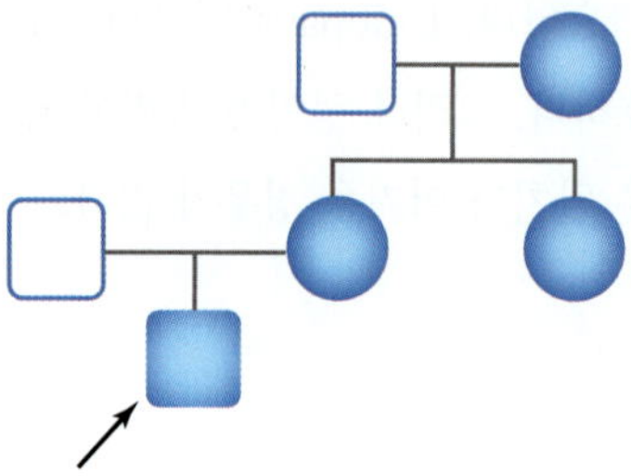

4. 임상증상

8세 남아로 출생체중은 3.25 kg으로 자연분만으로 출생하여 10개월경 스스로 걷는 등, 보행 및 발달상의 특별한 문제없이 지내왔다. 2세경 발을 끌면서 걷는 증상이 있었으나 이후 지속되지는 않았다. 그러나 5세경부터는 발을 끄는 등, 보행장애가 발생하였고 증상이 점점 심해지는 양상이었다. 특히 아침에는 증상이 호전되었다가 오후나 저녁에 심해지는 양상을 보였다. 가만히 책을 읽거나 텔레비전을 시청할 때 양안의 안구가 수초 간 좌우로 흔들렸다 저절로 멈추는 경우가 흔하고 우안에서 증상이 더 심했다.

5. 진찰 소견

키는 120.4 cm, 몸무게 22.9 kg, BMI는 15.8로 마른 편이었다. 두위는 50백분위로 정상이었다. 혈압 117/60 mmHg, 맥박 92회/min, 호흡 24회/min, 체온 36.9℃로 정상이었다.

양안의 대광반사는 정상이었고 안구진탕은 없었다. 신경학적검사상 근긴장도는 약간 긴장된 소견을 보였다. 특히 하지에 심하였다. 심부건반사는 하지에서 상승한 소견을 보였다. 감각은 정상이었다. 좌측 발의 경미한 첨매반족(equinovarus)이 관찰되었다.

6. 검사 소견

(1) 일반혈액 및 생화학검사

일반혈액 검사상 Hb 13.8 g%, 백혈구 5,800/mm^3, 혈소판 311,000/mm^{3}이었다. 혈장 Ca/P 9.7/6.0 mg%, BUN/Cr 12/0.6 mg%, uric acid 5.4 mg%, cholesterol 167 mg%, AST/ALT : 33/16 IU/L, CPK 158 IU/L, Na-K-Cl 142-5.3-104 mEq/L, Mg 2.35 mg%, lactic acid 1.2 mmol/L로 정상소견을 보였다.

(2) 특수화학 검사

혈장 아미노산 및 소변 유기산 검사는 정상이었다. 유전성 대사질환 탠덤매스 스크리닝 검사도 정상이었다. 뇌척수액의 homovanillic acid (HVA), 5- hydroxyindolacetic acid (5-HIAA)는 측정하지 못하였다. 페닐알라닌 부하검사도 시행되지 못하였다.

(3) 분자유전학 검사

GCH1 유전자의 c.557 C>T, p.Thr186Ile의 이형접합자인 환자로 확인되었다.

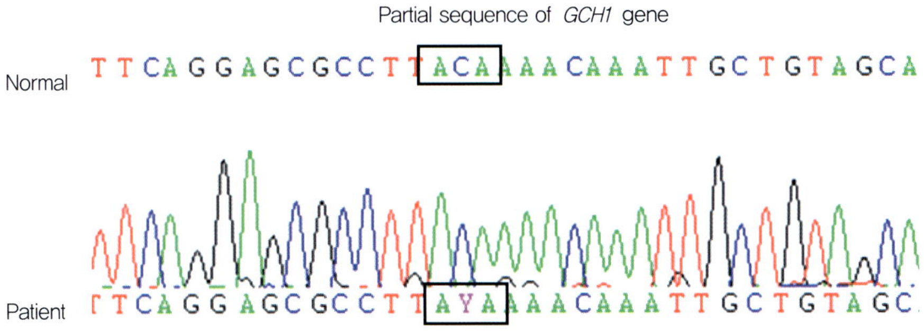

(4) 영상검사 및 신경 생리학적 검사

뇌의 핵자기공명검사는 정상이었다. 근전도 및 신경전달 검사 모두 정상이었다.

7. 치료에 따른 임상경과

L-dopa (4~5 mg/kg/일)와 dopa-decarboxylase (carbidopa) (1~1.25 mg/kg/일) 억제제 병용요법하면서 정상생활을 유지하고 있다. 정상 성장 발달을 하였다.

8. 요약

Guanosine triphosphate cyclohydrolase-1 (GTPCH-1) 결핍은 치료가 가능한 dopa 반응형 근긴장이상(dopa responsive dystonia; DRD)의 여러 원인 중 하나임으로 정확한 진단이 중요하다. 진단은 임상적인 의심과 더불어 GTPCH-1 효소분석과 *GCH1* 유전자 분석에 의한다.

4 선천성 담즙산 생합성 이상질환 (Inborn error of bile acid synthesis)

콜레스테롤이 담즙산(bile acids : BAs)으로 전환되는 데는 두 가지 경로를 통해서이다. 이는 classical (or neutral) pathway와 alternative (or acidic) pathway이다. Classical pathway는 전체 담즙산 pool의 75%를 차지한다. Cholic acid (CA)와 chenodeoxycholic acid (CDCA)가 이들 대사 경로의 주요한 최종산물이다.

일차 담즙산 생성의 과정은 side chain shortening, initiation (hydroxylation in position 7), sterol ring의 modification, oxidation, conjugation을 거친다. 세 가지 효소가 중요한 대사조절기능을 담당하는데, cholesterol 7α-hydroxylase (encoded by *CYP7A1*)가 classical pathway의 rate-limiting 효소이다. 한편 sterol-27 hydroxylase (encoded by *CYP27A1*)는 alternative pathway의 첫 번째 효소이다. Sterol 12 α-hydroxylase (encoded by *CYP8B1*)는 CA 합성을 촉매한다.

CYP7A1는 BA pool size를 결정하는 반면에, CYP8B1 는 BA pool 조성에 중요하다. 새롭게 생합성된 free bile acids는 98%가 중합(conjugation)되는데 2단계의 과정을 거친다.

BA-CoA synthase (BACS)에 의해 BA-CoA 가 생성된다. BA-CoA : amino acid N-acyltransferase

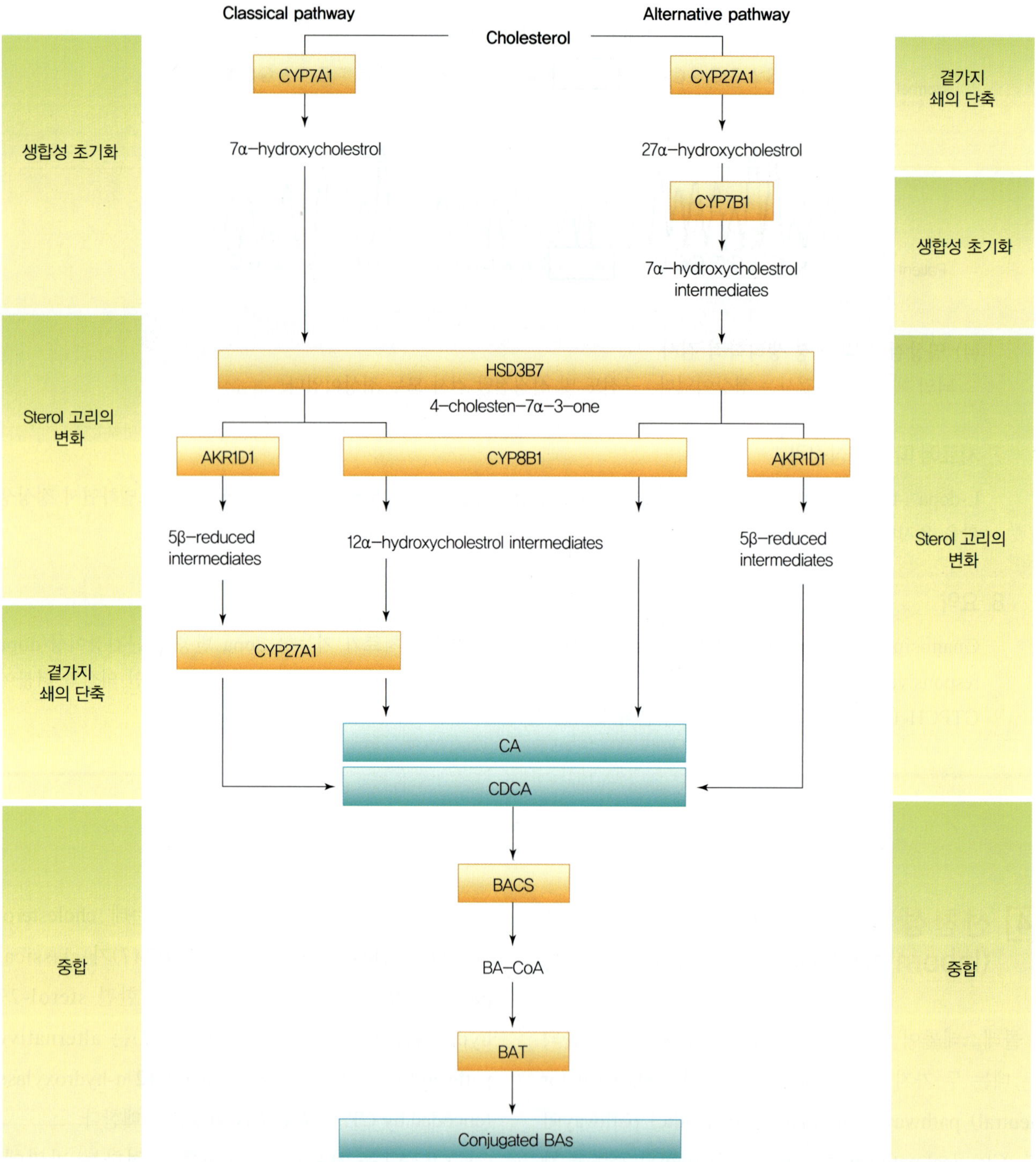

그림 16-8 담즙산의 생합성 경로(Adapted from Nat Rev Drug Discov 2008; 7: 678-693.)

표 16-2. 유전성 담즙산 합성장애 질환들의 유전학적, 생화학적, 임상적 특징 요약(Adapted from 참고문헌 1)

효소결핍	유전자	소변담즙산양상	혈청 담즙산 양상	혈장 r-GT	임상특징
Oxysterol 7α-hydroxylase 결핍	*CYP7B1*	↑ sulfate, glycosulfate conjugates of 3β-δ5-monohydroxy bile acids (-)primary bile acids	↑↑↑ 3β-δ5-monohydroxy bile acids	↓	신생아 담즙정체성 간부전, 간이식으로 치료, 간증상 없는 성인 환자 유전성 연축성사지마비(HSP)
Δ4-3-oxosteroid-5β-reductase 결핍	*AKR1D1* (*SRD5B1*)	↑ 3-oxo-δ4 bile acids ↑ allo bile acids ↓ primary bile acids	↑ 3-oxo-δ4 bile acids ↑ allo bile acids ↓ primary bile acids	↓	신생아간염 및 진행성 간부전, 신생아 hemochromatosis, 일차성 담즙산요법, 간이식
3β-hydroxy-Δ5-C27-steroid dehydrogenase 결핍	*HSD3B7*	↑ dihydroxy & trihydroxy cholenoic acids ↓ primary bile acids	↓ (-) primary bile acids	↓	담즙정체성 신생아간염, 지발형 간질환, 영양흡수장애, 일차성 담즙산요법
Cerebrotendinous xanthomatosis (CTX)(sterol 27-hydroxylase 결핍)	*CYP27A1*	↑ plasma cholestanol : cholesterol ratio	↑ bile alcohol glucuronides	↓	담즙정체성신생아 간염, 10~20대 진행성 신경장애, 만성설사, 백내장, 일차성 담즙산요법
Alpha methylacyl-CoA racemase 결핍	*AMACR*	↑ C27 trihydroxycholestanoic, pristanic acid ↓ primary bile acids	↑ C27 trihydroxycholestanoic, pristanic acid ↓ primary bile acids normal long-chain fatty acids, phytanic acid	↑	신생아 담즙정체성 간염 및 지방용해비타민 흡수장애 및 결핍, 성인기 발생하는 말초성 신경병증, 일차성 담즙산요법
Bile acid conjugation defects	*BAAT* (bile acid CoA : aminoacid N-acyltransferase 결핍)	(-)glycine/taurine conjugates (-)cholic glucouronidates/sulfates, unconjugated cholic acid	↑ unconjugated cholic, deoxycholic acid (-) chenodeoxycholic acid	↓	담즙정체성 신생아 간염, 지방용해비타민결핍, 성장장애, TJP2 유전자 이상이 동반된 경우도 있음(Amish). UDCA, 일차성 담즙산요법
	BACL (*SLC275A*) (bile acid CoA ligase 결핍)				담즙정체성 신생아 간염, glycolic acid 치료
Zellweger syndrome (cerebrohepatorenal syndrome)	*12 PEX* gene mutations; *PEX1* mutations이 가장 흔하다.	atypical monohydroxy, dihydroxy, trihydroxy C27 bile acids ↓ primary bile acids	↑ long-chain fatty acids ↑ cholestanoic, pipecolic acid ↑ C29 dicarboxylic acid ↓ primary bile acids		두개골 및 얼굴이상, 담즙정체성간염, 뇌형성장애(migration defect)

(BAT)는 BA-CoA를 glycine과 함께 amidation시킨다. 대장내 세균이 일차성 BA를 deconjugation, oxidation, dehydroxylation시킨다.

간에서 형성된 일차성 BA들도 이차성 BAs를 생성한다. 일단 간으로 수송된 이들 이차성 BAs들은 미량이지만 삼차성 BA로 전환된다. 이런 과정으로 18종의 BA가 생성된다.

●●● 참고문헌 ●●●

1. Sundaram SS, Bove KE, Lovell MA, et al. Mechanisms of disease : inborn errors of bile acid synthesis. Nat Clin Pract Gastroenterol Hepatol 2008; 5: 456～68.
2. Heubi JE, Setchell KDR, Bove KE. Inborn errors of bile acid metabolism. Semin Liver Dis 2007; 27: 282～94.
3. Setchell KDR, Heubi JE. Defects in bile acid biosynthesis-diagnosis and treatment. JPGN 2006; 43: S17～S22.

5 Oxysterol 7α-hydroxylase 결핍에 의한 담즙산 합성장애

1) 원인

Oxysterol 7α-hydroxylase 결핍에 의한다. 1998년도 첫 증례가 보고되었다.

2) 유전적 이상

Oxysterol 7α-hydroxylase 유전자인 *CYP7B1* 유전자의 돌연변이에 의해 발생한다. 유전자는 염색체 8q21.3에 위치한다. 6개의 exon으로 구성되어 있다. 상염색체 열성방식으로 유전된다.

3) 발병 빈도

매우 드물다. 국내의 보고는 본 증례가 유일하다. 일본에서도 보고되었으나 매우 드물다. 전 세계에 10예 미만의 환자가 보고되어 있다. 발병률은 1/1,000,000 미만의 극희귀질환으로 여겨진다.

4) 생화학적 병태생리

담즙산(bile acid)은 cholesterol로부터 2종류 pathway를 통해 합성된다. Neutral pathway는 cholesterol 7α-hydroxylase (encoded by *CYP7A1*)에 의해, acidic pathway는 microsomal oxysterol 7α-hydroxylase (encoded by *CYP7B1*)에 의해 대사된다. Oxysterol 7α-hydroxylase 결핍은 27-hydroxycholesterol을 통한 bile acid의 합성을 차단하여 monohydroxy bile acid가 증가한다. 이는 매우 간독성이 있다.

27-Hydroxycholesterol, 3 β-hydroxy-5-cholestenoic acid, 3 β-hydroxy-5-cholenoic acid 등이 축적된다. 또한 oxysterol 7α-hydroxylase는 dehydroepiandrosterone (DHEA)이 7-hydroxy-DHEA로 전환하는 것을 촉매하는 데 이 과정의 장애도 유발한다.

5) 임상 증상

대부분의 환자들이 신생아시기부터 시작되는 담즙정체성 황달과 간기능(합성)장애가 주요 소견으로서 심한 직접형 황달과 혈액응고장애, AST/ALT의 상승을 보인다. 그러나 rGT는 대개 정상이다. 영아기에 간경화에 의한 간부전으로 사망하게 된다. 그러나 임상증상의 다양성이 매우 커서 일부 환자는 특별한 간기능장애 없이 성인기에 hereditary spastic paraplegia (HSP)로 발현하기도 한다는 보고가 있다.

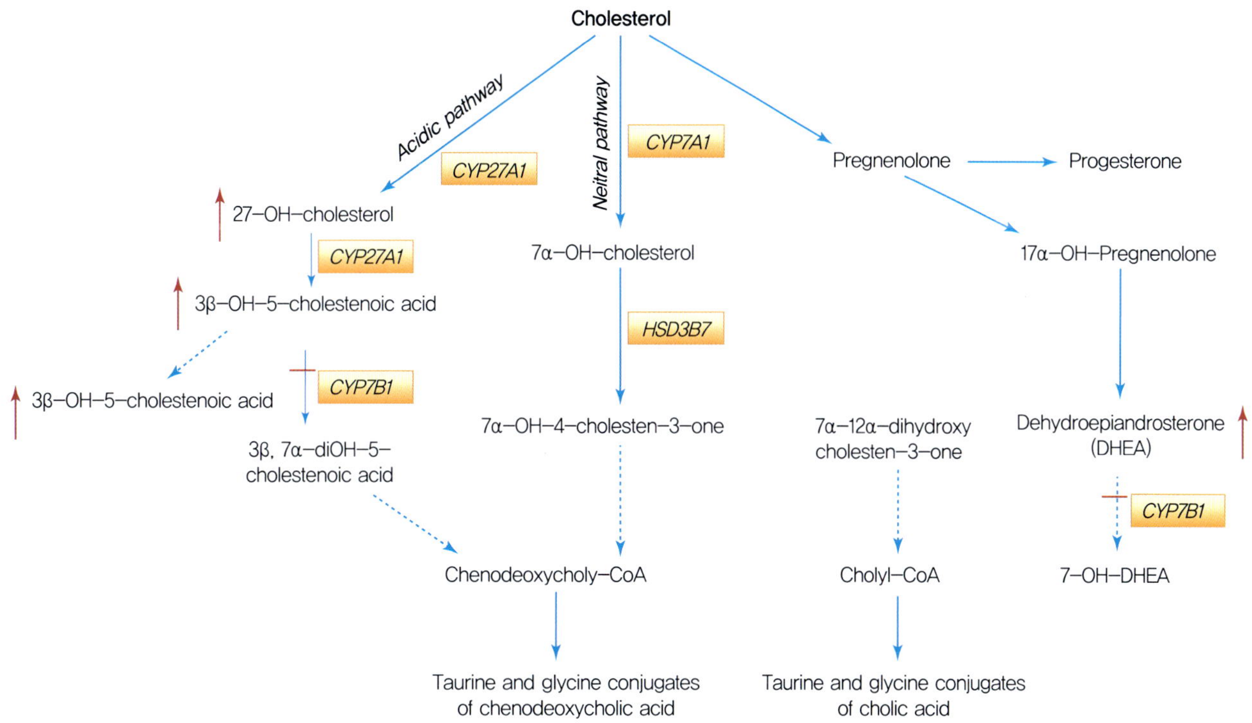

그림 16-9 Oxysterol 7α-hydroxylase 결핍에 의한 담즙산 합성장애의 생화학적 병태생리(Adapted from 참고문헌 2) (BA; bile acid, AKR1D1; aldo-keto reductase family 1, member D1, HSD3B7; hydroxy-delta-5-steroid dehydrogenase, 3 beta-and steroid delta-isomerase 7., CA; cholic acid, CDCA; chenodeoxycholic acid, BACS; BA-CoA synthase, BAT; amino acid N-acyltransferase)

6) 진단 및 검사소견

임상적인 의심이 가장 중요하다. 신생아시기부터 영아기 동안 지속되는 담즙정체성 간기능장애가 있을 때 감별진단에 포함시켜야 한다. 간기능검사에서 직접형 bilirubin이 상승하고 AST/ALT가 중등도이상으로 상승하나 rGT는 정상이다. 혈액응고장애도 동반된다. 간조직검사상 giant cell hepatitis, cirrhosis 소견을 보인다. 생화학적 진단은 FAB-MS, GC-MS 등으로 혈장이나 소변에서 bile acid를 분석하여 27-hydroxycholesterol, 3β-hydroxy-5-cholestenoic acid, 3β-hydroxy-5-cholenoic acid가 상승한 것을 확인함으로 가능하다. 확진은 *CYP7B1* 유전자의 돌연변이 분석으로 가능하다.

7) 치료 및 관리

조기 진단이 중요하다. Urdeoxycholic acid, cholic acid 등의 투여는 효과가 없다. Chenodeoxy cholic acid의 투여로 3세까지 별 문제없이 생존한 예가 보고되어 있다. 간부전 증상이 비가역적이면 간이식으로 완치가 가능하다.

8) 예후

영아기 발병형은 대부분 심한 간기능장애, 담즙정체가 동반되며 자주 간이식을 필요로 한다. Chenodeoxycholic acid에 반응하기도 한다. 심각한 간기능이상 없이 성인이 되어 hereditary spastic paraplegia (HSP)로 발현하기도 한다.

참고문헌

1. Mizuochi T, Kimura A, Suzuki M, et al. Successful heterozygous living donor liver transplantation for an oxysterol 7a-hydroxylase deficiency in a Japanese patient. Liver Transpl 2011; 17: 1059～65.
2. Dai D, Mills BP, Footitt E, et al. Liver disease in infancy caused by oxysterol 7α-hydroxylase deficiency : successful treatment with chenodeoxycholic acid. J Inherit Metab Dis 2014; 37: 851～61.
3. Heubi JE, Setchell KDR, Bove KE. Inborn errors of bile acid metabolism. Semin Liver Dis 2007; 27: 282～94.

증례 16-4

지속되는 담즙정체성 황달과 간기능장애로 내원하여 진단된 Oxysterol 7α-hydroxylase 결핍증

1. 내원 동기가 된 주 증상

생후 1주 이내에 시작하여 지속되는 담즙정체성 황달과 간기능장애

2. 발병 연령 및 성별

출생 후 1주 이내 /남아

3. 병력 및 임상증상

특별한 가족력은 없다. 정상 만삭 분만된 남아 신생아로 출생 시 체중은 3.2 kg이었다.
생후 3일경 발견된 황달이 생후 3개월까지 지속되어 타 병원에서 검사한 소견상 담즙정체성 황달, 간부전 증상을 보여 진행하는 신생아 간염이라는 잠정적 진단하에 간이식을 위해 전원되었다.
대변의 색깔은 초록색이었다. 타 병원에서 시행한 여러 검사(동위원소스캔, 조직검사)에서 담도폐쇄증은 배제되었다.

4. 진찰 소견

체중, 두위, 신장은 50백분위수로 정상 성장소견을 보였다. 생후 3개월로 목을 가눌 수 있었다. 전신은 황갈색의 황달양상을 보였다. 복부 촉진상 간이 우측 늑골하연 3횡지 정도, 비장은 끝 부분이 촉진되어 간 비장 비대소견을 보였다. 신경학적 소견상 눈맞춤, 목가누기 등은 정상이고 근긴장도 및 심부건반사도 정상반응을 보였다.

5. 검사 소견

(1) 일반혈액 및 일반생화학 검사

생후 3개월경 입원 당시 시행한 검사 소견들로서 Hb 10.0 gm/dL, 백혈구 수 10,200/mm^3, 혈소판 180,000/mm^3이었다. 간기능 소견 및 일반화학 검사소견은 AST/ALT 1,599/301 IU/L, rGT 22 IU/L, CK 88 IU/L, alkaline phosphatase 1,423 IU/L, total bilirubin/direct bilirubin 21.2/11.4 mg%, PT 29.8초, 26.4%, INR 2.74, aPTT 74.3초, protein/albumin 5.0/3.1 gm%, cholesterol 54 mg%, BUN/Cr 5/0.21 mg%, uric acid 1.5 mg%, calcium/phosphorous 9.0/3.9 mg%, Na-K- Cl 132-4.2-104 mEq/L이었다. TORCH 바이러스 항체검사는 음성이었다. 25 OH vitamin D3는 6.7 ng/mL이었다.

(2) 간조직 검사 소견

간조직 검사소견상 giant cell 간염의 소견과 함께 중등도의 간문맥의 염증과 간경변 소견을 보였다. 골수 외 조혈현상도 보였다. 면역화학검사상 부분적인 BSEP 발현 결핍과 CD10 발현의 완전 결핍이 관찰되었다. 진행성 familial intrahepatic cholestasis 2형, bile acid 합성 장애 등이 의심되었다.

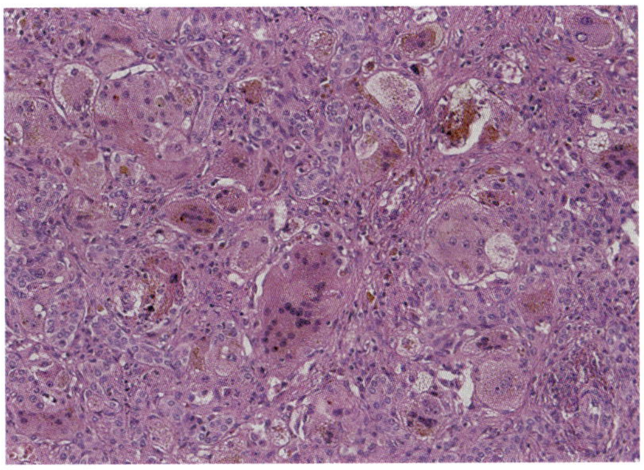

그림 16-10 간조직 H&E 염색 소견상 giant cell 간염의 소견과 함께 중등도의 간문맥의 염증, 간경변 소견을 보였다. 골수 외 조혈현상도 보였다.

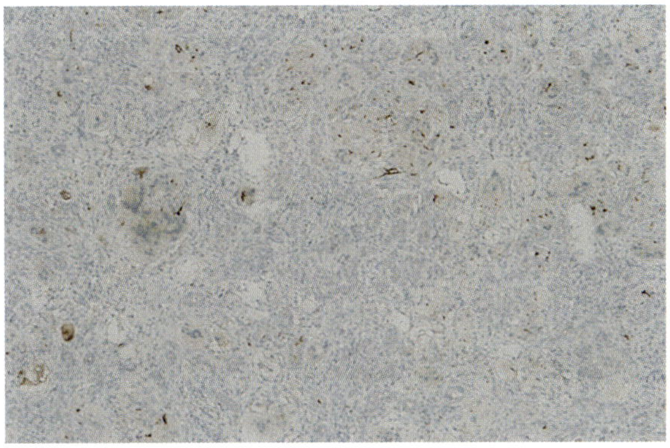

그림 16-11 간조직의 면역화학검사상 부분적인 BSEP 발현 결핍과 CD10 발현의 완전 결핍이 관찰되었다.

(3) 영상검사

간의 Dynamic CT 소견상 많은 양의 복수, 간 우엽의 위축과 좌엽의 비후, 비장 비대가 관찰되었다.

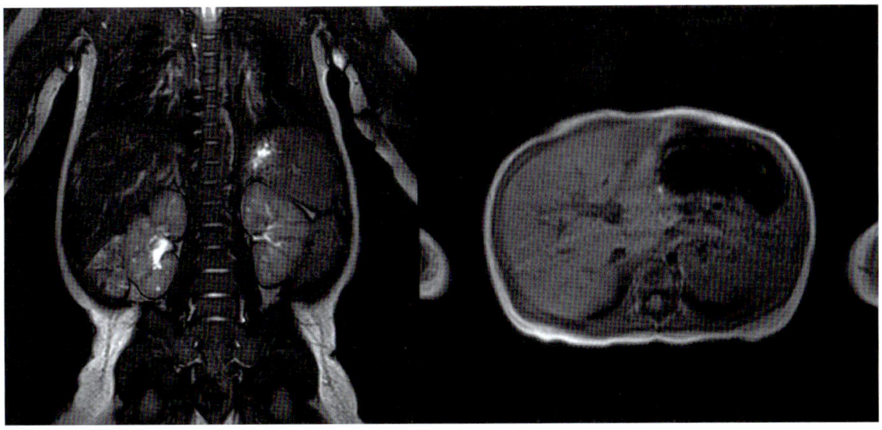

(4) 소변 bile acid 유도체 분석 및 분자유전학 검사

① 여과지에 묻힌 소변에서 LC/MS/MS을 이용한 bile acid 유도체 분석결과(일본 Kurme대학 Kimura 교수팀) UDCA excluded total bile acid 54.3 mmol/mol Cr 중에서 3-β-monohydroxy-Δ5-bile acid 유도체 농도가 47.0 mmol/mol Cr로서 86.5%를 차지하여 배설량이 매우 증가하였다(80% 이상일 때 진단적). 이는 oxysterol 7α-hydroxylase 결핍증을 시사하였다.

표 16-3. UDCA (urdeoxycholic acid) 배제한 소변의 담즙산 분석(일본 Kurume의과대학 소아과 Akihiko Kimura 교수팀)

총 담즙산	54.3(mmol/molCr)	100%
Usual bile acids	6.9	12.7
Hydroxylated bile acids	0.1	0.2
3-β-hydroxy-Δ5-bile acids	47.0	86.5
3-oxo-Δ4-bile acids	0.2	0.4%

② 분자유전학 검사 : Oxysterol 7α-hydroxylase 유전자 *CYP7B1* 유전자 분석 결과 p.Arg388Ter, p.Tyr469Ilefs*5의 복합이형접합자인 환자로 규명되었다.

Partial sequence of *CYP7B1* gene

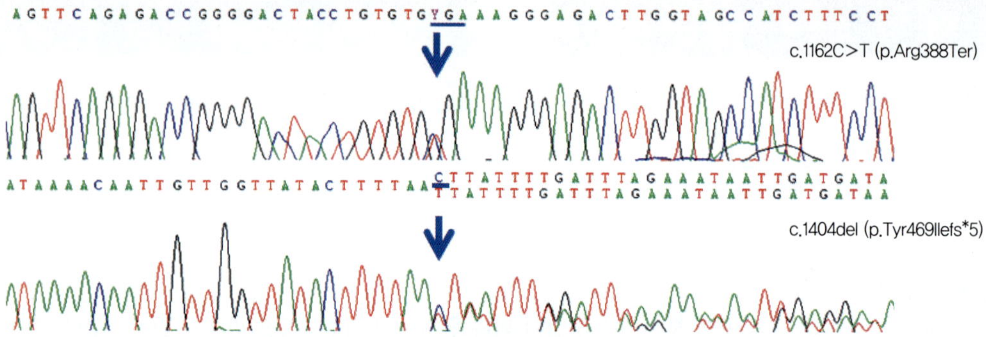

c.[1162C>T];[1404del] (p.[Arg388Ter];[Tyr469Ilefs*5])

6. 치료에 따른 임상경과

Chenodeoxycholic acid (CDCA)는 사용하지 못하였다. Urdeoxycholic acid 50 mg bid, cholestyramin resin, calcitriol, vitamin K, tocopherol acetate 등이 투여되었으나 심한 담즙정체성 황달, 간기능부전 소견이 진행하여 생후 4개월경 생체 간이식을 시행하였다. 현재 생후 7개월로 정상 간기능을 유지하고 있다.

7. 요약

신생아시기에 지속되는 담즙정체성 간염의 경우 담즙산 생성 대사질환을 감별해야 한다. 특히 진행성으로 간기능이 저하되어 출혈경향 등이 지속되나 간기능 검사상 rGT가 정상인 경우, 간조직 검사상 gain cell hepatitis 소견 및 섬유화 소견을 보일 때, LC/MS/MS를 이용한 소변과 혈장의 담즙산 분석이 필요하다. Oxysterol 7α-hydroxylase 결핍의 경우 조기에 발견하면 1차 담즙산인 chenodeoxycholic acid로 치료하기도 하나 간기능 부전이 진행하면 간이식이 필요하다.

찾아보기

한글 찾아보기

ㄱ

ㅇ

ㅈ

ㅊ

ㅋ

ㅌ

영문 찾아보기

B

C

D

E

F

G

H

M

N

O

P

R

S

T

기타 찾아보기

증례로 배우는
유전성 대사질환

2016년 10월 30일 1판 1쇄 인쇄
2016년 11월 5일 1판 1쇄 발행

정가 98,000원

저 자 : 유 한 욱
발 행 자 : 최 병 진

발 행 처 : 도서출판 **고 려 의 학**
(02880) 서울 성북구 성북로9길 1 보문빌딩 3층
Tel. 765-0333, 0337
Fax. 743-2288

ISBN 978-89-7043-620-3
등록번호 : 제 1-519호 1978. 6. 29.